现代肿瘤治疗学

（上）

孔凡华等◎主编

吉林科学技术出版社

图书在版编目（CIP）数据

现代肿瘤治疗学/ 孔凡华等主编. -- 长春 :吉林
科学技术出版社，2016.9
ISBN 978-7-5578-1115-0

Ⅰ．①现… Ⅱ．①孔… Ⅲ．①肿瘤—治疗Ⅳ．
①R730.5

中国版本图书馆CIP数据核字(2016) 第167921号

现代肿瘤治疗学
Xiandai zhongliu zhiliaoxue

主　　编	孔凡华　唐天友　王　政　徐海霞　彭　冰　刘　瑛
副主编	吴秋芳　程　飞　陈　宇　张　健
	侯　鹏　常明鑫　杨福俊
出版人	李　梁
责任编辑	张　凌　张　卓
封面设计	长春创意广告图文制作有限责任公司
制　　版	长春创意广告图文制作有限责任公司
开　　本	787mm×1092mm　1/16
字　　数	998千字
印　　张	41
版　　次	2016年9月第1版
印　　次	2017年6月第1版第2次印刷

出　　版	吉林科学技术出版社
发　　行	吉林科学技术出版社
地　　址	长春市人民大街4646号
邮　　编	130021
发行部电话/传真	0431-85635177　85651759　85651628
	85652585　85635176
储运部电话	0431-86059116
编辑部电话	0431-86037565
网　　址	www.jlstp.net
印　　刷	虎彩印艺股份有限公司

书　　号	ISBN 978-7-5578-1115-0
定　　价	160.00元

如有印装质量问题　可寄出版社调换
因本书作者较多，联系未果，如作者看到此声明，请尽快来电或来函与编辑
部联系，以便商洽相应稿酬支付事宜。

主编简介

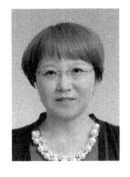

孔凡华

　　1969年出生，济宁医学院附属医院肿瘤内一科副主任医师，擅长消化道肿瘤、乳腺癌、妇科肿瘤及肺癌的适形放疗、立体定向放疗、化疗方案制定及实施，对乳腺癌保乳术后放疗、乳腺癌分子靶向治疗、内分泌治疗有一定造诣。山东省医师协会组织样本库及转化医学医师分会委员，山东省老年医学研究会中西医结合肿瘤专业委员会委员。获得专利4项，市级科研成果2项，国家级核心期刊发表学术论文6篇，专业论著3部。

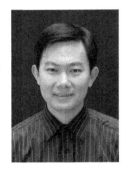

唐天友

　　1973年出生，徐州医科大学附属医院主任医师，副教授。1996年毕业于徐州医学院，从事肿瘤的放射治疗，掌握各种肿瘤的诊断和治疗技术，熟悉影像诊断方法及临床放疗技巧，掌握计算机和治疗计划系统应用。尤以乳腺癌的放化综合治疗、内分泌治疗、结直肠癌的综合治疗及恶性淋巴瘤放化疗有着丰富的临床经验。承担医学院影像学院的教学工作，并协助教研室主任统筹编写《肿瘤放射治疗》、《放射防护学》等自编教材。在科研上曾承担2项徐州医学院院级课题，市课题1项，获得徐州市新技术引进奖三等奖，市科技进步奖二等奖。近年来在省级以上刊物发表论文10篇。

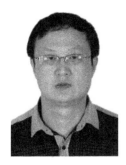

王　政

　　1980年出生，湖北中医药大学附属襄阳市中医医院主治医师。2006年毕业于湖北中医药大学，在襄阳市中医医院工作，中国抗癌协会会员，从事肿瘤放化疗、中医治疗等内科治疗10余年，曾于中山大学肿瘤防治中心、武汉协和肿瘤中心系统学习肿瘤诊疗，尤其擅长各系统肿瘤的放化疗治疗。2009年《化积镇痛膏外敷治疗癌性疼痛临床研究》获湖北省重大科学技术成果奖，2015年《槐绛方灌肠治疗放射性肠炎的研究》获襄阳市科学技术进步奖一等奖，发表论文10余篇。

编　委　会

前　言

　　近年来，随着人们对健康的愈加关注以及许多关于肿瘤诊治的新理论、新知识的不断涌现，使肿瘤临床经验与创新的发展愈加迅速。手术切除、放射治疗、化学治疗已成为当今治疗恶性肿瘤的三大手段。我们工作在临床一线的广大医务人员急需更多地了解和掌握有关肿瘤诊治的新理论、新观点、新技巧，以便更加出色地完成肿瘤疾病相关的医疗工作。为此，我们广泛参考国内外文献，结合自身多年丰富的临床经验，编著了这本《现代肿瘤治疗学》，希望能对从事相关医科的同仁提供具有参考价值的信息和实用的诊疗方法。

　　本书重点介绍了肿瘤的检查诊断、放射免疫、生物治疗、内科治疗及放射治疗等治疗手段，详细讲述了多种临床常见肿瘤的发病原因、临床表现、检查方法、诊断、治疗方法及肿瘤的护理技术等内容。本书内容丰富、条理清晰，以保证实用性为原则，以综合治疗为主线，适用于肿瘤科及相关科室的医护人员，尤其是主治医师、研究生和医学生参考。

　　本书编委均是高学历、高年资、精干的专业医务工作者，拥有丰富的临床经验和扎实的医学知识储备，在此对各位同道的辛勤笔耕和认真校对深表感谢！由于本书参编人员较多，编写风格不尽一致；书中的某些观点，因受作者知识面的限制，难免有错误和不足之处，诚恳地希望读者不吝指正。

编　者

2016 年 9 月

目 录

第一章

肿瘤标志物检验诊断

第一节　肿瘤标志物概论

一、肿瘤标志物的基本概念

肿瘤标志物是 1978 年 Herberman 在美国国立癌症研究院（NCI）召开的人类免疫及肿瘤免疫诊断会上提出的，次年在英国第七届肿瘤发生生物学和医学会议上被确认。随着生物技术的发展和肿瘤发病机制研究的深入，特别是近年来用蛋白质组学技术筛选和检测肿瘤标志物，发现了许多新的标志物。人们对于肿瘤标志物概念的认识也越趋向完整和深入。

（一）肿瘤标志物

肿瘤标志物（Tumor Markers）是指伴随肿瘤出现，在量上通常是增加的抗原、酶、受体、激素或代谢产物形式的蛋白质、癌基因和抑癌基因及其相关产物等成分。这些成分是由肿瘤细胞产生和分泌，或是被释放的肿瘤细胞结构的一部分，它不仅仅存在于肿瘤细胞内，而且还经常释放至血清或其他体液中，能在一定程度上反映体内肿瘤的存在。

从细胞水平分析，肿瘤标志物存在于细胞的细胞膜表面、胞浆或胞核中，所以细胞内、外各种成分均能作为肿瘤标志物，尤其是细胞膜上各种成分：包括膜上抗原、受体、酶与同工酶、糖蛋白、黏附因子、胞浆内所分泌的癌胚抗原（carcinoembryonic antigen，CEA）、肿瘤相关抗原（tumor–associatedantigen，TAA）、酶及转运蛋白和细胞核内有关的基因等。这些物质可分泌到循环血液和其他体液或组织中，通过免疫学、分子生物学及蛋白质组学等技术和方法测定其表达的水平或含量，从而应用于临床，作为肿瘤的辅助诊断、监测肿瘤治疗的疗效以及判断预后的检测指标。另外，随着分子生物学和癌基因组的进展，染色体水平上的变化，包括转录组学和 microRNA 等物质是否能作为肿瘤标志物，目前正在进行深入的研究，相信 DNA 水平和 RNA 水平的研究会更加丰富肿瘤标志物的理论和应用。

（二）理想的肿瘤标志物

理想的肿瘤标志物应符合以下几个条件：①敏感性高；②特异性强；③肿瘤标志物和肿瘤转移、恶性程度有关，能协助肿瘤分期和预后判断；④肿瘤标志物浓度和肿瘤大小有关，标志物半衰期短，有效治疗后很快下降，较快反映治疗后的疗效及体内肿瘤发展和变化的实际情况；⑤存在于体液中的肿瘤标志物特别是血液中，易于检测。遗憾的是，至今发现的一百余种肿瘤标志物，很少能满足上述要求。

当前临床所应用的肿瘤标志物在肿瘤鉴别的特异性（specificity，即健康人及良性疾病患者表达应为阴性）及灵敏度（sensitivity，即肿瘤患者表达均应为阳性）方面，还没有任何一个能达到很理想的程度。目前除甲胎蛋白（AFP）和前列腺特异性抗原（PSA）外，在临床上还没有发现有器官特异性较强的肿瘤标志物。研究分子标志物时通常采用的方法包括：横断面研究、病例对照研究、前瞻性研究和干预研究。对于肿瘤标志物的临床试验评估涉及：①设立健康人群组，非肿瘤患者组，不同分期的患者组，每组病例应＞200例；②试验应为结合临床治疗观察的前瞻性研究；③结论要用 Meta 分析，如做回顾性研究须用多因素分析；最后用受试者工作特征曲线（ROC 曲线）确定肿瘤标志物的判断值（Cut‐Off）。

对于存在于组织和细胞中的肿瘤标志物，一般需要取得细胞和组织的标本，然后用基因分析法和组织化学法测定其含量变化；而临床生化法测定的大多是血液中的肿瘤标志物。美国临床肿瘤学会（ASCO）发表的肿瘤标志物应用指南，特别强调测定血液中的肿瘤标志物。绝大部分体液中的肿瘤标志物既存在于肿瘤患者中，也存在于正常人和非肿瘤患者中，只是在肿瘤患者中的浓度高于非肿瘤患者。大多数肿瘤标志物在某一组织类型的多个肿瘤中呈阳性，但阳性率不一。学术界往往把阳性率较高的一种肿瘤或一类肿瘤看成这一标志的主要应用对象。（表1‐1）列举了一些肿瘤标志物的相对特异性表达的器官及其主要应用范围。

表1‐1 一些肿瘤标志物及其主要应用范围

肿瘤标志物	相关器官与主要应用范围
甲胎蛋白（AFP）	肝癌和精原细胞瘤
癌抗原125（CA125）	卵巢癌
癌抗原19‐9（CA19‐9）	胰腺癌
癌抗原15‐3（CA15‐3）；	乳腺癌
癌抗原724（CA724）	胃癌
降钙素（Calcitonin）	甲状腺髓样癌
人癌胚抗原（CEA）	直、结肠癌
绒毛膜促性腺激素（hCG）	非糖原细胞瘤（胚胎癌、畸胎瘤、绒毛膜细胞癌和卵黄囊肿瘤等）、精原细胞瘤
雌激素受体（ER）	乳腺癌内分泌治疗的疗效评估和预后判断
孕激素受体（PR）	乳腺癌内分泌治疗的疗效评估和预后判断
前列腺特异性抗原（PSA）	前列腺癌
鳞状细胞癌抗原（SCCA）	鳞状细胞癌（食管癌、肺癌；膀胱癌子宫颈癌等）
组织多肽性抗原（TPA）	多种肿瘤

二、肿瘤标志物的分类

国内学者根据肿瘤标志物的来源、分布、生物学特性及其与肿瘤关系的基本原则，一般将肿瘤标志物分为5类。

（一）原位性肿瘤相关物质

此类物质在同类的正常细胞中含量甚微，但当细胞癌变时迅速增加，如 Bence‐Jones 蛋白。随着测定方法灵敏度的提高，此类物质对肿瘤诊断的意义和作用更加明显。

（二）异位性肿瘤相关物质

此类物质，如异位性激素，是由恶变的肿瘤细胞产生，不是同类正常细胞的组分。例如，在肺癌时，血液中促肾上腺皮质激素（adrenocorticotropic hormone，ACTH）可以明显升高，这是由于肺癌细胞分泌 ACTH 所致。这类物质表达的特异性一般较强。

（三）胎盘和胎儿性肿瘤相关物质

当胎儿成长后，一些物质消失，而在成人组织细胞癌变时，这类胚胎性物质又再次产生或表达。此类物质可分为 3 类：①癌胚性物质，如癌胚抗原（CEA）、甲胎蛋白（AFP）、碱性胎儿蛋白（basicfetoprotein，BFP）和组织多肽抗原（tissue polypeptide antigen，TPA）；②癌胎盘性物质，如妊娠蛋白（pregnancy protein，SP）；③激素（如人绒毛膜促性腺激素hCG）和酶及同工酶。

（四）病毒性肿瘤相关物质

凡能引起人或动物肿瘤生成或细胞恶性转化的病毒，统称为肿瘤病毒。与肿瘤有关的病毒有 HTL－Ⅰ病毒（成人 T 细胞白血病）、EB 病毒（Burkitt 淋巴瘤）、HPV 病毒（宫颈癌与皮肤癌）、乙型和丙型肝炎病毒（肝癌）和人巨细胞病毒等。

（五）癌基因、抑癌基因及其产物

癌是基因性疾病，相关基因的突变和调控异常可促使细胞癌变。在癌变中首先是各种致癌因素诱发癌基因激活和抑癌基因失活及其产物表达异常，而这些变化是肿瘤发生和发展的重要标志。前四类是肿瘤基因表型标志物，而癌基因、抑癌基因以及肿瘤相关基因的改变是肿瘤的基因型标志物，这里仍归到肿瘤标志物。

三、肿瘤标志物的生物学意义

细胞遗传特征分析表明，所有体细胞均由基因相同的亲本细胞继代衍生而来。细胞癌变，癌的特征也可由亲代癌细胞传给子代癌细胞，一个癌细胞就可繁衍为一个恶性肿瘤组织块，而这些变化的生物学基础就是肿瘤相关基因的异常改变。这些基因的改变是决定细胞增殖、生长、分化的关键因素。无论是致癌剂引起的体细胞基因突变和（或）遗传因素导致生殖细胞突变，或是正常基因丢失以及正常细胞分化过程中基因调控异常，均可使基因发生突变或表达调控紊乱，出现异常表型，影响细胞形态和生物活性，导致癌变发生。

在细胞癌变过程中，癌细胞主要表现为无限制地增殖，分化不良，浸润周围组织和向邻近组织转移、扩散，这些均是致癌因素引起靶细胞基因表达和生长调控异常的结果，结果导致蛋白质合成紊乱，产生异常的酶和同工酶、胚胎性抗原的产生等。这些物质均可作为临床辅助诊断、判断疗效、观察复发、鉴别诊断的基础。但目前由于缺少非常特异性的肿瘤标志物，以此进行肿瘤的早期诊断尚有困难，很难反映出癌前病变。上述两类标志物在肿瘤诊断和预后判断中的特异性、灵敏度和可行性是不同的（表 1－2），如联合应用则可较全面地评价肿瘤发生、发展情况和提高诊断效率。

表 1-2 肿瘤基因和表型标志物在临床用中的评价

肿瘤标志物	特异性	灵敏度	可行性
肿瘤基因标志物	+ + +	+ + + +	
与细胞转化有关的标志物	+	+ +	+ + +
肿瘤基因表型标志物	+	+	+ + +

四、肿瘤标志物研究内容及相关技术

肿瘤标志物的研究内容包括生物化学、免疫组织学和肿瘤免疫显像等几个方面。分子生物学、蛋白质组学等相关技术的发展，为肿瘤标志物的研究大大拓展了研究内容和思路。

（一）生物化学和组织学鉴定技术

用生化分析法无损伤性地分析肿瘤细胞或与之相关的机体反应所产生并分泌到体液中的物质，同时进行定量测定。它对于肿瘤患者的检测是很有意义的。而组织化学技术则可从形态学上详细阐明细胞分化、增殖和功能变化的情况，有助于确定肿瘤组织类型分布，进行肿瘤定位、分期、预后和临床特征的分析。

（二）分子生物学技术

随着人类基因组计划研究的完成，应用新的生物学技术，通过分析基因结构和功能的改变，进行肿瘤发病机制，特别是癌基因、抑癌基因、转移抑制基因、耐药基因与肿瘤相关基因及其产物的研究也是肿瘤标志物的重要研究内容。基因诊断技术具有其特有的高灵敏度和高特异性，可以直接查明基因水平的变化。该部分目前包括很多新的技术，如基因芯片、组织芯片、蛋白质芯片等。

1. 基因芯片技术　基因芯片或 DNA 微阵列（DNA Chip Microarray）是指将大量靶基因或寡核苷酸片段有序地高密度固定（包被）在固相载体（玻璃、硅等）上，与探针杂交，经激光共聚焦显微镜扫描，通过计算机系统对荧光信号作出比较和检测。可以高通量分析数千种基因表达情况，从而可以观察肿瘤发生过程中不同基因的变化，为肿瘤病理基因分类、肿瘤早期发现，尤其是肿瘤相关基因发现，提供了非常大的可能。

2. 组织芯片技术　组织芯片或组织微阵列技术（tissue microarray）是在 DNA 微阵列基础上发明的，该技术先根据染色结果确定肿瘤类型、分期，再确定取样组织的位置，以研究基因或其表达产物在不同肿瘤组织中异常表达的情况。因此，组织芯片应用范围很广，可用于检测基因表达、寻找未知基因表达突变体与多态性、筛选药物以及发现不同肿瘤基因表达谱，从而观察不同肿瘤不同的基因异常表达。

3. 蛋白质芯片技术　蛋白质芯片技术是高通量、微型化与自动化的蛋白质分析技术。蛋白质芯片主要有两种：一种类似 DNA 芯片，即在固相支撑物表面高密度排列的探针点阵，可特异地捕获产品中的靶蛋白，然后通过检测器对靶蛋白进行分析；另一种是微型化的凝胶电泳板，在电场作用下，样品中蛋白质通过芯片上的泳道分离开来，经喷雾直接进入质谱仪中进行检测，以确定样品中蛋白质的量及种类。

（三）组学技术

由于基因组学和蛋白质组学及其技术的发展，而形成新的"组学技术"。它包括：基因组学——研究人类基因变异所需测定的基因组组成及其序列；转录组学（基因表达的策略）——从基因的转录水平即 RNA 水平研究所有基因表达；蛋白质组学——用质谱法研究人体蛋白质的表达；代谢组学——用磁共振（nuclear magnetic resonance，NMR）和图像识别技术研究体液代谢物。组学技术是新的标志物的"发现工具"，目前已用于寻找和筛选新的肿瘤标志物。目前，在蛋白质组学中常用的是飞行时间质谱技术（SELDI – TOF – MS），也称蛋白质指纹图谱技术。该技术的原理是将蛋白样品点在特殊的基质上，在激光照射后，蛋白发生解离作用，带电的分子在通过电场时加速，记录仪记录飞行时间的长短，质量越轻，相对所带的电荷越多（质荷比 M/Z 越小），飞行时间越短。信号由高速的模拟 – 数字转化器转化并记录，被测定的蛋白质以一系列峰的形式呈现，这些特异的峰可看成此类蛋白的指纹图谱。利用该技术可从样本中分离出大量感兴趣的蛋白或标志物。

此外，肿瘤免疫显像技术与分子影像学也是肿瘤标志物研究的重要工具。该技术有助于肿瘤定位。具体来说就是主要利用放射性标记的肿瘤标志物的特异性抗体，进一步确定肿瘤细胞在组织和器官的定位，不仅利于对肿瘤的定位和诊断，同时帮助进一步施行外科手术等相应治疗。

五、肿瘤标志物的发展史及展望

（一）肿瘤标志物的发展史

肿瘤标志物的发展大致经历了 5 个不同阶段，第一阶段是 Bence Jones 蛋白的发现开创了肿瘤标志物研究阶段；之后是酶与同工酶在肿瘤检测中的应用；具有跨时代意义的是特异性单克隆抗体阶段即第三阶段，使得糖链抗原成为肿瘤标志物重要研究内容；第四个阶段则是随后的肿瘤基因标志物成为当今研究的热点；目前已经发展至第五个阶段，即系统肿瘤标志物研究阶段。

早在 1848 年 Henry Bence Jones 在多发性骨髓瘤患者的尿中发现了一种特殊蛋白，后来称为本周蛋白（Bence Jones 蛋白），与骨髓瘤发生有关，该蛋白可作为诊断多发性骨髓瘤的指标。这是第一个肿瘤标志物，也是肿瘤标志物发展的开创阶段，即第一阶段。随后到 1927 年 Ascheim S 和 Zondek B 在妇女尿中发现绒毛膜促性腺激素（hCG）与妇女妊娠有关，也与妇科肿瘤有关。1928 年 Brown WH 和 Cushing H 在具有库欣（Cushing）综合征和小细胞肺癌患者中观察到促肾上腺皮质激素（ACTH）。此后，Gutaan AB 等发现酸性磷酸酶可作为前列腺癌的标志物。1954 年发现乳酸脱氢酶（LactateDehydrogenase，LDH）与肿瘤有关，几乎在许多恶性肿瘤中均能检测到其活性。1959 年，Markert 等认为同工酶可以作为肿瘤标志物。1968 年 Fishman WH 等在人类肿瘤细胞中发现碱性磷酸酶。由此，Markert C 等认为在恶性肿瘤情况细胞受到损伤，这些酶与同工酶会释放到外周血中，因此，酶与同工酶也可作为肿瘤标志物，但其特异性不强。这是肿瘤标志物发展的第二阶段。

20 世纪 60 年代以后，苏联 Abelev 发现 AFP 与肝癌有关，Gold P 等从结肠癌组织中发现了癌胚抗原（CEA），为寻找肿瘤相关抗原奠定了基础。Rosen 等发现胚胎蛋白可作为肿瘤标志物，同时建立了免疫学测定法检测血中的肿瘤标志物，从而开始在临床上较普遍地应用血清中肿瘤标志物。1975 年 Kohler H 和 Milstein G 创建了单克隆抗体技术，并因此获得了1984 年诺贝尔生理学和医学奖。由于酶联免疫技术和单克隆抗体技术的发展，以及蛋白质纯化技术的应用，使得寻找肿瘤相关抗原的研究进一步发展，从而发现一大批糖脂、糖蛋白和黏蛋白（Mucins）等肿瘤相关抗原，这一类抗原的化学组成是以碳水化合物为主，而且与肿瘤相关，因此又统称为肿瘤抗原（Cancer Antigen，CA）。1978 年美国 Koprowski H 在其实验室用黑色素瘤制备单克隆抗体，接着用结肠癌细胞制备出单克隆抗体，能识别糖类抗原（CA19 - 9），从此应用各种癌细胞和与癌有关的可溶性抗原制备单克隆抗体，从而发现了一系列特异性较强的肿瘤标志物，为肿瘤标志物的应用开辟了广阔的前景。这是肿瘤标志物发展的第三阶段。

1976 年 Rose 发现鸡正常细胞中有 V - src 同源基因，称之为细胞基因或原癌基因，而这些癌基因与肿瘤发生有关，即肿瘤的基因标志物。由于 Bishop M 等在癌基因研究中的卓越贡献，获得了 1989 年度诺贝尔生理学和医学奖。Bishop M 等的研究将肿瘤标志物的研究从分子水平提高到基因水平，为将肿瘤基因（包括肿瘤标志物）应用于肿瘤的诊断和治疗奠定了基础。由于分子生物学技术的发展与应用，特别是随着人类基因组计划（HGP）的顺利实施以及人类基因组序列草图的完成，生命科学的研究进入了后基因组时代，又使肿瘤标志物的研究与应用进入一个崭新的阶段——肿瘤基因标志物阶段，即肿瘤标志物发展的第四阶段。

目前，基因组学研究的重点也从结构基因组学转向功能基因组学，进入蛋白质组学（proteomics）时代，而蛋白质组学是功能基因组学研究的核心内容。目前，蛋白质组学及其技术已广泛应用于生命科学领域，特别是飞行质谱技术，不仅成为寻找肿瘤标志物，也成为寻找其他疾病分子标志物和药物靶标最有效的方法之一，并使肿瘤标志物的概念延伸到生物标志物（Bio - Markers），促进了肿瘤标志物发展成为一个系统的学科——肿瘤标志物学，即肿瘤标志物发展的第五阶段。

（二）我国肿瘤标志物研究发展的概况

我国肿瘤标志物的发展起步较晚，20 世纪 80 年代末，国内由北京的李春海、田竞生、袁振铎，上海的沈霞，广州的葛日萍和汪慧民等积极开展组建和筹备中国肿瘤标志专业委员会的工作。于 1992 年 1 月 14 日，经中国抗癌协会二届四次常务理事会议决定批准成立"中国抗癌协会肿瘤标志专业委员会"。

肿瘤标志专业委员会在筹建和成立以后，为了进一步推动国内外肿瘤标志物的学术交流，至 1998 年共召开了 4 次全国肿瘤标志学术会议。2004 年于陕西省西安市召开第二届亚太地区国际肿瘤生物学和医学学术会议（APCTBM）暨第六届全国肿瘤标志学术会和第二十一届国际肿瘤标志学大会。此次会议邀请到诺贝尔奖获得者美国著名肿瘤学家 Leland H. Hartwell 教授，重点讨论了基础研究与肿瘤标志物临床应用结合的问题。随后 2006 年于广东省广州市召开第三届亚太地区国际肿瘤生物学和医学学术会议暨第七届全国肿瘤标志学术会和首届中国中青年肿瘤专家论坛。2008 年于江苏省南京市召开了亚太地区肿瘤生物学和医学学术会议暨第三届中国中青年肿瘤专家论坛。2009 年于陕西省西安市召开了亚太地区肿瘤生物学和医学学术会议暨第四届中国中青年肿瘤专家论坛。通过几次全国性和国际肿瘤标志学术会议，并举办全国性肿瘤标志学习班，不仅促进了此领域的学术交流，而且对推动国内肿瘤标志物的研究和应用的发展也具有重要意义。目前，我国已经有一大批中青年科学家正在该领域做着不懈的努力，以期为肿瘤标志物的发现和发展作出一定的贡献。

（三）展望

目前人们应用生物化学、免疫学、分子生物学、基因组学和蛋白质组学等理论和技术研究肿瘤标志物与癌变的关系，以期寻找和发现新的肿瘤标志物和癌前病变的标志物。但是现有的方法中，较实用的还是单克隆抗体技术，目前应用此技术发现了许多肿瘤标志物（如CA系列肿瘤标志物），也是今后筛选肿瘤标志物主要应用的方法之一。应用单抗可以确定各种糖链抗原（包括糖蛋白和糖脂类抗原），它能特异性识别一定的表位，所以特异性高，对肿瘤标志物临床应用和癌前病变研究具有重要意义。此外，糖链抗原与细胞识别信号系统及细胞信息传导系统有关，在癌变发生和发展过程中起着重要作用，有些糖链抗原中糖链是一些黏附分子的配基，与肿瘤转移密切相关，可作为肿瘤转移的标志物。

由于肿瘤一般被学术界认为是基因性疾病，癌基因与抑癌基因的突变及调控失常均可促使细胞癌变。癌基因激活和抑癌基因失活及其产物表达异常参与癌变的全过程，因此癌基因和抑癌基因与癌变的关系已成为肿瘤标志物研究的热点之一。目前国内对癌基因、抑癌基因及其产物，如ras基因及其产物，p53基因与P53蛋白在结直肠癌、肺癌、乳腺癌中的表达进行了研究，显示它们在临床诊断和癌变研究中有一定的意义。

近几年来芯片技术、质谱技术，单核苷酸多态性（single nucleotide polymorphism，SNP）高通量筛选技术等正在兴起，而生物信息学将上述这些技术进行有机地整合和归类。基因组学、转录组学、蛋白质组学和代谢组学相关的技术也正在从不同水平发现和筛选肿瘤标志物，为寻找和开发新的肿瘤标志物奠定基础。由于生物技术的高速发展，筛选肿瘤标志物的时间已经从原来的7~8年缩短到目前的3~5年。

（张旭霞）

第二节　肿瘤相关蛋白检验

一、甲胎蛋白（alpha fetal protein；αFP，AFP）

1. 测定方法　RIA、ELISA、CLEIA、ECLIA（电化学发光测定法）。

2. 标本准备　静脉血3ml不抗凝或红帽或黄帽真空管采血；羊水、或胸腹水3~5ml。短期存放置于4℃，长期保存-20℃冷冻。

3. 参考范围　正常成人2~15ng/ml（2~15μg/L）或不超过20ng/ml（20μg/L），乳儿期增高由于胎儿期残留。

妊娠血清20周58ng/ml，24周125ng/ml，28周220ng/ml，32周420ng/ml，36周285ng/ml，40周245ng/ml。来自胎儿。以33~34周为最高（300~500ng/ml）以后降低。

孕妇血清正常范围通常采用0.5~2.5倍中位数（MOM）确定。糖尿病、体重、种族和糖耐量减低对测定结果有影响，计算MOM时应考虑这些因素。孕妇在36周后可达550ng/ml，增加50%以上应怀疑异常妊娠。

4. 临床意义　AFP是正常胎儿血浆的一种主要蛋白质，单链多肽含590个氨基酸残基，分子量约70kD的糖蛋白，与母体-胎儿物质交换有关。胚胎早期由卵黄囊、胃肠管产生，以后由胎肝合成，胎龄6周在胎血中出现，14周（12~20周）达高峰并在羊水中出现。出生1周后减少，2周后降到正常水平。在非妊娠成年人血清中水平很低，增高见于肝细胞癌、肝细胞再生等肝脏疾病、各种胚胎细胞源性肿瘤；也见于某些神经管先天性缺陷如脊柱裂等的孕妇血清或羊水。用于肝细胞癌（HCC）筛查、诊断、疗效评价和再发判断，胚源性肿瘤的诊断和治疗监测，肝细胞再生的评价，也用于异常妊娠的筛查。

（1）用于肝细胞癌的筛查和诊断：癌变的肝细胞具有合成 AFP 的能力，肝细胞癌诊断的敏感性为 70% ~80%，特异性为 80% ~90%；敏感方法的阳性率可达 90%，但特异性降低。小于 200ng/ml 肝细胞癌阳性率为 56%，假阳性率为 55%，特异性只有 45%，良、恶性疾病有较多的交叉。增高也见于肝硬化等良性肝病，升高水平虽多偏低，但也有超过1 000ng/ml 或以上者。假阳性率大于 400ng/ml 为 16%、大于 1 000ng/ml 为 9%、大于10 000ng/ml 为 0.3%、大于 100 000ng/ml 未见假阳性；可见 AFP 超过 400ng/ml 诊断肝细胞癌的意义增大，越高诊断意义越大。水平偏低者观察动态变化进行性增高更有意义。根治后下降至正常水平，复发再升高。增高水平与肿瘤体积相关，有预后意义。

（2）肝细胞再生评价：升高见于非肿瘤性肝脏疾病和肝实质损伤如重型肝炎、大块性肝坏死、病毒性肝炎及其他急性肝炎、慢性活动性肝炎、酒精性肝硬化，肝脏创伤、肝毒性物质的肝中毒性损害等的恢复期。在非肿瘤性肝脏疾病的升高提示肝细胞再生，可作为肝细胞再生的指标，也用于新生儿肝炎与新生儿先天性胆管闭锁的鉴别诊断。

（3）性腺和性腺外胚源性肿瘤：典型的包括内胚层窦（卵黄囊）肿瘤、胚胎肿瘤、畸胎癌和绒毛膜癌。来源于卵黄囊的肿瘤如睾丸癌和卵巢癌，可显著升高。性腺外肿瘤增高见于某些后腹膜外或纵隔部位的肿瘤。有资料提示单纯精原细胞瘤、无性细胞瘤和畸胎瘤，不产生 AFP，增高可能由于合并胚胎肿瘤或肝转移。

（4）用于异常妊娠情况的筛查：增高见于无脑畸形、脊柱裂、脊髓脊膜膨突及其他情况如开放性神经管缺陷、胎儿死亡、消化管闭锁、多胎妊娠、羊水减少、胎盘早期剥离和子痫前期等。但闭锁性神经管缺陷孕妇血清 AFP 水平可在正常范围；增高可能由于双胎妊娠或消化管闭锁、死胎或其他情况如胎龄弄错或用 RIA 测定时近期体内曾接受过放射性同位素的影响等。

（5）其他原因升高：有时见于运动失调性毛细血管扩张症、高酪氨酸血症、先天性肾病综合征等；但一般不超过 300ng/ml，很少超过 500ng/ml。观察动态变化对鉴别诊断有意义。

对开放神经管缺陷如脊柱裂的筛查，在妊娠 15 ~22 周，最佳在 16 ~18 周取孕妇血测定。注明孕期、体重、种族和糖尿病状况。如发现测定结果增高，应在 1 周后或再晚一些时间取血复查；并应检测羊水 AFP 和超声波检查胎儿脊柱，以除外多胎妊娠、先天性肾病综合征等情况。

肝细胞癌与肝转移癌鉴别：联合 CEA、CA19 - 9 测定。

妊娠妇女血清 AFP 减低如小于 20ng/ml 或更少，见于 21 - 三体（Down 综合征）的胎儿；但不推荐用于筛查，因为减低还可能见于其他染色体异常性疾病。

二、γ 精浆蛋白（γ - seminoprotein，γSm）

1. 测定方法　EIA、RIA。

2. 标本准备　前列腺组织含量丰富，对前列腺的任何刺激都可释放于血，应在前列腺触诊、活检或内镜检查之前取血，一旦进行上述检查应在过后 24 小时取血。尽快分离血清。-20℃冷冻可较长时间稳定。

3. 参考范围　切点值 4ng/ml，不随年龄变化，女性不能测出。

4. 临床意义　γ 精浆蛋白（γSm）由前列腺上皮和尿道周围腺上皮细胞产生，与前列腺分泌物作为精囊成分分泌，一部分移行入血；其血浓度与前列腺体积相关，在前列腺上皮新生、增殖、变性等疾病增高。为非匀质性糖蛋白，分子量 28~29kD，等电点 pH5.8~7.1，仅存在于正常前列腺、前列腺癌或增生的前列腺上皮细胞和前列腺分泌液中。与 PSA 由于分子量的差异，认为是不同物质；现从氨基酸序列和蛋白酶性质看是同一物质。作为精浆特异性抗原，前列腺癌标志物，用于前列腺癌筛查、早期诊断和疗效评价。

（1）血清 γSm 水平对前列腺癌有较早期诊断价值：未治疗的前列腺癌明显升高，而良性前列腺肥大（BPH）、其他良性泌尿系疾病及非前列腺肿瘤多正常或有轻度增高，增高的程度不如早期前列腺癌显著，有鉴别诊断意义。

（2）对前列腺癌诊断的敏感性与前列腺酸性磷酸酶（PAP）比较，γSm 在 A 期为 60% 左右，与 PAP 相似；B 期和 C 期约为 80%，D 期约为 93%，均显著高于 PAP。

（3）γSm 增高水平与癌的进展度相关，伴随癌的进展而增高，小于 4ng/ml，70%~80% 为局限于被膜内癌，10ng/ml 以上 50% 浸润到被膜外；小于 10mg/ml 骨转移罕见。

（4）有效治疗 3 个月后全部降到正常范围，复发再度升高的阳性率约 85%，复发前期升高约占 67%，一般早于临床诊断；有效治疗早期减低者预后良好，能敏感反映治疗效果和临床经过。

对 50 岁后排尿障碍，触诊可疑病例应检查 PSA、γSm 和 PAP，联合测定可提高对前列腺癌的检出率和诊断的准确性。

三、肿瘤特异性生长因子（tumor specific growth factor，TSGF）

1. 测定方法　分光光度法。
2. 标本准备　静脉血 3~5ml 不抗凝或红帽真空管取血，明显溶血、乳糜或黄疸可使测定值增高。
3. 参考范围　切点值 64Uml。
4. 临床意义　TSGF 是一种促肿瘤血管增殖因子，由加拿大开发的广谱肿瘤标志物，无组织特异性，恶性肿瘤诊断敏感性为 77%~87%，特异性为 91%~96%，准确性为 84%~88%。操作简便快速，适用于人群普查。

（1）恶性肿瘤阳性率：肺癌 76%~93%；胃、食管、直或结肠、肝、胆、胰等消化系癌 75%~92%；卵巢、子宫颈、乳腺等妇科恶性肿瘤 68%~87%；淋巴瘤 79%~89%，甲状腺、肾、鼻咽癌，脑瘤、骨髓瘤等 70%~86%。绒癌较低，有报告 5 例均为阴性。

（2）良性疾病阳性率：良性肿瘤约 11%、急性炎症性疾病 88%、自身免疫性疾病约 32%、健康人群小于 4%。急性炎症有较高的假阳性率，但炎症消退多降到切点值水平以下。观察动态变化对鉴别诊断有意义。

四、降钙素基因相关肽（calcitonin gene - related peptide，CGRP）

1. 测定方法　RIA（直接测定或抽提后测定的间接法）。
2. 标本准备　CGRP 不稳定，静脉血用 EDTA 抗凝加抑肽酶（aprotinin）500 000IU/ml，-30℃可稳定 1 个月。
3. 参考范围
（1）直接法：94.7pg/ml ± 4.5pg/ml（Girgis，1985）。

（2）间接法：6.7pg/ml ± 3.0pg/ml（高见，1988）。

4. 临床意义　CGRP 由 37 个氨基酸残基构成，广泛分布于鼠类中枢神经和末梢神经、胰岛、肾上腺皮质、垂体等内分泌细胞。人类升高见于甲状腺髓样癌、胰岛 β 细胞瘤、嗜铬细胞瘤、肺小细胞癌、类癌等肿瘤细胞。在运动神经中枢终板与乙酰胆碱（ACh）、P 物质、GABA 共存于同一细胞内。在心脏具有非肾上腺能非胆碱能神经递质作用。主要用于甲状腺髓样癌的诊断，甲状腺髓样癌可达正常的 100 ~ 2 000 倍，有效治疗后下降，术后再度升高提示复发或转移。胰岛细胞瘤、类癌虽有升高，但阳性率不高。甲状腺髓样癌与 cGRP、CT 相关，但部分病例有分离现象，机理不详。

五、前胃泌素释放肽（progastrin releasing peptide，PGRP）

1. 测定方法　RIA、ELISA。

2. 标本准备　血清，进餐无影响，溶血无影响，−20℃稳定 1 年。

3. 参考范围　切点值 31pg/ml，假阳性率小于 3%；切点值 46pg/ml，假阳性率小于 1%。未满 4 岁小儿小于 100ng/ml。

4. 临床意义　1978 年，McPonald 等从胃体部提取出具有促进胃泌素释放，含 27 个氨基酸残基的活性肽，命名为胃泌素释放肽（GRP）或总称为蛙皮素样肽（bombesin – like peptide）。免疫化学研究证明 GRP 局限分布于胃壁的神经细胞和神经纤维；又有证明存在于人胚胎肺神经内分泌细胞，即肺小细胞癌的组织发生源。存在于肺小细胞癌细胞内有生物活性的 GRP（1 ~ 37 片段）和无生物活性的 C 末端片段 PGRP（31 ~ 125 片段，31 ~ 118 片段，31 ~ 115 片段）以等分子数向细胞外释放于血，活性部分在血中迅速分解代谢，无活性部分在血中稳定，肺小细胞癌血浓度升高可达 76 倍之多。

为肺小细胞癌特异性标志物，敏感性 65%，特异性 96%。不同病期阳性率：Ⅰ 期 36%，Ⅱ 期 50%，ⅢA 期 58%，ⅢB 期 67%，Ⅳ 期 74%。有效治疗完全缓解的病例全部降到切点值以下，部分缓解的病例半数有降低，半数降到切点值以下；恶化病例几乎全部有升高趋势。与 NSE 比较，PGRP 具有：①癌患者与健康人血浓度差别较显著。②疾病较早期阳性率较高。③对肺小细胞癌特异性高等特点。

肺小细胞癌 NSE 血浓度平均为 22.5ng/ml，是健康均值 3.1ng/ml 的 7.3 倍，是切点值 6.4ng/ml 的 3.5 倍；而 PGRP 血浓度平均为 1548pg/ml，是健康均值 15.3pg/ml 的 101 倍，是切点值 46pg/ml 的 34 倍，差别非常显著，阳性病例诊断的可信性极高。

肺非小细胞癌阳性率约为 3.7%、肺鳞状上皮癌约为 1.6%、肺腺癌约为 2%；肺癌以外的恶性肿瘤约为 2%。良性肺疾病阳性率约为 0.8%，健康者为 0.4%。肾功能不全的患者因清除减少，血浓度可见升高。

肺小细胞癌约占肺癌的 20%，其中 90% 与吸烟有关。对吸烟者应定期监测 PGRP，并配合 X 线检查可望早期发现病变。

六、细胞角质素 21 – 1（cytokeratin – 19 – fragment，CYFRA21 – 1）

1. 测定方法　ELISA、ECLIA。

2. 标本准备　用血清，静脉血 3ml 不抗凝，或红帽真空管采血，分离血清冷冻保存。

3. 参考范围　切点值 3.5ng/ml。

4. 临床意义　由于肿瘤细胞内蛋白酶活性亢进，细胞角质素丝（cytokeratin filament）的分解产物肿瘤细胞角质素19片段。因为不是由于细胞破坏产生，所以不受细胞伤害的影响，在手术、化疗、放疗等治疗中和治疗后均可应用。作为肺癌诊断标志物用于肺癌诊断和治疗监测。肺癌细胞含量丰富，尤其是非小细胞肺癌。肺癌总敏感度约为57%，非小细胞癌约为61%，小细胞癌约为34%，鳞癌敏感度最高达73%并伴随病期进展而血浓度增高；与CEA、SCCA、NSE任何一项联合测定，约可提高诊断的敏感度10%。肺良性疾病假阳性率约8%。不同标志物对肺癌的敏感度见（表1-3）。

表1-3　四种肺癌标志物对不同组织型肺癌的敏感度（%）

项目	CYFRA	CEA	SCC	NSE
肺癌总体	47~57.5	27~52.4	15~34.3	16~16.9
非小细胞癌	49~61.4	29~53.7	17~37.1	6~9.8
鳞状上皮癌	60~73.0	18~46.8	31~61.0	3~8.5
腺癌	42~54.0	40~60.2	11~18.0	2~11.8
大细胞癌	44~48.6	31~51.4	11~28.6	5.7~18
小细胞癌	33.3~34	18~44.4	7~16.7	54~61.1

七、甲状腺球蛋白（thyroglobulin，Tg）

RIA或EIA法正常成人参考值为1~20ng/ml（μg/L），平均为5.1~9.5ng/ml（μg/L）。临床用于以下几点。

（1）甲状腺分化癌手术评价：作为手术后再发或转移的标志物。胸水Tg测定可作为甲状腺癌胸膜转移的标志。升高见于甲状腺分化癌、甲状腺分化癌术后再发或转移。伴有甲状腺功能亢进症的甲状腺肿大（亚急性甲状腺炎、无痛性甲状腺炎，如慢性淋巴细胞性甲状腺炎等）、甲状腺激素使用。甲状腺分化癌早期、非分化癌、髓样癌不增高。主要用于甲状腺分化癌手术后评价和复发随访。不能用于早期诊断和筛查。

（2）甲状腺分化癌术后随访：甲状腺滤泡腺癌或有浸润的乳头状腺癌实行根治术，甲状腺全摘除加体内放射性碘治疗，使甲状腺床残留的甲状腺组织破坏并给予甲状腺激素替代治疗。应每6个月测定TSH和Tg，前者用于判定替代治疗剂量，后者用于观察再发或转移。手术后缺乏甲状腺组织，当未使用甲状腺激素替代治疗时，如Tg大于5ng/ml提示有复发的可能性；使用激素替代治疗Tg小于10ng/ml很少有复发。Tg大于10或15ng/ml应怀疑有复发或转移，须进行全身CT扫描和骨放射性碘闪烁扫描，有助于发现转移灶。

八、血清特种蛋白

1. β₂微球蛋白（β₂m）　血清及尿水平均升高提示由肿瘤细胞产生增多，见于肝、肺、消化管肿瘤，骨髓瘤、恶性淋巴瘤、淋巴细胞白血病。参见临床化学特种蛋白β₂MG节。

2. α₂巨球蛋白（α₂MG）　血清水平升高见于癌、恶性淋巴瘤。

3. α酸性糖蛋白（AAG）　血清水平升高见于肝癌、Hodgkin淋巴瘤等。

4. 铁蛋白（Ft）　血清水平升高见于淋巴瘤、白血病，如联合测定CEA阳性应怀疑乳腺癌、肺癌、结肠癌。铁蛋白（Ft）是由Laufberge于1937年首先分离出来的，相对于分子

质量为 450×10^3 的含铁蛋白质。某些肿瘤细胞可合成并释放铁蛋白。血清铁蛋白的含量能反映肝脏储铁和体内储铁总量。

血清参考值：

男性 20~280μg/L（RIA 法）；

女性 15~145μg/L（RIA 法）。

临床意义：

（1）肝癌、肺癌、胆管癌、结肠癌、胰头癌、淋巴瘤、白血病、泌尿系统瘤、脑肿瘤等血清铁蛋白升高。

（2）输血及铁剂治疗使血清铁蛋白升高。

（3）再生障碍性贫血、溶血性贫血、地中海贫血血清铁蛋白升高。

5. 结合珠蛋白（HPG） 血清水平升高见于 Hodgkin 淋巴瘤及非 Hodgkin 淋巴瘤、肾癌、转移性乳腺癌、卵巢癌可见升高。与 AAG 联合测定，Hodgkin 淋巴瘤 HPG 与 AAG 均升高，而非 Hodgkin 淋巴瘤 HPG 升高，AAG 不升高。

6. 铜蓝蛋白（CER） 血清水平升高见于恶性肿瘤、白血病、淋巴瘤。

7. C 反应蛋白（CRP） 在恶性肿瘤时非特异性升高。参见临床化学特种蛋白 CRP 节。

8. Ⅲ型前胶原 N 末端肽（PⅢP） 胃、结肠、胰、肺、乳腺、子宫、卵巢恶性肿瘤可见升高。

（张旭霞）

第三节 肿瘤相关酶检验

一、神经元特异性烯醇酶（neuron specific enolase，NSE）

1. 测定方法 RIA、EIA。

2. 标本准备 用血清，静脉血 3ml，或红帽真空管采血，尽快分离血清，避免溶血。分离血清前放置超过 3 小时或溶血可使测定值增高，-20℃冷冻稳定数月，反复融冻可使测定值降低。

3. 参考范围 RIA 法：6~10ng/ml；EIA 法：2~9ng/ml。

4. 临床意义 烯醇酶是糖酵解酶系催化烯醇化反应，MW50kD，主要在肝脏代谢，半衰期两小时四十分。有 α、β、γ 三个亚单位，构成 αα、ββ、γγ、αβ 和 αγ 五种同工酶，分布于全身组织。而由 γ 亚单位构成的 αγ 同工酶和 γγ 同工酶仅存在于神经元、轴突和神经内分泌细胞内，故称为 NSE。末梢神经也含有，但以中枢神经含量为最丰富。当来源于神经和神经内分泌的肿瘤细胞解体时酶释放入血，作为肺小细胞癌、神经内分泌肿瘤、神经母细胞瘤的标志物，用于诊断和治疗监测。

（1）肺小细胞癌敏感性为 60%~80%，燕麦细胞癌可达 90%；其他组织型肺癌敏感性较低为 10%~20%。血清水平与肿瘤恶性度相关，有效治疗可降到正常范围，疾病复发再度升高。肺小细胞癌具有神经内分泌肿瘤性质，可产生异位 ACTH、CRF 样活性物质，并发异位 Cushing 综合征。

（2）神经母细胞瘤、网膜母细胞瘤阳性率 80%~90%，升高水平与肿瘤增殖速度相关，与病灶扩散平行，超过 100ng/ml 者预后多不良；神经节细胞瘤升高不明显，神经胶质瘤多在正常水平。中枢神经系统炎症或血管障碍也可见升高。

（3）来自神经内分泌的肿瘤如甲状腺髓样癌、嗜铬细胞瘤、胰岛细胞瘤、胰高糖素瘤、胃泌素瘤、精原细胞瘤也见有升高，阳性率为 10%～50%，测定值多在 30ng/ml 以下。

（4）食管、胃、胰、结肠等消化系癌阳性率为 10%～20%，乳腺、卵巢癌阳性率为20%～40% 高于消化系肿瘤。

（5）尿毒症肾透析患者也见升高，因透析使一部分红细胞破坏，红细胞内酶释放入血。神经内分泌肿瘤多产生内分泌激素，必要时与相关激素同时测定。小细胞肺癌升高明显，同时测定 CEA、SCCA 等以与肺腺癌、鳞状上皮癌鉴别。

二、α－L－岩藻糖苷酶（α－L－fucosidase，AFU）

1. 测定方法　分光光度法。

2. 标本准备　静脉血 3～5ml 不抗凝，或红帽或黄帽真空管采血，0～4℃ 稳定 48 小时，－20℃ 稳定 1 个月。

3. 参考范围　340～440nmol/ml/h，切点值 450nmol/ml/h。

4. 临床意义　肝细胞癌标志物，敏感性 75%～80%，特异性 85%，假阳性率为 11%。与 AFP、CEA 联合测定可提高敏感性和特异性。

三、5′－核苷酸磷酸二酯酶同工酶 V

1. 测定方法　7% 聚丙烯酰胺电泳法，染色，光密度计扫描，从移动度小的阴极侧命名为 Ⅲ、Ⅳ、Ⅴ；计测峰值高度，以 mm 为单位。

2. 标本准备　用血清，早晨空腹采血或红帽真空管采血，分离血清 －20℃ 冷冻稳定 6个月。

3. 参考范围　正常上限 3.0mm，吸烟（20 支/日）3.8mm（切点值）。肝功能障碍时增高，对黄疸和转氨酶升高者不适用。

4. 临床意义　5′－NPD 为一种 5′－核苷酸磷酸二酯的分解酶，具有从 DNA 或 RNA 中水解与 3′→5′磷酸二酯结合的核苷酸多聚体，游离 5′－核苷酸的作用。5′－NPD－V 是在电泳载体上移动度大的 5′－NPD 同工酶 V，可作为原发性和转移性肝癌标志物。其血浓度与肝细胞增生、增殖相关，是一种增殖相关酶（growth related enzyme），除原发性肝癌增高外，肝转移癌也增高，与原发灶和组织型无关，主要是由于转移灶癌细胞浸润的结果。

（1）原发性肝癌阳性率 75%，同时测定的 AFP 阳性率为 54%，敏感性优于 AFP。良性疾病假阳性率，HBsAg 阳性肝炎 83%、肝硬化 59%、胆管闭塞症 100%，特异性低。

（2）转移性肝癌，胃癌非肝转移平均为（1.5±2.0）mm，肝转移为（8.6±9.0）mm；结肠癌非肝转移为（2.2±3.3）mm，肝转移为（5.8±5.5）mm。胃癌肝转移的敏感性66.2%，特异性 89.2%；结肠癌肝转移的敏感性 60%，特异性 91.6%。对治疗监测也有用。

（张旭霞）

第二章

放射免疫技术

标记免疫技术是利用多种标记技术与免疫学技术相结合而建立的分析技术体系。在当前各种免疫诊断技术中，标记免疫技术是发展最快、最具活力的检测技术。免疫技术是以抗原抗体特异性免疫反应原理为基础，对样品中相应抗体或抗原进行检测的方法，其最主要的特点是抗原抗体反应的高度特异性。标记免疫技术是将多种可微量或超微量检测的示踪物（如荧光素、放射性核素、酶、化学或生物发光剂等）对抗原或抗体进行标记制成标记抗原或抗体，并加入到抗原抗体反应体系中与相应未标记抗体或抗原进行反应，使免疫反应结果可以通过检测标记物而灵敏地进行分析。在标记免疫分析中，测定的不是免疫复合物本身，而是对标记物进行检测即可以确定待测物质的含量。

1959 年，美国科学家 Berson 和 Yalow 首先以放射性碘标记胰岛素测定血清中的胰岛素含量，使体外检测超微量物质成为可能。放射免疫技术即是以放射性核素作为示踪物，同时结合抗原抗体反应的特异性而创立的一类标记免疫分析技术。基于体外竞争性或非竞争性放射结合的免疫分析原理，放射免疫分析技术可以分为放射免疫分析（radioimmunoassay，RIA）和免疫放射分析（immunoradio – metric assay，IRMA）；根据放射性核素标记物是否可与特异性的受体进行结合，又衍生出放射受体分析（radioreceptor assay，RRA），也称为放射配体结合分析（radioligandbinding assay，RBA）。

第一节 概述

放射免疫技术是基于抗原抗体结合反应的特异性，运用放射示踪原理对待测物浓度进行检测的一种超微量分析技术。放射免疫技术的基本试剂主要包括放射性核素标记的示踪物、标准品、特异性结合物质（抗体）及分离剂，这些基本试剂与放射免疫技术的准确性、精确性、特异性、灵敏度等质量控制指标的优劣密切相关。由于利用放射免疫技术可对各种微量蛋白质、激素、小分子药物和肿瘤标志物进行定量检测，目前该技术广泛应用于内分泌学、免疫学、药理学、微生物学、生物化学等多个领域，在临床诊断和科研工作中发挥重要作用。但是放射免疫技术的最大弊端在于它的放射性污染，因此该项技术有逐渐被其他免疫标记技术取代的趋势。

一、基本类型及原理

1. RIA 是经典的放射免疫技术。它是以放射性核素标记的抗原与反应系统中未标记抗原竞争结合特异性抗体为基本原理来测定待测样本中抗原量的分析方法。

2. IRMA　是用放射性核素标记过量抗体与待测抗原直接结合，并采用固相免疫吸附载体分离结合部分与游离部分的非竞争放射免疫分析方法。

3. RRA　是用放射性核素标记配体，在一定条件下与相应受体结合，形成配体－受体复合物。由于两者的结合是表示配体与受体之间的生物学活性而非免疫学活性，因此具有更高的特异性。主要用于测定受体的亲和常数、解离常数、受体结合数以及定位分析等。

二、常用的放射性核素

放射性核素是指原子核能自发产生能级变迁，生成另一种核素，同时伴有射线的发射。放射性核素依衰变方式可分为 α、β、γ 三种。

放射免疫技术常用的放射性核素有^{125}I、^{131}I、^{3}H 和^{14}C 等。^{3}H、^{14}C 在衰变过程中产生 β 射线，β 射线虽然易于防护，但是半衰期长，标记过程复杂，测定 β 射线需要液体闪烁计数器，不适合在一般实验室进行。目前，临床上最常用的是核素标记物是^{125}I，其具有以下特点：①^{125}I 化学性质活泼，容易用简单的方法制备标记物；②其衰变过程中不产生电离辐射强的 β 射线，对标记的多肽和蛋白质等抗原分子的免疫活性影响较小；③^{125}I 释放的 γ 射线测量方法简便，易于推广应用；④^{125}I 的半衰期（60 天）、核素丰度（＞95%）及计数率与^{131}I（半衰期 8 天，核素丰度仅 20%）相比更为合适。

三、标记物制备及鉴定

放射性核素标记物是通过直接或间接的化学反应将放射性核素连接到被标记分子上所形成的化合物。

制备高纯度和具有完整免疫学活性的标记物是进行高质量放射免疫分析的重要条件。用于标记的化合物要求纯度大于 90%，具有完整的免疫活性，以避免影响标记物应用时的特异性和灵敏度测定；如果需要在待标记化合物中引入其他基团时，应注意引入的基团不能遮盖抗原抗体反应的特异性结合位点。以^{125}I 为例介绍标记物的制备和鉴定。

采用放射性碘（如^{125}I）制备标记物的基本原理是放射性碘原子可以通过取代反应置换被标记物分子中酪胺残基或组胺残基上的氢原子。因此，在结构中含有上述基团的蛋白质、肽类等化合物均可以用放射性碘直接进行标记。对于不含上述基团的甾体类激素或药物分子，则需要在分子结构上连接相应的基团后进行放射性核素标记。

（一）标记方法及类型

标记^{125}I 的方法可分两大类：直接标记法和间接标记法。

1. 直接标记法　通过化学或酶促氧化反应直接将^{125}I 结合到被标记蛋白质分子中的酪氨酸残基或组胺残基上。此法优点是：操作简便，仅需一步即可以将^{125}I 结合到待标记蛋白质分子上，得到比放射性较高的标记物。但此法只能用于标记含酪氨酸残基或组胺残基的化合物。值得注意的是：如果标记的酪氨酸残基或组胺残基决定了该蛋白质的特异性和生物活性，则该蛋白会因为标记而受到损伤。该方法常用于肽类、蛋白质和酶的碘化标记。

几种常用的标记方法如下。

（1）氯胺 T（Ch－T）法：Ch－T 是对甲苯磺基酰胺的 N－氯衍生物钠盐，在水溶液中逐渐分解形成次氯酸（强氧化剂），将^{125}I氧化成带正电荷的$^{125}I^+$，后者取代被标记物分子中酪氨酸残基苯环上的氢原子，形成二碘酪氨酸，使蛋白质或多肽被碘化。

（2）乳过氧化物酶法：乳过氧化物酶（lactoperoxidase，LPO）催化过氧化氢释放氧，氧使^{125}I离子活化成$^{125}I_2$，取代标记物中暴露的酪氨酸残基苯环上的氢原子。该标记方法反应温和，可减少对被标记物免疫活性的损伤；同时酶活性有限，稀释即可终止反应，易于控制反应强弱。

2. 间接标记法（又称联接法，Bolton - Hunter 法）　将用 Ch - T 法预先标记的^{125}I化酯（市售 Bolton - Hunter 试剂）与待标记物混合反应后，^{125}I化酯的功能基团即与蛋白质分子上的氨基酸残基反应，从而使待标记物被碘化。Bolton - Hunter 法是最常用的间接碘标记法。尽管该方法操作较复杂，标记蛋白质的比放射性要显著低于直接法，但是该方法避免了标记反应中氧化/还原试剂对待标记物免疫活性的损伤，因此尤其适用于对氧化敏感的肽类化合物，缺乏酪氨酸残基的蛋白质（如半抗原、甾体类化合物、环核苷酸、前列腺素等）和酪氨酸残基未暴露在分子表面的化合物的碘标记。此种标记反应较为温和，可以避免因蛋白质直接加入^{125}I引起的生物和免疫活性的丧失，但是，由于添加了基团可能会使标记蛋白质的免疫活性受到影响，标记过程较直接法复杂，因此碘标记蛋白质的比放射性和碘的利用率低。该方法主要用于标记甾体类化合物等缺乏可供碘标记部位的小分子化合物。

标记物的化学损伤和自身辐射损伤是放射性核素标记中的重要问题。化学损伤是由标记过程中所使用的试剂对被标记物造成的损伤，因此标记时应采取比较温和的反应条件。自身辐射损伤是标记物贮存过程中，由于标记放射性核素原子所发出的射线对标记物造成的损伤，因此，试剂一旦溶解不宜长期保存。

（二）放射性核素标记物的纯化

标记反应后，应将标记物进行分离纯化，去除游离的^{125}I和其他试剂，通常标记的是蛋白质，因此可以用纯化蛋白质的方法纯化被标记物，如凝胶过滤法、离子交换层析法、聚丙烯酰胺凝胶电泳法以及高效液相色谱法等。

标记抗原在贮存过久后，会出现标记物的脱碘以及自身辐射使蛋白质抗原性发生变化，因此需要对标记物进行重新标记。

（三）放射性核素标记物的鉴定

1. 放射化学纯度　指单位标记物中，结合于被标记物上的放射性占总放射性的百分率，一般要求大于95%。常用的测定方法是利用三氯醋酸将待测样品中所有蛋白质沉淀，离心后测定沉淀物的放射性并计算其占待测样品总放射性的百分率。该项参数是观察在贮存期内标记物脱碘程度的重要指标。

2. 免疫活性（immunoreactivity）　反映标记过程中被标记物免疫活性受损情况。方法：用少量的标记物与过量的抗体反应，然后测定与抗体结合部分（B）的放射性，并计算与加入标记物总放射性（T）的百分比（B/T%）。此值应在80%以上，该值越大，表示抗原损伤越少。

3. 比放射性（specific radioactivity）　指单位化学量标记物中所含的放射性强度，即每分子被标记物平均所挂放射性原子数目，常用 Ci/g（或 Ci/mmol）表示。标记物比放射性高，所需标记物越少，检测的灵敏度越高，但是比放射性过高时，辐射自损伤大，标记物免疫活性易受影响，且贮存稳定性差。

标记抗原的比放射性计算是根据放射性碘的利用率（或标记率）：

$$^{125}I\ 标记率（利用率）= \frac{标记抗原的总放射性}{投入的总放射性} \times 100\%$$

$$长度（\mu Ci/\mu g）= \frac{投入的总放射性 \times 标记率}{标记抗原量}$$

如：$5\mu g$ 人生长激素（hGH）用 $2m\ CiNa^{125}I$ 进行标记，标记率为 40%，则：

$$比放射性 = \frac{200\mu Ci \times 40\%}{5\mu g} = 160\mu Ci/\mu g$$

（四）抗血清的鉴定

用于放射免疫分析的抗体通常是以抗原免疫动物获得的多克隆抗血清（多克隆抗体）。抗血清的质量直接影响分析方法的灵敏度和特异性。检测抗血清质量的指标主要有亲和力、特异性和滴度等参数。

1. 亲和力（affinity） 在特定的抗原抗体反应系统中，亲和力常数 Ka 是正/逆向反应速度常数的比值，单位为 mol/L，即表示需将 1mol 抗体稀释至多少升溶液中时，才能使抗原抗体结合率达到 50%。抗血清 Ka 值越大，放射免疫分析的灵敏度、精密和准确度越好。通常抗血清的 Ka 值要求达到 $10^9 \sim 10^{12} mol/L$ 才适用于放射免疫分析。

2. 特异性（specificity） 是一种抗体识别相应抗原决定簇的能力。抗原之间常有结构相似的类似物，针对某一抗原决定簇具有特异性的抗血清也能识别该抗原的类似物，如抗甲状腺激素的三碘甲状腺原氨酸（T_3）抗体可能与四碘甲状腺原氨酸（T_4）发生交叉反应，抗雌激素的雌二醇（E_2）抗体可能与雌三醇（E_3）发生交叉反应等。常用交叉反应率来鉴定抗体的特异性。交叉反应率是将反应最大结合率抑制并下降 50% 时特异性抗原与类似物的剂量之比。交叉反应率越低，特异性越强。

3. 滴度（titer） 能指抗血清能与抗原发生有效反应的最高稀释倍数。通常将一株抗血清做系列稀释并与标记抗原反应，计算不同稀释度时抗体与标记抗原的结合率，绘制抗体稀释度曲线。放射免疫技术中滴度一般是指结合 50% 标记抗原时的抗血清的稀释倍数。

（孔凡华）

第二节 放射免疫分析

RIA 是以放射性核素标记已知抗原，并与样品中待测抗原竞争结合特异性抗体的免疫分析方法，主要用于样品中抗原的定量测定。由于放射核素测量的灵敏度和抗原抗体反应的特异性，因此，RIA 具有高度的灵敏度和特异性，特别适用于激素、多肽等含量微少物质的定量检测。放射免疫分析技术由 Yalow 和 Berson 于 1959 年首创，用于检测血浆中胰岛素水平。此项技术的问世使人类首次可以利用体外的方法检测血中激素水平，同时该技术被广泛推广，应用于生物医学的各个领域，极大促进了相关学科的发展。1977 年，该技术创始人之一——美国学者 Yalow 获得诺贝尔生理医学或医学奖。

一、基本原理

经典 RIA 利用放射性核素标记抗原（Ag^*）与非标记抗原（Ag）竞争结合有限量的特

异性抗体（Ab），反应式为：

$$Ag^* + Ab = Ag^* \, Ab$$
$$+$$
$$Ag$$
$$\|$$
$$AgAb$$

在该反应体系中，作为试剂的 Ag^* 和特异性 Ab 的量是固定的，即要求 Ag^* 是定量的，特异性 Ab 是限量的，同时 Ag^* 和 Ag（标准抗原或待测抗原）与特异性抗体的结合效率相同，并分别形成 Ag^* Ab 复合物和 AgAb 复合物。当定量的 Ag^* 和 Ag 的数量大于 Ab 的结合数目时，Ag^* 和 Ag 即可通过竞争方式与 Ab 结合。因此，Ag 的量越大则该反应体系中 Ag^* 与 Ab 结合的概率就越低，形成的 Ag^* Ab 复合物就越少，测定时的放射量就越低，因此，Ag^* Ab 复合物的含量与 Ag 在一定范围内呈现反比关系。若以 F 代表未结合的 Ag^*，B 代表 Ag^* Ab 复合物，则 B/F 或 B/（B + F）与 Ag 存在函数关系。

因此，RIA 方法利用定量的 Ag^*，限量的 Ab 以及一系列已知浓度的标准 Ag 共同反应平衡后，将 Ag^* Ab 复合物（B）和游离的 Ag^*（F）分离，测定各自放射性强度，并计算出相应反应参数 B/F 或 B/（B + F）结合率；以标准抗原浓度为横坐标，反应参数为纵坐标，绘制标准曲线（也称为剂量 – 反应或竞争 – 抑制曲线）。待测样品就可以通过查找标准曲线来确定含量。样品中待测抗原的含量与所测放射性呈反比（图 2 – 1）。

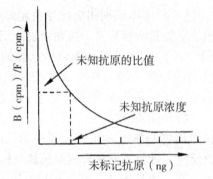

图 2 – 1　剂量 – 反应（竞争 – 抑制）曲线
cpm：记数/每分钟

二、技术要点

RIA 的操作主要有三个步骤，其要点如下。

（一）抗原抗体反应

分别将未标记抗原（标准品或待测样本）、标记抗原和血清按顺序定量加入反应管中，在一定条件（温度、时间及介质 pH）下进行竞争抑制反应。不同质量的抗体和不同含量的抗原对孵育的温度和时间有不同的要求。反应温度和时间可根据待测抗原的理化特点和所用抗体 Ka 大小等进行选择，如待测标本中抗原性质稳定且含量高，抗体的亲和力大，可选择室温或者 37℃ 短时间（数小时）反应；抗原性质不稳定（如某些小分子多肽）或含量甚微，抗体的 Ka 较低，则应选择低温（4℃）做较长时间 20 ~ 24h 反应，以形成牢固的抗原抗体复合物。

（二）B、F 分离技术

在 RIA 反应中，标记抗原和特异性抗体的含量极微，形成的抗原抗体复合物（B）不能自行沉淀，因此需加入适当的沉淀剂才能将其彻底沉淀，经过离心后完成与游离标记抗原（F）的分离。另外，对于某些小分子抗原，也可以采取吸附法分离 B 和 F。

B 和 F 分离过程是 RIA 实验误差的主要原因，可影响方法的灵敏度和测定的准确性。理想的分离方法：①操作简单易行、重复性好，适用于大批量样品分析；②B、F 分离彻底、迅速，非特异性结合低；③试剂来源容易、价格低廉、稳定性好，可长期保存；④分离试剂和分离过程不影响反应平衡，而且效果不受反应介质因素的影响；⑤适合自动化分析的要求。目前 RIA 常用的分离方法有以下几种。

1. 第二抗体沉淀法　RIA 中最常用的分离方法。其原理是将产生特异性抗体（第一抗体）的动物（如兔）的 IgG 免疫另一种动物（如羊），获得羊抗兔 IgG 血清（第二抗体）。由于在本反应系统中采用第一、第二两种抗体，故称为双抗体法。在抗原与特异性抗体反应后加入第二抗体，形成由抗原 – 第一抗体 – 第二抗体组成的双抗体复合物。但是由于第一抗体浓度极低，其复合物亦极少，无法进行离心分离，为此在分离时加入一定量的与一抗同种动物的血清或 IgG，使之与第二抗体形成可见的沉淀物，与上述抗原的双抗体复合物形成共沉淀。经离心即可使含有结合态抗原（B）的沉淀物沉淀，与上清液中的游离标记抗原（F）分离。若将第二抗体结合在颗粒状的固相载体上即成为固相第二抗体，利用固相第二抗体分离 B、F，操作更简便、快速。

2. 聚乙二醇沉淀法　不同浓度聚乙二醇（PEG）能非特异性沉淀相对分子质量大小不同的蛋白质，因此，特定浓度的 PEG 可以沉淀抗原抗体复合物而不沉淀小分子抗原。利用此特性，PEG 作为沉淀剂被广泛应用于 RIA 实验中。其优点：沉淀完全，经济实惠，使用方便；缺点：非特异性结合率较高，受温度影响较大，当温度高于 30℃ 时，沉淀物易于复溶。

3. PR 试剂法　是将二抗先与 PEG 按一定比例混合制成混悬液，将二抗法和 PEG 沉淀原理相结合的一种方法。此方法保留了两者的优点，节省了两者的用量，且分离迅速、操作简便。

4. 清蛋白（或葡聚糖衣）活性炭吸附法　活性炭具有吸附小分子抗原和半抗原的性质，而对抗体、抗原抗体复合物等大分子物质没有吸附能力，如在活性炭表面涂上一层葡聚糖，使它表面具有一定孔径的网眼，效果更好。因此，在抗原抗体发生特异性反应后，若加入葡聚糖 – 活性炭颗粒，游离的标记抗原则可以吸附到活性炭颗粒上，通过离心沉淀活性炭颗粒，则上清液中为含有标记抗原抗体的复合物。该方法主要用于测定小分子抗原，如类固醇激素、强心苷等药物。

5. 固相分离法　将抗体或抗原包被在固相载体上，如磁性颗粒、聚苯烯试管或珠子等，利用固相抗体或抗原分离 B 和 F。该方法具有简便、缩短沉淀时间、沉淀易于分离，适合自动化分析等特点，已经逐渐取代了液相分离的方法。

（三）放射性测量及数据处理

B、F 分离后，即可以对标记抗原抗体复合物（B）进行放射性强度测量，也可以根据 RIA 实验方法和目的，测定游离标记抗原（F）的放射性强度。核射线检测仪由射线探测器和后续的电子学单元两大部分组成。核射线探测器即能量转化器，检测原理是当射线作用于闪烁体，闪烁体吸收了射线的能量而引起闪烁体中原子或分子激发，当激发的原子或分子回复基态时，发出的光子进入光电倍增管，形成电脉冲。用于放射性物质放射性强度测定的仪器主要有用于测量 β 射线的液体闪烁计数仪（如 ^3H、^{32}P、^{14}C 等）和用于测量 γ 射线的晶体闪烁计数仪（如 ^{125}I、^{131}I、^{57}Cr 等）。液体闪烁计数仪是在闪烁杯内进行的。放射性样品主要被溶剂和闪烁剂分子包围，射线能量首先被溶剂分子吸收，受到激发的溶剂分子在向基态恢复的过程中，释放出能量并激发闪烁剂而产生光子，在光电倍增管的电场作用下，形成脉冲信号。目前临床上 RIA 项目主要以 ^{125}I 作为核素标记物。

闪烁计数仪是以电脉冲数代表放射性强度，以计数/分钟（counts per minute，cpm）为单位；若要计算放射性核素的衰变，则以衰变/分钟或衰变/秒钟（disintegration per minute，dpm 或 disintegration per second，dps）为单位，但是需要了解仪器的探测效率（η）。

与其他标记分析方法一样，每一批 RIA 实验均需要做标准曲线。标准曲线是以标准抗原的不同浓度为横坐标，以标准抗原在测定中得到的相应放射性强度为纵坐标作图。除直接用放射性强度作为纵坐标外，还可以用计算参数作为纵坐标，如 B/（B＋F），B/F 或者 B/BO；此外，为了使曲线易于直线化，标准品浓度常以对数值表示。样品管就可以通过测量值或计算数值对照标准曲线查出相应的待测抗原浓度（图2-2）。

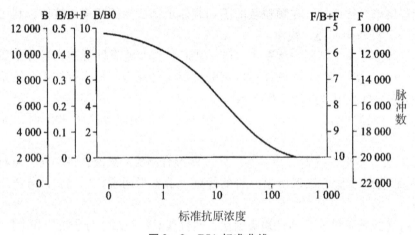

图2-2　RIA 标准曲线

三、放射免疫分析中造成测量误差的可能因素

1. **仪器因素**　实验过程中要保证各种设备的稳定性，避免由于污染等原因造成的实验误差。产生误差的可能因素有：①放射性测量仪器的稳定性、效率，样品试管的材料和均匀性，及被测物的放射性强度等；②样品的自吸收、本底校正、测定时间、可能的污染等；③实验中所用的移液管、微量取样器以及天平的刻度、校准和使用方法等；④反应试管、移液管以及测定用试管等表面清洁度和所引起的不同吸附性等，都可以对测定结果带来误差。

2. **试剂因素**　试剂的纯度、质量和稳定性也是造成误差的重要因素。如标记抗原的比度、纯度，辐射自分解，抗体的稳定性，以及分离剂、阻断剂及缓冲液的质量等。

3. **人员因素**　由于工作人员技术熟练程度不同，在放射免疫分析中一些基本操作，如取样（操作移液管垂直程度、下流速度等）、提取、沉淀、分离不规范，以及保温条件不适当等造成的误差。操作者不按规程操作，造成提取及层析分离过程中免疫复合物的丢失等也易造成误差。

4. 样品因素　样品的收集方法、贮存温度、放置条件、微量样品取样的准确度、样品可能造成的污染以及样品的变性（如免疫反应活性的降低、蛋白质的变性等）也都能造成测量的误差。

四、方法评价

RIA 具有以下优点：敏感度高、特异性强；准确性、重复性好，批间和批内误差小；用血量少。缺点：有放射性核素污染，放射性核素易于衰变以及放射性标记物不稳定，导致试剂有效期短。

（孔凡华）

第三节　免疫放射分析

IRMA 是在 RIA 的基础上发展的一种核素标记免疫分析方法。IRMA 是待测抗原与过量标记抗体的非竞争结合反应，然后加入固相的抗原免疫吸附剂以结合游离的标记抗体，离心除去沉淀，测定上清液中放射性强度，从而推算出待测样品中抗原含量。1968 年，Miles 和 Heles 应用用放射性核素标记的抗胰岛素抗体检测牛血清胰岛素获得成功，为了区别经典的 RIA，将其称为 IRMA。与经典的 RIA 方法不同，IRMA 是以放射性核素标记过量的抗体与待测抗原进行非竞争性抗原抗体结合反应，用固相免疫吸附剂对 B 或 F 进行分离，其灵敏度和可测范围均优于 RIA，操作程序较 RIA 简单。IRMA 较少受到抗体亲和常数的限制，当单克隆抗体的亲和力较低时，也能满足试验要求。同时一个抗原分子可以结合多个标记抗体分子，使 IRMA 的灵敏度明显高于 RIA。

一、基本原理

IRMA 属于非竞争性免疫结合反应，其将放射性核素标记在抗体上，用过量的标记抗体与待测抗原反应，待充分反应后，除去游离的标记抗体（F），检测抗原与标记抗体复合物（B）的放射性强度。放射性强度与待测抗原的含量呈正相关，即 B 的放射性强度越高，待测抗原含量越多；反之，则越低。

二、技术类型

1. 直接法 IRMA（单位点 IRMA）　先将待测抗原与过量的标记抗体进行反应，形成抗原抗体复合物，反应平衡后，用固相抗原结合反应液中剩余的未结合标记抗体（F）并将其分离，测定上清液中抗原与标记抗体结合物（B）的放射量（图 2-3）。根据标准曲线即可得知待测样品中的抗原含量。

2. 双抗体夹心 IRMA（双位点 IRMA）　先用固相抗体与抗原反应结合，然后再用过量的记抗体与已结合于固相的抗原的另一抗原决定簇结合，形成固相抗体 - 抗原 - 标记抗体复合（B），洗涤除去反应液中剩余的标记抗体，测定固相上的放射性（图 2-4）。根据标准曲线求得测样品中的抗原含量。此法仅适用于检测有多个抗原决定簇的多肽和蛋白质抗原。

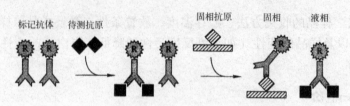

图 2 – 3 单位点 IRMA 反应原理示意图

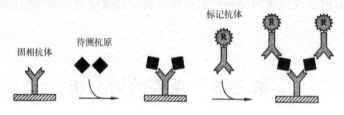

图 2 – 4 双位点 IRMA 反应原理示意图

两种 IRMA 最后测得的放射量均与样品中待测抗原的含量呈正相关。

3. 间接 IRMA 法 此法是在双抗体夹心法的基础上进一步改良，用^{125}I 标记抗 Ab2 的抗体（Ab3*），反应形成固相抗体（Ab1）– 抗原 – Ab2 – 标记抗体（Ab3*）的四重免疫复合物。其中 Ab3* 可作为通用试剂，适用于同种 Ab2 的各种 IRMA，省去了标记针对不同抗原的特异性抗体。

4. BAS – IRMA 法 将生物素 – 亲和素系统引入免疫放射分析，建立了新一代 IRMA。此法的最大优点是使用生物素的抗体和以^{125}I 标记亲和素为示踪剂，可以通用于甾体类、甲状腺激素、前列腺素等多种分子物质的检测。固相半抗原结合物经过无水乙醇处理，结合非常牢固，可长期保存；反应和测定在同一试管内完成，操作十分简便，适用于 IRMA 技术自动化检测。

三、技术要点

1. 抗原抗体反应 向固相载体中加入的是待测抗原和标记抗体，进行抗原抗体结合反应，在一定的温度下孵育，使反应达到平衡。

2. B/F 分离 洗涤或吸弃上清，以便除去未结合的游离标记抗体。

3. 放射性测定 除去游离抗体后，测定反应管中放射性强度。

4. 数据处理 反应管中放射性强度即代表与抗原结合的标记抗体量。IRMA 中抗原抗体复合物放射性强度与待测抗原呈正比，通过标准曲线即可以得出待测抗原的含量。

四、方法评价

（一）优点

1. 敏感性高 主要是因为：①抗体分子含酪氨酸残基多，可结合多个放射性碘原子；②抗体过量的情况下，一个抗原分子可以结合多个抗体分子，提高了实验的灵敏度。

2. 特异性强 双位点 IRMA 法要求待测物必须同时具备两个表位，才能形成有效的双抗体夹心复合物，因此该方法不易产生严重的交叉反应，具有较高的特异性。

3. 标记物稳定 标记容易。

4. 结果稳定 IRMA 法测定结果的稳定性好，因为标记抗体和固相抗体均过量，不易受外界环境的影响，也不易受实验人员操作误差的影响。

（二）缺点

IRMA 抗体用量大，且抗体的纯化比较困难，但是单克隆抗体可以克服这些缺点。

五、IRMA 与 RIA 的异同点

IRMA 与 RIA 均是以放射性核素作为示踪物的标记免疫分析技术，但是两者在方法学上各具特点。

1. 标记物 RIA 是以放射性核素标记抗原，标记时需要根据抗原的理化性质和化学结构不同选择不同的放射性核素进行标记；IRMA 则是以放射性核素标记抗体，由于抗体是相对分子质量较大的蛋白质，性质稳定，有利于抗体的碘化标记，因此标记抗体的方法基本相同，且标记抗体的比活度高，大大提高了测定分析的灵敏度。

2. 反应速率 反应速度与反应物浓度呈正相关，IRMA 反应中，核素标记抗体是过量的，应用亲和力较低的单克隆抗体就可以得到很好的效果，且抗原抗体反应为非竞争的，因此反应速度比 RIA 快速；RIA 反应中，抗体量是微量的，所以一定要用高亲和力的多克隆抗体。

3. 反应模式 RIA 为竞争抑制性结合，反应参数与待测抗原量呈负相关；IRMA 为非竞争性结合，反应参数与待测抗原呈正相关。

4. 特异性 IRMA 采用针对同一抗原不同抗原决定簇的单克隆抗体，其受交叉反应的干扰作用较仅使用单一多克隆抗体的 RIA 低，因此，IRMA 的特异性更高。

5. 灵敏度和检测范围 IRMA 反应中，抗原与抗体属于非竞争结合，微量抗原能够与抗体充分结合；RIA 中标记抗原和待测抗原属于竞争关系，与限量的抗体结合不充分，因此 IRMA 测定的灵敏度高于 RIA。此外，由于抗体量大，能结合较多的抗原量，故 IRMA 用于抗原含量较高标本测定时，结果优于 RIA，同时 IRMA 标准曲线的工作范围比 RIA 宽 1～2 个数量级。

6. 分析误差 RIA 中加入的抗体和标记抗原都是定量的，加样误差可严重影响测定结果。IRMA 中标记抗体和固相抗体在反应中都是过量的，只有受检标本的加样误差才会影响分析结果。因此，IRMA 的批内和批间变异均比较小。

7. 其他 RIA 所用抗体为多克隆抗体，因此对其亲和力和特异性要求较高，但用量较少；IRMA 为试剂过量的非竞争性结合反应，对抗体亲和力的要求没有 RIA 高，但用量大，一般用来源丰富、特异性较高的单克隆抗体。此外，RIA 可以测定大分子和小分子抗原，而 IRMA 只能测定至少有两个抗原决定簇的抗原。现将 RIA 与 RIMA 异同点总结如表 2－1 所示。

表 2 – 1 RIA 与 IRMA 异同点

	RIA	IRMA
标记物质	核素标记抗原	核素标记抗体
反应模式	竞争抑制	非竞争结合
特异性	多克隆抗体，有交叉反应	单克隆抗体，交叉反应低
灵敏度	高	比 RIA 更高
反应速度	较慢	较快
反应曲线	呈负相关曲线	呈正相关曲线
线性范围	2~3 个数量级	3 个数量级以上
抗体用量	少，限量	多，过量
加样分析误差	严重影响结果	较小影响结果
测定的物质	测定大分子和小分子物质	只能测定具有 2 个以上抗原表位的物质

（孔凡华）

第四节 放射受体分析技术

应用放射性核素标记可与受体特异性结合的配体，检测待测标本受体的方法，称为放射受体分析（radioreceptor assay，RRA）或放射性配体结合分析（radioligand receptor binding assay，RBA）。配体是与受体呈特异性结合的物质，其不仅局限于化学物质，也可以是光、声、味及嗅觉等。自 20 世纪 60 年代初建立放射配体示踪测定受体的方法以来，极大地推动了受体研究工作。特别是 80 年代以来，由于生物医学技术迅速发展，使受体的研究从间接观测进入了直接检测。RRA 技术已经成为研究神经递质及激素的作用原理、细胞水平的调控机制和受体病及其他疾病发病机制的重要手段。

一、基本原理

RRA 也是放射性核素标记的免疫分析技术。该方法采用放射性核素标记配体，在一定条件下与相应受体结合形成配体 – 受体复合物，经分离后分别测定配体 – 受体复合物或游离标记配体的放射性强度，即可对受体进行定量或定位检测。配体与受体的结合可反应配体与受体间的生物活性关系，而放射性核素标记的免疫分析反映的则是抗原与抗体之间的免疫学活性。

二、技术要点

RRA 测定受体的步骤主要包括配体的选择、受体标本的制备、分析条件选择和配体 – 受体复合物与游离标记配体的分离等重要环节。

（一）配体的选择

配体与受体之间的相互作用是一种分子与分子间的识别过程。对任何一种受体系统而言，通常都有几种可供选择的配体，选择的主要目的就是要找到对靶受体具有特异和适合的分子结构的配体，确保配体与所测受体具有较高特异性和亲和力。

（二）受体标本制备

在 RRA 中，待测受体的标本可以是组织切片、完整的单层培养细胞或游离的活细胞，也可以是纯化的细胞核或细胞膜受体及可溶性受体蛋白等。受体标本的制备原则是在整个制备过程中要保持受体功能的完整性，其测定结果才能真实反映受体的生理学特点。受体标本的纯化过程通常是在低温环境（4℃）和超速离心等条件下进行，标本的制备是 RRA 的重要环节。

（三）分析条件选择

RRA 对实验条件有严格要求，如放射配体的浓度、标本的受体浓度、反应时间、温度及 pH 等均是影响配体与受体结合的重要因素。通常情况下，对单位点饱和试验要求标记配体应与待测受体充分结合，即要求标记配体是过量的；对多位点饱和试验需满足受体的亲和力范围广（Kd 值为 0.1～10），即满足受体及其各种亚型与标记配体充分结合的要求；对标本受体浓度的选择常需要通过预试验来确定，特异性结合量与样品浓度呈线性范围内的较高受体浓度即可作为选择受体浓度；实验反应的环境温度和 pH 及反应时间则要根据检测目的不同，通过有关试验选定。

（四）配体－受体复合物的分离

RRA 是通过测定受体与配体反应达到平衡时受体结合标记配体的量，来获得受体的数量与解离平衡常数。当受体与标记配体反应达到平衡后，要先分离结合物与游离标记配体，再测定结合物的放射性强度。常用的分离方法有离心法、抽滤法、吸附法、透析法和电泳法等，分离时均在低温（4℃）环境下进行，并尽可能在短时间内完成。

（孔凡华）

第五节 放射免疫分析技术的应用

放射免疫分析技术由于其测定的灵敏度高、特异性强、精密度好，并且可以用于相对分子质量大的抗原和相对分子质量小的半抗原测定，对仪器设备要求不高，适于在普通实验室推广，因此广泛用于生物医学检验。常用于测定各种激素（如甲状腺激素、性激素、胰岛素等）、微量蛋白质、肿瘤标志物（如 AFP、CEA、CA－125、CA－199 等）和药物（如苯巴比妥、氯丙嗪、庆大霉素等）等小分子物质的检测。大多数检验项目具有 RIA 或 IRMA 试剂盒提供，目前仍然是基层单位对超微量物质测定的主要手段。但是由于近年来生物医学的飞速发展，其他非放射性标记免疫测定技术（酶免疫技术、发光免疫技术等）及其自动化分析的应用，以及放射免疫分析使用的放射性核素的放射污染和危害，半衰期短、无法自动化分析等诸多因素，RIA 将逐步被更优秀的标记免疫分析方法取代。

RRA 对于某些受体异常的疾病，特别是对遗传性受体病、自身免疫性受体病和继发性受体病的诊断与治疗发挥重要作用。目前，临床实验室可利用 RRA 检测盐皮质激素受体、糖皮质激素受体、促肾上腺皮质激素释放激素受体、褪黑素受体、雄激素受体、环孢素受体、细胞因子受体等。此外，RRA 在药物筛选和临床药物作用机制研究等方面均被广泛采用。

基于 RIA 技术的高灵敏度，近年来该技术又取得重大进展，即第五代 RIA 方法问世。该方法的特点是以纳米磁性微粒子作为载体，经共价结合将抗体结合到磁性微粒载体上，以此最大限度地简化了操作步骤和缩短了反应时间，并为实现完全自动化检测创造了条件，使经典的 RIA 技术又焕发了新的生机和活力。

（孔凡华）

第三章

肿瘤的生物治疗

人们对肿瘤的认识已经历了一个多世纪，对肿瘤治疗的探索也从未中断过。直到近些年来，在现代细胞生物学、分子生物学、肿瘤免疫学、生物医学工程学等理论研究的深入和生物工程技术飞速发展的推动下，才对肿瘤的本质有了较深入的了解，从而极大地推动了肿瘤临床治疗学的进展。目前以免疫治疗为基础发展而来的生物治疗日益受到重视，显示出了良好的应用前景，已成为继手术、放疗和化疗之后肿瘤治疗的第四模式。肿瘤的生物治疗即是指应用现代生物技术及其生物产品（核酸、蛋白质、多肽、多糖、小分子化合物、细胞、组织等），通过免疫、神经内分泌、基因表达、血管生成等环节调节机体自身的生物学反应，从而直接或间接抑制肿瘤或治疗相关不良反应。生物治疗的概念是在免疫治疗的基础上延伸出来的，最初这两个概念几乎是等同的，因为免疫治疗本身是生物治疗的一部分。随着治疗手段、方法、治疗制剂的不断扩展，免疫治疗已不能涵盖全部生物治疗的内容，因而人们开始更普遍地接受生物治疗的概念。1983 年，美国国家癌症研究所（National CancerInstitute，NCI）规范了生物反应调节剂（biological response modifiers，BRM）的概念，意指所有能够改变机体的生物反应，从而达到抑制或治疗肿瘤效应的制剂。尽管此概念仍在使用，但生物治疗和免疫治疗的概念受到了更普遍的认同。目前肿瘤生物治疗的范畴主要包括以下几个方面：细胞因子、过继性细胞免疫治疗、单克隆抗体、肿瘤疫苗、基因治疗、抗肿瘤血管生成、内分泌治疗、细胞凋亡与诱导分化、组织与干细胞移植等。本章主要讨论细胞因子、过继性细胞免疫治疗、单克隆抗体、肿瘤疫苗、基因治疗及抗肿瘤血管生成治疗等方面。

第一节　肿瘤生物治疗的发展历史

肿瘤生物治疗的历史可追溯到 19 世纪末。当时欧洲和美国的某些医生发现在感染发热的患者中，常可见到肿瘤的缩小或消退。1892 年，美国 William Coley 医生发现，一例晚期肿瘤患者在感染丹毒后肿瘤出现自发性消退，推测某种细菌毒素对于肿瘤可能具有治疗作用。进一步研究发现，链球菌裂解产物（又称 Coley 毒素，Coley toxin）具有广谱抗肿瘤作用，将之应用于临床，并取得了一定的疗效。Coley 毒素被美国医学协会批准应用于临床达几十年之久，直到化疗药物出现之前，Coley 毒素一直都是肿瘤治疗的主要手段。Coley 毒素的应用标志着肿瘤生物治疗的开始。20 世纪 50 年代，发现近交系小鼠能够对化学试剂诱发的肿瘤产生特异性排异反应。提示肿瘤具有免疫原性，机体在某些情况下能够监视、抑制或发动对肿瘤的攻击。在此基础上，20 世纪 60 年代，Burnet 提出"肿瘤免疫监视学说"。该学说认为肿瘤中存在着肿瘤相关抗原，能够被淋巴细胞识别和消除。此后，该学说被众多实验所证实，从而成为现代免疫治疗的理论基础。1984 年，Oldham 提出了生物反应调节剂的概念，标志着生物治疗地位的确立。基于此，在非特异性免疫刺激的基础上，细胞因子的使用和过继性细胞免疫治疗成为新的研究热点。以荷瘤动物血清或细胞成分的分离、回输到目前仍在临床应用的淋巴因子活化的杀伤细胞（lymphokine activated killer cells，LAK）、肿瘤浸润淋巴细胞（tumor infiltrating lymphocytes，TIL）和细胞因子诱导的杀伤细胞（cytokinein-duced killer cells，CIK）等细胞疗法都收到了较好的效果，无论在疗效上还是在副作用的程度上较早期的免疫刺激剂都有明显的改进，过继性免疫治疗已步入模糊的肿瘤特异治疗阶段。

20 世纪 80 年代以来，对机体免疫系统和肿瘤细胞生物学与分子生物学的研究日渐深入，同时 DNA 重组技术、杂交瘤技术、体外大容量细胞培养技术及计算机控制的生产工艺和纯化等技术得到了迅猛的发展。人们对肿瘤发生过程中的系列性基因突变、肿瘤抗原的产生与递呈过程，免疫活性细胞的激活机制，肿瘤抗原的调变及免疫抑制等有了更加深刻的理解。从这个阶段开始，生物治疗有了更明确的目的性、靶向性和有效性，包括直接针对肿瘤基因的治疗方法，直接针对肿瘤抗原的肿瘤疫苗和抗肿瘤抗原特异性抗体介导的靶向治疗及放射免疫靶向治疗等。

（孔凡华）

第二节　肿瘤的免疫治疗

一、肿瘤免疫治疗基础

机体对肿瘤组织产生免疫应答是肿瘤免疫治疗的基础，肿瘤组织存在可被免疫系统识别的抗原是产生抗肿瘤免疫应答的前提条件。

（一）肿瘤抗原

肿瘤抗原（tumor antigen）泛指在肿瘤发生、发展过程中新出现或过度表达的抗原物质。机体产生肿瘤抗原的可能机制为：①基因突变；②细胞癌变过程中使原本不表达的基因被激活；③抗原合成过程中的某些环节发生异常（如糖基化异常导致蛋白质特殊降解产物的产生）；④胚胎时期抗原或分化抗原的异常、异位表达；⑤某些基因产物，尤其是信号转导分子的过度表达；⑥外源性基因（如病毒基因）的表达。

肿瘤抗原有多种分类方法，其中被普遍接受的有两种分类方法。

1. 根据肿瘤抗原特异性的分类法

（1）肿瘤特异性抗原（tumor specific antigen，TSA）：是肿瘤细胞特有的或只存在于某种肿瘤细胞而不存在于正常细胞的新抗原。此类抗原是通过肿瘤在同种系动物间的移植而被证实的，故也称为肿瘤特异性移植抗原（tumor specific transplantation antigen，TSTA）或肿瘤排斥抗原（tumor rejection antigen，TRA）。化学或物理因素诱生的肿瘤抗原、自发肿瘤抗原和病毒诱导的肿瘤抗原等多属此类。

（2）肿瘤相关抗原（tumor - associated antigen，TAA）：是指非肿瘤细胞所特有的、正常细胞和其他组织上也存在的抗原，只是其含量在细胞癌变时明显增高。此类抗原只表现出量的变化，而无严格肿瘤特异性。如胚胎性抗原是其中的典型代表。

既往认为 TAA 抗原性较弱，难以诱发机体产生特异性的免疫应答。但近年来发现，这类肿瘤抗原虽来自于机体，但是其大部分抗原尚未被有效递呈，故机体并无免疫耐受产生，因此可以采用组织特异性免疫反应来治疗肿瘤。

2. 根据肿瘤诱发和发生情况的分类法

（1）化学或物理因素诱发的肿瘤抗原：化学致癌剂（如甲基胆蒽、氨基偶氮苯染料等）或物理辐射（如紫外线、X 线等）可使某些基因发生突变或使潜伏的致癌基因被激活，由此诱发肿瘤并表达新抗原。诱发的肿瘤抗原其抗原性较弱，但具有高度特异性，在不同种系，或同一种系的不同个体，甚至是同一个体的不同部位，其免疫原性各异。突变的肿瘤抗原间很少有交叉成分，故应用免疫学技术诊断和治疗此类肿瘤有一定的困难。

（2）病毒诱发的肿瘤抗原：多种肿瘤的发生与病毒感染有密切关系。如乙型肝炎病毒（HBV）和丙型肝炎病毒（HCV）与原发性肝癌有关。能够诱发肿瘤的病毒主要包括某些 DNA 病毒和 RNA 病毒，尤其是反转录病毒。此类肿瘤抗原与理化因素诱发的肿瘤抗原不同，其无种系、个体和器官特异性，但具有病毒特异性。由同一病毒诱发的肿瘤均表达相同的肿瘤抗原，且具有较强的免疫原性；由不同 DNA 病毒或 RNA 病毒诱导的肿瘤抗原，其分子结构和生物学特性各异。此类抗原是由病毒基因编码，又不同于病毒本身的抗原，因此称为病毒肿瘤相关抗原，如 EB 病毒 EBNA - 1 基因产物、SV40T 抗原、人乳头瘤病毒 E6 和 E7 基因产物等。

（3）自发性肿瘤的抗原：自发性肿瘤是指一类无明确诱发因素的肿瘤，人类的大部分肿瘤属于此类。自发性肿瘤表达的抗原大部分可能为突变基因的产物，包括癌基因（如 Ras 等）、抑癌基因（如 p53 等）的突变产物及融合蛋白（如 bcl - abl 等）。某些自发性肿瘤抗原是由所谓的"沉默基因（silent gene）"在细胞恶变时表达，如黑色素瘤抗原（melenoma antigen，MAGE）等。某些类似于化学诱发，具有各自独特的抗原性；另一些则类似于病毒诱发，具有共同的抗原性。

（4）胚胎抗原（fetal antigen）：是在胚胎发育阶段由胚胎组织产生的正常成分，在胚胎后期减少，出生后逐渐消失，或仅存留极微量，但当细胞癌变时，此类抗原可重新合成，如 AFP、CEA、PSA。

（5）分化抗原：是机体器官和细胞在发育过程中表达的正常分子。恶性肿瘤细胞通常停留在细胞发育的某个幼稚阶段，其形态和功能均类似于未分化的胚胎细胞，称为肿瘤细胞的去分化（dedifferentiation）或逆分化（retro - differentiation），故肿瘤细胞可表达其他正常组织的分化抗原，如胃癌细胞可表达 ABO 血型抗原，或表达该组织自身的胚胎期分化抗原。Melan - A、MART - 1、TRP - 1、gp100 和酪氨酸酶等属于此类抗原。

（6）过度表达的抗原：组织细胞发生癌变后，与肿瘤细胞增殖、抗凋亡相关的分子信号传导通路中多种信号转导分子的表达量远高于正常细胞。这些信号分子可以是正常蛋白，也可以是突变蛋白，其过度表达还具有抗凋亡的作用，可使肿瘤细胞长期存活。这类抗原包括 ras、c - myc 等基因产物。

（二）免疫系统对肿瘤抗原的免疫应答

机体免疫系统对于肿瘤抗原能够产生免疫应答是免疫治疗的另一个重要条件。免疫系统的功能就是识别"自己"（self）与"非己"（non - self），并对非己成分产生免疫排斥，对自身成分产生免疫耐受。机体的正常细胞由于各种物理因素（如辐射）、化学因素（如各种化学致癌物）及生物因素（如病毒）等的刺激，可以引起细胞基因组的各种复杂变化，如染色体的易位或缺失、癌基因突变、抑癌基因失活等一系列遗传变化，使之从一个正常的自身成分，变成了非己的"异己分子"，即癌细胞。正常细胞癌变的过程在基因组发生变化的同时，还会发生一系列表型的改变，如表达一些正常细胞没有的肿瘤抗原。癌细胞的肿瘤抗原可以被免疫系统识别，启动免疫应答机制将其清除掉。这就是所谓的"免疫监视"作用。

免疫监视理论曾被普遍接受并产生了广泛的影响。但从 20 世纪 70 年代中期起，由于发现免疫缺损的无胸腺裸鼠在化学致癌物诱导下产生癌症的概率与具有正常免疫功能的小鼠并没有明显的差别。至此免疫监视理论开始受到责疑。更重要的挑战来自于免疫监视作用并不能完全地避免恶性肿瘤的发生，而且肿瘤一旦产生就会随病情的发展，其恶性程度渐进增加，并最终发生广泛转移。这种所谓的"免疫逃逸"现象是肿瘤免疫监视理论所无法满意解释的。显然，免疫系统与肿瘤的关系不能简单地看成是免疫系统单向排斥肿瘤细胞的关系。

2002 年，美国肿瘤生物学家希雷伯（RD Schreiber）提出了一个称之为"肿瘤免疫编辑"（cancer immunoediting）的假说。根据免疫编辑理论，免疫系统不但具有排除肿瘤细胞的能力，而且还具有促进肿瘤生长的作用。癌细胞在机体内的发生、发展是一个免疫系统与癌细胞相互作用的动态过程。在这个过程中，免疫系统在清除一些肿瘤细胞的同时，也对另一些肿瘤细胞的生物学特性（如肿瘤的抗原性）进行重塑（reshape），也即所谓的"免疫编辑"。被免疫编辑过的肿瘤细胞的恶性程度越来越高，对免疫攻击的抵抗力越来越强，直至最终摧毁机体的免疫系统，造成肿瘤细胞的恶性生长并扩散。

肿瘤的免疫编辑理论认为，免疫系统与肿瘤的相互关系可以分为三种不同的状态（phase）。第一种称为"清除"（elimilation）状态。在这个状态下由于新生的肿瘤具有较强的抗原性，较易被免疫系统识别并将其清除。非特异的天然免疫机制（如吞噬细胞，天然杀伤细胞等）和特异的获得性免疫机制（如 CD4$^+$T 细胞，CD8$^+$T 细胞）都参与肿瘤细胞的清除过程。免疫系统清除肿瘤细胞的过程具有经典的免疫监视理论的特点。如果清除过程彻底，肿瘤细胞被完全排除，免疫编辑过程就此结束。如果一些变异的肿瘤细胞逃过了免疫编辑的"清除"作用而存活下来，它们与免疫系统的关系就进入了第二种状态，即"平衡"（equilibration）状态。在这种状态下，肿瘤细胞的抗原性减弱，因而不会轻易被免疫系统识别和清除，但又时时处在免疫系统的清除压力下，因而不能过度生长，表现为检查不到可见的肿瘤。特异的获得性免疫是维持平衡状态的主要机制，一般认为天然免疫机制不参与这个过程。免疫系统和肿瘤细胞的平衡状态可以维持几年、十几年甚至终身都不发生变化。因此，免疫编辑的平衡状态实际上就是一种带瘤生存状态。但这种平衡状态是动态的，肿瘤细胞在免疫系统的压力下，其基因有可能会发生变化，这种基因突变产生的"积累效应"达到一定程度时，就可能打破平稳，使免疫系统与肿瘤的关系进入"逃逸"（escape）阶段。在这个阶段的肿瘤细胞可以产生一系列的恶性表型，如不能表达 MHC 分子，或不能产生肿瘤肽。由于 MHC + 肿瘤肽是 T 细胞识别肿瘤细胞的靶标，肿瘤细胞的这种变化，就使 T 细胞失去了对它的识别能力，使它逃脱了免疫杀伤。此外，肿瘤细胞会使自己的细胞凋亡信号通路发生变化，使免疫细胞诱导的肿瘤细胞凋亡机制失效。同时，肿瘤细胞快速生长形成的肿瘤会产生一个抑制免疫细胞的微环境，在这个微环境中，肿瘤细胞会释放一些具有免疫抑制功能的分子，如转化生长因子 β、IL-10 等，并能诱导产生表达 CTLA-4 的调节 T 细胞，对其他免疫细胞产生抑制作用，导致免疫系统产生对肿瘤的免疫耐受。到这个阶段，免疫系统的抗肿瘤机制已全面崩溃，肿瘤生长完全失控并广泛转移。免疫编辑的终点也就是机体的死亡。

免疫编辑的上述三个阶段在时相顺序上是相对的。每个阶段持续的时间与原发肿瘤的性质（恶性程度），以及机体的免疫状态密切相关。当机体的免疫功能急剧下降时，如生活突发事件引起的应激状态（stress）、长期使用免疫抑制药（如器官移植后）、衰老等状态下，肿瘤有可能越过"清除"阶段，甚至直接进入"逃逸"期。临床发现一些患者，由于突发性的生活应激事件，如丧偶或亲人突然死亡等原因，在短时间内突发肿瘤并迅速扩散。与此相反，免疫编辑也会发生逆向发展的过程。临床实践中时有发现，通过适当的临床干预，一些已发生了肿瘤转移的中、晚期癌症患者，也可以获得临床治愈。甚至一些晚期癌细胞已广泛转移的患者出现肿瘤完全消失的现象也时有报道。在这个免疫编辑理论中，我们特别感兴趣的是"平衡"阶段。大量的实验研究和临床实践都证明，带瘤生存状态确实大量存在。科学家的研究发现，用低剂量化学致癌物刺激的小鼠，不会发生肉眼可见的肿瘤，但是用抗 T 细胞单克隆抗体去除小鼠的 T 细胞后，小鼠的肿瘤会立即、迅速生长出来。另一个有趣的临床观察发生在两个接受同一供者的肾移植患者，在肾移植后不久，都患了皮肤癌。配型检查结果发现，两者的癌细胞都是供体来源的。事后病历检查发现，这个提供移植肾的供者在 16 年前曾患过恶性黑色素瘤，后被"治愈"了。而实际上，这种临床治愈并不表示肿瘤细胞已完全消失，它们仍有可能以不可见的方式隐伏在身体各处，即处于所谓的"平衡"状态。在这个供肾者，这种状态一直持续了 16 年都没有发生变化。但其肾脏一旦植入免疫功能低下的肾移植患者体内时，则平衡被迅速打破，并直接发展到"逃逸"期，形成明显的肿瘤。尸体解剖的研究发现，相当高比例的高龄死亡老人的甲状腺或前列腺中都可以找到癌细胞，而他们生前并没有表现出肿瘤症状。这些结果表明，免疫系统与癌细胞长期处于"平衡"阶段，也许可以成为一种常态。

2011 年 3 月 25 日出版的《科学》杂志发表了一组系列文章，讨论了 40 年来肿瘤研究中存在的问题和取得的成绩。其中，以希雷伯等所写的"肿瘤免疫编辑：免疫在肿瘤抑制和促进中的作用"作为三篇重头评论文章（review）之一，受到了广泛的关注，说明这个理论已被科学共同体接受。免疫编辑理论给我们系统地描述了机体免疫系统与肿瘤相互作用的动态过程，尽管目前我们对这个过程的许多分子细节还不清楚，也还不能有效地控制这个过程。但它已为我们在治疗癌症的目标上提供了一种新的可能选择。免疫编辑理论证明，长期带瘤生存是可能的。随着免疫治疗学的研究进展，有可能找到维持这种状态的方法。这对某些由于各种原因而不能进行"根治性治疗"的癌症患者，真是一个令人鼓舞的希望之光。

二、肿瘤免疫治疗的分类

（一）主动特异性免疫治疗

肿瘤的主动特异性免疫治疗主要是指肿瘤疫苗（tumor vaccine）。肿瘤疫苗是利用肿瘤细胞或肿瘤抗原物质诱导机体的特异性细胞免疫和体液免疫反应，增强机体的抗肿瘤能力，阻止肿瘤的生长、扩散和复发，以达到清除和控制肿瘤的目的。肿瘤疫苗的概念和原理源于传染病免疫，但与预防传染病的疫苗不同的是，肿瘤疫苗是在患者发病后使用的，因而又称为治疗性疫苗。人们试图通过免疫接种激发机体的抗肿瘤免疫反应，达到防治肿瘤的目的已有 100 多年的历史，但真正将肿瘤疫苗作为一种治疗形式还是近十几年来研究进展的结果。

肿瘤疫苗是以特异性细胞毒性 T 淋巴细胞（cytotoxic Tlymphocyte，CTL）介导的细胞免疫为主的肿瘤免疫疗法，具有的特点：①针对性强，特异性 $CD8^+$ CTL 能直接杀伤相应的肿瘤细胞；②免疫反应产物（细胞因子等）能激活非特异性免疫，起增强、放大、协同作用；③细胞免疫具有记忆作用，能对肿瘤起反应，在机体内不断增殖，并可生存较长时间。

肿瘤疫苗治疗的理论基础是人类肿瘤细胞存在肿瘤抗原。比利时 Ludwig 肿瘤研究所的 Boon 等选择免疫原性较强的恶性黑色素瘤为突破口，采取以特异性 CTL 克隆筛选、鉴定肿瘤靶细胞抗原的技术路线，成功地分离、确定了第 1 个人类肿瘤抗原 MACE，并阐明了其基因结构，合成了其抗原肽（9 肽）。随后，人们从多方面证实了人类肿瘤抗原的存在。

肿瘤抗原特别是肿瘤特异性抗原具有免疫原性，并能够诱发体液及细胞免疫反应，特别是能诱发特异性 CTL。其中 $CD8^+$T 细胞可直接溶解肿瘤细胞，它被激活后主要释放穿孔素，使肿瘤细胞膜的钙离子通道失去平衡，导致电解质紊乱、细胞水肿而凋亡，同时释放各种酶以消化肿瘤细胞。而且 $CD8^+$T 细胞可释放多种细胞因子并激活巨噬细胞，进一步释放细胞因子，抑制肿瘤生长。T 细胞（包括 $CD8^+$CTL 及 $CD4^+$T 细胞）的激活是细胞免疫的关键。T 细胞的激活除了肿瘤抗原与 MHC 复合物第一信号外，还必须有第二信号即共刺激因子，其中最重要而又关键的是 B7 分子。它表达于激活的 B 细胞、树突状细胞及巨噬细胞，与 T 细胞的 CD28、CTLA4 受体结合，激活 $CD4^+$、$CD8^+$T 细胞，产生细胞免疫。由于肿瘤细胞不表达 B7，使机体对其产生免疫耐受。如果能提高 B7 的表达或将 B7 导入肿瘤细胞，或 CD28、CD3 的抗体与 CD28 结合，激活 T 细胞，都可增强 T 细胞的杀瘤作用。

基于肿瘤特异性主动免疫的理论基础，目前主要从以下方面实施肿瘤疫苗的研究，以提高其特异性、安全性和有效性：①肿瘤抗原（肽）的寻找、分离、筛选、鉴定和人工合成；②增强肿瘤抗原（肽）的免疫原性研究及肿瘤疫苗的制备（细胞水平、分子水平、基因水平）；③有效激活 T 细胞的研究（共刺激因子、CD28 单抗）；④打破机体对肿瘤的免疫耐受，解除免疫抑制，防止或克服 T 细胞无能（细胞因子修饰、免疫佐剂、免疫调节剂）；⑤增强细胞免疫的抗肿瘤效应，包括 $CD8^+$ CTL 的直接杀伤肿瘤作用及 $CD4^+$T 细胞释放细胞因子间接或直接杀伤或抑制肿瘤的生长；⑥综合治疗和抗复发转移治疗，即作为手术、放疗、化疗常规方法的辅助和补充。肿瘤疫苗特异性主动免疫与 CTL 的过继性免疫治疗相结合，可预防复发、防止转移、延长生存期。

通过 100 多年的努力，近年来在肿瘤疫苗的研究方面取得了可喜的进展，动物实验已经证实肿瘤疫苗可以诱导机体特异性主动免疫应答、增强机体的抗肿瘤能力，许多疫苗已进入临床试验研究。目前应用的肿瘤疫苗有以下几种。

1. 肿瘤细胞疫苗　肿瘤细胞疫苗以肿瘤细胞为免疫原，早期的肿瘤细胞疫苗是将肿瘤细胞采用物理（射线或紫外线照射、高低温处理）、化学（抗癌药物灭活、酶解）等方法灭活处理，使其丧失致瘤性，但仍保留免疫原性，并加佐剂卡介苗（BCG）制备成灭活的瘤细胞疫苗，回输给患者，对机体进行主动免疫。理论上这类肿瘤疫苗可以提供多种肿瘤抗原，包括 TSA 和 TAA，来诱导机体的抗肿瘤免疫反应。但是由于肿瘤细胞 TSA 表达水平低下，免疫原性较低，并缺乏一些免疫辅助因子的表达，难以诱发有效的抗肿瘤免疫应答。肿瘤细胞疫苗曾应用于多种肿瘤的临床治疗，但其疗效不稳定。近年来，通过可溶性抗原直接负荷，或者转基因的方式在肿瘤细胞导入某些免疫相关因子的编码基因，如 IL - 2，IL - 4 和 GM - CSF 等，以及协调共刺激分子的编码基因，如 B7.1，以加强细胞疫苗的免疫原性和抗原提呈，促进免疫应答。

2. 胚胎抗原疫苗　针对人类肿瘤表达的胚胎抗原制备的肿瘤疫苗可使相应的个体产生免疫力，例如，原发性肝癌表达 AFP、消化道肿瘤表达 CEA、前列腺癌表达 PSA 等，均可用以制备疫苗。但胚胎抗原的抗原性弱，在体内是否能产生免疫应答尚无定论。用表达 CEA 的重组瘤苗病毒疫苗可在人体内激发出特异性 CTL 反应，IL - 2 能增强重组 CEA 瘤苗病毒的特异性 T 细胞反应，在动物实验中取得了明显的效果。目前，CEA 疫苗已进入 I 期临床试验。由 MAGE - 1、MAGE - 2、MAGE - 3 等基因编码的抗原是一组在肿瘤细胞中重新活化的胚胎基因产物，此类抗原具有可供不同 CTL 克隆识别的多种可能的表位，因此可被患者 T 细胞识别，是一种十分有效的免疫系统的攻击目标。由 MAGE - 3 诱导产生的 CTL 能特异性杀伤 MAGE - 3$^+$黑色素瘤细胞系或转导 MAGE - 3 基因的肿瘤细胞。

3. 病毒疫苗　人类的许多肿瘤与病毒感染密切相关，例如，乙型肝炎病毒与原发性肝癌、EB 病毒与鼻咽癌和 Burkitt 淋巴瘤、人乳头瘤病毒与子宫颈癌等。这些病毒除使肿瘤表达一定量的病毒相关抗原外，有的还编码产生可用作肿瘤特异抗原的特异性分子，作为机体免疫攻击的靶抗原。病毒疫苗具有较强的免疫原性和交叉反应性，易于大量制备，在某些疾病中效果显著。但由于许多人类肿瘤是非病毒源性的，其应用受到了限制。目前，以灭活病毒为载体与其他肿瘤抗原或多肽组成的重组病毒疫苗可大大提高肿瘤抗原的免疫原性，并可与所需的 MHC 及 B7 等分子重组，呈递抗原，共刺激 T 细胞增殖，便于大量重复制备。

4. 癌基因产物　由于点突变或易位致癌基因活化而产生的蛋白产物或抑癌基因的产物均可成为肿瘤抗原。这些癌基因产物的氨基酸序列或空间构象发生改变或隐蔽的蛋白质分子暴露而具有高度的免疫原性，成为机体免疫系统的有效靶目标。在人体能产生针对 P21^{ras}肽序列的 CD4$^+$T 细胞，突变或易位的癌基因蛋白可被抗原呈递细胞处理，以合适的构象与 MHC 分子结合并呈递抗原至 T 细胞表面，刺激抗原特异性 TCR 而产生免疫应答。HER - 2/neu蛋白在恶性肿瘤细胞中过度表达，其所含的能与 MHC 分子结合的多肽片段数量大大增加，易于打破机体对自身抗原的免疫耐受状态而产生免疫应答。

5. 人工合成的多肽疫苗　外来抗原需被抗原呈递细胞摄取，加工处理成小肽段，与 MHC 结合后呈递至细胞表面并激活 TCR，才能产生免疫应答。在细胞免疫中 T 细胞不能够识别抗原蛋白的三级结构，其所识别的只是能与相应的 MHC 分子相匹配的蛋白一级结构中的小肽片段，一般由 8 ~ 12 个氨基酸组成。人工合成的多肽肿瘤疫苗能模拟 T 细胞识别的肿瘤抗原决定簇，不经抗原呈递过程，即可直接与 MHC 分子结合，激活特异性 CTL，并能在体内外特异性杀伤所表达的天然肽序列与人工合成肽相同的肿瘤细胞。人工合成的多肽疫苗应用于过继性免疫治疗肿瘤，其疗效优于蛋白疫苗、活载体疫苗或肿瘤细胞疫苗，是目前主动免疫治疗的新策略，具有广泛的应用前景。目前正在研究的有黑色素瘤相关抗原（MAGE），HPV16E7 抗原，以及 P21 - k - ras、P53 蛋白中特定的序列多肽等。

6. 抗独特型抗体疫苗　抗独特型抗体疫苗是 20 世纪 70 年代后期发展起来的一种新型免疫生物制剂，该疫苗是以抗病原微生物或肿瘤抗原的抗体作为抗原来免疫动物，抗体的独特型决定簇可刺激机体产生抗独特型抗体。抗独特型抗体，不是始动抗原的本身，而是始动抗原的"模拟物"。当用这种疫苗接种时，动物虽然没有直接接触肿瘤抗原，却能产生对相应肿瘤抗原的免疫力，故又将这种抗体疫苗称为内在抗原疫苗。尽管这种内在抗原疫苗的性质是抗体，但仍可以看成是主动免疫，因为这种抗体是模拟抗原在起作用，从而打破了用抗原免疫称为主动免疫、用抗体免疫称为被动免疫的传统观念。抗独特型抗体是抗原的内影像，其制备相对较容易，只需选出抗原的单抗作为免疫原制备抗体。单抗技术和基因工程技术的应用可以提供大量均一抗体，有利于疫苗标准化，同时也避免了肿瘤抗原可能带有肿瘤病毒和癌基因等潜在危险。抗独特型抗体还含有一些机体未曾识别的蛋白组分，可以打破机体对肿瘤抗原的免疫耐受而产生免疫应答。对于某些分子结构尚不明确、无法进行化学合成或 DNA 重组的肿瘤相关抗原，可以用抗独特型抗体来制备。对单克隆抗独特型抗体结构加以改变，并与细胞因子基因重组形成融合蛋白，则可以进一步增强其作用。以抗独特型抗体 MK2-23 治疗 25 例Ⅳ期黑色素瘤患者，14 例产生抗体，部分病例转移灶明显缩小，产生抗体的患者生存期明显延长。

7. 树突状细胞疫苗　树突状细胞（dentritic cells，DC）是由加拿大科学家拉尔夫·斯坦曼于 1973 年发现的，因其成熟时伸出许多树突样或伪足样突起而得名。DC 是机体功能最强的专职抗原递呈细胞（antigen presenting cells，APC），未成熟的 DC 具有较强的抗原摄取、加工和迁移能力，成熟的 DC 能有效激活初始型 T 细胞，处于启动、调控，并维持免疫应答的中心环节。人 DC 起源于造血干细胞（hemopoietic stem cell），DC 尽管数量不足外周血单核细胞的 1%，但表面具有丰富的抗原递呈分子（MHC-Ⅰ和 MHC-Ⅱ）、共刺激因子（CD80/B7-1、CD86/B7-2、CD40、CD40L 等）和黏附因子（ICAM-1、ICAM-2、ICAM-3、LFA-1、LFA-3 等），是功能强大的 APC。DC 自身具有免疫刺激能力，是目前发现的唯一能激活未致敏的初始型 T 细胞的 APC。DC 来源于骨髓细胞，在正常组织中的含量极微。DC 高度表达 MHC 分子和共刺激分子，具有极强的抗原捕捉能力，是免疫激发过程中作用最强的抗原递呈细胞。成熟 DC 与 T 细胞接触后，能够诱导特异性的 CTL 生成。近年来的研究表明，应用肿瘤相关抗原或抗原多肽体外致敏 DC，回输或免疫接种于载瘤宿主，可诱发特异性 CTL 的抗肿瘤免疫反应。DC 与肿瘤的发生、发展有着密切的关系，大部分实体瘤内浸润的 DC 数量多则患者预后好。有效的抗肿瘤免疫反应的核心是产生以 $CD8^+$ T 细胞为主体的细胞免疫应答，这也是 DC 作为免疫治疗手段的基础。

DC 抗肿瘤的机制如下：①DC 可以高表达 MHC-Ⅰ类和 MHC-Ⅱ类分子，MHC 分子与其捕获加工的肿瘤抗原结合，形成肽-MHC 分子复合物，并呈递给 T 细胞，从而启动 MHC-Ⅰ类限制性 CTL 反应和 MHC-Ⅱ类限制性的 $CD4^+$ Th1 反应。同时，DC 还通过其高表达的共刺激分子（CD80/B7-1、CD86/B7-2、CD40 等）提供 T 细胞活化所必需的第二信号，启动免疫应答。②DC 与 T 细胞结合可大量分泌 IL-12、IL-18 激活 T 细胞增殖，诱导 CTL 生成，主导 Th1 型免疫应答，利于肿瘤的清除；激活穿孔素 P 颗粒酶 B 和 FasL/Fas 介导的途径增强 NK 细胞毒作用；③DC 分泌趋化因子（chemotactic cytokines，CCK）专一趋化初始型 T 细胞促进 T 细胞聚集，增强了 T 细胞的激发。保持效应 T 细胞在肿瘤部位的长期存在，可能通过释放某些抗血管生成物质（如 IL-12、IFN-γ）及前血管生成因子而影响肿瘤血管的形成。上述 CCK 进一步以正反馈旁分泌的方式活化 DC，上调 IL-12 及 CD80、CD86 的表达；同时 DC 也直接向 $CD8^+$ T 细胞呈递抗原肽，在活化的 $CD4^+$ T 细胞的辅助下使 $CD8^+$ T 细胞活化，$CD4^+$ 和 $CD8^+$ T 细胞还可以进一步通过分泌细胞因子或直接杀伤，增强机体的抗肿瘤免疫应答。

2011 年 10 月 3 日，瑞典卡罗林斯卡医学院宣布，将 2011 年诺贝尔生理学或医学奖授予美国科学家布鲁斯·博伊特勒、法国科学家朱尔斯·霍夫曼和加拿大科学家拉尔夫·斯坦曼，以表彰他们在人类免疫系统领域的独特发现。其中，拉尔夫·斯坦曼因以他在"树状细胞及其在适应性免疫系统方面作用的发现"方面取得的成就，获得了 2011 年诺贝尔生理学或医学奖。

DC 细胞能有效刺激静息的 T 细胞活化、诱发初次免疫应答。DC 疫苗实际上是肿瘤细胞疫苗的一种替代形式，可以纠正肿瘤细胞本身抗原递呈分子缺陷导致的免疫耐受。由于 DC 细胞本身并不具备肿瘤抗原，所以所有的 DC 疫苗制备的关键是相关肿瘤抗原的负荷。可以将已知的肿瘤抗原直接通过吸附、交联、捕捉等方法固定于 DC 细胞表面，也可以以转基因的方式使 DC 细胞表达出某些肿瘤抗原。基因转染的 DC 由于能提供更多、更有效可供识别的抗原表位，而且可克服 MHC 限制，已成为备受关注的研究热点。目前，DC 细胞疫苗已在多种疾病中获准试用，并展现出了较佳的应用前景。

尽管肿瘤疫苗的进展令人鼓舞，但有效的治疗尚需克服以下障碍：①由于肿瘤患者中抗原特异的免疫缺陷（在某些晚期患者中还存在 T 细胞信号传递障碍），对肿瘤抗原的免疫效应难以诱导。②肿瘤疫苗尚不足以产生足够量的免疫效应导致肿瘤缩小，可能需要进一步扩增疫苗所产生的抗原特异性 T 细胞用于过继性细胞免疫治疗。③肿瘤在抗原表达上的异质性需要针对多种抗原的肿瘤疫苗，以期在大多数患者的免疫治疗中获得成效。

（二）主动非特异性免疫治疗

主动非特异性免疫治疗（免疫刺激剂治疗）是最早开展的肿瘤生物治疗，其基本原理是免疫刺激。研究表明，由于肿瘤发展过程的渐进性、肿瘤抗原的隐匿性和肿瘤免疫逃逸等因素，往往造成机体的抗肿瘤免疫反应低下。免疫激发是免疫反应的初始环节，也是抗肿瘤免疫中最重要的环节。利用免疫刺激剂可以非特异性地激发机体的免疫反应，从而使机体的抗肿瘤免疫反应同时被加强。免疫刺激剂大部分源自病原微生物本身或其某些成分，如 MBV（Coley 混合菌苗）、BCG、OK－432 等。由于免疫刺激剂组分各异，其确切的免疫激发原理和环节非常复杂，但其基本特点有：①免疫刺激剂发挥免疫增强作用而不是免疫抑制作用；②主要是通过激活机体的细胞免疫功能发挥作用，同时也能部分活化机体的体液免疫功能；③免疫刺激剂所激发的免疫反应不具备肿瘤抗原针对性，对不同肿瘤、不同部位肿瘤疗效的差别并非是肿瘤选择的结果。

免疫刺激剂的种类多样，在化疗药物中，有些本身即有明确的免疫刺激效应，如 6－巯基乙醇、VLB、CTX 等。CTX 在大剂量使用时为化疗作用，但在小剂量时却是免疫刺激剂。

接触性过敏原是一大类免疫刺激剂，其引发的迟发性变态反应是一种细胞免疫功能亢进造成的组织损伤。人们很早以前就利用接触性过敏原来治疗某些肿瘤，如皮肤鳞癌和基底细胞癌等，并确实取得了一定的治疗效果。除皮肤、黏膜等表面组织的肿瘤外，还用于妇科的子宫颈癌、阴道癌。有报道局部使用二硝基氯苯（DNCB）、5－Fu 在早期上述患者亦获得了良好的结果。接触过敏原直接应用在晚期肿瘤患者效果不佳，局部用药也会引起用药部位的明显不适。

BCG 是当前非特异免疫治疗的代表药物，BCG 是一株减毒牛型结核分枝杆菌，主要用于预防结核感染。因 BCG 能诱发明显的迟发性变态反应而广泛用于肿瘤的治疗和辅助治疗。动物实验表明，BCG 能延缓、减少化学物品、放射因素和致瘤病毒诱导的肿瘤发生。BCG

还能明显抑制动物移植肿瘤生长。20 世纪 70 年代以来，大量的临床实践证实，膀胱内灌注 BCG 能够预防肿瘤术后复发、治疗原位癌、防治肿瘤进展、延长患者生存时间。BCG 治疗肿瘤的原理大致有以下几个方面：①BCG 相关抗原特异 T 细胞的激活所导致的旁观者杀伤效应；②巨噬细胞介导的慢性细胞毒也加强了旁观者杀伤效应；③淋巴细胞、巨噬细胞激活后释放出的某些细胞因子具有抑瘤、杀瘤作用；④BCG 在活化免疫系统的同时也进一步激活了单核巨噬细胞系统，尤其是 NK 细胞系统的活化在肿瘤的治疗中发挥了重要的作用；⑤被激活的免疫系统中也包括了肿瘤抗原特异的细胞与体液成分，这些组分可能处于反应低下、无反应性或免疫抑制状态。

（三）过继性免疫治疗

1. 过继性细胞免疫治疗　过继性细胞免疫治疗（adoptive cellular immunotherapy，ACI）是通过输注免疫活性细胞、增强肿瘤患者的免疫功能达到抗肿瘤效果的一种免疫治疗方法。以肿瘤细胞为靶细胞，具有直接杀伤肿瘤细胞作用的免疫活性细胞主要包括 NK 细胞、CTL 和巨噬细胞三类细胞。过继性细胞免疫治疗不仅可使患者被动接受自身或同种特异性或非特异性肿瘤杀伤细胞，补充体内细胞免疫功能，而且可直接或间接调动患者本身的特异性和非特异性抗肿瘤机制。过继性细胞免疫治疗是近年肿瘤生物治疗中最活跃的领域之一。自 20 世纪 80 年代初，Rosenberg 等首先报道应用 IL－2／淋巴因子激活的杀伤细胞（lymphokine activated killer cells，LAK）治疗晚期肿瘤获得成效以来，过继性细胞免疫治疗在世界各国引起了极大的重视。目前用于肿瘤过继性免疫治疗的主要是 LAK、肿瘤浸润淋巴细胞（tumor infiltrating lymphocytes，TIL）和细胞因子诱导的杀伤细胞（cytokine induced killercells，CIK）。

（1）LAK 细胞：是一种在体外经 IL－2 诱导激活的淋巴细胞。其前体细胞为 NK 细胞（CD3$^-$CD16$^+$CD56$^+$）和 NKT 细胞及其他具有抗肿瘤活性的不受 MHC 限制的 T 细胞（CD3$^+$CD16$^-$CD56$^-$）所组成的混合群体。前体细胞存在于人淋巴组织、外周血淋巴细胞、胸腺、脾、淋巴结、骨髓和胸导管淋巴细胞。

LAK 细胞杀伤活性不受肿瘤的 MHC 限制，既可杀伤 NK 细胞敏感的肿瘤细胞，也可杀伤 NK 细胞不敏感的自体和同种异体肿瘤细胞，对正常细胞却没有损伤。LAK 细胞对 IL－2 具有依赖性，必须在高浓度 IL－2 下才能诱导，且其杀瘤能力必须由 IL－2 维持。LAK 细胞具有广谱抗瘤性，对各种类型的肿瘤细胞都有杀伤作用。一般认为，LAK 细胞能识别的抗原决定簇广泛存在于肿瘤细胞，而新鲜正常的组织不具备能被 LAK 细胞识别的抗原决定簇。LAK 细胞与肿瘤细胞接触后，在与肿瘤细胞结合处释放细胞毒性颗粒（cytotoxic granules，CG），在 Ca^{2+} 存在时释放其中的穿孔素（perforin）、丝氨酸酯酶等杀伤介质，直接杀伤肿瘤细胞。LAK 细胞还可通过分泌多种细胞因子如 IL－1、IL－6、TNF－α、IFN－γ 等对肿瘤细胞起间接杀伤作用。

目前临床研究证实，LAK／IL－2 疗法对肾癌、黑色素瘤、结直肠癌、非霍奇金淋巴瘤等免疫原性强的肿瘤有较显著的疗效，对膀胱癌、肝癌、头颈部癌也取得了一定的疗效，且毒副作用较轻。另外，LAK 细胞胸腹腔灌注局部治疗癌性胸腔积液、腹水也有较好的疗效。笔者曾经应用 IAK／IL－2 胸腔灌注治疗 33 例晚期肺癌癌性胸腔积液患者，取得了较好的疗效，其中完全缓解 18 例（55%），部分缓解 12 例（36%），并且明显改善了患者的生活质量。

目前 LAK/IL-2 疗法尚有许多局限或不足之处。患者自体 LAK 前体细胞数量少，扩增能力较低，杀伤能力有限，同时应用大剂量 IL-2 易引起严重的毒副作用，使患者不能耐受治疗。LAK 细胞治疗今后发展的方向包括：提高 LAK 细胞的纯度，活化的 LAK 细胞有贴壁的特性，纯化的黏附 LAK（adherent-LAK，A-LAK）细胞其抗肿瘤转移的作用比 LAK 细胞强 20~50 倍；通过改变用药途径等达到改变 LAK 细胞在体内的分布；通过与其他细胞因子或抗体的联合达到增强 LAK 细胞杀伤活性的目的，例如，用 CD3 单抗诱导的杀伤细胞（CD3 McAbactivated killer cells，CD3AK），其增殖速度和对肿瘤细胞的杀伤作用都高于 LAK 细胞。

（2）肿瘤浸润淋巴细胞：早在 1863 年，Virchow 等就发现肿瘤局部有炎性细胞浸润，这群细胞以淋巴细胞为主，被称为肿瘤浸润淋巴细胞（TILs）。TILs 反映了宿主对于肿瘤细胞的免疫反应。研究表明，TILs 的浸润程度和患者预后相关，TILs 浸润越显著，患者预后越好。TILs 的主要成分是存在于肿瘤间质内的 T 细胞（细胞表型 $CD3^+CD8^+$ 或 $CD3^+CD4^+$）、小部分为 MHC 非限制性 T 细胞（$CD3^+CD56^+$）和 NK 细胞（$CD3^-CD56^+$），其共同特点为表达 T 细胞受体 TCR，主要为 α、β 链，少数为 γ、δ 链组成。

将切除的肿瘤组织中的 TILs 分离出来，在体外经 IL-2 和抗 CD3 单抗激活后可大量扩增，成为对自身肿瘤细胞具有很强的特异杀伤活性的效应细胞。TILs 细胞来自肿瘤组织区域，已被肿瘤抗原激活，可特异识别自体肿瘤，具有 MHC 限制的溶肿瘤活性。TIL 对 IL-2 的依赖性较小，仅需较少量的 IL-2 即可发挥明显的抗肿瘤效果。TILs 回输人体能在肿瘤部位特异性聚集。动物实验表明，来源于小鼠肿瘤的 TILs 用于治疗肺、肝转移性肿瘤，其体内抗肿瘤效应比常规 LAK 细胞强 50~100 倍。

TILs 治疗肿瘤具有以下优点：①取自切除的肿瘤组织，不必抽取外周血，对患者（尤其晚期体弱患者）损伤小；②在体外可长期培养扩增并保持生物活性；③抗肿瘤活性和靶细胞特异性高；④对 IL-2 依赖性小，可减轻 IL-2 的毒副作用，患者易于耐受治疗剂量的 TILs；⑤与其他细胞因子（IFN、TNF、IL-4）或化疗制剂（CTX 等）联合应用可显著提高疗效。

TILs 疗法在某些实体瘤治疗中已取得了一定的疗效。TILs 细胞过继性输注已用于恶性黑色素瘤、肾癌、上皮性卵巢癌、乳腺癌等实体瘤的治疗。目前报道应用较多、疗效较强的是免疫原性强的恶性黑色素瘤和肾癌。Rosenberg 总结了对 86 例黑色素瘤转移患者用自身 TIL 加大剂量 IL-2 进行治疗，其有效率为 34%，大部分患者的不良反应短暂，表明 TIL 对黑色素瘤患者有效。美国加州大学采用 TILs 治疗 48 例晚期肾癌患者，结果 8 例完全缓解，8 例部分缓解，客观有效率为 33%。Ratto 应用 TILs 和 IL-2 治疗非小细胞肺癌患者，其 3 年生存率和局部复发率较常规治疗明显改善。国内亦有报道应用 TILs 治疗消化道肿瘤，近期观察部分缓解率较高，不良反应较轻，但对不能手术、肿瘤过大的晚期患者则疗效较差。

TIL 用于治疗人类肿瘤还有以下不足之处：①TIL 的活性取决于肿瘤的类型、大小和坏死程度等，并非所有的肿瘤都被淋巴细胞浸润；②从产生免疫抑制因子的肿瘤中获得的 TIL 在体外可能不增殖；③从转移瘤中获得的 TIL 在培养中不能扩增；④TIL 在体外激活和生长的最佳条件（包括细胞因子的联合应用）目前尚不清楚；⑤自身肿瘤特异性 TIL 在大多数肿瘤中难以得到；⑥TIL 体外扩增价格昂贵，又易污染；⑦通过全身途径输注仅有小部分 TIL 到达肿瘤部位或转移灶；⑧TIL 体内抗肿瘤机制尚不明确。

近年来，由于相继分离出肿瘤相关抗原和肿瘤抗原特异性 TCR 基因，这使得通过转导 TCR 基因产生有治疗价值的抗原特异性 T 细胞成为可能。这是目前 TILs 疗法发展的方向。

（3）CIK 细胞：是将人外周血单个核细胞（PBMC）在体外用多种细胞因子（抗 CD3McAb、IL-2、IFN-γ、IL-1α 等）共同培养一段时间后获得的一群异质细胞：其中 CD3⁺CD56⁺ 细胞是 CIK 细胞群体中主要的效应细胞，被称为 NK 样 T 淋巴细胞，兼具有 T 淋巴细胞强大的抗瘤活性和 NK 细胞的非 MHC（主要组织相容性复合体）限制性杀瘤优点。

CIK 细胞的培养需要多种细胞因子的诱导，其中 CD3 单克隆抗体和 IFN-γ 是必要的组分。CD3 单克隆抗体起丝裂原活性作用，可与 T 细胞表面的 CD3 交联，诱导细胞活化。IFN-γ 可诱导 IL-1 等细胞因子的合成。其他常用于 CIK 细胞培养的细胞因子有 IL-2、PHA、IL-7、IL-12 等。通过培养，外周血中微量的 CD3⁺CD56⁺ 细胞得以大量扩增。

CIK 细胞主要通过以下机制杀伤肿瘤细胞：①CIK 细胞可以直接杀伤肿瘤细胞，CIK 细胞可以通过不同的机制识别肿瘤细胞，释放颗粒酶、穿孔素等毒性颗粒，导致肿瘤细胞的裂解。②CIK 细胞释放的大量炎性细胞因子具有抑瘤杀瘤作用，体外培养的 CIK 细胞可以分泌多种细胞因子，如 IFN-γ、TNF-α、IL-2 等，不仅对肿瘤细胞有直接抑制作用，还可通过调节机体的免疫反应间接杀伤肿瘤细胞。③CIK 细胞能够诱导肿瘤细胞的凋亡，CIK 细胞在培养过程中表达 FasL，通过与肿瘤细胞膜表达的 Fas 结合，诱导肿瘤细胞凋亡。

相比 LAK 和 TIL 细胞 CIK 细胞具有以下特点：①增殖活性高，在培养的第 15 天数量就可以达到 70 多倍，其效应细胞 CD3⁺CD56⁺ 的比例和数量更是明显增加，可以达到 1 000 多倍；②杀瘤活性高，而且杀瘤活性的维持不需要外源大量的 IL-2 的输入来维持；③杀瘤谱广，CIK 对肾癌、恶性黑色素瘤、白血病、乳腺癌、直肠癌、胃癌、肺癌、食管癌、子宫颈癌、卵巢癌、多发性骨髓瘤、恶性淋巴瘤（非 T 细胞淋巴瘤）等恶性肿瘤细胞都有显著的杀伤活性；④对多重耐药肿瘤细胞同样敏感；⑤杀瘤活性不受 CsA（环孢霉素 A）和 FK506（普乐可复）等免疫抑制剂的影响；⑥对正常骨髓造血前体细胞毒性很小；⑦能抵抗肿瘤细胞引发的效应细胞 Fas-FasL 凋亡，CIK 细胞内有抗凋亡基因表达，并检出了多种保护基因，如 Bcl-2 等和 survlvin 的转录水平上调。

目前 CIK 细胞主要用于：①手术、放化疗后病情稳定患者的辅助治疗和维持治疗，可提高治愈率，防止肿瘤转移、复发。研究显示，手术和化疗达到完全缓解的中晚期卵巢癌患者接受 CIK 细胞维持治疗，可明显延长患者的无进展生存时间。②不可治愈的中晚期患者与放疗或化疗联合，可提高放化疗疗效。③无法进行手术、放疗、化疗的中晚期患者的姑息性治疗。④骨髓移植后或化疗缓解后的白血病患者；⑤癌性胸腔积液、腹水的局部治疗。临床研究的荟萃分析提示，辅助 CIK 治疗对多种肿瘤有效，可以阻止其复发，改善患者生活质量，延长无进展生存时间。

DC 是目前已知的体内作用最强的抗原递呈细胞，具有独特的抗原递呈和免疫激发能力，在肿瘤细胞和 T 细胞相互作用中发挥桥梁和纽带作用。临床研究证实，健康人外周血或脐血来源的成熟 DC 可以大大提高 CIK 细胞的增殖率，增加培养细胞中 NKT 细胞的比率和体外的杀瘤活性。另外，近年来的研究显示，肿瘤相关抗原和免疫相关细胞因子基因修饰的 CIK 细胞似乎可以进一步提高效应细胞的抗肿瘤效果。

免疫活性细胞回输治疗是目前临床常规应用的方法，有别于细胞因子治疗的是，这类细胞性治疗有两个集中：①因子的高度集中，在体外条件下，可以用单一因子，也可用几种因子的组合直接作用于细胞，比注入体内更容易保证浓度和刺激效果；②细胞集中，分离出的单个核细胞中的绝大部分是免疫活性细胞，自然免疫激发后使用效果更佳。当然除此之外，体外环境还避免了患者机体免疫抑制因素的作用和极为复杂的生理环境的影响，这在肿瘤患者也是经常可以见到的产生免疫耐受的因素。

免疫细胞治疗目前也存在一些问题：①各个细胞培养中心的技术方案各异，生产出的效应细胞成分与数量差异较大，最终导致临床疗效的差异。建立标准化的培养体系和质控标准是目前需解决的问题。②目前关于免疫细胞治疗的临床研究数量有限，样本含量较小，而且几乎都是单中心研究。循证医学证据不足也是目前临床医生对其疗效褒贬不一的主要原因。好在现在已有多个设计严谨、多中心、随机三期临床研究正在进行中，在不久的将来研究结果即将揭晓，这将为客观评价免疫细胞治疗的疗效提供有力的证据。

2. 抗体治疗　杂交瘤技术问世以来，单克隆抗体（简称单抗）的制备及其在肿瘤诊断和治疗中的应用取得了极大的进展。目前单抗在肿瘤治疗中的应用主要包括以下两个方面：①利用单抗的直接抗肿瘤作用，例如，活化补体，构成复合物与细胞膜接触产生补体依赖性细胞毒作用，引起靶细胞的溶解和破坏；激活以抗体依赖细胞（杀伤细胞、NK 细胞或单核细胞）为效应细胞的抗体依赖性细胞毒作用，破坏肿瘤细胞；通过封闭肿瘤细胞表面的受体，阻断与肿瘤细胞生长、繁殖相关的关键信号传导通路而抑制肿瘤生长。目前临床常用的治疗性单抗有靶向表皮生长因子受体的西妥昔单抗、靶向表皮生长因子受体 - 2 的曲妥珠单抗、靶向白细胞分化抗原 CD20 的利妥昔单抗、靶向 VEGF 的贝伐珠单抗等。这些单抗已在肿瘤治疗中取得了一定的疗效，有些已成为某些肿瘤的标准治疗手段。②作为载体，利用单抗和肿瘤抗原结合的特性将结合在其上的化疗药物、生物毒素或放射性同位素携带至靶抗原部位，发挥靶向性抗肿瘤作用。这一疗法又被称为"生物导弹"。其中，单抗与放射性核素交联的放射免疫治疗应用方便，标记方法简单易行，不仅可破坏与单抗结合的肿瘤细胞，还可杀伤周围未与单抗结合的肿瘤细胞，因而目前在临床治疗中应用最多，是肿瘤导向治疗中最具临床应用价值的组成部分。目前所用的抗体主要为抗 CEA、AFP、铁蛋白、EGF 受体等抗体。常用于治疗的放射性核素为 ^{131}I、^{125}I、^{90}Y、^{32}P、^{111}In、^{186}Re 等。放射免疫治疗已用于临床治疗肝癌、结直肠癌、卵巢癌、胶质细胞瘤、恶性黑色素瘤及淋巴瘤等。

目前单抗治疗肿瘤还存在一些亟待解决的问题：①肿瘤特异性抗原、高表达膜抗原在肿瘤中甚为少见，肿瘤抗原的异质性和抗原调变增加了抗原筛选和制备的难度；②鼠源单抗的人源化；③循环抗原的封闭作用和抗体转运的生理屏障降低了到达靶部位单抗的数量；④生物蛋白性药物的制备工艺要求复杂，成本甚高，对多数患者来说还是一个相当大的负担。

3. 非特异性免疫调节剂治疗　细胞因子（cytokines）是一组细胞调节性蛋白的总称，由免疫效应细胞（淋巴细胞、单核巨噬细胞等）及其他体细胞（血管内皮细胞、成纤维细胞等）合成和分泌，通常是小分子多肽或并有不同程度的糖基化。按其细胞来源，细胞因子分为淋巴细胞产生的淋巴因子（lymphokine，包括 IL - 2、IL - 3、IL - 4、IL - 5、IL - 6、IL - 9、IL - 10、IL - 12、IL - 13、IL - 14、IFN - γ、TNF - β、GM - CSF 等）、单核巨噬细胞产生的单核因子（monokine，包括 IL - 1、IL - 6、IL - 8、TNF - α、G - CSF、M - CSF 等）和其他细胞（上皮细胞、血管内皮细胞、成纤维细胞等）产生的细胞因子（如 EPO、IL - 7、IL - 11、SCF、IL - 8、IFN - β 等），但不包括免疫球蛋白、补体及一般的生理性细胞产物。按其主要功能，细胞因子分为白细胞介素（interleukin，IL）、干扰素（interferon，

IFN)、肿瘤坏死因子 (tumor necrosis factor，TNF)、集落刺激因子 (colony stimulating factor，CSF)、转化生长因子 - β (transforming growth factor - β，TGF - β)、趋化因子家族 (chemokine family) 和其他细胞因子。

细胞因子具有以下共同特征：①由激活的细胞合成分泌，正常静息状态细胞极少储存；②产生具有多元性，即单一刺激可使同一细胞分泌多种细胞因子，一种细胞因子可由多种细胞产生；③作用呈现多效性；④大多通过自分泌或旁分泌方式短暂地产生并在局部发挥作用；⑤需与靶细胞上的高亲和性受体特异结合发挥生物学效应；⑥主要通过信号传递方式影响免疫反应；⑦生物学效应极强。

细胞因子治疗肿瘤的作用机制主要是通过非特异方式激发宿主的免疫反应引起整体免疫功能的加强，同时体内本来存在的肿瘤特异免疫的组分也受到了免疫激发，表现为特异性抗肿瘤免疫反应能力的加强。另外，细胞因子还具有控制肿瘤细胞生长、促进细胞分化、抗肿瘤血管生成、刺激造血及直接杀伤肿瘤细胞的功能。

目前，应用于肿瘤生物治疗取得较好疗效的细胞因子主要有 IL - 2、IFN - α 和 TNF - α 等。

(1) 白细胞介素 - 2 (IL - 2)：又名 T 细胞生长因子 (TCGF)，是由单个核细胞和 T 细胞系 (主要是 Th 细胞) 在致分裂原或同种抗原刺激下产生的。人 IL - 2 为含 133 个氨基酸残基的糖蛋白，分子质量为 15 420kDa。IL - 2 具有多种生物学功能，在免疫调节中起中心作用：①刺激活化的 T 细胞生长和分化，增强 T 细胞的杀伤活性；②刺激 B 细胞的增殖和产生免疫球蛋白，促进 B 细胞表达 IL - 2 受体；③刺激单核巨噬细胞的细胞毒性；④促进 NK 细胞的增殖，增强 NK 细胞的杀伤活性；⑤扩增和激活 LAK 细胞和 TIL 的必需因子；⑥对少突神经胶质细胞也有促进增生和分泌细胞因子的作用。因此，IL - 2 通过激活 CTL、巨噬细胞、NK 细胞、LAK 细胞和 TIL 的细胞毒作用及诱导效应细胞分泌 TNF 等细胞因子而杀伤肿瘤细胞，也可通过刺激抗体的生成而发挥抗肿瘤的作用。

自 Rosenberg 首先报道 IL - 2 用于治疗各种常规治疗无效的晚期肿瘤以来，IL - 2 已在国内外广泛应用于肿瘤治疗。临床资料表明，大剂量 IL - 2 治疗恶性黑色素瘤和肾癌效果较好，有效率达 20% 左右。目前多主张局部应用 IL - 2，不仅疗效较为显著，而且所需剂量较低，毒副作用较轻。特别是小剂量瘤内注射，刺激特异性免疫反应，是有希望的治疗手段。例如，淋巴管周围注射 IL - 2 治疗头颈部肿瘤、胸腔内注射治疗原发性肺癌和恶性胸腔积液，肝动脉内灌注治疗肝癌等。此外，IL - 2 和 LAK 细胞或 TIL 联合过继性免疫治疗，或与化疗药物或其他细胞因子如 TNF - α、IFN - γ、IL - 4 等联合应用，可进一步提高抗肿瘤的效果。

(2) 干扰素 (interferon，IFN)：是由细胞对病毒感染或双链 RNA、抗原、丝裂原的刺激产生反应而诱导生成的一组蛋白，主要由 IFN - α、IFN - β、IFN - γ 三类分子及其亚型组成，具有广泛的调节作用，其生物活性主要有诱导细胞抗病毒、调节免疫系统和细胞生长分化等作用。

IFN 具有较强的抗肿瘤作用，其抗癌途径与多种因素有关，如 IFN 的类型及剂量、肿瘤的类型、宿主的状况等。IFN 的作用机制多种多样，对肿瘤细胞的直接作用表现为：①减缓细胞增殖速度，抑制鸟氨酸脱羧酶的合成，从而减少多巴胺的生物合成，并通过调控原癌基因的表达影响细胞生长调节的途径，抑制细胞的 DNA 合成和分化；②细胞毒作用，直接杀伤癌细胞；③促进细胞分化，诱导肿瘤细胞向正常分化；④改变肿瘤细胞表面性质，增加MHC－Ⅰ和Ⅱ抗原在肿瘤细胞的表达等。其对肿瘤细胞的间接作用表现为活化单核巨噬细胞、活化 T 细胞和 NK 细胞、调控抗体生成等。

IFN 是最早用于癌症治疗的细胞因子。3 种 IFN 中，以 IFN－α 的使用最多。20 世纪 80 年代初，Guesada 等用 IFN 治疗毛细胞性白血病，其有效率（CR＋PR）竟高达 90% 以上。之后的临床研究表明，IFN 对十多种肿瘤（包括实体瘤和血液肿瘤）有效，尤其是在肿瘤负荷较小时作用更为明显。除毛细胞性白血病外，疗效显著的还有慢性粒细胞白血病、恶性淋巴瘤、肾癌、恶性黑色素瘤、多发性骨髓瘤等。

（3）肿瘤坏死因子（TNF）：是一种直接的肿瘤细胞杀伤因子，可导致肿瘤细胞的坏死，包括 TNF－α 和 TNF－β 两种。TNF－α（又名恶病质素，cachectin）由激活的单核巨噬细胞产生；TNF－β（又名淋巴毒素，lymphtoxin，LT）由激活的 T 细胞产生。TNF 是一种多功能蛋白，具有抗肿瘤、调节免疫效应细胞、调节机体代谢、诱导细胞分化、刺激细胞生长、诱导细胞抗病毒等多种生物学活性。TNF 通过巨噬细胞、NK 细胞、CTL 和 LAK 细胞的细胞毒作用杀伤肿瘤细胞或抑制其增殖，引起肿瘤坏死、体积缩小乃至消退；也可通过阻断肿瘤的血液供应、促进宿主炎症反应、刺激产生肿瘤特异性细胞毒抗体等途径间接起作用。然而，TNF 也可参与恶病质的形成，促进肿瘤细胞有丝分裂，促使肿瘤细胞抵抗 TNF 的细胞毒活性，通过破骨作用促进肿瘤播散。因此，在制订治疗方案时应全面考虑 TNF 对肿瘤生长的有利与不利作用。一般认为，TNF 全身应用疗效很差，而且毒副作用明显，局部注射或瘤体内直接注射疗效较好（尤其是皮肤恶性肿瘤、黑色素瘤、卡波西肉瘤），毒副作用较轻。

（孔凡华）

第三节　肿瘤的基因治疗

肿瘤的基因治疗是指应用基因转移技术将外源基因导入人体，直接修复和纠正肿瘤相关基因的结构和功能缺陷，或间接通过增强宿主的防御机制和杀伤肿瘤的能力，从而达到抑制和杀伤肿瘤细胞的治疗目的。

基因治疗成功的两个关键步骤是：①将外源目的基因充分有效地导入靶细胞；②导入的基因必须按照需要由导入细胞充分表达。基因治疗包括载体系统、目的基因、受体细胞等关键要素。以下将围绕这 3 个要素对肿瘤的基因治疗做一简单介绍。

一、肿瘤基因治疗的载体系统

将目的基因导入到靶细胞的媒介称为基因治疗的载体系统。目前应用最多的载体形式有病毒载体和非病毒载体，前者如反转录病毒、腺病毒、腺相关病毒、慢病毒、痘苗病毒等，后者包括质粒、脂质体、阳离子多聚物及寡核苷酸。

（一）非病毒载体

非病毒载体具有低毒、无免疫原性、外源性基因随机整合率低和目的基因大小不受限制等优点。但是非病毒载体转染效率低，表达不稳定，需要重复给药。

1. 脂质体介导的基因转移　脂质体是由双层磷脂膜构成的包被液相内核的囊泡，具有与细胞膜融合并释放包裹内核进入胞质的能力。将 DNA 包裹在脂质体膜内部可与细胞膜融合并被细胞内吞而实现基因转移。脂质体载体具有靶向性、无免疫原性、缓释时间长、毒副作用低等优点。此方法体外基因转移效率很高，也适用于活体内基因转移。可经静脉注射给药，也可直接注射到皮肤或肌肉。采用脂质体包埋 HLA－B7 基因治疗晚期黑色素瘤，部分患者可观察到肿瘤消退或缩小。

2. 阳离子多聚物介导的基因转移　阳离子多聚物通过所带电荷聚集目的基因，再通过静电和靶细胞膜结合，然后通过内吞进入胞质，再通过核定位信号肽使目的基因转入细胞核内。此外，多价阳离子可与细胞膜表面受体的配体共价结合，从而构成目的基因 DNA、阳离子多聚物和配体 3 种物质相连的介导复合物，利用配体与靶细胞表面相应受体高效结合的能力将目的基因 DNA 导入受体细胞。阳离子多聚物载体具有易合成、无免疫原性、能与 DNA 紧密结合、保护 DNA 免受核酶的降价，以及靶向性和生物适用性等优点。

3. DNA 质粒　DNA 质粒（裸 DNA）能转染大多数细胞，易于制备，但是转染效率低，易被核酶降解，缺乏靶向性，临床应用受到了限制。目前主要通过直接注射入易感组织，将目的基因导入靶细胞而获表达。骨骼肌是唯一的受体细胞。这是因为肌肉细胞中溶酶体酶的活性很低，DNA 进入细胞后得以存留。

（二）病毒载体

病毒载体与病毒有本质的区别，病毒载体是一种剔除了病毒的致病性和复制能力但又保留了其感染能力和基因插入空间的形式。为了制备方便，这种载体可借助于辅助病毒和特定的细胞得以复制与扩增。使用病毒载体的突出优点是利用其感染特性提高基因的导入效率，同时病毒载体本身带有启动子和插入基因，以便于基因的整合与表达。它的主要缺陷是制备过程复杂，基因导入无明确的细胞选择性和本身具有的抗原性，易产生抗体反应。

1. 反转录病毒载体　反转录病毒是一类 RNA 病毒，含两条 RNA，病毒进入细胞后，其RNA 即在病毒编码的反转录酶作用下反转录为双链 DNA，能整合到细胞基因组中。反转录病毒科有 7 个病毒属，其中最常用的是莫洛尼鼠白血病病毒（MMLV）和慢病毒。目前基因治疗所用的反转录病毒载体大都由 MMLV 改造而成。构建时去除其结构基因（gag、pol 和env），代之以外源目的基因。

反转录病毒载体是目前基因治疗方案中最为常用的基因转移方法，其优点为构建简单、宿主细胞广泛、感染率高、能稳定地整合人宿主细胞基因组而不具有免疫原性的病毒蛋白表达。其缺点为病毒滴度较低，不易纯化；装载能力低，由于补体介导的病毒灭活，其体内活性低，仅能感染分裂期细胞，缺乏靶向性。基因的随机插入有可能会导致插入点附近的基因表达异常，而引起细胞恶变。

2. 腺病毒载体　腺病毒是一种双链 DNA 无包膜病毒，其基因组 DNA 全长为 30～50kb，两端具有反向末端重复序列。腺病毒载体的发展大约经历了三代：第一代腺病毒载体病毒的E1 和 E3 区被删除，代之以外源目的基因，装载量为 7.5kb 左右；第二代腺病毒载体进一步删除 E2 和 E4 区，装载量提高到 11kb 左右；第三代腺病毒载体则只保留了顺式作用元件和包装信号序列，所有的开放阅读框都被删除，装载量最高可达 32kb，并且安全性明显提高了。腺病毒载体有以下特点：①安全性高，人群中腺病毒自然感染率很高，感染后仅产生轻微症状；②分裂细胞和非分裂复制细胞均可感染；③不整合到人基因组中，无插入突变的风险，但也可随着细胞的分裂和死亡而消失，需要反复给药；④制备简单，滴度高。目前在肿瘤基因治疗领域已有以腺病毒为载体的产品上市。

3. 腺相关病毒载体 腺相关病毒（AAV）是一类缺陷性单链DNA病毒，属细小病毒科，是目前已知的最简单、最小的动物病毒，基因组DNA<5kb。AAV不能独立存在，其复制依赖于辅助病毒（如腺病毒、疱疹病毒）的存在。AAV载体具有感染范围广、免疫原性低、安全性高（人类为自然宿主，无致瘤性）、理化性质稳定等优点。尤其是AAV能够特异性地结合到人第19号染色体长臂上，并持续稳定表达。但是AAV目的基因装载量小的问题有待解决。

4. 单纯疱疹病毒载体 单纯疱疹病毒（HSV）属双链DNA有包膜的疱疹病毒，根据抗原性不同分为Ⅰ型和Ⅱ型，目前构建载体用的是HSV－Ⅰ型。HSV载体具有以下优点：①感染细胞类型广，可感染分裂和非分裂细胞；②转导效率高；③外源基因装载容量大，可达30～50kb；④病毒滴度高。根据HSV载体作用的方式可分为裂解细胞型和非裂解细胞型。以前者的研究和应用较多。因其可选择性地在肿瘤细胞中复制并引起肿瘤细胞裂解死亡，是将来发展的趋势。目前已有多个产品进入临床Ⅲ期实验。但HSV载体也存在外源DNA不整合、表达时间短，免疫原性高及病毒对细胞有毒性等缺点。

5. 慢病毒 慢病毒（lentivirus，LV）属于反转录病毒科慢病毒属，相比一般反转录病毒，慢病毒感染宿主的范围更广，能够感染分裂细胞和非分裂细胞，并且转染效率和表达效率更高。免疫缺陷病毒（HIV）是目前最常用的慢病毒载体，由于HIV能特异性地结合$CD4^+$细胞，故HIV病毒载体具有特殊的靶向性。因为慢病毒具有毒力恢复和垂直感染等风险，目前所有的慢病毒载体大多处于实验室研究阶段。

6. 痘苗病毒载体 痘苗病毒（VV）是一类双链DNA有包膜病毒，在细胞质中复制。VV载体构建简便，重组病毒易于制备，表达效率高，基因组容量大。但VV病毒载体基因转移表达短暂，易引起免疫排斥。VV载体已开始进行临床试验，有望用于肿瘤免疫治疗。

二、肿瘤基因治疗的目的基因

肿瘤基因治疗的目的基因可以是功能基因，通过基因产物干预机体对肿瘤细胞的反应或者改变肿瘤细胞的生物学行为；也可以是寡核苷酸片段，通过对目的基因序列的特异性结合来封闭或降解目的基因。根据目的基因靶向的目的细胞和功能可以分为以下几类。

（1）靶向肿瘤细胞的基因：主要是通过促进肿瘤细胞凋亡和改变肿瘤细胞的恶性生物学行为来抑制肿瘤的生长。其中包括肿瘤抑制基因p53、RB、BRAC1等，细胞自杀基因胸苷酶基因，Fas或FasL基因。

（2）靶向免疫系统的基因：通过外源性基因产物对抗肿瘤免疫反应过程中的多个环节进行干预，以提高患癌个体对于肿瘤细胞的清除能力，包括白细胞介素，如IL－2、IL－15的基因，共刺激分子，如B7的基因；MHC－Ⅰ类分子的编码基因。

（3）靶向肿瘤血管生成的基因：主要包括血管内皮抑素和IL－2的基因等以达到降低肿瘤新生血管生成的目的。

（4）靶向正常细胞的基因：主要是向正常组织细胞内导入外源性基因以提高靶细胞对放化疗的耐受性，如MDR1。

三、受体细胞

受体细胞（recipient cells）指肿瘤基因治疗的靶细胞。在肿瘤基因治疗中需将目的基因转染受体细胞，然后使目的基因在体内表达并发挥抗肿瘤作用。故受体细胞是基因治疗极其重要的一环。基因治疗的受体细胞可分为生殖细胞和体细胞两大类。由于牵涉到伦理问题，法律禁止使用人类生殖细胞进行基因治疗。所以目前人类基因治疗的受体细胞仅限于体细胞。用于基因治疗的体细胞主要包括免疫细胞、肿瘤细胞和造血干细胞。

1. 免疫细胞　目前常用的免疫细胞主要有外周血淋巴细胞（主要是 T 细胞）、TILs 和巨噬细胞。淋巴细胞易于获得并扩增，对目前常用的几种基因转移方法都具有一定的敏感性，可有效地被外源基因转导，并可耐受筛选过程的操作。体外转导的淋巴细胞回输体内可继续存活，且有功能，因此是较理想的受体细胞。TIL 具有在肿瘤组织局部聚集的特性。细胞因子（IL－2、TNF）基因转染 TILs 后，其细胞因子的分泌量显著提高，并在肿瘤局部形成高浓度区，有利于局部的抗肿瘤免疫反应。

2. 肿瘤细胞　在肿瘤的基因治疗中，由于肿瘤细胞始终处于旺盛的分裂增殖状态，故对反转录病毒载体敏感并可高效转导。目前在肿瘤基因治疗方案中，常以肿瘤细胞作为受体细胞导入细胞因子等，经辐照失去致瘤性后构建肿瘤疫苗。

3. 造血干细胞　经基因修饰的造血干细胞在体内能持续表达外源性基因。将 MDR1 转入造血干细胞，可以保护肿瘤患者抵抗大剂量化疗所致的造血功能损伤。将细胞因子 GM－CSF 导入造血干细胞中，则可促进放化疗后骨髓造血功能的恢复。但是目前造血干细胞存在获取困难、基因转染效率低等技术瓶颈，难以广泛地应用于临床。

4. 其他细胞　成纤维细胞具有长期自我更新的能力，并且获取容易（原代皮肤成纤维细胞可通过活检获取）、体外培养和扩增简单、易转染并能较稳定地表达，具有良好的应用前景。此外，肝细胞具有存活时间长的优势，有将肝细胞作为受体细胞的研究报道。

四、基因治疗的策略

肿瘤的基因治疗是生物治疗的一个重要组成部分。根据插入的目的基因功能不同，肿瘤基因治疗的策略主要有以下五大类：免疫基因治疗、恢复抑癌基因功能、抑制原癌基因的过度表达、杀伤肿瘤细胞和抗肿瘤血管生成。

1. 免疫基因治疗　免疫基因治疗是以免疫学原理为基础建立的肿瘤基因治疗方法。肿瘤的发生和发展与肿瘤的免疫逃逸相关，其主要原因在于肿瘤细胞本身的抗原性较低（如 MHC 分子表达不足）、缺乏共刺激分子（如 B7）及机体的免疫因子分泌不足。针对以上几个问题，肿瘤的免疫基因治疗将免疫调节基因和肿瘤抗原基因等导入受体细胞后再回输到机体，以增强机体的抗肿瘤免疫反应。免疫基因治疗以细胞因子基因治疗最为集中。这是因为大多数细胞因子基因已得到了克隆，导入的方法安全可靠，在体内可稳定表达，且其表达水平无须严格控制。

2. 恢复抑癌基因功能　抑癌基因又称肿瘤抑制基因（tumor suppressor gene），是正常细胞内存在的能抑制细胞转化和肿瘤发生的一类基因群。抑癌基因具有稳定染色体、调节细胞分化、控制细胞增殖、诱导细胞凋亡等功能，可因点突变、DNA 片段缺失、移位突变等原因而失活。研究显示，人类肿瘤中约有一半存在抑癌基因的失活。对于这部分肿瘤可借助于基因转移法恢复或添加肿瘤细胞中失活或缺乏的抑癌基因，恢复抑癌基因的功能，从而对肿瘤产生一定的治疗作用或抑制肿瘤的转移。抑癌基因包括 Rb、p53、p16、p21 等。目前抑癌基因治疗中应用最多的是 p53 基因，其与人类肿瘤密切相关，约半数的人类肿瘤包括肝癌、胃癌、大肠癌、食管癌、乳腺癌等人类常见的肿瘤中均可检测到 p53 基因突变。导入野生型 p53 基因能明显抑制肿瘤细胞的增殖，诱导肿瘤细胞的凋亡。目前应用 p53 基因进行治疗的临床试验有数十个之多。我国学者应用野生型 p53 基因联合放疗治疗人鼻咽癌，明显延长了 5 年生存率和无进展生存时间。

3. 抑制原癌基因的过度表达　在正常细胞内，原癌基因的蛋白产物参与了细胞的生长、分化和增殖。当原癌基因过度、不适当地表达时会导致细胞的恶性转化。原癌基因靶向治疗的目的就是通过各种手段抑制原癌基因的过度表达。目前常用的手段有应用反义核苷酸、核酶、siRAN 等沉默原癌基因的表达，或应用单克隆抗体阻断原癌基因的信号传导通路。肿瘤的反义基因治疗（antisense therapy）是指应用反义核酸与细胞内的核酸相互作用，在转录或翻译水平抑制或封闭癌基因的表达，阻断肿瘤细胞的异常信号转导，使癌细胞正常分化或凋亡。在许多肿瘤细胞株中证实，反义癌基因寡核苷酸能有效地抑制各种癌基因或前癌基因的活性，目前研究较多的有 c - abl、c - fos、c - fes、e - fms、c - kit、c - myb、c - myc、c - raf、c - src 和 ras 等；在肿瘤动物模型中也表明反义寡核苷酸可抑制癌基因的表达和成瘤性。

4. 杀伤肿瘤细胞　杀伤肿瘤细胞主要是指肿瘤的自杀基因（suicide gene）治疗，即利用转基因的方法将某些细菌或病毒的药物酶基因转入肿瘤细胞内，其表达产物可将无毒性的药物前体转化为有毒性的药物，影响细胞的 DNA 合成，从而引起细胞死亡。目前常用的自杀基因是单纯疱疹病毒胸苷激酶（HSV - tk）基因。哺乳动物细胞含有 tk 基因，只能催化脱氧胸苷磷酸化成为脱氧胸苷酸，而 HSV - tk 基因产物则还可催化核苷类似物无环鸟苷（ACV）和丙氧鸟苷（GCV）等的磷酸化，这种磷酸化的核苷类似物能掺入细胞 DNA，干扰细胞分裂时的 DNA 合成，最终导致细胞死亡。肿瘤细胞导入 HSV - tk 基因后，表达 HSV - TK，从而获得对 GCV 的敏感性而"自杀"，正常组织则不受影响。

自杀基因治疗的显著特点是：产生旁观者效应（bystander effect）。在动物实验中观察到，只要 10% ~ 20% 的肿瘤细胞携带 HSV - tk 基因即可造成肿瘤的完全消退。其机制可能与通过细胞间的缝隙连接和凋亡小体将毒性代谢产物转移到邻近细胞有关。肿瘤细胞被自杀基因杀伤后，其残余碎片肽类物质被浸润的巨噬细胞等抗原呈递细胞摄取加工后呈递给免疫效应细胞，进一步扩大了对肿瘤的杀伤作用。

5. 抗肿瘤血管形成　早在 20 世纪 70 年代，Folkman 就提出肿瘤的生长有赖于肿瘤血管的支持。肿瘤组织会分泌多种生长因子以促进肿瘤新生血管的形成。肿瘤组织局部血管生成的促进因素和抑制因素往往失衡。抗肿瘤血管生成基因治疗的策略就是导入血管抑素或内皮抑素上调血管生成抑制因素，或通过反义核苷酸、核酶等阻断 VEGF 等促血管生成因子的表达，抑或是通过抑制细胞外基质的降解起到抑制内皮细胞迁移的作用。

（孔凡华）

第四章

肿瘤内科治疗

第一节　概述

肿瘤内科学（medical oncology）是在肿瘤治疗中逐渐发展起来的较新的学科，是研究用化学药物治疗恶性肿瘤，以达到治愈、好转或延长生存期和提高生存质量的治疗方法的学科。以化疗为主的抗肿瘤药物治疗在肿瘤综合治疗中的地位已被确立，形成了内科学的一个分支，即肿瘤内科学。

人类用药物治疗肿瘤的历史已有上下数千年。在第一次世界大战时，德军曾使用一种毒气－芥子气（硫芥），发现它有骨髓抑制作用。1935 年，为了战争的需要又合成了氮芥，数年后发现它有损伤淋巴组织的作用。之后，耶鲁大学的 Gilman 等研究了它对小鼠淋巴瘤的治疗作用，证明有效。于是，1942 年 10 月他开始第一次临床试用治疗淋巴瘤，结果肿瘤明显缩小，这揭示了化学药物用于治疗恶性肿瘤的可能性。然而，现代肿瘤内科的概念，一般以 1946 年 Gilman 和 Philips 发表氮芥用于治疗淋巴瘤的文章。这篇综述标志着现代肿瘤化疗的开始，即烷化剂的临床应用为开端。

1948 年 Farber 应用抗叶酸药——甲氨蝶呤（MTX）治疗急性白血病有效；1950 年 MTX 成功的治疗绒癌；1952 年又合成了嘌呤拮抗剂 6 - 巯基嘌呤（6 - MP），开始了抗代谢药物治疗恶性肿瘤的历史。1955 年长春碱类药物用于临床，开创了植物类药物。

1956 年放线菌素 D（ACTD）治疗肾母细胞瘤和绒毛膜癌取得疗效，开创了抗生素治疗恶性肿瘤的历史。1957 年按设想合成了环磷酰胺（CTX）和 5 - 氟尿嘧啶（5 - FU），直至目前仍为临床常用的抗癌药。20 世纪 60 年代以后，逐步建立和完善抗癌药物研究的发展体系，从而使新的、有效的抗癌药物不断涌现。

1967 年分离出阿霉素（ADM），扩大了抗肿瘤适应证。1971 年顺铂（DDP）进入临床后逐渐扩展其使用范围，对多种肿瘤取得了较好疗效。而且，开始注意到正确使用抗癌药物的临床研究，包括合理地确定剂量、用药时间，毒副反应的监测及防治，抗癌药物的联合使用等。人们开始认识肿瘤细胞动力学及抗癌药物药代动力学，这就促进了临床肿瘤化疗学科的发展，并已有少数恶性肿瘤可经化疗治愈，如急性淋巴细胞白血病、霍奇金病（Hodgkin disease）、睾丸肿瘤等。Elion 和 Hitchings 因研究核酸合成对细胞生长的重要性，以及研制抗嘌呤类抗癌药的贡献，于 1988 年获得了诺贝尔奖。

20 世纪 70 年代从植物中提取并半合成的长春瑞滨（NVB）和紫杉醇（PTX），在 80 年代后期用于临床，并对乳腺癌和卵巢癌取得了较突出的疗效，成为当前最受关注的抗癌药物。

80 年代后期在肿瘤化疗不良反应方面，即针对化疗引起患者严重呕吐及骨髓抑制的对策方面取得了突破性进展，开发出新型的止吐药物 $5-HT_3$ 受体拮抗剂（如昂丹司琼、格雷司琼等）、化疗保护剂（美司钠、氨磷汀等）、粒细胞集落刺激因子（G-CSF）和白介素-2（IL-2）等。在止吐及升白细胞和血小板方面发挥其独特的疗效，为解决这些不良反应及推动肿瘤内科治疗的进步起了重要作用。随着临床药理学、细胞增殖动力学、分子生物学和免疫学的发展，临床肿瘤化疗学科也获得进一步发展，1968 年 Karnofsky 正式提出的肿瘤内科学这一名称，逐步形成了内科学分支的专门学科，确立了肿瘤内科治疗在肿瘤治疗中的地位。

近年来，新型抗癌药物如抑制微管蛋白解聚的紫杉醇类、拓扑异构酶抑制剂喜树碱衍生物、抗肿瘤单抗（如 Rituximab 和 Herceptin 等）和诱导分化药物（维甲酸类）相继用于临床，而且分子靶向性药物、肿瘤基因治疗、抗肿瘤转移、抗血管生成等方面也已取得了一些进展，成为医学界最为活跃的一个研究领域。

（王　政）

第二节　肿瘤化疗的基础理论

一、肿瘤细胞增殖动力学

肿瘤细胞增殖动力学是研究肿瘤细胞群体生长、增殖、分化、丢失和死亡变化规律的学科。和正常体细胞相同，肿瘤细胞由 1 个细胞分裂成 2 个子代细胞所经历的规律性过程称为细胞增殖周期，简称细胞周期，这一过程始于一次有丝分裂结束时，直至下一次有丝分裂结束。经历一个细胞周期所需的时间称为细胞周期时间。细胞周期时间短的肿瘤，单位时间内肿瘤细胞分裂的次数更多。处在细胞周期中的肿瘤细胞依次经历 4 个时相，即 G_1 期、S 期、G_2 期和 M 期。部分细胞有增殖能力而暂不进行分裂，称为静止期（G_0 期）细胞。G_0 期的细胞并不是死细胞，它们不但可以继续合成 DNA 和蛋白质，完成某一特殊细胞类型的分化功能，还可以作为储备细胞，一旦有合适的条件，即可重新进入细胞周期。这一期的细胞对正常启动 DNA 合成的信号无反应，对化放疗的反应性也差。G_0 期细胞的存在是肿瘤耐药的原因之一。

处于细胞增殖周期的肿瘤细胞占整个肿瘤组织恶性细胞的比值称为肿瘤的生长分数。恶性程度高，生长较快的肿瘤一般生长分数较高，对化放疗的反应较好；而恶性程度低，生长缓慢的肿瘤的生长分数较低，对化疗不敏感，反应性差。

二、生长曲线分析

细胞增殖是肿瘤生长的主要因素，内科治疗通过杀灭肿瘤细胞或延缓其生长而发挥作用。生长曲线分析通过数学模型描述肿瘤细胞在自然生长或接受治疗时数量随时间变化的规律。

1. Skipper-Schabel-Wilcox 生长模型　20 世纪 60 年代，Skipper 等为肿瘤细胞增殖动力

学做出了影响深远的开创性工作，建立了肿瘤细胞的指数生长模型和 Log－kill 模型（对数杀伤模型）。他们对小鼠 L1210 白血病移植瘤进行研究，观察到几乎所有肿瘤细胞都在进行有丝分裂，并且细胞周期时间是恒定的，细胞数目以指数形式增长，直至 10^9（体积约为 $1cm^3$）时引起小鼠死亡。在 L1210 白血病细胞的生长过程中，无论其大小如何，倍增时间是不变的。假设 L1210 白血病细胞的细胞周期时间为 11 个小时，则 100 个细胞变为 200 个细胞大约需要 11 个小时，同样用 11 个小时，10^5 个细胞可以增长至 2×10^5 个，而 10^7 个细胞可以增长至 2×10^7 个。类似地，如果 10^3 个细胞用 40h 增长到 10^4 个细胞，则用同样的时间 10^7 个细胞可以增长为 10^8 个细胞。

在 Skipper－Schabel－Wilcox 模型中，肿瘤细胞数目呈指数增长，其生长分数和倍增时间恒定，不受细胞绝对数和肿瘤体积大小的影响。如果用图形表示肿瘤细胞数目随时间的变化，在半对数图上是一条直线（图 4－1A）；而纵坐标取肿瘤细胞绝对数时，得到的是一条对数曲线（图 4－1B）。这条对数曲线形象地说明了恶性肿瘤细胞在相对短的时间内迅速增殖的巨大潜力。

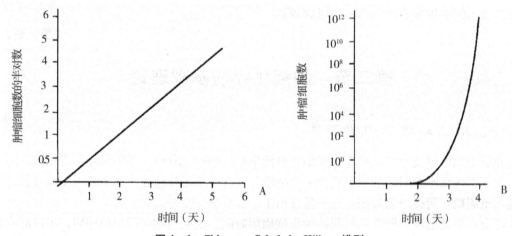

图 4－1　Skipper－Schabel－Wilcox 模型

Log－kill 模型提示，对于呈指数生长的肿瘤，细胞毒类药物的细胞杀伤是按照一级动力学进行的，即对于特定的肿瘤，一定的药物剂量能够杀死细胞的比例是个常数，而无论肿瘤负荷大小如何。如果一周期药物治疗能将肿瘤细胞数目由 10^6 减少至 10^4，则同样的治疗能够使肿瘤负荷从 10^5 变成 10^3。研究还表明，对数杀伤的比例与药物的剂量相关（图 4－2）。

2. Goldie－Coldman 模型　Log－kill 模型提示，只要给予足够周期的化疗，肿瘤细胞的数目终将降到 1 个以下，而治愈肿瘤。但实际上，很多肿瘤不能治愈。这是由于肿瘤细胞存在异质性，部分细胞对化疗耐药。

肿瘤细胞具有遗传不稳定性，在增殖过程中可以自发突变，由对特定剂量的某种药物敏感变为不敏感。Goldie 和 Coldman 对基因突变和耐药发生之间的关系做出了定量的阐释，提出耐药发生率与肿瘤大小（或肿瘤细胞数）以及肿瘤细胞自发突变率呈一定的函数关系。Goldie－Coldman 模型指出了肿瘤负荷对于疗效的重要性，为体积大的肿瘤难以治愈提供了生物学解释。

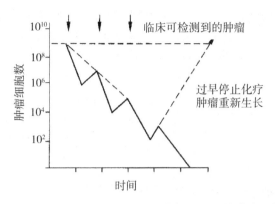

图 4 - 2 Log - kill 模型，化疗杀伤恒定比例的肿瘤细胞

图中每周期化疗细胞杀伤 3 个对数级细胞，化疗间期肿瘤细胞增殖 1 个对数级。虚线表示每周期化疗净杀伤 2 个对数级细胞

3. Gompertzian 生长模型 实验数据和临床观察表明，多数人类肿瘤的生长并不符合指数生长模型，而符合 Gompertzian 生长曲线（图 4 - 3）。这一曲线的起始端近于指数增长，但随着时间的推移和细胞数量的增加，其生长分数减小，倍增时间变长，最终细胞数量达到平台。在 Gompertzian 的起始端，肿瘤体积小，虽然生长分数高，肿瘤倍增时间短，但肿瘤细胞绝对数量增加较少；在曲线的中部，尽管总的细胞数和生长分数都不是最大的，但是它们的乘积达到最大，因此肿瘤数量增长的绝对值最大；在曲线的末端，肿瘤细胞数量很大，但是生长分数很小。

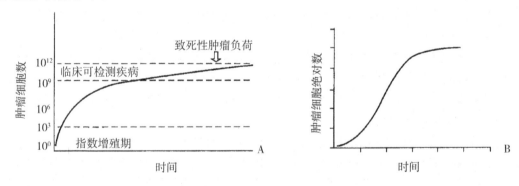

图 4 - 3 Gompertzian 生长曲线

Gompertzian 生长曲线显示当早期肿瘤数量少的情况下肿瘤细胞呈指数性快速生长，随着肿瘤体积的增大，生长速度相对变慢，出现相对的平台期。A. 纵坐标为对数；B. 纵坐标为绝对数

在 Gompertzian 模型中，肿瘤细胞的生长速度与肿瘤负荷相关。当有效治疗使肿瘤负荷减小后，肿瘤细胞的生长会加速。

4. Norton - Simon 模型 根据 Norton - Simon 模型，化疗杀伤肿瘤细胞的比例是随时间变化的，与此时 Gompertzian 生长曲线上的生长速率成正比。在 Gompertzian 生长曲线中，生长速率随着肿瘤的长大而逐渐变小，因此在 Norton - Simon 模型中，化疗对大肿瘤的杀伤比例低于小肿瘤，大肿瘤的缓解率较低。当肿瘤负荷减小后，分裂较慢的细胞将加速增殖，对化疗将更加敏感。

5. 动力学模型研究的新领域　上述动力学模型对于理解肿瘤生长规律和探索有效治疗方案具有重要意义，但并未涵盖所有肿瘤的生长特性，也不能指导所有药物的使用。例如，生物治疗不是成比例杀伤肿瘤细胞，而是定量杀伤，这样，如果残留的细胞数量较少，则可以通过免疫治疗提高抗肿瘤效应，达到治愈。

前述模型都是在研究细胞毒类药物的过程中建立起来的。细胞毒类药物对肿瘤细胞有一定的杀伤作用，并且对处于有丝分裂中的细胞效果更好。而分子靶向药物可以通过信号调控和使细胞稳定发挥作用，不一定需要杀灭肿瘤细胞，这为肿瘤细胞增殖动力学研究提出了新的课题。

三、肿瘤内科治疗的原则和策略

1. 联合化疗　联合化疗是肿瘤内科治疗最重要的原则之一。目前大多数肿瘤的标准化疗方案中都包括两种或多种抗肿瘤药。

联合化疗的依据在于：①由于肿瘤细胞的异质性，在治疗开始前就存在对某种化疗药物耐药的细胞，单一药物对这些耐药细胞是无效的，这些细胞会继续生长，成为肿瘤进展的根源；②根据 Goldie - Coldman 模型，随着肿瘤细胞的增殖，由于基因的不稳定性，会产生随机突变，使得原来对某种药物敏感的肿瘤细胞产生耐药，并且肿瘤负荷越大，耐药的发生率越高。因此当治疗时应及早应用多种有效药物，尽快减少肿瘤负荷，降低或延缓对一种药物耐药的肿瘤发展为对其他药物耐药，以提高治愈率，延长生存期。

设计多药联合方案时，需要遵循一定的原则。这些原则包括：①选择的药物已证实在单独使用时确实有效；②联合使用的药物具有不同的作用机制；③联合使用的药物之间毒性尽量不相重叠；④联合使用的药物疗效具有协同或相加效应，而不能相互拮抗；⑤联合化疗方案经临床试验证实有效。

2. 多周期治疗　根据对数杀伤理论，化疗按比例杀灭肿瘤细胞，鉴于目前化疗药物的有效率，即使对于较小的肿瘤，单个周期的化疗也很难将肿瘤细胞数目减少到可治愈的数量级，并且化疗后残存的细胞将继续增殖。通过定期给予的多次用药，实现肿瘤细胞数目的持续逐级递减，可以提高疗效。

3. 合适的剂量、时程和给药途径　化疗药物的毒性明显，多数情况下治疗窗狭窄，因此必需十分注意剂量的确定。临床研究确定了化疗方案中各种药物推荐的标准剂量，在治疗前和治疗过程中还需要根据患者的耐受性进行调整。在患者能耐受的前提下，应给予充足剂量的治疗，随意减少剂量会降低疗效。

在应用药物时，需要注意药物给药的持续时间、间隔时间和不同药物的先后顺序。细胞周期非特异性药物的剂量反应曲线接近直线，药物峰浓度是决定疗效的关键因素；对于细胞周期特异性药物，其剂量反应曲线是一条渐近线，达到一定剂量后，疗效不再提高，而延长药物作用时间，可以让更大比例的细胞进入细胞周期中对药物敏感的时相，提高疗效。因此，细胞周期非特异性药物常常一次性静脉推注，在短时间内一次给予本周期内全部剂量；而细胞周期特异性药物则通过缓慢滴注、肌内注射或口服来延长药物的作用时间。

4. 不同化疗周期的合理安排　序贯、交替、维持和巩固治疗，如前所述，根据 Goldie - Coldman 模型，避免肿瘤细胞发生耐药的最佳策略是尽早给予足够强度的多药联合治疗，最大程度地杀灭肿瘤细胞。交替化疗是将非交叉耐药的药物或联合化疗方案交替使用。序贯化疗指先后给予一定周期数的非交叉耐药的药物或化疗方案。维持治疗和巩固治疗都是在完成初始化疗既定的周期数并达到最大的肿瘤缓解疗效后，继续进行的延续性治疗，其中维持治疗采用初始治疗中包括的药物，而巩固治疗采用与初始治疗不同的药物。

（王　政）

第三节　抗肿瘤药物

一、药物分类及作用机制

（一）根据药物的化学结构、来源及作用机制分类

依此将抗肿瘤药物分为 6 大类。

1. 烷化剂　主要有氮芥（HN2），环磷酰胺（CTX），异环磷酰胺（IFO），消瘤芥（AT－1258），苯丁酸氮芥（CB－1348），苯丙氨酸氮芥（LPAM），N－甲酰溶肉瘤素（N－甲），卡氮芥（BCNU），环己亚硝脲（CCNU），甲环亚硝脲（Me－CCNU），白消安（马利兰，BUS），噻替派（TSPA），二溴甘露醇（DBM）等。

作用机制：这类化合物具有活泼的烷化基因，能与生物细胞中核酸、蛋白质及肽的亲核基团作用（如羧基、氨基、巯基、羟基、磷酸基团的氢原子等），以烷基取代亲核基团的氢原子。烷化剂的主要作用部位在 DNA。结果使 DNA 分子的双螺旋链发生交叉联结反应，还可形成异常的碱基配对，导致细胞的变异；也可引起核酸脱失或 DNA 断裂，从而造成细胞的严重损伤，导致细胞的死亡。

2. 抗代谢类　叶酸拮抗剂类，主要有甲氨蝶呤（MTX）；嘧啶拮抗剂类，有 5－氟尿嘧啶（5－FU）、替加氟（FT207）、阿糖胞苷（Ara－C）、羟基脲（HU）、卡莫氟（HCFU）、优氟啶（UFT）。嘌呤拮抗剂类，主要有 6－巯基嘌呤（6－MP），6－巯鸟嘌呤（6－TG）等。

作用机制：此类药物为细胞生理代谢药物的结构类似物，能干扰细胞正常代谢物的生成和作用发挥，抑制细胞增殖，进而导致细胞死亡。抗代谢物的作用机制各不相同，但均作用于细胞增殖周期中的某一特定的时相，故属于细胞周期特异性药物。

3. 抗生素类　醌类（蒽环类），主要有阿霉素（ADM），柔红霉素（DNR），表柔比星（EPI），吡柔比星（THP－ADM），米托蒽醌（MTT）；糖肽类，如博莱霉素（BLM），平阳霉素（PYM）；放线菌素类，如放线菌素 D（ACTD）；丝裂霉素类，如丝裂霉素 C（MMC）；糖苷类，如光辉霉素（MTM）；亚硝脲类，如链脲霉素（STZ）。

作用机制：抗肿瘤抗生素主要抑制 DNA、RNA 及蛋白质的合成。直接作用于 DNA，如丝裂霉素、博莱霉素、链脲霉素，它们可直接与 DNA 结合而干扰 DNA 的复制；抑制 RNA 的合成：如放线菌素 D，柔红霉素、阿霉素、光辉霉素等，这些化合物可与 DNA 发生嵌入作用，阻断依赖 DNA 的 RNA 产生，抑制转录过程，从而抑制蛋白质的合成；嘌呤霉素类，它们作用于核糖体水平，干扰遗传信息的翻译，从而抑制蛋白质的合成。

4. 植物类　①生物碱类：长春新碱（VCR），长春花碱（VLB），长春地辛（长春花碱酰胺，VDS），长春瑞滨（去甲长春花碱，NVB），秋水仙碱（COLC），羟基喜树碱（HCPT），三尖杉酯碱（HRT）；②木脂体类：依托泊苷（鬼臼乙叉苷，VP－16），替尼泊苷（VM－26）；

③紫杉醇类：紫杉醇（PTX），泰素帝（Taxotere）。

作用机制：植物类药物可抑制 RNA 合成，与细胞微管蛋白结合，阻止微小管的蛋白装配，干扰增殖细胞的纺锤体的生成，从而抑制有丝分裂，导致细胞死亡。

5. 激素类　①雌激素类：己烯雌酚（DES），溴醋己烷雌酚（HL-286）；②雌激素受体阻断剂及抑制雌激素合成药物：三苯氧胺（TMX），氯三苯氧胺（toremifen）；③雄激素类：苯丙酸睾丸酮，甲基睾丸酮，氟羟甲睾酮；④抗雄激素类：氟他胺（Fugerel）；⑤孕酮类：甲孕酮（MPA），甲地孕酮（MA）；⑥芳香化酶抑制剂：氨鲁米特（AG），福美司坦（FMT），瑞宁得（Arimidex）；⑦肾上腺皮质激素：泼尼松，地塞米松；⑧甲状腺素类：甲状腺素。

作用机制：肿瘤的生长与某种激素水平相关，通过应用某种激素或抗激素与某一受体竞争性结合，从而阻断激素作用；另一作用通过抑制激素的合成来改变肿瘤生长所依赖的内分泌环境，从而达到抑制肿瘤生长之目的。

6. 杂类　①金属类：抗癌锑（sb-71），顺铂（顺氯氨铂，DDP），卡铂（CBP）；②酶类：L-门冬酰胺酶（L-ASP）；③抗转移类：丙亚胺（ICRF-159）；④其他：丙卡巴肼（甲基苄肼，PCZ），达卡巴嗪（氮烯咪胺，DTIC），羟基脲（HU），去甲斑蝥素（norcantharidin）等。

作用机制：这类药物来源、化学结构及作用机制均不相同。①铂类：主要具有烷化剂样作用，与细胞亲核基因结合，引起 DNA 的交叉联结，导致 DNA 复制障碍，从而抑制癌细胞的分裂，为细胞周期非特异性药物；②酶类：L-门冬酰胺酶，能将肿瘤组织周围的门冬酰胺水解为门冬氨酸及氨，造成门冬酰胺减少，而肿瘤组织中无门冬酰胺合成酶，完全依赖外源性门冬酰胺供应，干扰了肿瘤细胞蛋白质的合成，肿瘤细胞生长受到抑制，导致肿瘤死亡；③丙亚胺：其双内酰亚胺键在体内可解开与核酸、蛋白质中的氨基、巯基等发生酰化反应，从而抑制 DNA、RNA 和蛋白质合成。

（二）按抗肿瘤药物对各期肿瘤细胞的敏感性不同分类

依此分为两大类。

1. 细胞周期非特异性药物（cell cycle nonspecific agents，CCNSA）　CCNSA 能杀死增殖周期中各时相的肿瘤细胞甚至包括 G_0 期细胞，这类药物可直接作用 DNA，或与 DNA 形成复合物，影响 DNA 的功能，从而杀死癌细胞。这类药物包括全部的烷化剂、大部分抗癌抗生素及铂类药物。

2. 细胞周期特异性药物（cell cycle specific agents，CCSA）　CCSA 主要杀伤处于增殖周期的某一时相细胞，G_0 期细胞对其不敏感，S 期和 M 期细胞对其敏感。这类药物包括抗代谢药（S 期）和植物药（M 期）。

抗代谢药中的阿糖胞苷（Ara-C）和羟基脲（HU），主要干扰 DNA 的合成，而不抑制 RNA 和蛋白质的合成，因此是典型的 S 期药物，有的称之为 S 期时相特异性药物。抗代谢药中的 6-巯基嘌呤、5-氟尿嘧啶和甲氨蝶呤在干扰生物大分子 DNA 合成的同时，也抑制 RNA 和蛋白质的合成，使细胞分裂速度减慢，因而使处于 S 期的细胞减少，故不是典型的 S 期药物。

植物药中的 VCR、VLB 等能干扰微管蛋白的装配，从而阻断纺锤丝的形成，使恶性细胞处于中期而不继续增殖，称之为 M 期时相特异性药物。

二、细胞周期非特异性药物和周期特异性药物与疗效的关系

1. CCNSA 对肿瘤细胞的作用较强而快，能迅速杀灭癌细胞，其作用特点呈剂量依赖性（dose dependent）。其杀伤肿瘤细胞的疗效和剂量成正比，即增加剂量，疗效也增强，其剂量 - 反应曲线接近直线。这提示，在使用 CCNSA 时，只要机体能耐受，应大剂量给药，但考虑大剂量给药时毒性也增加，因此大剂量间歇给药是最佳选择。

2. CCSA 药效作用缓慢且较弱，其剂量 - 反应曲线是一条渐近线，即在开始小剂量类似于直线，达到一定剂量后不再升高，而形成一个坪，即使再增加剂量也无济于事，除 S 期或 M 期细胞外，其他细胞时相对其不敏感，在治疗策略上应小剂量持续给药。

（王　政）

第四节　常见的抗肿瘤药物相关毒性

随着抗肿瘤药物种类的迅速增多以及作用靶点的日益丰富，其相关的毒性反应正变得越来越复杂。充分地了解、监控和预防毒性反应的发生，不仅可以更加有效地利用药物的治疗作用，减少或避免药物毒性造成的损害，还有助于更好地理解药物的药理学作用。

一、消化系统毒性

1. 恶心和呕吐　恶心和呕吐是常见的化疗相关不良反应。化疗药物诱发呕吐的机制包括：①直接作用于呕吐中枢；②刺激消化道黏膜内的嗜铬细胞释放大量的 5 - 羟色胺和多巴胺等神经递质，激活中枢的化学感受器，并进一步将信号传导至呕吐中枢引起呕吐。已知参与恶心、呕吐反射的神经递质有 5 - 羟色胺、多巴胺、组胺、阿片类物质、P 物质和乙酰胆碱等。化疗引起的恶心、呕吐可分为三种形式：急性、迟发性和预期性。急性是指恶心、呕吐发生于给药后的 24h 以内，高峰期在 5 ~ 6h。迟发性指给药 24h 后发生的呕吐。预期性呕吐指未经历用药或发生于给药前的呕吐，与心理作用有关。

2. 口腔黏膜炎　口腔黏膜炎与细胞毒性药物对细胞分裂旺盛的口腔黏膜细胞的直接损伤和继发性感染等因素有关。典型的临床表现是在化疗后 1 ~ 2 周左右，口腔内出现伴有烧灼样疼痛的黏膜萎缩、红肿，甚至深浅不一的溃疡，严重者可形成大片的白色伪膜。黏膜炎可因感染或其他损伤加重，也可随着化疗药物的停止应用而逐渐修复。

3. 腹泻　化疗相关性腹泻的主要原因是药物对肠道黏膜的急性损伤所导致的肠道吸收和分泌失衡。腹泻的程度可以从轻度到生命威胁，并可严重影响患者的生活质量和对治疗的依从性。

二、骨髓抑制

化疗药物可以诱导骨髓中分裂旺盛的造血细胞凋亡，并导致不同功能分化阶段的血细胞，主要包括白细胞、血小板和红细胞数量的减少。除博莱霉素和左旋门冬酰胺酶外，大多数细胞毒性药物均有不同程度的骨髓抑制。不同药物对白细胞、血小板和红细胞的影响程度有所不同。粒细胞单核细胞集落刺激因子、粒细胞集落刺激因子、促血小板生成因子和促红细胞生成素等可以通过诱导造血干祖细胞向不同血细胞的分化和增殖，一定程度上降低药物

对骨髓抑制的程度和持续时间。

三、肺毒性

多种化疗药物可以导致肺、气道、胸膜和肺循环系统的损伤。导致药物性肺损伤的机制目前认为主要有以下几种：①药物或其在肺内的代谢产物对肺的直接损伤；②超敏反应；③药物代谢的个体差异，某些个体可表现为对药物的高吸收、低代谢和高蓄积。最常见的药物性肺损伤为间质性肺病和肺纤维化。临床症状主要为隐匿性发病的呼吸困难和咳嗽，可伴有发热。在病变初期，胸片检查可无异常征象，以后逐渐出现典型的弥漫性肺间质浸润的表现。

四、心脏毒性

心肌细胞属于有限再生细胞，因此心脏的毒性可表现为慢性和长期性，临床表现可包括充血性心力衰竭、心肌缺血、心律失常和心包炎等。心脏毒性的发生，可与药物的累积剂量有关。

五、神经毒性

化疗药物可以造成中枢和外周神经毒性。中枢神经毒性可表现为急性的非细菌性脑膜炎以及慢性进展的偏瘫、失语、认知功能障碍和痴呆。外周神经毒性是因药物对缺少血－脑屏障保护的外周神经细胞的损伤，包括感觉和运动神经损伤。感觉神经损伤可表现为四肢末端的感觉异常、感觉迟钝、烧灼感、疼痛和麻木，运动神经损伤可表现为肌无力和肌萎缩。

六、皮肤毒性

化疗药物所致的皮肤损伤多种多样，随着药物种类的迅速增多，皮肤损伤的临床表现越来越复杂和多样。主要的皮肤毒性包括手足综合征、放射回忆反应、痤疮样皮疹、色素沉着、甲沟炎和指甲改变等。

七、脱发

正常人体的毛囊生发过程十分旺盛，化疗药物或放疗可以使毛囊的生发功能受到抑制甚至破坏，可以导致暂时性或永久性脱发。脱发可发生于化疗后的数天至数周内，其程度与化疗药物的种类、剂量、化疗间期长短和给药途径等相关。脱发主要表现为头发脱落，也可有眉毛、睫毛、阴毛等其他部位毛发的脱落。因多数化疗药物对毛囊干细胞没有损伤，脱发通常是暂时性，但如果毛囊干细胞损伤，则可能导致永久性脱发。

八、肾和膀胱毒性

化疗药物可以直接损伤肾小球、肾小管、肾间质或肾的微循环系统，导致无症状的血清尿素氮、肌酐升高，甚至急性肾衰竭，也可因药物在肾小管液中的溶解度饱和导致的排泄障碍和肿瘤溶解综合征等间接因素导致损伤。预防和治疗肾脏毒性的方法主要有根据肾小球滤过率调整药物剂量、水化利尿以及碱化尿液等。

大剂量环磷酰胺和异环磷酰胺可引起出血性膀胱炎，主要与其代谢产物对膀胱黏膜的损伤有关，同时应用巯乙磺酸钠可预防出血性膀胱炎的发生。

九、肝脏毒性

化疗药物引起的肝脏毒性可以是急性肝损害，包括药物性肝炎、静脉闭塞性肝病，也可以因长期用药引起肝慢性损伤，如纤维化、脂肪变性、肉芽肿形成和嗜酸粒细胞浸润等。药物性肝炎通常与个体特异性的超敏反应和代谢特点相关。化疗药物也因可对免疫系统的抑制作用，激活潜伏的乙型和丙型肝炎病毒，导致肝损伤。

十、其他

一些抗癌药物也可以引起过敏反应、不同程度的血栓性静脉炎，有些药物一旦外渗，可导致局部组织坏死。

十一、远期毒性

化疗药物的远期毒性主要包括生殖毒性和第二肿瘤的发生。前者包括致畸和不育等。化疗可引发第二肿瘤，主要为非淋巴细胞性白血病，烷化剂类药物引起的白血病通常发生于初次治疗的两年以后，5～10年是高峰期。

（王　政）

第五节　化学治疗临床应用

一、肿瘤化疗的几个概念

1. 根治性化学治疗（curative chemotherapy）　根治性化疗即应最大限度地消灭恶性肿瘤细胞，并采用必要的巩固和强化治疗，以期达到治愈。有效的根治性化疗可分为几个阶段。

（1）诱导缓解化疗：是最大限度地杀灭肿瘤细胞降低肿瘤负荷，使肿瘤细胞数降至10^9以下，以达到临床完全缓解。

（2）修整扶正的阶段：使患者的免疫功能和骨髓功能得到恢复，有利于病情的巩固，以后再采取巩固治疗。

（3）缓解后的巩固与强化治疗：使肿瘤细胞继续受到杀伤，使肿瘤细胞数目降到10^6以下，可为机体正常或强化了的免疫细胞所消灭，从而达到治愈。如急性淋巴性白血病、恶性淋巴瘤、精原细胞瘤和绒毛膜上皮癌等采取积极的全身化疗，可取得完全缓解。

2. 辅助化疗（adjuvant chemotherapy）　指在采取有效的局部治疗（手术或放疗）后，主要针对可能存在的微转移癌，为防止复发转移而进行的化疗。例如，乳腺癌手术后辅助化疗已被证明能明显改善疗效，提高生存率。

3. 新辅助化疗（neoadjuvant chemotherapy）　也称之为初始化疗，指对临床表现为局限性肿瘤，可用局部治疗手段（手术或放疗）者，在手术或放疗前先使用化疗。其目的如下。

（1）希望化疗后局部肿瘤缩小，降低肿瘤分期，从而提高手术切除率，缩小手术范围，减少手术造成的损伤，最大限度地保留器官。

（2）化疗可抑制或消灭可能存在的微小转移灶，从而改善预后，降低肿瘤细胞的活力，减少术后转移，了解化疗敏感性，指导术后化疗。新辅助化疗在肛管癌、膀胱癌、乳腺癌、喉癌、骨肉瘤及某些软组织肉瘤等起到有效作用。

4. 姑息性化疗（palliative chemptherapy） 对癌症的晚期病例，已失去手术治疗的价值，化疗也仅为姑息性。主要目的是减轻患者的痛苦，提高其生活质量，延长其寿命。

5. 研究性化疗（investigational chemotherapy） 肿瘤化学治疗是一门发展中的学科，研究探索新的药物和新的治疗方案、不断提高疗效是很有必要的。另外，对一些目前尚无公认有效治疗方案的肿瘤可以进行研究性化疗。

二、联合化疗设计的基本原则

1. 联合化疗方案组成原则 ①构成联合化疗方案的各药，应该是单独使用时证明对该癌症有效者；②应尽量选择几种作用机制、作用时相不同的药物组成联合化疗方案，以便更好地发挥协同作用。常常应用时相特异性药物与时相非特异性药物配合；③应尽量选择毒性类型不同的药物联合，以免毒性相加，使患者难以耐受；④最重要的是，所设计的联合化疗方案应经严密的临床试验证明其确实有效。

2. 确定化疗治疗目标 根据治疗可能达到的效果，确定不同的治疗目标，并制定相应的策略与具体化疗方案；化疗方案均应选用标准化疗方案。

所谓标准治疗方案，是指已经过足够病例的临床研究，疗效已得到充分证实，且可以重复，得到普遍承认的治疗方案。根据顺序选择一线、二线、三线治疗方案。

三、剂量强度

剂量强度（dose intensity，DI）是指不论给药途径、用药方案如何，疗程中单位时间内所给药物的剂量，通常以 $mg/(m^2 \cdot w)$ 来表示。

剂量强度的基础是剂量－反应曲线，为线性关系。对药物敏感的肿瘤而言，剂量愈高疗效也愈大。在临床上，这种线性关系只见于对化疗比较敏感的淋巴瘤、睾丸肿瘤、乳腺癌和小细胞肺癌等的治疗。对有治愈可能的患者，应尽可能使用可耐受的最大剂量强度的化疗以保证疗效。

四、肿瘤内科治疗原则、适应证和禁忌证

（一）治疗原则

（1）首先，明确肿瘤诊断，肿瘤病理性质和分化程度，临床分期，此次化疗的目的。

（2）其次，是了解患者情况，包括年龄、平素体质状况、既往肿瘤治疗情况，心、肝、肾功能状况等。

（3）此次治疗可能选择方案及药物，对该肿瘤的敏感性、需要的有效剂量、给药途径、用法、疗程及患者可能承受的能力。

（4）时刻有肿瘤综合治疗的观念。

（二）适应证

（1）对化疗敏感的全身性恶性肿瘤，如白血病、多发性骨髓瘤和恶性淋巴瘤等患者为

化疗的首选对象。

(2) 已无手术和放疗指征的播散性晚期肿瘤或术后、放疗后复发和转移患者。

(3) 对化疗疗效较差的肿瘤，可采用特殊给药途径或特殊的给药方法，以便获得较好疗效。如原发性肝癌采用肝动脉给药或大剂量化疗加解救治疗的方法。

(4) 癌性胸、腹腔和心包腔积液，采用腔内给药或双路化疗的方法。

(5) 肿瘤引起的上腔静脉压迫、呼吸道压迫、颅内压增高患者，先作化疗，以减轻症状，再进一步采用其他有效的治疗措施。

(6) 有化疗、内分泌药物治疗、生物治疗指征的患者。

(7) 手术前后或放疗前后需辅助化疗的患者。

（三）禁忌证

(1) 白细胞总数低于 $4.0 \times 10^9/L$ 或血小板计数低于 $50 \times 10^9/L$ 者。

(2) 肝、肾功能异常者。

(3) 心脏病心功能障碍者，不选用蒽环类抗癌药。

(4) 一般状况衰竭者。

(5) 有严重感染的患者。

(6) 精神病患者不能合作治疗者。

(7) 食管、胃肠道有穿孔倾向的患者。

(8) 妊娠妇女，可先做人工流产或引产。

(9) 过敏体质患者应慎用，对所用抗癌药过敏者忌用。

（四）注意事项

(1) 需要综合治疗的患者，应系统安排合理的综合治疗计划。

(2) 内科治疗必须在有经验医师的指导下进行，治疗中应根据病情变化和药物毒副反应随时调整治疗用药以及进行必要的处理。

(3) 治疗过程中密切观察血象、肝肾功能和心电图变化。定期检查血象，一般每周检查 1~2 次，当白细胞和血小板降低时每周检查 2~3 次，直到化疗疗程结束后血象恢复正常时为止；肝肾功能于每周期之前检查 1 次，疗程结束时再检查 1 次；心电图根据情况复查。

(4) 年龄 65 岁以上或一般状况较差者应酌情减量用药。

(5) 有骨髓转移者应密切注意观察。

(6) 既往化疗、放疗后骨髓抑制严重者，用药时应密切观察血象，并及时处理。

(7) 全骨盆放疗后患者应注意血象，并根据情况掌握用药。

(8) 严重贫血的患者应先纠正贫血。

（五）停药指征

(1) 白细胞低于 $3.0 \times 10^9/L$ 或血小板低于 $80 \times 10^9/L$ 时，应停药观察。

(2) 肝肾功能或心肌损伤严重者。

(3) 感染发热，体温在 38℃ 以上。

(4) 出现并发症，如胃肠道出血或穿孔、肺大咯血。

(5) 用药两个周期，肿瘤病变恶化，可停用此方案，改换其他方案。

五、耐药性

（一）概念

1. 天然抗药性（natural drug resistance） 肿瘤细胞在化疗开始前即有抗药性。

2. 获得性抗药性（acquired drug resistance） 一些肿瘤细胞开始时对化疗敏感，在化疗过程中，敏感细胞不断被杀灭，残留的肿瘤细胞逐渐获得抗药性。

3. 多药耐药性（multi - drug resistance，MDR） 有些癌细胞不仅对同类药产生抗药性，同时对非同类、多种作用机制和化学结构不同的药物也产生耐药，这种广谱耐药的现象称为"多药耐药性"。MDR 多见于植物类药和抗癌抗生素。

（二）肿瘤细胞耐药性机制

肿瘤细胞耐药性机制有以下几点：①药物的转运或摄取过程障碍；②药物的活化障碍；③靶酶质和量的改变；④增加利用内替的代谢途径；⑤分解酶增加；⑥修复机制增加；⑦由于特殊的膜糖蛋白增加，而使细胞排出药物增多；⑧DNA 链间或链内交联减少；⑨激素受体减少或功能丧失等。多药耐药（MDR）产生的机制包括转运蛋白（P - 糖蛋白、多药耐药相关蛋白、肺耐药蛋白）、谷胱甘肽（GSH）解毒酶系统、DNA 修复机制与 DNA 拓扑异构酶含量或性质的改变等。

（三）P - 糖蛋白（permeability - glycoprotein，PgP）耐药机制

P - 糖蛋白是一种能量依赖性药物输出泵，能将细胞内药物"泵"出细胞外，降低细胞内药物浓度，一般称为典型 MDR。P - 糖蛋白其分子量为 1.7×10^5，约 1 280 个氨基酸组成，它由 mdr - 1 基因编码，位于细胞膜。PgP 有两个端：N 端位于细胞膜内侧，具有药物结合的特殊功能，可与胞浆中的药物结合；C 端位于细胞膜外侧，可将 N 端结合的药物"泵"出。当化疗药物入细胞内时，P - 糖蛋白选择性的把胞浆内的化疗药物排除细胞外，降低细胞内药物浓度，减少化疗药物对"靶"分子的杀伤作用，而产生耐药。P - 糖蛋白整个过程需要 ATP 酶的参与，是一个主动耗能的过程。因此，PgP 是一种能量依赖性药物输出泵。

六、肿瘤药物的不良反应及处理

（一）抗肿瘤药物的双重性

一是抗肿瘤药具有杀伤癌细胞的作用，即其治疗作用（therapeutic action）；同时，对人体的某些正常组织器官细胞亦有一定损害，这就是抗肿瘤药的不良反应。不良反应包括不良反应、毒性反应、后效应和特殊反应等。

（二）按不良反应的性质分类

1. 一般分类 ①急性毒性；②亚急性毒性；③慢性毒性。

2. WHO 分类 ①急性毒性和亚急性毒性；②慢性毒性和后期毒性。

3. 临床分类 ①立即反应：过敏性休克、心律失常、注射部位疼痛；②早期反应：恶心、呕吐、发热、过敏反应、流感样症状、膀胱炎；③近期反应：骨髓抑制、口腔炎、腹泻、脱发、周围神经炎、麻痹性肠梗阻、免疫抑制；④迟发反应：皮肤色素沉着、心毒性、

肝毒性、肺毒性、内分泌改变、不育症、致癌作用。

4. 按脏器分类　造血器官；胃肠道；肝；肾和尿路系统；肺；心脏；神经系统；皮肤；血管和其他特殊器官；局部反应；全身反应：发热、倦怠、变态反应、感染、免疫抑制、致畸性和致癌性等。

5. 按转归分类　①可逆性；②非可逆性。

6. 按后果分类　①非致死性；②致死性。

（三）按程度分类

1. Karnofsky 分级　①轻度反应（＋）：不需治疗；②中度反应（＋＋）：需要治疗；③重度反应（＋＋＋）：威胁生命；④严重反应（＋＋＋＋）：促进死亡或致死。

2. WHO 分级　分 0、1、2、3、4 度。

3. ECOG 分级　分 0、1、2、3、4 度，因毒性死亡者为 5 度。

七、胃肠肿瘤化疗

（一）食管癌化学药物治疗

20 世纪 60 年代和 70 年代食管癌化学药物治疗（简称化疗）以单一药物为主，对象为晚期食管癌，由于病变过于广泛，患者全身状况差，病程进展快，并发症多，故疗效差，缓解期短，故认为食管癌对化疗不敏感。最常用的药物有博来霉素（BLM）、丝裂霉素 C（MMC）、多柔比星（ADM）、氟尿嘧啶（5－FU）、甲氨蝶呤（MTX），有效率在 15% 左右，无完全缓解的报道，缓解期为 1~4 个月。自 20 世纪 80 年代顺铂应用以来，尤其多种药物联合应用以来，食管癌化疗的疗效有所提高，缓解期延长，而且部分病例获得完全缓解，给食管癌的化疗带来希望和生机。目前化疗不仅用于治疗晚期食管癌，而且用于与手术和放射治疗的综合治疗。

1. 适应证

（1）不宜手术或放射治疗的各期患者或术前、放射治疗前需要化疗的患者。

（2）术后有癌灶残留，癌旁组织的血管或淋巴管中有癌栓者。

（3）大剂量放射治疗后局部癌灶未能控制者。

（4）手术或放射治疗后的巩固治疗或治疗后复发转移的患者。

（5）骨髓及肝、肾、心、肺功能基本正常。

（6）预期生存时间在 8 周以上的患者。

2. 禁忌证　食管癌患者化疗的禁忌证为恶病质、骨髓及心、肺、肝、肾功能不全者。有食管穿孔、出血及感染等并发症的患者，有明确诊断的精神病患者亦不适于化疗。

3. 疗程设计

（1）疗程时间：应以肿瘤细胞增生周期的长短来确定。通常主张以多个治疗周期给药，应至少超过 2 个以上肿瘤细胞增生周期，从而使在第 1 个治疗周期没有被杀伤的肿瘤细胞可以在以后的治疗周期中被杀伤。食管癌属生长缓慢的肿瘤，其细胞增生周期时间为 5.4~8.1 天，倍增时间在 10 天以上，因此食管癌的化疗多以 21~28 天为 1 个治疗周期，3~4 个治疗周期为 1 疗程。

（2）疗程间隔：应以停药后化疗引起的毒副反应完全消失，机体正常功能基本恢复，而被杀伤的肿瘤细胞尚未修复的时间设计。由于骨髓造血干细胞及食管黏膜上皮细胞的增生周期均较食管癌细胞的增生周期短，故目前认为化疗每个周期间隔时间以 10 ~ 14 天，疗程间隔时间以 35 ~ 45 天为宜。

4. 单药化疗　单药化疗药物中 DDP、5 – FU、TAX、MTX 是治疗食管癌仍有发展潜力的药物。主要适用于治疗食管鳞癌。近年来随着发达国家食管腺癌发病率的增加，新型抗肿瘤化疗药如 taxol、CPT – 11 等的单药临床试验，包括了一定数量的食管腺癌。这些药物对食管癌只表现出中度抗瘤活性，很少有获完全缓解者，且缓解期缩短。

（1）氟尿嘧啶：属嘧啶类抗代谢药，抑制胸腺嘧啶核苷酸合成酶，阻断尿嘧啶脱氧核苷酸转变为胸腺嘧啶脱氧核苷酸，影响 DNA 的生物合成。本药属细胞周期特异性药物，对增殖细胞各期都有杀伤作用，但对 S 期的作用较强。一般静脉滴注给药，$375mg/m^2$，每周 2次，总量 8 ~ 12g 为 1 疗程。口服给药每天 150 ~ 300mg，分 3 次服用。其对食管癌的有效率为 30% 以上。

（2）博来霉素：从轮生链霉菌培养液中提取的碱性糖肽类化合物，具有广谱抗肿瘤作用。其作用机制系引起 DNA 单链及双链断裂，在细胞学上表现为染色体缺失或断片，属于细胞周期非特异性药物。一般用法为 10 ~ 20mg 静脉或肌内注射，每周 2 ~ 3 次，总剂量300 ~ 600mg。其对食管癌的有效率可达 50% 左右，但缓解期短，仅 17 ~ 90 天左右，停药后易复发。

（3）长春花碱酰胺：为半合成的长春花生物碱，具有广谱抗肿瘤作用。它可抑制微管蛋白的聚合，阻断微管的形成，亦能破坏已形成的微管，使核分裂停止于中期。此药可改善食管癌患者的主观症状，使部分瘤体缩小。一般用法为 $2 ~ 4mg/m^2$ 静脉注射，每周 1 次，连用 6 周。其对食管癌的有效率约 30%。

（4）顺铂：系含铂无机络合物。它与 DNA 结合形成交叉连接，从而破坏了 DNA 的功能，为周期非特异广谱抗肿瘤药物，但对 G_1 期细胞较敏感。一般用法为 20mg 静脉推注，每天 1 次，连用 5 天为 1 疗程，间隔 1 ~ 2 周重复应用。其对食管癌的有效率约 20% 左右。近年来合成了一系列水溶性好、毒性较小的新一代铂化合物，其中卡铂已在临床上广泛使用。对食管癌的疗效较顺铂为佳。

（5）冬凌草：唇形科香茶菜属植物，其抗肿瘤成分为贝壳杉烯骨架类型的四环二萜类化合物，分子中环戊酮伴有环外亚甲基是其抗肿瘤活性基因。此药对 DNA 聚合酶有抑制作用，使肿瘤细胞 DNA 合成受阻，系细胞周期非特异性药物。国内研究表明其有效率超过30%，能明显延长患者的存活期。

5. 联合化疗　临床和实验研究证明选择 2 ~ 3 种有效单药组成联合化疗方案，对实体瘤的疗效远较单药化疗为好，目前食管癌的化疗也已广泛采用联合化疗的方法，使临床疗效有了大幅度提高。但目前食管联合化疗的有效率报道差异很大，有效率在 15% ~ 86% 之间。由于没有显著提高生存率，故近 10 年来化疗多与放射治疗、手术相结合应用。

治疗食管癌有一定临床疗效的化疗方案有 27 种之多，但应用最为广泛的是 BLM –DDP – VDS 及 DDP – 5 – FU 两种。前者也因其毒性，临床已渐趋少用，只有 DDP – 5 – FU 方案及以其为基础的派出方案，因临床疗效较高、耐受性较好、便于与放射治疗、手术联合等优势，而临床应用日渐增多。随着新药的出现，治疗食管癌的新型方案初步凸现出较好的效果。在 DDP – 5 – FU 方案基础上加用 leucovorin 的生化修饰方案（DDP – LV/5 – FU），加用

taxol 的 TAX－DDP－5－FU 方案，因对食管鳞癌、腺癌都有较高缓解率和轻度毒性及便于参与综合治疗，已成为目前我国治疗食管癌的常用方案。

6. 治疗周期

（1）初治患者，一般化疗 4~6 个周期，必要时 8 周后加强化疗。

（2）术前化疗 4 个周期。

（3）术后 4 周开始化疗 4~6 个周期，术后病理证实术前化疗方案有效者，仍用原化疗方案，无效者改换方案。

1）术后病理证实，癌侵及食管黏膜层和黏膜下层，细胞高分化者，术后一般可不化疗。但低分化者应化疗。

2）低分化，癌侵及食管壁肌层或侵及食管壁全层或有食管外癌转移者，术后化疗 4 个周期，8 周后化疗 4 个周期。

（4）放射治疗前化疗 2~4 个周期，放射治疗后酌情化疗 4 个周期。

（5）介入性化疗经导管直接向肿瘤供血动脉灌注化疗药物，可增加局部肿瘤组织的药物浓度，因而提高了疗效，减轻了不良反应，一般对下端效果较好，但对食管的多源性失血和插入动脉的选择还应进一步研究。常用的药物有 DDP（$80mg/m^2$）、CBP（$300mg/m^2$）、BLM/PYM（$20~30mg/m^2$）、5－FU（$750mg/m^2$）、MMC（$10~15mg/m^2$）、ADM（$40mg/m^2$）等，可选择 2~3 种不同作用的药物同时给药，4 周 1 次，3 次为 1 个疗程。介入性化疗可与放射治疗合并使用，也可做术前治疗，以增强肿瘤局部控制作用。

目前尚未明确食管癌动脉灌注化疗的最佳适应证，可根据病灶的位置、肿瘤分期和患者的一般状况而定。动脉灌注化疗可适用于：癌灶局限于食管一个动脉供血段，无明显远处转移灶；胸段食管癌可能侵及周围器官而不适宜手术，待灌注化疗使瘤体缩小后再行切除术；血管造影证实肿瘤有供应血管；符合化疗适应证，非禁忌证患者。有主要脏器功能不全，年迈体弱，血凝障碍和感染发热，食管有出血、穿孔倾向者禁用。

（6）化疗停药指征：①吞咽完全梗阻、食管出血或食管穿孔；②感染性发热，体温在 38℃以上者；③呕吐频繁或引起电解质紊乱；④便血或严重腹泻，每天 5 次以上；⑤一般情况严重恶化或出现主要脏器毒性。

（7）肿瘤细胞的抗药性和不良反应：肿瘤细胞对化疗药物有着不同的敏感性，因此存在疗效差异。肿瘤细胞的抗药性包括天然抗药性及获得性抗药性，从而限制了抗肿瘤药物的应用范围与疗效发挥。化疗药物在抑制肿瘤生长、杀伤癌细胞的同时往往机体正常细胞亦有影响，从而产生各种不良反应。如胃肠道反应、骨髓抑制、心脏毒性、肺部毒性、神经系统毒性等。

辅助性放射治疗和化疗作为提高手术切除率和提高术后长期生存率的方法，因不良反应大，在提高治疗效率的同时也增加了死亡率，其有效性也正在进一步评估中。一项多中心前瞻性随机性研究比较了食管鳞癌患者术前联合放化疗后手术与单纯手术的疗效差异，发现总体生存率并无提高，而术后死亡率在联合治疗组要显著高于单纯手术组，且费用亦明显增高。但目前许多比较研究中 EUS 的应用有限或根本没有应用，故分期不准确可能影响了结论的可靠性，因此，联合治疗的作用尚有待进一步证实。

（二）胃癌化学治疗

胃癌对抗癌药相当不敏感，有天然抗药性并容易发生获得耐药与多药耐药。抗癌药本身还有不可避免的不良反应，胃癌治疗的可治愈手段是根治性切除。为了提高手术切除率以及根治后巩固疗效，围手术期的辅助化疗是必要的。不能手术、非根治术及根治术后复发转移不可再切除的晚期患者，行以化疗为主的综合治疗。

1. 治疗的作用、目的与地位　胃癌化学治疗用于围手术期辅助治疗及进展转移期（advanced or recurrent/metastatic gastric cancer，又称晚期）主导治疗，当确诊晚期时经荟萃文献5篇分析，PS均为0~2级，随机分组，比较化疗组与最佳支持治疗组结果中位生存期，化疗组10个月，对照组3.1个月（P<0.006），1年生存率为（35%~40%）：10%、2年生存率（60%~10%）：0，且化疗组生活质量改善，从循证医学证明全身化疗使晚期患者受益。在围手术期辅助化疗中新辅助化疗（术前化疗）效果已被公认。术后辅助化疗随机试验结果不同，有的报告术后化疗与单纯手术组5年生存率无显著差别，近年大多数认为Ⅲ期根治术后化疗有益，胃癌化疗的终点目标是延长生存期及提高生存质量。化疗在胃癌综合治疗中占有重要地位。

2. 化学治疗的适应证

（1）必须有病理学诊断。

（2）年龄应<75岁，≥75岁须十分慎重。

（3）体力状况评级（PS）0~2，预计生存率≥3个月。

（4）术后辅助化疗指规范根治手术患者，晚期者必须具有明确客观可测病灶，肿瘤≥10cm，肝转移灶占肝总面积≥50%。肺转移≥25%，全身化疗难以获效，慎重使用。

（5）初治化疗效果好，复治（二线以上方案）有效率差，难以超过20%，复治选药应选择与以前化疗无交叉耐药者。

（6）术后辅助化疗后复发者，需与末次辅助化疗相隔1个月以上，可进行化疗。晚期初治化疗失败者应至少间隔1个月，检验指标正常时方可二线化疗。

（7）心、肝、肾、造血功能正常，血常规指标：WBC≥4.0×10⁹/L，ANC≥2.0×10⁹/L，PLT≥100×10⁹/L，Hb 100g/L。

（8）无严重并发症。活动性消化道大出血、胃肠穿孔、黄疸、消化道梗阻、非癌性发热>38℃。

每周期（或疗程）化疗前由患者本人签署知情同意书，患者授权家属代签时，患者应写书面授权书，无知情同意书医师不得进行化疗。

3. 中止化学治疗标准

（1）本次化疗中病情进展时停止此方案。

（2）与化疗相关严重不良反应，出现以下1项及以上者。

1）不能进食，呕吐不能控制，出现水电解质紊乱。

2）严重腹泻，水样或血性便>5次/天。

3）WBC<2.0×10⁹/L，ANC<1.0×10⁹/L，PLT<60×10⁹/L。

4）中毒性肝炎：ALT>正常5倍，胆红素>5.0mmol/L。

5）中毒性肾炎：BUN>10.0mmol/L、Cr>200μmol/L、蛋白尿、血尿。

6）心肌损害、心律失常、心力衰竭。

7）间质性肺炎、肺纤维变、肺水肿、过敏性肺炎。

8）严重药物过敏反应。

（3）出现严重消化系统并发症，合并严重感染。

（4）患者拒绝继续化疗，不必提出理由，但要本人签名。

4. 制定化疗方案遵守的原则

（1）从循证医学原则即全面、客观、明确利用证据制定化疗方案。

（2）药物选用、组合、给药剂量与方法有循证科学依据，不以个别报告、个人经验、主观推断为根据。

（3）国际公认大样本、随机对照分组、盲法试验（RCT）与系统评价（SR）为最可靠依据。

（4）以 GCP（药品临床试验规范）作为遵循准则。

5. 评价全身化疗的指标

（1）中间指标：近期有效率（RR），无进展生存期（TTP）。以 RECIST，NCI 标准判定。

（2）终点指标：症状改善，生活质量（QOL），总生存期（OS）。

（3）相关指标：不良反应、化疗相关并发症与相关死亡。

（4）可行评估：患者依从性，药品经济学，相关技术与设备投入。

6. 化疗新方法

（1）手术或放射治疗的辅助化疗：目前辅助化疗受到重视，因为近年对肿瘤开始转移时间的看法与过去有明显不同。过去认为肿瘤开始时仅是局部疾病，以后才向周围侵犯，先由淋巴道转移，最后经血路全身转移，因此治疗肿瘤的关键是早期将肿瘤彻底切除，手术范围力求广泛。但近年已认识到肿瘤发生后，肿瘤细胞即不断自瘤体脱落并进入血循环，其中的大部分虽能被身体的免疫防御机制所消灭，但有少数未被消灭的肿瘤细胞确会成为复发和转移的根源，因此当临床发现肿瘤并进行手术时，事实上大部分患者已有远处转移。因此手术后应当早期配合全身化疗，抓住大部分肿瘤已被切除的机会，及时消灭已转移的微小病灶。

1）术前化疗：胃癌的分期是决定其预后的重要因素，分期偏低的胃癌有可能通过扩大根治方案获得治愈，分期偏高的病例不应奢望通过扩大手术方案以寻求根治。应争取采用以手术为主的临床综合性治疗，以期能延长患者的术后远期生存率。

胃癌的术前辅助性化疗在以手术为主的临床综合治疗中具有以下优点：①术前辅助性化疗能使胃癌病灶缩小或消失，转移淋巴结玻璃样变及纤维化；②能提高胃癌 R0 切除率；③有利于评估胃癌对化疗的反应，避免术后无意义的化疗，或选择了无效的抗癌药而于患者的治疗无益。

2）术中腹腔内温热化疗：术中腹腔内温热化疗（intraoperlative peritonea hyperthermo chemotherapy，IPHC）是十余年逐渐发展起来的一项化疗新技术，适用于预防、治疗胃癌术后腹膜转移或复发。对于进展期胃癌患者，术中应尽可能切除肉眼所见的转移病灶，包括已种植于腹膜的瘤结节，以减少患者肿瘤的负荷，辅以 IPHC 治疗，可望进一步提高疗效。

符合下列情况之一者，可列为行 IPH 的治疗对象：①术中腹腔游离癌细胞检测阳性；②癌肿浸润至浆膜或浆膜外；③腹膜已有散在性转移。

3）术后辅助化疗：国内目前将化疗作为胃癌患者术后的常规治疗，随着新药的不断开发，肯定的治疗方案、确切的效果尚待不断的探讨研究证实之中。

A. 术后辅助化疗的目的：主要是试图消灭术后存在的亚临床转移灶，其应用是属半盲目性的，目的是以巩固手术疗效，减少术后复发，达到治疗。

B. 进展期胃癌患者的化疗原则：①病理类型恶性程度高；②脉管癌栓或淋巴结转移；③浅表广泛型癌灶，面积 >5cm^2；④多发性癌灶；⑤40 岁以下的青年患者：所以如胃癌患者情况许可，均应行术后化疗。

C. 术后辅助化疗的给药途径：目前主要还是以全身静脉化疗或口服给药的方法。

D. 术后辅助化疗的效果：判定治疗的效果，还将看化疗药物对肿瘤的敏感性。胃癌是对化疗相对敏感的肿瘤，虽然化疗药物进展很快，表现近期有效率提高，改善生存质量和延长生存期不甚明显，不断有新的方案推出，但至今没有一个规范方案可循。在胃癌术后化疗效果的对照研究中，国内的化疗方案许多设计不尽完善，有待于大样本、高质量、多中心的RCT 研究。进展期胃癌化疗的效果有明显提高，主要表现在下述几个方面：①近期单药的客观有效率≥20%，两药合用为 30% ~50%，三药合用为 40% ~70.2%，三药以上合用未见更高；②中位无病进展期约为 6 个月（3~8 个月）；③中位生存期为 9 个月（5~16 个月）；④生存质量改善者为 50%。

（2）新辅助化疗：新辅助化疗是在手术前给予辅助化疗。手术前给予辅助化疗的时间不可能太长，一般给予 3 个疗程左右。它的作用机制可能不同于手术后 6~12 个疗程的辅助化疗，因此不称为术前辅助化疗，而称为新辅助化疗或诱导化疗。化疗开始越早，产生抗药性的机会就越少，因此近年不少肿瘤如乳腺癌采用新辅助化疗。

1）胃癌新辅助化疗的主要优点：近年来，许多文献表明新辅助化疗可以增进进展期胃癌的手术切除率及改善预后，因而广受重视。胃癌新辅助化疗的主要优势在于：①杀灭癌细胞，缩小肿瘤，降低临床分期（downstaging），增加手术切除的机会；②杀灭手术区域以外的亚临床转移灶，预防源性瘤播散；③获得肿瘤的体内药敏资料，为术后选择辅助化疗方案提供依据；④对肿瘤迅速进展者免于不必要的手术；⑤肿瘤对化疗的反应可作为判断患者预后的指标之一。早中期胃癌手术根治率高，行新辅助化疗的意义不大，而肿瘤腹腔广泛播散或远处转移者预后太差，也不应纳入其范畴内，所以准确的术前分期对病例的选择至关重要。

2）新辅助化疗对象：早、中期胃癌行新辅助化疗的意义不大，术前分期为 Ⅲ/Ⅳ 期的胃癌患者，腹腔广泛播散和肿瘤远处转移者不应纳入新辅助化疗的范畴内。

3）新辅助化疗方案：多选用联合化疗方案。一般进行 1~3 个疗程，以 6~8 周为 1 个周期。给药途径以静脉或口服为主，亦有采用介入治疗，即术前经皮选择性或超选择性动脉内插管将化疗药物直接注入肿瘤血管床，大大增加了肿瘤区域的化疗药物浓度，而减轻了毒副反应，初步研究显示，疗效优于静脉全身化疗。

4）新辅助化疗的疗效：疗效好坏与手术切除率及患者预后直接相关：除根据肿瘤缩小程度判断以外，对手术切除标本的病理组织学观察也很重要。此外，还需指出，新辅助化疗的直接效果虽以有效率、手术切除率作为评价标准，但最终仍以能否延长生存期为准。

（3）腹腔内化疗：进展期胃癌术后 5 年生存率在 40% 左右，术后复发多源于术前已存在的淋巴、血行微转移，浆膜及转移淋巴结表面的脱落癌细胞在腹膜种植形成的转移灶。文献报道，浸润型胃癌、浆膜型或弥漫型患者 60% 以上腹腔脱落癌细胞阳性。腹腔化疗能够实现高浓度化疗药，直接作用于脱落癌细胞或腹膜转移结节，可明显提高物的有效浓度，延长作用时间；化疗药经脏层腹膜吸收，经淋巴管和静脉入门静脉，可起到淋巴化疗和防止肝转移的作用；大部分化疗药经肝代谢后以非毒性形式进入体循环。不良反应明显降低。加热可增加细胞膜通透性，增加瘤细胞或组织对化疗药的渗透和吸收。提高细胞内药物的浓度及反应速度，使瘤细胞膜结构和核 DNA 同时受损，所以温热和顺铂具有良好的增效和协同作用。同时顺铂与 5 - FU 也有协同作用，顺铂能改变癌细胞膜的通透性，加强 5 - FU 对瘤细胞的杀伤作用。5 - FU 阻碍 mRNA 的成熟，抑制修饰酶提高顺铂的抗肿瘤效果。因进展期胃癌术后，腹腔热灌注化疗较静脉化疗疗效高，且不良反应轻，所以进展期胃癌术后应常规行腹腔热灌注化疗。腹腔化疗给药方法有单点穿刺给药法、留置导管法等。腹腔内化疗的并发症有切口感染、腹膜炎、切口出血、化疗药外漏等。

1）腹腔灌注化疗的机制：胃癌腹腔积液的形成多是晚期肿瘤侵犯胃壁浆膜层和淋巴管的广泛转移和淋巴管堵塞所致，其中含有大量的脱落癌细胞，是造成腹膜种植转移的重要原因。并进一步加重腹腔积液的形成，大量腹腔积液的形成不仅使患者丢失大量的营养成分，而且对心肺功能和患者心理也产生极不利的影响。腹腔灌注化疗使化疗药物直接与腹膜腔广泛接触，充分有效地直接作用于原发灶和癌细胞，并通过联合用药，通过多种途径作用于癌细胞和癌细胞的不同生长周期，杀死和减少癌细胞，改善淋巴循环等，从而达到控制腹腔积液的目的。

2）高热腹腔灌注抗癌的依据：肿瘤组织和正常组织一样，都有营养血管。但是，不同时期的肿瘤其内部的血管分布和血滤情况却不一样，即使是很小的肿瘤也是如此。肿瘤在迅速增长时，肿瘤中的部分血管床发生进行性退变。很多肿瘤特别是小肿瘤，瘤体内的血流比正常组织内的要少。在加热过程中，肿瘤内的血流停留时间比正常组织内为长，热的消散比正常组织慢，因而癌体内的温度比正常组织内为高。Song 在实验中发现高热可明显损坏肿瘤中的血管，而正常组织内的血管则不受损害。Gerweck 发现热可使肿瘤组织内的糖酵解率上升，乳酸产物增加，pH 降低。Roberts 发现，单核白细胞在 >42.5℃时，总蛋白合成减少，DNA 和 RNA 合成延迟。

高热损坏了肿瘤内的血管、糖酵解加快、乳酸产物增多、内环境变成酸性。加上低氧、营养缺乏等，使肿瘤的内环境发生急剧的变化。这种亚适应环境，增加了肿瘤细胞耐高热的敏感，抑制耐热损坏的修补，干扰对热的耐受力，同时增大某些药物对肿瘤细胞的作用。肿瘤细胞对高热的敏感并不是它内在的固有改变或对热所发生的特殊敏感性，而是由于灌注不足，内环境酸化、缺氧和细胞功能丧失所造成的区域性变化所致。这一系列的变化，可能就是人工高热加抗癌药物治疗胃癌癌细胞腹膜种植有效的生物、生理的物质基础。

3）腹腔灌注化疗药的选择：在选择药物方面，目前尚无统一标准。Brenner 建议采取以下原则：①药物能直接或通过组织内代谢转化物杀灭肿瘤细胞；②药物具有较低的腹膜通透性；③药物在血浆内能迅速被清除；④药物对腹腔肿瘤细胞有剂量 - 药物的正相关效应。目前常用的腹腔内化疗药物有：顺铂、卡铂、氟尿嘧啶、多柔比星、羟基喜树碱、博来霉素、足叶乙苷、丝裂霉素、噻替哌等。

4）腹腔灌注化疗的注意事项：①腹腔积液不宜放尽，进药后应保持残留腹腔积液量在500ml 左右为宜，以免化疗药物浓度过大造成肠坏死；②留置的导管在皮下潜行有利于避免腹腔积液和化疗药的外渗；③化疗药注入后，加入几丁糖，利于防止癌性粘连或化疗药引起的纤维性粘连，从而有利于药物达到每一个部位；④化疗药的搭配，应根据癌细胞的生长期与化疗药的不同作用机制进行；⑤化疗药的剂量应根据患者的一般情况、腹腔积液的程度及病理类型而定；⑥化疗期间，应及时复查血常规和肝肾功能的情况，若 WBC < 4 000/mm³ 则应及时处理；⑦化疗期间，应加强水化治疗，静脉补液 1 500 ~ 2 000ml，保持尿量 1 500 ~ 2000ml/d，必要时给予呋塞米 20 ~ 40mg；⑧套管针为软性硅胶管，对肠道无任何刺激性，可较长时间放置，但应注意避免滑脱与无菌；⑨注入化疗药时，操作者应戴手套，保护自己不被化疗药污染，同时也应避免化疗药外渗至患者的皮肤或皮下，造成皮肤坏死等；⑩可用输液夹来控制放腹腔积液的速度，放腹腔积液的量可达到每次 1 500 ~ 2 000ml。

5）腹腔灌注化疗与介入联合化疗的优点：①腹腔局部给药，局部药物浓度高，组织渗透性好，不良反应轻；②腹腔局部给药与胃左动脉给药可互补，一方面有利于控制腹腔积液，另一方面局部血管给药，还有利于控制胃癌的血道转移；③腹腔内化疗药的排泄途径是经过门静脉循环的，对微小肝转移灶有治疗作用，因为微小肝转移灶的营养主要来自门静脉；④腹膜有吸收功能，化疗药可通过腹膜吸收而达到全身化疗的目的；⑤可作为晚期胃癌伴腹腔积液的姑息疗法，并可能使一部分患者获得再次手术的机会；⑥化疗药对腹膜引起的炎性刺激可致腹膜肥厚，壁层腹膜与脏层腹膜发生粘连有利于腹腔积液的包裹，减少腹腔积液产生的空间，但我们认为，另一方面也可能导致肠粘连和影响下一次治疗的疗效。

（4）动脉灌注化疗：介入放射学的发展，为胃癌的综合治疗提供了一项新的途径。术前经动脉灌注化疗及栓塞治疗能达到杀灭癌细胞、使癌灶局限或缩小、提高手术切除率。有效病理组织学所见：癌细胞核浓缩，细胞质嗜酸性，有空泡，癌腺管结构破坏，癌细胞坏死，核变性等，变性的癌细胞出现异型怪状的核或多核，癌间质炎性细胞浸润较明显，可见泡沫细胞及多核巨噬细胞，出现钙化及纤维化等。但介入治疗有着一定操作的风险和缺乏大样本的随机试验，以及详尽的临床研究资料，如近远期生存率，RO 的切除率，可接受的并发症等数据，目前尚处在一个临床研究的阶段。

动脉灌注化疗与全身静脉化疗相比有以下特点：①局部肿瘤组织药物浓度明显提高，全身体循环药物浓度明显降低；②全身不良反应明显降低，而局部脏器药物反应相对较重；③局部灌注所用化疗药的剂量可以大大提高；④疗效明显提高。动脉灌注化疗使用方法主要是将导管插入肿瘤供血区域动脉内并经该导管灌注化疗药物。目前动脉灌注化疗主要用于肝癌的治疗，动脉插管的方法有开腹插管（经胃、十二指肠动脉或经胃网膜右动脉插管）及经股动脉插管。近年来皮下灌注泵的应用大大地简化了动脉灌注的操作。动脉灌注化疗的并发症主要有导管感染、导管堵塞、导管脱落以及化疗本身的并发症如肝功能损害、骨髓抑制等。

（三）小肠腺癌化学治疗

小肠腺癌对化疗药物不是很敏感，且研究发现化疗并不能提高原发性小肠腺癌的生存期，但对于不能切除的小肠癌患者应用化疗后可使某些不能切除的肿块缩小，暂时缓解症状，并对控制亚临床转移灶可能有一定作用，若患者情况允许，则应采取化疗。有关小肠腺癌化疗的经验比较少，现有国内外有关小肠腺癌的临床研究中，涉及的化疗药物及方案均以老药为主，包括 5 - FU、MMC、CCNU 和 ADM 等，疗效均不能令人满意。而目前以草酸铂、伊立替康等为代表的新一代化疗药物已经在大肠癌辅助化疗和姑息性化疗中广泛应用，提高了大肠癌患者的生存率。同时，化疗联合生物靶向治疗的临床研究也在进行中，因此，十分有必要借鉴大肠癌治疗的经验。

目前,参照结肠癌的方案进行,即使在小肠癌氟尿嘧啶(5-FU)也是明显有效的药物。但 Coit 证实十二指肠癌与胃癌有相似性。目前还没有明确的推荐方案。对小肠癌患者,考虑选用含 5-FU 的结直肠癌的化疗方案时,必须根据个体的情况来决定。在十二指肠癌的治疗中,我们可以选择有效的包含有 5-FU 的胃癌的治疗方案。

结肠直肠癌标准化疗方案如下。

(1)叶酸/5-FU(Machover 方案)

叶酸 200mg 加入 5% 葡萄糖溶液 250ml,静脉滴注,2h 内滴完。

滴至一半时,静脉注入 5-FU 370~400mg/m²,每天 1 次,连用 5 天。

每月 1 个疗程,可连用半年。叶酸能够增强 5-FU 的抗肿瘤作用,可将大肠癌的缓解率提高 1 倍,被认为是目前治疗晚期大肠癌的最新和较有效的方案。

5-FU 的剂量调整:根据在治疗间期观察到的按 WHO 标准毒性程度调整下个治疗周期的剂量。

WHO 0 级 5-FU 的每天剂量增加 30mg/m²。

WHO 1 级 5-FU 的每天剂量维持不变。

WHO≥2 级 5-FU 的每天剂量减少 30mg/m²。

(2)叶酸/5-FU

叶酸 300mg/m²,静脉滴注,第 1~5 天。

紧接着,5-FU 500mg/m²,2h 内静脉滴注,第 1~5 天。

每 3~4 周重复。

5-FU 的剂量调整:根据化疗期间观察到的按 WHO 标准的毒性作用程度确定下个治疗周期的调整剂量,大多数情况下可提高 5-FU 的每天剂量,注射时间必须保持不变。

WHO 0 级 5-FU 的每天剂量增加 50mg/m²。

WHO 1 级 5-FU 的每天剂量维持不变。

WHO≥2 级 5-FU 的每天剂量减少 50mg/m²。

(3)低剂量的亚叶酸钙/5-FU(Poon 方案)

亚叶酸钙 20mg/m²,静脉滴注,第 1~5 天。

5-FU 425mg/m²,静脉滴注,第 1~5 天。

4 周和 8 周重复 1 次,以后每周 1 次。

如果在化疗期间没有明显的骨髓和非血液系统的毒副作用,可将 5-FU 的剂量增加 10% 每周 1 次的亚叶酸钙/5-FU 方案。

亚叶酸钙 500mg/m²,2h 内静脉滴注。

在叶酸注射后 1h,5-FU 600mg/m²,静脉滴注。

每周 1 次共 6 周为 1 个疗程,接着休息 2 周,然后再开始下一周期剂量调整:

骨髓毒性 WHO≥1,5-FU 的剂量减少到 500mg/m²。

粒细胞 <3 000/ml 和(或)血小板 <100 000/ml,停止治疗直到粒细胞 ≥3 000/ml 和(或)血小板 ≥100 000/ml。

胃肠道毒性 ≥1,5-FU 的剂量减少到 500mg/m²。

在所有检查正常后才再次开始化疗,在任何情况下不能应用于 60 岁以上的患者。

（四）大肠癌化疗

据统计大肠癌就诊病例中约有 20% ~30% 已属于 Ⅵ 期，单纯手术已经无法根治，因此必须综合考虑是否需要化疗。还有近 50% 左右的患者在手术治疗后的 5 年内出现复发或转移。此外，为了提高治愈率，减少复发，术后辅助化疗也被寄予了较高的期望。

但 30 余年来，尽管对大肠癌的化疗已进行了较广泛的研究，总的来说没有显著的进展，迄今无论单药化疗或联合化疗的疗效均不能令人满意，缓解期限较短。因此对术后辅助化疗与否至今仍存在争议。一些国外的肿瘤科医师则更倾向于术后给予辅助化疗。

1. 大肠癌化疗的适应证　①术前、术中应用化疗以减少扩散；②术后化疗防止复发或手术不彻底等；③手术后癌肿复发不宜再次手术；④晚期不能手术或已有远处转移者；⑤Duke B 期和 C 期根治术的辅助治疗；⑥癌肿大，切除有困难。术前化疗使其缩小以利肿瘤切除。

2. 大肠癌化疗常用药物

（1）氟尿嘧啶（fluorouracil, 5 – FU）：它是一种嘧啶拮抗剂，抗代谢药，影响 DNA 及 RNA 的生物合成，对细胞增殖周期 S 期最敏感，从而抑制肿瘤生长。此药最早用于治疗大肠癌，自 1957 年氟尿嘧啶应用于临床以来，对其有效率报道不一，为 5% ~85%，至今仍是大肠癌化疗的基本药物。一般 10 ~15mg/kg 体重，总量 6 ~8g 为 1 个疗程。一般缓解期 2 ~6 个月，亦有个别应用 5 – FU 全身化疗治愈直肠癌的报道。近年来对 5 – FU 不同给药途径、给药方案是研究的一大热点。部分学者认为 5 – FU 的半衰期极短，仅 10 ~20min，因此持续静脉滴注效果更好，并能减轻毒副反应，并为欧洲各国列为首选的给药方式，但美国学者则认为推注较为方便、简单，而滴注麻烦，影响生活质量，且需放置中心导管，不但增加费用并增加感染的风险等，故美国继续应用推注给药的方法。不良反应有骨髓抑制，消化道反应，严重者可有腹泻，局部注射部位静脉炎，也有极少见的急性小脑综合征和心肌缺血等，后者为短时性。用药期间应注意监测白细胞计数。

（2）替加氟（tegafur, FT – 207）：为氟尿嘧啶的衍生物，在体内经肝脏活化逐渐转变为氟尿嘧啶而起抗肿瘤作用。能干扰和阻断 DNA、RNA 及蛋白质合成，主要作用于 S 期，是抗嘧啶类的细胞周期特异性药物，其作用机制、疗效及抗瘤谱与氟尿嘧啶相似，但作用持久，口服吸收良好，毒性较低。剂量一般 800 ~1 200mg/d，分 4 次口服，20 ~40g 为 1 个疗程。直肠栓剂每次 0.5 ~1g，每日 1 次。注射剂每次 15 ~20mg/kg，每日 1 次，静脉注射或点滴，疗程总剂量 20 ~40g。此药不良反应同氟尿嘧啶，但毒性较低，疗效亦不及氟尿嘧啶。

（3）亚硝基类：亚硝基类药物对大肠癌也有一定疗效，常用的有氯乙亚硝尿（BCNU）、环己亚硝尿（CCNU）、甲环亚硝尿（Me – CCNU）和链尿霉素（streptozotocin）等。通过比较，BCNU 有效率明显低于 5 – FU，Me – CCNU 有效率约 15%。近年来对 Me – CCNU 的研究认识到了它的远期毒性，它可引起累计性肾损害，并使第 2 个原发恶性肿瘤的危险增加。

（4）丝裂霉素 C（mitomycin MMC）：对肿瘤细胞的 G1 期、特别是晚 G1 期及早 S 期最敏感，在组织中经酶活化后，它的作用似双功能或三功能烷化剂，可与 DNA 发生交叉联结，抑制 DNA 合成，对 RNA 及蛋白合成也有一定的抑制作用。MMC 亦广泛用于胃肠道肿瘤，治疗大肠癌的有效率为 12% ~16%，有效者缓解期为 3 ~4 个月。剂量为每次 6 ~10mg，每周 1 次，40 ~60mg 为 1 个疗程。此药的不良反应有骨髓抑制、胃肠道反应和对局部组织有较强的刺激性，此外少见的不良反应有间质性肺炎、不可逆的肾衰竭、心脏毒性等。对骨髓抑制的不良反应较大而限制了它的应用。

（5）长春新碱（vincristine VCR）：主要抑制微管蛋白的聚合而影响纺锤体微管的形成，使有丝分裂停止于中期。成人剂量 $25\mu g/kg$（一般每次 $1\sim2mg$），儿童 $75\mu g/kg$，每周 1 次静脉注射或进行冲击疗法。不良反应有胃肠道反应、骨髓抑制、周围神经炎（如四肢麻木、腱反射消失、肌肉震颤、头痛、精神抑郁等）、脱发、体位性低血压、乏力、发热、局部刺激等。注意该药与吡咯类抗真菌剂合用增加神经系统不良反应，与苯妥英钠合用，降低苯妥英钠的吸收，肝功能异常时注意减量使用。

（6）顺铂（ciplatin，DDP，CDDP）：为金属铂的配位化合物，主要作用靶点为 DNA，作用于 DNA 链间及链内交链，形成 DDP－DNA 复合物，干扰 DNA 复制，或与核蛋白及胞浆蛋白结合。剂量一般为每次 $20mg/m^2$，每天 1 次，连用 5 天，或 1 次 $30mg/m^2$，连用 3 天，静脉滴注，并需利尿。治疗过程中注意血钾、血镁变化，必要时需纠正低钾、低镁。不良反应有消化道反应、肾毒性、神经毒性、骨髓抑制、过敏反应、心脏功能异常、肝功能改变及其他少见不良反应。

3. 联合化疗　联合化疗具有提高疗效、降低毒性、减少或延缓耐药性产生等优点，迄今已有不少联合化疗方案用于大肠癌的治疗，5－FU 仍为大肠癌化疗的基础用药。常用的方案有以下几种。

（1）传统的 MVF 方案：即 5－FU＋VCR（长春新碱）＋Me－CCNU（甲基洛莫司汀）。5－FU $10mg/kg\cdot d$ 静脉注射，共 5 天，VCR $1mg/m^2$ 静脉注射，第 1 天用 1 次，此两药均每 5 周重复 1 次；Me－CCNU $175mg/m^2$，第 1 天口服，隔周重复。

（2）FLE 方案：5－FU＋左旋咪唑（levamisole）。左旋咪唑原为驱虫剂，单一用药对大肠癌无抗肿瘤活性，但有国外临床研究显示此方案能降低 Duke C 期结肠癌患者术后复发率、死亡率，提高生存率，故有人推荐作为Ⅲ期结肠癌术后辅助化疗的标准方案。此方案于大肠癌根治术后 28 天开始，5－FU $450mg/m^2$ 静脉注射，每天 1 次，连用 5 天，以后改为每周 1 次，连用 48 周。左旋咪唑 50mg，每 8h 1 次连服 3 天，每 2 周重复 1 次，共服 1 年。

（3）CF＋5－FU（leucovorin，柠檬胶因子，醛氢叶酸）方案：CF 能够增强 5－FU 的抗肿瘤作用，提高大肠癌的缓解率。此治疗方案有多种剂量组合的报道，CF 多用每天 $200mg/m^2\times$ 5 天，5－FU 每天 $370\sim500mg/m^2\times5$ 天，28 天 1 个疗程，可连续用半年。但 CF/FU 方案的最佳剂量方案组合至今仍未确定。

（4）5－FU＋干扰素（interferon，α－IFN）：5－FU 与干扰素并用对多种实验性肿瘤包括人结肠癌细胞株有协调作用，机制尚不明了。一般为 5－FU 750mg/d，连续滴注 5 天，以后每周滴注 1 次；α－IFN 900 万 U 皮下注射，每周 3 次。有报道此方案神经系统毒性反应达 37%。还有人推荐在 5－FU＋CF 基础上第 1～7 天加用 INF 500 万～600 万 U/m^2，加用 INF 组黏膜炎、腹泻和血小板下降比较明显。

（5）FAM 方案：即 5－FU $500mg/m^2$ 静脉滴注，第 1～5 天。ADM（多柔比星）$30mg/m^2$，静脉滴注第 1 天，28 天重复，MMC（丝裂霉素）$6\sim8mg/m^2$，静脉滴注第 1、8 天。8 周为 1 疗程。

（6）其他还有 FAP 方案（5－FU＋ADM＋DPP）、FMEA 方案（5－FU＋Me－CCNU＋EPI）等。

4. 局部化疗方案 目前临床上对化疗药物、化疗方法的应用提出了更高的要求，目的是发挥最佳的杀灭肿瘤细胞的生物学效应，而对机体正常细胞及组织产生最小不良反应，为此学者们提出了许多解决方法。给药时间从过去单一的术后给药，改为现在的术前、术中、术后、间断或持续给药，且收到了一定临床效果。给药途径的改变，包括从静脉、动脉、淋巴管、局部注射，化疗药浸泡（如洗胃、灌肠），区域动脉灌注等。以下对大肠癌的局部化疗作简要介绍。

（1）肠腔内化疗：1960 年，Rousselot 提倡用肠腔化疗以提高结肠癌根治术疗效。患者按常规施行根治性手术，术中给予 5 - FU（30mg/kg 体重）注入癌瘤所在大肠腔内，按常规实施手术。据报道，术中肠腔化疗可提高 C 期大肠癌患者的远期生存率并可减少肝转移，其机制是通过肠壁吸收 5 - FU 进门静脉系统和引流的区域淋巴结，杀灭可能进入门静脉和区域淋巴结的癌细胞；同时肠腔内的 5 - FU 可杀伤和消灭癌细胞，防止癌细胞扩散，有减少局部复发的可能性。也有临床研究将 5 - FU 制成栓剂或乳剂，对直肠癌患者在手术前经肛门直肠腔内给药，发现用药后直肠癌均发生不同程度的组织学改变，效果远较静脉给药好。

（2）动脉灌注化疗：动脉灌注化疗是恶性肿瘤综合治疗的重要手段之一。正确选择靶血管，是动脉灌注化疗成功的关键。动脉造影可为动脉灌注化疗提供解剖依据。由于术后肿瘤的营养血管被切断，因此，动脉化疗只适用于术前、术中和直肠癌术后髂内动脉化疗。方法：经皮股动脉插管至肠系膜下动脉近端，行血管造影以明确载瘤肠段血管分布，用 5 - FU 1g、丝裂霉素 12mg 做选择性肠系膜下动脉及直肠上动脉灌注给药。动脉灌注化疗的优点：使肿瘤供血动脉内注入高浓度化疗药物，使其痉挛、收缩、甚至闭塞细小血管，使癌巢坏死，缩小；手术中出血减少，且术中见肿瘤坏死主要出现在边缘区，与周围组织分界较清楚，少有致密粘连，有利于完整切除肿瘤；灌注化疗药物刺激局部瘤组织引起大量细胞浸润及纤维组织增生，加强对肿瘤的抑制作用，防止癌细胞扩散和转移，减少癌细胞术中种植；化疗药物经过静脉回流门腔静脉，可达到全身化疗目的；动脉化疗给药局限，选择性高，全身毒副作用少。

（3）门静脉灌注化疗：大肠癌在原发灶根治术后 5 年内约 50% 发生肝转移。为预防肝转移，1979 年 Taylor 等开始进行术后门静脉灌注 5 - FU 的随机对照研究。其方法为，完成大肠癌切除后经大网膜静脉注入 5 - FU 250 ~ 500mg，或者经胃网膜右静脉插管，引出腹壁外，待术后持续灌注 5 - FU 1g/d，连续 7 天，同时加用 5 000U 肝素。结果表明该疗法可延长 Duke B 期和 Duke C 期直肠癌患者的生存期。这一初步结果的报告引发了世界范围内多个类似的随机对照研究。因为门静脉灌注应用简便，毒性低、增加费用不多，采用该方法作为结肠癌术后的辅助化疗具有较大的吸引力。但其临床结果至今仍存在争议。

（4）腹腔化疗：大肠癌相当多的患者发生转移，最常见的部位依次是切除部位、腹膜表面和肝脏。大肠癌的腹腔化疗是近年来国内外研究较多的课题。经腹腔化疗，可直接提高腹内抗癌药物浓度，直接作用于复发部位和转移病灶，提高病灶局部的细胞毒性作用，减少全身不良反应，故对大肠癌术后复发和转移的防治有其独到之处，为大肠癌的术后辅助化疗开辟了新的途径。

化疗药物可选用 5 - FU、MMC、DDP 等，以 5 - FU 应用最多。腹腔化疗要求大容量贯注，一般每次以 1.5 ~ 2.0L 为宜，保留 23h，24h 内大多由腹膜吸收完毕，连续 5 天为 1 个疗程。

腹腔内反复注入大量化疗药物使其在腹腔内积蓄，增加了局部药物毒性，有的引起肠浆膜甚至肌层坏死。因此，应用过程中要严密观察腹部体征及白细胞计数变化。腹腔化疗的并发症与导管有关者有出血、肠穿孔、肠梗阻、液体外渗、腹腔和皮肤感染等。此外尚有白细胞减少、肺部感染等全身并发症。

腹腔化疗除了直接注入化疗药物外还有灌洗化疗，于手术切除病灶后关闭腹腔前用氮芥溶液（浓度20mg/L）浸浴腹腔、盆腔 5 ~ 10min，吸净后，再放置 5 – FU 500 ~ 1 000mg（加水 500 ~ 600ml），不再吸出，然后常规关腹。一些临床研究报道，灌洗化疗可有效地杀伤腹膜表面的微小病灶、降低复发和转移。目前多数学者认为，高温、低渗化疗药液灌洗有明显的药代动力学方面的优越性，值得临床推广应用。但选哪种化疗药物最有效以及其浓度和用量尚待进一步研究。

综上所述，近些年来大肠癌手术后辅助化疗取得了巨大进步并获得了一定肯定，有利于防止局部复发和远处转移，提高长期生存率，已经成为综合治疗中必不可少的重要组成部分，无论在晚期患者的姑息性治疗或者术后辅助治疗都已获得一定疗效。

5. 新辅助治疗　近年来，新辅助化疗作为综合治疗的一种方法在结直肠癌中的应用已得到越来越多的关注。新辅助化疗是指在施行手术或放射治疗之前应用的全身性化疗，其目的是使原发肿瘤或转移病灶缩小，降低肿瘤分期，使不能切除的肿瘤变成可以切除，提高治愈性手术切除率，降低复发率；控制术前存在的微小癌及亚临床灶，抑制由于手术作用引发的肿瘤增殖刺激，控制医源性转移；在损伤肿瘤病灶的血管应及淋巴管之前，化疗药物容易使肿瘤局部达到有效浓度，起到高剂量杀伤作用；帮助术后选择化疗方案，为术后判定或选择抗癌药物提供依据，并可协助评价预后，防止远处转移。因此，新辅助治疗有可能提高结直肠癌的治疗效果。尽管目前缺乏临床随机资料肯定其疗效。但结直肠癌患者术前放化疗的应用已经越来越普遍。但国外亦有临床研究显示大肠术前化疗加术后化疗及单纯术后化疗对可切除结直肠癌患者的 5 年生存率、术后并发症差异没有统计学意义。

目前新辅助化疗对大肠癌远期生存率的影响还没有明确的结论，且长程的术前治疗会耽误根治切除的时机，其临床应用有待进一步循证医学证据。

（王　政）

第六节　恶性肿瘤化疗的适应证和禁忌证

一、化疗药物的应用原则

临床中常采用单药、两药或多药联合组成化疗方案的形式进行抗肿瘤治疗，只有在了解药物作用机制、药动学、肿瘤生物学特点及患者临床特点的基础上，针对不同治疗目的，把握好用药时机，合理选择药物的组合、剂量和疗程等，以达到最佳疗效。

（一）联合化疗

联合化疗是肿瘤内科治疗最重要的原则之一，目前大多数肿瘤的标准化疗方案中都包括两种或两种以上的抗肿瘤药。

肿瘤具有异质性，并且肿瘤细胞在组织中分别处于不同周期时相，对药物敏感性各异，单用一种药物很难完全杀灭。如将不同作用机制的药物联合应用，有助于更快速地杀灭不同类型、不同时相的肿瘤细胞，减少耐药的发生，提高疗效。细胞动力学研究表明，肿瘤是由处于细胞周期不同时相的肿瘤细胞组成，各类抗癌药物由于作用机制不同，有些仅对处于增殖状态的细胞有作用，有些对 G_0 期细胞也有作用。多数肿瘤都包含了对化疗药物敏感不同的细胞，因此联合应用作用于不同细胞周期时相的抗癌药物，有助于提高化疗的疗效。联合化疗的药物通常需要兼顾不同的细胞周期，规避相同的毒性，而且应该是由单独应用有效的药物组成，以获得最好的疗效，同时使不良反应得到最大限度的控制。理想状况下，联合给药应出现协同效应。联合用药的另一个关键因素是不良反应是否会叠加。遗憾的是多数细胞毒类药物的不良反应类似，主要为骨髓抑制，这就需要在联合给药时予以减量。而且两次给药的间隔也是无法避免的，主要就是为了能有足够的时间从严重的不良反应中得到恢复。抗肿瘤化疗，最为重要的是提高疗效，同时不良反应可以接受，但不影响患者的生活质量。

联合化疗并非随意选择几种药物进行简单相加拼凑，在设计方案时需要遵循一定的原则，包括：①选用的药物一般应为单药应用有效的药物，只有在已知有增效作用，并且不增加毒性的情况下，方可选择单用无效的药物；②选择不同作用机制的药物或作用于不同细胞周期的药物；③各种药物之间有或可能有互相增效的作用；④毒性作用的靶器官不同，或者虽然作用于同一靶器官，但是作用的时间不同；⑤各种药物之间无交叉耐药性；⑥合适的剂量和方案，根据药动学及作用机制安排给药顺序，避免拮抗。需要注意的是，在进行合理思考和设计后，联合方案的疗效和安全性仍然必须经临床研究证实，特别是考虑替代现有的标准治疗时，更加需要进行严谨的比较。

联合化疗对于提高疗效的重要性已经在临床实践中得到了广泛的证实。例如，急性淋巴细胞白血病单药化疗时，完全缓解率不足40%，治愈率为0，而目前的标准联合化疗方案完全缓解率超过95%，治愈率可达到80%。大多数细胞毒类药物的毒性较大，临床上使用患者所能耐受的最大剂量时，单一药物的疗效仍不够满意，联合使用多种药物是进一步提高疗效的必要手段。

（二）多周期化疗

根据对数杀伤理论，化疗药物按比例杀伤肿瘤细胞，鉴于目前化疗药物的有效率，即使对于较小的肿瘤，单周期化疗也难以将肿瘤细胞减少到可治愈的数量级。多周期治疗即通过定期给予的多次用药，实现肿瘤细胞数目的持续逐级递减，可以提高疗效。

（三）合适的用药剂量、时间和顺序

多数化疗药物的治疗窗狭窄，在组成联合方案时尤其需要谨慎确定剂量。通过临床研究进行剂量爬坡确定各种药物的推荐剂量，并根据患者的体表面积计算具体用量，目前描述剂量使用情况的度量单位仍为剂量强度，是指化疗周期内单位时间内给予的药物剂量，单位为 mg/m^2。虽然临床研究确定了化疗方案中各种药物推荐的标准剂量，但是在治疗前和治疗过程中还需根据患者的耐受性进行调整，在患者能耐受的前提下，应给予充足剂量的治疗，随意减低剂量会降低疗效。

药物给药的持续时间、间隔时间和顺序都可能会影响其疗效和毒性，其设定需依据所选药物的作用机制。如化疗药物主要作用于增殖旺盛的细胞，因此剂量限制性毒性往往为骨髓毒性和消化道等其他系统或器官的毒性反应，一定的给药间隔是保证正常组织及时修复所必需的，在不良反应消失或减低至 I 度前不宜给予同种药物或具有相同毒性的其他药物。细胞周期非异性药物的剂量反应曲线接近直线，药物峰浓度是决定疗效的关键因素，对于细胞周期特异性药物，其剂量反应曲线是一条渐近线，达到一定剂量后，疗效不再提高，而延长药物的作用时间，可以让更大比例的细胞进入细胞周期中对药物敏感的时相，以提高疗效。因此，细胞周期非特异性药物常常一次性静脉注射，在短时间内一次给予本周期内全部剂量，而细胞周期特异性药物则通过缓慢静脉滴注、肌内注射或口服来延长药物的作用时间。

药物的给药间隔时间可能影响其疗效和毒性。细胞毒类药物对正常细胞也会产生毒性，常见的如骨髓毒性和胃肠道反应，这些毒性需要一定时间以恢复，在毒性恢复前不宜给予同种药物或具有相同毒性的其他药物。考虑到不同药物对细胞周期和其他药物代谢的影响，合适的间隔时间是重要的，如 MTX 滴注 6 小时后再滴注 5 - FU 的疗效最好而且毒性减低。

出于细胞周期和药动学的考虑，一些化疗方案中规定了给药顺序。联合化疗中常用的策略之一为先使用细胞周期非特异性药物，以减小肿瘤负荷，待更多 G_0 期细胞进入增殖周期后，再使用细胞周期特异性药物，以杀灭增殖活跃的肿瘤细胞。又如，DDP 可使 PTX 的清除率减低，若使用 DDP 后再给 PTX，可产生较为严重的骨髓抑制，因此应先给予 PTX，再给予 DDP。

（四）合适的给药途径

化疗药物的给药途径可分为静脉给药、口服给药和局部给药等方式。各种方式分别具有不同的优缺点，治疗时应根据治疗的目的，选择合适的给药途径。

1. 静脉给药　静脉给药可以减小药物吸收过程中的差异，便于准确给予剂量，同时也可避免刺激性药物对胃肠道、皮肤和肌肉的毒性，因此是最常用的给药途径。但是静脉给药多为一次性或短时间内几次给予，一旦给药后发生严重的不良反应，可能会持续一段时间或者出现后延加重，恢复过程受制于肝肾功能及药物本身的代谢清除特点。

2. 口服给药　口服药物治疗具有药物作用持久、平缓、用药方便和毒性低的特点，并且易于随时调整或撤除药物，但也受到药物生物利用度等的影响，部分药物胃肠道吸收不完全，可能会影响疗效。

3. 局部给药　在一些特殊的情况下，需要通过局部给药以达到最佳治疗效果。局部给药包括腔内化疗、鞘内化疗和动脉内化疗。腔内化疗又分为胸膜腔内化疗、腹膜腔内化疗、心包内化疗和膀胱灌注。这种治疗模式是通过药物直接与局部肿瘤细胞接触，杀死局部肿瘤细胞，而对全身正常组织影响较少，能够减轻全身的毒性反应。胸膜腔内化疗还能产生局部化学性炎症，导致胸膜腔闭塞而起到控制胸腔积液的作用。腔内给药，药物仅能渗透到肿瘤大约 1mm 的深度，对治疗体积较大的肿瘤效果并不理想，但对于弥漫性肿瘤引起的体腔积液有较好的效果。腔内给药既可给予单药，也可根据肿瘤类型联合应用几种药物，一般选择局部刺激性小的药物，以免引起剧烈胸痛或腹痛。由于多数药物不能透过血脑屏障，在中枢神经系统受侵或受侵风险大时，需要鞘内注射药物。对于浓度依赖性的抗肿瘤药物，局部药物浓度对于疗效是至关重要的，而动脉内给药化疗既可提高肿瘤局部浓度，又不增加全身毒性。药动学表明，动脉内药物的灌注术，药物首先进入靶器官，使靶器官的药物分布量不受血液分布的影响，同时靶器官的首过效应使其成为全身药物分布最多的部位。动脉内给药对于某些实质性器官肿瘤的治疗具有优越性，如原发性肝癌的动脉内化疗可以使肿瘤缩小，从而达到可手术的水平，并能够最大程度地减少对肝功能的损害。

（五）不同化疗方案的合理安排

为避免肿瘤细胞发生耐药的最佳策略是尽早给予足够强度的多药联合治疗，最大程度地杀灭肿瘤细胞。因此，选取最有效且毒性不相重叠的药物组成联合化疗方案，多周期给药，是临床上最常用的方法。但这种方法也存在不足，多种药物存在相同的毒性时，毒性叠加会限制药物剂量。此外药物间的作用可能存在竞争性的干扰，这些都限制了联合治疗方案的疗效、化疗的周期数及在一个方案中能联合应用的有效药物的数量。为克服以上不足，人们对化疗方案的使用策略进行了调整，提出了序贯化疗、交替化疗、维持化疗和巩固治疗等一些治疗方法。交替化疗是将非交叉耐药的药物或联合化疗方案交替使用，更易于使药物达到最适治疗剂量，与序贯化疗相比，更能保障尽早使用多种非交叉耐药的药物，并且与同时使用多种药物相比，其毒性较低。序贯化疗是指先后给予一定周期数的非交叉耐药的药物或化疗方案，然后再序贯给予另一药物或化疗方案，通过序贯化疗，药物易于达到较高的剂量，并且可以避免单一化疗方案对耐药细胞的选择作用。此外，当序贯治疗采用联合方案时，也易于实现在整个治疗过程中使用更多种类的药物，从而减少发生耐药的可能性。序贯化疗在乳腺癌的辅助治疗中显示出了一定的优势。序贯化疗模式的优势可能归功于剂量密度的增加，而交替治疗与序贯化疗相比，可能会降低某些优势药物的剂量密度，从而影响其疗效。维持治疗和巩固治疗都是在完成初始化疗既定的周期数并达到最大的肿瘤缓解疗效后，继续进行的延续性治疗，其中维持治疗采用初始治疗中包括的药物，而巩固治疗采用与初始治疗不同的药物。如前所述，当肿瘤负荷减小时，细胞增殖加快，如果此时不继续治疗，不仅肿瘤增长加速，而且可能产生继发耐药，给今后的治疗带来困难。维持治疗前的初始治疗可以作为体内药敏试验，为维持治疗选择合适的药物，而巩固治疗则设想在肿瘤负荷较小时尽早使用非交叉耐药的药物以防止耐药发生。并且，在初始治疗后肿瘤进展时，部分患者由于耐受下降等原因难以接受二线治疗，维持治疗和巩固治疗可以为更多的患者争取到接受后续治疗的机会，以期提高疗效。维持治疗和巩固治疗的疗效已经在淋巴细胞白血病和非小细胞肺癌取得了一定的疗效，但在多数肿瘤中的地位尚未确立。

二、化疗在恶性肿瘤治疗中的应用

随着新机制及新剂型药物的不断研发，化疗亦从单纯的姑息性治疗向根治性治疗过渡，在肿瘤治疗中发挥着日益重要的作用。但是单纯通过药物即能够治愈的肿瘤依旧较少，多数仍需要配合放疗、手术等局部治疗手段进行多学科综合治疗，以最终达到提高疗效及延长生存期的目的。根据化疗的目的，化疗可分为以下几类。

（一）根治性化疗

有些肿瘤经积极化疗后有望治愈，如急性白血病（特别是小儿急性淋巴细胞白血病）、绒癌、恶性葡萄胎、霍奇金淋巴瘤、非霍奇金淋巴瘤及睾丸癌等。一旦确诊，应尽早给予正规化疗，强调足剂量、足疗程的标准化疗；应积极给予强力止吐药物、集落刺激因子等对症支持治疗，以保证治疗的安全性、患者的耐受性和依从性。尽量避免减低剂量及延长化疗后间隙期，不可在取得临床完全缓解后即终止治疗，应要求患者完成根治性的全程治疗方案，治疗不正规或半途而废将会使患者失去宝贵的治愈机会。

（二）辅助化疗

辅助化疗是指恶性肿瘤在局部有效治疗（手术或放疗）后所给予的化疗。目前辅助化疗越来越受到广泛的重视，这是因为近年来对肿瘤开始转移时间的看法较过去有显著改变，而且通过辅助化疗使许多肿瘤患者获得了生存的益处。过去普遍认为肿瘤开始时仅是局部疾病，以后才向周围侵犯，并由淋巴结和血液向全身转移，因此，治疗肿瘤的步骤是早期将肿瘤彻底切除，手术范围力求广泛，如根治术、扩大根治术等。但是，近年来已认识到肿瘤自发生后，肿瘤细胞就不断自瘤体脱落并进入血液循环，其中的大部分虽能被自身的免疫防御机制所消灭，但有少数未被消灭的肿瘤细胞却会成为复发和转移的根源。因此，当临床发现肿瘤并进行手术时，大部分患者事实上已有远处转移。是否需要辅助化疗是根据疾病的复发概率、病理变化（浸润和细胞分化程度）、疾病分期（侵犯程度和淋巴结转移状态）来确定的，而且要参考所用的化疗方案所带来的不良反应。对化疗敏感或复发危险性较大的患者，辅助化疗的意义更大。早期肿瘤，局部治疗即可治愈，复发的概率很小，相对于化疗的不良反应，其给患者带来的收益不大，不需要辅助化疗，如IA期非小细胞肺癌、低危的Ⅱ期结肠癌等。事实上，是否需要辅助化疗及采用什么方案用于辅助化疗，是基于大样本随机对照研究的结果来确定的。只有那些能够显著降低术后复发并带来生存优势的方案才会被推荐应用于辅助化疗。一般认为，辅助化疗应在术后1个月内进行，单一疗程不足以杀灭所有残留的肿瘤细胞，需要多疗程化疗。目前，辅助化疗主要用于乳腺癌、结直肠癌、骨肉瘤、胃癌、非小细胞肺癌等。

（三）新辅助化疗

新辅助化疗是指局限性肿瘤在手术或放疗前给予的化疗。对于未发生远处转移的局部进展期肿瘤患者，在接受手术或放疗前，先进行化疗，主要作用在于：缩小肿瘤体积，降低临床分期，提高手术切除率；在不影响治愈率的前提下，提高乳腺癌、骨肉瘤、头颈部鳞癌和直肠癌的器官保全率和患者的生活质量；可清除或抑制可能存在的微转移灶；作为体内药敏试验，为进一步药物治疗提供重要指导。新辅助化疗策略已应用于局部晚期乳腺癌、骨肉瘤、头颈部鳞癌、直肠癌和胃癌等的治疗。根据新辅助化疗的目的，可以看到，追求肿瘤体积缩小、降期是其特点。因此，在选择药物时强调高效药物的强强联合，针对可能发生的不良反应，提早预防积极处理，避免因此而影响疗效；在决定治疗方案和时限时既要考虑疗效又要兼顾安全性，不能增加围术期并发症；同姑息性化疗仅依赖于影像学判断疗效不同，新辅助化疗后可以获得手术标本，因此病理学观察肿瘤退缩分级也将提供重要的参考价值，决定后续治疗。

（四）姑息性化疗

晚期肿瘤多已全身扩散，不再适合手术或放疗等局部治疗手段，化疗往往是主要的治疗手段，大多数实体肿瘤是无法通过单纯药物治疗来实现治愈的。晚期肿瘤通过药物治疗，可使部分患者的肿瘤体积缩小，症状减轻，疾病得以控制，延长生存期。尽管不能治愈肿瘤，但通过姑息性化疗可以延长患者的中位生存期（median survival time，MST）。更重要的是，伴随着肿瘤体积的缩小，肿瘤所导致的相关症状缓解了、肿瘤负荷所导致系统反应综合征减轻了、营养状况改善了、患者生活质量提高了。总之，姑息性化疗的主要目的为提高患者生活质量和延长生存期。

三、恶性肿瘤化疗的适应证和禁忌证

恶性肿瘤化疗前应获得病理或细胞学诊断，个别确实难以取得组织学或细胞学材料的病例，也应通过临床物理学及实验室检查获取比较确切的诊断依据，并结合临床征象体检，充分了解肿瘤的侵犯范围，在经验丰富的专家指导下，获取充分的临床证据以支持诊断，并考虑到化疗可能给患者带来的益处远远超过其害处时，再酌情使用化疗。接受化疗的患者体质状况应比较好，生活基本能自理。无伴发其他严重的疾病，血常规、肝肾功能及心电图均正常。凡骨髓或肝肾功能有轻度损伤时，可参照有关标准调整化疗药物的用量。

化疗必须在肿瘤专业医生指导下进行，应该让患者熟悉有关药物的常见副作用，加强临床观察和复查生化及血细胞分析等检查，详细了解药物不良反应的发生情况，做好各项指标的监测，以便及时发现情况，做出相应的处理，尽可能减轻毒副作用，提高治疗效果。应根据肿瘤病理类型和分期，是否存在高危复发因素，按初治或复治等情况，制订合适的策略，选择合理的、最佳的化疗方案。化疗方案应选择经实践检验过的、疗效肯定的、国内外通用的"标准"联合化疗方案，必要时可邀请有关专科（如肿瘤外科、放疗科）医生共同研究制订综合治疗计划。对有望治愈的患者，应争取首次治疗取得完全缓解，此后再予巩固强化治疗，争取达到根治的目的。化疗期间应加强化疗药物过敏、粒细胞减少及并发感染、恶心、呕吐等常见毒副作用的观察和处理。应帮助患者树立战胜肿瘤的信心，消除对化疗的恐惧心理，对可能出现的消化道反应及脱发要有足够的思想和心理准备，需及早采取预防措施，尽量减轻化疗的不良反应。治疗期间应注意卧床休息，进清淡、富于营养、易消化吸收的饮食，也要补充适量的新鲜水果及液体以便促进药物的代谢物从尿中排泄。此外，必须注意保持口腔清洁，防止黏膜损伤，减少并发感染的机会。

（一）恶性肿瘤化疗的适应证

（1）对化疗敏感的恶性肿瘤，化疗为首选治疗。对于这类肿瘤，部分患者可通过化疗治愈，如白血病、精原细胞瘤等。

（2）化疗是综合治疗的重要组成部分，可以控制远处转移，提高局部缓解率，如恶性淋巴瘤、肾母细胞瘤等。

（3）辅助化疗用于以手术为主要治疗方式的肿瘤，可消除微小残留病灶，有利于降低术后复发率。

（4）为了局限肿瘤，在应用局部治疗手段前先使用新辅助化疗，可促使局部肿瘤缩小，清除或抑制可能存在的微小转移灶，达到降低分期、缩小手术和放疗范围、增加手术切除率的目的，有利于最大限度地保持机体功能、防止转移、延长患者的生存时间。

（5）无手术或无放疗指征的播散性晚期肿瘤患者，或术后、放疗后复发转移的患者。

（6）因病情需要，选择经胸、腹膜腔，骨髓，椎管内及动脉内插管，给予局部区域化疗。

（二）恶性肿瘤化疗的禁忌证

化疗药物一般都有明显的毒副作用，不宜用于预防性、诊断性治疗，或作为安慰剂使用，使用时需要权衡利弊得失。有下列情况之一者，应禁用或慎用。

（1）一般情况较差、年老体弱、恶病质等无法耐受化疗者。

（2）骨髓功能差、严重贫血、白细胞和血小板低于正常范围而无法满足正常化疗要求者（治疗前中性粒细胞计数 $<1.5\times10^9/L$，血小板计数 $<80\times10^9/L$ 者）。

（3）伴有心、肝、肾、肺功能异常，肾上腺功能不全，有出血倾向者，慎行化疗，并禁用对有关器官功能有严重毒副作用的药物。

（4）以往做过多程化疗、骨髓转移者慎行化疗；进行重大手术及大面积放疗者，应避免同时进行化疗。

（5）过敏体质，尤其对化疗药物过敏者，应慎行化疗。

（6）严重感染、高热、出血、失水、电解质紊乱、酸碱平衡失调等并发症及有其他严重内科疾病的患者忌行化疗。

（7）精神病未能控制及无法自控的患者；由于依从性差，无法对化疗毒副作用进行及时全面的观察和处理者，慎行化疗。

（8）食管、胃肠道有穿孔倾向或肠梗阻患者。

（三）化疗过程中需要调整药物的情况

在化疗中如出现以下情况应考虑减药、停药或换药。

（1）判断化疗无效者，如化疗1个周期后在间歇期中发生病情恶化，或治疗2个周期后病变评价为进展者。

（2）出现3~4级血液学毒性或非血液学毒性，如骨髓抑制，心、肝、肾功能损害，化学性肺炎等，应根据情况决定是否要在下个周期调整用药或停药。

（3）出现严重的相关并发症，如胃肠道出血、穿孔、大咯血等。

（4）出现较为严重的化疗药物过敏反应。

（5）因患者无法耐受或经济等原因，拒绝进一步化疗者。

（四）注意事项

（1）化疗必须在有经验医师的指导下进行，治疗中应根据病情变化和药物毒副作用随时调整治疗用药，以及进行必要的处理。

（2）治疗过程中密切观察血象、肝肾功能和心电图变化，定期检查血象（包括血红蛋白、白细胞和血小板计数），一般每周检查1~2次，当白细胞和血小板降低时每周检查2~3次，直到化疗疗程结束后血象恢复正常为止；肝肾功能于每周期前检查1次，疗程结束时检查1次，如有异常应进行相应的治疗，并增加复查的次数；心电图根据情况复查。

（3）年龄65岁以上或一般状况较差者应酌情减量用药。

（4）有骨髓转移者应密切注意观察。

（5）既往化疗、放疗后骨髓抑制严重者用药应注意。

（6）全骨盆放疗后应注意患者血象，并根据情况调整用药。

（7）严重贫血的患者应先纠正贫血。

（刘　瑛）

第七节　肿瘤化疗常见毒副作用及处理

一、骨髓抑制

绝大多数细胞毒类药物都有骨髓抑制性。由于血细胞的半寿期不同，化疗药物对其的影响也不同。对化疗药物最敏感的是白细胞，其次是血小板，多疗程化疗也会引起血红蛋白降低。不同化疗药物导致骨髓抑制发生的时间、持续时间、严重程度均不相同。影响骨髓抑制的因素除药物外，还与患者个体骨髓储备能力密切相关。而肝病、脾功能亢进、曾接受过抗肿瘤治疗者更易引起明显的骨髓抑制。

（一）中性粒细胞减少

化疗引起的白细胞减少以中性粒细胞减少为主。中性粒细胞减少时，感染的机会明显增加。感染发生的危险与中性粒细胞减少的程度和持续时间有关。中性粒细胞减少至 $0.5 \times 10^9/L$ 以下并持续 $10 \sim 14$ 天时，感染的危险性将明显增加。对中性粒细胞抑制较明显的药物有：亚硝脲类、蒽环类、紫杉类、NVB、VLB、MMC、VP - 16、IFO 等。大部分的细胞毒类药物出现中性粒细胞减少的时间为 $7 \sim 14$ 天，一般于 21 天恢复正常。部分药物表现为延迟性骨髓抑制（如亚硝脲类），中性粒细胞减少发生于化疗后 $28 \sim 35$ 天，$42 \sim 60$ 天才得以恢复。临床上，粒细胞集落刺激因子（G - CSF）可缩短与细胞毒化疗有关的严重中性粒细胞缺乏持续的时间，使感染的机会减少。

接受普通剂量化疗时，G - CSF 的用法有 3 种：第 1 个周期化疗后预防性地给予 G - CSF；化疗导致了发热性的中性粒细胞减少，下周期化疗后预防性地给予 G - CSF；化疗后出现发热性的中性粒细胞减少时给予 G - CSF 治疗。

化疗导致发热性的中性粒细胞减少后，下一疗程可以考虑减量，延长休息时间或预防性地应用 G - CSF。如果减量将影响患者的疗效和生存期（如恶性淋巴瘤，化疗缓解率和生存率与剂量强度有关），则需要预防性地应用 G - CSF。如果化疗以姑息性治疗为目的，应考虑减量。

G - CSF 推荐剂量为每天 $5\mu g/kg$，用于外周血干细胞动员时为每天 $10\mu g/kg$，皮下注射。预防性应用时，在化疗后 $24 \sim 48h$ 给予 G - CSF。G - CSF 应持续给药至中性粒细胞绝对计数达 $(2 \sim 3) \times 10^9/L$。近年来，长效 G - CSF 已经被批准用于临床。每疗程化疗仅需要应用长效 G - CSF 一次，疗效和普通剂量 G - CSF 相当。

（二）血小板减少

血小板减少是临床常见化疗药物剂量限制性毒性反应。对血小板影响较明显的细胞毒类药物有 MMC、CBP、GEM、亚硝脲类等。严重的血小板下降会引起凝血功能障碍，可伴有出血并危及生命。对血小板减少的患者应密切注意出血倾向，防止重要器官出血的发生，同时避免使用有抗凝作用的药物。

对于化疗引起的血小板减少，输注血小板仍然是最主要的预防和治疗措施。在药物筛选中，已发现了多种具有促进血小板生长潜能的因子，如 IL - 1、IL - 3、IL - 6、IL - 11，巨核细胞生长和发育因子（MGDF）、血小板生成素（TPO）等。其中，重组人 IL - 11（thIL - 11）较常用于治疗化疗引起的血小板减少症。临床试验结果表明，化疗后给予 IL - 11 可减少需要输注血小板的机会。IL - 11 推荐剂量为每天 $50\mu g/kg$，皮下注射，主要不良反应为发热、水肿、心动过速、结膜充血等。TPO 的主要临床作用就是作为血小板减少症的治疗药物，特别是因放化疗而导致的血小板减少症。重组人 TPO（thTPO）具有刺激巨核细胞生成的作用，其临床应用致使更低的血小板输注率，出血风险减少且不良反应较少。

（三）贫血

癌性贫血的原因包括癌症本身、放化疗引起的骨髓抑制、肿瘤侵犯骨髓、溶血、脾大、失血、铁生成障碍和促红细胞生成素（EPO）缺乏。DDP 是最容易引起贫血的化疗药物，因 DDP 对肾小管损伤而使 EPO 产生减少，是导致贫血的原因之一。其他化疗药物多疗程治疗后也会导致贫血。脊髓和盆腔放疗，因照射范围包括了主要造血的部位，因此也会导致贫血。包括治疗因素在内的各种原因引起的癌性贫血，使患者的生活质量受到了影响。

内源性 EPO 产生于肾脏，对红细胞的生成起调节作用。当发生缺氧或红细胞携带氧的能力下降时，EPO 生成增加并促进红细胞生长。基因重组 EPO 最早被批准用于治疗慢性肾衰竭导致的贫血。EPO 可缓解癌性贫血，减少输血的需要，改善患者的一般状况。化疗后血红蛋白（Hb）≤100g/L 可治疗性给予 EPO；当 Hb < 120g/L 时，可根据临床情况决定是否使用 EPO。EPO 剂量为 150U/kg，每周 3 次，连续 4 周。EPO 治疗超过 6~8 周仍然无效的患者应停药，继续治疗将无临床获益。应检查患者是否存在缺铁。

除此之外，输血也是一种可选择的治疗措施。癌性贫血是一种慢性过程，患者对贫血的耐受性明显好于急性失血者。因此，Hb > 100g/L 很少考虑输血。当 Hb < 70g/L 时可考虑输注红细胞。Hb 为 70~100g/L 时应根据患者的具体情况决定是否输血。一般老年患者耐受性较差，如伴有其他心、肺疾病者，输注红细胞改善贫血症状可使患者获益。

二、恶心、呕吐

恶心、呕吐是化疗最常见的不良反应之一，总体发生率为 70%~80%。接受不同的化疗药物或不同的药物剂量强度会产生不同程度的恶心、呕吐。化疗引起的恶心、呕吐是严重影响患者治疗耐受性和依从性的不良反应。严重的恶心、呕吐不仅明显影响患者的生活质量，而且将使患者对于今后的治疗失去信心。化疗前给予预防性使用抗呕吐药物可全部或部分缓解急性呕吐。

（一）化疗致呕吐的机制

化疗引起恶心、呕吐最常见的机制是化疗药物间接或直接地激活了大脑化学受体触发区（chemo - receptortrigger - zone，CTZ）。其一，导致呕吐的化学物质通过脑脊液或血液直接送达 CTZ，化疗药物和 CTZ 相互作用后释放多种神经递质，这些物质激活了呕吐中枢，引起呕吐。CTZ 释放的神经递质包括多巴胺、5 - 羟色胺（5 - HT）、组胺、去甲肾上腺素、阿扑吗啡、血管紧张素Ⅱ、肠多肽、胃泌素、抗利尿激素、促甲状腺素释放激素、亮氨酸、脑啡肽和 P 物质等。其中，5 - HT 是引起急性呕吐的重要因素。其次，化疗药物损伤消化道黏膜（特别是回肠黏膜），导致肠上皮嗜铬细胞释放 5 - HT，刺激传入迷走神经的 5 - HT3 受体，从而使呕吐中枢兴奋引起呕吐。P 物质是另一个与化疗引起呕吐有关的重要神经递质。P 物质通过中枢机制，与位于脑干的神经激肽 1（NK1）受体结合导致呕吐。NK1 受体的激活与后期的急性呕吐及延迟性呕吐有关。动物实验和临床研究表明，NK1 受体的抑制剂可缓解 DDP 所致的急性和延迟性呕吐。

其他相关的机制包括前庭机制及味觉损伤。化疗药物存在于血液或唾液腺中，影响口腔黏膜和味蕾，使口中产生异味和味觉改变。化疗后味觉损伤，口中的异味、苦味会引起呕吐。化疗药物直接或间接作用于大脑皮质引起呕吐。

（二）化疗所致呕吐的类型

1. 急性呕吐　发生于化疗后 24h 内，通常在给药后 1~2h 内出现，给药后 4~6h 最严重。
2. 延迟性呕吐　发生于化疗 24h 后，可持续 48~72h。常见于接受了明显致吐的化疗药物后，如 DDP、CBP、CTX 和 ADM。虽然延迟性呕吐的严重程度不如急性呕吐，但对患者营养与进食影响很大，可导致脱水和电解质紊乱。

3. 预期性呕吐   可发生于化疗给药前、给药中和给药后。主要原因是以往化疗过程中未能很好地控制呕吐，不愉快的经历导致以后化疗的预期性呕吐。因此，在首次化疗时如能有效地给予止吐药物控制呕吐，有助于减少预期性呕吐的发生。治疗预期性呕吐可用镇静药物，如苯二氮䓬类药物。不同的化疗药物引起呕吐的发生率和强度明显不同，相同的化疗药物也因所给予的剂量不同而导致呕吐的程度不同。其中，DDP 是引起呕吐最严重的药物。

（三）治疗

1. 5 – HT3 受体拮抗剂   5 – HT3 受体拮抗剂可同时作用于中枢和外周的 5 – HT3 受体，对于化疗药物引起的急性呕吐具有明显的抑制作用。对于中度致吐药物引起呕吐的完全控制率达 50% ~ 90%，对于重度致吐药物（如 DDP）引起呕吐的完全控制率也可达 50% ~ 70%。5 – HT3 受体拮抗剂与地塞米松合用可提高呕吐的完全控制率。但 5 – HT3 受体拮抗剂对于延迟性呕吐的控制率在 50% 以下。5 – HT3 受体拮抗剂的同类药物有多种，各种药物的半衰期和与受体的亲和力有所差别，但这类药物的疗效和不良反应相似，均可选用。剂型包括口服和静脉给药，两者疗效相当。给药方案为：使用最低有效剂量，化疗前单剂给药，联合地塞米松可增加止吐效果。5 – HT3 受体拮抗剂对于延迟性呕吐的效果有限，和单用地塞米松相比，加 5 – HT3 受体拮抗剂不增加疗效。常用的药物有昂丹司琼、格雷司琼、托烷司琼、阿扎司琼、帕洛诺司琼等。

2. NK1 受体拮抗剂   如前所述，NK1 受体的激活与后期的急性呕吐及延迟性呕吐有关。阿瑞吡坦（aprepitant）是 NK1 受体拮抗剂。临床研究表明，与 5 – HT3 受体拮抗剂加地塞米松的两药联合方案相比，阿瑞吡坦加 5 – HT3 受体拮抗剂加地塞米松的三药联合方案对于预防高致吐性化疗的急性呕吐效果更明显，化疗第 1 天呕吐的完全缓解率分别为 89% 和 78%。在预防延迟性呕吐的两项双盲试验中比较了阿瑞吡坦加地塞米松和单用地塞米松的疗效，完全缓解率分别是 75% 和 68%，56% 和 47%，阿瑞吡坦加地塞米松的疗效优于单用地塞米松。因此对于延迟性呕吐，推荐阿瑞吡坦 80mg 口服加地塞米松，DDP 用药后第 2 ~ 3 天给药。

三、口腔黏膜炎

口腔黏膜上皮是更新较快的组织。在生理状态下，口腔黏膜上皮每 7 ~ 14 天更新一次，以修复因化学和机械等原因造成的损伤。因此，口腔黏膜也是对化疗和放疗损伤敏感的组织。化疗或放疗后短期内，上皮组织释放细胞因子产生炎性反应，进而造成组织损伤。化疗 4 ~ 5 天后，上皮细胞增生修复低下，上皮萎缩。化疗后 1 周左右，口腔黏膜产生溃疡。而此时恰好是化疗后粒细胞缺乏时期，黏膜溃疡可伴有细菌或真菌等感染。患者出现明显的症状，如口腔疼痛、吞咽困难、进食减少。一些化疗药物，如氟尿嘧啶，引起口腔黏膜炎的同时可能伴有腹泻，导致患者水电解质平衡紊乱。一般情况下，2 ~ 3 周后黏膜溃疡修复，口腔疼痛缓解。

（一）化疗致口腔黏膜炎

总体来说，约 40% 的患者化疗后将发生口腔黏膜炎，其中一半的患者因症状明显需要治疗和止痛。黏膜炎的发生因化疗药物、剂量及给药方案的不同而发生率及严重程度均不相同。在普通剂量下，MEL、TSPA、ADM、EADM、NVT、PTX、VP－16、MTX、5－FU 及衍生物、Ara－C 等均有不同程度的致口腔黏膜炎。部分细胞毒类药物，当提高给药剂量后，黏膜炎便成为剂量限制性毒性。例如，大剂量 EADM（$120 \sim 150mg/m^2$）、大剂量 VP－16、MTX 和 Ara－C 等化疗后口腔溃疡的发生率可高达 80%。48% 的多发性骨髓瘤接受含大剂量 MEL 动员方案加自体外周血干细胞移植的患者，可发生溃疡性口腔黏膜炎。给药方法也与黏膜炎的发生有关。PTX 24h 静脉滴注时黏膜炎加重，而每周给药时黏膜炎是剂量限制性毒性。5－FU 持续静脉滴注时，黏膜炎是剂量限制性毒性，而 5－FU 静脉注射时黏膜炎较轻。卡培他滨口服后，其有效血药浓度时间延长，黏膜炎的发生也相应增加了，严重黏膜炎约占 3%。ADM 脂质体的黏膜炎发生较 ADM 多见，发生率为 30%，其中Ⅲ～Ⅳ度黏膜炎发生率为 9%。

（二）治疗

将要进行化疗的患者在治疗 2 周前应接受口腔科医师的全面检查和相应治疗。如需拔牙或治疗口腔炎症，均应在 2 周前完成，使放化疗前伤口得以愈合，以免存在潜在的感染灶。同时，要教育患者注意口腔清洁和养成良好的口腔卫生习惯，进食后勤漱口、刷牙，如已经发生黏膜炎时要避免使用质地较硬的牙刷，可使用纱布或棉签清洁。

硫糖铝治疗消化性胃肠溃疡的疗效已得到了临床肯定。硫糖铝悬液漱口用以预防和治疗化疗引起的口腔溃疡也有一系列的研究。

palifermin 是重组人角化细胞生长因子，已被美国和欧盟批准用于需造血干细胞移植或骨髓移植的造血系统恶性肿瘤患者，以减少严重口腔溃疡的发生率和持续时间。接受 palifermin 的患者报告，日常活动功能如吞咽、进食、谈话和睡眠均有显著改善，阿片类镇痛药物的使用明显减少了。

四、心脏毒性

化疗引起的心脏毒性中，对蒽环类药物的研究最多。蒽环类药物引起的心脏毒性包括 3 种临床表现：急性、亚急性和迟发性。急性心脏毒性表现为：室上性心动过速、室性异位搏动、心内膜下心肌炎、明显的心电图改变、心肌病，甚至死亡。严重急性心脏毒性的发生率低，大多为轻度的可逆反应。亚急性心脏毒性出现在末次给药的 1 年内，高峰通常在给药后的第 3 个月。迟发性心脏毒性一般在给药 5 年后出现。急性心脏毒性的发生与蒽环类药物的剂量无关，而迟发性心脏毒性与蒽环类药物的累积剂量有关。迟发性心脏毒性是不可逆的，严重者表现为充血性心力衰竭（CHF），是蒽环类药物主要的剂量限制性毒性。

CHF 的发生率和蒽环类药物的累积剂量显著相关。ADM 剂量 $>450 \sim 550mg/m^2$，EADM $>900 \sim 1\,000mg/m^2$ 时，发生 CHF 的危险性明显增加。ADM 的累积剂量为 $550mg/m^2$、$600mg/m^2$ 和 $1\,000mg/m^2$ 时，CHF 的发生率分别为 $1\% \sim 5\%$、30% 和 50%。其他相关危险因素包括高血压、既往心脏病史、老年人、纵隔放疗、女性和体质指数（BMI）明显超过正常。与其他抗肿瘤药物联合可能增加蒽环类药物的心脏毒性，如曲妥珠单抗、紫杉类等。蒽环类药物相关的心脏毒性一旦发生应积极给予药物治疗，包括联合应用利尿剂、血管紧张素转换酶抑制剂、β 受体阻滞剂和洋地黄。肿瘤稳定患者可考虑行心脏移植术。

蒽环类药物的心脏毒性与其累积剂量相关，但仍有少数患者在较少累积剂量时已发生明显的心脏毒性，而有各种危险因素的患者只能接受较低的累积剂量。心电图对于蒽环类药物引起心脏毒性的预测没有肯定的价值。虽然应用超声心动图或放射性核素的方法测定左室射血分数（left ventricular ejection fraction，LVEF）也不能很好地预测 CHF，但目前仍然是临床应用最多的方法。对于有危险因素的患者，应每 1～2 个疗程随访 LVEF。对于无危险因素的患者，当 ADM 的累积剂量 >300mg/m^2 时也应随访 LVEF。心内膜下心肌活检可发现心肌损害，但创伤性的方法使其难以被广泛接受。近年来的研究发现，血浆肌钙蛋白是心肌受损的标记，测定肌钙蛋白可早期预测 CHF。研究显示，肌钙蛋白 T 水平和蒽环类药物相关的心肌损害有关，对预测 CHF 的发生有一定的价值。

ADM 脂质体是在 ADM 周围包裹脂质体。ADM 脂质体无法通过连接紧密的心肌细胞，使药物在心肌的峰浓度降低。但 ADM 脂质体可通过炎症和肿瘤区的血管，使药物在肿瘤部位的暴露不受影响。Batist 等的临床研究比较了 ADM 脂质体或传统多柔比星加 CTX 治疗晚期乳腺癌患者的心脏毒性和疗效。心脏毒性发生率有明显差别，分别为 ADM 脂质体组 6%，传统 ADM 组 21%。两组的肿瘤疗效和生存率相似。

抗代谢药 5 - FU 引起心脏毒性的报道最早见于 1975 年。以后的研究发现，5 - FU 所致心脏毒性的发生率为 3%。5 - FU 持续静脉滴注时心脏毒性的发生率可增加到 7.6%，无症状性心电图改变可高达 68%。5 - FU 持续滴注时少数患者出现心前区疼痛，心电图可出现类似心肌梗死的图形，但心肌酶谱没有异常改变，提示冠状动脉痉挛是可能的原因。

曲妥珠单抗是人源化的 HER -2 单抗，已被批准用于治疗 HER -2 过度表达的乳腺癌。在早期的临床试验中，曲妥珠单抗的心脏毒性就已经被认识到了，主要为 LVEF 下降和CHF。曲妥珠单抗联合 ADM 的心脏毒性发生率最高为 27%，曲妥珠单抗联合 PTX 心脏毒性的发生率也会增加为 13%，而曲妥珠单抗单药心脏毒性的发生率较低，为 2%～8%。曲妥珠单抗引起的心脏毒性和其剂量无关，停药后及给予抗心力衰竭治疗可使 80% 的患者症状改善。临床使用曲妥珠单抗时建议定期复查 LVEF，当 LVEF 值较基础值下降超过 15% 时，建议暂停使用曲妥珠单抗。

五、肺毒性

多种化疗药物可引起肺毒性，除 BLM 外，大部分化疗药物引起肺毒性的机制并不清楚。可引起肺毒性的细胞毒类药物包括 BLM、BU、BCNU、CLB、CTX、Ara - C、TXT、VP -16、氟达拉滨、GEM、MTX、MMC、PTX、丙卡巴肼、VLB。靶向治疗药物吉非替尼、利妥昔单抗和硼替佐米亦有肺毒性的报道。

BLM 是化疗药物中引起肺毒性研究最多的药物，主要用于霍奇金淋巴瘤或生殖细胞肿瘤患者的化疗。霍奇金淋巴瘤患者接受 ABVD 方案化疗后急性肺毒性的发生率为 25%～31%，但约 10% 的患者同时接受了放疗。BLM 是多肽类抗癌抗生素，早在 20 世纪 60 年代已被认知其可引起肺毒性。其发生机制为：肿瘤坏死因子诱导的免疫反应；与 Fe^{3+} 形成复合物激活氧自由基。BLM 引起的肺毒性主要表现为肺纤维化，少数为对 BLM 超过敏，后者较纤维化易于控制。临床表现为呼吸困难、干咳、乏力，可伴有发热。激素治疗可使部分患者缓解，但发生肺纤维化者难以逆转。BLM 引起肺毒性的危险因素包括：BLM 的累积剂量、肾功能减退、年龄、吸烟、纵隔放疗和高氧。当博来霉素的累积剂量 >300 000IU 时，肺毒性的发生率可明显增加；累积剂量 <450 000IU 时肺毒性的发生率约 5%，而累积剂量达 550 000IU 时，其致死性肺毒性

高达 10%。BLM 进入人体后，50%～70% 以原型从肾脏清除。正常肾功能者半衰期为 2～5h，肾小球滤过率下降者半衰期可延长到 30h。肾功能减退者，BLM 的暴露时间延长，肺毒性的危险增加。因此，对于肾功能减退患者，或同时应用 DDP 等具有肾毒性的药物时，应密切监测并调整 BLM 的剂量。

吉非替尼是小分子酪氨酸激酶抑制剂，作用于 EGFR 阻断信号转导，抑制肿瘤细胞增殖。临床研究表明，吉非替尼对于东方人种的非小细胞肺癌具有肯定的疗效，特别是女性、不吸烟、腺癌患者。美国和欧洲的研究发现，吉非替尼可导致间质性肺炎，发生率为 1.1%。但日本患者的发生率较高。部分患者接受了肺活检，病理检查显示肺间质性炎症和纤维化。吸烟男性比不吸烟女性发生间质性肺炎的危险明显增加了（OR 值为 20.5），女性不吸烟者的发生率仅 0.4%。治疗以激素为主，同时用抗生素治疗未增加疗效。

六、肾和膀胱毒性

（一）化疗引起的肾毒性

1. DDP　化疗引起的肾毒性，以 DDP 为著。DDP 已在临床应用多年，至今仍然广泛应用于多种恶性肿瘤的治疗，对其肾毒性的产生和预防也有比较充分的研究。DDP 以代谢产物的形式从肾脏清除。DDP 引起的肾毒性主要是对近端肾小管的损害，可能累及集合管，但对肾小球无影响。DDP 对肾小管的破坏不仅有重金属直接损伤的原因，也可能是 DDP 和肾小管上皮细胞 DNA 产生交叉联结所致。

DDP 肾毒性的产生和其剂量有关，单次剂量 $<50mg/m^2$ 时发生肾功能损害的机会很小。单次剂量 $>50mg/m^2$ 时必须同时给予水化，不然将造成不可逆的肾功能损害。水化是预防 DDP 引起肾毒性的有效方法。水化可以使顺铂接触肾小管的药物浓度降低，接触时间缩短。因此，DDP 用药前、后应给予大量生理盐水，使尿量保持在 100ml/h 以上。如 DDP 剂量 $>75mg/m^2$，则水化还要加强。水化的同时经常给予甘露醇或利尿剂，但是否能够进一步减少肾损害并不十分肯定。同时应用其他肾毒性药物将加重顺铂肾毒性的危险，如氨基糖苷类抗生素、长期应用非甾体解热镇痛药物等。

除使用水化方法减少 DDP 引起的肾毒性外，尚有一些研究致力于寻找具有减少肾毒性的药物，其中比较成功的是氨磷汀。氨磷汀在体外没有活性，在体内经碱性磷酸酶水解脱磷酸后成为含自由巯基的活性代谢产物 WR-1065。自由巯基能直接与烷化剂和铂类药物的活性基团结合，减少烷化剂和铂类药物对 DNA 的破坏；另一方面，自由巯基可清除化疗药物产生的氧自由基，减少自由基对细胞膜及 DNA 的损伤。氨磷汀对正常细胞具有选择性的保护作用，与细胞毒类药物同时应用不减少其抗肿瘤作用。临床研究显示，卵巢癌患者接受含 DDP 方案化疗，加或不加氨磷汀保护。两组患者疗效相当，加氨磷汀组的肾毒性明显降低了。

2. 氨基蝶呤　MTX 给药后主要从肾脏排泄，通过肾小球滤过和肾小管主动分泌，很快从尿液中清除。普通剂量的 MTX 很少引起肾毒性。当排泄至肾小管的 MTX 和其代谢产物浓度很高时，药物即在肾小管上的沉积，导致急性肾衰竭。尿液在正常生理 pH 时，药物处于充分离子化状态，不易在肾小管产生沉积。但当尿液 pH 呈酸性（pH < 5.7）时，药物易沉积于肾小管。大剂量 MTX 治疗时，水化和碱化尿液是有效防止其肾毒性的方法。水化可使尿液中的药物浓度减低，同时给予碳酸氢钠可使尿液的 pH 呈碱性（pH > 8），从而减少了药物在肾小管上的沉积。尿液的排泄量应保持在 100ml/h 以上。大剂量 MTX 治疗时必须进行血药浓度监测，同时给予四氢叶酸解救。

3. IFO IFO 和 CTX 是同分异构体，两者具有相似的抗肿瘤活性和毒性。但 CTX 并无肾毒性，而 IFO 却可能产生不同程度的肾毒性，甚至为不可逆的肾衰竭，需血液透析或肾移植，严重者可威胁生命。IFO 引起肾毒性的机制可能是其代谢产物中有较多的氯乙醛，并且 IFO 对近端肾小管有直接影响。肾小管损伤后可表现为氨基酸尿、蛋白尿、肾小管酸毒症和低钾血症等。IFO 肾毒性的发生率为 5% ~30%。儿童对 IFO 特别易感，可导致肾性软骨病和生长迟缓。危险因素包括累积药物剂量，患者年龄较轻（特别是 <5 岁的儿童）、单侧肾切除、肾脏接受过放疗、后腹膜肿块、既往或同时接受 DDP 或其他具有肾毒性的药物。药物剂量是 IFO 导致肾毒性的重要相关因素。早期临床研究发现，单次大剂量给予 IFO 将造成肾小管急性坏死，几天内即出现肾衰竭。IFO 分次给药可明显降低肾毒性。因此，IFO 一般为 3~5 天分次给药，也有医生采用持续静脉滴注给药。美司钠对 IFO 引起的出血性膀胱炎有预防作用，但不能减轻其肾毒性。

（二）出血性膀胱炎

大剂量 CTX 和 IFO 都有明显的尿路毒性。大剂量 CTX 引起出血性膀胱炎的发生率为 5% ~35%。IFO 导致的严重出血性膀胱炎的发生率为 40%，而接受过盆腔放疗的患者发生率高达 70%。CTX 和 IFO 两者均产生代谢产物丙烯醛，后者经肾脏排泄至膀胱，是引起尿路毒性的主要物质。动物实验显示，丙烯醛使尿路上皮出现溃疡、炎性反应和水肿。临床上，出血性膀胱炎表现为血尿和下尿路刺激症状。预防出血性膀胱炎传统的治疗方法为给予大量液体水化和利尿，或同时进行膀胱冲洗。

美司钠是一种含有巯基的化合物，对大剂量 CTX 和 IFO 引起的出血性膀胱炎具有预防作用，并比其他巯基化合物具有更好的尿路保护作用。静脉给药后，美司钠完全由肾脏排泄。美司钠在血液中没有活性，经肾脏排泄至尿液后重新被激活。在尿液中，美司钠中的巯基和丙烯醛结合，形成无活性的物质而排出，对尿路不再具有刺激损伤作用。

美司钠应在 CTX 和 IFO 给药前、给药后 4h 及 8h 分别给予，每次用量为 CTX、IFO 剂量的 20%。当应用大剂量 CTX 进行骨髓移植前化疗时，美司钠的剂量可相应地提高到相当于 CTX 剂量的 120% 和 160%。以持续静脉滴注的方式给予 IFO 时，美司钠可以在给药前先给予相当于 IFO 20% 的剂量，然后再按照 IFO 剂量的 100% 与其同步输注。IFO 输注结束后，还应继续输注美司钠（相当于 IFO 剂量的 50%）6~12h，以便能更好地保护泌尿系统。

七、神经毒性

（一）长春花生物碱的神经毒性

长春花生物碱是一类具有神经毒性的细胞毒类药物，包括 VCR、VLB、VDS 和 NVB。长春花生物碱可抑制肿瘤细胞有丝分裂时微管蛋白的聚合，使纺锤丝形成受阻，有丝分裂停止于中期，导致肿瘤细胞死亡。长春花生物碱同时也非选择性地和微管 p 亚单位结合，干扰了神经轴突微管的功能，其中以感觉神经受损最明显。

长春花生物碱引起的神经毒性临床表现相似，以指（趾）末端感觉异常和深部腱反射减退为主要特征。腱反射减退一般为无症状性的，体检方能发现。随药物累积剂量的增加，指（趾）末端感觉异常的范围可扩大到整个手足，感觉由麻木加重至烧灼感。维生素对此类神经毒性无肯定的治疗作用。停药后神经毒性将逐渐减轻。长春花生物碱对副交感神经的功能也有影响，可导致患者便秘、排尿困难，严重者出现肠梗阻。对自主神经产生影响时可发生直立性低血压。

神经毒性是 VCR 的剂量限制性毒性。VCR 的单次给药剂量和累积剂量都和神经毒性的发生有关。VCR 的单次给药剂量应不 > 2mg，年龄 > 70 岁的患者应酌情减量至 1mg。VCR 的累积剂量超过 25mg 时，神经毒性明显增加。VLB、VDS 和 NVB 的剂量限制性毒性则为骨髓抑制，神经毒性较 VCR 为弱，但同样与单次给药剂量和累积剂量有关。NVB 和其他具有神经毒性的细胞毒类药物联合可能加重神经毒性的程度，如 NVB 联合 L – OHP 可导致严重便秘，但 NVB 和 DDP 联合并不增加神经毒性。

（二）紫杉类药物的神经毒性

PTX 和 TXT 引起神经毒性的机制和长春花生物碱相似。紫杉类药物作用于神经元的微管，使神经轴突破坏和脱髓鞘。临床表现为"手套（袜子）"型的感觉异常及麻木感，严重时表现为烧灼感。深部腱反射减退，震动觉消失，直立性低血压。视神经损害可引起短暂的黑矇，运动功能受影响时出现下肢无力。

紫杉类药物引起的神经毒性和药物单次剂量及累积剂量均有关。当 PTX $250mg/m^2$，每 3 周给药，或 PTX 超过 $100mg/m^2$，每周给药时，神经毒性成为剂量限制性毒性。累积剂量和神经毒性的发生有关。但无论 PTX 还是 TXT，并无绝对的剂量极限。

一旦发生神经毒性，停药是最主要的方法。大部分患者经较长时间后可获得症状缓解。目前尚无疗效肯定的预防或治疗神经毒性的药物。

（三）DDP 和 L – OHP 的神经毒性

神经毒性是 DDP 仅次于肾毒性的主要毒性之一，与 DDP 的累积剂量关系密切。DDP 的累积剂量达 $300 \sim 500mg/m^2$ 时，神经毒性的发生率明显增加。DDP 引起神经毒性的原因并不十分清楚，可能的原因是与重金属铂离子在神经元的累积有关，这种损伤往往难以逆转。DDP 引起的神经毒性表现为周围感觉神经病、自主神经病、癫痫发作、脑病、短暂的皮质性失明、球后视神经炎、声带麻痹、视网膜损伤和高频区听力损伤。周围感觉神经病变时，以足趾和脚麻木多见。可发生腱反射减退，但运动神经受损少见。停止应用 DDP 后，部分患者神经毒性可缓慢恢复，但约 30% 的患者神经毒性不可逆。细胞保护剂氨磷汀对于 DDP 引起的神经毒性可能具有预防作用。

L – OHP 是近年来得到广泛应用的铂类药物，周围神经毒性是其最常见的毒性之一。L – OHP 引起的累积性神经毒性是剂量限制性毒性。临床表现为肢体末端或口唇周围感觉异常、感觉性共济失调、肌肉痉挛、注射药物的手臂疼痛、咀嚼时下颌疼痛等。这些症状可能仅持续数分钟至数小时。L – OHP 特征性的神经毒性表现为类似于喉痉挛的呼吸困难，但并无解剖学的异常改变。这种呼吸困难由感觉异常所致，并不伴有喉头或支气管水肿和痉挛，停药后可恢复。另一特征是，这些神经毒性在患者遇冷时会加重，如进食冷的食物、接触冷水或金属物质。神经毒性在停药后会缓慢恢复，至停药后 6 个月，约 3/4 的患者可减轻或消失。当 L – OHP 的累积剂量超过 $800mg/m^2$ 时，有可能导致永久性的感觉异常和功能障碍。有研究表明，同时应用谷胱甘肽可减轻 L – OHP 的神经毒性。在 L – OHP 前、后注射钙和镁，可能有助于预防神经毒性。

（四）沙利多胺的神经毒性

沙利多胺具有抗肿瘤新生血管的作用，已被批准用于多发性骨髓瘤的治疗，但其神经毒性为剂量限制性毒性。沙利多胺的神经毒性发生率为 25% ~70%，和该药物应用时间的长短有关。神经毒性的本质为轴突性神经病。典型的临床表现为周围性末梢感觉异常，或疼痛性感觉异常。感觉丧失以手和足为主，可同时伴有运动和位置觉减退。接受沙利多胺治疗时间的长短和神经毒性的发生有关。有报道显示，沙利多胺每日剂量 >400mg 时，发生神经毒性的危险性明显增加，但累积剂量和神经毒性的关系存在争议。

（五）硼替佐米的神经毒性

硼替佐米是蛋白酶体抑制剂，目前已用于多发性骨髓瘤和套细胞淋巴瘤的治疗。和既往接受的治疗有关，多发性骨髓瘤接受过沙利多胺治疗者，更易于发生神经毒性，发生率为 30% ~60%。主要为周围感觉神经病，极少数为感觉运动神经病。

八、性腺功能障碍

（一）化疗对儿童性腺的影响

现代化疗已能够使一些肿瘤患者获得长期生存。在肿瘤得到控制后，长期生存者生活质量的保证已成为重要问题。特别是儿童或青年期肿瘤患者，接受抑制性腺功能的化疗药物将不同程度地影响这些患者今后的生活质量。化疗药物对性腺功能的影响早在 20 世纪 40 年代后期就已经受到了关注。当时已认识到 HN_2 会引起男性精子缺乏、女性闭经。至今，已有许多研究评价了烷化剂对性腺功能的影响。其他对性腺功能影响较大的细胞毒类药物类包括丙卡巴肼、DTIC 和铂类化合物，可能对性腺有抑制的药物还包括蒽环类，而抗代谢药对性腺的影响不大。

烷化剂和 DDP、CBP 是最容易引起不育的药物。烷化剂中仅 CTX 和 CLB 被证实单药可引起不育，其他药物的评价都是从联合化疗中获得的，结果可能受到其他药物的影响。CBP 是 DDP 的类似物，但临床试验显示 CBP 所致不育的危险性小于 DDP。化疗药物对性腺的影响程度因化疗药物的选择、药物累积剂量、患者的性别和接受化疗时患者的年龄而不同。

一般来说，青春期前男孩和女孩的性腺对化疗不敏感，因为生殖上皮还未开始增殖。化疗对青春期前男孩性功能损伤的发生率为 0 ~24%，成人为 68% ~95%。和成年男性一样，丙卡巴肼、CTX、CLB 对青春期前男孩的影响最大，而不含烷化剂的化疗可能不影响青春期的精子发育，不影响成年后的精子数和生育能力。化疗不影响产生睾酮的睾丸间质细胞，因此一般青春发育期无明显延迟，青春期后的睾酮水平也在正常水平。化疗对青春期前性腺的抑制也存在剂量依赖关系。相同的化疗对女孩今后生育能力的影响小于男孩。大部分化疗不会导致女孩发育停止，青春发育和青春期后的卵巢功能正常。甚至患霍奇金病接受 MOPP（HN2、VCR、丙卡巴肼、泼尼松）化疗的女孩，90% 发育正常。但大剂量化疗还是会对青春期前的卵巢功能造成损害，但一般不影响正常发育。

（二）化疗对成人性腺的影响

化疗引起不育，是由于化疗损害了睾丸基底上皮和成人卵巢的卵泡及生长期卵母细胞。烷化剂和 DDP、CBP 引起男性精子缺乏、女性闭经的危险性最大。青春期后，男性睾丸生殖上皮终身对烷化剂的损伤敏感，其敏感性是青春期前的 5 倍。烷化剂可引起精子减少或缺乏，导致不育。接受低剂量化疗的患者，1～3 年内精子水平可能恢复正常。如果化疗损伤了精原干细胞，有可能导致永久的精子缺乏。烷化剂和丙卡巴肼对男性性腺的损害最明显。烷化剂可导致 85%～95% 男性和 50% 女性不育。MOPP 是治疗霍奇金病的有效方案，接受 MOPP 方案化疗者有 97% 出现精子缺乏，而接受 ABVD 方案者有 54% 出现精子缺乏，且几乎所有患者均恢复精子生成。由于 ABVD 方案疗效与 MOPP 相等，致不育及第二肿瘤的危险比 MOPP 小，因此，ABVD 已很大程度上替代了 MOPP。

卵巢对烷化剂的敏感性随年龄的增长而增加。年龄 <30 岁的妇女 CTX 导致闭经的危险是年龄 >40 岁妇女的 1/4。大部分化疗药物引起的闭经是暂时的，持续数月或数年后可恢复。但年长女性化疗后可能导致提前绝经。可能的解释是，细胞毒类药物加速了卵母细胞的排空。年轻女性的卵巢拥有众多的卵母细胞，化疗可能减少了存活的卵母细胞数，但影响不大。化疗药物加速了年长女性卵母细胞的正常排空过程，导致了提前绝经。烷化剂是可能导致永久性卵巢功能损害的主要化疗药物，并与累积剂量有关。

（三）化疗对妊娠的影响

细胞毒类药物对胎儿的影响与妊娠时间有关。在妊娠前 3 个月，化疗可致流产和畸胎。妊娠后期，化疗可使新生儿体重不足，但很少引起先天性畸形。临床研究发现，儿童或少年期接受过化疗的长期生存者，他们所生子女中先天性畸形或遗传性疾病的发生率并不比普通人群高。除外遗传性肿瘤（如视网膜母细胞瘤），这些长期生存者的子女恶性肿瘤的发生也未明显增加。

（四）预防

在预期可获得长期生存的肿瘤患者接受抗肿瘤治疗前，应评价其性腺的功能状况和生育情况。由于烷化剂对性腺的毒性最大，在选择化疗药物前应考虑治疗后对性腺的远期影响。在疗效相当的情况下，选择毒性较小的药物。如以 ABVD 方案替代 MOPP 方案治疗霍奇金病。对于需要保存生育能力的患者，在接受烷化剂治疗前可将精子和卵子采集后保存起来。

九、第二原发肿瘤

第二原发肿瘤是抗肿瘤治疗相关远期毒性中最严重的并发症。自 20 世纪 70 年代以来，已有许多研究评价了抗肿瘤治疗与第二肿瘤的相关性。美国的研究表明，儿童肿瘤患者治疗后发生第二肿瘤的危险性是普通人群的 5.9 倍。化疗引起白血病已被很多研究所证实，而治疗相关的实体瘤更多地与放疗有关。霍奇金病、睾丸癌和儿童肿瘤是化疗提高患者生存率最明显的肿瘤，这些患者的发病年龄一般比较轻，对于长期生存患者第二肿瘤的研究也最多。其次为乳腺癌和卵巢癌。值得注意的是，第二肿瘤的发生并不都与治疗有关，生活方式、遗传因素、免疫缺陷等都是第二肿瘤的相关原因。

化疗药物中，烷化剂、鬼臼毒素、蒽环类和铂类药物被认为具有致癌性，并随其累积剂量的增加而危险性增加。可能引起白血病的烷化剂包括 NH_2、CLB、CTX、MEL、MeCCNU、CCNU、BCNU、BU 等，而 CTX 致白血病的危险性相对较小。烷化剂相关白血病的危险性在化疗后 1～2 年开始增加，高峰在 5～10 年，10 年后危险性降低。化疗引起的白血病主要为急性粒细胞白血病（AML），占所有白血病的 10%～20%。其次为急性淋巴细胞白血病

（ALL）、慢性粒细胞白血病（CML）和骨髓增生异常综合征（MDS）。烷化剂相关的 AML 发生率为 1%～20%，50% 病例以 MDS 为先期表现，而原发 AML 很少有这种情况。

霍奇金病传统 MOPP 方案治疗后长期生存患者的第二原发白血病的危险性明显增加，主要与 NH_2 和丙卡巴肼有关。MOPP 10～12 个疗程比 6 个疗程致白血病的危险性增加 3～5 倍。20 世纪 80 年代后，ABVD 方案逐渐取代了 MOPP 方案。铂类药物的作用机制与烷化剂相似，广泛应用于各种肿瘤的治疗。在卵巢癌的研究中发现，含铂类药物的联合方案化疗显著增加了白血病的危险。许多大型研究显示，他莫昔芬可降低对侧乳腺癌的危险。据早期乳腺癌协作组统计，服他莫昔芬 5 年的患者可相对降低 47% 对侧乳腺癌的危险的。但长期服用他莫昔芬有致子宫内膜癌的危险。服用他莫昔芬 2 年，患子宫内膜癌的危险性增加 2 倍；服用他莫昔芬 5 年，患子宫内膜癌的危险性增加 4～8 倍。对于乳腺癌术后需要进行辅助内分泌治疗的患者来说，他莫昔芬治疗后生存期的提高和对侧乳腺癌的减少带来的益处，远大于子宫内膜癌所带来的害处。但必须对长期服用他莫昔芬的患者进行子宫内膜癌的监测，特别是以往有雌激素替代治疗史的患者。

（刘　瑛）

第五章

肿瘤放射治疗

第一节　放射治疗发展简史

一、放射肿瘤学

放射肿瘤学（radiation oncology）是通过电离辐射作用，对良、恶性肿瘤和其他一些疾病进行治疗的临床专业学科。主要研究各系统肿瘤的病理特性、诊断、放射治疗原则及综合治疗原则，放射治疗方案的制定和实施，放射反应及处理等。放射肿瘤学以放射物理、放射生物学为基础，同时临床放射肿瘤学医生还需对患者的诊断及分期有全面的了解，做出正确的判断并决定最优的治疗策略。

目前和今后若干年肿瘤治疗以综合治疗为主，放射治疗是综合治疗的主要手段之一。因此，放射肿瘤治疗应考虑常见肿瘤的生物学特点，淋巴扩散规律，综合治疗原则等来决定放疗施使。同时，做到治疗方案个体化。

二、放射肿瘤学发展简史

1895 年 11 月 8 日伦琴发现了 X 线。1898 年居里夫人发现天然放射性元素镭。1899 年，由于当时对放射损伤及防护一无所知，研究人员超量接触放射线而发生了手部皮肤放射性癌，此时放射治疗进展处于低谷。

1902 年，X 线开始被用于治疗皮肤癌。致癌与治癌一对事物巧妙地出现于同一历史年代中。1920 年，研制出庞大的 200kV 级 X 线治疗机，开始了"深部 X 线治疗"时代。同年，Coohdge 使用了放射线剂量的测量方法，定出了剂量单位即伦琴，对放射治疗起到了极其重要的推动作用。1922 年在巴黎召开了首届国际放射治疗会议，肯定了放射治疗恶性肿瘤的疗效。1932 年，Coutard 奠定了每日 1 次、每周 5d 分割照射的方法学基础，迄今仍一直被人们所遵循。

1934 年，Joliot Curie 发明了人工放射性元素。1950 年开始用重水型核反应堆获得大量的人工放射性^{60}钴源，促成了远距离^{60}钴治疗机大批问世，使放射治疗后的各种肿瘤患者的存活率有了根本性的改观，从而奠定了现代放射肿瘤学的地位。

1951 年，电子感应加速器投入使用。1953 年，英国 Hammersmith 医院最早安装了 8MV 直馈型行波加速器。随后，直线加速器逐步替代^{60}钴治疗机而成为放射治疗的主流机型。20

世纪 70 年代末，瑞典 Scanditronix 公司推出了医用电子回旋加速器，并在欧美的治疗中心安装使用，被认为是医用高能加速器的发展方向。随着 ^{60} 钴治疗机及直线加速器的推广使用，放射治疗的疗效有了质的突破，放疗也成为肿瘤的主要治疗手段之一。

随着一些新的放射性物质如铱源不断得到应用和医用加速器的性能改进，以及 20 世纪 70 年代 CT、模拟定位机、TPS 投入使用并不断更新，逐步形成了近代放射治疗。

近代放射治疗是建立在放射物理、放射生物和临床肿瘤学的基础上，它的发展导致放疗技术上的改进、剂量分割模式和分割方式的改变，显著提高了放疗效果。

适形调强放射治疗是目前放射治疗界的热点，它综合地体现了放射治疗在技术上的新进展。1965 年，日本学者高桥（Takahashi）首先提出了旋转治疗中的适形概念。Proimos 等在 20 世纪 70 年代和 80 年代初报道了采用重力挡块进行适形放射治疗的方法。随着计算机技术的飞速发展和图像技术的介入，三维适形治疗极大地改变了常规放射治疗的面貌。三维适形放射治疗是一种综合医学影像、计算机技术和质量保证措施的现代放射治疗流程，它代表了 21 世纪初放射治疗的发展方向。

三、放射治疗在治疗肿瘤中的地位

目前约 70% 的恶性肿瘤在肿瘤发展的不同阶段需要放射治疗。放疗后总的治愈率达 18%。有近 72 种良性疾病需行放射治疗。

（侯　鹏）

第二节　放射治疗的基础

一、一般临床知识

如前所述，放射肿瘤科是一个临床学科，放射肿瘤医师是一位临床医师，他直接接受患者，进行诊断及治疗，因此必须具有一般的临床知识及经验，并能处理放射治疗前、中、后的临床问题。

二、肿瘤学知识

放射治疗主要用于治疗恶性肿瘤，所以必须具有一般的肿瘤学知识，如肿瘤流行病学、病因、发病机制以及肿瘤分子生物学等，特别是应熟悉临床肿瘤学，要了解不同肿瘤的生物学行为、转归，每一个肿瘤的分期以及不同期别的治疗，放射治疗在各种肿瘤不同期别治疗中的作用等。

三、临床放射物理学知识

放射治疗是用射线治疗肿瘤，因此必须具有射线的物理知识，如熟悉各种设备的性能、各种射线的特点及其应用、剂量及临床剂量学，了解剂量计算等，这是每天都要用的，对放射肿瘤医师来讲是十分重要的。

四、肿瘤放射生物学知识

肿瘤放射生物学的最基本目的是解释照射以后所产生的现象并建议改善现在治疗的战

略，也就是从三个方面为放射治疗提供了发展，即提供概念，治疗战略以及研究方案（protocol）。概念：首先是放射治疗基本知识，照射后正常组织及肿瘤效应的过程及机制，它将有助于我们了解照射后发生的现象，如有关乏氧，再氧合，肿瘤细胞再增殖以及 DNA 损伤后的修复。治疗战略：协助我们研究放射治疗的新方法，如乏氧细胞增敏剂，高 LET 放射治疗，加速分割及超分割放射治疗；研究方案：可为临床放射治疗研究方案提供意见，如为不同的分次治疗及剂量率提供转换因子，在治疗过程中何时应用增敏剂，将来进一步建议个体化治疗方案。综上所述放射肿瘤医师必须具备肿瘤放射生物知识，吴桓兴教授曾生动的形容说，肿瘤放射生物就是肿瘤放射治疗的药理学。

五、放射治疗过程

放射肿瘤医师、放射物理师、放射技师等，在放射治疗过程中各有不同的任务，如（表 5 – 1）所述。

六、放射治疗前的准备工作

1. 患者及患者亲友的思想准备　包括病情、治疗方案、预后、治疗中及治疗后可能发生的反应及晚期反应等，并取得同意，签订知情同意书。

2. 医疗上的准备　如纠正贫血、脱水、控制感染等；头颈部照射时保持口腔清洁、洁牙，拔除照射野内残牙等。

表 5 – 1　放射治疗过程

临床检查及诊断	放射肿瘤医师
（明确诊断，判定肿瘤范围，做出临床分期，了解病理特征）	
确定治疗目的	放射肿瘤医师
根治、姑息、综合治疗（与手术综合，术前，术中或术后放射治疗，与化疗综合）	
或单一放射治疗	
确定放射源	放射肿瘤医师
（体外照射——常规照射、三维适形照射、调强放射治疗等，近距离照射）	模拟机技师
制作患者固定装置与身体轮廓	
模拟机下摄片或 CT 模拟	模拟机技师
确定靶区体积	放射肿瘤医师
确定肿瘤体积及剂量	
确定危险器官及剂量	
制定治疗计划	放射物理师
设计照射野并计算选择最佳方案	
制作铅挡块	模室技师
确定治疗计划	放射肿瘤医师
	放射物理师
验证治疗计划	放射肿瘤医师
	模拟机技师
签字	放射肿瘤医师

	放射物理师
第一次治疗摆位	放射肿瘤医师
	放射物理师
	放射治疗技师
摄验证片	放射治疗技师
	放射肿瘤医师
每周摄验证片	放射治疗技师
	放射肿瘤医师
每周核对治疗单	放射肿瘤医师
	放射物理师
每周检查患者（必要时更改治疗计划）	放射肿瘤医师
治疗结束时进行总结	放射肿瘤医师
随诊	放射肿瘤医师

（侯　鹏）

第三节　临床放射物理

临床放射物理（clinical radiophsics）是研究放射治疗设备、技术、剂量测量及剂量学、治疗计划设计、质量保证和质量控制、模室技术、特殊放疗方法学及学科前沿的新技术、新业务的分支学科。目的是指导临床如何选择放射线；如何得到合理的照射剂量分布；如何保证放射等。探讨提高肿瘤剂量，降低正常组织受量的方法。物理计划是精确放疗的必要手段。

一、放射物理学基础

（一）放射源

1. 放射源　主要有 3 类：①放射性核素射出的 α、β、γ 射线。②X 线治疗机和各种加速器产生的不同能量的 X 线。③各类加速器产生的电子束、质子束、负 π 介子以及其他重粒子等。

2. 放射治疗的基本照射方式　①远距离治疗（teletherapy）也称体外照射，是指治疗时放射源与人体有一定距离，集中人体的某一部位进行照射。②近距离治疗（brachytherathy）也称内照射，将放射源密封直接放入被治疗的组织、人体的天然体腔内或直接置入被治疗的组织内（如舌、皮肤、乳房等），或贴敷在病变表面进行照射。

3. 放射性粒子植入　是近些年来发展起来的照射形式（本质也是近距离照射的一种），将放射性粒子直接植入到体内，进行放射治疗。分为永久性粒子植入和短暂性粒子植入治疗。

（二）放射治疗设备

1. X 线治疗机　X 线是高速运动的电子突然受到物体（靶）的阻挡而产生的，以

99.8%的热能散出，仅0.2%转为X线。根据能量的高低，X线治疗机分为：①接触治疗机（10~60kV）。②浅层治疗机（60~120kV）。③中层治疗机（120~180kV）。④深部治疗机（180~400kV）。

2. ^{60}钴远距离治疗机 ^{60}钴是一种人工放射性核素。由普通的金属^{59}钴在原子反应堆中经热中子照射轰击所成。核内的中子不断转变为质子并释放能量为0.31MeV的β射线；核中过剩的能量以1.17MeV及上1.33MeVγ线辐射的形式释出，γ线平均能量为上1.25MeV.^{60}钴半衰期短（5.27年），^{60}钴能量每月衰减1.1%，最终衰变成稳定性元素镍（^{60}Ni）。目前能生产千居里甚至万居里以上高强度^{60}钴放射源，能量相当于峰值3~4MV高能X线。

3. 加速器（accelerator） 加速器是利用电磁场加速带电粒子达到高能的装置。医疗上最常使用的是电子感应加速器、电子直线加速器两种。电子直线加速器是利用高频电场加速电子，电子沿直线轨道运动；电子感应加速器是利用变压器感应电场加速电子。它们既可产生高能X线，又可以产生电子束（electron-beam）。

（1）高能X线：是高速运动的带电粒子打击钨靶产生的，不带电。特点：①能量高，深度剂量大。^{60}钴10cm×10cm照射野10cm深处百分深度量为52%，而8MVX线的百分深度量为70%，15MVX线的百分深度为79%。②等剂量线平坦，照射野中心和边缘剂量仅差3%左右。③容积剂量小，患者的全身反应轻。

（2）电子束：电子束又称β射线，是带电离子，由加速器产生的高速运动的电子直接引出。临床剂量学特点：①能量大小可以调节，临床上可以根据病变深度不同，选择不同能量的电子束做治疗。②电子束能量到一定深度后迅速下降，有利于保护病变后正常组织（特别是重要器官如晶体、脊髓等）。③可用单野照射，适用于治疗表浅及偏中心部位的肿瘤。

4. 后装治疗机 现代后装治疗机是采用后装技术，后装技术（after-loading）就是先把无放射源的源容器置入患者的体腔内或插入组织中，然后在有防护屏蔽条件下，利用机器的自动控制的方法把放射源输入源容器内进行放疗。基本包括贮源器、机械驱动装置和控制系统。贮源器一般存储1枚^{192}铱放射源；机械驱动装置用来实现放射源的植入和退出。控制系统用来完成对上述操作的控制。

5. 模拟定位机 是模仿放疗机而设计的X线诊断机。它用X线球管代替治疗机的放射源，安装在模拟机的旋转机架一端；影像增强器安装于机架的另一端；射线准直器、机架和治疗床等部分是模拟外照射治疗机而设计的（图5-1）。

模拟机临床应用 ①肿瘤及重要器官的定位。②确定靶区（或危及器官）的运动范围。③模拟治疗射野的确定，并勾画射野和定位、摆位参考标记。④拍摄射野定位片或证实片，检查射野挡块的形状及位置。

6. CT模拟 是利用CT图像提供患者横断面内解剖结构的信息，进行数字影像重建，使得放射治疗靶区的定位更加准确可靠，实施三维适形、调强放射治疗的重要手段。完整的CT模拟应由三部分组成：大视野（FOV≥70cm）的CT扫描机；CT图像的三维重建、显示及射野模拟功能的软件；激光射野定位仪。

CT模拟采用的是螺旋CT，将CT模拟软件合并入三维计划系统中。利用"虚拟透视"功能作为独立的系统来进行靶区的定位，以提高三维治疗计划的利用率。CT模拟确定射野与普通模拟机不同，操作不是在实际患者身体上进行的，而是利用高数字重建图像（DRR）的影像所生成的"虚拟假体"上进行，方便医生提取所需要观察的靶区、某一组织或器官的一部分，或靶区与周围器官间的相互空间关系。模拟定位生成的射野等中心点坐标相对于CT扫描时定位参考点的位移传输给激光射野定位仪，通过激光灯或床的移动实现等中心点的体表投影标记。激光定位仪除了作靶中心和机械等中心在体表投影的指示功能外，还增加了使用射野在患者体表的外围投影的激光指示功能，其模拟过程不仅保证了体位的一致性，还保证了射野的一致性。

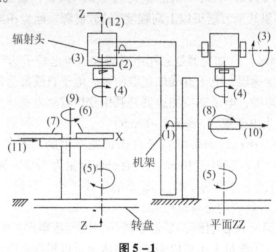

图 5 - 1

（1）机架旋转轴；（2）辐射头横向转动轴；（3）辐射头纵向转动轴；（4）覆束系统旋转轴；（5）治疗床等中心轴；（6）床面自转轴；（7）床面纵向转动轴；（8）床面横向转动轴；（9）床面高度方向；（10）治疗床横向移动方向；（11）治疗床纵向移动方向；（12）轴（1）至辐射源距离方向

7. 立体放射治疗设备　立体定向照射的设备主要有三部分组成：计划系统、立体定向系统和治疗实施系统。

（1）治疗实施系统：①γ刀主要部件包括辐射源、准直系统、治疗床、液压系统和控制部分。②SRT（SRS）所用的射线是直线加速器产生的高能X线。准直器是通过适配器附加于直线加速器的治疗准直器下形成的三级准直器。通常为一组圆形准直器，可在等中心处形成直径5~50mm的照射野；其他的实施系统结构与加速器相同，如床、机架的旋转，治疗参数的确定及机器控制等。

（2）立体定向系统：①基础环是实施立体定向照射过程中最基本的系统，包括影像定位和治疗摆位两部分。联系影像定位和治疗摆位两大部分的核心部件是基础环。其作用是在患者的治疗部位建立一个在定位、计划、治疗的整个过程中不变的患者三维坐标系统。用于CT/MRI定位的定位框架由相应的线段状的材料构成"N"或"V"字形。它们的特点是具有坐标的直读性。摆位框架的坐标指示器一般都采用毫米分度尺。②全身立体定向体架系统由真空成型袋、热塑体膜、CT定位框架、治疗摆位框架组成。它在治疗体位的皮肤表面和肢体设立6~8个标记点，依靠这些标记点，力求从CT定位到治疗摆位的过程中，保持治疗体位的一致性。可精确进行立体放疗、适形放疗、调强放疗的定位和治疗。

（3）三维治疗计划系统：是SRS和SRT治疗系统中不可缺少的重要组成部分。具备下述功能：①治疗计划系统具有很强的图像处理功能，包括患者图像横断、冠状、矢状的三维重建及显示；治疗床在不同位置、加速器机架任何旋转角度射野的显示；高档软件可做 CT/MRI/PET 图像的融合。②三维剂量计算功能。③系统具有基本的评价治疗方案的工具，如任意截面二维剂量分布显示、三维显示等剂量线与解剖结构的关系，剂量体积直方图（DVH）以及正常组织并发症几率（NTCP）和肿瘤控制率（TCP）模式。④能完成特定患者三维坐标系的建立，确定靶区中心相对参考点的坐标。

（三）放射治疗的有关名词

1. 射线的质　射线的质是表示射线穿透物质的能力，即射线的硬度，用能量表示。

临床上常用下述方法粗略地描述射线的质：①对 2MV 以下的 X 线通常用它的管电压值表示 X 线的峰值能量。临床上一般用半价层（HVL）表示 X 线的硬度。②对 2MV 以上的 X 线，通常以 MV 表示。③对 γ 射线，通常用核素表示，如 ^{60}钴 γ 线、^{137}铯 γ 线等。

当射线仅限于 X 线、γ 线时，射线的质只表示射线在物质中的穿透能力；但当射线扩展到其他种类如快中子、负 π 介子时，射线质的概念应表示射线的生物效应。

2. 吸收剂量　吸收剂量是指生物体（或介质）受照射时所吸收的能量。其老单位为拉德（rad），新单位用戈瑞（Gy）表示。

1Gy = 100rad　　　　　1cgy = 1rad

3. 照射剂量　照射剂量即射线在空气中的曝射量。表示 1mL 空气在 760mmHg（1mmHg = 0.33kPa）大气压力、0℃的标准状况下，经 X 线、γ 线照射后产生 1 个静电系单位的电荷量，其老单位为伦琴（R），新单位为 C/Kg。

4. 剂量建成效应　X（γ）线照射介质时，介质内的吸收剂量随介质表面下的深度的增加而增加的现象，称为建成效应。

5. 源皮距（SSD）　放射源到模体表面照射野中心的距离。

6. 源瘤距（STD）　放射源沿射野中心轴到肿瘤内参考点的距离。

7. 源轴距（SAD）　放射源到机架旋转轴等中心的距离。机器等中心即机架旋转，准直器旋转与治疗床旋转的旋转中心轴交点。

8. 百分深度量（DDP）　百分深度量是指体模内照射野线束中心轴上某一深度处的吸收剂量（Dd）与某一固定参考点吸收剂量（Do）之比称为百分深度量。Do 一般选最大电离深度处吸收剂量。

9. 等剂量曲线　在照射野内，同一深度处的中心轴外的剂量都比中心轴上的剂量为小，离中心轴越远，剂量越小。如将深度剂量相同的点连接起来，会出现两端向上弯曲的曲线，各个深度的类似曲线可以组成一个照射野的等剂量曲线。

10. 危及器官（organ at risk，OAR）　指可能卷入射野内的重要组织或器官，它们的放射敏感性（耐受剂量）将显著地影响治疗方案的设计或靶区处方剂量的大小。

（侯　鹏）

第四节　放射生物学

一、细胞生物学基本概念

临床放射生物学（clinical radiobiology）是放射肿瘤学的基础之一，是一门边缘科学，主要探讨放射线与生物体的相互作用，研究放射线对肿瘤组织和正常组织的效应以及这两类组织被放射线作用后所起的反应；以及如何提高肿瘤放射性和降低正常组织损伤等方面的问题。内容涉及从放射线对生物体起作用的原始反应及其后一系列的物理、化学改变和生物学方面的改变，研究范围由分子水平、细胞水平到整体水平。

这门学科的知识对我们日常工作中每次制定正确的治疗方案有潜在的影响。指导临床医生更好地运用照射后细胞存活曲线、细胞放射损伤机理、"4R"理论、L-Q模型理论，以改进临床剂量分割方式，从而不断提高放射治疗效果。

二、生物大分子的辐射效应

电离辐射引起生物大分子的损伤，可以分为直接损伤和间接损伤两种方式。

（一）直接作用

电离辐射直接作用于生物大分子，引起生物大分子的电离和激发，破坏机体的核酸、蛋白质、酶等具有生命功能的物质，这种直接由射线造成的生物大分子损伤效应称为直接作用。是高 LET 射线的主要作用方式。在直接作用过程中，生物效应和辐射能量沉积发生于同一分子即生物大分子上。对于同样能量的射线，分子越大，发生电离效应的机会就越多，在哺乳动物细胞核中的 DNA 分子最大。因此，电离辐射作用的主要靶点是 DNA。

（二）间接作用

电离辐射直接作用于水，使水分子产生一系列的辐射分解产物，如水离子（H_2O^+）、自由电子（e^-）、带负电的水离子（H_2O^-）、氢氧离子（OH^-）和氢自由基（$H\cdot$）等。这些辐射分解产物再作用于生物大分子，引起后者的理化改变。这种作用称电离辐射的间接作用。间接作用时，辐射能量主要沉积于水分子上，而生物效应发生在生物大分子上。由于机体内的生物大分子周围含水量占 70% ~ 90%，故间接作用非常重要。间接作用是低 LET 射线如 X 射线和 γ 射线的主要作用形式。

（三）氧"固定"作用

当有氧存在时，就会发生氧效应。氧与自由基发生作用，"固定"放射损伤，并封闭有机自由基，产生过氧基（$RO_2\cdot$），从而使受照射物质化学结构发生改变，造成更多的损伤。当缺氧时，则上述最后反应就无从进行，许多被电离的靶分子能进行修复，所以，氧在一定意义上对放射损伤有"固定"作用。氧"固定"放射损伤的作用，也叫"氧固定假说"（oxygen fixation hypothesis）。此假说认为，电离辐射作用于生物物质时，产生自由基（$R\cdot$）如有氧存在时，自由基与氧起作用产生过氧基（$RO_2\cdot$），这种形式是靶损伤不可逆的形式。

三、电离辐射的细胞效应

细胞是生命体结构和功能的基本单位。辐射所致的损伤，不论是在机体整体水平、组织水平或分子水平上，都会以细胞损伤的形式表现出来。因此，研究放射对细胞的作用，是研究放射对机体作用的基础。在肿瘤的放射治疗上，细胞生物学研究，能为正常和肿瘤组织对放射作用反应提供重要依据。

（一）细胞杀灭的随机性

在细胞群经照射后，会产生部分细胞死亡，但细胞死亡是随机分布的，即在由100个细胞组成的细胞群中，经100次由照射产生的致死性损伤并不能杀灭全部100个细胞，而按平均值计算，37个细胞未被击中，37个细胞仅被击中1次，18击中2次等。由于细胞死亡呈随机分布，使细胞存活率和剂量之间呈半对数的关系。

（二）细胞存活曲线

细胞存活曲线，也称细胞剂量效应曲线。是用来定量描述辐射吸收剂量与"存活"细胞数量的相关性的一种曲线。细胞存活曲线的类型包括：①指数性存活曲线。②非指数性存活曲线。

（三）靶学说

1. 单靶单击学说　按照靶学说，指数性曲线是单靶单击的结果。"靶"是指细胞内放射敏感的区域，"击"是指射线粒子的打击。单靶单击是假定细胞内只有一个较大的放射敏感区，只要击中一次便可造成细胞死亡。所以极小剂量的照射便可造成细胞存活率呈指数性下降。这种形式是密度较高的射线所造成的放射效应，如高LET射线。

2. 多靶单击或单靶多击学说　多靶单击学说认为细胞内不止一个靶，而是有多个敏感区，射线击中一个靶细胞尚不能死亡，必须击中所有靶才有效，导致细胞死亡。

（四）非指数性存活曲线数学公式及其参数

1. 多靶方程　大多数哺乳动物在体外培养细胞的剂量效应曲线为非指数曲线，其数学模型可用二元方程表示。根据单靶单击学说，细胞如果只存在一个靶，细胞存活率为：

$S = e^{-KD}$，死亡率为 $Y = 1 - e^{-KD}$。

如果细胞有n个靶或打击n次才能死亡，则死亡率应为n次造成的总和，公式为：

$Y = (1 - e^{-KD})^n$

式中Y为死亡率，n为靶数或打击次数，K为曲线指数下降部分的斜率，D为照射剂量。其存活率公式应为：

$S = 1 - (1 - e^{-KD})^n$

如用 D_0 代替K带入公式，因 $D_0 = 1/K$，存活率公式可变为：

$S = 1 - (1 - e^{-D/D_0})^n$

根据公式，已知平均致死量 D_0 及存活曲线的n值，便可求出任何剂量照射下的细胞存活率。细胞存活率与细胞本身的放射敏感性（即平均致死剂量 D_0 和靶数或打击次数）有关，与受到的照射剂量有关。

哺乳动物非指数存活曲线（图5-2）有几个参数，其生物含义如下。

（1）平均致死量 D_0：即存活曲线直线部分斜率K的倒数。这是照射后仍余下37%细胞存活或者使63%细胞死亡的剂量值，其反映每种细胞对放射线的敏感性。D_0 值愈小，使63%细胞死亡所需剂量愈小，曲线下降迅速，细胞愈敏感；D_0 值愈大，即杀灭63%细胞所需剂量愈大，曲线下降平缓，细胞对辐射敏感性愈低。D_0 值的改变，代表这种细胞放射敏感性的变化，如缺氧状态下可使细胞的 D_0 值增大，而放射增敏剂可使细胞的 D_0 值减小。

（2）外推数 N 值：细胞内所含放射敏感区的个数，即靶数或打击次数，N 值是将曲线直线部分延长与纵轴相交所截之部分。尺管把 N 值认作细胞内放射敏感区域的多少，但由于受照射条件的多样，也可以表现出不同的放射敏感性。是细胞内固有的放射敏感性相关的参数。N 值对细胞放射敏感性的影响，也是通过 D_0 值表现出来。

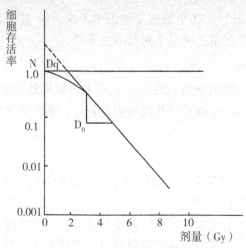

图 5-2　非指数细胞存活曲线

（3）准阈值 Dq（也称浪费射线剂量）：是将曲线直线部分延长，与横轴相交后所截之部分，他代表存活曲线的"肩宽"。表示从开始照射到细胞呈指数性死亡所浪费的剂量，也代表细胞亚致死损伤的修复能力的大小。Dq 值小说明该细胞亚致死损伤的修复能力弱，很小剂量即可使细胞进入致死损伤的指数死亡阶段。Dq 值大，表明造成细胞指数性死亡所需的剂量大，其修复亚致死性损伤能力强。

D_0、Dq 和 N 值是三个重要的参数，三者的关系式为：

$InN = Dq/D_0$

从上式可以看出，当 D_0 值一定时，N 值与 Dq 成正比，说明细胞内靶数愈多浪费剂量意大；当 N 值一定时，D_0 与 Dq 成正比关系，即靶数不变的情况下，肩区愈大，细胞对放射线愈抗拒；当 Dq 一定时，D_0 和 N 值成反比，即靶数愈多的细胞对放射愈敏感。

2. 线性二次方程（L-Q 公式）　由于哺乳动物细胞的存活曲线复杂多样，所以描述存活曲线有许多数学模式。在 20 世纪 70 年代，Chaplman、Gillespie、Reuvers 和 Dugle 提出了 α、β 模式，即线性二次方程（L-Q 公式）：

$S = e^{-(\alpha D + \beta D^2)}$

某一剂量照射造成的细胞杀伤，都是由直接致死效应和间接致死效应组成，即 α 型和 β 型细胞杀伤。α 型细胞 DNA 为单击双链断裂，其产生的生物效应与剂量成正比，即 $e^{-\alpha D}$，式中 α 表示单击生物效应系数。在细胞存活曲线上与剂量表现为线性关系。β 型细胞 DNA 为多击单链断裂，与可修复的损伤积累有关，其产生的生物效应与剂量平方成正比，即 $e^{-\beta D^2}$，式中 β 表示多击生物效应系数。存活曲线表现为连续弯曲。

当单次照射引起 α 型和 β 型细胞杀伤效应相等时：

$$\alpha D = \beta D^2 \qquad \alpha / \beta = D$$

α/β 即为使两种效应相等时的剂量。

正常早期反应组织有较高的 α/β 值，说明 α 型细胞产生的效应相对明显，存活曲线弯曲程度较小；正常晚期反应组织 α/β 较低，表明直接杀伤（α 型）较少，可修复损伤积累（β 型）引起的杀伤相对较多，存活曲线弯曲较大。肿瘤组织的 α/β 值一般类似或较高于早期反应组织（图 5 - 3）。

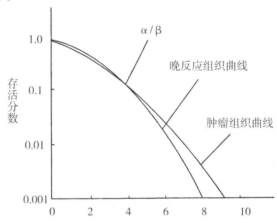

图 5 - 3　肿瘤组织和晚期反应组织的放射反应规律

（五）细胞死亡

细胞死亡是细胞照射后的主要生物效应，凡是失去无限增殖能力，不能产生大量子代的细胞称为不存活细胞，即细胞死亡。它以两种形式表达：增殖性细胞死亡和间期细胞死亡。

1. 增殖性细胞死亡　是指细胞受照射后一段时间内，仍继续保持形态的完整，甚至还保持代谢的功能，直至几个细胞周期以后才死亡。增殖性细胞死亡是最常见的细胞死亡形式，并且认为与不同组织经照射后损伤何时表达有关，也与组织的更新速度有关。

2. 间期细胞死亡　在某些情况下，如细胞受到大剂量照射（100Gy）时，细胞将在有丝分裂间期立即死亡，细胞死亡与细胞周期无关，这种死亡方式称间期死亡。它不同于增殖性细胞死亡，间期细胞死亡一般发生于照射后几小时内，24h 内达到顶点。在临床上，最典型的间期死亡是淋巴细胞。大量的研究证明，在大多数情况下，间期性细胞死亡以细胞凋亡的形式出现。初步估计，大约 1/3 的实体肿瘤的辐射生物效应与细胞凋亡有关。

（六）细胞动力学的改变

放射线直接影响到细胞周期，影响较大的主要是在早 G_2 期和 G_1/S 后期。经照射后的细胞可在细胞周期中某一时相产生阻滞。阻滞时间的长短取决于照射剂量及剂量率、细胞类型及细胞在细胞周期中的时相。在低剂量率连续照射时，细胞倾向于停留在放射敏感的时相如 G_2 期等，这说明为什么低剂量率连续照射的疗效较好的原因之一。

四、细胞内在放射敏感性

1. 细胞的放射敏感性　指在放射线照射下，各种细胞产生的反应程度有别，这种对射线不同程度的反应称为细胞的放射敏感性。细胞内在结构、功能状态和周期时相等都与细胞放射敏感性有关。

2. Bergonie 和 Tribondeau 定律　Bergonie 和 Tribondeau 定律即"细胞的放射敏感性与它们的繁殖能力成正比，与它们的分化程度成反比"。细胞增殖能力愈强，代谢愈活跃，对射线愈敏感。值得一提的是，卵细胞和小淋巴细胞不再分裂，但放射敏感性很高。

3. 细胞周期时相与放射敏感性　根据研究者对多种哺乳动物细胞的观察，周期中不同时相的细胞放射敏感性如下：①处于或接近有丝分裂的细胞最敏感（M、G_2）。②晚 S 期的抗拒性通常最高。③如 G_1 期相当长，则 G_1 早期有抗拒性，G_1 末期敏感。④G_2 期与 M 期的放射敏感性大致相等。

五、细胞的放射损伤与修复

（一）细胞放射损伤的类型

1. 亚致死性损伤（sublethal damage，SLD）　一般在细胞受照射后 1 ~ 6h 内基本修复。修复与 DNA、RNA 及蛋白质的合成无关。细胞如处于乏氧状态，SLD 的修复可完全或部分受阻。SLD 的修复能力和细胞群体的繁殖状态有密切关系。不处于增殖期的细胞几乎无 SLD 修复，如使细胞增殖就会出现 SLD 的修复。

2. 潜在致死性损伤（potential lethal damage，PLD）　细胞受放射线损伤后，多数细胞损伤发生在照射后 4 ~ 6h，如环境条件合适，可以修复，细胞得以存活。反之，可转化为细胞的致死性损伤，这种损伤称为 PLD。PLD 的修复需要 DNA 的合成。细胞在离体培养中，有利于 PLD 修复的条件是乏氧及处于细胞周期的中、晚 S 期；不利条件是低温（0℃）及加温疗法。PLD 的修复主要在 G_0 期及相对不活跃期细胞内。

3. 致死性损伤（lethal damage，LD）　即细胞受照射后出现不可修复的损伤。肿瘤放疗中，细胞丧失增殖能力，即为细胞死亡。

（二）SLD 修复与 PLD 修复的关系

一般认为 SLD 和 PLD 是两种不同的损伤，这两种损伤的修复也有不同：①在很大的剂量范围内 SLD 与剂量没关系，而 PLD 则对剂量有依赖性。②这两种效应可以相加。③SLD 的修复主要作用于增殖状态细胞群体，而 PLD 的修复主要作用于非增殖状态的细胞群体。

六、正常组织的放射敏感性

组织的放射反应程度及敏感性，主要与其实质细胞的耗竭程度有关。大多数情况下，增殖旺盛，分化程度低的细胞要比无增殖能力、分化高的细胞对放射线更敏感。

（一）早期反应组织

通常将胃肠道黏膜、骨髓、口腔和食管黏膜等这些增殖活跃、更新迅速的组织称为早期反应组织。这些组织接受放射线照射后，由于实质细胞迅速死亡，有丝分裂暂时或永久地被抑制，造成组织过多的细胞丧失而得不到补充，很快出现放射损伤的表现。

（二）晚期反应组织

增殖活动不活跃的组织，如周围神经和中枢神经、肌肉、真皮、肝、肾等组织，这些组织在正常情况下细胞不增殖或很少增殖，称为晚期反应组织。他们在照射早期反应轻微，如剂量超过其耐受范围，晚期可出现较明显、甚至是不可逆的放射损伤。

（三）正常组织的敏感性分类

1. 敏感性高的组织　主要包括淋巴类组织、造血类组织、生精细胞、卵泡上皮和小肠上皮等。

2. 敏感性较高的组织　主要是上皮组织，包括口腔黏膜上皮、表皮上皮、毛发上皮、皮脂腺上皮、尿路及膀胱上皮、食管上皮、消化腺上皮等。

3. 中度敏感组织　包括结缔组织、神经胶质组织、小血管、生长中的软骨及骨组织等。

4. 敏感性较低的组织　主要包括成熟的软骨及骨组织、黏液及浆液腺上皮、唾液腺上皮、汗腺上皮、肺上皮、肾上皮、胰腺上皮及甲状腺上皮等。

5. 敏感性低的组织　主要有神经组织和肌肉组织。

七、放射线对肿瘤的敏感性

临床上根据肿瘤对不同剂量的反应，将放射线对肿瘤的敏感性分为以下几点。

（1）放射高度敏感肿瘤（照射 20～40Gy 肿瘤消失）：如淋巴类肿瘤、精原细胞瘤、肾母细胞瘤等。

（2）放射中度敏感肿瘤（照射 60～65Gy 肿瘤即消失）：如大多数鳞癌、脑瘤、乳腺癌等。

（3）放射低度敏感肿瘤（照射 70Gy 以上肿瘤才消失）：如大多数腺癌。肿瘤的放射敏感性与细胞的分化程度有关。分化程度越高，放射敏感性越低。

（4）放射不敏感（抗拒）的肿瘤：如纤维肉瘤、骨肉瘤、黑色素瘤等。

但一些低（差）分化肿瘤如骨的网状细胞肉瘤、尤文肉瘤、纤维肉瘤腹膜后和腘窝脂肪肉瘤等，仍可考虑放射治疗。

八、放射敏感性和放射可治愈性

（一）放射敏感性

放射敏感性指肿瘤或肿瘤细胞在受到射线照射后的反应程度。对肿瘤而言则是受照射后肿瘤缩小的程度及速度，表达对射线照射的反应性。肿瘤的放射敏感性受多种因素的影响，包含肿瘤细胞内在的因素（细胞类型、增殖动力情况、血供情况等）、肿瘤局部外周情况以及宿主的情况。

（二）放射可治愈性

放射可治愈性指把肿瘤的原发部位或区域的肿瘤清除掉。这反映了照射的直接效应。在放射敏感性和放射可治愈性之间没有什么明显的相互关系。一个肿瘤可以放射敏感但不一定能治愈；或反之，虽然相对较抗拒，但能为单纯放疗或与其他措施相结合而被治愈。例如，乳腺癌或前列腺癌，这两个癌放疗后体积都缩小很慢，但用放疗治愈的可能却都很大。相反，一个弥漫性的恶性淋巴瘤或多发性骨髓瘤在几个分次照射后肿瘤就可能完全消退，然而却没有什么治愈的希望。

九、氧效应

早在 20 世纪 50 年代英国学者就注意到了放射敏感性与氧效应的关系，之后经过许多实验的探索，人们对氧在放射线和物体的作用中所产生的影响，有了更深更多的认识，并称之为"氧效应"。

1. 氧增强比　氧效应通常用氧增强比（oxygen enhancement ratiao，OER）来描述。OER定义为同一种细胞在无氧及有氧情况下产生同样的生物效应所需要的照射剂量之比值。不同类型射线 OER 值不同，X 线或 γ 线的 OER = 2.5 ~ 3.0；中子 OER = 1.6；高 LET 射线如 α射线，OER = 1。

2. 肿瘤索　许多临床治疗结果和肿瘤乏氧之间关系的研究表明，乏氧能引起肿瘤对放疗的抗拒性，而且能增加肿瘤的侵袭性。Thomlinson 和 Gray（1955）报道 163 例对人体支气管肺癌的新鲜标本进行的组织学研究，他们发现肿瘤细胞是以毛细血管为中心作同心圆排列，在毛细血管周围为充氧带，层厚约 150 ~ 170μm，再向外为乏氧带约 20μm，乏氧带以外为坏死层。他将每一个排列单位称为肿瘤索（tumor cord），肿瘤索是构成肿瘤组织的最小单位。

3. 乏氧细胞　正常组织内乏氧细胞约占 1%，人肿瘤可能高达 30% ~ 40%。肿瘤越大乏氧细胞比例越大。由于乏氧细胞对射线抗拒，临床上常因乏氧细胞不能被杀灭而致肿瘤复发，导致放疗的失败。因此，氧是最好的放射增敏剂。

十、放射化学修饰剂

能改变哺乳类动物细胞放射反应的化学物质通称为化学修饰剂（chemical modifiers）。化学修饰剂可分为两类：①放射增敏剂。②放射防护剂。

（一）放射增敏剂

放射增敏剂是指能增加肿瘤细胞辐射杀灭效应的某些药物。目前有两类化学药物：乏氧细胞放射增敏剂和非乏氧细胞放射增敏剂（卤化嘧啶类）。

增加乏氧细胞放射敏感性的机制如下。

1. 模拟氧的作用　模拟氧的化合物以增加乏氧细胞的放射敏感性，但不会对富氧细胞产生任何影响。在这种情况下，不论氧或这些化学增敏剂均起到了电子"受主"（acceptors）的作用。这类化合物被认为是模拟氧作用的增敏剂。

2. 生物还原作用　许多含有氮基的电子亲和物对乏氧细胞具有很强的毒性作用。这种对乏氧细胞的毒性作用由某些有毒物质而产生的，这些有毒物质通过乏氧细胞内亲本化合物的代谢生物还原作用而形成的。如硝基咪唑类化合物中的 MISO 就显示出对乏氧细胞有很强的毒性作用。

3. 巯基的抑制作用　细胞内谷胱甘肽（GSH）的变化能影响细胞的放射敏感性。当乏氧细胞放射增敏剂（硝基咪唑类化合物和 BOS）应用同时伴有细胞内 GSH 的减少，会增强放射增敏剂的增敏作用。

4. 具有双重功能的放射增敏剂　RSU1069（MISO 的类似物）不仅具有放射增敏作用，而且还含有烷基的功能，即它们一方面是属于放射增敏剂，另一方面又是一种生物还原剂。

乏氧细胞增敏剂包括：硝基苯、硝基呋喃类和硝基咪唑类化合物。其中增敏作用最强的是 MISO。

5. 非乏氧细胞的放射增敏剂　肿瘤细胞的内在放射敏感性是决定治疗成功与否的因素之一。这一类非乏氧细胞的临床应用还需进一步的研究和探索。

（二）放射保护剂

所谓放射保护剂主要是能选择性的对正常组织起保护作用，提高正常组织的耐受量而不影响到肿瘤的控制率。

目前研究最有潜力的放射防护剂是 WR2721，化学名氨基丙氨乙基硫代膦酸酯。其对造血器官和胃肠道有很好的防护效果。在全身照射前立即给予大剂量，该化合物能迅速进入正常组织，而渗入到肿瘤内却相当慢。服药后几分钟进行照射，正常组织和肿瘤组织有很大差别。临床初步试验证明高血压是剂量限制毒性。

十一、加温与肿瘤放射增敏

（一）加温对细胞杀伤的机制

（1）对细胞膜的损伤，引起膜的通透性、流动性和膜成分改变。

（2）引起关键蛋白质的变性。

（3）细胞内溶酶体破裂，释放各种消化酶造成细胞破坏。

（二）细胞对加温度应的特点

细胞对加温反应的特点有：①S 期细胞对加温最敏感。②乏氧细胞对加温更敏感。③加温可引起细胞分裂延迟和周期再分布。④细胞周围 pH 值较低时对加温更敏感。⑤肿瘤血管的发育异常，易形成热积集。

（三）加热和放射综合治疗的理论依据

加热治疗作为低 LET 射线放疗的有效辅助治疗方法的理论依据是：肿瘤细胞对热的敏感性较正常细胞大；热对低氧细胞的杀灭与足氧细胞相同，即加热能减少放射线的氧增强比（OER）；加热能选择性地作用于细胞周期中对放射抵抗的 S 期细胞，并使 S 期细胞变得对放射线敏感；加热抑制了放射损伤的修复，放射以后亚致死性损伤（SLD）就开始修复，加热能延迟亚致死性损伤修复 10～20h，当温度高于 41.5℃ 时还表现为对潜在性致死性损伤（PLD）修复的抑制。

（四）加热和放射结合治疗的顺序和时间间隔

先加热的作用主要是加热杀灭了肿瘤中的低氧细胞、S 期细胞；而放射后加热除了热能杀灭肿瘤中的低氧细胞及 S 期细胞外，还能阻止放射损伤的修复并固定 SLD 和 PLD，使其成为致死性损伤。但临床实践证明加热顺序对治疗效果影响不太大，而加热和放射之间的间隔时间是十分重要的。Stewart 提出加热和放射之间以不超过 4h 为限。

十二、高 LET 射线的生物物理特性

（一）线性能量传递与相对生物效应

1. 线性能量传递（linear energy transfer, LET）　线性能量传递（LET）是指次级粒子径迹单位长度上的能量转换，或者说是单位长度射程上带电粒子能量损失的多少。其单位用 $keV/\mu m$ 表示。根据其高低射线可分为两类：①高 LET 射线，一般大于 $100keV/\mu m$。主要有快中子、负 π 介子及重粒子等。②低 LET 射线，一般小于 $10keV/\mu m$。主要有 X 线、γ 线和 β 线等。

2. 相对生物效应（relative biological effectiveness，RBE） RBE 的定义为：250kVX 线产生某一生物效应所需的剂量与所观察的射线引起同一生物效应所需要的剂量之比。

可采用平均致死剂量（D_0）或半数致死剂量（D_{50}）进行比较（即：RBE = 250 kVX 线的 LD_{50} 所观察射线的 LD_{50}）。RBE 是一个相对量，受多种因素的影响，如辐射剂量、分次照射次数、剂量率、照射时有无氧存在、观察的生物指标等。因此，确定某一电离辐射的 RBE 值时，必须限定相关条件。

3. LET 和 RBE 的关系 在 LET 小于 10keV/μm 时，LET 增加，RBE 也缓慢增加；但当 LET 大于 10keV/μm 时，RBE 上升加快，当 LET 达到 100keV/μm 时，RBE 达最大值，如 LET 继续增加 RBE 反而下降。

（二）高 LET 射线的生物物理特点

1. 高 LET 射线的物理特点 高 LET 射线除中子外其他粒子都带电。带电粒子在组织内有一定射程，在粒子运行末端出现能量吸收高峰，即 Bragg 峰。利用这一特点，将肿瘤安置在剂量高的 Bragg 峰区域内，而保护肿瘤前后的正常组织。可通过调节能量在一定范围内连续变化，或在粒子途径上加"山"型滤过板使 Bragg 峰的宽度适于肿瘤大小。

2. 高 LET 射线的相对生效应高 高 LET 射线沿径迹电离密度大，穿过生物体时一次或多次击中生物靶的几率较大，或致死损伤较多，细胞存活曲线表现为接近指数系杀伤，斜率极大，肩区较小。同等剂量的高 LET 射线较低 LET 射线有更大的细胞杀伤有能力。

3. 高 LET 射线对乏氧细胞的影响 肿瘤组织中有大量的乏氧细胞，乏氧细胞对低 LET 射线敏感性差。而高 LET 射线如快中子等对乏氧细胞的杀伤力大。也就是说高 LET 射线对氧的依赖性不明显。如 X 线和 γ 线等低 LET 射线的 OER 为 2.5 ~ 3.0，而中子和重粒子为 1.4 ~ 1.7。

4. 高 LET 射线对细胞周期不同时相的影响 细胞周期内的不同时相对 X 线和高 LET 射线的敏感性是相同的，即 M 期和 G_2 期细胞最敏感，晚 S 期最抗拒，但周期内不同时相对中子的敏感性差异要比 X 线小得多。

5. 高 LET 射线对潜在致死损伤修复的影响 低 LET 射线照射时潜在致死损伤在非增殖状态细胞很明显，而高 LET 射线照射使细胞无潜在致死损伤修复。因此，高 LET 射线应用于缓慢增殖、密集生长、乏氧状态的肿瘤，可得到较好的治疗效果。

十三、凋亡与放疗

1. 细胞凋亡 是一种具有特定形态和生化改变的细胞死亡过程，是在一系列基因作用下所引起的生化反应的结果。凋亡可自发地发生于一些正常组织中，凋亡也可发生于所有未经治疗和经过治疗的肿瘤中。

受到一定放射剂量的照射后，淋巴瘤、胸腺瘤、精原细胞瘤等有显著的凋亡反应，而肝癌、肉瘤、胶质母细胞瘤及恶性黑色素瘤等照射后的凋亡指数很低，其他肿瘤细胞系介于两者之间。在一定的放射剂量范围内，无论是体外培养的肿瘤细胞系还是移植瘤，随着剂量的增加，凋亡指数也随之而增加，开始较快，以后变缓，逐渐变平，而进一步增大剂量反而会降低凋亡指数。

2. 肿瘤凋亡的异质性 肿瘤细胞凋亡中存在不同的细胞群体，其中一部分照射后即发生凋亡，而另一部分即使给予较高的剂量也不会发生凋亡，这一现象称为凋亡异质性。分次放疗可增加凋亡指数。

3. 氧诱导凋亡 乏氧影响了放疗及化疗的疗效。近年人们研究了氧与凋亡的关系，初步的结果显示：在高浓度氧（95%）情况下所有人或鼠的肿瘤细胞系均出现较明显的凋亡反应，其大小因组织不同而有差异；而在低氧情况下绝大多数细胞系不出现凋亡。

4. 辐射诱导凋亡的基因 很多基因参与了凋亡的调控，包括诱导凋亡的基因和抑制凋亡基因。所有具有促进和抑制凋亡的基因均可作为基因治疗的手段而应用于肿瘤治疗。其中，尤以 P^{53} 及 Bcl-2 最引人注目。P^{53} 作为一种抗癌基因起"分子警察"作用，可引起 G_1 阻滞，抑制肿瘤的形成。

十四、放射治疗中的分子生物学

1. 早期或急性放射反应基因 放射后数分钟至 1h 一些基因就开始表达，包括 Ege-1，C-jun 和 NF-KB 等。它们均与细胞增殖有关，参与调控多种生长因子和细胞因子的转录和表达。照射后在上述基因的"指令"下，静止期细胞进入细胞周期，以补充被放射线杀灭的细胞；同时使受损伤的细胞在 G_1 期和 G_2 期"暂时停留"，使细胞有时间修复放射损伤的 DNA，不使细胞在受伤的情况下进入 DNA 合成或进入下一个分裂周期。

2. 亚急性放射反应基因 在亚急性放射反应的过程中，许多细胞介质起了重要作用，主要包括 TNF、白细胞介素 2（IL-2），它们可以与内皮细胞和粒细胞的相应受体结合，引起炎症样改变，与放射后的水肿、毛细血管通透性增加及急性放射性损伤等有关。

3. 放射后组织纤维化有关的因子 晚期反应组织如肺、肾、皮肤等，过量照射后会产生广泛纤维化，并导致其功能丧失。目前已知 TGF-β 在放射纤维化中起着关键性作用。

4. 放射后血管损伤有关的因子 放射可引起某些基因内表达，如 PDGF、TNF 和 E-9 基因等，释放和分泌某些因子，诱导血管内皮细胞和纤维细胞的增生，使血管腔变窄、缺血、纤维化和毛细管扩张。

（唐天友）

第五节 放射治疗原则与实施

一、根治性治疗

1. 根治性放疗 指应用放疗方法全部而永久地消失恶性肿瘤的原发和转移病灶。通过此法治疗，患者可望获得长期生存。

2. 根治性放射治疗的主要适应证 ①病理类型属于放射敏感或中度敏感肿瘤。②临床Ⅰ、Ⅱ期及部分Ⅲ期。③患者全身状况较好，重要腔器无明显功能损害。④治疗后不会出现严重并发症或后遗症，患者自愿接受。

3. 根治放射治疗剂量 也就是达到肿瘤致死剂量。根据病理类型和周围正常组织的耐受尽有很大差异。如淋巴网状内皮系统肿瘤一般为（20~40）Gy/（2~4）周，鳞状细胞癌为（60~70）Gy/（6~7）周；腺癌一般为（70~80）Gy/（7~8）周。

二、姑息性放疗

对病期较晚、治愈可能性较小的患者，以减轻患者痛苦、改善生存质量、尽量延长生存期为目的放射治疗，称姑息性放射治疗。又可分为高姑息和低姑息治疗两种。

姑息性放疗的适应证：①止痛，如恶性肿瘤骨转移及软组织浸润所引起的疼痛。②止血，由癌引起的咯血、阴道流血等。③缓解压迫，如恶性肿瘤所引起的消化道、呼吸道、泌尿系统等梗阻。④促进癌性溃疡的清洁、缩小甚至愈合，如伴有溃疡的皮肤癌、乳腺癌等。⑤改善器官功能和患者的精神状态，尽管肿瘤已广泛播散，但当患者看到肿瘤在缩小，症状在缓解或消失，其精神状态就会获得很大的改善。

治疗技术相对简单，剂量也是根据需要和具体情况而定。高姑息治疗用于一般情况尚好的晚期病例，所给的剂量为全根治量或 2/3 根治量。低姑息治疗用于一般情况差或非常晚期的病例。照射方法可采用常规照射，也可使用大剂量少分割方式。

三、综合治疗

（一）与手术结合综合治疗

1. 术前放疗　术前放射治疗的目的是抑制肿瘤细胞的活性防止术中扩散；缩小肿瘤及周围病灶，降低分期提高手术切除率；减轻肿瘤并发症，改善患者状况，以利于手术治疗。

2. 术后放疗　术后放疗的适应证主要有：①术后病理证实切缘有肿瘤细胞残存者。②局部淋巴结手术清扫不彻底者。③因肿瘤体积较大或外侵较严重，手术切除不彻底者。④原发瘤切除彻底，淋巴引流区需预防照射。⑤手术探查肿瘤未能切除时，需给予术后补充放疗。

3. 术中放疗　很少应用。

（二）与化疗结合综合治疗

1. 化疗和放疗综合治疗的目的　①提高肿瘤局控率。②降低远处转移。③器官结构和功能的保存。

2. 化疗和放疗综合治疗的生物学基础　①空间联合作用。②化疗和放疗独自的肿瘤杀灭效应。③提高杀灭肿瘤的效应。④正常组织的保护作用。⑤阻止耐药肿瘤细胞亚群出现。⑥降低放疗剂量。

3. 放疗化疗结合综合治疗的基本方法　主要有序贯疗法、交替治疗和同步治疗。

四、急症放疗

1. 脊髓压迫征（spinal cord compressim，SCC）　是指肿瘤或非肿瘤病变压迫侵犯脊髓、神经根或血管，从而引起脊髓水肿、变性及坏死等病理变化，最终导致脊髓功能丧失的临床综合征。由癌骨转移引起症状的病例，早期放疗效果比晚期放疗效果好。照射剂量应根据肿瘤的敏感情况而定，一般为 40～50Gy，不宜超过 55Gy，然后给予或直接给予椎管内肿瘤放射性粒子植入治疗。

2. 上腔静脉综合征（superior vena cava syndrome，SVCS）　是上腔静脉或其周围的病变引起上腔静脉完全或不完全性阻塞，导致经上腔静脉回流到右心房的血液部分或全部受阻，从而表现为上肢、颈和颜面部瘀血水肿，以及上半身浅表静脉曲张的一组临床综合征。源于恶性肿瘤的上腔静脉综合征，尤其是对放疗敏感的肿瘤，一般首选放射治疗。一般开始剂量用 4Gy，每天一次，连续 3d 后改为 2Gy，每周 5 次，病灶总剂量在（40～50）Gy/（3～

5W）周，精确放疗剂量甚至可达 75Gy，国产伽玛刀 50% 等剂量曲线上剂量可根据肿瘤病理类型而定，中度敏感或不敏感肿瘤可达 65Gy，中心剂量达 100Gy 以上，但热点要避开血管壁或其它敏感组织、器官。

（唐天友）

第六节　放疗反应及处理

放疗引起的全身反应程度不完全一样，一般说，照射野大，分次剂量大，总剂量大，患者发生不良反应的概率就高。

一、急性反应

1. 疲劳、恶心和呕吐　常见，尤其是脑照射时更易发生，是局部水肿的结果，结合脱水治疗可明显减弱症状；胃的照射可致上腹不适恶心甚至呕吐，可给予消除恶心呕吐的药物，劝患者吃易消化食物。

2. 皮肤反应　早晚及轻重程度与所用射线的物理特性及治疗计划的设计有关。可表现为放射性色素沉着、干性皮炎、红斑样皮炎、湿性脱皮，甚至放疗后多年皮肤纤维化等。多发生在易潮湿的腋下，会阴部等，治疗预防感染，保持局部干燥，关键是局部皮肤制动，防牵张，活动导致损伤、渗出。

3. 放射性黏膜炎　颈部肿瘤放疗时，常引起口腔或咽喉黏膜炎，放疗前口腔牙病应进行处理，放疗中注意口腔卫生。嘱咐患者戒烟、戒酒、避免辛辣刺激性食物。出现反应时不要应用抗生素，可用碱性液体漱口或大量清水漱口，防止白色念珠菌感染。

4. 放射性食管炎　食管癌接受 15Gy 以后，可引起放射性食管炎。表现为轻度吞咽难及食管疼痛。口服利咽痛合剂，防感染也可适量口服抗生素。

5. 放射性肠炎　腹腔和盆腔放疗时，放射量达到加 20 ~ 30Gy 时，常发生腹部不适或腹泻。嘱咐患者吃易消化食物，消炎或止泻药。

6. 放射性尿道炎　盆腔或会阴部放疗常引起尿频、尿痛或排尿困难，如患者有全身症状伴有发热。多饮水或抗生素治疗。

7. 中枢神经系统放射反应　常伴有疲劳、嗜睡，头痛、呕吐等。

二、后期反应

后期损伤少见，常发生在放疗后 6 个月或 6 个月以上生存的患者。影响皮肤损伤、器官萎缩和纤维化，与照射体积和分割剂量密切相关。

1. 后期皮肤改变　表皮变薄、萎缩、毛细血管扩张，皮下发生纤维化。

2. 肺反应　常规照射 20Gy 即可发生肺纤维化。X 线片表现照射区的组织永久性肺纤维化。

3. 迟发性肠道反应　盆腔放疗后可有腹泻、腹痛、大便带血或便血，多发生在放疗后 10 个月左右。嘱少食粗纤维食物，给口服肠道消炎药，中药或氢化可的松保留灌肠可减轻症状。

4. 肾及膀胱后期反应　主要是盆腔放疗引起，后期反应多发生在放疗后的 2 ~ 7 年不等，主要症状尿血、尿频，膀胱纤维化导致膀胱容量减少。治疗可一般消炎、止血保守治疗，有时持续。如有严重放射损伤，行膀胱切除。

5. 中枢神经系统反应　有两个阶段：第一阶段发生在早期，常出现在放疗后的 4～6 周，甚至发生在相当低的剂量时，这种表现多为暂时的脱髓鞘反应，即低头弯曲时上肢或下肢有短暂的电休克样麻痛，这是可逆的；第二阶段是伴功能减低的神经组织坏死，多发生在脊髓放射量大于 45Gy 的情况下，神经坏死及功能的丧失反应是不可逆的，因此唯一可行的方法是预防。

（唐天友）

第七节　影响放射治疗效果的因素

一、病理分型

不同病理类型的肿瘤对放射敏感性有很大差异，一般来说来源于放射敏感组织的肿瘤放射敏感性相对较高；同一种病理类型分化程度不同其放射敏感性也不一样，一般分化程度愈低敏感性愈高，分化程度愈高放射敏感性愈低。

二、肿瘤的临床分期

早期肿瘤体积小，血运好，乏氧细胞少或没有，对放射线敏感，肿瘤容易被杀灭，放射治疗效果好。晚期肿瘤体积大，肿瘤血运差，乏氧细胞多，放射敏感程度低，放射治疗效果差，并且转移率高，放射治疗效果差。

三、肿瘤生长部位和形状

肿瘤生长的部位或正常组织称为瘤床。瘤床的血运情况对肿瘤的放射敏感性有影响。一般来说，外生型的肿瘤比内生型的肿瘤放射效果好，菜花型和表浅型对放射线敏感，结节型和溃疡型对放射治疗中度敏感，浸润型和龟裂型对放射治疗抗拒。同一种病理类型的肿瘤生长在血运好的部位，放射敏感性要高于血运差的部位，如头颈部的鳞癌放射治疗效果高于臀部和四肢的鳞癌。

四、治疗情况

曾接受过不彻底的放射治疗或足量治疗后又原地复发的肿瘤、接受不规范手术、经多次穿刺等情况的患者，由于正常结构破坏，纤维化，局部血运差，肿瘤细胞乏氧，放射敏感性差，治疗效果较初次治疗的患者差。

五、局部感染

肿瘤局部感染出现水肿坏死，进一步加重局部组织缺血缺氧，乏氧细胞增多，从而使放射敏感性降低。

六、患者全身情况

患者全身营养状况差和贫血都可能影响肿瘤的放射敏感性，同时也影响正常组织的修复功能，都会影响放射治疗的效果。

七、并发症

患者患有肺、肝脏、活动性结核、甲状腺功能亢进、心血管疾病、糖尿病等疾患，都会影响肿瘤的放射治疗的顺利进行和治疗效果。

（侯 鹏）

第八节 肿瘤放射治疗个体化的研究

放射治疗是恶性肿瘤治疗的主要手段之一，约 65～75% 的恶性肿瘤患者需接受不同程度放射治疗。Tubiana 于 1992 年报告 45% 的恶性肿瘤可获治愈，其中手术治愈 22%，放疗治愈 18%，化疗治愈 5%。随着放射治疗设备和技术的不断发展和改进，肿瘤放疗的疗效有了一定的提高，但是局部控制率和 5 年生存率仍不尽如人意，局部残存和局部复发约占治疗失败的 2/3。即使是同一病理类型和临床分期的肿瘤在治疗后肿瘤消退率也大不相同。这说明存在着肿瘤放射敏感性的个体差异，即需要解决肿瘤放射治疗个体化的问题。而设计和实施个体化治疗方案的前提是能够在放疗前进行个体肿瘤的放射敏感性预测。

鉴于个体肿瘤放射敏感性预测在提高恶性肿瘤的放射可治愈性方面的重要性，放射肿瘤学家和放射生物学家在这方面已进行了六十多年的研究，虽然取得了一些有限的成功，但目前仍然不能完全准确、可靠地预测个体肿瘤的放射治疗反应性。

预测个案肿瘤放射敏感性的意义就在于为制定个体化放疗方案提供基础，使临床医师可根据个体肿瘤的具体情况采取与之相适合的治疗方案。例如放射敏感的肿瘤可通过降低分次剂量同时合并应用化疗以预防远地转移，而放射抗拒的肿瘤可通过加大分次剂量、应用放射增敏剂等措施使患者获益。

国外已经有研究小组报告了一些模拟肿瘤和正常组织放射敏感性预测研究临床价值的模型。他们的数据显示，根据预测性分析实验的结果做出的个体化治疗有可能改善肿瘤控制概率（TCP）和正常组织并发症概率（NTCP）。临床获益的多少取决于分析实验的预测效力。但即使是实验结果和 TCP 或 NTCP 的一致性只在 0.4 和 0.6 以内，也会获得有意义的临床收益。甚至当预测分析实验只能把个体肿瘤的敏感性分成 3 个层次（低、中、高）时，估计 TCP 的增加也可在 22%～33% 之间。这些模拟模型和初步的临床证据都说明了肿瘤放射敏感性预测将会对肿瘤的个体化治疗起到重要作用。

肿瘤放射敏感性预测的实验室分析主要有 3 个方面：①细胞内在放射敏感性（intrisic cellular radiosensitivity）。②氧合状态（oxygen status）。③增殖潜能（proliferative potential）以及影响细胞放射敏感性的基因研究。

细胞内在放射敏感性预测分析，主要是研究离体培养的人肿瘤细胞系与临床相应组织学类型肿瘤放射敏感性之间的相关性。这方面工作做得最多的是英国的 Deacon，Peckham 和 Steel 以及法国的 Malaise。这些研究的主要结论是，离体细胞存活曲线初斜率的陡度和临床的放射敏感性相关，存活曲线最具特征的部位在 2Gy，即 SF2（照射 2Gy 时细胞存活率）。存活曲线高剂量段终斜率的 D_0 或 LQ 方程中的 β 与临床结果无关。Malaise 及同事将肿瘤从放射最耐受到放射最敏感分成 6 组，依次是胶质母细胞瘤、黑色素瘤、腺癌、鳞癌、淋巴瘤和燕麦细胞癌。最重要的是 Malaise 及其同事证明了在同一组织学类型的组内存在着很大的放射敏感性差异，如最敏感的胶质母细胞瘤的放射敏感性相似于最耐受的淋巴瘤。

近年来快速增长的癌基因和抑癌基因知识以及有关基因表达和突变的快速检测技术推动了分子预测研究的发展。已知多种因素影响照射后的细胞存活，对放射敏感突变细胞株的研究显示至少存在着 10 种以上相关基因。随着这方面研究的增多估计相关基因的数目还会增加。细胞放射损伤的发生过程在分子水平包括切除、修复，复制后修复、复制、凋亡和细胞周期的关卡（checkpoint）。毫无疑问，这些环节的任何一环都由许多基因控制着，这些过程的一部分可以调控。但到目前为止，尚未得出一致性的结论。

最近至少有 5 个影响放射敏感性的基因被克隆出来，Ku70、Ku80 和 SCID 基因产物共同形成 DNA 依赖性蛋白激酶复合物（DNA – dependent protein kinase complex），它们在 DNA 链断裂的修复中是重要的。另外，XRCC4 也是双链断裂修复的一个关键基因。最近毛细血管扩张共济失调基因也被克隆出来。这些基因中任何一个的突变都会导致放射敏感性的增加，这为将来甄别这些基因的突变提供了可能性，与细胞周期关卡和凋亡基因一起有助于放射敏感性的预测。但在目前，距离实用尚有一段距离。

一、细胞放射敏感性的分析方法

（一）克隆形成分析法——软琼脂培养分析（courtenay assay）

长期以来，一直认为用单细胞贴瓶技术分析得到的克隆源性细胞的活性是判断细胞对抗癌措施（包括放射线）反应性的"黄金标准"。从一个单细胞到一个肉眼可见的克隆需要持续不断的细胞分裂，这是再繁殖完整性的最大根源。然而，直接取自人体肿瘤的活检材料不容易在离体状态生长，贴瓶率很低（时常为 1%），不容易得到某一剂量（如 2Gy）照射后的细胞存活分数。

而采用所谓的 courtenay 技术，即肿瘤细胞的软琼脂培养法（3% 琼脂）更易使新鲜标本培养成功。在这项技术中，细胞不是贴附到培养皿表面而是以球状或簇状生长在含有生长因子的半固体琼脂中。采用这项技术，英国曼彻斯特的研究人员检测了 50 例将要接受放疗的 I、II、III 期宫颈癌患者的内在放射敏感性，发现 SF2 > 0.55 的患者的局部控制率低于 SF2 < 0.55 的患者。他们的资料显示，单纯临床分期对局部控制率的预测效果差于放射敏感性分析。这些研究提示，细胞内在放射敏感性的测定可以作为放疗后局部复发的有用指标。法国的 Malaise 及其同事采用相同的技术培养头颈肿瘤细胞，报告人活检样品的 α 值与肿瘤的局部控制率有相关性。

（二）非克隆形成分析法——细胞生长分析

由于用新鲜标本进行克隆形成分析比较困难，已尝试开发其他与生长有关的非克隆形成分析法来定量评价生长率，包括染料排除法和标记性化学前体物质参入法。

1. 色彩分析法（colorimetric assay）　离体培养的细胞或取自肿瘤活检标本样品的细胞都可置入 96 孔板与药物作用或进行不同剂量的照射，继续培养几天以后以一种或几种方法染色。此法对细胞生长的定量是基于只有活性的细胞才会着色的假设。用分光光度计测量的某一剂量孔内染色密度与活性细胞数相关。这项技术与克隆形成分析法相比要简便快捷的多，且可以自动测量，但不能辨别存活细胞是否是克隆源性细胞。

最早期的色彩分析技术是 MTT 分析（methyl thiazolyl tetrazolium，MTT），有活性的细胞把 tetrazo – lium – based 的化合物还原成蓝色有形产物，可采用分光光度计对蓝色产物进行分析。这项分析技术被 NCI 用做抗癌药的筛选，也用于初步辨别放射增敏剂和放射防护剂。最近，对这项技术进行了改进，通过对染料利用率的测量分析孔内总蛋白或 DNA 含量，而不是测定 MTT 化合物的利用。但原理是一样的。许多活检样品的细胞可在孔板内生长并给出结果，但这分析法最大的缺点是不能区别正常细胞和肿瘤细胞。

还应指出的是：这种分析方法仅适用于药物效价的筛选或照射的初筛，但不能精确测定 SF2，尤其不能反映照射后克隆源细胞的"存活"情况，或其他需要定量的预测分析。

2. 细胞基质粘着分析（cell adhesive matrix assay）　细胞基质粘着分析的基本原理是为活检样品的肿瘤细胞提供适宜细胞附着的生长条件。为此，在培养皿的表面涂布一层纤维连结素和纤维蛋白肽的混合物（CAM），细胞在含有激素和生长因子的特殊培养基中生长。活检样品的肿瘤细胞制成细胞悬液后将已知数量的细胞放入由特殊表面制成的 24 孔板。对照及实验细胞生长 2 周左右后固定并用结晶紫染色，然后用计算机图像分析系统定量分析每孔内的染色的单层细胞的生长。实验孔的染色密度与对照孔有相关性从而形成细胞存活曲线。用此法建立的剂量效应关系是一种生长分析。这种生长分析法不能衡量再繁殖的完整性，它仅限于 1log 内的杀灭。它在 2Gy 照射的精确性仍有疑问。

已经进行了评价治疗前 CAM 分析与临床反应性之间关系的临床试验。早期的令人鼓舞的结果未被以后的研究所证实，因此这一方法是否具有预测个体患者放射敏感性的价值仍不清楚。

3. 成熟前染色体凝集和荧光原位杂交技术（premature chromosome condensation and fluo-rescent insitu hybridization，PCC + Fish）　这项技术的基本原理是第一次照射后（如 2Gy）取活检，然后通过计数该剂量所诱导的染色体畸变率评估相对放射敏感性。这使最近开发的成熟前染色体凝集与原位杂交技术的结合具有可行性。将人肿瘤细胞与有丝分裂的仓鼠细胞融合，使肿瘤细胞发生成熟前染色体凝集。通过染色体染色技术可很容易的计数染色体的对称性换位。这个实验的绝妙之处在于不一定要求人体肿瘤细胞能在离体条件下很好的生长，但要辨认那些已经发生许多染色体变化的肿瘤细胞染色体的换位可能很困难。另外，整体内照射和取活检的间隔时间必须标准化，以使不同样品间的 DNA 是处于同样的可修复时间内。

4. 细胞氧合状态的分析

（1）标记的 Nitromidazoles：以克服乏氧细胞为目的的新尝试在用于临床肿瘤患者的治疗时均不太成功。事实上，对中子和乏氧细胞增敏剂而言，它们被引入的初衷是乏氧细胞对 X 射线抗拒。乏氧细胞的存在限制了 X 射线对肿瘤的治愈作用。因此，建立一个能分辨个体患者肿瘤乏氧细胞情况的分析方法是切合实际的。成功的尝试之一是采用放射活性物质标记 nitromidazole，在低氧区域，放射活性物质与细胞发生共价结合。早期的研究采用放射自显影跟踪 β 射线核素标记的 misonidazole。这项技术能用于个体患者乏氧细胞的预测分析。但分析结果显示，只有少数肿瘤含有乏氧细胞。到目前为止的有限研究结果显示，约有 40% 的肿瘤存在着一定比例的乏氧细胞。这代表着一种可用于个体肿瘤患者的无伤害检测方法，结果相似于选择性地给了患者乏氧细胞毒性剂或放射增敏剂。

（2）氧探针：氧探针，即在肿瘤内直接插入电极通过多普勒图像技术测量氧含量。这项技术已经研究了很长时间，但一波三折。过去这项技术未被广泛用于临床的主要原因是它的实用性尚未被确认。现在，随着技术的进步，情况已发生了变化。以前长期存在的问题是，僵硬的探针插入组织后挤压组织压迫血管引起组织损伤，从而使氧张力发生了改变。最近开发的 Eppendorf 探针是一种有商业价值的多普勒图像电极，在电子计算机控制下，可快速移动通过组织且反应灵敏。这个特性能够捕获局部组织全部有意义的反应信息（通过测量电极附近血管压力的变化和阴极氧的消耗）。在计算机控制下探针沿着轨道以大约 1mm 一步的距离通过肿瘤测量每秒的氧分压。

5. 细胞增殖潜力的测定（proliferative potential） 潜在倍增时间（potential doubling time，Tpot）的测定：Tpot 测定的是有连续增殖能力细胞的增长率，因此可以决定跨越一段时间的分割治疗方案的结果。如果分次放疗持续时间太长，Tpot 短的肿瘤会发生再群体化。Tpot 可由下式计算：

$$Tpot = \lambda \ (Ts/LI)$$

式中 Ts 是 DNA 合成时间长度，LI 是标记指数（指在任意时间合成 DNA 的细胞比例），λ 是细胞通过周期时非线性分布的校正系数，此值在 0.67 和 1.0 之间。精确测定 Tpot 需要 Ts 和 LI 的知识，标记指数可由单个样品决定，但精确测量 Ts 必须用氚标记的胸腺嘧啶或溴脱氧尿嘧啶标记。在大约等于细胞周期的一段时间里每小时取一次材，然后计数标记的有丝分裂比例，以此作为时间的函数。这种方法在临床情况下不易推行，但可采用静脉注射胸腺嘧啶类似物（溴脱氧尿嘧啶或碘脱氧尿嘧啶）的方法，4~8h 后取活检用流式细胞仪测活检样品的 Ts 和 LI。活检样品制成单细胞悬液后与荧光标记的单克隆抗体作用可检测胸腺嘧啶类似物参入 DNA 的情况，样品用 PI 染色以决定 DNA 含量，用流式细胞仪测定活检样品单细胞悬液的 DNA 含量（红色），和溴脱氧尿嘧啶含量（绿色）。Ts 可由 S 期细胞相对于 G_1 和 G_2 期细胞的平均红色荧光算出。G_2 期细胞的 DNA 含量是 G_1 期细胞的 2 倍。用这种方法可看到 BrdU 标记的细胞（即 S 期细胞的 DNA 含量）随时间呈线性增加，如在给予 BrdU 后 6h 取材，BrdU 标记细胞的相对 DNA 含量是 0.75（G_1 和 G_2 之间的中位数），Ts 是 12h。这种方法已被许多离体培养的细胞系和动物实验体系所证实可用于常规检查细胞动力学的研究。由于细胞悬液是由多细胞聚集而成，因此这项技术给出的是活检样品中细胞的平均 Tpot 值。

6. "彗星"分析（comet assay） 单细胞凝胶电泳或"彗星"分析是以电泳后 DNA 的显微镜图像特征而得名的，这是第一次可以在肉眼水平测量样品中全部单个细胞（包括无脊椎动物和植物细胞）的 DNA 损伤，且速度快、敏感性高，可以检测小如 5cGy 照射后淋巴细胞的初始 DNA 损伤。

这项技术最独特和有说服力的用处是用以检测异质性细胞群体中的不同单细胞的所有不同程度的 DNA 损伤。许多有效的抗癌治疗也产生 DNA 损伤，因此"comet"分析也适用于表达肿瘤异质性特征及预测肿瘤和正常组织对治疗的反应。

二、实体肿瘤放射敏感性预测的研究

国内在开展实体肿瘤放射敏感性预测研究方面也做了许多探索和尝试，也取得了一些初步结果，简单介绍如下。

在临床上，一个好的临床检测指标应具备以下 3 个主要条件：①所需样品量少（因活检样品通常很小）。②实验周期短（最好能在 3~7d 内发报告）。③准确度较高。基于上述考虑，首先对多年来国际放射生物研究领域在离体培养细胞水平所推出的一些肿瘤细胞放射敏感性检测方法［如 SF2（2Gy 照射后的细胞存活分数），Pcc + Fish，Tpot（肿瘤细胞潜在倍增时间），"comet"分析等］，并结合研究经验进行了整理和分析，对其优缺点进行了比较。基本结论是 SF2，Pcc + Fish 和 Tpot 这些检测方法的共同缺点是实验操作比较繁杂有些还需要进行不同时间的原代细胞培养，而这在实体瘤活检样品是难以实施的，因实体瘤活检样品原代细胞培养的成功率是很低的，无法有效用于临床大量标本的检测。上述几种方法中只有"comet"分析法有希望通过改造后用于临床。主要原因是，"comet"分析法不需细胞培养，方法相对简单。

在前期的工作基础上对经典"comet"分析法从方法学上进行了如下改良：①肿瘤活检样品细胞悬液的制备方法（消化酶的配制、消化方法及细胞悬液浓度的调制）。②细胞悬液的照射技术。③适宜的细胞裂解及电泳条件。④细胞荧光图像的摄取方法及软件。⑤"comet"图像的测量、统计方法及软件。⑥制定不同放射敏感程度的判断标准，从而具备了临床应用的可能性。在此工作基础上，又进行了 105 例鼻咽癌活检样品分析结果与临床肿瘤放射敏感性相关性研究，并取得了较好的一致性（Kappa = 0.38），从而具备了临床应用的可行性。与同类技术相比，本方法具有如下优点：所需样品量小（活检样品即可）；实验周期短（2~3d 即可发报告），方法较稳定；准确度较高，与临床肿瘤的实际放射敏感性吻合较好。

（侯　鹏）

第九节　提高放射治疗效果的途径

一、改变时间 - 剂量 - 因子和分次修饰

1. 常规分割模式　被称为经典放疗模式，目前认为该剂量分次是较好的模式。证明对多种肿瘤放疗有较好的效果。它包含了放射生物学基本原理，即足够的总剂量利于控制肿瘤，但不增加急性正常组织反应；合适的总疗程使正常组织增强修复；不太大的分割剂量使后期反应组织得到保护。但在临床条件完全相同的情况下，这种方案并不总能取得相同的效果，同时，也并非适合于所有肿瘤。近年来，对总疗程、总剂量、分割次数、分割剂量进行了大量临床和基础研究，提出了非常规放疗方案。目前比较有希望的是超分割放疗，理论上对增殖迅速的肿瘤效果较好。在不增加晚期损伤的基础上，给予肿瘤更大的杀灭。头颈部肿瘤、食管癌采用超分别放疗提高了疗效。

2. 临床工作中选用的剂量分割方式

（1）超分割方案（hyperfractionation，HF）：HF 治疗目的是利用两者 α/β 比值之间的差距增加晚反应正常组织和早反应的肿瘤组织的差别。常用方法为每次 1.2Gy，每天 2 次，间隔 6h 以上。

（2）加速分割（acclerated fractionation，AF）：对增长快的肿瘤采用 AF 方案。常用每天照射 2 次以上，间隔 4~6h，每次 1.8~2.0Gy。

（3）加速超分割（acclerated hyperfractionation，AHF）：通过用比常规分割分次量小的剂量，并用短于常规疗程的时间，可以得到用超分割及加速分割双方面益处。本方案适用于

快速增殖肿瘤。

（4）低分割放疗（hypofractionation）：适用于亚致死损伤修复能力强的肿瘤，例如黑色素瘤。而对于大部分增殖活跃，SLDR 能力弱的肿瘤，使用本方案将出现治疗不利的结果。其具体方法是，每周照射 2～3 次，使用剂量高于常规分割的周剂量。

（5）后程加速超分割（late – course hyperfractionated accelerated radiation therapy，LCHART）：方法为最初 2 周用 1.2Gy/次，2 次/d（间隔 6h），共 24Gy/20 次，再 2 周用 1.4Gy/次，2 次/d，共 28Gy/20 次，最后 1.5 周用 1.6Gy/次，2 次/d，共 22.4Gy/次，该方法适用于肿瘤在开始加速再增殖，此时用大剂量有利于抑制肿瘤增殖。

总之，放射治疗时间分次修饰的基本原则，在急性放射反应耐受的基础上，选择合适的分次量，适量提高每天的放射剂量，并在尽可能短的时间内完成需要的总剂量照射。

二、适形放疗技术

适形放疗技术就是根据肿瘤生长的实际形状，精心设计照射野，使得射线高剂量分布区的形状在三维方向上与病变区（靶区）形状一致。较常规放疗比较，适形放疗能够最大限度地使剂量集中到病灶（靶区内），杀灭肿瘤细胞，而使肿瘤周围正常组织和器官免受不必要照射，能够有效地提高治疗增益。采用配有立体定位框架的螺旋 CT 和先进的放射治疗机附带多叶准直器，通过计算机构成网络系统，可实现 SRT、3D – CRT、IMRT 放射治疗。临床证明，适形治疗增加了局部放疗剂量，减少了正常组织的放射损伤，提高了局部控制率。

三、高 LET 射线

高 LET 射线的生物特性：高 LET 射线 OER 低，RBE 高；且粒子射线放疗后，细胞的亚致死损伤修复能力和潜在致死损伤修复能力明显下降；质子、氦离子、负 π 介子、重离子产生的剂量分布优于光子和电子。使肿瘤的局控率提高及而周围敏感的正常组织损伤减少。

四、放疗增敏剂

1. 药物增敏 以周期时相特异性细胞毒药物可杀灭某些对放射不敏感的细胞或抑制 DNA，提高放射敏感性。如阿糖胞苷等能杀伤对放射较不敏感的 S 期细胞。一些嘧啶同类药的放射增敏剂可抑制受放射损伤的 DNA 修复，化疗药物（5 – Fu 等）应在照射后使用。

2. 增敏剂 甲硝唑（灭滴灵）的衍生物对肿瘤中的乏氧细胞有增敏作用，但在临床使用中，由于神经毒性的作用太大，已基本失败。

五、加温治疗

实验证明，加温能杀灭 S 期细胞；同时加温能杀灭乏氧细胞并降低肿瘤细胞对放射线的亚致死损伤修复能力。常用的温度是 42.5～43.5℃，加温 60min。

六、利用氧效应

低 LET 常规射线放疗，其氧增强比约为 2.5～3.0。该类射线完全杀细胞所需射线剂量要比同类富氧细胞高出 2.5～3.0 倍。然而，在实际临床工作中，无法用 2.5～3.0 倍的射线剂量进行肿瘤治疗，故只有设法减少肿瘤组织中的乏氧细胞，方能根除肿瘤的目的。目前提高组织中氧含量或改善治疗乏氧细胞的技术手段如下。

1. 纯氧或与二氧化碳的混合气体吸入　配合毛细血管扩张药物可提高肿瘤氧含量。

2. 高压氧舱　用 3 个大气压左右的高压氧进行治疗，提高血液中的氧分压。高压氧辅助放疗头颈部肿瘤，局部控制率提高 20%。

3. 乏氧细胞增敏剂　主要是一些亲电子化合物如 MISO 类药物，甲硝哒唑等。

4. 低氧放疗　旨在提高正常组织的放射耐受量，临床上给予接受放射治疗的 8% ~10% 含氧量的气体，可明显提高正常组织的耐受量，而肿瘤组织含氧量不受影响。

5. 纠正贫血　临床上对贫血状态的纠正，既增加了转铁蛋白的含量，也提高了修复能力，从而达到了保护正常组织，有效地杀伤乏氧肿瘤细胞的目的。

七、预测肿瘤的放射敏感性

预测肿瘤的放射敏感性，测定各种的倍增时间和肿瘤的内在敏感性，为临床设计放射治疗方法提供依据。如已知各种肿瘤的倍增时间从 4 ~6d 至 26d，对增殖快的肿瘤，可采用超分割、加速分割的方法。SF2（2Gy 照射后细胞的存活率）可以揭示某一肿瘤细胞放射敏感性的大小，因而放射生物学家就想到能否在患者放射前取得该患者的肿瘤细胞，以测得它的 SF2，以便为临床医师预测该患者放疗的疗效，即类似于药敏试验，从而为个体化治疗提供重要的信息。

（唐天友）

第十节　电离辐射的诱发恶性肿瘤效应

一、继发性恶性肿瘤和放射相关癌的发生

随着放疗的设备和技术不断进展，越来越多的肿瘤可获有效控制；某些儿童或青少年罹患的病种，由于肯定的疗效而长期存活下来；综合治疗成为普遍实施的策略因而毒副作用亦相叠加；另一方面，生存质量在受到越来越严格的衡量。在这种情况下，临床医疗不断出现了新的问题。放射治疗是临床肿瘤学重要的治疗方式，电离辐射可以抑制肿瘤，但同时又可能诱发恶性肿瘤（radiation - induced carcinogenesis，RIC），看起来是一种悖论，但均有其合理的生物 - 物理学基础。RIC 反映医疗的一种成功同时继发医源性癌瘤又是一种不幸。例如，青少年女性霍奇金淋巴瘤（HL）患者放射治疗后的长期生存者，潜在有高于普遍人群自然发生乳腺癌的 RIC 乳腺癌的危险；睾丸肿瘤的患者放射治疗后可能诱发胃肠道和泌尿系统的恶性肿瘤和白血病；各种放射治疗中，不可避免许多的骨和大量结缔组织会受到非目的性的照射，从而导致放射相关骨肉瘤和软组织肉瘤的发生，那么，越来越多的保存形体和功能完整的肿瘤术式辅助以放射治疗的临床策略，是否会导致不可以忽视的继发性肿瘤的问题呢。根据 Stanford 医学中心和 Boston 联合治疗中心的资料，病理诊断 ⅠA - ⅢA 期预后良好型 HL，单予放射治疗或联合以化疗，疗后 15 ~20 年的随诊结果，有 41% ~45% 的患者最终死于 HL；12% ~16% 死亡于心血管疾病；26% ~29% 的患者死于继发性肿瘤。据此，我们完全有理由关注和讨论医源性肿瘤的问题。

继发性恶性肿瘤（second malignant neoplasm，SMN）可以认为是遗传学缺陷表现的易感

性倾向和主要是化学药物和电离辐射对原发疾病的临床治疗，或遗传学因素和医源性因素相互关联所导致的结果，放射治疗所诱发的癌症（RIC）则是其中的一部分。由于原发肿瘤及其治疗方式的不同，成人所发生的 SMN 多为上皮型，而儿童多为胚胎型或骨和软组织肉瘤。除恶性肿瘤外，一些良性疾病的放射治疗，如儿童期头癣、胸腺过度增殖给予的照射；成人结核性关节炎、子宫内膜异位症、强直性脊柱炎、甲状腺增生、产后乳腺炎和乳腺小叶增生，如果采用了放射治疗，也存在 RIC 的问题。事实上，某些成人 SMN 的发生是儿童和青少年期非恶性疾患或恶性肿瘤成功治疗后的远期并发症，推测在接受照射后的 25 年中，SMN 的发生几率为 2.6% ~ 12.1%。电离辐射导致恶性肿瘤或白血病发生的流行病学证据还包括：原子弹爆炸后幸存者日后发生的种种不幸；结核病患者疗中/疗后频繁的透视和摄片以及辐射职业暴露的工作人群表现有为高的肿瘤发生率等。

在临床放射治疗中，当女性 HL 患者给予斗篷野（MF）照射时，乳房会受到直接的照射，即使是遮挡区亦会受到相当于 3% ~ 5% 的治疗剂量的照射；当保留乳房的手术或乳房切除术后辅助以放射治疗时，对侧乳房可能受到 5% ~ 10% 治疗剂量的照射；在上述两种常见的治疗形式中，部分的肺脏亦完全非目的性暴露于电离辐射。在 SMN 中乳腺癌和肺癌是常见的两种实体肿瘤形式，有报告认为乳腺癌放射治疗后对侧乳房发生 RIC 乳腺癌的相对危险度为 3.0 ~ 5.8，而 HL 放射治疗导致 RIC 乳腺癌发生的危险高于普通人群患乳腺癌危险的 75 倍，尤其当患者处于青春期时，而相当一部分 HL 患者是青少年。Stanford 医学中心 1 507例 HL，疗后 15 年发生 SMN 的实际危险度为 17.6% +3.1%，其中实体瘤 SMN 的发生率为 13.2% ±3.1%。在上述两种放射治疗后 10 年，非目的性受到照射的肺脏，同侧发生 RIC 肺癌的相对危险度为 8.1，如果患者不吸烟，相对危险度为 6.7，而如果吸烟，则上升高达 16.6；接受照射后 15 年，发生对侧肺癌的相对危险为 2.8。如癌症患者需要治疗，治疗需要采用电离辐射，则什么是患者的真正危险，哪一种危险是可承受的，医源性危险的接受限度是什么，所有可能发生的危险是否不仅医师，患者和家属也应了解，这种危险会否成为患者做出选择的理。

二、诱发恶性肿瘤的生物学基础

恶性肿瘤发生的机制不是单一的，在恶性转化的过程中需要多种相关事件的发生，包括遗传缺陷造成的易感性背景、等位基因杂合性的丧失、染色体畸变或 DNA 突变等恶性转化的启动因素，以及宿主的生理病理性内在因素，如免疫状态和激素环境的促进因素，因此是一个多因素、多步骤的复杂转化过程。然而，无论是在恶性肿瘤自然发生或为电离辐射诱导发生的过程中，借以表现转化主要变异特征的初始事件则是相似的。虽然 RIC 的分子机制尚未十分明确，但是电离辐射作为动因，诱发了染色体的易位或缺失，导致了某些重要基因的激活或失能，从而改变破坏了细胞正常复制过程的启动程序，发生转化，对这样的一个基本机制，研究者还是共识的。放射作为动因或者通过功能表现性突变（"gain of function" mutation）释放基因的活性，使原癌基因转化为癌基因；或者通过功能丧失性突变（"loss of function" mutation）降低或消弭了肿瘤抑制基因的活性，最终造成细胞功能调控失常，阻抑分化、异常增殖，肿瘤形成。RIC 研究认为，其发生机制主要为抑制子的失能，其次为原癌基因的激活。肿瘤抑制基因的存在和程序死亡的准备在于调控或阻抑细胞周期的进程，使 DNA 被损伤了的细胞发生凋亡，而放射诱导的突变可能使细胞不启动死亡程序，细胞构成永生性，端粒酶的活性异常增强，维持染色体端粒不随细胞的每一次复制而缩减，这是 RIC 发生机制的重要的一环。

肿瘤抑癌基因的失活，需要两个等位基因功能的丧失（loss of hetorozygosity，LOH），在乳腺导管原位癌（DCIS）中，或一个浸润癌病灶周围表型正常的导管上皮细胞中，或乳腺小叶增生的细胞中，均发现有 LOH 的表现，这可以认为是乳腺浸润癌发生的伴随现象，亦可理解为乳腺局部高癌症发生倾向可能的一种区域易感性，电离辐射则可能通过 LOH 而成为 RIC 的促发因素。Wazer 对取自人类乳腺具有野生型 p53 活性的乳腺上皮细胞，给予 HL 治疗的模拟照射，30Gy，2gy/次。照射后对 p53 蛋白表达丧失而表现有永生性的细胞进行 DNA 序列的检验，发现其一个等位基因丢失，而另一个缺失了 26 个碱基对的片段。将这些细胞注射给小鼠，结果 100% 诱发了肿瘤。这种照射导致的改变，提示了放射在 SMN 发生过程中的作用。在被照射的细胞中还发现有正常上皮特异基因 - 1（normal epi - thelial spe-cific gene number 1，NES - 1）表达的极度下降，在正常细胞中 NES - 1 是充分表达的，编码丝氨酸蛋白酶和前列腺特异抗原的同系物。NES - 1 可能是调控细胞生长和分化的另一肿瘤抑制基因。

在 RIC 机制的研究中，理论上来说，电离辐射可能直接作用于靶细胞，诱发恶性转化，但亦可能仅只是在靶细胞与宿主组织共存相融的关系中，加速了可能自然发生的癌变出现的时间。当利用放射线治疗肿瘤时，所利用的是电离辐射对 DNA 极限的破坏作用，而 RIC 机制中，所阐述的是一种电离辐射诱导一些表现转化特征的 DNA 改变的发生。Gray 认为，放射作为动因，肿瘤的发生可理解为低几率诱导转化效应和高几率细胞杀灭效应复合的结果，当剂量增加时 RIC 诱导效应下降，而当细胞杀灭效应降低时，RIC 诱导转化效应将上升。同样，Hall 和 Miller 亦证实，对一定的照射剂量，分割和延时会使灭活的生物效应下降，而肿瘤诱发效应相反会增强。对于 $C3H/10T_{1/2}$ 细胞，1.5Gy 的照射量，剂量的分割和延时将使细胞发生转化的几率增加，在 1.0Gy 以上时，剂量效应曲线显示为二次指数相关，而剂量 < 0.3Gy 时，曲线斜率表现为正比相关。

三、诱发恶性肿瘤的遗传学背景

在 SMN 的发病机制中，作为促发因素的电离辐射或化学药物是重要的，然而与遗传学缺陷所导致的肿瘤发生的易感性亦密切相关，某种意义上来说，是更重要的因素。概括对 20 世纪 70 ~ 80 年代世界免疫缺陷癌症的回顾，携带有原发免疫缺陷综合征（PIDS）的家族成员，在其一生中发生恶性肿瘤的几率高达 15% ~ 25%；获得性免疫抑制状态（如 AIDS）造成同样的易感性倾向。16 000 例肾移植患者，恶性肿瘤的发生率，NHL 上升 32 倍；肝胆癌症上升 30.4 倍；膀胱癌 5.5 倍；宫颈癌 4.7 倍；肺癌 2.4 倍。Kinlen 报告，肾移植者，非霍奇金淋巴瘤（NHL）（尤 CNS 部位）发生的 RR 显著上升，为 58.6，而基底细胞癌、恶性黑色素瘤和鳞癌的 RR 分别为 1.2，8 和 23。肿瘤易感性或免疫缺陷的遗传学背景导致高几率罹患癌症的生物学依据主要在于：可能激活原癌基因的病毒感染，控制程序失能，染色体的不稳定性，对生理性基因重组和 DNA 损伤修复失误的固定。例如，外周 T 细胞 DNA 随机性失误的发生率为 1/200 ~ 500，然而染色体背景的不稳定性将使几率上升 25 倍，在这些失误中遮蔽有表达恶性转化的畸变或突变。

美国多所医疗中心回顾了 1914—1984 年疗后存活超过一年的视网膜母细胞瘤（RB）患

者，其中 961 例为遗传型，在 RB 诊断后的 5 年中，SMN 的累积发生率遗传型为 51.0% ± 6.2%，而非遗传型相应仅为 5.0% ±3.0%；在遗传型 RB 中，接受过放射治疗者，累积发生率为 58.3% ±8.9%，而未放射治疗者，相应几率为 26.5% ±10.7%。Hawkins 报告，在儿童肿瘤，接受过放射的存活者中，累积骨肉瘤的发生率上升，对遗传型 RB 患儿为 7.2%，而对于非 RB 患儿，仅为 0.5%。这些资料典型地印证了遗传缺陷在 SMN 发生中的重要相关性。

多数肿瘤，或者说人类肿瘤的全部，都是以体细胞的突变为动因的，罹病可有两种途径，其一，如细胞原癌基因为反转录病毒启动而活化；另一途径即为癌症的遗传易感性基因，或称隐性癌症基因，如乳腺癌的 BRCA – 1、BRCA – 2；结肠癌的 MSH – 1、MSH – 2、APC、DCC；恶性黑色素瘤的 CDK – 2 以及肾细胞癌的 RCC 基因等。BRCA – 1 基因定位于染色体 17q21，乳腺癌家族携带突变 BRCA – 1 的女性，70 岁时患乳腺癌的累积危险度高达 85%。临床认为携带有隐性染色体断裂和修复障碍或处于先天性免疫缺陷状态遗传背景，如着色性干皮病、运动失调性毛细血管扩张症、Wiskott – Alrich 综合征、Fanconi 贫血症或 Bloon 综合征的患者，潜在有同样的危险。

所谓遗传易感性基因，意味在其 DNA 基因组中已存在某种癌症发生相关的遗传学缺陷；例如上述视网膜母细胞瘤，40% 的病例为遗传型发病，具常染色体隐性遗传特征，所携带的基因异常涉及 Rb 基因或 13q 上抑癌基因的缺失或突变。Wilms 瘤的患儿在疗后亦有很高 SMN 的发生率，Li 报告，成功治疗后的生存者中，20 年累积 SMN 的发生率为 6% ±6%，且 SMN 均发生于接受过放射治疗或放线菌素 D 的患者。Breslow 报告，Wilms 瘤诊断后的 15 年中，SMN 的累积危险度为 1.6%，接受过放射治疗者相对危险度则更高，且阿霉素的治疗将使危险进一步上升。Wilms 瘤基因缺陷的遗传学位点定位于 11p13（WTI）和 11p15，其肿瘤相关基因的突变是可以延续传递的。在 Li – Fraumeni 综合征家族，基因组中已携带有 p53 基因内的突变；而 Le Beau 在实体肿瘤治疗相关急性髓样细胞白血病（tAML），发现有特征性 del（5q）和 del（7q）异常；Detourmignies 则报道治疗相关急性前髓细胞白血病（tAPL）和 tAML 携带有 t（15；17）、t（8；21）、t（9；11）和 inv（16）遗传学异常，临床表现有 SMN 较短的潜伏期。

依托于前面的论述，现在我们可以说电离辐射诱导肿瘤发生的敏感性是与某一恶性肿瘤的自然发生率相关联的，亦即，对 RIC 危险度的推测是相对性的，而非绝对。RIC 所导致某种癌症过高发生的危险性相对于其自然发生率，表达为以一个百分率相关，就动物实验资料而言，也证实了上述的这种相关性，且就某一特定肿瘤而言，小鼠诱发恶性转化的几率与人类 RIC 的危险几率是相似的。Fry 推测，每照射的一个 cGy 剂量，可能使 RIC 的危险几率上升 0.024 ~0.05。Phillips 和 Sheline 报告，骨 X 线片正常而受到了治疗性剂量照射的 2 300 例患者 5 年 RIC 骨肉瘤的发生率为 0.1%；而在 6 000 例放射治疗过的患者中，其发生率为 0.03%。我们再来回顾一下有遗传基因缺陷或突变的病种，在 9 170 例儿童肿瘤治疗后成功存活 20 年的病例中，累积骨 SMN 的发生率为 2.8%，然而对于 RB 患者，其危险几率上升，为 14.1%，对于 Ewing 肉瘤，则高达 22.1%，且其中接受过放射治疗的患者，其 RIC 发生的相对危险度为 2.7。

四、电离辐射诱发的癌

电离辐射几乎可致所有各种受到照射的组织发生转化，可诱导发生几乎所有各种类型的肿瘤，最常见的是发生于结缔组织的肉瘤；上皮型癌肿中则以乳腺癌和肺癌常见；诱发实体肿瘤的危险性为诱发白血病几率的约 5 倍。我们并不能从组织形态特征上去区别原发性或继发性癌肿，但似乎 RIC 的侵袭性和恶性度要高于同型自然发生性病变。动物实验证实，γ 射线照射小鼠，尤其是低剂量率和多分割照射方式时，所诱发 Harderian 腺肿瘤的致死性更强。临床 Hancock 报告，女性 HL，30 岁以前接受放射治疗的患者，死亡于乳腺癌的相对危险度为 23（95% CI，10.0 ~ 45.4），绝对危险度为 10.8，高于流行病学统计每年每 10 万人口的死亡危险。在其他一些方面，文献认为 RIC 亦表现有某些特征性，如自然发生的乳腺癌位于中央区的约占 20%，而 RIC 乳腺癌 40% ~ 50% 位于中央区；自然发生的乳腺癌同期或先后双侧罹病的几率为 0.3% ~ 3.0% 和 7% ~ 12%，而 HL 放射治疗后 RIC 乳腺癌同期或先后双侧诱发癌的几率为 21% 和 29%。在原发肿瘤的治疗方式和 SMN 类型方面似无明确的相关关系。

通常认为，原发头颈部的恶性肿瘤照射后，RIC 的潜伏期为 10 ~ 25 年，照射剂量可以很低，2 ~ 6Gy，但 RIC 甲状腺癌可能曾接受的照射剂量均相对较高。Seydel 报告 1 464 例原发头颈部癌，放射治疗后 23 例发生了野内/外的 SMN，几率 1.6%，其中放射治疗后生存超过 5 年的 611 例患者，RIC 的几率为 1.5%。Parker 和 Enstrom 报告 UCLA 治疗的 2 151 例头颈部癌，其发生于头颈部的 SMN 的危险度超过 2.5/（年·1 000 人），这一几率大于单外科治疗后同样追随期内发生第二个头颈部癌的可能性。Som 和 Peiner 报告 7 例喉癌患者，放射治疗后 17 年，2 例发生了环后癌，Lawson 和 Som 报告，喉部在接受照射后，RIC 的几率为 10%。Boysen 和 Loven 报告 714 例头颈部癌疗后存活者中，81 例患者（11.3%）发生了 84 个 SMN 病灶，相当于生存者中每年有 3.5% 发生 SMN，其 RR 为 2.4；疗后存活的时间越长，累积 SMN 的比率就越高，需要临床给予的关注已相似于局部复发的危险。脑组织在受到照射后亦有放射相关脑肿瘤发生的报道，最常见的为 RIC 脑脊膜瘤和高分级的星形细胞瘤。在垂体瘤的放射治疗中，当成年患者，小野、常规剂量时，RIC 的几率低，但如患者年龄小，大野高量照射，RIC 的危险性增加，且有相对为短的潜伏期。

皮肤受到照射后可能诱发皮肤癌，可以是基底细胞癌或鳞状细胞癌，在相对低剂量照射后最常发生的组织类型则是基底细胞癌。其他上皮组织在受到照射后有同样的危险，如纵隔在受到照射后所诱发的食管鳞癌。睾丸恶性肿瘤的患者放射治疗后有很高的存活率，追踪发现可发生食管、肺、结直肠、膀胱和盆腔脏器的多种 SMN，多发生在照射范围以内。Glanzmann 报告，其发生率为 5.5%；Moller 报告，其危险度为 1.2 ~ 2.3，其中发生白血病的危险度为 2.4，而软组织肉瘤为 3.0。

骨髓受到高剂量的照射会导致完全的失活和功能丧失，低于失活剂量的照射则可能导致突变的发生。电离辐射所导致的实性肿瘤潜伏期很长且随时间的延长危险性上升，而放射相关的白血病则多出现在照射后的几年内，10 年后相对危险性下降，15 年后则恢复到正常人群的发病水平。Storm 报告低于失活剂量照射后，诱发急性非淋巴母细胞型白血病（ANLL）的 RR 为 3.5；Curtis 报告，照射后发生 ANLL 或骨髓发育不良综合征的 RR 为 2.4，但 Hutchinson 报告宫颈癌照射后 5 年，白血病的发生率并无显著的上升。SMN 白血病的发生，化疗是更强的诱发因素，Swerdlow 报告 HL 治疗相关白血病出现的 RR 为 16.0，然而其中仅接受放射治疗的患者 RR 很低，仅 2.5，且未达到统计学显著意义的差异。Valagussa 报告，米兰国家癌症研究所 1 329 例主要是成人 HL，接受 ABVD + RT 治疗的患者，中值随诊 8.5

年，无 ANLL 发生，而接受 MOPP + RT 治疗者，2.7%（9/335）发生了 ANLL。Tucker 报告，放射相关白血病均有很强的致命性，而放射相关实体瘤在 1.6 年后仍有 45% 存活；放射相关 NHL 在诊断后 2.1 年的存活率为 55%，均较 RJC 白血病预后为好。

HL 疗后 SMN 发生的临床研究报告较多，前面已提供了相当一些资料。Swerdlow 回顾了 Royal Marsden 医院 2 846 例 HL，疗后 15 年 SMN 的发生率，儿童为 9%，成人为 11% ~ 12%，其中结肠、肺、甲状腺和骨继发性实体瘤的 RR 分别为 3.2、3.8、9.4 和 15.2。Tucker 报告 Stanford 医学中心 1 507 例 HL，疗后 15 年，全部 SMN 的实际发生危险度（AR）为 17.6% ±3.1%，其中实体肿瘤为 13.2% ±3.1%；白血病的发生率在 10 年时达到一平台值 3.3% ±0.6%；继发 NHL 的几率在 15 年时缓慢增加到 1.6% ±0.7%；继发肺癌的 RR 为 7.7，且全部发生在吸烟的患者。

在乳腺切除术或保留乳房手术后辅助以放射治疗，关注的问题是，这是否会导致对侧乳房由于可能受到 5% ~10% 治疗剂量的照射而使 RIC 乳腺癌的危险性上升。文献报告其 RR 在 3.0 ~5.8 之间，但 Levitt 和 Mandel 认为主要的报告均存在有分析方法学上的缺陷而使上述危险度的估计偏高。Lavey 回顾 Duke 大学医学中心无转移乳腺癌疗后 10 年追随的资料，认为放射治疗并未增加对侧乳腺发生另一个癌的危险性，其中 407 例单外科治疗者，AR 为 8.7，RR 为 4.2；226 例术后化疗者，AR 为 1.7，RR 为 1.1；140 例外科手术辅以术后放射治疗者，AR 为 3.3，RR 为 2.1；308 例手术、术后放射治疗、化疗者，AR 为 1.4，RR 为 0.5。或许，我们尚不能做出结论，乳腺癌术后乳房和胸壁的照射导致了 RIC 更高的危险性；我们需要更长时间随诊资料的证据。

五、电离辐射诱发的肉瘤

晚期效应的统计学调查已明确，电离辐射为继发性肉瘤的诱发因素之一。放射诱导间质组织发生恶性转化所形成的肉瘤称为放射诱发肉瘤（RIS），或放射相关肉瘤（radiation - associated sarcoma，RAS），或放射后肉瘤（postradiation sarcoma，PRS），可发生于多种恶性肿瘤或良性疾病的放射治疗后。一般认为，RIS 的发生率 <1%，如 Tountas 报告，各种类型的癌症患者在其初始治疗时被意外照射到了的骨，以后发生 RIS 的几率为 0.02%；在存活已超过 5 年的患者中，RIS 骨肉瘤的发生率为 0.035%。Storm 回顾了丹麦 24 970 例侵袭性宫颈癌和 19 470 例原位癌，疗后超过 30 年的追踪资料，发现 SMN 的发生率为 64/年·10 000 人，相对危险度为 1.9，增殖活跃的上皮组织和骨髓细胞更易于诱导发生转化，而结缔组织肉瘤的发生率亦显著增加。

临床报告 RIS 发生的年龄域很宽，从 3 岁到 81 岁。儿童肿瘤患者治疗后 25 年 SMN 的累积发生率可高达 12%，而接受过放射治疗者为 17%。在发生于照射野内的肿瘤中，42% 为肉瘤。RIS 中最常见的组织学类型为分化不良的骨肉瘤或恶性纤维组织细胞瘤（MFH）。Huvos 分析了 Sloan - Kettering 纪念癌症中心 66 例继发性骨肉瘤，其中 24 例为原发病灶在骨而接受放射治疗，42 例骨为非目的性照射，其骨吸收剂量均在 16.6Gy 以上，潜伏期为 10.5（3.5 ~33）年。Laskin 报告 53 例 RIS，其中 MFH 占 68%，而 Murray 报告 80% 的 RIS 组织学为高分级的肉瘤，其他 RIS 可见的病理类型还包括有梭形细胞肉瘤、纤维肉瘤、横纹肌肉瘤、滑膜肉瘤、血管肉瘤、软骨肉瘤和骨髓纤维肉瘤等。照射后子宫发生的肉瘤均属于 MMMT（malignant mixed mullerian tumor），现代概念认为是一种组织化生的肉瘤样癌（metalplastic carcinoma），而不是癌与肉瘤的混合体。

现代文献报告的 RIS 发生的潜伏期已不再遵循 Cahan 最初所提出的 5 年以上的判断标准。Robinson 报告最短的潜伏期为 1.2 年；Murray 报告为 1.9 年，而最长者可达 50 年。Kim 报告 20 例放射相关软组织肉瘤，中位值潜伏期为 12（3～40）年；27 例放射相关骨肉瘤，中位值潜伏期为 11（4～27）年。发生横纹肌肉瘤的潜伏期显然较其他 RIS 肉瘤为短，认为横纹肌肉瘤本身就具有发生第二肿瘤，尤其是肉瘤的遗传易感性倾向，因此对辐射诱导转化的发生更为敏感。发生于儿童或成人的 RIS，潜伏期并无明显的差异。

RIS 的诱发与照射剂量相关，动物实验和儿童骨肉瘤疗后追随的研究，均获高量高危的结论。LESG（late effects study group）报告，9 170 例各种类型的癌症患者，在接受放射治疗 2 年后，其中 64 例发生了骨肉瘤（0.7%），分析认为照射量 <10Gy 的 RR 为 0.6，而 >60Gy 者 RR 为 38.3，表现了明确的剂量相关性。是否高能射线或高量累积会导致 RIS 的潜期相对缩短，目前尚无结论性的认定。Murray 报告诱导发生 RIS 的平均照射量为 48Gy，中值剂量 49Gy。认为受到低剂量的照射，同样可诱导 RIS 的发生，然而原子弹爆炸时受到 6Gy 辐射量的存活者，其肉瘤的发生率并无显著性增加。巨细胞瘤受到照射后发生的 RIS，据报告，剂量均在 40Gy 以上。

RIS 的诊断标准最初由 Cahan 于 1948 年提出，以后诸多学者不断予以讨论，我们建议可参考下述要点来进行判断。

（1）RIS 所发生曾接受照射的区域，在照射前组织病理学和（或）临床影像学均无已存在肉瘤的证据，以尽可能排除与放射治疗无关诱因所导致的自发性肉瘤。

（2）RIS 有组织病理学的证实，明确为与原治疗肿瘤不同的病理诊断。组织形态学描述不能提供 RIS 的鉴别。

（3）曾接受照射，RIS 发生于 5% 等剂量线范围以内。

（4）一般有相对为长（10～20 年）的潜伏期，但亦接受 <2 年的短暂潜伏期。

RIS 的预后明显为差，组织学的高分级导致病变更具局部的侵袭性。治疗依然首选外科根治性切除术，但常会受到限制而难于实施；由于原放射治疗导致的纤维化，化疗没有满意的疗效；仍不排除放射治疗联合以手术会成为实际的选择，但再度放射治疗会受到曾照射过正常组织及结构剂量耐受阈的限制。Murray 报告 20 例 RIS，挽救治疗的中值存活期仅为一年。尽管如此，RIS 不应成为大量临床常规根治性或姑息性放射治疗，在做出决策时考虑的限制性因素。

六、电离辐射诱发恶性肿瘤危险性的对策

已发生了一个恶性肿瘤的儿童，生存下去，本身即已存在着高危发生第二个恶性肿瘤的可能性，基因缺陷、各种治疗方式、疗后机体的免疫状态以及环境和生活方式的某些因素均可使上述的可能性被放大和实现。当然，严格放射线的应用，消除各种协同因素以及对于潜在 SMN 的长期生存者进行适宜的医疗监视，可认为是对 RIC 危险性的临床对策总则。我们以 HL 治疗后 RIC 乳腺癌为例，各医疗中心的监视计划虽然不同，但倾向于认为：没有足够的证据反对或支持乳腺自我检查的意义，然而积极的影像学检查和发现病灶后的活检，使 80%～90% 的 RIC 获得了诊断。因此，无论患者年龄，HL 治疗后 8 年应开始每 6 个月一次的体检，每年一次的乳腺 X 线检查；或 25 岁时拍摄乳腺基线片，开始每 6 个月一次的体检，

每 2～3 年一次 X 线检查，40 岁以后则改为每年一次。

化疗导致的闭经状态可降低乳腺癌发生的危险，但低雌激素水平导致的症状群和骨代谢以及心血管功能方面的改变有时又会需要外源雌激素的替代治疗（hormone replacement therapy，HRT），则又逆转了闭经状态的预防作用。抗雌激素（tamoxifen 和 raloxifene）的化学预防研究认为，可能更适于成熟期前诱导闭经状态的患者，而不适于 HRT 的患者。另一途径则是在 HL 放射治疗期间给予口服避孕药物或 LHRH/GnRH，实施卵巢激素阻断，达到化学预防的效果，但需要进一步的证实。

光线增多以后，更多的阴影也会随之而来。当我们讨论放射治疗可能带来 RIC 问题时，纵观所有的医疗手段，可能不同程度地均存在有阴影的问题。化学药物（尤其是烷化剂）是更强的 SMN 诱发因素，已如前述，外科也同样存在相似的危险。治疗膀胱外翻症，实施输尿管乙状结肠吻合术，可能导致发生于吻合口位置的结肠腺癌，其发生率为 9.9/1 000，中值潜伏期为 22 年，而在普通人群的发生率仅为 9.9/100 000。在乳腺癌根治术后，可能发生的后遗症之一是局部结构的淋巴水肿（Stewart - Treves 综合征），而这是诱导发生血管肉瘤的原因，发生于淋巴水肿区而非术后照射区。外科更大的阴影问题是手术和麻醉意外死亡，尤其是对于普遍年龄为高、体能下降的癌症患者，Ziffren 报告根治性颈清扫的手术死亡率，对于 60～69 岁、70～79 岁和 80 岁以上的患者，死亡率分别为 3.1%、3.7% 和 18.1%。Vacanti 报告 58 078 例患者的麻醉意外死亡率，相应于体能状态 I、Ⅲ 和 Ⅴ 级，分别为 0.07%、1.40% 和 8.10%。更何况，手术和麻醉意外基本上是即时发生且不可逆转的死亡，而 RIC 有相当长时间的潜伏期和仍有救治的可能，这使得患者生命受到的威胁趋于缓和。

RIC 威胁趋于缓和的另一原因是其漫长的潜伏时间。癌症患者多数是高龄者，虽然各种癌症的疗效不同，但多数患者已难能再保持其年龄的预期生命时间，这使得相当一部分 RIC 的威胁已被掩盖，而对于治疗后获得了相当长时间的存活者而言，不应该否认是放射治疗使他们的生命和健康获益，对于不幸发生的 RIC 病灶的控制，综合的治疗，其中包括放射依然会发挥作用。

电离辐射可用于癌症的治疗，这是事实，电离辐射可诱发恶性肿瘤，这是另一个事实，不存在没有阴影的光线。放射治疗对于临床肿瘤学的意义，在于其相对外科覆盖面更大的肿瘤局部控制方面肯定的疗效，当疗后长期获得了治愈的患者发生了 RIC 问题时，恰也证明了放射治疗的成功，这就使得我们面对一个原发癌症患者的治疗策划时，虽然了解对于流行病学意义的这一群体存在有预期小几率 RIC 的危险，我们依然会竭尽放射治疗的优势，为具体的一位患者去争取最大限度的、也是最现实的治疗利益。Coleman 作了一项让放射治疗医师更有信心的推测，假定 7 000 个新患者，放射治疗 30% 可获治愈，如果存活 5 年，发生 SMN 的几率为 12%，其中 75% 为 RIC，25% 与其他复杂因素相关，那么我们可以获得 27% 的实际 5 年生存率，挽救 1 905 例患者；而如果我们更积极完善的治疗，使治愈率提高 1 倍，同时 SMN 的危险性也上升 1 倍的话，我们最终可以获得 49% 的整体生存率而挽救 3 419 例患者。显然，电离辐射诱发恶性肿瘤的效应不应成为临床治疗抉择的限制性因素。

（唐天友）

第十一节 分次放射治疗的生物学基础

(一) 分次放射治疗的生物学因素

现代放射生物学的知识使人们有可能解释时间一剂量因子对生物效应的影响并了解其作用机制：著名放射生物学家 Withers 曾在"改变分次放射治疗方案的生物学基础"一文中指出：临床放射治疗医师在设计分次治疗方案时，应注意把握两个要点：即生物学的合理性和处方剂量设定的科学性。因此临床放射治疗医师除医学专业知识外，还应掌握肿瘤放射治疗的生物学原理和照射剂量一生物效应的量效关系。欲达此目的，必须了解影响分次放射治疗的生物学因素。其中临床放射生物学中的"4Rs"概念是重要环节。

"4Rs"是指，细胞放射损伤的修复（repair of radiation damage），周期内细胞的再分布（redistri – bution within the cell cycle），氧效应及乏氧细胞的再氧合（oxygen effect and reoxygenation）以及再群体化（repopulation）。

1. 细胞放射损伤的修复（repair of radiation damage）

（1）细胞的放射损伤：DNA 是放射线对细胞作用最关键的靶。早期实验显示，用放射线照射会导致 DNA 溶液的黏度下降，接下来的实验证实了这主要是由于 DNA 链的断裂所致。DNA 链的断裂主要有两种形式，即单链断裂（single – strand breaks，SSB）和双链断裂（double strand breaks. DSB）。那么我们为什么会认为 DNA 损伤是放射线造成细胞死亡和突变的最关键事件呢？主要证据和理由有如下几方面。

1）微辐射研究显示，用放射线杀死细胞时，单独照射细胞质所需的照射剂量要比单独照射细胞核大得多。

2）放射性核素（如 ^{3}H，^{125}I）参入核 DNA 可有效地造成 DNA 损伤并杀死细胞。

3）受放射线照射后染色体畸变率与细胞死亡密切相关。

4）当特异地把胸腺嘧啶类似物，如碘脱氧尿核苷或溴脱氧尿核苷酸人染色体时可修饰细胞的放射敏感性。

照射在 DNA 水平所致损伤的数量远比最终导致的细胞死亡数量大。对哺乳动物的有氧细胞而言，用 D_0 剂量（通常在 $1 \sim 2Gy$）照射后即刻，每个细胞 DNA 损伤的大致数目是：单链断裂 ~1 000；双链断裂 ~40。另外还有 DNA 链间及 DNA – 核蛋白之间的交联。因此，临床上所用的照射剂量会造成大量的 DNA 损伤，但其中的大部分被细胞成功地修复了。

为了便于叙述和理解，一般将细胞的放射损伤概括为 3 种类型，即亚致死损伤（sublethal damage），潜在致死损伤（potential lethal damage）和致死损伤（lethal damage）。

亚致死损伤是指受照射以后，细胞的部分靶而不是所有靶内所累积的电离事件，通常指 DNA 的单链断裂。亚致死损伤是一种可修复的放射损伤，对细胞死亡影响不大，但亚致死损伤的修复会增加细胞存活率。

潜在致死损伤是指正常状态下应当在照射后死亡的细胞，若在照射后置于适当条件下由于损伤的修复又可存活的现象。但若得不到适宜的环境和条件则将转化为不可逆的损伤使细胞最终丧失分裂能力。

致死损伤指受照射后细胞完全丧失了分裂繁殖能力，是一种不可修复的，不可逆和不能弥补的损伤。

（2）细胞放射损伤的修复

1）亚致死损伤的修复是一专业术语，指假如将某一既定单次照射剂量分成间隔一定时间的两次时所观察到的存活细胞增加的现象。

1959 年 Elkind 发现，当细胞受照射产生亚致死损伤而保持修复能力时，细胞能在 3h 内完成这种修复，将其称之为亚致死损伤修复。后来许多学者的实验都证实了 Elkind 实验的正确性。因此这种修复也称为 Elkind 修复。

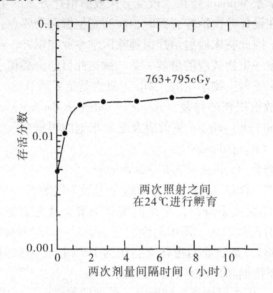

图 5 - 4　中国仓鼠细胞受 2 分次 X 射线照射后的细胞存活

（引自 E J Hall. Radioliology for the radiologist）

图 5 - 4 显示了用培养的仓鼠细胞得到的分次照射实验资料。单次照射 15.58Gy 的存活分数是 0.005，如果把这个剂量分成相等的 2 次，其间间隔 30min，细胞的存活分数要比单次照射明显高一些，随着间隔时间的延长细胞存活分数会继续增高而在 2h 左右达到平台，这时所对应的细胞存活分数是 0.02，大约为单次照射细胞存活分数的 4 倍。此后如果进一步增加分次剂量的间隔时间其细胞存活分数并不继续增高。图中资料的实验条件是，在两次照射之间将哺乳动物细胞保持在室温（24℃），以防止细胞在这段间隔时间内发生细胞周期的移动而干扰实验结果，因此它特异说明了分次照射时细胞所存在的亚致死损伤修复现象。

亚致死损伤的修复受许多因素影响，主要有：①放射线的性质：低 LET 射线照射后细胞有亚致死损伤和亚致死损伤的修复，高 LET 射线照射后细胞没有亚致死损伤因此也没有亚致死损伤的修复；②细胞的氧合状态：处于慢性乏氧环境的细胞比氧合状态好的细胞对亚致死损伤的修复能力差；③细胞群的增殖状态：未增殖的细胞几乎没有亚致死损伤的修复等。细胞亚致死损伤的修复速率一般为 30min 到数小时。常用亚致死损伤半修复时间（$T_{1/2}$）来表示不同组织亚致死损伤的修复特性，目前尚不完全清楚所有组织亚致死损伤的修复速率。在临床非常规分割照射过程中，两次照射之间间隔时间应大于 6h，以利于亚致死损伤完全修复。

2）潜在致死损伤的修复：指照射以后改变细胞的环境条件，因潜在致死损伤的修复或表达而影响既定剂量照射后细胞存活比的现象。由于在通常情况下这种损伤是潜在致死的因此可能会引起细胞的死亡。但如果照射后环境改变则会导致细胞存活的增加，这被认为是潜在致死损伤修复的结果。如果照射后把细胞放在平衡盐而不是完全培养基中培养几个小时潜在致死损伤会被修复。

Little 及其同事用密度抑制的平台期细胞培养研究潜在致死损伤，如果照射后在进行克隆形成分析实验前把细胞保持在密度抑制状态 6～12h 细胞存活率同步增加。当存在潜在致死损伤修复时，潜在致死损伤与放射治疗的关系变得更加明显。这种现象既存在于离体实验也存在于在体实验肿瘤。图 5-5 说明了这点。

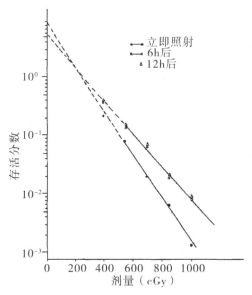

图 5-5 密度抑制的平台期细胞的 X 射线细胞存活曲线

（引自 E J Hall. Radiohiology for the radilolgist）

和亚致死损伤修复一样，潜在致死损伤修复也和许多因素有关，如高 LET 射线照射时没有潜在致死损伤的修复。乏氧以及细胞密度接触都是影响潜在致死损伤修复的重要因素。而且潜在致死损伤的修复也与细胞所处的周期时相有关，如果照射后 6h 或更长时间细胞没有分裂则会发生潜在致死损伤的修复，这表现为细胞存活增高。这种修复现象在离体实验可用照射后 6h 的平台期来证实，在体内实验，可用动物肿瘤或正常组织细胞的分析以及移动延缓来证实。

潜在致死损伤修复对临床放射治疗是重要的，研究提示，某些放射耐受的肿瘤可能与它们的潜在致死损伤修复能力有关。即放射敏感的肿瘤潜在致死损伤修复不充分而放射耐受肿瘤具有较为充分的潜在致死损伤修复机制。

2. **周期内细胞的再分布（redistribution within the cell cycle）** 离体培养细胞实验表明，处于不同周期时相的细胞放射敏感性是不同的，细胞的放射敏感性随它们在周期内所处的时相不同而不同。在实验室已用大量的细胞系研究了这种现象，总的倾向是处于 S 期的细胞（特别是晚 S 期）是最耐受的，处于 G_2 和 M 期的细胞是最放射敏感的。可能的原因是，G_2 朝细胞在分裂前没有充足的时间修复放射损伤。

图 5 - 6 显示了 Sinclair 和 Morton（1965）的经典研究结果。他们先把仓鼠细胞分别同步化在细胞周期的 5 个不同时相，然后进行细胞存活分析实验。细胞存活曲线显示，变化主要在曲线的肩区。G_2 期或 M 期细胞的存活曲线没有肩区，而 S 期细胞存活曲线的肩区最大。右图显示用这些资料重建的周期内细胞的杀灭变化。照射后即刻所有细胞倾向于处在与照射前相同的时相点，而一些将会失去它们再繁殖的完整性，而保持再繁殖完整性的细胞在数量上倾向于 S 期最多。

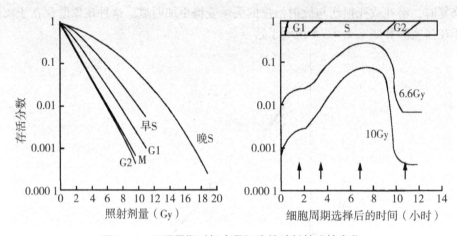

图 5 - 6　不同周期时相仓鼠细胞的放射敏感性变化

（引自 E J Hall. Radiobiology for the radiologist）

照射以后，在下一个周期过程中重要的效应关系变得明显了，有丝分裂延缓（mitotic delay，指从 G_2 进入 M 期的延缓）是经常被观察到的现象，另外还有从 G_1 到 S 期的延缓。这些过程所涉及的遗传学机制正在受到广泛关注。

一般认为，分次放射治疗中存在着处于相对放射抗拒时相的细胞向放射敏感时相移动的再分布现象，这有助于提高放射线对肿瘤细胞的杀伤效果；但如果未能进行有效的细胞周期内时相的再分布，则也可能成为放射耐受的机制之一。

3. 氧效应及乏氧细胞的再氧合（oxygen effect and reoxygenation）

（1）氧的重要性：早期的研究发现（上世纪初），细胞对电离辐射的效应强烈地依赖于氧的存在。人们把氧在放射线和生物体相互作用中所起的影响，称为氧效应。把在乏氧及空气情况下达到相等生物效应所需的照射剂量之比叫作氧增强比（oxygen enhancement ratio，OER），通常用 OER 来衡量不同射线氧效应的大小。

实验表明，氧效应只发生在照射期间或照射后数毫秒内。随着氧水平的增高放射敏感性有一个梯度性增高，最大变化发生在 0 ~ 20mmHg。氧浓度进一步增高增至空气水平（155mmHg），甚至 100% 氧气时（760mmHg）放射敏感性也只有很小的增加。氧效应的机制尚不完全清楚，比较公认的理论是"氧固定假说（oxygen fixation hypothesis）"，即当带电粒子穿过生物物质时产生许多电子对，这些电子对寿命极短，约为 10^{-10}s，生物物质吸收了放射线以后形成自由基。这些自由基是高活度分子，能击断化学键造成靶分子的损伤（通常是 DNA），从而启动一系列事件并最终以损伤的形式表达出来。在有氧存在的情况下，氧与自由基 R·作用形成有机过氧基（RO_2·），并最终在靶分子上形成 ROOH，它是靶物质的不可逆形式，于是损伤被化学固定下来，因此认为氧对放射的损伤起了"固定"作用称之为"氧固定假说"（图 5 - 7）。

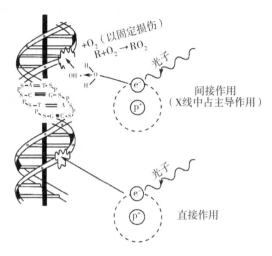

+O₂（以固定损伤）
R+O₂→RO₂
间接作用
（X线中占主导作用）

直接作用

图 5 - 7　氧固定假说

（引自 E J Hall. Radiobiology for the radiologist）

在 20 世纪 50 年代和 60 年代，关于细胞杀灭中氧作用的观点在放射生物及放射治疗学家中很流行，提出了许多办法改进临床治疗，如用高压氧舱提高氧含量，及采用新的射线如中子、重离子等。

（2）肿瘤乏氧：实体瘤的生长需要不断地诱导血供，这个过程称之为血管生成。新形成的血供是原始性的，不能满足生长中肿瘤的需要，因此造成营养不良和供氧不足区域，乏氧细胞便存在于这些区域，但这些乏氧细胞仍是有活力的，至少在一段时间内如此。

首先指出实体瘤内有乏氧细胞存在是在 1955 年，由 Thomlinson 和 Gray 根据他们对人支气管癌组织切片的观察提出的。他们观察了有血管间质围绕的有活力的肿瘤部位，从间质中这些肿瘤细胞获得所需的营养和氧。随着肿瘤的生长这个区域膨大，在中心部出现坏死区域，有活力组织的厚度为 100 ~ 180 μm 与计算所得的氧扩散距离相似。提示，氧在基质的扩散被细胞所消耗。当肿瘤细胞层的厚度超过氧的有效扩散距离时，细胞将不能存活。那些处于即将坏死边缘部位的细胞即是仍有一定活力的乏氧细胞，时常被称为是慢性乏氧细胞。除此之外，最近的研究提示，肿瘤的血管可以周期性的开放和关闭，导致短暂的一过性或急性乏氧。这种现象的机制还不太清楚，可能是由于血管被血细胞或循环中的肿瘤细胞堵塞，肿瘤内压高部位的血管崩溃，宿主整体血管的自发性舒缩影响下游毛细血管的血流所致。

已进行了许多测定动物肿瘤乏氧水平的尝试，但那些用于测定动物肿瘤乏氧水平的直接方法（如对存活曲线的分析或夹持肿瘤血管等）均不能用于人的情况。对人肿瘤乏氧的临床调查主要采用间接的方法，如测量血管间距、血管密度，以及肿瘤细胞到最近的血管的距离；或用生化的方法测定肿瘤代谢活性；采用"Comet"法研究 DNA 损伤程度对肿瘤内乏氧细胞的含量进行间接评估；或采用特异的放射活性物质或荧光标记的化合物结合到乏氧细胞等。直接测定人肿瘤乏氧细胞的方法是采用氧电极以决定氧分压。用这些方法进行的几个临床试验已间接地证明了人实体肿瘤内有乏氧细胞存在，并能影响放射效应。

（3）乏氧细胞的再氧合：研究表明，直径 <1mm 的肿瘤是充分氧合的（Stanley et al，1977）。超过这个大小便会出现乏氧。如果用大剂量单次照射肿瘤，肿瘤内大多数放射敏感的氧合好的细胞将被杀死，剩下的那些活细胞是乏氧的。因此，照射后即刻的乏氧分数将会接近100%，然后逐渐下降并接近初始值，这种现象称为再氧合。研究表明，再氧合现象发生于许多不同类型的肿瘤且再氧合的速度变化范围很大，有些肿瘤发生在几小时以内，而另一些却需几天时间，与照射前的值相比，再氧合后的最终乏氧水平可以高于或低于照射前值。乏氧细胞再氧合的发生机制还不甚清楚。如果再氧合发生得快，可能是由于曾短暂关闭的血管的再通或细胞呼吸的下降（这会增加氧弥散距离）。

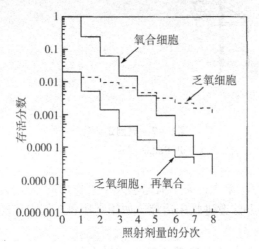

图 5-8　计算所得的分次照射肿瘤细胞再氧合的存活曲线

（引自 E J Hall. Radiobiology for the radiologist）

再氧合对临床放射治疗具有重要意义，图 5-8 说明分次放射治疗后肿瘤内的假定情况。在这个例子里，98% 的肿瘤细胞是氧合好的，2% 是乏氧的。图中说明了大剂量分次照射氧合好的细胞和乏氧细胞的效应。假如没有再氧合发生，则每分次剂量照射后只能期望杀死极小数量的乏氧细胞，乏氧细胞存活曲线将会比氧合好的细胞的存活曲线平坦。在疗程后期，乏氧细胞群体的效应将占重要地位，如果分次间有再氧合发生则放射对初始乏氧细胞的杀灭将会增大，从而使乏氧细胞的负面效应减少。目前，尚不能直接检测到人肿瘤的再氧合，2×30 次分次放射治疗所达到的局部控制率的事实间接地支持有再氧合现象的存在。分次照射有利于乏氧细胞的再氧合，因此可采用分次放射治疗的方法使其不断氧合并逐步杀灭之。

4. 再群体化（repopulation）　损伤之后，组织的干细胞在机体调节机制的作用下，增殖、分化、恢复组织原来形态的过程称作再群体化。这一概念早先用于描述正常组织损伤之后的恢复过程。例如，皮肤割伤以后出现了一连串的细胞丢失，数天以后，这个缝隙便被填满了。伤口边缘部位的细胞快速倍增使皮肤的原来的形态得到正确恢复。再群体化效应可以被增殖层次细胞的缺失或非增殖性功能细胞层的缺失所启动。

再群体化的概念也用于肿瘤，但涵义有所不同。照射或使用细胞毒性药物以后，可启动肿瘤内存活的克隆源细胞，使之比照射或用药以前分裂得更快，这称之为加速再群体化（accelerated repopulation）。图 5-9 说明单次 20Gy X 射线照射后大鼠移植瘤肿瘤消退和再生长的总生长曲线。值得重视的是，在这段时间里肿瘤还在明显皱缩和消退着，而存活克隆源细胞的分裂数目比以前更多更快。

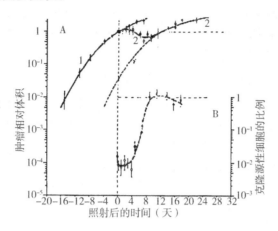

图5-9　加速再群体化

大鼠横纹肌肉瘤的生长曲线，A. 曲线1是未照射的对照组的生长曲线；曲线2是照射后即刻的肿瘤生长曲线；B. 照射以后不同时间克隆源细胞的比例变化（引自 E J Hall. Radiobiology for the radiologist）

　　在临床上，人的肿瘤也存在着相似现象。Withers 及其同事总结了头颈部肿瘤的文献，分析了达到50%控制剂量（TCD_{50}）与分次治疗总时间的关系，结果见图5-10，提示，在头颈部肿瘤干细胞的再群体化在开始治疗后的28d左右开始加速，因此每天增加0.6Gy是需要的，以补偿加速再群体化所损失的效益。

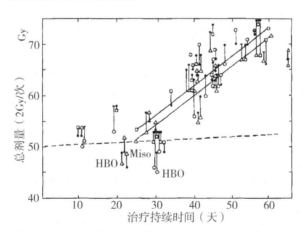

图5-10　头颈部鳞癌总治疗时间和 TCD_{50} 剂量的关系

（引自 E J Hall. Radiobiology for the radiologist）

　　受照射组织的再群体化反应的启动时间在不同组织之间有所不同。放射治疗期间存活的克隆源性细胞（clonogenic cell）的再群体化是造成早反应组织、晚反应组织及肿瘤之间效应差别的重要因素之一。在常规分割放疗期间，大部分早反应组织有一定程度的快速再群体化。而晚反应组织由于它的生物学特性一般认为疗程中不发生再群体化。如果疗程太长，疗程后期的分次剂量效应将由于肿瘤内存活干细胞已被启动进入快速再群体化而受到损害。正如 Withers 在资料中所显示的，头颈部肿瘤在疗程后期（4 周左右）出现加速再群体化。因此从生物学角度来看，根据情况对治疗方案进行时间—剂量的必要调整是可行的。

除上述因素外，近年来的研究表明，肿瘤内的干细胞数和细胞内在放射敏感性也会从不同角度影响肿瘤放疗疗效。

（二）临床放射治疗中非常规分割治疗研究

分次放射治疗的生物学基本原理是，把一次剂量分成数次时可由于分次剂量之间亚致死损伤的修复以及在总治疗时间足够长的情况下由于干细胞的再群体化而保护正常组织（但如果总治疗时间太长也会同时损失肿瘤治疗效益）。与此同时，把一次剂量分成数次还可由于分次照射之间肿瘤细胞的再氧合和再分布而对肿瘤有敏化作用。

临床上探索将上述生物学原理应用于放射治疗的主要研究实践如下。

1. 超分割放射治疗（hyperfractionation）　超分割的基本目的是进一步分开早反应组织和晚反应组织的效应差别。纯粹的超分割可以被定义为：在与常规分割方案相同的总治疗时间内，在保持相同总剂量的情况下每天照射 2 次。但这个定义是不能令人满意的，因如果降低每分次的剂量则可能会增加总剂量。因此，在实践中的超分割往往是不纯粹的，包括总剂量的提高，有时也因一天照射 2 次而改变了总治疗时间。主要目的是在早反应相同或轻度增加的情况下，进一步减轻晚期反应而肿瘤的控制与常规相同或更好。欧洲协作组（TheEuropean Cooperation Group，EORTC）实施了头颈部肿瘤的超分割临床实验 EORTC 22791 方案是：超分割 80.5Gy/70 次/7 周（1.15Gy×2/d）与常规 70Gy/35 次/7 周相比，结果如下。

1）肿瘤控制和 5 年生存率升高（从 40% 提高到 59%），说明提高了疗效。

2）没有明显增加副作用。

3）此方案对口咽癌的优点是明显的。

每天 2 次并不是超分割的限制，可把剂量分得更多更小（但应使分割剂量处在剂量 - 效应曲线弯曲部位以上），来进一步减轻晚期损伤。Withers 介绍了转折剂量的概念（flexure dose，Df），指在剂量 - 效应曲线开始出现有意义弯曲的那点上的剂量。他提示，在实践中这点是在 $0.1\alpha/\beta$ 比值剂量上（α/β 的 1/10），即曲线在该组织 α/β 比值的 1/10 处弯曲。早反应组织的 α/β 是 6~12Gy，晚反应组织的 α/β 是 1~5Gy。因此早反应组织的 Df 是 0.6~1.2Gy，晚反应组织是 0.1~0.5Gy，如脊髓、肾、肺或晚期的皮肤挛缩。

2. 加速治疗（accelerated treatment）　纯粹加速治疗的定义是，在 1/2 常规治疗的总时间内，通过一天照射 2 次或多次的方式，给予与常规相同的总剂量。然而，在实践中因急性反应的限制达到这种状态是不可能的。必须在治疗期间插入一个休息期或降低剂量。

加速治疗的主要目的是抑制快增殖肿瘤细胞的再群体化 EORTC 进行了头颈部肿瘤（不包括口咽癌）的随机前瞻临床研究。方案是：72Gy/45 次/5 周（1.6Gy×3/d）中间休 2 周，常规方案是 2Gy×35/70Gy/7 周。EORTC22851 的结果是：①局控率增加 15%，但对生存率无明显优点。②急性反应增加。③晚期反应增加（包括致死性并发症）。④因此，纯粹的加速治疗只有在极端小心的情况下才能被使用。

（1）连续加速超分割放射治疗（continuous hyperfractionated accelerated radiationtherapy）：唯一的也是最有趣的加速治疗研究是由英国 Mount Vernon 医院和 Gray 实验室合作进行的，这个方案叫作连续加速超分割治疗（CHART）。方案是 36 次/12d，每天 3 次间隔 6h，1.4~

1.5Gy/次，总剂量 50.4~54Gy。按常规标准它的总剂量是非常低的，当然是在很短的时间内完成治疗。这个方案主要思路是，降低分次剂量以减轻晚期反应，缩短总治疗时间以抑制肿瘤的增殖。

1）CHART 方案的特点是

a. 小剂量/次，36 次。

b. 总治疗时间短，连续 12d。

c. 治疗期间无休息，3 次/d，间隔 6h。

d. 1.4~1.5Gy/次，总剂量 50.4~54Gy。

2）结果如下

a. 肿瘤局部控制率是好的，因总治疗时间短。

b. 急性反应明显，但峰在治疗完成以后。

c. 大部分晚期反应是可以接受的，因每次剂量小。

d. 脊髓是例外，在 50Gy 出现严重的放射性脊髓病。因为 6h 间隔时间对脊髓而言太短。

（2）加速超分割放射治疗合并 nicotinamide 和 carbogen，这个方案的思路是

1）加速，以克服肿瘤的增殖。

2）超分割以保护正常组织。

3）吸入 carbogen 以克服慢性乏氧。

4）给予 nicotinamide 以克服急性乏氧。

（三）剂量率效应

正确认识肿瘤及正常组织在生物学上的剂量率效应特点，对合理进行近距离治疗具有重要意义。

1. 剂量率范围的时标　放射可以按其剂量率效应的不同分别称为急速照射、慢速照射和迁延性照射。急速照射是指剂量率在 2Gy/min 以上照射。在多数真核细胞系统中有生物学意义的照射剂量将在数分钟内给完，在照射过程中极少发生或不发生 DNA 单链断裂的修复，也看不见剂量率效应。慢速照射是指剂量率低于 2×10^{-3} Gy/min，在多数真核细胞系统中，有生物学意义的照射剂量将需要数小时才能给完，DNA 单链断裂的修复大致是完全的。介于急速和慢速之间的是迁延性照射。

2. 剂量率效应的机制　放射生物研究细胞和组织最常用的剂量率是 1~5Gy/min，这也是临床外照射常用的剂量率。因此对每次 2Gy 的照射而言，照射时间不会超过几分钟。在这段时间里可发生由照射引起的初始化学效应（如自由基的形成）但对 DNA 损伤的修复或任何其他生物过程的发生是不够的。随着剂量率的下降，给予既定剂量所需的照射时间延长，照射期间便可能发生一些生物学过程以修饰所观察到的放射反应，这个过程可用"4Rs"来描述。

所谓"4R"是指：①亚致死损伤的修复（repair of sublethal damage）：细胞受照射发生亚致死损伤的修复，它的速率一般为 30min 到数小时。计算说明，当剂量率范围从 1Gy/min 降低到 0.1Gy/min，这个速度的修复将会修饰放射效应；②周期内细胞的再分布（redistribution within the cell cycle）：快增殖组织在几天内发生周期细胞的再分布；③再群体化（repopulation）：再群体化是一个很慢的过程，人肿瘤或正常组织的再群体化不会低于 1d，这个范围可能是很宽的，从几天到几周。只有当照射时间成为有意义的时间函数时，单次照射才会

发生有意义的再群体化（快增殖组织在数周内再群体化）。因此，无论是肿瘤还是正常组织，当剂量率在很低的范围（低于 2cGy/min），将影响细胞的效应；④乏氧细胞的再氧合（reoxygenation）：乏氧细胞的再氧合是一很重要的生物学因素，尤其是在肿瘤。目前还不知道再氧合的确切发生时间，可能是几天（Steel 1986）。

降低剂量率将会导致某一既定照射剂量的完成时间延长。因此，上述因素在用 LDR 进行连续照射时将会影响生物效应。在 LDR 治疗，由于总照射时间的关系，亚致死损伤的修复是最重要的因素，再分布的影响相对次要。再分布可能只与用相对长的半衰期的放射性核素（如^{125}I 半衰期 59.6d）的植入有关。最近的一些实验室工作显示，同步化的停滞大大长于一个细胞周期，于是也影响进一步的放射以及近距离治疗与外照射的结合（Williams 等1991）。再氧合在 LDR 比 HDR 更有效，特别是那些只进行近距离治疗的患者。这是由于 LDR 与 HDR 相比，用 LDR 乏氧细胞所受的损伤大于分次 HDR 治疗；而用 HDR 氧合的肿瘤细胞所受的损伤大于氧合的正常细胞（Joslin 1992）。

3. 组织内插植围绕放射源细胞杀灭的变化　插植源周的不均匀照射体积会产生重要的放射生物学结果。靠近源的部位剂量率高，对细胞的杀灭类似于急速照射的存活曲线。随着细胞距源的距离变远，在较低剂量率处的细胞会不太敏感，在插植照射期间累积剂量率也将下降。这两个因素会导致随源距的不同在细胞杀灭方面非常快的变化。组织内（肿瘤或正常组织）靠近放射源部位的细胞杀灭水平很高，不管敏感还是不敏感的细胞都会被杀灭，而距源稍远的细胞效应又会很低甚至可能那些最敏感的细胞也会存活。在这两种极端情况之间会有一个临界带，在此将会发生不同水平的细胞杀灭。正如 Steel 等 1989 年指出的，对任何既定水平的放射敏感性而言，在数微米的照射距离内将会出现局部控制率从高到低的峭壁样变化。

4. 近距离放疗等效生物剂量　剂量率效应在近距离放疗中的影响比起外照射更明显。临床实践表明，两种相同剂量分布的治疗方案可能由于剂量率的不同而产生完全不同的疗效，这表明剂量率的作用绝不仅仅是个简单的物理剂量问题，而涉及复杂的放射生物学范畴。如前所述，近距离放疗中实施的剂量率被划分为低、中、高 3 个区段；此外，还有永久植入（permanent implant）和脉冲（pulsed irradiation）照射两个特殊模式。它们之间的相互区别、内在联系和等效转换一直是临床医师和放射生物学家锲而不舍的研究课题，研究方向包括细胞存活随照射剂量率变化的机制、数学表达式、等效转换模式及其临床验证等。

（1）α/β 理论对细胞存活曲线随剂量率变化的解释：α/β 理论是目前比较成功解释细胞存活曲线随剂量率变化机制的有说服力的理论。它用 DNA 的单链与双链断裂导致细胞亚致死和直接致死机制替代传统的靶学说，认为单次急速（acute）照射的细胞存活曲线由初始斜率随剂量增加出现肩部，进而变化愈加陡峭的现象是由于上述两种致死机制相对份额变化导致的。其中，非修复直接死亡份额用函数 exp（$-\alpha D$）表示，有修复可能的亚致死份额用 exp（$-\beta D_2$）表示，总存活函数：

$$S = \exp\left[-(\alpha D + \beta D^2)\right] \qquad (5-1)$$

α/β 比值反映两种机制达到平衡，即份额相等时的剂量，它随细胞类型不同而异。关系式：

$$\alpha D = \beta D^2, \quad D = \alpha/\beta \qquad (5-2)$$

剂量率改变时，仅影响亚致死份额的改变。降低照射剂量率，亚致死状态下的死亡积累相对自身修复作用变得更加缓慢，细胞的死亡以直接致死方式为主，曲线斜率变缓，在半对数坐标中趋向于与 D 呈正比的 $\ln S = \alpha D$ 直线。这表明，欲产生相同的细胞存活比例，即相同生物效应，就必须加大照射剂量（由 Ds 增至 Dm）。剂量率有效变化范围取决 a/β 比值，但一般说来限于 0.25Gy/h ~ 10Gy/h。剂量率高于 10Gy/h 时，照射时间变短，修复可能性越小；剂量率低于 0.25Gy/h 时，细胞死亡完全由非修复型死亡支配，变得与剂量率变化无关。这表明近距离照射低、中、高剂量率区段的划分应主要依据生物效应的特征，而不是物理剂量率量值。

（2）亚致死损伤修复和再群体化：剂量率变化导致细胞存活曲线的变化仅仅是外因作用，内因是细胞本身具有亚致死修复的能力。人们通常认为修复的动力学过程也遵从时间 t 的指数函数 exp（t/Tr），Tr 被称之为半修复时间，量级在 1 ~ 1.5h，修复快的组织 Tr 数值小，当剂量率低至 1Gy/h 时，若组织的 Tr 值小，等效剂量与 Dm 不相上下；反之，若组织的 Tr 值大，亚致死份额就大，等效剂量将随剂量率变化发生显著涨落浮动。

将 α/β 与 Tr 一道考虑，表明在已知剂量照射下所产生的生物效应是剂量率的函数；换言之，不同组织欲获得相同的生物效应所需的照射剂量取决于细胞的生物特征，也就是亚致死的份额及修复速度。

尽管细胞修复是剂量率效应最重要的生物学因素，但另外一个因素，即再群体化（re-population）也不容忽视。在近距离治疗中，它近乎不予考虑，因为在短暂的治疗过程中不可能发生大量细胞增殖（cellular multiplication）现象；不过在永久植入治疗中，若肿瘤具有很高的有丝分裂活动的话，则需加以考虑。

（3）剂量率作用的理论公式：放射生物学家（Liversage 1969，Dale 1985，Thams 和 Hendrv1987）很早就提出了等效生物剂量 D 作为剂量率 $\dot D$ 的函数与照射时间 t 的关系式：

$$D\left[\alpha/\beta + 2 \times \dot D \times Tr/0.693\right] = \text{Constant （常数）} \qquad (5-3)$$

若两种不同剂量（D_1，D_2）和剂量率（$\dot D_1$，$\dot D_2$）条件下取得等同的疗效，则

$$D_2/D_1 = \left[\alpha/\beta + 2 \times \dot D_1 \times Tr/\ln2\right] / \left[\alpha/\beta + 2 \times \dot D_2 \times Tr/\ln2\right] \qquad (5-4)$$

这一基本公式被广泛用于临床实践，在法国著名放射肿瘤学家 Bemard Pierquin 和放射物理学家 Cinette Marinello 1997 年编著的《近距离放疗实用手册》一书第五章中由 Jean Dutreix 列举了大量运算示例和分析，本章将节选相关内容供国内放疗专业人员学习参考。

1）晚反应组织对剂量率变化较早反应组织更敏感

例一：某肿瘤组织照射总剂量 D_1 为 60Gy，在低剂量率 $\dot D_1$ 为 0.42Gy/h 条件下，需连续照射 6d，即 144h，试计算早反应组织（$\alpha/\beta = 10Gy$）和晚反应组织（$\alpha/\beta = 3Gy$）在 Tr = 1h，$\dot D_2$ 提高至 0.83Gy/h（20Gy/d）时对应的等效剂量。

解：将数据带入公式（5-4），得出 $D_{2早}$（$\alpha/\beta = 10Gy$）= 54Gy，需照射 65h；$D_{2晚}$（$\alpha/\beta = 3Gy$）= 47Gy，需照射 57h，表明晚反应组织对剂量率的改变具有较高的灵敏度。

需指出的是，目前对 α/β 值的研究表明动物实验确立的数据亦可用于人类，而且直接用人体组织测定 α/β 值也不是件很困难的事情；但 Tr 值尚不够准确，大部分实验 Tr 值接近 1h，但也有的买验指出 T 可能与分次剂量大小有关，所循规律不是简单的指数函数关系。

公式（5-1）隐含着等效剂量 D 与治疗时间 t 的关系，即 $t = D/\dot D$，我们可根据经典治

疗方案推算出与其等效的其他治疗方式，并表述成曲线或表格，以方便使用。

2）缩短治疗时间，必将加重晚期反应的程度。以维持疗效不变为前提，若缩短治疗时间，必将加重晚期反应的程度。因此新方案的实施应以晚反应组织的耐受程度为依据。

例二：试计算在 8d 内实施与 55Gy/5d 方案等效的照射剂量，α/β 分别为 10 和 3Gy。

解 1：$\alpha/\beta = 10Gy$，$D_1 = 49Gy/5d$ 与 $D_2 = 51Gy/8d$ 等效，$D_2/D_1 = 1.04$；且 $D_1 = 59Gy/5d$ 与 $D_2 = 61.5Gy/8d$ 等效，$D_2/D_1 = 1.04$，则 $D_1 = 55Gy/5d$ 大致与 $D_2 = 57Gy/8d$ 等效。

解 2：$\alpha/\beta = 3Gy$，$D_1 = 48Gy/5d$ 与 $D_2 = 53Gy/8d$ 等效，$D_2/D_1 = 1.10$ 且 $D_1 = 57.5Gy/5d$ 与 $D_2 = 64Gy/8d$ 等效，$D_2/D_1 = 1.11$，应用 $D_2/D_1 = 1.11$，则 $D_1 = 55Gy/5d$ 与 $D_2 = 61Gy/8d$ 等效。

从表 5 - 2 可以看出：

表5－2 等效剂量随治疗时间的变化

	肿瘤组织（$\alpha/\beta = 10Gy$）Tr 取值 1h							
治疗天数	3	4	5	6	7	8	10	15
等效剂量	28.5	29	30	30	30	30.5	31	31
	37.5	39	39.5	40	40.5	40.5	41	42
	46	48	49	50	50.5	51	52	53
	55	57	59	60	61	61.5	62.5	64
	64	66.5	68.5	70	71	72	73	75
	72	76	78	80	81	82.5	84	87
	80	85	88	90	92	93	95	98
	晚反应组织（$\alpha/\beta = 3Cy$）Tr 取值 1h							
治疗天数	3	4	5	6	7	8	10	15
等效剂量	26.5	28	29	30	31	31	32	33
	34.5	37	39	40	41	42	43	45
	42.5	46	48	50	51.5	53	55	58
	50	54	57.5	60	62	64	66	71
	58	63	67	70	73	75	78	84
	65.5	71.5	76	80	83	86	90	97
	73	80	85.5	90	94	97	102	111

a. 当照射剂量大时，等效剂量增量也大。例如 $\alpha/\beta = 3Gy$，在疗程为 5d 和 8d 的等效剂量由 39Gy 增至 42Gy，涨幅 8%；而从 76Gy 增至 86Gy，涨幅 13%。

b. 以 6～7d 的治疗方案为例，缩短治疗时间引起等效剂量的改变幅度要比延长治疗时间更显著。例如 $\alpha/\beta = 3Gy$，63Gy/4d，70Gy/6d 与 75Gy/8d 等效剂量级差变小。

c. 等效剂量转换过程中，晚反应组织的剂量变化幅度比早反应组织大，例如 $\alpha/\beta = 3Gy$：70Gy/8d 等效 59Gy/4d；$\alpha/\beta = 10Gy$：70Gy/8d 等效 65Gy/4d。这就意味着照射总量不变，若改变疗程，则必改变疗效；若保持肿瘤疗效不变，晚期反应将更加严重。所以必须明确缩短治疗时间所带来的负面影响，尤其是处方剂量很大时更要谨慎。

3）用于不同治疗方案的比较

例三：等效剂量与治疗时间的关系转换还可用于不同放疗部门之间对同部位肿瘤、采用相同剂量分布，但不同剂量与照射时间的各种方案做评估比较。

设 A 方为 55Gy/4d，B 方为 65Gy/8d：

若 $\alpha/\beta = 10Gy$：A 方为 55Gy/4d 等效 59Gy/8d，表明 B 方方案的生物效应高出 A 方 10%。

若 $\alpha/\beta = 3Gy$：A 方为 55Gy/4d 等效 65Gy/8d，表明 AB 两方案对晚反应组织的生物效应相同。

（4）近距离放疗中剂量和剂量率的不均匀性的影响：近距离放疗中剂量和剂量率的不均匀性是不可避免的一个问题，无论采用何种优化处理手段，处方剂量（dose specified）对应的等剂量面内外的剂量（率）落差都很大。对一般临床治疗来说，我们排除剂量大于 120Gy 和低于 30Gy 的区域不予考虑，前者对应体积甚小，但属于可能导致组织破坏的剂量值；后者对应疗效甚少的剂量限，上下限剂量（率）变化指数可能高达 4.0。

临床效果是剂量高的位置生物效应会更好。例如，在接受 120Gy 剂量的位置，其剂量率为 0.83Gy/h，参考上述等效转换公式和表格，它比参考剂量率为 0.42Gy/h 的位置，对肿瘤而言（$\alpha/\beta = 10Gy$）剂量等效性增加了 10%，对健康组织（$\alpha/\beta = 10Gy$）造成的损伤则提高了 30%。又如，只接受了 40Gy 吸收剂量的部位，由于剂量率下降到 0.28Gy/h，等效剂量低了 10%，对正常组织晚期反应要轻得多。正如放射肿瘤学家 Dutreix 指出的那样，对近距离治疗而言，不光要审视剂量分布，这仅仅是物理剂量概念；还应将等剂量值用剂量率因数加权，该因数的大小取决于剂量、治疗时间和被照组织的生物学特征（α/β）。

（5）低剂量率照射和分次照射的等效性及其疗效关系：对分次照射，当分次数增加时，分次剂量减小，但总等效剂量增加。假设我们只考虑治疗过程中的修复效应，忽略再增殖效应，等效剂量值将从单次急速照射剂量 Ds 增至分次量甚低时的 Dm，这时细胞杀伤仅存直接致死方式。这一变化范围（Ds～Dm）与近距离治疗剂量率由很高向很低变化时效果相同。

于是我们可以说用剂量率 $\dot{D} = D/t$ 做近距离连续照射，与它对应的、能产生相同效应的分次照射的分次数可用 N 表示，分次剂量为 d = D/N。其中 N 值表达式为（Thams and Hendry 1987）：

$$N = \frac{1}{} \times \frac{\ln 2}{Tr} \times t \qquad (5-5)$$

在低剂量率近距离放疗中 t≫Tr

$$d = \dot{D} \times t/N = \frac{2}{\ln 2} \times Tr \times \dot{D} \approx 2.89\ Tr\ \dot{D} \qquad (5-6)$$

这时，d 与 $\dot{D}$ 的关系与 α/β 无关，也就是说，对低剂量率近距离放疗，当我们认定修复时间 Tr = 1h 时，d（Gy）数值上等于 $2.89\dot{D}$。例如，当 $\dot{D} = 0.42$（Gy/h），即 10Gy/d 的低剂量率近距离放疗与 d = 1.2Gy 分次照射等效。

这一结果可引申很多推论，即不管是用 $\dot{D} = D/t$ 做连续照射，还是用 d（Gy）数值上等于 $2.89\dot{D}$ 做分次照射，它们在任何剂量 D 的效果都是相同的。当连续照射的剂量率为 0.42Gy/h，它与经典的 5 次/周，2Gy/次照射方案相比，d = 1.2Gy，单次量减少了许多，因此有潜在的治疗优势；反过来说，当剂量率高于 0.69Gy/h（16.6Gy/d），它对应的等效分次剂量 d＞2Gy。例如 20Gy/d，对应 d = 2.4Gy。

至此，我们已经可以在近距离连续照射、分次照射和经典的以 2Gy 为分次量的常规照射之间做相互转换。后者转换公式为：

$$D_2/D_1 = (\alpha/\beta + d_1) / (\alpha/\beta + d_2) \quad\quad\quad (5-7)$$

例四：不考虑再增殖因素，建立连续照射 60Gy/6d（$\dot{D} = 0.42$Gy/h）与分次剂量为 2Gy 的分次照射等效转换关系。

解：我们已得出 $\dot{D} = 0.42$Gy/h 连续照射对应的等效分次照射剂量关系，即连续照射 $D = 60$Gy/6d 相当 50 次分次量 $d_1 = 1.2$Gy，总剂量 $D_1 = 50 \times 1.2$Gy $= 60$Gy 的分次照射，再利用公式（5-7）求解 $d_2 = 2$Gy 对应的总照射剂量 D_2。

当 $\alpha/\beta = 10$Gy，$D_2 = 60 (10 + 1.2) / (10 + 2) = 56 = 28 \times 2$Gy；

当 $\alpha/\beta = 3$Gy，$D_2 = 60 (3 + 1.2) / (3 + 2) = 50 = 25 \times 2$Gy。

不难看出在相同疗效前提下，近距离连续照射全程只用 6d 时间，而分次照射需要几周时间，可见对可实施近距离放疗的肿瘤部位和类型，低剂量率近距离放疗较外照射有很大的优越性，这也是近距离放疗至今仍占有相当比例的原因。

（6）肿瘤的再群体化因素：分次照射需延续几周的时间，在此期间再群体化因素会产生什么影响呢？先假设忽略分次照射中晚反应组织的再群体化问题，对发生在皮肤和黏膜上的早期反应组织而言，实验和临床都表明：照射头 10d 内动力学没有多大改变；但照射头两周内对细胞倍增（cellularmultiplication）的刺激十分明显，但随后则迅速减弱。所以人们理所当然地考虑，可能需要增加剂量 M 以抵消细胞的增殖效应，经验表明对照设时间在 4~8 周的分次照射而言，M 值大约为 15Gy。

例五：在例四的转换基础上，考虑细胞再群体化，结果可修正为：

当 $\alpha/\beta = 10$Gy，$D_2 = 56 + 15 = 71$Gy $\approx 35 \times 2$Gy/7 周；

当 $\alpha/\beta = 3$Gy，$D_2 = 50 + 0 = 25 \times 2$Gy/5 周。

随着对再群体化效应研究的深入，可把肿瘤再群体化考虑为恒定的过程，并用潜在倍增时间 T_{pot} 来表述。它是指两次相继分裂的平均时间间隔，它的数量级约为 5~10d，也有的学者认为短至 2d，为了抵消这种有丝分裂活动，有必要在 T_{pot} 间隔至少给予 50% 杀灭的剂量，该剂量大约是 2Gy，因此用来抵消增殖的剂量 M 等于：

$$M = 2Gyt/T_{pot} \quad\quad\quad 6.8 \quad\quad\quad (5-8)$$

表 5-3 列出不同疗程（overall time）t 和倍增时间 T_{pot} 对应的 M 剂量值，数据表明当疗程长到几周时，M 将占有重要的份额。近距离连续照射则不然，其疗程长度短、可在几天内完成，M 即或不能忽略，也只占很小比例，何况肿瘤治疗有效性相对较高，同时又不会增大晚期反应；分次照射则不同，它必须保持较低的分次剂量，且分次间隔又要长到足以保证亚致死损伤得以修复。

表 5-3　不同疗程 t 和倍增时间 T_{pot} 对应的抵消肿瘤细胞增殖的 M 剂量值

T_{pot}	t				
	5	10	20	30	40
	剂量 M（Gy）				
2	5	20	20	30	40
5	2	4	8	12	16
10	1	2	4	6	8

例六：某分次治疗总剂量为 50Gy，5 次/周，2Gy/次，随后进行 3d20Gy 近距离照射，

试求它对应的等效单纯分次照射方案。

解：利用公式（6–8），3d 20Gy 近距离放疗相当剂量率 $\dot{D}=0.28Gy/h$，分次照射量 $d=0.8Gy$，且 $20Gy=25\times0.8Gy$。若对早反应组织，$\alpha/\beta=10Gy$，它的等效转换为 $18Gy=9\times2Gy$。

上述混合治疗模式等效于 $50+18=68=342Gy$ 单纯分次治疗；不过上述等效性是在假设两种照射总时间相同的前提下成立，如果不是这样，疗程短的方案则更有效。

上述混合治疗模式对晚反应组织（$\alpha/\beta=3Gy$），3d 20Gy 近距离放疗等效 $15Gy=(7.5\times2Gy)$，等效剂量为 $50+15=65Gy$。

例七：近距离连续照射较经典 52Gy/周分次照射的优点。

首先，采用低剂量照射可修复细胞损伤，只要剂量率低于 0.69Gy/h，剂量 D 的生物效应将与分次剂量为 2Gy 的分次照射等效，同时又能使邻周涉及的正常组织具有较低的晚期反应。

其次，从疗程长短看，主要优势表现在疗程较短的连续照射中肿瘤干细胞再群体化不明显；而在长达几周的分次照射中则问题很突出，如补偿剂量 M 考虑不周，甚至会导致放疗最后的失败。

（7）治疗中断对疗效的影响：治疗中断的原因很多，如护理中断、来访探视中断、设备故障中断以及医师临时决定的治疗暂停等；它还可按时间间隔另外划分为短暂 1h 左右的中断和长达几小时甚至几天的中断。短暂中断仅导致照射的平均剂量率下降，部分亚致死修复，生物效应减弱。不过这种中断较治疗时间短得多，对疗效影响不大。这是由于生物效应随剂量率变化不是很急遽，通常 10% 的剂量率变化，即连续照射每天中断 2~3h 并不十分重要；与此相反，长时间中断导致所有亚致死病变修复。若超过一周，问题就更大了，这时总治疗时间不得不延长，若肿瘤倍增时间短，再群体化就会发生，疗效不可能好。

（8）永久植入：永久植入治疗所用的核素的半衰期短，照射剂量率会逐日下降，理论计算表明如果剂量率效应仅仅与细胞修复有关，而忽略再增殖的影响的话，永久植入过程的总照射剂量 D 的生物效应与接受恒定 0.5 倍初始剂量率 $\dot{D}_i$ 的照射等效，其中，初始剂量率 $\dot{D}_i=ln2\times D/T_{H/2}$，$T_{H/2}$ 为核素的半期。例如，用金 Au–198 做永久植入治疗，$T_{H/2}=2.7d$，总剂量为 60Gy，初始剂量率 $\dot{D}_i=0.64Gy/h$，其等效治疗方案为用恒定剂量率 0.32Gy/h 照射 7.8d（187.2h）给予同样 60Gy 的剂量。

该例表明，对金 Au–198，选用它做永久植入核素时，对总剂量量值的考虑是和 LDR 恒定剂量率照射类同的；但若选用 ^{125}I（$T_{H/2}=59.89d$）则不同，它的初始剂量率低，接近 0.1Gy/h，半衰期相对长，疗程也长。这时我们不得不考虑再增殖因素，结果通常总剂量要高达 150~200Gy。

若只考虑修复的影响，与金 Au–198 实施总剂量 60Gy 等效的治疗若换用 ^{125}I 时，总剂量需增加，对 $\alpha/\beta=10Gy$ D=65Gy；对 $\alpha/\beta=3Gy$ D=77Gy。若再考虑疗程长导致的再增殖因素，等效剂量还要高。除此之外还需看到当剂量率减低到所谓"临界值"，即剂量刚好抵消再增殖，也就是在 T_{pot} 时间内施与的剂量达到 50% 的杀灭，该剂量为 2Gy（对 $T_{pot}=6d$ 的组织剂量率降至 0.014Gy/h）。

例八：设 ^{125}I 永久植入处方剂量 150Gy，初始剂量率 $\dot{D}_i = 0.07Gy/h$，若 $T_{pot} = 6d$，则约在第 140d 剂量率衰减到临界值，这时累积剂量为 120Gy，为抵消剩余的 23.5 个 T_{pot} 期间内产生的再增殖，要增补 M = 47Gy 的剂量。对肿瘤而言，有效剂量为 73Gy，在剂量率由 0.07 ~ 0.014Gy/h 期间进行。这一附加的剂量尽管对正常组织不利，但毕竟由肿瘤组织的控制改善得以补偿。

（9）高剂量率近距离放疗：在短时间内施予高剂量照射引起的放射生物学问题并不仅仅是近距离放疗所特有的，外照射积累的大量经验也得出同样的结论，即单次大剂量照射不会得到满意的治疗结果，因为为保证相同的肿瘤控制，必然增加晚期正常组织的反应。

从放射生物学解释，有以下几个方面。

1）短时间内大剂量照射增加了晚反应正常组织亚致死损伤的积累。

2）瘤体内存活的乏氧细胞的比例会增加，因为产生再氧合的条件，即两次打击之间的间隔变小。

尽管临床实践表明单次量 3Gy 的外照射效果并不如 2Gy，但对近距离治疗却可以承受，原因是外照射的治疗体积（TV）通常比近距离治疗大。临床经验还表明，高剂量单次近距离照射是不可取的，但单次量为 5 ~ 7Gy，治疗拉开，长达几周，尚能较好地耐受。我们可以用以前提到的公式（6 - 7）将分次量为 d_1，总量为 D_1 的高剂量率近距离放疗方案，转换为分次量为 $d_2 = 2Gy$，等效剂量为 D_2：即 $D_2 = D_1(\alpha/\beta + d_1)/(\alpha/\beta + 2)$ 的方案。表 5 - 4 列举了与单次高剂量率近距离放疗 $D_1 = 4 ~ 8Gy$ 等效的、分次量 $d_2 = 2Gy$ 的治疗方案。

D_2 与 D_1 等效的前提是忽略再增殖或者两方案的再增殖情况相同，同时不考虑乏氧细胞再氧合的问题，而该因素在分次数较少时对治疗有影响。

表 5 - 4　与单次高剂量率近距离放疗 $D_1 = 4 ~ 8Gy$ 等效的、分次量为 $d_2 = 2Gy$ 的治疗方案

单次剂量（Gy）	分次量为 $d_2 = 2Gy$ 的等效方案总照射剂量	
	$\alpha/\beta = 10Gy$	$\alpha/\beta = 3Gy$
4	4.7	5.6
5	6.3	8
6	8	10.8
7	9.9	14
8	12	17.6

例九：计算与 5 × 7Gy 高剂量率近距离治疗等效，且单次量为 2Gy 的治疗方案。

解：参考表 5 - 4，对于与单次大剂量 7Gy 的高剂量率近距离照射等效的，分次量为 2Gy 的方案当 $\alpha/\beta = 10Gy$ 时是 9.9Gy；$\alpha/\beta = 3Gy$ 时是 14Gy。所以，与 5 × 7Gy 高剂量率近距离治疗等效的分次照射总剂量对 $\alpha/\beta = 10Gy$ 和 $\alpha/\beta = 3Gy$ 分别是 5 × 9.9Gy ≈ 50Gy = 25 × 2Gy 及 5 × 14Gy ≈ 70Gy = 35 × 2Gy。

这种等效关系还可进一步扩及 LDR 近距离放疗。因为前面已经提到了分次量为 2Gy 的照射与相同处方剂量，剂量率为 0.69/h 的连续 LDR 照射等效；而公式（5 - 3）D ~ D 又给出其他剂量率条件下对应的剂量。这样就把 HDR 近距离放疗、2Gy 分次照射和 LDR 连续照射在生物等效的原则下联系起来，彼此不再无端地或仅从物理剂量角度被割裂开来。

总体上说来采用 HDR 对肿瘤做几次大剂量照射的生物效果不如 LDR 照射，因为它趋向

于产生较严重的晚期反应，加上疗程长，肿瘤的再群体化因素也变得明显。不过 HDR 毕竟有它的优点，特别是对姑息患者，临床上还需积累更多的克服其负面效应的经验。

（10）脉冲照射（pulsed dose rate，PDR）：高剂量率近距离放疗的一个衍生分支是所谓脉冲照射，是指用分次数量多，但单次剂量小，间隔时间短（1h 左右）的照射，这种超分割照射与 LDR 连续照射相类似。每天 24 次，0.5Gy/次的 PDR 照射与每日剂量 12Gy、剂量率为 0.5Gy/h 的连续照射等效。这启示我们对国内现有的 HDR 后装机用户，可考虑进行放射生物学研究和临床试验，对合适的肿瘤用 HDR 机型进行 PDR 模式治疗，获得 LDR 连续照射效果。

小结：本节概括介绍了近距离放疗中剂量率效应的影响及其等效生物剂量转换的理论基础、运算公式和示例，对国内占绝对比例的 HDR 机型用户提供了必要的启示，它有助于我们更深刻的理解 HDR、MDR、LDR、PDR 和永久性植入各类照射模式之间的区别、内在联系以及与 2Gy 分次外照射为转换关系；有助于医师更理性地、更客观地总结以往临床成功经验与失败的教训，以利不断改善治疗效果；当然，还应指出放射生物学研究的进展总体上还落后于临床实践需求，很多机制还未明朗，数学表达式还很近似，所以在临床实践中更要讲求严谨的科学态度和实事求是的作风。

（四）肿瘤放射治疗中生物剂量等效换算的数学模型

进行"生物剂量"等效换算的作用主要有：①对临床研究中的不同分割方案进行比较；②改变原有治疗方案或开展一个新的治疗模式与常规治疗进行"生物剂量"等效估算，以获得最好的治疗效益并使患者的利益得到保护。因此，正确理解和运用"生物剂量"的概念及相关数学换算模型是非常必要的。

1. "生物剂量"的概念　自 20 世纪 30 年代开始创立和制定辐射量化标准和剂量单位制以来，物理剂量学系统不断完善，使临床放疗、放射物理和放射生物的研究工作有了统一的标准和依据。但应注意的是：临床意义上的放射剂量学中的物理学涵义和生物学涵义有所不同，各自侧重的角度也不同。根据国际原子能委员会第 30 号报告定义，"生物剂量"是指对生物体辐射反应程度的测量。"生物剂量"与"物理剂量"是两个不同的概念，正如刘泰福教授所指出的"单野下的等剂量曲线，实际生物效应剂量（Gy）与物理剂量并不一致。这是由于随每次剂量的大小，生物效应也发生变化。根据 Fowler 公式，每次剂量越大，生物效应越大，尤其是晚反应组织；相反也如此。例如，100Gy 的照射剂量时，70% 物理剂量（70cGy）按 Fowler 公式计算其生物剂量是 74.2cGy，而 50% 处的生物剂量就变成 40.5cGy。此事实导致照射一个野与每天照射所有野的差别，这种差别在物理剂量图上是看不出来的"。

此外，在比较不同治疗中心计划的优劣时所用的也是生物剂量。在做反向治疗设计时也要首先了解重要器官和组织的耐受性和耐受剂量，然后才是进一步设计具体的放射治疗方案，这靠物理剂量是无法达到目的的。

2. 放射治疗中的生物剂量等效换算模型　在放射治疗计划中有 3 个因素是应经常被注意的：①当改变常规治疗计划时应计算保持相等生物效应所需的总剂量；②争取一个合理的分次方案；③比较不同分次剂量、分次数、和总治疗时间的治疗技术。

通观分次放射治疗的历史，曾提出过很多生物剂量换算的模型，但只有极少数的模型具有实用价值。主要为：①立方根规则（cube root rule）；②名义标准剂量（norminal standard dose NSD）；③LQ 模型（linear quadratic modle，LQ）。前两者可认为是经验性公式，后者是理论性公式。

（1）立方根规则（cube root rule）：1944 年由 Strandqvist 提出，是第一个对现代分次放射治疗发展具有指导意义的时间剂量模型。在他的文章中，证明了皮肤反应（皮肤红斑和皮肤耐受）的等效剂量。用皮肤和唇基底细胞癌及鳞癌的复发和皮肤损伤的总剂量与总治疗时间在 log – log 坐标上作图得到一条直线，斜率为 0.22（图 5 – 11）。1949 年 Cohen 在 Strandqvist 工作的基础上精心分析了 3 种不同皮肤损伤的资料（指标分别是轻度红斑、重度红斑和皮肤耐受性），用皮肤耐受剂量与总治疗时间在对数坐标上作图所得到的直线的斜率是 0.33。因此，等效剂量 D（rad）与总治疗时间 T（天）的立方根呈正比。由于在 Strandqvist 曲线上的所有点都是按每周 5 次的照射方式匹配的，T 是分次数 N 的线性函数，因此 D 也与分次数 N 的立方根呈正比。因此也被称为立方根规则。在 NSD 被提出以前，立方根规则一直被用来换算总治疗时间和分次数两方面关系。

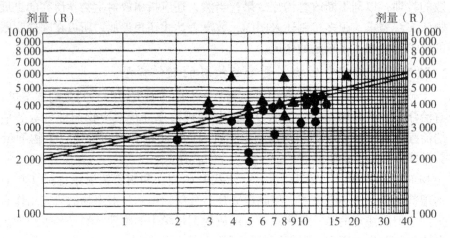

图 5 – 11　Strandqvist 散布图
（引自 G G Steel. Basic clinical radiobiolozy）

（2）名义标准剂量模型（nominal standard dose model，NSD）：1969 年英国放射肿瘤学家 FrankEllis 以"时间、剂量和分次——临床假说"为题发表了一篇文章，在文章中他提出了一个以 3 个假设为基础的数学关系式。这 3 个假设是：①皮肤表皮损伤的愈合依赖于其下方结缔组织间质的状况；②除了骨和脑，全身其他部位的结缔组织是相似的；③在肿瘤内及周围，正常结缔组织成分构成间质。

$$D = NSD \times N^{0.22} \times T^{0.11}$$

式中 NSD 为名义标准剂量，以 ret 表示。其关系式如下：

$$D = (NSD) \times T^{0.11} \times N^{0.24}$$

式中 NSD 是指发生某一特定水平皮肤损伤的比例系数，即随着皮肤反应的增加 NSD 增加。在此，NSD 代表着生物效应水平。

$$NSD = D \times T^{-0.11} \times N^{-0.24}$$

注意，这里 N 的指数不是 0.22，所以 T 和 N 的两个指数之和并不像人们所期望的那样是 0.33。

对两个不同方案的比较而言，所需要做的就是比较两方案的 NSD 值即可。NSD 可被认作是一个生物效应剂量（即是时间和分次数的校正剂量）。然而，不同于物理剂量的是，NSDs 不能进行线性相加，因为 NSD 不是分次数的线性函数。事实上，对一个每周固定的分次数（T/N = 常数）和每分次固定的照射剂量（d）而言，NSD 与 $N^{0.65}$ 呈正比。因此在基本的 NSD 等式中，可用 Nd 代替 D，于是得到：

$$NSD = d \times (T/N)^{-0.11} \times N^{0.65}$$

由于 NSD 作为一个剂量单位不如物理剂量方便。但幸运的是，这可以通过等号两侧同乘 1/0.65 或 1.54）来补救，从而使 $NSD^{1.54}$ 成为一个生物效应剂量单位，这就是 TDF（time-dose-fraction，TDF）模型的基础。

$$TDF = 10^{-3} \times NSD^{1.54} = Nd^{1.54} (T/N)^{-0.17} \times 10^{-3}$$

式中 10^{-3} 只不过是一个简单的刻度因子。在 SI 单位，d 用"Gy"表示，T 用"天"表示。

$$TDF = 1.19Nd^{1.54} (T/N)^{-0.17}$$

当疗程中断时休息期间干细胞的再群体化是必须考虑的。根据 Ellis，治疗中断前的 TDF 应减去消减因子（decay factor），以计算中断后的 TDF。

$$消减因子 = [T/(T+R)]^{0.11}$$

式中 T（天）是指疗程开始时到治疗中断的时间（天数），R 是休息期间的时间长度。

虽然 NSD 在比较长的一段时间内用做生物剂量换算的常用公式，但存在着不少争议。NSD 的主要缺欠如下。

1）NSD 低估了大分次剂量照射后晚期损伤的发生率：Singh（1978）的临床资料，宫颈癌腔内加外照射，两组的腔内计划是相同的（为 Manchester 系统 A 点 40Gy），外照射计划具有相等的 TDF 值，改变分次数对早反应无明显效应（每组都是 33%），但晚期损伤明显增加了（33% ~ 83%，P = 0.001）。Overgard 1987 年的结果也说明了同样的问题，在 73 例（12 分次）和 66 例（22 分次）的病人，3 级红斑的发生率是相似的（35%：31%），但 > 2 级皮下纤维化在 12 分次组明显的高（68%：5%）。值得注意的是有些患者未出现早期反应即发展成晚期纤维化。这些资料揭示了 NSD 的缺点。

2）不存在鉴别晚期损伤的治疗时间因子。

3）延长总治疗时间使肿瘤控制率下降：Bentzen 和 Overgaard 归纳了在统一规划的情况下头颈鳞癌的 3 个治疗结果，肿瘤的局控率损失了 7% ~ 10%。

4）分次数 n 的指数不是常数：即便对特定的指标也是如此。支持这个结论的工作主要来自放射生物动物实验资料。

（3）线性二次模型（linear quadratic model，LQ）：LQ 模型比 NSD 或 TDF 获得更多认可的主要原因是，它可从细胞存活曲线直接推导而得出。因此它不像 NSD 是一个纯粹的经验公式，当从它的初始公式外推到剂量和分次方案时会相差较多容易发生错误。LQ 是一个数学模型，根据照射与生物系统关系的基本机制，LQ 可以拟合比较大的分次范围。

LQ 是 Chadwick 和 Leenhouts 于 1973 年提出的，是将 DNA 双链断裂与细胞存活联系起来的数学模型。单次剂量 D 的效应（如细胞杀灭）可写作：

$$SF = \exp(-\alpha D - \beta D^2)$$

或

$$E = \alpha D + \beta D^2 \qquad\qquad (5-9)$$

LQ公式又称线性二次方程（linear quadratic formula），现已日趋广泛地应用于放射生物学研究和临床放射治疗，它对近20多年来的放射生物理论研究和临床放射治疗实践产生了重大影响。临床上应用LQ等效公式的基本条件如下：①组织的等效曲线是相应靶细胞等效存活率的表达；②放射损伤可分成两个主要类型（能修复及不能修复），而分割照射的保护作用主要来自于能修复的损伤；③分次照射的间隔时间必须保证可修复损伤的完全修复；④每次照射所产生的生物效应必须相等；⑤全部照射期间不存在细胞的增殖。

1）等效换算的基本公式：在以后的演进过程中，根据LQ公式推出了几种计算临床放射治疗中等效关系换算的方法（即LQ的临床应用公式），所有这些方法均是以相似的假设为基础的。主要的两个原则公式是，1982年Barendsen推荐的外推耐受剂量（extrapolated tolerance dose, ETD）和1987年Thames和Hendry的总效应（total effect, TE）。1989年Fowler进行了进一步完善，提出了生物效应剂量（Biological effective dose, BED）。BED具有的优点是可计算低于正常组织耐受性的效应水平而ETD的涵义是总耐受效应。

一般来说，与等效有关的细胞存活分数是不清楚的，习惯上以术语组织效应水平来表达，以"E"表示。等式两边除以α，得：

$$E/\alpha = D + (\beta/\alpha) D^2 \qquad (5-10)$$

E/d被称作生物效应剂量（biological effective dose, BED），它具有剂量的大小和量纲，对衡量生物效应很有用。是指分次数无穷多分次剂量无穷小时产生相等生物效应所需的理论总剂量。因此它也是极低剂量率单次照射所需的总剂量。BED的单位是Gy。必须注意它不同于物理剂量。BED代表了整个分次照射或低剂量率连续照射过程中的生物效应，当分次剂量趋向于0时，BED就相当于D，即总剂量。在整个照射过程中，每一部分的BED能相加，这样可得到总的生物效应剂量。

值得一提的是在文献中Thames的TE概念也被使用着，在这个公式中是除以β而不是α，从而得到$TE = E/\beta = D (\alpha/\beta + d)$，TE的单位是$(gray)^2$，使用起来不如BED方便，但有以下关系式：

$$TE = (\alpha/\beta) \times BED$$

若分次剂量为d，采用分隔时间大于6h的分割照射，分次数为n，且允许亚致死损伤获得完全修复，等式2可改写为：

$$BED = nd \times [1 + d/(\alpha/\beta)] \qquad (5-11)$$

式中n为分次数，d为分次剂量，nd为总剂量（D），α/β比值可查表获得。α/β比值作为LQ临床应用公式、细胞存活曲线形状或等效分割公式中α参数和β参数之比，一个特定组织或细胞群体的α/β比值意味着在这个剂量值单击和双击所产生的生物效应相等。α/β比值的意义不仅反映了不同组织分次敏感性的差异，它在数值上相当于一个特征性剂量，在该剂量照射下DNA双链断裂与两个单链断裂组合发生几率相等。

根据以上推导，不同分割方案的等效变换基本公式为：

$$n_2 d_2 (1 + \frac{d_2}{\alpha/\beta}) = n_1 d_1 (1 + \frac{d_1}{\alpha/\beta}) \qquad (5-12)$$

或

$$\frac{D_2}{D_1} = \frac{1 + \dfrac{d_1}{\alpha/\beta}}{1 + \dfrac{d_2}{\alpha/\beta}}$$

2）带有时间因子的 LQ 等效换算公式：研究表明，在临床放射治疗期间，经常会发生总治疗时间的改变。一般来说，对晚反应组织而言，总治疗时间的变化对生物效应影响不大。但对大多数早反应组织和肿瘤来说，总治疗时间的延长会使既定方案的生物效应下降（这是受照射组织靶细胞增殖的结果），应对此进行校正。若假设肿瘤细胞的再群体化，则 InS 将随 $(0.693/T_{pot})$ T 而增加。于是：

InS = $- N (\alpha d + \beta d^2) + (0.693/T_{pot})$ T

等式两侧同除 $-\alpha$：

$- InS/\alpha$ = BED = Nd $[1 + d/ (\alpha/\beta)] - 0.693/\alpha T_{pot}$

由于几乎没有来自个体肿瘤的 T_{pot} 和 α 值，即使有患者间也差别很大，因此用总再群体化速率参数 K，来代替 $0.693/\alpha T_{pot}$。K 可由一些特殊患者的临床资料分析确定。例如，回顾性资料分析显示对再群体化快的肿瘤可采用 K = 0.6Gy/天，增殖慢的肿瘤如前列腺癌 K = 0.1Gy。注意：因晚反应组织疗程中没有再群体化因此 K = 0。

另外，如果考虑到 kick – in 时间 T_K 以后的加速再群体化，T_K 以前的再群体化忽略不计，以后的过程以每天 K Gy 表示，则：

$$BED = Nd [1 + d/ (\alpha/\beta)] - K (T - T_K)$$

当 $T < T_k$ 时，K = 0

值得一提的是，动物实验结果显示，效应不是时间的线性函数，恢复剂量将随初始损伤的时间函数而变化。目前尚无任何一个数学模型能够描述这种广泛时间跨度的组织恢复情况，这方面的研究还在继续着，需要不断加以关注。

3）带有不完全修复因子的 LQ 等效换算公式：LQ 基本临床公式（公式 5 – 12）所假设的条件是分次之间每次照射剂量后的亚致死损伤完全修复，这种修复至少要 6h［但在一些情况下（如脊髓）却可以长达 1d 甚至更长］，如果分次间隔时间短于这个值，整个治疗的总损伤会由于每次照射前上次照射损伤修复的不完全而加重。不完全修复的影响用组织的半修复时间 $T_{1/2}$ 来决定。$T_{1/2}$ 是分次剂量之间或低剂量率治疗期间修复一半损伤最大可能性所需的时间。不完全修复会降低等效剂量，因此应校正由此而损失的正常组织耐受性。未修复损伤用 Hm 来表达，由此得到分次照射的带有修复因子的 BED 公式：

$$BED = D [1 + d/ (\alpha/\beta) + Hm \cdot d/ (\alpha/\beta)]$$

式中 d 是分次剂量，D 是总剂量，Hm 可查表获得。

另一种常见情况是，临床连续照射期间发生的不完全修复。随着剂量率的降低（低于外照射所用的范围）照射时间延长，一部分损伤会被抵消从而使等效剂量增高。对应于基本 BED，连续照射的 BED 公式加入了允许不完全修复的 g 因子。g 因子可查表获得。

连续低剂量率照射的 BED = D $[1 + g \cdot d/ (\alpha/\beta)]$

式中 D 是总剂量（= 剂量率×时间），d 是分次放射治疗的保留以便处理分次的低剂量率照射。对单次连续低剂量率照射 d = D。等式假设，低剂量率照射之间损伤完全恢复。如果没完全恢复 Hm 是应加上的。

$$\phi = \exp \left[-\mu \left(t + \Delta T \right) \right]$$

$$g = 2 \left[\mu t - 1 + \exp \left(-\mu t \right) \right] / \left(\mu t \right)^2$$

$$C = g + 2 \frac{\cosh \left(\mu t \right) - 1}{\left(\mu t \right)^2} \cdot H_m$$

$$BED = D \left[1 + C \cdot d / \left(\alpha/\beta \right) \right]$$

4）常规与非常规分割方案的等效换算：沿用多年的经典常规分割治疗方案是以临床经验为基础的，它基本符合肿瘤和正常组织对放射线反应的生物学规律，因此在一部分肿瘤取得了较好的疗效。随着肿瘤放射治疗经验的积累以及放射生物专业知识的不断深化，放射治疗医师更清楚地认识到：更好地分类和设计治疗方案，并逐步使其个体化是提高肿瘤局部控制率的重要方向。其中正确进行不同治疗方案的等效换算是重要环节。换算的主要步骤是根据上述公式将新方案中的变量正确带入公式。为便于理解下面简要举例说明。

例：头颈部癌，原计划治疗方案是 70Gy/35 次，由于头 6 次发生给量错误给成了 4Gy/次而不是 2Gy/次，于是累计剂量是 24Gy/6 次，接下来的治疗将继续用 2Gy/次治疗，问：保持与 2Gy/次相等晚期损伤应给多少次？

设：纤维化的 $\alpha/\beta = 3.5$Gy

计算结果：

$BED = 70 \times \left(1 + 2/3.5 \right) = 110$

$PE_1 = 24 \times \left(1 + 4/3.5 \right) = 51.4$

$PE_2 = BED - PE_1 = 58.6$

$PE_2 = D_2 \times \left(1 + 2/3.5 \right) = 58.6$

$D_2 = 58.6/1.57 = 37.3$

2Gy/次方案的剩余分次数：37.3/2 = 18 或 19 次。

（五）三维适形调强放射治疗的生物学问题

放射治疗的战略，几乎从一开始就是依据患者肿瘤的解剖部位和正常组织结构特点来实施照射的。也就是说，实际上适形放疗一直是在尝试着的，只不过这种适形多年来是在逐步改进的。近年来，随着工程技术和计算机科学的进步，照射技术的开发，包括线束眼观察治疗计划的计算机、多叶准直器、计算机控制的放射治疗机等，使高精度和高剂量的放射治疗成为可能并得以实施。这些潜在改进的治疗技术模式，通常称为三维适形放射治疗（3D - CRT）。

那么，增加了物理学上的适形性是否会改善治疗结果呢？一般来说，物理学上的"适形"所假设的是期望肿瘤边缘遗漏将被降到最低，并且尽量减少所涉及的正常组织。后者的改进可能会减轻正常组织损伤，换言之，即可能允许提高所给予的肿瘤治疗剂量。于是，乐观的看法认为：增加肿瘤剂量，减少边缘偏差将会增加肿瘤的控制。然而，一些放射生物学研究者指出，影像学所显示的肿瘤边缘是不太可靠的，真正靠得住的应是显微镜下的肿瘤边缘，后者才是生物学意义上的边缘。目前所增高的适形性可能只是一种奇迹。另外，生物学的研究还显示，一些肿瘤的局部控制率与照射剂量的效应曲线的斜率是很浅平的，因此提高剂量可能性的大小也是不确定的，从而引出了所能提高的剂量的程度问题。尽管如此，三维适形照射技术的推出，在改进治疗结果方面的潜力仍值得关注和探索。

1. 三维适形调强照射模式下的生物学问题　一般来说，不管照射模式如何改变，生物体对放射线的反应是有一定规则的。某种照射方式是否能取得预期效果，主要取决于所采用的照射方案是否符合生物体对放射线的反应规律，即是否具有生物学的合理性。著名的放射生物学家 Withers 曾指出：临床放射治疗医师在设计分次治疗方案时，应注意把握两个要点——生物学的合理性和处方剂量设定的科学性。这在常规放射治疗如此，在进行适形放疗方案的设计时也应如此。那么应如何考虑和把握生物学的合理性呢？正确理解和认识临床放射生物学中"4Rs"的概念，对适形放疗方案的设计也是非常重要的。Tubiana 指出在"4Rs"中，"再群体化"和"细胞修复"在影响分次照射生物效应，增加正常组织耐受性及肿瘤控制可能性方面起重要作用。

（1）细胞亚致死损伤的修复 vs 适形照射：在适形调强放疗中，为达到物理剂量分布的适形性要求，物理师会根据具体情况设置若干子野。在照射期间对这些子野的照射是分步进行的，既有先后顺序又有不同强度，这样做的结果是使某一既定照射剂量的完成时间延长。例如，同样是 200cGy 剂量，常规照射只需几分钟，理论上在这样短的时间内完成照射基本可以忽略细胞亚致死损伤的修复对治疗效应的影响。进行适形调强照射时情况则会发生变化，同样 200cGy 的剂量随子野数的不同其完成照射时间可从 10～30min 不等，延长照射时间以后，生物效应会发生什么变化呢？放射生物学基本理论认为：延长照射时间细胞会因亚致死损伤的修复而导致生物效应的下降。因此，对靶区肿瘤组织的照射而言，根据所延长时间的多少相应增加照射剂量是必要的。鉴于上述问题在三维适形调强放射治疗中的重要性，国外已进行了这方面的研究。如美国马里兰大学放射肿瘤科的 Morgan 等用人及仓鼠细胞（GM10115，RKO 细胞）进行了 IMRT 生物效应的研究（IMRT：7 分次，29cGy/每分次，剂量率 1Gy/min，每分次间隔 3min，总时间为 20min。常规照射：3 分次，66.7cGy/每分次，剂量率 1Gy/min，每分次间隔 2min，总时间 6min。急速照射：2Gy 单次急速照射，剂量率 1Gy/min，总照射时间 2min），实验结果显示：IMRT 延长了相同剂量的照射完成时间其生物效应（细胞杀灭）比常规和急速照射有所下降，看来可能是在照射期间发生了 DNA 损伤的修复。

国内，中国医学科学院肿瘤医院放疗科放射生物室也对 IMRT 照射模式的生物效应进行了初步研究。实验采用克隆形成分析法，模拟 IMRT 照射模式对人大肠癌细胞系 HT-29 进行了 3 种不同照射时间（急速照射、15min 和 30min 完成照射）的照射。结果显示：15min 组与急速照射组相比 D0Dq 和 N 分别增加了 8.8%、13.6% 和 8.8%，SF2 增加了 10%；30min 组更明显。这说明 IMRT 照组与对照组相比生物效应下降了 10% 左右，表明随着照射完成时间的延长，相对剂量率的下降，照射期间细胞发生了亚致死损伤的修复，从而导致生物效应的下降。上述实验的研究结果从实验室角度证实了临床放射生物学基本理论的正确性。

（2）低剂量高敏感性（low dose hypersensitivity）问题：IMRT，相对于常规放射治疗属于一种新的治疗模式。对常规放射治疗而言，它的放射效应特点是比较明确的，而 IMRT 在这方面还处于不断的研究和探索之中，其中低剂量高敏感性问题是其中一个方面。

1）低剂量高敏感性的概念：已知高剂量或中等剂量的辐射对生物体从分子到整体水平都表现为明显的损伤效应，而低剂量辐射的生物效应具双向性。早期研究低剂量的生物效应一般根据高剂量的损伤效应外推。1965 年以后，法国 Plane 和美国 Argonne 等实验室对草履虫和果蝇卵的研究发现，在低天然本底环境下，细胞分裂及生长发育过程减慢。生物在长期进化中天然辐射亦会对生物体产生兴奋效应（hormesis）。兴奋效应是指某因素在大剂量时有害而在微小剂量时对机体产生的有益作用。兴奋效应可表现于许多基本生命活动，如促进生长、繁殖，提高适应能力（如增强免疫力），刺激修复等。

从首次描述哺乳动物细胞存活曲线到意识到源于不同人肿瘤的细胞系它们的放射敏感性不同，且这些差别会反映在电离辐射治疗肿瘤的临床反应性上（这在 1981 年首先被 Fefiil 和 Malaise 所强调，1984 年被 Deacon 所证实），其间经历了近 30 年。Malaise 认为，造成拖延的原因主要是一个不太合适的数学模型（单击多靶模型）的普遍使用。单击多靶模型拟合的细胞存活曲线由初始的肩区和随后的指数性部分构成。参数值 n 和 D_0 通常是从曲线的末端部分（第二、三级）得到的，因此低估了存活曲线初始部分低剂量段的杀灭作用。LQ模型的提出和应用对研究和认识存活曲线初始部分低剂量段的效应做出了有益的贡献。

2）低剂量高敏感性的实验研究：CRC Cray 实验室的 Marples 和 Joiner 用中国仓鼠 V79细胞研究了单次 X 射线照射 0.01 ~ 10Gy 剂量的细胞存活。实验结果显示：1 ~ 10Gy 照射后的细胞存活曲线可被 LQ 公式很好的拟合，但低于 0.6Gy 照射后观察到效应增高的现象。单位剂量效应（$-\log_e SF/dose$）增高（从 1Gy 的 0.19 Gy^{-1} 到 0.1Gy 的 0.37Gy^{-1}）。这种现象在中子射线照射后未看到。这种低剂量高敏现象也存在于 0.016 ~ 1.7Gy/min 的低剂量率照射。这些结果的可能解释是，这种现象反映了"诱导修复（induced repair）"或是一种"应力反应（stress response）"在体外低剂量（或体内每分次低剂量），每 gray 比高剂量的效应大，因只有在较高剂量才存在足够的损伤以启动修复系统或其他防护机制。

用 LQ 模型分析了多种细胞系的存活曲线，分析结果显示，线性部分（以 α 值为特征）或 SF2 是关键的生物学参数。认识到：①存活曲线初始部分（不是末端部分）反映了细胞内在放射敏感性的特征；②初始部分的参数 α 值和 SF2 与临床放射反应性有关联；③指数生长细胞的总存活曲线由于细胞周期异质性的影响，具有 2 个以上的 α 值和 β 值（多相存活曲线）；④觉察到低剂量（<0.5Gy）的高敏感性（hypersensitivity，HRS）以及随后稍高剂量（0.5Gy ~ 1.0Gy）细胞群体放射耐受性增高现象（increased radiosistance，IRR），这种现象不能被常规模型所解释，认为是一种启动了修复机制的诱导性的放射耐受。

已经在近 30 种细胞系观察到低剂量高敏感性现象，包括结、直肠癌，前列腺癌，宫颈癌，膀胱癌，恶性黑色素瘤，肺腺癌，神经母细胞瘤等；但也有一些细胞系未显示这一特点，如宫颈癌细胞系 SiHa 和胶质瘤细胞系 U373 等。一般对 2Gy 更耐受的那些细胞系的HRS 更明显，但有例外。在大多数细胞系不论其高剂量的放射敏感性的倾向如何，细胞存活曲线的 HRS 部位的放射敏感性（α_s）相似。

"Top up"动物实验结果显示，分次剂量非常小时也存在低剂量 HRS，分次剂量 < 1Gy，间隔时间 7 ~ 8h 产生皮肤、肺和肾损伤所需的总剂量下降。尽管体外及动物实验有关 HRS的研究给人印象深刻，但有关临床研究还不多，需不断关注。瑞典 Gothenburg 和 Uppsala 的放射肿瘤科（Turesson 等）对 40 例前列腺癌患者进行了研究，疗前及治疗期间取皮肤活检（3mm），包括照射野对侧皮肤以及野外 1.5 ~ 3.0cm。肿瘤剂量 2Gy×35 次，7 周；皮肤剂量 0.07，0.2，0.45 和 1.10Gy/次。终点指标：基底细胞密度（basal cell density BCD），Ki-67 指数。结果显示：0.45Gy/次，效应大于 1.1Gy/次，斜率比为 1.89，出现低剂量高敏现象。最初 3 周 Ki-67 指数低于未照射皮肤，后 4 周显著升高（意味着细胞的再群体化

模糊了 HRS/IRR 现象）。另 14 例患者进行了 0.07Gy～1.0Gy/次/20 次/4 周的基底细胞密度分析。高敏感性至 0.2Gy/次，其后平缓，然后耐受性增高。0.07Gy/次和 0.2Gy/次的 DMF 分别是 3.8 和 3.4。这个临床结果符合体内、体外 HRS/IRR 实验现象。Lambin 等进行了 21 例头颈部癌的研究，评价指标为涎腺排泄功能（观察对卡巴胆碱的排泄），根据 CT 和 SPECT 图像建立每个患者的剂量 - 效应关系。结果显示：6 例患者 35 次照射后腮腺存在着较大的剂量梯度，最小剂量 ＜20Gy（0.57Gy/次）。剂量 - 效应曲线表明，在每分次低剂量时存在高敏感性现象。

3）低剂量高敏感性的临床意义：在临床放疗中，低剂量高敏感性的意义主要两个方面，正常组织反应（早期和晚期损伤）和辐射致癌概率。①正常组织反应：从宏观角度看，低剂量高敏感性仍是一亚临床现象。2Gy/次的分割方案，出现临床可见的放射损伤的剂量，通常在 20Gy（造血、淋巴细胞除外，EP Malaise）常规治疗（2Gy/次，总剂量 50～70Gy），照射技术好一般也有相当体积的正常组织受到 0.1～0.2Gy/次的照射，如，宫颈癌 4 野照射盆腔，$(2～3) \times 10^3 cm^3$ 体积受到照射，0.1～0.2Gy/次 35 次，总量 3.5～7.0Gy。累积剂量不大；②适形调强放射治疗，在优化物理剂量时，为肿瘤的适形分布，常使用多野非共面照射。这意味着与常规相比，更大体积的正常组织受到低剂量的照射。由于理论上低剂量照射可能存在低剂量高敏，单位剂量的正常组织的生物效应相对于肿瘤区域增加，因此靶区外正常组织的生物效应将可能高于预测值。当大幅提高总剂量时应考虑野外正常组织的低剂量高敏感性问题。因此，应结合生物效应特点，设计最优的照射野数，射线方向和射线强度，野数不宜过多。

上述研究结果提示，在进行三维适形调强放射治疗时，随子野数的增多，既定照射剂量的照射完成时间延长，从而可能导致相对剂量率下降。这些变化，是否会引起正常组织低剂量高敏现象是目前放射生物研究人员和临床放疗医生所热切关注的，需对这方面的研究结果继续追踪和关注。

2. 多维放射治疗（MD - CRT）——关于"生物显像"和"生物适形"的研究 三维适形放射治疗（threedimensional coformal radiotherapy，3D CRT）所取得的成就大大提高了治疗计划设计和实施中的物理适形性。调强放疗（intensity - mudulated radiotherapyIMRT）的发展增强了"描绘剂量"和"雕塑剂量"的能力，从而使所给予的剂量更符合要求。多维放射治疗（multidimensional radiotherapy，MD - CRT）则是一个"物理适形"和"生物适形"相结合的概念，它所期望的是，通过性能增强的磁共振显像、波谱学以及 PET 和 SPECT 等先进成像技术，除了解剖学信息外还能提供更丰富的肿瘤和周围正常组织的生理和功能上的信息，并融合物理学的研究进展使放射治疗水平出现飞跃性发展。

自 1895 年伦琴发现 X 射线后，放射影像在医学领域中一直起着重要作用。近 20 余年来，CT 和 MRI 的出现使我们摹想人体解剖结构的能力大大提高了。与传统的主要提供解剖学信息的放射成像相比，生物显像期望可以显示代谢的、功能的、生理和基因表型的信息，以及无创的三维放射生物学信息，这对放射治疗是很重要的。即在放疗计划中除 GTV、CTV、PTV 一之外，还应绘出生物靶体积 BTV。IMRT 具有"绘制"和"三维雕塑"剂量从而产生精妙的适形剂量分布的能力。但人们还希望借助生物显像技术获得更多的放射生物学信息（如细胞增殖潜力 Tpot，放射敏感性 SF2，乏氧细胞等）。长期以来，生物靶区问题一直受到研究人员的关注，并在此基础上提出了生物适形性（biological conformality）的概念，本文仅就这方面的研究工作进行简要概述。

（1）PET 的生物显像：人们对 PET 扫描的关注不断上升的部分原因是可用 FDG 作示踪剂。与正常组织相比，癌细胞的糖代谢增加，这是恶性生长细胞摄取 FDG 增多的根本原因。对一些部位（如乳腺、头颈，结、直肠，卵巢等）的临床研究表明，用 FDG – PET 扫描有可能提高疾病的检测、分期、治疗设计和评价的水平。FDG – PET 检测微小病变比较敏感，因此已被开发用来评估结、直肠和头颈肿瘤放疗后的治愈和复发。但也有研究表明，尽管肿瘤对 FDG 的摄取增加主要是因为代谢的变化，但仍存在一些其他影响因素，如肿瘤负荷、血流充沛度、组织炎症及乏氧等。显然，还需对这些因素对 FDG – PET 图像的影响进行更深入的研究。

除了 FDG 以外，其他 PET 示踪剂也在研发中。其中一类化合物是 DNA 前体，如胸腺嘧啶、脱氧尿嘧啶。这些分子用^{11}C 或^{124}I，标记后作 PET，或^{131}I 标记后作 SPECT，这些物质在细胞周期 S 期时被整合入 DNA。另一类化合物是蛋白质合成的底物，如^{11}C 标记的蛋氨酸或胆碱。因已知在前列腺癌中胆碱会升高。

PET 显像的另一个研究热点是检测乏氧细胞，主要示踪剂有硝基咪唑类和生物还原性化合物。硝基咪唑类示踪剂的主要作用机制是硝基基团在组织内经酶作用可形成活性阴离子，氧分压正常时该分子很快被再氧合。但在氧分压低的乏氧细胞中，该分子不能再氧合反会产生更多的还原物并与细胞内的大分子物质结合从而滞留在乏氧组织内。因此，硝基咪唑类化合物可以显示乏氧区域。代表性药物主要有：①卤素标记的硝基咪唑，以^{18}F – FMISO 研究得最多。用^{18}F – FMISO 进行肿瘤乏氧 PET 显像的研究很多，主要有晚期头颈肿瘤、肺癌、前列腺癌、鼻咽癌和胶质瘤等，所得到的研究数据大多支持这项技术有一定可行性；②含碘化糖的硝基咪唑衍生物，有 IAZR、IAZA、IAZP 等，其中 IAZP 具有较低的分配系数并且能很快从血中被清除出去；③^{99m}锝标记的硝基咪唑，代表性化合物是 BMS181321 和 BRU56 – 21。虽然利用乏氧细胞标志物进行实体肿瘤内乏氧细胞显像研究已经做了不少工作，也取得了一些进展，但该技术目前仍不够成熟。存在的主要问题是如何正确选择肿瘤乏氧显像的时机，以及如何界定肿瘤灌注显像与真正乏氧细胞之间的区别。另外，目前仍缺乏这些研究指标与经典指标和方法的比较研究。而肿瘤乏氧细胞寿命及放疗开始以后的动力学变化是对以乏氧图像指导的治疗计划系统的最大挑战。

（2）分子显像与生物表型的研究：使用 NMR 或核医学技术作分子显像通常有几种策略，通常采用某种药物的酶催化过程和（或）一种底物的代谢途径来提供显像信号，如 Tjuvajeu 等成功地用 PET 或 SPECT 监测了用^{131}I 或^{124}I – FIAV 为受体底物的 HSV1 – tk 标记基因在体内的转导。另外一种策略是以细胞表面受体为显像示踪剂。如 Moore 等用立体保护顺磁核的新奇探针通过 NMR 显像观察到了人转铁蛋白受体的调节和表达。

虽然在分子显像与生物表型的研究方面做了不少工作，但都不够成熟，尚处于探索性研究阶段。目前需要发展和深入研究的内容至少应包括两个方面；首先应确定影响放射敏感性的基因型和表型，然后是设计出使它们显像的无创性方法。尽管一些基因（如 ATM、DNAPK 的化合物等）对 DNA 损伤修复和放射敏感性有显著作用，但它们尚不能解释临床放疗中遇到的放射治愈性的变化，还有很多研究工作要做。另外尽管有大量关于检测 myc、ras、p53、cyclins 等基因表达对细胞放射敏感性的作用，但至今尚未能确立一种可信的相关性。这方面的研究还在继续。此外，经典的放射敏感性预测分析研究，如 Tpot、SF2 肿瘤乏氧等研究也在进行着。这些研究和探索性工作将为今后开展生物适形放疗奠定基础。

综上所述可以看出，随着科学技术的不断进步和各项生物学研究的深入，将为今后肿瘤多维放射治疗的开展奠定基础，从而促进肿瘤放射治疗总体水平的提高。

（唐天友）

第十二节　放射性肺炎

放射性肺炎（radiation pneumonitis，RP）是肺癌放射治疗过程中部分正常肺组织不可避免地受到照射损伤后的炎症反应，是肺癌放疗的主要并发症之一，对患者的生活质量和肺功能有很大的影响。接受根治性放射治疗的肺癌患者有13%～37%会发生放射性肺炎，发生时间一般在放射治疗后6周至6个月。放射性肺炎是肺癌放疗中剂量提高的主要限定因素，影响其放疗计划的制订。制订一个理想的放射治疗计划，要求对肿瘤有最大的控制率和对周围正常组织产生较小并发症，因此，要在不同的治疗方案中优选出理想的计划，就必须找到一个可以预测正常组织放疗并发症概率的参数或方法。参考近几年的研究成果，发现影响放射性肺炎的危险因素很多，如果能找到某些参数或方法预测放射性肺损伤的概率，将有利于胸部肿瘤放疗方案的优化。现将各种影响因素和发生机制综述如下。

（一）放射性肺炎的因素

CT模拟定位和三维适形放疗计划可计算正常组织的三维剂量分布，为正常组织耐受放疗提供了更为精确的信息，尤其是部分体积正常组织接受不同水平的放疗剂量时出现放射损伤的可能性。剂量体积直方图（DVH）由三维剂量分布得出，以图和数学的方式表现正常组织剂量和体积的关系，可以用它来评价给定治疗计划的优劣。DVH用于治疗计划，其设计的剂量分布的分析是近年来治疗计划设计系统的一项极其重要的发展。在当代三维放疗计划系统中，DVH参数与放射性肺损伤概率相关的因素主要如下。

1. 剂量体积直方图（dose volumehisto‐grams，DVH）　Vdose指照射总剂量高于一定阈剂量的肺体积占全肺（两侧肺）总体积的百分数。目前，临床上比较有意义的有V_{20}、V_{30}、V_{10}和V_5，分别指照射剂量高于20、30、10和5Gy的肺体积占全肺（两侧肺）总体积的百分数。肺脏是一个并型组织，也就是说，肺脏的功能是由许多功能单位，即以网状结构的形式组成；如果一部分功能单位遭到破坏，并不损害其他功能单位的功能。由此可见，发生放射性肺损伤的严重程度与超过肺放射性耐受量（阈值）的肺体积大小之间可能存在非常密切的关系。全肺受到照射时，发生放射性肺损伤的阈值很低，为6～8Gy（全身照射时）；但部分肺组织受到照射时，放射性肺损伤的阈值一般为20～30Gy。

对发生致死性放射性肺炎的单因素和多因素分析显示：V_{20}与放射性肺炎的发生有相关性。有人报道156例接受放射治疗的肺癌患者，6个月中有15%的患者发生放射性肺炎，经过单变量分析认为V_{30}（P=0.036）可以预测放射性肺炎的发生率。Piotrowski等分析了62例常规放射治疗的非小细胞肺癌患者，放疗总剂量60Gy；放射性肺炎的发生：0级为12%，1级为36%，2级为47%，3级为5%。经过对数回归分析证实，NT‐CP和V_{30}是最好的预测放射性肺炎症状的危险因子。

2. MLD与放射性肺炎　MLD（mean lungdose）是指全肺受照射的平均剂量。有人把肺脏作为一个成对的器官，观察201例中39例发生≥1级放射性肺炎患者，发现RP发生率随

MLD 的增加而增加：即 MLD < 10Gy。RP 发生率为 10%；MLD 在 11 ~ 20Gy 为 16%；MLD 在 21 ~ 30Gy，为 27%；MLD > 30Gy，为 45%。统计学的单变量分析表明，MLD 与 RP 的发生率有明显的相关性。另外有人分析 49 例患者肺的全部、同侧、对侧、上部和下部 MLD 与 RP 发生率的关系，其中 9 例患者 ≥ 3 级 RP（RTOG），无明显数据表明二者相关。单变量分析证实，对侧、上部和下部 MLD 和 RP 发生率无明显相关性，而同侧和全肺有明显的相关性。Rancati 等也分析了 MLD 和 RP 的关系，把肺脏作为一个并列器官，84 例患者中 14 例发生 ≥ 2 级的放射性肺炎（SWOG），也无数据解释二者相关以预测放射性肺炎的特性。这方面的研究表明，经过单变量分析 MLD 和 RP 的发生无明显相关性。对 76 例三维适形放射治疗的肺癌患者进行分析，20 例放疗前做过手术，57 例经过化疗，中位剂量为 60Gy，经单因素分析显示 MLD、V_{20}、V_{30}、V_{40}、V_{50} 及 NTCP 均与放射性肺炎的发生有关；而多因素分析显示，只有 MLD 可以预测严重放射性肺炎的发生。以上结论虽然不尽相同，但大多数研究者认为，MLD 是预测 RP 的重要指标，其值越大 RP 的发生率越高。

3. NTCP 与放射性肺炎　NTCP（normaltissue complicationprobability）是指正常组织接受一定体积 – 剂量照射后发生并发症的概率。根据 DVH 计算出三维计划中的 NTCP，从生物效应分布的角度进行治疗方案的评估和比较，不仅能预测正常组织的放射生物效应，也可以比较不同治疗计划的优劣。Hernando 等研究证实，运用 Lyman 公式计算 NTCP，随着 NTCP 值的增大，放射性肺炎的发生率增加。单因素分析显示，NTCP 与放射性肺炎的发生有关（P = 0.006）。探讨了 NTCP 与 RP 发生率的关系，对肺的不同部分根据 DVH 计算出三维计划中的 NTCP，结果经单变量分析，表明 RP 的发生率与同侧、对侧和上部肺的 NTCP 无明显相关性，而与全肺和下部肺有明显相关性。经过对数回归分析，认为 NTCP 是最佳的预测放射性肺炎症状的危险因子，而且是预测放射性肺炎的较好因子。

4. 其他影响因素与放射性肺炎　关于肿瘤位置是否能影响放射性肺炎的发生率观点不一致。关于化放疗综合治疗 60 例肺癌患者的报道，有 28% 的患者患 ≥ 2 级放射性肺炎，其发生率肺下叶（70%）高于中叶或上叶（20%）。另有报道，分析了 137 例接受常规放疗和 7 例接受超分割放疗的患者，发现肺上叶（8%）严重放射性肺炎发生率与中叶或下叶（9%）但无显著差别。

（二）肺炎的发生机制

关于放射性肺炎的发生机制也是人们关注的热点，因为掌握了发生机制才能够更加有效地预防其发生，并且多针对性的治疗也会起到良好的指导作用，关于发生的机制，目前认为主要有如下几个方面。

1. 血管内皮细胞与肺泡 II 型上皮细胞　肺脏是辐射中度敏感器官，而其中含有丰富的血管内皮细胞及在肺损伤中起增殖修复作用的肺泡 II 型上皮细胞被认为是放射引起损伤的靶细胞。有人认为，肺细小动脉、毛细血管和细小静脉对射线的敏感性高于肺泡上皮，即使在相对小的剂量照射后早期即出现肺循环的形态和功能改变，包括内皮细胞受损，发生空泡样变以致破裂及与基底膜分离、通透性增高、组织水肿、血管充血和血栓形成等。晚期则出现肺泡毛细血管堵塞、肺血管容量减少、微血管壁增厚、玻璃样变、血管闭塞和微血管进行性消失等。这些变化均可引发肺泡上皮细胞损伤、间质结缔组织增加及肺组织纤维化。肺泡 II 型上皮细胞在放射性间质性肺炎中的作用近来受到人们的广泛关注。电镜研究表明，照射后最早受损的是肺泡 II 型上皮细胞；照射后 1h，II 型细胞的板层小体数目开始减少，细胞数减少或增生，Ⅱ型细胞的增殖在 1~3 个月尤其明显，有双核或多核出现，细胞内板层小体数目增多。Ⅱ型上皮细胞在肺中至少有两个功能，即合成和分泌肺泡表面活性物质及增生、修复与替代肺泡Ⅰ型上皮细胞。有人认为，肺脏受照射后，肺泡腔内含有大量表面活性物质，这是Ⅱ型细胞损伤和过度分泌所致。当辐射严重损伤肺泡Ⅱ型上皮细胞时，可丧失其替代Ⅰ型细胞的修复功能，导致成纤维细胞增生活跃和肺纤维化形成。

2. 关于细胞因子　主张肺炎的发生与细胞因子有关的学说认为，炎性改变并非由于组织损伤所致，而是一个由局部组织直接或间接产生细胞因子而导致的病理过程，在受照局部，肺泡巨噬细胞、成纤维细胞和血管内皮细胞合成释放多种致炎性细胞因子，如 TNF - α、IL - 1、IL - 6、单核细胞趋化肽及 TGF - β、PDGF 和 IGF 等。2004 年，Rube CE 等实验表明，C57BL 小鼠接受 12Gy 照射后，其肺组织中 TNF - α、IL - 1 和 IL - 6 等前炎性因子存在一个双向升高的表达峰，第一个峰值出现在照射后 1~6h，这表明细胞因子的表达比先前认为的要早得多；而第二个峰值出现在照射后 8 周左右，这正好同组织病理学上的急性放射性肺炎出现的时间相吻合。细胞因子表达的增加及这些细胞因子诱发的各种反应是放射性肺损伤的决定因素。大量系统实验都表明，各种生长因子和信号细胞因子表达的改变都是介导放射性肺损伤发生发展的重要因素。作为强有力的促纤维细胞生长因子，TGF - β 的主要作用表现为：①趋化并促进成纤维细胞分裂增殖及成熟分化。②刺激成纤维细胞大量合成胶原蛋白，尤其是Ⅰ型、Ⅲ型胶原蛋白，以增加肺间质的胶原成分，同时 TGF - β 可抑制胶原蛋白酶及纤溶酶原激活物的合成，增加蛋白酶抑制物的形成，以减少肺间质的胶原成分，同时 TGF - β 可抑制胶原蛋白酶及纤溶酶原激活物的合成，增加蛋白酶抑制物的形成。以减少肺间质细胞外基质（ECM）的降解，造成 ECM 调控失衡。③趋化炎症细胞及单核巨噬细胞，合成释放 PDGF、IGFS、TNF、IL - 1 和 IL - 6 等细胞因子，扩大生物效应。

3. 机体免疫机制　以前，很少将放射性肺损伤与机体的免疫机制相联系起来研究，但随着对放射性肺损伤机制认识的逐步加深，人们渐渐发现免疫机制也是其发生和发展的一个重要因素。有人在研究放射性肺纤维化时发现，在照射后第 4 周肺内有明显的 CD_4^+ T 细胞聚集，并且同时有大量的 IL - 4mRNA 表达，将这种 CD_4^+ T 细胞与纤维母细胞一同培养促进胶原产生，而且用 CD_4^+ T 细胞相对应的特殊抗体来阻断其发挥作用，将会大大降低放射性肺纤维化的发生。CD40 为 TNF - α 受体超家族成员，首先发现于 B 细胞表面。近年来研究表明，机体多种细胞，包括造血系统来源和非造血系统来源的细胞都有 CD40 表达，CD40 - CD40 配体交联所介导的免疫炎性细胞之间和免疫炎性细胞与组织间质细胞之间的相互作用构成了组织炎症和纤维化的基础。

4. 低氧状态　低氧在放射性肺炎中起中心作用，放射产生的活性氧粒子（ROS）直接作用于细胞 DNA，导致组织损伤如内皮细胞损伤，使血管通透性增加、水肿和细胞外间质内纤维素聚集。接着，引发炎症反应，如巨噬细胞和其他炎症细胞在损伤部位聚集和激活。巨噬细胞会释放一系列细胞因子和 ROS。血管本身的改变以及巨噬细胞激活导致氧耗的增加均会导致低氧的进一步加重。低氧进一步刺激 ROS 和细胞因子的生成，持续性的组织损伤导致通过 TGF - β 的纤维化和 VEGF 介导的血管生成。内皮细胞在试图对增殖刺激起反应时，由于原来累积的损伤而增殖性死亡。这样，低氧持续存在，通过不断产生的 ROS 和细胞因子的表达激活，肺损伤不断发展。同样，Vujaskovic 等的研究提出，放疗后肺组织的低氧可以介导多种炎性细胞因子产生，纤维组织增生。免疫组化显示，TGF - β、VEGF 及

CD31 表达增高，提示低氧激活了前纤维蛋白原和血管生成素原旁路。

（三）结论及展望

系统性回顾发现：尽管各种参数与放射性肺炎的发生相关，但是目前上述各种参数没有最佳的预测规律，其中，通过 DVH 获得的参数（V_{20}、V_{30}、V_{10}、V_5、MLD 和 NTCP）对放射性肺炎的预测较为可靠，但它们并不具有非常理想的预测价值，只能作为评价治疗计划的指标，而不能作为选择治疗计划的依据。然而，我们通过各种参数来修改放射技术，优化治疗方案，可以减少放射性肺炎的发生，临床医生了解这方面的动态有利于根据不同的患者病变的部位和性质来设计治疗方案，具有一定的参考价值，总之作为放射治疗，特别对胸部及头颈部肿瘤，在关注并预防由防治到导致肺炎的发生时是十分必要的。

（唐天友）

第十三节　常见转移癌的放射治疗

一、脑转移瘤的治疗

（一）流行病学

脑转移瘤是指原发于中枢神经系统以外的肿瘤转移到脑组织引起的恶性继发性肿瘤，占成人颅内恶性肿瘤的 10% 左右。常见的原发肿瘤为肺癌、乳腺癌、恶性黑色素瘤、消化道肿瘤及肾癌，其中肺癌最为多见，约占脑转移瘤原发肿瘤的一半。脑转移瘤发生部位以脑实质多见，其中大脑半球占 80%，小脑占 15%，脑干占 5%，其次为脑膜。

（二）临床表现

根据脑转移瘤转移部位的不同，临床表现有略微的区别。常见的症状有头痛、恶心、呕吐、癫痫和神经功能障碍等。大约 10% 的脑转移瘤患者以癫痫为首发症状，癫痫可以是局限性癫痫或癫痫大发作。幕上脑转移瘤以偏瘫最常见，幕下转移瘤以共济失调、眼球震颤多见；而多发性脑转移瘤、肿瘤累及额颞叶或伴有广泛脑水肿可出现明显的精神症状。这些症状与肿瘤压迫和侵犯脑组织引起占位效应和颅内压增高有关。

（三）影像学检查

增强 MRI 和 CT 检查是目前诊断脑转移瘤的主要手段，MRI 相较于 CT 敏感性更高。

MRI 检查：一般情况下，转移瘤的 T_1 加权像为多为低信号，也可出现等信号和混杂信号，T_2 加权像为多为高信号。当肿瘤出血时，还可有出血各期 MRI 影像。增强 MRI 检查敏感性高，转移瘤的检出率明显提高。增强 MRI 也有助于癌性脑膜炎的诊断，造影剂可使软脑膜影像明显强化。

CT 检查：CT 检查中病变常呈圆形或类圆形，多为高密度或混杂密度，中心时有坏死、囊变；增强后，多数呈团块状或环状强化，周围水肿明显，相邻结构出现受压移位。由于骨伪影和部分容积效应，后颅窝近颅底处的病变容易漏诊。对于癌性脑膜炎患者，增强 CT 检查仅在不足一半的病例中见到脑膜强化及脑室扩大。

PET – CT 检查：由于正常脑组织代谢摄取的干扰，常用的 [18]FDG PET – CT 显像敏感度不高，一般不作为脑转移瘤诊断的主要手段。但在脑膜转移诊断或脑转移瘤治疗后评估中有一定价值。随着新探针的出现，PET – CT 在肿瘤的诊断及疗效评估上的作用值得关注。

（四）诊断与鉴别诊断

1. 诊断　　对于既往有原发肿瘤史的患者，如出现头痛、恶心、呕吐和局限性神经定位体征，应首先考虑脑转移瘤。如无恶性肿瘤病史，但年龄在 50 ~ 70 岁的患者，急性或亚急性发病，出现以上症状且在短期内病情进行性加重，也应考虑脑转移瘤。对于以上情况的患者，如果 CT 和 MRI 等影像学检查提示脑实质内类圆形占位，强化后明显增强，周围脑组织水肿，特别是多发占位者，支持转移瘤的诊断。

2. 鉴别诊断

（1）胶质瘤：胶质瘤特别是胶质母细胞瘤在病史和影像上均与转移瘤有相似之处，但胶质瘤以单发为主，瘤周水肿多呈片状，且无原发肿瘤病史。

（2）脑膜瘤：幕下脑膜瘤与单发结节型脑转移瘤在影像上需鉴别，脑膜瘤一般无脑外原发瘤病史，且病灶强化明显，与小脑幕关系密切。

（3）脑脓肿：脑脓肿和囊性转移瘤在影像上难以区分，对于脑脓肿患者，一般多有感染病史，心脏病病史，中耳炎病史等。

（4）脑出血：当转移瘤卒中出血时，需与脑出血相鉴别，一般行强化 CT 和 MRI 检查，在转移瘤的患者可见肿瘤结节。另外，还可根据出血的部位，形态，有无高血压病史来判断。

（五）治疗

脑转移瘤患者预后较差，若不进行治疗中位生存时间仅为 4 周。目前脑转移瘤最常用的治疗手段为放射治疗，其他治疗包括手术、对症支持治疗及化疗。

1. 放射治疗　　放射治疗是目前脑转移瘤的主要治疗手段。主要包括全脑放疗（WBRT），立体定向放射外科（SRS）和立体定向放射治疗（SRT）。下面分别介绍这些技术目前应用情况及疗效。

（1）全脑放疗：全脑放疗的放疗靶区为全部脑组织，曾被认为是脑转移瘤的标准治疗方式，目前常用于多发脑转移瘤治疗，尤其是对于放疗敏感的细胞，如小细胞肺癌、淋巴瘤等具有很好的控制效果。目前临床研究结果显示，全脑放疗总剂量在 20 ~ 50Gy，分次在 5 ~ 25 次之间，对患者生存时间和肿瘤完全消除率方面无明显差异。一般临床常用的治疗模式为每次 3Gy，每周 5 次，共 10 次，总剂量为 30Gy，或每次 2Gy，每周 5 次，共 20 次，总剂量为 40Gy，对于 PS 评分较差的患者，也可以考虑采用每次 4Gy，共 5 次，总剂量为 20Gy 的剂量模式。对于多发脑转移瘤患者，全脑放疗的作用已得到普遍认可，可使患者平均生存期提高至 3 ~ 6 个月。1 年以上的常见神经系统不良反应是脑白质病变。

（2）立体定向放射治疗：立体定向放射治疗的概念最早由瑞典著名神经外科专家 LarsL-sksell 提出，立体定向放射治疗的剂量分布具有剂量分布集中、靶区周边剂量梯度变化较大、靶区周围正常组织剂量很小等特点。根据放射剂量学特点分为以单次大剂量治疗为特征的 SRS 和分次治疗的 SRT。一般通过有创的颅骨，头架方式或无创面网等方式进行头部固定，并以此为基础建立治疗三维坐标系。治疗靶区勾画建议以增强 MRI 或 CT 为基础，一般采用 GTV 边界外放 1 ~ 2mm 作为 CTV。γ 刀的处方线通常为 50% 等剂量线，X 刀处方线多为 80% ~ 90% 等剂量线包括 CTV。

目前脑转移瘤的立体定向放射治疗的剂量模式一般遵循以下的原则。γ刀为主的 SRS，一般针对 31～40mm，21～30mm 和 ≤20mm 的不同体积肿瘤分别选用单次为 15Gy，18Gy，和 21～24Gy 的照射剂量。对于 X 刀为主的 SRT，一般选用的剂量模式为：①对于 <10mm 的病灶，每次 12Gy，隔日 1 次，共 3 次，总剂量为 36Gy；②对于 11～20mm 的病灶，可以采用每次 12Gy，隔日 1 次，共 3 次，总剂量为 36Gy，或者每次 10Gy，隔日 1 次，共 4 次，总剂量为 40Gy 的剂量模式；③对于 21～30mm 的病灶，可以采用每次 12Gy，隔日 1 次，共 3 次，总剂量为 36Gy，或者每次 10Gy，隔日 1 次，共 4 次，总剂量为 40Gy，或者每次 8Gy，隔日 1 次，共 5 次，总剂量为 40Gy 的剂量模式；④对于 31～40mm 的病灶，采用每次 3～4Gy，每日 1 次，共 10 次，总剂量为 30～40Gy 的剂量模式；⑤对于 41～50mm 的病灶，采用每次 3Gy，每日 1 次，共 10 次，总剂量为 30Gy，观察 2 个月，待肿瘤缩小后酌情减量。

2. 其他治疗手段　对于单发的脑转移瘤，如果身体一般条件较好，且位置易于切除的患者，可以行手术切除。手术治疗可以明显减轻脑转移瘤的占位效应，对于体积较大的颅内转移病灶可以明显改善患者症状。对于多发脑转移瘤患者，一般不宜手术治疗。

对于脑转移瘤周围脑水肿比较严重，引起颅内高压症状的患者，应给予肾上腺皮质激素及脱水治疗，尤其是对于病情危重或快速恶化的患者首先给予肾上腺皮质激素治疗及对症脱水药物，可以有效且迅速缓解脑水肿的症状，为后续其他治疗创造条件。

系统化疗目前不作为脑转移瘤的主要治疗方式。尽管有一些报道提示替莫唑胺联合放疗可以延长无进展生存和有效率，但随机研究没有明确其结果。

（六）预后

目前研究显示，除了治疗方式以外，影响患者预后的主要因素有：Karnofsky 功能状态评分（KPS），年龄，原发肿瘤控制情况，有无颅外转移。Gaspar 等人在根据 RTOG9508 的研究中各种因素对预后的影响，采用分级回归方法（RPA）将患者分为 3 级，RPA 1 级：KPS 评分大于 70，年龄小于 65 岁，原发肿瘤消失或控制，转移灶仅局限于颅内；RPA 2 级：KPS 评分大于 70，年龄大于 65 岁，原发肿瘤未控，颅外存在转移；RPA 3 级：KPS 评分小于 70。研究显示 RPA 可以作为生存期的独立预后因子。

总的来说，脑转移瘤预后较差，故在临床过程中，应综合评估患者的身体条件、全身肿瘤进展情况及病理类型等多种因素，采取综合治疗的手段，以达到缓解症状、改善机体功能和尽可能延长生存的目标。相信随着诊断技术及综合治疗模式的进步，脑转移瘤治疗将达到更好的效果。

二、肺转移瘤的放射治疗

（一）流行病学

肺是恶性肿瘤好发生转移的器官。癌和肉瘤均可发生肺转移。临床常见的原发恶性肿瘤为乳腺癌、女性绒癌、恶性软组织肿瘤、骨肉瘤、尤文肉瘤、甲状腺癌、恶性黑色素瘤、Wilms 瘤、食管癌等。临床亦常见支气管肺癌肺内转移。一般而言，肺转移瘤为多发病灶，孤立性转移灶少见。转移部位多见于双肺外周，多数累及胸膜。左右肺出现转移的机会均等，下肺较上肺更为常见。

肺转移瘤好发的机制在于：①肺是血循环必须通过的一道滤过器；②肺接受肺动脉和支

气管动脉的双重血液供应；③肺循环内血流较为缓慢；④肺内血液中的凝固纤维溶解活性高，利于肿瘤细胞停滞与着床。

（二）转移途径

1. 血行转移　最为常见的转移途径。原发于不同部位的恶性肿瘤，其血行转移途径有所不同。主要通过上腔、下腔静脉入右心至肺，或是通过肺静脉入左心，由支气管动脉至肺，或是经过 Batson 静脉丛入支气管静脉、肋间静脉，然后到肺和胸膜。

2. 淋巴转移　主要的淋巴转移途径是由淋巴管进入胸导管，经上腔静脉到肺。常见的途径还有：①纵隔、肺门淋巴结转移后逆行转移；②淋巴管播散致双侧肺门区癌性淋巴管炎；③腹腔动脉干淋巴结转移向上侵犯，经后纵隔、食管旁淋巴结，逆行播散至肺门或纵隔淋巴结，累及肺周围淋巴管。

3. 支气管播散　多见于细支气管肺泡癌，临床少见。

4. 直接侵犯　多见于食管癌、乳腺癌、肝癌和纵隔恶性肿瘤。

（三）临床表现

临床症状轻重与原发肿瘤的组织类型、转移途径、受累范围有密切关系。多数病例有原发癌的症状。肺转移瘤早期呼吸道症状多较轻或无，特别是血行性转移。只有在转移灶累及支气管内膜时，早期可出现咳嗽和痰中带血症状。病情进展后症状和体征与原发性肺癌相似。咳嗽、痰中带血、胸闷、胸痛、气促等为常见症状，肺部病变广泛则可出现气促、呼吸困难，尤其并发癌性淋巴性炎或胸腔积液时更为明显。胸膜转移时，有胸闷或胸痛。若同时伴有纵隔淋巴结转移，可有声音嘶哑、上腔静脉压迫综合征、膈麻痹症状。肺转移瘤通常起病潜隐而进展较快，在数周内迅速加重。

（四）辅助检查

1. X 线检查　肺转移瘤的 X 线平片表现为结节状阴影，一般呈球形，边缘整齐，质地均匀，密度不等，大小不一。数目可单发，多数为多发。可位于单侧肺或双侧肺，多见于各肺叶的基底部，尤其是周围区。肺转移瘤可出现空洞，空洞壁厚薄不等，其形态与原发肿瘤有关。鳞癌空洞以不规则形厚壁者居多，薄壁空洞多见于肉瘤肺转移。气胸可继发于空洞。肺转移瘤中出现气胸者多见于骨源性肉瘤。部分肺转移瘤的 X 线平片可见结节钙化影，原发灶多见于骨肉瘤、滑膜肉瘤、任何转移性黏液腺癌等肿瘤。

癌性淋巴管病的 X 线平片主要表现为自肺门向肺周围放射的树枝状或线条样阴影，或者呈现为异常紊乱增强的肺纹理，且以叶型或段型分布。此外还可能伴有其他 X 线征，如双下肺网状结节状阴影、肺门淋巴结肿大、胸腔积液征等。

2. CT 与 MRI 扫描　CT 扫描是目前临床最常用、最有效的检查手段。CT 扫描检查肺转移瘤的灵敏度明显高于 X 线平片，尤其对于发现小的病灶以及评价纵隔淋巴结转移。而且 CT 对于纵隔后方病灶的检出能力是 X 线平片所不能比拟的。MRI 一般较少用于肺转移瘤的诊断。但它与 CT 比较，具有以下优点：①能更好地显示肿大淋巴结与周围的脂肪组织、大血管；②能区分肺内肿块、肺不张和肺炎；③判断肿瘤侵犯胸壁及侵犯范围；④能区分肿瘤放疗后的复发或纤维化。

（五）诊断与鉴别诊断

1. 诊断　对于既往有原发肿瘤史的患者，如出现咳嗽、痰中带血、胸痛、呼吸困难等症状时，应首先考虑肺转移瘤。如无恶性肿瘤病史，但年龄在 50～70 岁的患者，急性或亚急性发病，出现以上症状且在短期内病情进行性加重，也应考虑肺转移瘤。对于以上情况的患者，如果 CT 和 MRI 等影像学检查提示肺内类圆形占位，特别是多发占位者，则支持转移瘤的诊断。

2. 鉴别诊断

（1）结核球：常发生于上叶尖后段或下叶背段，病灶多为单发、空洞，多呈厚壁裂隙样，可见局限弧形、环形或弥漫性斑点状钙化。与肺门间常有索条状阴影相连，附近肺野有卫星灶。结合患者结核病史、结核毒血症状、结核菌素试验、痰脱落细胞检查以及活组织检查可鉴别。

（2）肺霉菌病：临床症状和影像学表现与转移瘤鉴别较难，需结合临床病史或痰检确诊，或采用纤维支气管镜在病变部位直接进行抽吸分泌物或灌洗液培养，对定性诊断有帮助。

（3）肺结节病：为一种慢性肉芽肿病。X 线表现最具特征性，90%～95% 表现为肺门两侧对称性肿大，部分病例可伴两侧气管旁淋巴结肿大。肿大的淋巴结境界可以清晰地区分出圆形或马铃薯形。纤维支气管镜检查对鉴别肺结节病和肺转移瘤有重要作用，肺结节病纤支镜可见支气管外压性狭窄。活组织检查是可靠的鉴别手段。

（六）治疗

1. 手术治疗　对于肺部仅有单个转移结节，或虽有几个转移灶但均属限于一个肺叶或一侧肺内，如原发肿瘤经治疗后已得到控制，经全身检查又未发现其他部位另有转移病灶，全身情况可以承受肺切除术者，应考虑手术治疗。肺切除术的范围应尽量保守，一般仅作楔形或肺段肺叶切除术。两侧肺出现广泛转移的病例没有手术治疗的适应证。

2. 化学治疗　对于无手术指征的双肺转移瘤，或除肺转移外，身体其他部位另有转移灶者，且原发肿瘤对于化疗敏感者，可考虑给予化疗，以期达到姑息治疗效果。

3. 放射治疗　对于因患者因素拒绝手术治疗的单发肺转移瘤可行根治性放射治疗。对于有明显压迫症状的多发病灶可行姑息性放射治疗。既往常规放疗因为正常组织的耐受限制了肿瘤靶区剂量的提高，一般仅用于原发肿瘤为放射敏感的肺转移瘤。随着体部立体定向放射治疗在临床的广泛应用，其在肺转移瘤治疗中的作用已得到国内外医学界的认同，主要技术有体部 γ 刀、X 刀、射波刀等，疗效的差别在于适应证掌握、剂量分割模式、治疗过程的质量控制和质量保证以及治疗后并发症处理及随访观察。

目前认为肺转移瘤放射治疗适应证是：①肺转移瘤的原发诊断明确；②肺转移瘤患者的原发肿瘤已控制或有其他部位转移已控制或稳定；③肺转移瘤化疗后未控、不宜化疗或拒绝化疗；④肺转移瘤为单发，病灶直径 ≤8cm 或一侧肺多发，≤3 个，每病灶直径 ≤2cm；⑤肺转移瘤为多发，双肺病灶 ≤10 个，每病灶直径 >1cm，肺功能正常；⑥肺转移瘤发展速度快或引起继发症（如咳嗽、咯血以及呼吸困难）时适应证可适当放宽。除上述明确适应证外，还应该权衡患者的肺功能状态和全身状态以及肺转移灶治疗与不治疗对肺功能及全身状态的影响等诸多因素。因此，在面对肺转移瘤的治疗时，必须个别情况个别对待。

肺转移瘤的靶区范围就是转移瘤本身，不考虑肺门和纵隔淋巴结的预防照射，但要适当考虑 CTV 和 PTV。一般 CTV 在 GTV 外扩 3～5mm，PTV 要根据患者的呼吸动度大小和肿瘤的位置而定，上肺 8mm 左右，下肺 10mm 左右。另外，在设计放疗计划时，根据病灶大小分别可采用单靶点或多靶点照射。①单病灶治疗：病灶≤3cm时，70%~80%剂量线覆盖100% PTV，8~10Gy/次，40~50Gy/（4~5）次，1周完成；当单病灶>3cm，且≤5cm时，可用50%~70%剂量线覆盖100% PTV，5~7Gy/次，50~56Gy/（8~10）次，2周完成；当病灶>5cm时，应当适当降低分次剂量，增加总剂量，一般以3~5Gy/次为宜；②多病灶治疗：病灶越多，对肺功能影响越大，治疗后对肺功能影响的判断越难，治疗后是否获益很难判定，因此，对肺内过多转移瘤的治疗应慎重。

（七）预后

目前研究显示，除了治疗方式以外，影响患者预后的主要因素有：Kamofsky功能状态评分（KPS）、年龄、原发肿瘤控制情况、有无肺外其他转移、原发肿瘤的病理类型、转移瘤的数目、转移是单侧肺还是双侧肺等。总的来说，肺转移瘤预后较差，故在临床过程中，应综合评估患者的身体条件及肿瘤进展情况，采取综合治疗的手段，以达到缓解症状、改善机体功能和尽可能延长生存期的目标。

三、肝转移瘤的治疗

肝转移瘤（liver metastases），又称继发性肝癌（secondary liver carcinoma）或肝转移癌（metastatic liver carcinoma），系由肝之外全身其他部位恶性肿瘤转移至肝，并在肝形成单个或多个的癌灶，属于恶性肿瘤的晚期表现。未经治疗的肝转移瘤预后很差，中位生存时间少于2年，少有超过5年者。近年研究结果表明，肝转移瘤若能早期诊断并采取积极有效的治疗措施，仍可获得良好疗效。

（一）流行病学

肝血流异常丰富，是恶性肿瘤最常见的转移器官之一，几乎全身各部位的恶性肿瘤都可以转移到肝。据尸检及临床病理资料分析，恶性肿瘤死亡的患者41%~75%有肝转移。转移至肝最多见的原发肿瘤来源于结直肠、胃、食管等消化系统肿瘤，约60%的胃肠道恶性肿瘤可发生肝转移；其次是肺癌、乳腺癌、肾癌、鼻咽癌等。在西方国家，转移性肝癌的发病率是原发性肝癌的20~64.5倍，而在我国，由于原发性肝癌的发病率较高，两者发生率相近。

（二）转移途径

肿瘤转移至肝的途径主要经门静脉、肝动脉、淋巴道和直接浸润。

1. 血行转移

（1）经门静脉：食管下端、胃、小肠、结肠、直肠、胰腺、胆囊、脾等的血流汇入门静脉系统，所有来自上述器官的恶性肿瘤细胞均可经门静脉转移至肝，这是肝转移癌的主要途径。来自子宫、卵巢、前列腺、膀胱和腹膜后的恶性肿瘤，亦可以通过门静脉与体循环之间的吻合支经门静脉转移至肝。

（2）经肝动脉：所有血行播散的恶性肿瘤细胞均可循肝动脉转移至肝，如肺、乳腺、甲状腺、肾、肾上腺的恶性肿瘤及恶性黑色素瘤等。

2. 淋巴转移　消化系统肿瘤可经肝门淋巴结循淋巴管逆行转移至肝；盆腔或腹膜后的恶性肿瘤可经淋巴管至主动脉旁和腹膜后淋巴结，然后进入肝；乳腺癌和肺癌则可经纵隔淋巴管转移至肝；胆囊癌可沿胆囊窝的淋巴管转移至肝。

3. 直接侵犯 肝脏邻近器官的恶性肿瘤,如胆囊癌、胃癌、结肠癌、胰腺癌、右肾和肾上腺恶性肿瘤均可直接浸润肝脏。

（三）临床表现

肝转移瘤的症状和体征与原发性肝癌很相似,但在病程的进展方面往往比原发性肝癌缓慢,症状也相对较轻。

临床表现主要为以下两方面。

（1）多数原发性肿瘤先于肝转移瘤出现特征性临床表现,如结直肠癌出现血便,肺癌出现咳嗽、咯血等。少数患者原发性肿瘤临床表现不突出或晚于肝转移瘤。

（2）由于肝转移瘤患者多无病毒性肝炎及肝硬化病史,早期多无明显症状和体征,多数在影像检查中发现。一旦有临床表现出现,转移瘤常体积较大或数目较多。主要临床表现有:上腹部或肝区疼痛、乏力、发热、消瘦、腹胀、纳差、腹块、肝区触痛、体重减轻等。晚期患者可出现黄疸、腹水、恶病质等表现,除肿瘤压迫肝胆管引起梗阻性黄疸外,也可合并肝细胞性黄疸。

（四）辅助检查

1. 实验室检查

（1）肝功能:肝转移瘤在初期肝功能往往正常,碱性磷酸酶和乳酸脱氢酶可有升高。在无黄疸或骨转移时,碱性磷酸酶升高对诊断肝转移癌有参考价值。随着肿瘤的发展,肝功能受到不同程度损害,表现为血清胆红素、γ - 谷氨酰转肽酶等升高。

（2）肿瘤标志物

1）甲胎蛋白:90%以上的肝转移瘤患者血中 AFP 不高,少数来自胃、食管、胰腺及卵巢的肝转移癌 AFP 可升高,但绝大多数 <100ng/ml。

2）癌胚抗原:来源于消化道肿瘤及肺腺癌、胰腺癌等部位的肝转移瘤患者中常有 CEA 和（或）CA19 - 9 升高,虽然其特异性不强,但对于疗效和预后的判断有很大价值。

2. 影像学检查

（1）超声检查:超声检查是最为常用的检查方法,具有费用低廉、操作简单,无创等特点,但特异性与灵敏性受操作者经验及仪器性能等因素影响较大,其诊断价值逊于增强 CT 或 MRI。

（2）CT:CT 是发现肝转移瘤有效的检查方法之一,检出率高达 80% ~ 100%。目前 CT 可以发现直径小于 1cm 的癌灶。

（3）磁共振:MRI 在肝转移瘤的定性方面,尤其是对血管瘤的鉴别优于 CT。

（4）PET/CT 检查:PET 诊断肝多发转移的敏感性优于 CT,其敏感性为 89%,而 CT 为 71%;两者特异性相似,分别为 98% 和 92%。PET/CT 结合了 PET 及 CT 优势,敏感性可达 96.3%。PET/CT 对肝外转移灶检查是其优点之一,相对于 CT、MRI,PET/CT 检查更能清楚、直观地了解肿瘤部位、淋巴结甚至远处转移的范围。PET/CT 显像不仅可通过 CT 解剖影像学变化评价肿瘤治疗疗效,而且可通过肿瘤细胞代谢的变化来区分肿瘤的残存、复发与瘢痕、纤维化。

（五）治疗

肝转移瘤的治疗必须根据肝脏病变范围、患者的全身情况、原发肿瘤的控制情况及肿瘤的生物学特性全面考虑，采用合理的综合治疗方案，才可能获得良好效果。随着新的影像学技术、手术方法、化疗药物以及放疗技术的临床应用，肝转移瘤的治疗在近20年里得到很大的改善。

目前，手术切除被认为是首选治疗方法，适用于患者一般情况好，经全身检查肝转移属于孤立性病灶或局限于肝脏一叶，其余部位无转移者。尤其是对来源于结直肠癌的肝转移瘤，应持积极的手术治疗观点。孤立的结直肠癌肝转移手术切除的5年生存率达30%~60%。

大多数肝转移瘤患者就诊时即为多发性病灶，已丧失手术机会。此类患者须考虑非手术治疗方法，这包括化疗、放疗、射频消融、经肝动脉化疗栓塞、无水酒精瘤内注射、冷冻治疗等。本节仅就肝转移瘤的放射治疗作一简介。

1. 肝转移瘤放射治疗的历史　国内关于肝癌放疗的研究始于20世纪50~60年代，先后经历了全肝照射、局部照射、全肝移动条照射、超分割照射等。这个阶段因照射技术条件所限，正常肝脏受到了较大体积的照射，正常肝组织的耐受量限制了肿瘤靶区剂量的提高。研究证实，全肝放射剂量超过23Gy，则放射性肝炎的发生率就会增加，而此时无法达到杀灭肿瘤所需的根治性放射剂量。因此，临床在治疗肝转移瘤时较少应用放射治疗。

2. 现代放射治疗技术　20世纪90年代后期，由于医学影像和计算机技术的进步，使得三维适形放疗技术得以在临床应用中逐步推广，并开始尝试应用于原发性肝癌的治疗。近年来，立体定向体部放射治疗、调强适形放射治疗及螺旋断层放射治疗在体部肿瘤的治疗上疗效显著，目前尤以立体定向体部放射治疗在单发/多发肝转移瘤的治疗上应用较为普遍。

（1）三维适形放射治疗：三维适形放射治疗是目前临床最常用的放疗方法，根据肿瘤位置和周围重要器官耐受剂量，给予3~5个共面或非共面照射野，每个不同方向的射野形状与肿瘤形状一致。对于二维放疗来讲，能对重要器官起到一定的保护作用。该方法计划设计和治疗所需时间短，操作简便，经济实惠。但由于加速器适形治疗时的高能线束是均匀出束的，对于形状不规则的肿瘤，其剂量曲线的适形度比IMRT差许多，对于肝多发转移瘤，多靶区计划错综复杂，难以实现。

（2）立体定向体部放射治疗（stereotactic body radiation therapy，SBRT）：立体定向体部放射治疗因采用的放射源不同而分为体部X刀和体部γ刀。X刀是通过在直线加速器上采用三级准直系统或特殊限束装置或专用小型高能X线机，通过共面或非共面的多野或多弧照射，产生高度聚焦的剂量分布区。体部γ刀采用旋转聚焦原理，使装在旋转式源体上的多个⁶⁰Co放射源围绕病灶中心做锥面旋转聚焦运动，以非共面方式从不同方向穿射正常组织而将焦点聚焦至肿瘤。立体定向体部放射治疗的剂量学特点即是高剂量集中在肿瘤靶区，靶区外剂量递减陡峭，靶区周边正常组织受照剂量降低，因此，体部X刀和γ刀治疗能大大减少正常组织受量，提高肿瘤组织剂量，即提高治疗增益比，从而提高肿瘤的局部控制率，尤其在多发肝转移瘤的治疗上更具剂量学优势。

（3）调强适形放射治疗（intensity modulated radiation therapy，IMRT）：调强适形放射治疗是通过照射野的高度适形和射野内强度的调节，使放射线在体内形成高剂量区剂量分布的形状在三维方向上与肿瘤的形状一致，不仅保证了3DCRT技术，而且依据医生提出的目标剂量要求（即肿瘤边缘致死剂量和周围正常组织保护剂量），进行自动逆向优化设计，经二次线束改变原先医用直线加速器出束剂量率分布，大幅度提高肿瘤局部剂量，而周围正常组织剂量仍处于安全线之内，有效地提高了放射治疗增益比，明显提高肿瘤控制率和治愈率，并避免了对周围重要器官的过量照射。

（4）螺旋断层放射治疗（Tomo Therapy）：螺旋断层放射治疗系统是一种全新的调强放射治疗设备，是以螺旋的非共面射野实现 IMRT 和图像引导放射治疗（image guided radiation therapy，IGRT）技术，即 IG - IMRT，借助于图像引导提高肿瘤放射治疗的精确性。螺旋断层放射治疗的剂量学相比于传统立体定向放射治疗技术相似或者有所改善。应用图像配准和安全照射的新技术，Tomo Therapy 的极大优势在于：确保靶区剂量的均匀性，射线路径有效地避让危及器官，可同时治疗多个靶区，而且再治疗时可以准确避让已经治疗过的区域及危及器官。

3. 肝转移瘤放疗的适应证

（1）肝转移瘤诊断明确，原发灶得到控制或相对肝转移瘤稳定。

（2）全身化疗或介入化疗未控，不宜化疗或拒绝化疗。

（3）肝功能基本正常，或 Child - PughB 级以上。

（4）多发转移病灶 2 ~ 4 个，病灶直径 < 3cm；多发转移病灶 5 ~ 7 个，病灶直径 < 2cm。

（5）单发病灶最大径 ≤8cm。

除以上比较具体条件外，肝转移瘤的治疗还需考虑肝转移以外的全身状况以及治疗对肝功能的影响和治疗后患者获益多少等，个别情况个别对待。

4. 治疗步骤

（1）定位方法：定位前 10min 口服造影剂 150 ~ 200ml；根据所采取的技术不同，应用不同的定位方式。采用专用真空负压袋/体网/体模固定体位。

（2）影像扫描：一般采用增强 CT 扫描进行定位，扫描范围包括全肝，层厚 5mm，层间距 5mm。对小病灶也可采用层厚 3mm，层间距 3mm 扫描。肝转移瘤的影像表现比原发性肝癌多样化，常为多发。因此，清楚显示转移灶是关键，可采用多种影像融合技术，如 CT/MRI 图像融合或采用 PET - CT 定位 + 检查一体化，对临床进一步分期和靶区勾画会更有帮助。

（3）靶区勾画：肝转移瘤的 CTV 理论上比原发性肝癌的 CTV 要小，边界更清楚。因此，在勾画肝转移瘤的治疗范围时 CTV 应比原发性肝癌要小，一般在 GTV 外放 3mm，根据呼吸动度的影响，PTV 在 CTV 外放 10 ~ 15mm 的边界作为治疗靶区。勾画正常肝及邻近重要器官（如胃、十二指肠、肾、脊髓等）以进行剂量评估。

（4）治疗计划和处方剂量：设计立体定向或调强放射治疗计划，根据临床需要对剂量分布进行调整及优化。目前，因各放射治疗中心所采取的放射治疗技术不同，处方剂量不一。SBRT 多采用 50% ~ 80% 等剂量线作为处方剂量参考点，计划要求至少 50% 或 80% 的等剂量线覆盖靶区。其中 X 刀多采用 80% 左右的等剂量线覆盖靶区作为处方剂量线，而 γ 刀多采用 50% 左右的等剂量线覆盖靶区作为处方剂量线。SBRT 通常采用的单次剂量较大（5 ~ 15Gy），治疗分次较少，具体根据靶区大小和周围正常组织剂量耐受性而定。

（5）治疗评估：肝转移瘤治疗后的变化规律与原发性肝癌治疗后一样，通常在治疗后 1 ~ 3 个月才出现影像学变化，有部分病例还会出现肿瘤周围的水肿反应，常被误认为是肿瘤进展，这种变化在治疗后 3 ~ 6 个月完全消失，表现为转移瘤缩小或囊性坏死或纤维化瘢痕。

（6）治疗结果：从近期疗效看，立体定向放射治疗 3～5cm 孤立肝转移瘤的有效率为80%以上；治疗 1～3cm 多发肝转移瘤也是安全有效的，近期有效率为80%以上。长期疗效不仅与转移灶的局部控制有关，还与全身有无其他部位转移及肝内是否出现新发转移灶有关。

5. 肝转移瘤放疗的不良反应及并发症　放射治疗肝转移瘤只要适应证掌握得当，剂量分割与肝功能状态和转移灶数目的关系应用合理，多数是安全、可耐受的。治疗中和治疗后出现的反应和原发性肝癌一样，只是由于肝转移瘤患者多数肝功能较好，肝组织对放疗的耐受更高，不良反应相对更轻。精确计划、提高治疗精度和准确度，肝转移瘤的放疗严重并发症发生率可控制在3%以下。

（1）全身反应：可出现恶心、呕吐、厌食、乏力、食欲减退，但相对较轻，对症处理后多可较快恢复，不影响放疗的进行。若放疗后出现明显的不良反应且不易改善时，应停止放疗。

（2）血液系统反应：放疗后外周血象常出现白细胞和血小板计数下降，及时给予升血治疗，可不中断放疗；重者可停止放疗。

（3）放射性肝病：肝照射后最严重的并发症为放射性肝病（radiation induced liver disease，RILD），临床表现为放疗后 3 个月后无黄疸性肝大、腹水及转氨酶升高。其发生与下列因素有关：①照射体积及剂量偏大；②合并肝硬化使肝储备功能变差、耐受性降低；③同时合用化疗药物对肝损害加重；④处于生长发育期。

肝的耐受剂量与照射体积明显相关，根据 RTOG62 号文件规定，全肝的平均剂量＜30Gy、肝 V35＜50%、肝 V30＜60% 不会发生放射性肝炎。若增加单次分割剂量、伴有肝硬化或曾接受过化疗的患者，耐受剂量明显低于上述剂量。国内对放射治疗肝癌的相关研究结论是：对肝功能分级为 Child‐PughA 级的患者，肝平均耐受剂量为≤23Gy，Child‐PughB 级的患者，肝的平均耐受剂量可能为6Gy。

放射性肝病的治疗重点在于预防，正确合理地给予单次处方剂量和总剂量，治疗期间及治疗后都要配合保肝治疗。

（4）放射性胃炎/十二指肠炎：如肝转移瘤邻近胃壁或十二指肠，则胃壁或十二指肠壁不可避免地受到一定剂量照射，放射性胃炎/十二指肠炎、胃/十二指肠溃疡多在治疗后 2～6 个月发生，表现为胃区疼痛，应用抑酸剂及胃肠黏膜保护剂治疗有效。二程放疗或多个邻近病灶治疗导致剂量叠加时，则不良反应的发生率明显增加，严重者出现穿孔、出血等并发症，甚至危及生命。

综上所述，肝转移瘤的预后取决于原发肿瘤的部位、恶性程度、肝受累范围、有无肝外部位转移灶和患者的全身情况。合理应用多学科综合治疗，以达到最佳治疗效果。目前，外科手术依然是可切除病灶的标准治疗，但如何提高手术切除率仍是目前临床面临的难题。由于肿瘤切除后仍可有全身性微转移灶存在，故综合性的全身辅助治疗是有意义的。对于难以行手术切除或拒绝行手术切除的患者，采用非手术治疗手段如放疗、射频消融治疗等，仍能够提高肿瘤局部控制、延长生存期。体部 γ 刀和 Tomo Therapy 在肝转移瘤尤其是肝多发转移瘤的放射治疗中更具有剂量学优势。

四、骨转移瘤的放射治疗

骨组织是恶性肿瘤远处转移的第三好发器官，仅次于肺和肝。转移瘤可累及全身骨骼，中轴骨（脊柱、骨盆等）及长骨近端是骨转移瘤的好发部位。骨转移瘤通常为多发，单发转移者约占9%。癌和肉瘤都可发生骨转移，癌转移多见。引起骨转移常见的恶性肿瘤有乳腺癌、前列腺癌、甲状腺癌、膀胱癌、肺癌、肾癌和恶性黑色素瘤等。对于乳腺癌和前列腺癌，有70%的患者会发生骨转移。

肿瘤骨转移按其对骨的影响及形态表现可以分成三类，即溶骨性转移、成骨性转移及混合性转移，其中以溶骨性转移最为常见。一般说来，乳腺癌和肺癌的骨转移以溶骨性转移为主，前列腺癌则以成骨性转移为主。

（一）骨转移瘤的发病机制

癌细胞的转移并非随机，不同类型肿瘤转移的靶器官不同，不同器官提供的生长环境适合不同特性的癌细胞生长。肿瘤细胞和骨微环境之间的相互关系促进了骨转移的恶性循环。

溶骨性转移中骨组织的破坏吸收是由破骨细胞作用，而不是肿瘤细胞直接作用的结果。肿瘤细胞产生的因子直接或间接地作用于破骨细胞，破骨细胞对骨的破坏吸收释放出原本结合于骨基质的大量生长因子，刺激肿瘤细胞进一步生长。肿瘤细胞－破骨细胞间的相互作用形成恶性循环，导致溶骨过程不断推进。而成骨性转移中，新生骨呈编织样，不具备正常骨的功能，破坏了骨的正常结构，影响骨的正常功能，病理性成骨的形成是肿瘤细胞与成骨细胞相互作用的结果，也不能忽视破骨细胞的作用。肿瘤细胞在骨局部通过破骨细胞破坏骨组织的同时，可释放出骨组织中储存的生长因子，加上肿瘤细胞自身分泌的因子，可刺激成骨细胞的增殖。当成骨细胞活性增高，成骨过程大于破骨过程时，就出现了肿瘤性成骨。

（二）骨转移瘤的临床表现

疼痛是骨转移瘤患者的主要症状，患者多因转移灶局部或相关联部位的疼痛、麻木和酸胀就诊。疼痛呈多部位性，多以胸部、腰背部及骨盆为主。疼痛发生时间距离确诊骨转移数天至数月不等。疼痛的性质多样，有酸痛、钝痛、胀痛、刺痛、撕裂样疼痛等，而持续性钝痛多见。

疼痛发生的机制主要为：一方面，在肿瘤骨转移时，恶性肿瘤细胞可产生破骨细胞刺激因子，刺激破骨细胞使其活性增加，骨质吸收增强，导致骨质破坏；另一方面，肿瘤细胞的浸润以及所产生的前列腺素等致痛性介质，刺激末梢神经，引起疼痛。

病理性骨折、功能障碍、肿物、截瘫等症状亦较常见。恶性肿瘤骨转移时伴有功能障碍及局部肿块。严重的脊柱转移瘤可伴有脊髓和神经根的压迫出现截瘫。

（三）骨转移瘤的诊断

1. 临床诊断　包括原发肿瘤的诊断和转移部位的诊断。因此，恶性肿瘤诊断一经确定，应进一步检查有无骨转移。有10%的骨转移瘤甚至找不到原发灶。

2. 影像学诊断　影像学检查对骨转移瘤的早期发现有决定性的意义。影像学检查包括骨 X 线、ECT、CT、MRI、PET – CT 等。

（1）X 线平片：对于早期和小病灶发现困难，溶骨性转移病灶较容易发现。当骨质破坏到30%～50%且病灶 >1cm 时才可达到致 X 线平片异常程度，故 X 线平片并不作为常规检查手段。

（2）放射性核素骨扫描：骨扫描较 X 线早3～6个月，对骨转移瘤的检出率达94%，而 X 线仅为60%。放射性核素骨扫描可一次全身成像，只要骨代谢发生异常，便能显示病灶，具有敏感性高、无创、经济等特点。它可同时发现不同部位的多个病灶，更准确地反映骨转移灶的真实数目。其解剖图像不佳，特异性较低的特点使其不能作为确诊骨转移依据。现临床主要用于骨转移的筛查和帮助确认转移范围。

（3）CT和MRI扫描：CT扫描可显示骨破坏和软组织肿块病灶，敏感性较X线片高。CT密度分辨率较X线高，能清楚地显示骨质破坏的范围、破坏区有无软组织样肿瘤组织的形成和肿瘤对周围组织的侵犯程度，特别是对脊柱、骨盆和颅底的病变。

MRI扫描可三维成像，定位准确，可早期发现和准确诊断四肢、骨盆、脊柱的转移瘤。MRI扫描还是骨转移导致的脊髓压迫症最佳的诊断手段，不仅能确定肿瘤病变范围、位置，还能了解肿瘤压迫脊髓的程度。对脊柱椎体骨转移和椎管内改变的诊断，MRI也是最好的选择。MRI在早期诊断骨转移方面要优于CT，而且敏感性高，能更好地了解肿瘤范围。

（4）PET和PET-CT检查：研究表明，PET在检测单纯溶骨性病灶以及仅限于骨髓内的转移灶方面较ECT灵敏，具有较高的特异性。

3. 生化检查　实验室检查在肿瘤骨转移的诊断中对于监测病情变化、预测治疗效果和预后等更具价值。碱性磷酸酶（ALP）在成骨型骨转移中升高更为明显。溶骨性骨吸收过程中伴有钙、磷的释放，血清钙水平可增高。ALP及血钙的检测对诊断肿瘤骨转移有一定参考价值。

（四）骨转移瘤的治疗

恶性肿瘤患者发生骨转移即属晚期，骨转移瘤的治疗原则应以缓解和控制骨痛、恢复器官功能、提高患者的生活质量、延长生存时间为目的。通常以姑息治疗为主，同时结合原发肿瘤的综合治疗。可选用放射治疗、手术治疗、双磷酸盐治疗、放射性核素治疗、化疗、内分泌治疗等，以及多种方法有机的联合治疗。

1. 放射治疗　放射治疗是骨转移癌主要的局部治疗手段，目的是消除或缓解症状，改善生活质量和延长生存时间，对少数单发或放疗敏感的肿瘤达到治愈的目的。放射治疗对局部骨转移的镇痛作用非常有效，可达到80%以上的疼痛缓解率。其中约50%为疼痛完全消失，50%以上的疼痛在治疗开始后的1~2周内出现缓解，90%的患者疼痛将在3个月内缓解。放射治疗对减少病理性骨折的发生及减轻肿瘤对脊髓的压迫等亦有明显效果，即使原发肿瘤为放射抗拒性肿瘤或放疗不能达到局部控制者，对其骨转移引起的疼痛或骨质侵犯，放射治疗仍有效，能显著改善骨转移癌患者的生存质量，但对延长总生存时间作用不大。

放射治疗缓解疼痛的机制一般认为与以下因素有关：①放疗使肿瘤缩小，减轻肿瘤在骨组织内转移、压迫、浸润所致的疼痛；②抑制正常骨组织释放化学性疼痛介质，或释放化学性止痛介质参与止痛作用；③抑制或杀死肿瘤细胞，使胶原蛋白增加，血管纤维基质大量产生，成骨细胞活性增加而形成新骨。溶骨病变产生再钙化，一般在放射治疗后3~6周开始，高峰在放疗后2~3个月。

目前对于骨转移癌的放疗技术和剂量与分割方式进行了许多临床研究。根据治疗时间，剂量分割模式的研究，在不造成正常组织严重损伤的前提下，尽可能提高肿瘤的局部放射剂量；在不造成正常组织的严重急性放射反应的前提下，尽可能保证疗效且缩短总治疗时间。欧美和我国常用分割方式为单次8Gy照射或多次分割30Gy/10次、20Gy/5次照射。

近年的资料显示，在有疼痛症状的骨转移癌放疗中，8Gy单次大剂量照射可以获得与多次分割30Gy/10次照射相同的疗效，包括在生存率、疼痛缓解率和止痛药的使用等方面两种分割方式放疗无显著性差异。但是，单次大剂量照射时正常组织的治疗反应重，再次放疗者多，而且单次放疗后的病理性骨折发生率可能更高。因此，骨转移放疗的最佳剂量与分割尽管不明确，但对估计有较长生存期且患者一般状况好者，宜给予 DT30Gy/10 次或40Gy/20次，不仅不良反应较小，而且疼痛缓解维持稍好。单次大剂量照射更适于预计生存时间短，无并发症的骨转移疼痛的治疗。

骨转移癌放疗并发症较少，但脊柱转移性肿瘤放疗时应注意脊髓的放射性损伤，肋骨转移性肿瘤放疗时应避免放射性肺损伤。

随着放疗技术的进步，图像引导（image guide radiotherapy，IGRT）的调强放射治疗（IM－RT）、容积弧形调强放疗（VMAT、Rapid Arc）、螺旋断层放射治疗（Tomo therapy）等新技术的不断进展，在不超过脊髓等正常组织耐受剂量同时提高了肿瘤的控制剂量，使椎体转移瘤患者获得了根治性放疗的机会，减轻患者的痛苦，改善生活质量，进而延长患者的生存时间。

2. 手术治疗　手术治疗在骨转移瘤的综合治疗中占有特殊的地位，目的是减少体内肿瘤细胞负荷，减轻症状，使骨骼系统得以强化固定。对于骨转移瘤引起的病理性骨折、脊柱不稳、脊髓压迫和疼痛，非手术治疗往往难以达到确切的疗效。手术方法包括骨损伤固定术、置换术和神经松解术等。对于脊髓压迫症（SCC）的治疗中，如果压迫症状明显，病情发展快，对有手术条件者，应先行肿瘤切除减压和固定后再行放射治疗，可获得比单纯放射治疗更好的疗效和更好的生存质量。对于骨折或有骨折风险者进行内固定是有效的镇痛方法，对于孤立性骨转移的骨折，行手术切除后给予内固定，而后给予放射治疗可取得比较满意的结果。

3. 双磷酸盐类药物治疗　在正常生理状态下，人体骨骼的完整借助于破骨细胞进行骨溶解和成骨细胞诱导新骨形成维持其动态平衡。骨转移瘤破坏骨骼的途径有：①肿瘤细胞直接破坏骨的矿物性基质；②间接刺激破骨细胞，增强骨溶解，使骨代谢的动态平衡受到破坏。因此，能抑制破骨细胞活性的药物，如双磷酸盐和降钙素等在骨转移瘤的治疗中，起到了一定的作用。

双磷酸盐类药物，用于治疗伴有或不伴有骨转移的恶性肿瘤引起的高钙血症、骨质疏松症、骨更新代谢异常加快等。双磷酸盐药物治疗骨转移癌的机制主要是抑制羟磷灰石的溶解，抑制破骨细胞的活性，阻止骨质吸收，缓解骨痛，从而延缓骨并发症的发生。目前常用药物有帕米膦酸二钠、依班膦酸钠和唑来膦酸等。降钙素为矿物质及骨代谢的主要调节因子，有抑制破骨细胞、抗骨溶解、抑制骨吸收的作用，能抑制骨转移瘤引起的高钙血症，阻止疼痛诱导因子的释放，抑制新转移灶的形成。以上两种药物不具备直接的抗癌作用，不能改善骨转移的预后，只能作为晚期骨转移瘤的一种止痛措施。

4. 放射性核素治疗　放射性核素治疗骨转移瘤的药物研制和临床应用已成为国内外核医学研究的热点。静脉注入亲骨性放射性药物后，在骨转移病灶内出现较高的放射性浓集，放射性药物发射的 β 射线可对肿瘤进行局部照射。其缓解疼痛的主要机制：高剂量的辐射效应抑制引起疼痛的化学物质的分泌，使体液中的前列腺素缓激肽减少，使机体免疫力增强，抑制癌细胞，从而使骨痛减轻。目前已用于临床的有：^{153}Sm、^{89}Sr、^{186}Re、^{188}Re、^{32}P 等。

5. 化疗、内分泌治疗和分子靶向药物治疗　根据原发肿瘤的生物学特征，针对原发病采取不同的化学治疗、内分泌治疗和分子靶向药物治疗。对化学治疗敏感的原发病灶进行化疗，如小细胞肺癌、恶性淋巴瘤、生殖细胞肿瘤、乳腺癌、鼻咽癌等多种肿瘤所致的骨转移有效。对激素类药物治疗有效的肿瘤应用内分泌治疗，如乳腺癌、前列腺癌、甲状腺癌等肿瘤所致的骨转移有效。在原发病控制的情况下，对骨转移灶也有一定疗效。分子靶向治疗为控制晚期恶性肿瘤的疾病进展、延长患者的生存期提供了更多机会，尤其是对年龄较大、一般状况差、难以承受化疗的患者。

综上所述，在治疗或制定治疗计划时，必须依据患者的一般情况、病理类型、原发病变控制如何、原发病变范围、转移病变的范围以及既往治疗情况等，科学合理地综合运用多学科手段，制定个体化的治疗方案，才能在临床工作中为骨转移瘤患者提供安全、有效、经济的治疗方案，才能最大限度地减轻患者的痛苦，缓解疼痛，预防骨折，预防脊髓压迫症的发生，提高生存质量，延长生存期。

（唐天友）

第六章

头颈部肿瘤

第一节 头颈部肿瘤的调强放射治疗计划和图像引导放射治疗计划

一、FDG－PET/CT 用于靶区勾画

靶区勾画是 IMRT 最有挑战性的一个方面。靶区勾画不准确是出现治疗误差的主要原因；肿瘤所致解剖结构改变，手术或肿瘤多变异常的浸润播散方式都有可能导致在靶区勾画时出现显著误差。因此，采用合适的影像学检查方法引导对肿瘤靶区的勾画非常必要。

CT、MRI 和 FDG－PET/CT 是头颈部肿瘤临床分期时最常借助的三种影像学方法。每一种方法都有其优缺点。增强 CT 最常用于治疗计划，其不但能够提供充足的包括正常解剖结构，肿瘤和受侵犯的淋巴结的横断面信息，而且可用以进行准确的放疗剂量计算，并能够以其为基础生成 DDR 图像，与在放疗过程中获得的射野影像进行比较指导对位。然而，存在于头颈部 CT 扫描中的一个众所周知的问题是人工金属材质牙填充材料所致的散射伪影，受其影响正常解剖结构以及肿瘤的边缘常显示不清，特别是位于口腔和口咽部的肿瘤。另外，CT 在识别淋巴结受累方面的敏感性和特异性较差。

评估软组织以及颅底骨侵犯方面，MRI 要优于 CT。然而，MRI 影像易受运动的影响，特别是图像采集过程中病人的运动或者吞咽活动。由于 MRI 影像采集过程相对较长，对于某些具有幽闭恐惧症的患者，在狭窄的扫描腔内停留较长时间非常困难，因而一定程度上限制了 MRI 影像的应用。MRI 技术在不断进步，已有研究比较了弥散加权 MR 影像和常规 MR 影像在指导放疗靶区勾画方面的作用。与 CT 或常规 MRI 相比，弥散加权 MRI 在检测淋巴结受累方面的敏感性和特异性达89%～97%，因此具有很好的应用前景。

近10年来，PET 越来越广泛地应用于头颈部肿瘤的分期工作。相较于 CT 或者 MRI，PET 检测颈部淋巴结转移的敏感性和特异性最高。然而，PET 单独使用时对解剖结构的显示不佳，与 CT 联合运用可以显著提高解剖定位的准确性。自从 PET 问世以来，对于如何将 PET 影像信息融入放射治疗计划中一直是研究的热点之一。研究业已显示，由于 PET 影像的加入，超过50%的患者的疾病最初分期需要修改。同样，根据 PET 影像，超过50%的患者治疗计划靶区需要做进一步修正，而且有助于减少不同医生靶区勾画的差异，最终可使靶区的处方剂量在原有基础上提高达25%，理论上在正常组织并发症概率相同的情况下

这将使肿瘤控制率提高6%。因此PET/CT在辅助放疗靶区勾画方面极具应用前景。

如果在靶区勾画方面PET/CT表现优于单独CT，必须满足以下两个标准。第一，PET/CT能够更好地反映病理学上肿瘤的实际体积；第二，能够更好地反映实际的肿瘤细胞负荷，因此能够更准确地预测治疗疗效。已有研究数据支持上述标准。关于第一个标准，Daisne等对9名接受全喉切除术的喉癌患者进行了术前CT、MRI和PET检查，对照分析了影像所见肿瘤体积与手术结果。虽然三种影像检查方法均高估了术后病理标本中的大体肿瘤体积，但基于PET影像的肿瘤体积最接近实际体积。然而，没有任何一种检查手段准确地反映了原发肿瘤的实际浸润范围，特别是存在黏膜和黏膜下侵犯时。虽然PET有助于确定肿瘤体积，但详细的体格检查仍然不可替代。

针对第二条标准业已有很多研究。我们对基于PET的肿瘤体积，又称代谢肿瘤体积（metabolic tumor volume，MTV）的治疗预后价值进行了评估。本研究共包括85例Ⅲ～Ⅳ期头颈部肿瘤，全部接受根治性同期放化疗。所有病例均行PET/CT检查，以最大密度投影显示影像结果，并据此制订治疗计划。首先，在代谢增强的肿瘤内确定最大摄取值（SUV值）。然后，采用半自动轮廓勾画软件（RT Image）生成MTV。MTV的定义为肿瘤内由50%最大摄取值形成曲线所包括的体积。虽然最大SUV值与治疗结果之间无相关性，但当根据疾病分期、肿瘤位置、体力状态评分和治疗方式进行分层分析时，MTV是疾病无进展生存率和总体生存率的最佳预测因子。本研究所示的MTV治疗预后价值提示基于PET影像的肿瘤体积的确能够反映活性的肿瘤负荷，从而证实其在靶区勾画中的作用。

二、根据PET影像勾画靶区的方法

由于受正常组织对FDG的背景摄取、图像采集过程中患者移动、部分容积效应以及FDG平衡改变等因素的影响，在PET影像上肿瘤与正常组织的分界通常不如在CT或MRI影像上清楚。因此，建议视不同情况采用不同的方法对PET影像上靶区体积进行自动分割，具体的参考标准如下。

1. 基于SUV值法　靶区包括SUV值超过预设限值（如2或2.5）的所有体素。

2. 阈值法　基于肿瘤的最大活性，由设定的百分活性曲线（如40%、50%等）包绕形成靶区。

3. 背景截断法　将摄取活性强度超过背景强度一定预设标准差的区域定义为靶区。

4. 源/背景算法　根据源/背景比值计算最佳阈值，借此以确定靶区。

上述方法各具优缺点，在头颈部肿瘤中何种方法最佳尚不得而知。Burri等根据12例患者的术前PET/CT对部分上述靶区勾画方法进行了评估，并与术后病理所见肿瘤体积加以对照分析。与术后病理肿瘤体积最相符合且最小程度低估肿瘤实际大小的方法是SUV40阈值方法（靶区包括SUV值≥40%最大SUV值的肿瘤区域）。一项类似的研究则发现GTV50（靶区为由50%最大强度曲线所包绕的肿瘤体积）与术后病理结果最为一致。根据上述研究以及我们自己的经验，采用40%～50%最大强度阈值方法定义MTV或许较为合理。

另一个有趣但有待证实的PET靶区勾画方法利用光晕现象，已在3种位置不同的肿瘤中对此方法进行了研究。人为地将PET图像的窗宽和窗位固定在35 000Bq/ml或30 000Bq/ml，从而在FDG浓聚区周缘形成一宽约2mm的晕圈。根据该晕圈边缘勾画肿瘤靶区将有助于减少不同操作者根据PET/CT勾画靶区时的变异。虽然这一方法非常简便，但仍需要进一步地研究以验证其指导靶区勾画的准确性。

在头颈部肿瘤放疗计划中 PET 影像极富价值，但将其融入常规的临床应用仍具技术挑战性，需对诸多细节之处加以考虑。目前仍无可供推荐的单一靶区勾画方法，因此对每一种方法都需审慎选择和使用；同样亦不能忽视其他的影像学资料和临床信息。

三、基于 PET/CT 的颈部淋巴结勾画

在 PET/CT 影像中，某些淋巴结可能显示 FDG 高代谢，而其他淋巴结的 FDG 摄取则不明显，从而导致在选择淋巴结治疗组时出现困难。Murakami 等报道了对 23 例头颈部肿瘤患者的术前 PET 检查结果与颈部淋巴结清扫术后病理的对照分析结果。如果淋巴结直径 < 10mm，SUV 值无助于确定有无受累；如果淋巴结最大径≥10mm，以 SUV 值等于 1.9 作为判断淋巴结受累与否的诊断阈值，敏感性几乎可达 100%，但特异性较低，约为 70%。尽管此方法或可导致部分淋巴结接受过度治疗，但却可保证治疗涵盖所有受累淋巴结；如果单独采用 CT 扫描，则很有可能遗漏部分阳性淋巴结。

四、应用 PET 行靶区勾画的最佳时机

（一）诱导化疗

近年来，基于两个大型随机临床研究的结果，在局部进展期头颈部肿瘤中诱导化疗的应用越来越多。临床研究结果显示，与 PF 诱导化疗方案（顺铂＋氟尿嘧啶）相比，TPF 方案（顺铂＋氟尿嘧啶＋紫杉醇或泰素帝）可改善患者的生存率。虽然在标准的以顺铂为基础的同期放化疗基础上联合 TPF 诱导化疗的获益尚未在Ⅲ期大样本临床研究中得到证实，但根据前述早期研究结果，许多肿瘤医生推荐在局部晚期头颈部肿瘤治疗中联合应用诱导化疗。然而上述治疗模式对放疗造成了某种程度的困难，即靶区的确定是以诱导化疗前的肿瘤体积为准，还是以诱导化疗后的肿瘤为准，对此存在争论。

虽然头颈部肿瘤对诱导化疗的总体反应率较高，但完全缓解率却仅为 10%～17%。早先的研究显示，仅需杀灭三次方的肿瘤细胞即可获得临床完全缓解，但残留的肿瘤细胞仍可达数以百万计。而且，化疗也未必导致肿瘤在各个方向以相同幅度萎缩。鉴于上述考虑，主张以诱导化疗前的肿瘤体积为基础制定放疗计划。除非诱导化疗导致肿瘤退缩的目的是为了最大程度地保护重要正常组织，此时放疗计划则以诱导化疗后的肿瘤体积为准，这种情况多见于肿瘤重叠在重要的神经结构上，如脊髓、脑干和视觉器官等。

迄今为止，PET 或者其他影像学检查均不能准确评估诱导化疗后肿瘤是否出现病理完全缓解。Konski 等对 PET/CT 在预测同期放化疗后食管癌残留病灶范围方面的作用进行了评估。结果显示，无论是同期放化疗后 PET/CT，抑或是术前 PET/CT 均不能有效预测手术标本中的残留肿瘤病灶范围。另一项类似的研究评估了诱导化疗联合同步放化疗治疗头颈部肿瘤的情况。同样，术前 PET/CT 影像与手术病理标本间不存在相关性。上述情况在单纯化疗病例中可能更糟。这些研究进一步支持使用化疗前肿瘤体积作为放射治疗的肿瘤靶区体积。

由于诱导化疗越来越普及，头颈部肿瘤专家已经制定出一套用于指导临床实践的治疗规范。其中的一项关键性建议是在施行诱导化疗前获取病灶的解剖学影像以帮助后续放疗靶区的制定。在 2009 年的 ASTRO 会议上，一组专家被要求勾画一个已经诱导化疗治疗后的舌癌患者的放疗靶区，现场提供了该患者化疗前后的 CT 图像（无 PET 图像）。结果显示，在仅

有 CT 图像的情况下，专家们所勾画的靶区差异甚大。

在我们中心，在患者接受诱导化疗前后均行 PET/CT 模拟定位扫描。根据化疗前的 PET/CT 图像勾画靶区，然后参考融合的化疗后图像中解剖结构的变化对靶区进行适当的调整。此外，我们还发现，由于治疗的原因，在化疗前 PET/CT 影像上显示具有代谢活性的淋巴结在化疗后影像上代谢活性下降或完全不摄取 FDG。如果不行化疗前 PET/CT 扫描，上述淋巴结在放疗时将可能遗漏或者所受剂量不足。

（二）PET/CT 用于指导适应性调强放射治疗

PET/CT 用于指导自适应调强放射治疗学者们同样对 PET/CT 是否可用于指导适形调强放射治疗进行了评估。一项研究总共纳入了 10 个病人，病人的放疗剂量每增加 10Gy，就分别进行一次螺旋 CT，PET/CT 和 MRI 检查，用以评估放疗过程中肿瘤体积的改变。总的来说，PET/CT 显示的治疗前肿瘤体积要小于螺旋 CT。进一步的，螺旋 CT 和 PET/CT 均证实了治疗过程中肿瘤的逐渐退缩。基于这些检查图像的研究，学者分别进行了适形调强放射治疗计划的制作，结果显示利用 PET/CT 制作出的治疗计划能够使周围正常组织受照射剂量降至最低，并且不以肿瘤剂量降低为前提。基于这项研究，学者推荐当肿瘤剂量需要超过 70Gy 时建议利用 PET/CT 指导制作治疗计划。

五、利用 PET 影像制作放射治疗计划的缺陷

（一）多重反射假象

利用 PET 影像制作放射治疗计划需要考虑的一个重要问题是 PET 和 CT 之间图像配准的准确性。尽管 PET 图像是在采用相同的治疗位置和合适的固定装置以及在 CT 扫描的前或后获取的，但因为 PET 图像获取需要较长的时间（大约 30min）使得它很容易受到扫描中的体位移动的影响。活动部位的肿瘤如喉癌特别需要考虑这一因素的影响。

使用 PET 扫描的一个问题是其与 CT 图像融合时产生的误差。甚至立刻对两幅 CT 图像（CT 平扫图像和 CT 增强图像）进行排序，扫描这两幅图像的时间（大约 15min）就可以产生运动变化。另外，即使最好的固定装置也不能够充分地避免多重反射假象。近期加利福尼亚大学开展了一项研究去探讨假如 PET 和 CT 在不同扫描床上时（也就是说病人将会从 PET 扫描床移动到 CT 扫描床）使用它们将会产生什么样的多重反射假象。这项研究中，他们利用颅底去配准这些扫描图像，也就是说越偏离颅底变异越大。在下颈部，多重反射假象为 10~15mm。经过评估，他们证明利用手动的可变的配准可以使误差变得最小。因此，假如 PET/CT 扫描过程中需要床的改变，手动可变的配准机制应该被应用进去。进一步来说，不管采用何种配准工具，决定计划靶体积（PTV）时都应该将多重反射假象的范围包括进去。

（二）PET 成像的准确性——假阳性和假阴性

PET/CT 用于头颈部肿瘤分期和治疗计划设计的一个主要原因是区分肿瘤组织和正常组织。炎症和细胞代谢增高可致 PET 影像上出现假阳性。在头颈部区域，上述现象主要集中于舌底及扁桃体区，假阳性率可高达 42%。偶然发现的垂体腺瘤、甲状腺肿或者喉肌 FDG 摄取增高（即使是轻微说话）均可能造成 PET/CT 假阳性，从而推迟放射治疗。棕色脂肪是 PET 影像假阳性的另一原因。棕色脂肪较常存在于年轻人及女性，多分布于下颈部及锁骨上区，在 PET/CT 图像中表现为中度 FDG 摄取。在成像前使用苯二氮䓬类药物（如劳拉西泮

1mg）能够最大程度地降低棕色脂肪对 FDG 的摄取，但不影响肿瘤的代谢。但是，如果模拟扫描室内温度较低，患者出现寒战将可致棕色脂肪的活化，在这种情况下使用苯二氮䓬类药物无效，因而需要加以注意，尽量避免上述情况的发生。

除了假阳性，PET/CT 影像同样易受假阴性的影响。舌底及扁桃体对 FDG 的假阳性生理性摄取性可能会掩盖存在于这些部位的病变。PET/CT 难以显示 <1cm 的肿瘤以及坏死的淋巴结。因此在应用 PET/CT 制订放疗计划时，需充分考虑到以上影像缺陷。

六、IMRT/IGRT 临床应用的准确性

（一）肩部固定

标准热塑形面罩可以为头部提供良好固定，但在肩部的固定不够牢靠。然而对颈部淋巴结行 IMRT 治疗时，有效的肩部固定非常重要。目前有几种自制或市售的肩部固定装置，包括广泛头颈肩联合热塑形面罩，多种肩部固定器，手臂牵拉带或配有三点标志与肩带的插孔板。

（二）日常摆位变异

目前已可根据治疗等中心点对日常摆位误差进行量化。威斯康星大学的 Hong 等采用一个光学引导的患者定位系统对 10 个患者的日常摆位准确性进行了评估。全部患者均以热塑形面罩和固定于治疗床上的底板加以固定。在任一方向上的平均摆位误差为 3.33mm。如果同时考虑到 6 个自由度，则平均复合向量偏移值为 6.97mm（标准差为 3.63mm）。上述摆位变异最终可能导致等效剂量下降高达 21%，从而对肿瘤的控制造成严重影响。

（三）分次放疗中的变异（intrafraction variability）

目前有关分次放疗过程中位置移动的数据非常有限。我们对 29 例头颈部肿瘤患者同一天内采集的两套 CT 图像进行了比较，以期定量分析治疗过程中的动度。前后两套 CT 图像采集时间间隔 20min，扫描时患者均处于同一扫描床和同一体位，并以同样的方式固定体位（利用专用头部固定器，从颅顶至下颌骨下的热塑型面罩及专用插板）。分别测量在前后、左右、头足六个方向上的水平和旋转位移。结果显示，头颈部任一方向上的平均位移 <0.5mm，平均旋转角度 <1.02°；但在肩部，侧方移位可达 11.58mm，旋转可达 3.27°。9 例（31%）患者中，肩部的位移超过 5mm，进一步凸显了下颈部和肩部的位置不确定性，从而将影响位于这些部位的靶区体积的治疗准确性。

此外需要特别注意的还有伴随呼吸和（或）吞咽时喉的运动对靶区的影响。MD 安德森肿瘤中心的研究人员根据骨性解剖标志（舌骨、甲状软骨和 C2）对吞咽时喉部的位置形态变化进行的量化研究发现，模拟影像和治疗影像上喉部的位置差异可达 1.2cm。整个治疗过程中的很大部分时间里，日常对位影像上舌骨的位置相对于模拟定位影像所示更高，从而增加了发生系统性误差的风险。因此进行治疗计划时充分考虑到治疗中可能出现的解剖位移非常重要，通过适当地调整 PTV 边界有助于降低其对治疗的影响。

七、调强放疗中肿瘤和正常组织器官体积的变化

如果 IMRT 的治疗疗程达 6~7 周，对于期间发生的肿瘤体积及患者解剖上的变化应引起足够重视。若原发灶和（或）区域淋巴结体积快速缩小，需及时重新制定照射计划。此

外，部分患者体重减轻明显，导致体位固定出现松动，亦需因应进行处理。以下简要总结临床中需特别关注的两个相关变化。

（一）体重下降

鉴于头颈部解剖结构复杂和功能多样，放疗导致的吞咽困难和化疗诱发的恶心呕吐常造成患者体重一段时间内显著下降。McRackan 等回顾分析了 72 例头颈部肿瘤患者的治疗后发现，相较于体重指数超过 25 的患者，体重指数 ≤25 的患者需行经皮内镜胃造瘘置管的概率更高，而且总生存率更差。

为了降低头颈部肿瘤患者放疗过程中体重下降的严重程度，已经对数项方案进行了评估。根据研究，已经初步确定用以预测发生晚期吞咽功能异常的因素，包括患者年龄，肿瘤分期和肿瘤部位（喉/下咽部）。Caudell 等进一步研究发现，包括咽食管狭窄和经皮内镜胃造瘘置管依赖等吞咽并发症与喉及咽缩肌所受剂量相关。特别是受照剂量超过 60Gy 的组织体积大小是一个重要的影响因素。基于这些研究结果，制订放疗计划需对上述结构予以勾画，并且应优先予以保护。

（二）涎腺变化

放疗过程中正常腺体（如腮腺和下颌下腺）通常发生一定程度的萎缩。与计划剂量分布比较，由于上述体积的变化，腮腺受量显著增高。根据文献报道，如果腮腺受照剂量超过一定阈值，口腔干燥症将失去可逆性而长期存在。通常该阈值设定为腮腺平均剂量 25 ~ 30Gy，或者接受 30Gy 剂量的腮腺体积超过 50%。然而，上述阈值是以单次治疗前扫描的数据为基础建立的，未将治疗过程中腮腺体积萎缩及其实际所受剂量等考虑在内，而后两项的准确评估对于适应性前射治疗非常重要。

八、IGRT 在头颈部肿瘤治疗中的应用

（一）IGRT 用于调整摆位误差

临床上已有数种 IGRT 方法用于指导对日常摆位误差的调整，包括正交 kV 级二维平面影像和室内 CT 影像系统。虽然这些技术重新应用愈来愈广，但对于最佳的影像引导形式及使用频率在学者间仍未达成共识。一项研究应用正、侧位 EPID 影像对分次治疗间的靶区位移进行了评估，共分析了 20 例接受 IMRT 治疗的头颈部肿瘤患者的资料数据。结果显示 EPID 的使用频率不会显著影响在左右及前后方向上的系统误差，但如果不能隔天或每天应用 EPID，头足方向上的误差将显著增大。Den 等的研究显示每天使用 CBCT 可显著改善治疗的准确性，而且可以显著地缩小 PTV 的外扩边界达 50%。这些结果表明有效的 IGRT 应用有助于减少位于高剂量区内的正常组织体积。

（二）IGRT 用于适应性放射治疗

如果靶区和（或）正常组织解剖学上发生的变化在治疗时影像中得到证实，后续的问题则是何时及怎样对治疗进行重新设计。若已经获得治疗时的容积 CT 影像，那么可以采取的适应性治疗策略包括：①在线（或近乎实时）IMRT 计划重做。②根据在线 CT 图像上所见的解剖结构形变，相应地调整现行治疗计划中的放射剂量强度。可以按一定时间间隔执行上述两个策略，或每天 1 次或每周 1 次；如果形变大小超过了特定阈值，则应考虑采用第三种策略。③根据患者初始几次治疗的治疗 CT 影像生成一 PTV 可信区间，只有当实际剂量分

布与可信区间相差显著时，方才考虑修正原有计划。

绝大多数 IGRT 方法比较耗时，目前尚不清楚何种方法可以获得更佳的临床治疗效果。一些方法已经开始用于在线适应性放疗。就目前而言，仍缺乏足够的临床数据支持适应性放疗过程中人力物力等支出增加的必要性，治疗过程中重新制订治疗计划主要见于两种情况，肿瘤显著退缩或患者体重明显下降。基于此，可根据以下流程评估是否需要重做治疗计划。

（1）如果面罩松动，需制作新面罩，通过比较 kV 影像与最初的 DDR 影像使新面罩与原体位尽可能匹配，之后重新采集计划 CT 图像。

（2）根据骨性标记对两次计划 CT 影像进行配准，以检查是否存在位置差异。

（3）将初次的 IMRT 计划复制到新的 CT 计划影像上进行剂量评估，需要考虑到两次 CT 扫描时可能存在的等中心点偏移。

（4）根据肿瘤靶区是否已经获得足够剂量覆盖以及重要器官如脑干，脊髓和视觉器官等是否获得足够保护来决定有无必要重新设计治疗计划。

如果需要重新设计治疗计划，首先利用图像形变配准工具将在初次计划 CT 影像中勾画的靶区轮廓转移到第二次的计划 CT 图像中。医生对复制的靶区轮廓进行仔细检查，视情况进行必要的调整。如前所述，第二次的 IMRT 计划采用和初次计划相同的剂量参数，计划过程相对简单。利用现有的图像形变配准工具和逆向计划设计软件，重做计划不会过多增加医生、物理师和剂量师的工作，因此具有实际可操作性。

九、结论

目前尚无适用于临床各种不同患者及病情的单一自动靶区勾画方法，对于现有的众多方法也不推荐单独使用。结合利用所有可能的方法非常重要，包括 PET、CT、MRI 和临床评估（特别是判断黏膜侵犯范围）。PET/CT 影像上的肿瘤靶区大小和范围具有重要的评估治疗预后价值，而且有助于指导治疗。

（侯　鹏）

第二节　鼻咽癌的放疗

鼻咽癌主要见于我国长江流域以南诸省区。由于鼻咽部位隐蔽，邻近结构复杂，毗邻颅底，体检、内镜和常规 X 射线很难洞察鼻咽癌的确切范围；加之初发鼻咽癌不宜手术治疗，缺乏手术和病理资料的对照，极大地限制了鼻咽癌的临床研究工作。新近我国出版的放疗书籍均已对国际辐射单位和测量委员会第 50 号报告（ICRU50）作了重点的介绍。本节着重介绍鼻咽癌的放射治疗。

一、鼻咽癌的放疗

现有资料表明，包括各期在内的鼻咽癌在接受规范的放疗后，约 60% 可以治愈，远处转移略多于局部复发。一旦复发，不但其有效治疗手段有限，且严重的后遗症发生率很高。故必须重视首程放射治疗的各个环节。

（一）常规外照射

1. 外照射方案与定位　外照射是放射治疗鼻咽癌的主要手段，其重要性可想而知。但是，由于鼻咽癌的原发肿瘤和转移淋巴结及其亚临床病变组成的靶区形状呈倒置的凹字形，包围着居于中央需要保护的脊髓和脑干及靶区周围的许多重要器官，要使这样布局的靶区和要害器官都得到满意的剂量分布，单靠常规外照射是不太容易办到的。

目前多数放疗医师采用的外照射方案是：病人仰卧，以热塑面罩固定体位。第一阶段设两侧面颈联合大野，照射原发肿瘤和上（中）颈淋巴结的临床靶区（CTV），用专用的挡野块构成不规则野以保护脑干、垂体、眼球及舌；其足端衔接一个喉挡块的下颈前切线野以照射下颈和锁骨区淋巴结的CTV。待两侧面颈联合野给予脊髓剂量达40Gy（如欲加鼻前野则减为30Gy）时，照射野的后界前移避开脊髓继续照射；脊柱两侧淋巴结的欠量以适当的电子束补足，第一阶段的目的是使所有CTV都得到50Gy的剂量。第二阶段为缩野或加新野追量，其目的是使所有GTV都得到约70Gy的剂量。

2. CT模拟定位　　CT问世后由于其能显示鼻咽癌和其邻近结构断面，故迅速被应用于二维的照射野布局和放疗计划设计，其优越性是肯定的。但肿瘤以及其周围的结构均是三维的，因此需要改进为三维定位，这就需要将二维CT横断面图像资料直接或经扫描仪输入放疗计划系统，再数字重建成立体的图像，此称为数字重建X射线像（digital reconstracted radiograph，DRR）。此图像能以不同的颜色显示肿瘤及其周围不同的结构，如脑干、脊髓、视交叉、晶体、腮腺等。然后转动DRR，优选出共面的（conlanar）乃至非共面的（non-conlanar）照射野，使其既能包及肿瘤，又尽量避开重要结构，并确定各野的位置（即机架转角）、野大小、准直器转角和挡野块（或多形准直器参数）。这就是所谓射野方向观（BEV）定位技术，意思是从射野的中心轴方向观察到肿瘤外形及其邻近的结构。上述整个定位过程也称为CT模拟，又称虚拟模拟。CT模拟机定位是目前最先进的三维定位方法。

至于应按CT还是MRI确定GTV，由于CTV和PTV都是从GTV派生出来的，故GTV的确定应力求准确。且肿瘤区定位不准导致的最终治疗区误差要比剂量传递误差和摆位误差重要得多。Fua等对头颈部恶性肿瘤（包括鼻咽癌）做了全面的CT和MRI确定GTV的对比研究，其结果是：①用MRI确定的GTV在各个观察医生之间的偏差比用CT的小，而产生此差别的最多部位是在骨髓受累处和软组织中，这些都是CT上难以辨认而MRI上清晰可辨的。②用CT确定的GTV一般比MRI大，平均约大0.3倍。③无1例用CT确定的GTV可以将用MRI确定的GTV全部包进去，反之亦然，即同时用CT和MRI确定的靶区比较大些。④加用与轴位像垂直的冠状位或矢状位的MRI则可提高确定GTV的头足方向边界的准确性。因为单靠轴位像确定肿瘤的头足方向的边界，即使用薄层密扫，也要受部分容积效应的影响。故Fua等主张，应推广CT和MRI的融合新技术（即将两种图像融合在一起）；虽然MRI优于CT，但两者应互补。

3. 外照射的其他问题

（1）面颈联合野下界问题：高黎等指出面颈联合野的下界只需超出原发灶下界的2～3cm，不应包及喉（鼻咽癌扩展至喉者极罕见），如将喉、喉咽、气管、食管和过长的脊髓包在野内不仅会引起这些部位的急性反应，而且会引起喉等部位的长期黏膜干燥和水肿，若以后这些部位出现第二个原发肿瘤，则增加处理上的难度。总之，喉不在面颈联合野内的好处有：①减少喉和咽在高剂量区内的体积，可降低急性毒性反应，也减少计划中断放疗的可能性，而中断放疗是会影响局控率的。②避免颈前皮肤受来自面颈联合野的射线的切线照射。③降低放疗副作用。

（2）下颈前切野中线挡块宽度问题：对此 Mendenhall 等提出三条建议：①中线挡块不应是上下等宽的矩形，而应是 V 字形，因为颈内静脉淋巴结越向下越接近中线。②气管段如设挡野块，则其宽度以 0.5cm 为宜。最近 Aref 等将一组无颈淋巴结转移的病例行颈部 CT 输入三维治疗计划系统，用正面的 BEV 技术测出两侧颈内静脉与正中线在喉的各个平面上的正常距离，其结论是为使颈内静脉淋巴结不至于被下颈前切野的中线挡块挡住，挡块的宽度不应大于 2cm，我国目前使用的喉挡块宽度通常为 3cm。

（3）颈后区电子束野源皮距超标问题：前面提到面颈联合野缩野后，颈后三角区需用电子束补量，Johnson 等测得光子野与电子束野衔接处的皮下剂量为光子侧偏高而电子束侧偏低。当病人仰卧位（因为必须同体位投照）接受电子束水平方向照射时，由于受病人肩部的干扰，电子束照射筒端无法靠近照射野皮肤，会使源皮距超过其标准值（100cm）。如源皮距达 120cm，则电子束一侧的皮下将出现较大的冷点，该处的淋巴结将欠量，故应力求使电子束野的源皮距不超出 110cm。此外，电子束野与衔接的光子野应保持共线。

（4）咽后淋巴结的放疗问题：由于咽后淋巴结只有在非常增大时才能在口咽后壁触得，临床上极少见，故对鼻咽癌病人究竟有无咽后淋巴结转移一直有不同意见，直至 CT 证实其存在才停止争论。MRI 进一步显示咽后淋巴结的转移率为 52% ~ 60.2%，2000 年香港：Hong 等在 150 例鼻咽癌中发现其转移率更高达 72%，其中 45% 为双侧转移（而颈内静脉淋巴结、脊副淋巴结和颌下淋巴结的转移率分别仅 55%、44% 和 2%），不过其咽后淋巴结转移的 MRI 标准已修改为最小横径不小于 5mm（正常成人均小于 4.5mm）。至于咽后淋巴结的转移是否影响鼻咽癌的预后仍无定论；有人认为该淋巴结都在原发灶照射野内，已接受足量的照射，不必担心；教科书中把在寰椎平面的咽后淋巴结的侧方体表投影定在乳突尖与下颌角连线的中点处。但在鼻咽癌患者的 MRI 上有 75.5% 咽后淋巴结高达颅底平面，而不是仅限于寰椎平面，故若仍以上述体表投影为准设野，则难免漏照。最近 Dawson 等也发现非鼻咽癌的头颈部癌放疗后位于颅底平面的咽后淋巴结单项复发，故强调为防止高位咽后淋巴结的复发，必须把位于寰椎以上颅底平面的咽后淋巴结充分包入靶区内，剂量也要足够。此外，他们还提到也要防止漏照高位颈内静脉淋巴结（位于颈内静脉孔外口处）而引起的复发。这些都牵涉到该怎么选定面颈联合野的后上界和颈后三角区电子束野的上界的问题。King 等又注意到转移性咽后淋巴结向下达 C_2、$C_{2~3}$ 和 C_3 平面者分别占 63%、19% 和 6%，故强调在设计面颈联合野的后界、下界和颈前切野的中线挡块宽度时，还要防止漏照这些部位。

（5）面颈联合野下界与颈前切线野上界的相邻衔接问题：此两野为相邻正交非共面野，由于射线的散射作用，会在衔接处出现超剂量或欠剂量；前者导致放射后遗症（详见后遗症脑神经放射损伤），后者还导致颈淋巴结复发。应采用半束照射或相应措施避免。

（二）适形放疗

大量临床资料证明提高肿瘤放射剂量可提高肿瘤，的局控率和病人的生存率，这表明肿瘤增量的必要，但是又有资料表明提高鼻咽癌的局控率会增高放射性脊髓炎的发生率，这是因为增加肿瘤剂量会增加脊髓的受量，那么能否使脊髓的受量不增加反而减少呢？适形放疗就是一种较理想的放疗技术，它使剂量的空间分布与肿瘤区适形（或称靶区适合度好），又减少了正常组织的受量。这样就可以因肿瘤的增量而提高控制率和（或）因正常组织受量的降低而降低放射损伤率。Leibel 等还进一步从生物学角度支持适形放疗：许多临床资料证实，绝大部分肿瘤的原发灶复发会使远处转移率上升；实验室资料也显示，原发灶复发时肿瘤细胞的增生过程会促使其中不转移的肿瘤细胞（non‑metastatic tunmor cell）转化成有转移潜力的克隆原（clonogen with metastatic potential），导致转移率上升。Straathof 等发现一个值得重视的现象：在 847 例局部复发的鼻咽癌病人中，迟复发的远处转移率远低于早复发者（P＜0.01）。提示远处转移和局部复发的早迟之间存在着一定的关系。

适形放疗有两种：一种是经典适形放疗；另一种是调强适形放疗。前者只做到照射野形状与靶区的形状一致，后者还要做到能调整照射野内诸点的剂量率，使靶区内及表面的剂量处处相等。以球形肿瘤为例，用适形放疗，其治疗区的体积将比用方形箱式照射野者少一倍，也就是说，接受 95% 处方剂量的正常组织将减少一倍。Leibel 等认为鼻咽癌适于使用适形放疗。其理由如下：①鼻咽癌以放疗为首选，其局控率与处方剂量以及给予靶区剂量的精确性有直接关系，如按目前应用的剂量，$T_{1\sim2}$ 期的局控率可达 80%～90%，而 T 晚期者的局控率仅约 50%，表明后者尚有潜力可挖。②大量重要的正常结构邻近鼻咽原发灶的靶区，但又需要高的靶区处方剂量，这给放疗计划带来很多困难。③由于颞叶、脑干和脊髓的制约，用常规两侧缩野追量可造成鼻咽上界和后界的欠量。④因 70%～90% 的鼻咽癌有颈淋巴结转移，故有镜下淋巴道转移的危险区（上起颅底下至锁骨区），这进一步增加放疗计划的复杂性。

关于提高剂量能否提高鼻咽癌局控率的问题目前虽然还没有取得一致的意见，但以下两个事实值得重视：①对于 T 分期早期的鼻咽癌，加腔内放疗能提高局控率，实质上这就是增加剂量的效益。②鼻咽癌放疗后局部复发基本上都是野内复发，按 ICRU50，其原因是剂量不足。此外，已有人在常规外照射之后用 X 射线立体定向放疗给鼻咽原发灶补充 7～16Gy 的剂量也获得满意的局控率，且无后遗症。这些都提示：适形放疗，对提高肿瘤剂量在鼻咽癌尤其 T 分期晚期者是可行的。

20 世纪 90 年代初美国国家癌症研究所组织 4 家一流的放疗中心，要求他们对 8 个常见恶性肿瘤（包括鼻咽癌）的两个不同类型的病例提出一套不受约束的三维计划和标准的三维计划供对比研究。在鼻咽癌则要求其放疗计划要区分照射 CTV 阶段（即大野治疗阶段）和照射 GTV 阶段（即缩野追量阶段）。结果发现在大野治疗阶段，有的放疗中心改变了标准的两侧面颈大野照射方案，而是加用前方大野（上界与侧野平齐，下界达锁骨上），三个野均用补偿器和楔板使剂量分布均匀，这样既降低了侧方正常组织如腮腺、下颌关节、下颌骨、耳的受量，又避免了两侧大野与下颈前切野衔接带来的剂量不均匀问题。还有的放疗中心改用 10MeVX 射线照射两侧面颈大野，到处方剂量达 32Gy 或 42Gy 时，改用鼻前野追加至 50Gy。这些均说明大家又开始考虑启用前野了。至于缩野追量阶段的设野则更不统一，基本上都用多野，而不是单两侧野：用共面，或非共面野，或两侧相对斜野，或随角度改变野形和剂，量率的弧形旋转治疗。学者们的结论是，无论在靶区剂量还是降低正常组织受量方面都是多野适形放疗优于标准方案。

（三）近距离放疗

腔内放疗一直是鼻咽癌外照射后主要的补充治疗手段。许多资料表明对于 T_1 和 T_2 期的鼻咽癌，外照射加腔内放疗比单纯外照射的局控率高得多。但腔内放疗的有效剂量局限于黏膜表面及黏膜下 1cm 处，故不适于 T 分期晚期的鼻咽癌。

近年来 Spano 等开创鼻咽癌的后装组织间插植放疗。种是经颌下插入，做咽旁间隙的插植放疗，适用于肿瘤残留或局部复发者，可作为外照射后的补充治疗（在外照射后 1 ~ 11 天开始），或单独治疗；另一种是经鼻腔的蝶窦、筛窦插植放疗，适用于蝶窦或筛窦复发，亦视病情可作为外照射的补充治疗（在外照射后 4 ~ 10 天开始），或单独治疗。此两种插植放疗均可与腔内放疗同步进行。

（四）X 射线立体定向放疗

X 射线立体定向放射治疗又称 X 刀，由于其靶区边缘剂量下降梯度大如刀割状，故称"刀"，又称放射手术（Radio surgery），其方法是将直线加速器的小的线束做多弧非共面的旋转治疗，使剂量聚焦于较小的靶区。只要定位和摆位精确，可适用于全身各个部位。最近，不少学者将其用于初治鼻咽癌外照射的补充治疗或局部复发的挽救措施。

美国斯坦福大学的 Cmelak 等用来治疗鼻咽癌的 X 刀技术是用 4 或 6MeVX 射线直加速器、机架绕等中心旋转 4 个非共面的弧，为了适形于肿瘤的形状及降低邻近重要结构的剂量可对个别弧作适当调整或不用。等中心数 4 ~ 6 个，视肿瘤的形状和体积而定。准直器大小为 7.5 ~ 40mm。处方剂量取在肿瘤表面和 80% ~ 85% 等剂量面处。他们给初治的 11 例鼻咽癌（T_{45} 例，T_{32} 例，T_{24} 例）于常规外照射 64.8 ~ 70Gy 后 3 周内进行原发灶的单次 X 刀治疗，剂量 7 ~ 16Gy（中位 12Gy）。随访 2 ~ 24 个月（中位 18 个月）均无局部复发或后遗症。又给放疗后 6 ~ 96 个月局部复发的鼻咽癌 8 例 12 个病灶逐个做 X 刀治疗，剂量 7 ~ 35GY（中位 20Gy，离首程放疗时间超过 12 个月者剂量要高些）。随访 1 ~ 60 个月（中位 9 个月），12 个复发灶中 7 个得到控制。仅 1 例在 X 刀治疗后 4 周出现面神经炎的后遗症。颅内正常结构如视神经、视交叉、脑干和海绵窦的剂量均小于 8Gy。因为 X 刀能有效的治疗颅底、海绵窦和咽旁间隙等受累区域，而腔内放疗只对局限于鼻咽黏膜或黏膜下的病灶有效，不大可能杀灭较大的扩展至黏膜下数厘米的肿瘤，故 X 刀不仅有腔内放疗的优点（病变区域剂量高，正常组织剂量低），而且还能给离鼻咽远、非腔内放疗所能及的那些部位以高剂量。鉴于本组病例的疗效，建议对于晚期的鼻咽癌在外照射 66Gy 后应给以 12Gy 的 X 刀治疗。

从放射生物学角度考虑，外照射后腔内放疗、组织内插植放疗和 X 刀都与同期追量治疗的意义相同，即控制由于照射而引起的肿瘤细胞快速增殖；但前三者将剂量集中在靶区，正常组织受量低，比大野套小野的同期追加剂量放射治疗的方法好。

（五）时间、剂量、分割

根据照射后出现反应的早晚可分为 3 类组织：①早反应正常组织，指细胞增殖快的组织，如皮肤、黏膜、骨髓。②晚反应正常组织，指增殖慢的组织，如脊髓、肾、成熟的结缔组织。③肿瘤组织，大部分肿瘤组织的放射生物学特性与早反应组织相似。上述 3 类组织对分割放射后 4R 效应各有特点。所谓 4R 效应，即细胞的修复、细胞的增生、细胞的再氧合和细胞周期的再分布。其中细胞修复和增生是决定放射生物效应的主要因素。

影响分割放疗的主要因素有：总剂量、总疗程、分次剂量和分次照射的间隔时间。目前实施的每天照射 1 次，每次处方剂量 1.8 ~ 2.0Gy，每周照射 5 天的方法，是行之有效的基本分割方法，但不一定是最好的分割放疗方法，也不一定对每一个病例均适合。学者们期望根据近 20 年来获得的许多新的放射生物学知识，通过时间剂量因子的合理调整，设计出满意的非常规分割放疗方案，以提高肿瘤的疗效和（或）降低后遗症发生率。目前此项研究工作正在国内、外临床上进行，也包括鼻咽癌的放疗。虽然还没找到经过重复验证有效的满意方案，但是在上述理论指导下也发现常规和非常规放疗中应重视的一些问题。

总疗程时间不应延长。许多实验和临床资料均证实放射能使肿瘤细胞快速增生。控制肿瘤所需的剂量主要决定于肿瘤的干细胞数，任何治疗期间的肿瘤干细胞数的增加均会导致需要相应的增加照射剂量。在肿瘤放射治疗期间如由于急性放射反应过重或人为的原因而中断或延长放疗疗程，均会使肿瘤干细胞有机会增生，从而降低了肿瘤的控制率。当同时有几个CTV时（如原发灶和淋巴结转移灶），对于每个CTV都应如此对待。在我国曾经使用的鼻咽癌分段放疗业已被证实并不能提高疗效。Wheldon等建议，如在疗程中因故中断，用加速分割的方法补救，争取仍按原定疗程完成放疗。

不应每天单野轮照鼻咽癌常规放疗时，设两侧相对野，过去习惯上每天单野轮照，即每天只照左侧野或右侧野。这样，以腮腺为例，轮到左侧野受照的一天，因左腮腺靠近射线入口处，其受量增大，而轮到右侧野受照的一天，因左腮腺靠近射线出口处，其受量减少。其他偏位性的正常结构亦同。由于晚反应组织对分次剂量的大小非常敏感，分次剂量的增大会降低晚反应组织的放射耐受性而致损伤；故不应单野轮照，每天应照射所有的野。超分割放疗时也要每次照射所有的野。

一天多次照射时，两次照射的间隔不应小于6h，两次照射的间隔时间决定于野内晚反应组织需多长时间才能完成亚致死性损伤的细胞修复，间隔过短会产生严重的放射损伤。早反应组织一般在照射后3~4h就已完成细胞的修复，而晚反应组织完成细胞修复的时间比早反应组织长得多。如脊髓的半修复时间为2.4h，就以半修复时间1.5h考虑，分次照射的间隔时间至少必须6h，这样才使94%的细胞损伤得到修复；故如从脊髓的细胞修复考虑，间隔时间还应更长些，有人建议8h。

二、鼻咽癌的放疗后遗症

鼻咽癌放疗后常见的后遗症有口干、龋齿、张口困难、听力障碍、颈部纤维变等；而较严重的可影响生命，如需要与复发鉴别的后遗症有大脑颞叶放射损伤、脑干脊髓放射损伤、放射性颅底骨坏死和脑神经放射损伤。

现介绍后面几种后遗症的新近资料。它们共同的特点是：①均可根据CT和（或）MRI确诊。②临床上表现较轻，而影像学上表现较重（脊髓放损除外）。③剂量学不是诊断的主要依据。

1. 大脑颞叶放射损伤 此损伤的典型CT和MRI表现为掌指状脑白质水肿，多超出照射野的野界，可先见于一侧颞叶，随后可扩展至顶叶，或呈现两侧病变，此类病变多不能增强，部分病灶可增强，或出现囊状病变，后一类病变多不能增强，脑水肿占位严重者，脑室受压变形移位。根据这些影像学特征已发现一些无症状的脑损伤，这有助于早诊早治。切勿将其误诊为血行脑转移，尤其是能增强者。鼻咽癌虽易血行转移至远隔器官，却罕见血行转移至脑的。鼻咽癌可侵入颅内直接累及邻近的脑实质，但必定有肿瘤入脑的门户，如扩大的颅底孔道和破坏的颅底骨，受侵的海绵窦或小脑脑桥角，并且有毗邻的蛛网膜下腔闭塞和严重的脑皮质受累，然后侵犯脑白质，而大脑放射损伤的脑水肿则主要在脑白质，故两者不难鉴别。

2. 脑干、脊髓放射损伤 脑干、脊髓的放射性损伤过去凭临床表现诊断，现在凭MRI

不但能确诊，而且能据以客观的评价疗效。两者在 MRI 上的表现相同，故不分述。其特征为脑干或颈髓中出现异常信号：在 T_1 加权像上呈低信号（黑色），在 T_2 加权像上呈高信号（白色），后者常较前者为大而明显，所以必须有 T_2 加权像。增强后，一部分病灶可强化。病灶的形状、大小、数目不一。始于脑桥的放射损伤可向上扩展累及中脑，或向下扩展累及延髓。脑干和脊髓放射损伤的病理基础均为水肿、脱髓鞘和软化坏死，三者在 MRI 上的信号均相同，但水肿不能增强，坏死能增强，这与血-脑屏障破坏有关。有 1 例脑干放射损伤，在临床症状出现之前 1 年多已见其 MRI 上有脑干异常信号。另有 3 例脑干放射损伤出现走路不稳等轻微症状和 MRI 明确诊断已分别 1 年、3 年和 4 年，仍生活如常人，症状无进展，其中 2 例的 MRI 已恢复正常。尚有 1 例未截瘫的脊髓放射损伤的 MRI 亦恢复正常。

3. 放射性颅底骨坏死　以往的文献中只有放射性下颌骨坏死而不提本病，偶尔尸检见到，亦未引起重视。本病有三大临床特征：鼻咽坏死、恶臭和反复鼻咽部出血。此外，多有张口困难及头痛，个别病人伴剧烈头痛。多见于再程放疗后，其潜伏期离再程放疗可仅半年左右。而单程放疗后发生本病者，其潜伏期一般较长，可达 9~19 年。由于 CT 上有新的颅底骨破坏，有时还见坏死组织形成的块影，极易被误诊为鼻咽癌复发。其实仔细对比，两者的 CT 表现是不同的，为此必须做冠状位 CT。放射性颅底骨坏死的特征是：①广泛而对称的虫蚀状颅底骨破坏，典型者在冠状位 CT 像上呈镂花的牌楼样，近期复查无明显改变。②大片软组织坏死脱落，鼻咽腔出现偏心的、不规则的大坏死腔，骨表面直接裸露其中（有时靠岩骨的颈内动脉管外口）。③有腐骨片和（或）病理骨折。④颅底骨下的软组织中有小气泡（感染征）。之所以如此，与两者引起骨破坏的病理基础不同有关：放射性颅底骨坏死的原因是小动脉和毛细动脉的中层坏死、玻璃样变和随之而来的骨严重缺血，故引起广泛骨坏死、死骨形成、软组织坏死脱落、坏死腔形成、骨骼裸露；而恶性肿瘤对骨的破坏仅仅是局部侵袭。

4. 脑神经放射损伤　脑神经放射损伤这一疾病的出现，使得鼻咽癌局部复发又多了一项鉴别诊断。按传统的观念：鼻咽癌放疗后如出现新的脑神经麻痹，或已消退的脑神经麻痹重现，即属复发。据统计，70% 的局部复发病人伴有脑神经麻痹。此外，脑神经麻痹亦见于脑干放射损伤，故必须进行慎重的鉴别。

（侯　鹏）

第三节　喉癌的放疗

一、概述

近年来，喉癌的发病率有增长的趋势。美国喉癌约占全身肿瘤的 2%，是最常见的头颈部恶性肿瘤之一。我国的东北地区发病率较高，城市高于乡村，男性高于女性，在上海男性的发病率是女性的 6 倍。

间接和直接喉镜检查可以明确肿瘤部位和范围，并明确声带的活动度。CT 检查最好在活组织检查前进行，可以避免活检后的改变而与肿瘤混淆。CT 检查优于 MRI，因为 MRI 检查的时间较长，容易移动。喉部病变部位扫描厚度最好为 3mm，其他部位为 5mm，并检查全颈以发现转移的淋巴结。

CT 检查对 T_1 和早期的 T_2 声带肿瘤并不理想，而对声门下侵犯的检查效果极佳，对中晚期病变、喉外侵犯和颈部软组织侵犯检查较好。对声门上喉癌 CT 检查可以明确会厌旁和声门旁脂肪间隙肿瘤侵犯以及颈部软组织和舌根的侵犯情况。

二、喉癌的放疗

喉癌的治疗，目标是不但要治愈肿瘤，而且要保留喉的功能，无严重并发症。早期病人治愈率高，喉功能保留好，中期病人的局控率在 60% ~ 70%，治愈率也高，晚期病人治愈率低，保留喉的可能性也下降。早期病人建议采用单纯放射治疗，中期病人可以先给予放射治疗，喉切除术则作为复发后的挽救治疗手段，或者全喉切除术，必要时加术后放射，但后者就没有机会保留喉的功能。晚期病人则通常行全喉切除术加颈淋巴结清除术或再加放射治疗。近年研究表明晚期病人诱导化疗 2 ~ 3 疗程后肿瘤能明显退缩，再给予高剂量的放射治疗，其疗效与全喉切除术相似。

1. 放射治疗　对早期喉癌，目前的倾向性治疗意见是先用单纯放疗，因为能保留喉的功能，使病人的生存质量较好，如 T_1 和 T_2 声带癌可用小野包括原发肿瘤即可，不需要包括颈淋巴结。对 T_1 病变，上界到甲状切迹，下界到环状软骨下缘，后界则根据肿瘤的后界来定。对 T_2 病变，根据肿瘤的大小和部位来定，照射野一般为 $4cm \times 4cm$ 到 $5cm \times 5cm$，最大为 $6cm \times 6cm$，超过这个范围，喉水肿的危险性增加而不增加治愈率。常用的剂量分割方案为每次 2Gy，T_1 和 T_2 的总剂量分别为 66Gy/3 次、6.6 周和 66 ~ 70Gy/（33 ~ 35）次、6 ~ 7 周，而每次 1.8G）照射的方案其局控率似乎要低于每次 2Gy。Douglas 等报道 109 例 T_1 和 T_2 声门癌，放射治疗后 2 年的局部肿瘤控制率分别为 89% 和 80%，治疗疗程在 50d 以上和 50d 以下的局部控制率分别为 92% 和 82%（P = 0.07）。在一定的治疗面积内局控率无明显影响，并且 ^{60}Co 与 6MevX 射线的治疗效果也无明显差异。

对 T_3 和 T_4 病变需要较大的照射野，要包括二腹肌下和中颈淋巴结。可以用常规分割或超分割照射，照射剂量常规放射在 70Gy/35 次、7 周，超分割放射可以到 78Gy/65 次、6.5 周，另外可以进行术前或术后放射。Mendenhall 报道 75 例初次治疗的 T_3 期声门型喉癌用单纯放射治疗，5 年局部控制率 63%，5 年生存率和最终无肿瘤生存率分别为 54% 和 78%。肿瘤体积小于 $3.5cm^3$ 时的局控率要明显优于大于 $3.5cm^3$ 者，分别为 87%、29%。Lee 等注意到原发肿瘤的体积与局部控制率呈负相关。

对局部肿瘤晚期，或已发生颈、部淋巴结转移的喉癌，目前建议使用化疗、放疗和手术的综合治疗。Spauding 等报道了Ⅲ ~ Ⅳ期喉癌的疗效，其中 188 例Ⅲ期，144 例Ⅳ期，37% 声门区，61% 声门上区。采用 DDP + 5 - FU 诱导化疗 2 ~ 3 个疗程，总有效率（CR + PR）达到 85%，化疗后肿瘤达到部分消退或以上者给予放射治疗，未达到部分消退者行全喉切除术加术后放射治疗。两组的生存率无显著差异，化疗加放射组与化疗加手术组的 5 年生存率分别为 42% 和 45%（P = 0.345），中位生存期分别为 42 个月和 53 个月，化疗加放射组中 62% 的病人保留了喉功能，但化疗加放射组的无瘤生存率较手术组低。诱导化疗后颈部肿块完全消退者的预后优于未完全消退者（P = 0.008）。这也表明，诱导化疗后病人肿块的退缩程度可以提示病人的预后，且诱导化疗后肿块未完全消退者可以行颈淋巴结切除术，以提高局控率。对晚期声带肿瘤通常有广泛的声门上和声门下侵犯，双侧声带累及，以及侵犯甲状软骨、环状软骨和杓状软骨。因气道受压，在行直接喉镜检查时，30% 的病人要行气管造口术。25%~30%的病人临床上可以摸到肿大的淋巴结。主要的治疗方法是全喉切除术，必要时做术后放射治疗。全喉切除术后最常见的复发部位是气管造瘘口、舌根、颈淋巴结或局部软组织。淋巴结阴性的病人可以不做淋巴结清除术，术后给予放射治疗。如果 T_3 或 T_4 病人临床上淋巴结阳性，则在全喉切除术时行颈淋巴结清除术。如果手术切缘阳性、声门下侵犯在 1cm 以上、软骨侵犯、神经周围累及、原发肿瘤累及局部软组织、病理检查显示多个淋巴结阳性、淋巴结包膜外侵犯，要考虑术后放疗。

Mendenhall 把 T_3 声门区喉癌病人分为预后较好和预后较差型，预后较好型为肿瘤局限于喉的一侧，气道无阻塞；而预后较差型则常有双侧病灶，伴有气道阻塞。同时 Gregg 报道肿瘤体积小，DNA 指数低，肿瘤边界完整，预后好。Beatrice 发现无瘤生存率与微血管密度（MC）有关，MC 高于每平方毫米 130 根，病人的复发率高，是无瘤生存率的一个独立预后因素。

为了提高晚期喉癌的治疗效果，有人试用乏氧细胞增敏剂或高压氧合并放射治疗以增加喉癌的局部控制率，经过 112 个月的随访，两组的局控率分别为 49% 和 33%（$P = 0.002$）。而采用高压氧治疗的 45 例晚期鳞癌病人，其中 23 例声门癌，22 例声门上癌，每次照 11Gy，共照 2 次，照射期间吸 4 个大气压的氧。39 例（87%）肿瘤完全消退，总的 10 年局控率为 58%，而肿瘤完全消退者的 10 年局控率为 69%。10 年生存率 27%，39 例肿瘤完全消退者的声音保存率为 55%。14 例发生了严重的纤维化、坏死，3 例并发症需要行喉切除术。5 年实际并发症发生率达 42%。本方法治疗的局控率较高，但是由于采用大剂量照射，后期并发症太高。

声门上喉癌的治疗原则基本同喉癌。早期声门上喉癌可以用放疗或声门上喉切除术，而对晚期病变则需全喉切除术。据统计早期病人中 80% 选择放射治疗，约有 20% 选择声门上喉切除术，这与病人的一般情况、病期、医生的观点有很大的关系。较大的浸润性肿块，特别是会厌前间隙广泛侵犯，是声门上喉切除术的指征。如果声门上喉癌无颈部淋巴结转移，则以放疗为好。如果病人属原发灶早期，而颈部淋巴。结巨大（N_2 或 N_3）则对原发灶给予放疗，行颈部淋巴结手术治疗。

对晚期声门上喉癌常行全喉切除术，对那些外生性肿瘤，可以先予以放疗，当常规分割放疗照射到 45~50Gy 时，假如肿瘤退缩良好，则继续放疗，若肿瘤退缩不满意，休息 4 周后行全喉切除术。目前也在试用诱导化疗后根据病人肿瘤退缩的程度来决定下一步的治疗是手术或放疗，或手术加术后放疗。术后放疗的指征为切缘阳性、颈部软组织侵犯、声门下累及、甲状软骨累及和多个淋巴结阳性或淋巴结包膜外侵犯。术后放射的剂量一般建议为切缘阳性 66Gy，较大残留肿瘤为 70Gy，均为每次 2Gy，每周照射 5 次。对晚期喉癌全程使用放疗的主要困难是在随访中较难区别放射性水肿和局部肿瘤复发。进展性喉水肿、持续性喉疼痛或者原来声带活动变为固定，则表明喉癌复发。

2. 放疗的后遗症　早期声带癌放疗的急性反应较轻微，放疗开始的第二周至第三周，由于肿瘤的退缩，声嘶改善。但随后由于放疗的反应，声嘶可能又加重。放疗结束后 3 周声嘶逐步消失。声带癌和声门上喉癌放射治疗后最常见的后遗症是喉水肿。喉水肿的消退与放射剂量、照射体积、是否进行过颈部手术、原发肿瘤的大小以及持续抽烟和酗酒有关。常规分割放疗的喉癌病人中，因软组织坏死而致软骨炎者不到 1%，然而软组织和软骨坏死伴有声嘶、疼痛、喉水肿则常意味着复发，尽管活检显示坏死，全喉切除术仍是一个较好的治疗方法。

近10年来，在喉癌临床治疗研究中的一个主要倾向是要尽可能保留喉的功能，以提高病人的生存质量。因而放疗作为一种局部治疗手段的地位也有所提高，但必须联合其他治疗手段。对早期的喉癌，采取单纯放疗可以达到较好的疗效。对预后较好的声门区 T_3 肿瘤，可以考虑单纯放疗，对预后较差的肿瘤可以全喉切除术加术后放射，或诱导化疗2~3个疗程，部分消退或全部消退者行放疗。而对 T_4 声门区肿瘤，大部分行全喉切除术，对肿瘤体积较小者，诱导化疗后肿瘤消退者，可以给予放疗。

对预后较好的声门上肿瘤，若肿瘤体积小，又系外生性，仅累及会厌前间隙或梨状窝的内侧壁，应尽可能先采用放疗。对预后不良型的声门上喉癌，如肿瘤巨大、呈浸润性生长、常伴有声带固定和（或）气道阻塞，行全喉切除术加颈部淋巴结清除术或诱导化疗后加放射治疗。T_4 声门上肿瘤应行全喉切除术加颈部淋巴结清除术加术后放射。如肿瘤体积小，侵犯舌根、咽壁，可以给予放疗或化疗加放疗。

（王　政）

第四节　鼻腔癌与鼻窦癌的放疗

一、概述

鼻腔与鼻窦肿瘤在40岁以后常见，男性的发病率约为女性的两倍，上海市1997年的发病率男性为0.9/10万，女性为0.4/10万。其中绝大多数是上皮源性肿瘤，它的发生可能与锯末、制鞋及镍的开采和提炼等有关。

鼻腔与鼻窦肿瘤的扩散途径相似，腺样囊性癌常沿神经播散。常见的播散途径是沿嗅神经通过筛板进入颅前窝，通过眶下神经或经过眶上裂的神经到颅中窝或海绵窦。CT检查时要注意眶下裂、嗅沟及筛板，MRI在这些部位的检查要优于CT。大多数病人病变较晚，通常侵犯邻近的窦腔，如鼻咽腔、口腔。上颌窦和筛窦癌常累及眼眶，而鼻腔癌侵犯眼眶较晚。通过筛板和筛窦顶侵入颅前窝，通过颌下窝、翼板侵入颅中窝。内翻性乳头状瘤常发生在鼻腔的外侧壁，容易扩展到邻近的鼻窦、眼眶和颅前窝。上颌窦前下的肿瘤容易侵犯口腔，向后则侵及颅底。如果肿瘤侵犯眼眶的外侧壁，眼球向内或向上移位。向内侧的侵犯可以达鼻腔、筛窦、泪腺以及眼眶的内下壁。当多个部位累及时，最大肿瘤的部位作为原发部位。原发于蝶窦的恶性肿瘤罕见，当其穿透底壁进入鼻咽腔时，临床表现与鼻咽癌相似。淋巴结转移相对较少，常见的淋巴结转移部位为颌下和二腹肌下淋巴结。

二、治疗原则

对早期的鼻腔癌，放疗和手术治疗均可获得很高的治愈率。晚期病人则以放疗为主。可以采用超分割的方法，1.2Gy，每天2次，总剂量在72~74.4Gy/（60~62）次。化疗的应用能否改善鼻腔癌的疗效尚无肯定的结论。

筛窦癌的治疗以综合治疗为主，先做手术，然后放疗。如果不能手术治疗，只能单纯放疗。上颌窦癌术前放疗和手术治疗是基本的治疗方法，但也可采用手术加术后放疗的方法。然而，究竟哪种综合治疗方法更佳还无定论。治疗蝶窦癌的主要方法是放疗，其治疗计划与鼻咽癌相似。

(一) 放射治疗

鼻腔癌、上颌窦癌、筛窦癌的外照射技术相似，一个鼻前野和一个或两个耳前侧野，通常加用楔形滤片。开始照射野要大，在照射 45~50Gy 后缩野加量。

筛窦和晚期鼻腔癌的鼻前野剂量的比重应较大，以防对侧眼睛的过量照射。然后缩小的前野主要包括肿瘤。筛窦的肿瘤常侵犯眼眶，在设计鼻前野照射时应尽可能保护上眼睑及眼眶外侧的大泪腺，以减少对泪腺的剂量，降低泪液分泌减少的并发症，有利于保护结合膜和角膜。

(二) 治疗效果

1. 鼻腔癌、筛窦癌和蝶窦癌　鼻腔癌、筛窦癌、蝶窦癌的远处转移率低，局控率可以相当于生存率。Ang 报道 45 例鼻腔癌行根治性治疗，其中 30 例鳞癌，9 例腺癌，1 例未分化癌，5 例腺样囊性癌。18 例根治性放疗，27 例手术加放疗，中位随访 11 年 (2.8~16.8年)。5 年和 10 年最终无肿瘤生存率分别为 83% 和 80%，总的生存率分别为 75% 和 60%。4 例发生失明，2 例为肿瘤侵犯，2 例为放射损伤。其他副作用为骨坏死、龋齿、鼻腔萎缩及鼻中隔穿孔。袁伟等报道 82 例鼻腔癌的治疗效果，总的 5 年生存率为 62.2%，手术加放疗的效果要优于单纯放疗，分别为 76% 与 38.3% (P<0.05)。他们认为早期鼻腔癌 $T_{1~2}$ 可以单纯放疗，12 例治疗后 8 例生存 5 年以上。而未分化癌的效果差，无颈部淋巴结转移的病人亦需要进行颈部预防性放疗。高黎等报道 231 例鼻腔癌和筛窦癌，5 年生存率 42.1%，单纯放射治疗与手术加放射治疗的 5 年生存率分别为 34.1% 和 61.9% (P<0.01)。早期病人手术与放疗的疗效相似，分别为 65.5% 和 75% (P>0.05)，晚期病人综合治疗的 5 年生存率高于单纯放疗组，分别为 76.9% 和 24.3% (P<0.01)。毛志达报道 317 例鼻腔癌放疗后 5 年和 10 年生存率分别为 42.6% 和 32.7%。其中 T_1N_0 期肿瘤分别为 64.3% 和 54.3%，有颌下淋巴结转移者疗效较差，5 年和 10 年生存率分别为 35.3% 和 26.9%。死亡病人中，57.1% 死于局部肿瘤进展或复发。

由此可见，早期鼻腔癌单纯放疗和手术的疗效相似，因而可以首选单纯放疗；但是中、晚期病人手术加放疗的疗效明显优于单纯放疗，提示应尽量建议病人先做手术，然后术后放疗。对病理检查显示分化较差的鼻腔癌是否要做颈部预防性放疗问题，在文献中尚无定论，但多数倾向于不必做。

Waldrom 报道 29 例筛窦癌治疗后 5 年生存率 39%，治疗失败原因主要为肿瘤进展，占52%。作者建议筛窦癌的放疗剂量为 60Gy 后加用立体定向放疗，在照射 50Gy 后保护视交叉及泪腺，并且进行密切的随访，如果肿瘤进展或放疗 3 个月后肿瘤残留，可以行补救性手术。蒋国梁等报道 34 例筛窦癌，21 例手术加放疗，13 例单纯放疗，9 例接受辅助化疗。放射治疗的剂量为每次 2Gy，术前放疗为 50Gy/25 次、5 周，术后放疗为 60Gy/30 次、6 周，单纯放疗为 50~70Gy/ (25~35) 次、5~7 周。5 年生存率、5 年无瘤生存率分别为 55% 和58%。全组 5 年局控率为 71% (手术加放射组和单纯放射组分别为 74% 和 64%)。9 例局部复发，硬脑膜侵犯与局部失败有关，T 分期也是影响预后的主要因素。主要的后遗症为脑损伤和视力下降。筛窦癌的主要失败原因是局部复发，手术加术后放射治疗可以达到较高的局控率，对不能手术的病人，单纯放射治疗也是较好的治疗方法。

2. 上颌窦癌　一般报道上颌窦癌手术加术后放疗的 5 年生存率在 T_1、T_2 期肿瘤为

$60\% \sim 70\%$；$T_{3\sim4}$ 期肿瘤为 $30\% \sim 40\%$。对晚期不能手术切除的病人，放射治疗的 5 年生存率为 $10\% \sim 15\%$。张延平报道上颌窦癌放射治疗加手术组的 5 年局控率为 59.2%，单纯放射组 5 年局控率为 22.7%，放射治疗加手术的效果明显优于单纯放射治疗，最常见的失败原因为局部复发（45.8%）。

Fujil 则认为上颌窦癌加用辅助化疗的效果极佳，手术和放射组加优福定（UFT）的 5 年生存率为 71.4%，而未用 UFT 组为 23.8%。Konno 报道上颌窦鳞癌给予术前放射和 5 - FU 动脉灌注，而后行上颌窦根治术，5 年和 10 年生存率分别为 71.9% 和 56.3%。但为非随机对照，病例数较少，还需行严格的随机对照实验来确定上述治疗方法的优越性。

对上颌窦癌病人颈部淋巴结引流区的预防性放疗的价值仍有争议，Paulinc 报道 9.5% 病人就诊时有颈部淋巴结转移，他们对 N_0 上颌窦癌病人颈部不做预防性放射治疗，但是 28.9% 病人的颈部发生淋巴结转移。N_0 病人治疗后颈部无复发的中位生存期为 80 个月，而颈部有淋巴结或放疗后颈部发生淋巴结转移的病人为 25 个月（$P = 0.05$）。因而建议对 N_0 上颌窦癌病人行颈部预防性放疗。Le 报道诊断时淋巴结转移率为 9%，原发灶经手术与放疗或单纯放疗后，颈部不给予治疗，5 年淋巴结复发率为 12%，而淋巴结照射 50Gy 后则无 1 例淋巴结复发。以鳞癌和腺样囊性癌复发的比例最高，可达 20% 左右。治疗后 5 年和 10 年生存率分别为 34% 和 31%。同时 T_3、T_4 病人有较高的淋巴结复发率。故对局部肿瘤晚期（T_3、T_4）的病人应该行同侧上颈淋巴结预防性照射。

（三）放射治疗的后遗症

鼻腔和鼻窦放疗的后遗症主要有单侧或双侧的视力减退或失明，部分是由于肿瘤侵犯所致，部分为放疗后的并发症，另外还有慢性鼻窦炎、鼻腔狭窄、鼻腔萎缩、瘘管形成、张口困难、下颌骨坏死或放射性脊髓炎。

（王　政）

第五节　口腔癌的放疗

一、概述

1997 年，美国口腔癌的发病率 $9.5/10$ 万，上海市为 $2/10$ 万，它的发生与口腔卫生及吸烟、酗酒有关。颊黏膜白斑或红斑为癌前期病变，17.5% 在随访中发生癌变。除了舌尖癌或过中线的肿瘤外，大多数颈淋巴结转移发生在同侧。大多数早期病人伴有口腔溃疡疼痛、牙痛、口腔内肿块。晚期病人常有出血或疼痛，舌的固定导致语言和进食障碍，张口困难伴有耳部的放射性疼痛亦常有发生。$30\% \sim 59\%$ 的口底癌病人临床有颈部淋巴结转移，即使颈部无淋巴结转移，在手术标本的病理学检查中发现有 40% 淋巴结阳性。舌癌病人的临床颈部淋巴结转移率为 $35\% \sim 65\%$，$5\% \sim 10\%$ 为双侧，初诊颈部淋巴结阴性的病人，最终 30% 发生颈部淋巴结转移。颊黏膜癌就诊时的颈淋巴结转移率为 $10\% \sim 30\%$，颈淋巴结阴性的病人，病理标本检查中亚临床淋巴结转移率约为 15%。口腔癌常沿黏膜表面播散并向深部组织浸润，包括上颌骨和下颌骨以及舌和口底的肌肉。

对早期的黏膜表面病变，不一定要进行 CT 或 MRI 检查。对晚期病变必须进行 CT 或 MRI 检查以判断肿瘤侵犯下颌骨的情况、确定原发灶的范围以及颈部淋巴结的转移情况。

90％的口腔癌为鳞状细胞癌，其他肿瘤包括小唾液腺恶性肿瘤，如腺样囊性癌、黏液表皮样癌、腺癌，它们常发生在硬腭、颊黏膜、唇。其他少见的肿瘤包括淋巴瘤、黑色素瘤、肉瘤。

二、口腔癌的治疗原则

局限于口腔的肿瘤，治疗包括手术、放疗、激光以及以上几种方法的综合。对 N_0 的病人可以单纯放射治疗，对已有颈淋巴结转移的病人可以手术加术后放疗。治疗方案的决定取决于原发肿瘤的部位和肿瘤的大小，有无颈淋巴结转移，相应治疗方法的优缺点，所在医疗机构外科医生和放疗科医生的经验及患者的愿望等。

（一）手术切除

近年许多头颈整形外科专家建议对头颈部肿瘤广泛切除术后行整形外科手术，但成功的病例还不多。主要的问题是对合适的手术范围有争议。

（二）放射治疗

1. 外放射　舌活动部的癌，采用双侧野的照射方法，并将舌向下压以避开硬腭。上界一般在舌背上 2cm，并避开硬腭。术后放射的剂量一般为 60Gy，常规分割放射，如果切缘很近或切缘阳性，或淋巴结包膜外侵犯，可以小野加量 6Gy，尽量避免下颌骨的过量照射。如果肿瘤局限于一侧，可以采用同侧成对的楔形滤片来对原发灶加量，对侧的腮腺可以起到一定的保护作用。如果采用组织间插植或口腔孔照射来加量，可以提高局控率，减少正常组织的放射并发症。

舌根癌早期可以采用放射治疗。MD Andeoon 肿瘤中心的 Mak 报道舌根癌病人先用常规分割放射，放疗的后期进行加量照射。具体方法为常规分割放射，每次 1.8Gy，照射 54Gy/30 次，6 周，加量照射在第四周到第五周开始，每次 1.5Gy，两次照射间隔 4～6h，原发灶的中位剂量为 72Gy/42 次，6 周（66～74Gy），共治疗 54 例，5 年生存率和最终无肿瘤生存率分别为 59％和 65％，5 年局控率为 76％，T_1、T_2、T_3 期舌根癌 5 年实际局控率分别为 100％、96％和 67％。94％的病人发生 RTOG 3 级或 4 级黏膜炎，2 例发生一过性的下颌骨暴露，3 例发生自愈性的黏膜溃疡。有学者认为同期加量照射的局控率很高，无持续的严重晚期并发症。对颈部转移淋巴结的处理，有学者建议放疗后颈部淋巴结全部消退的病人不需要行颈部淋巴结清除术。Horwitz 分析 16 例舌根鳞癌外照射加组织间插植的效果。先给予常规分割外照射 54Gy/27 次，5.4 周（50.4～66.6Gy），包括原发灶和颈部淋巴结，然后在外照射结束后 9 天（1～19 天）行组织间插植，低剂量率照射，剂量为 27Gy（20～32Gy）。插植体积包括肿瘤和舌扁桃体沟。中位随访 47 个月（6～88 个月）。2 例在肿瘤瘤床复发，5 年局控率 88％。T_2 病人经过手术补救后 5 年局控率 93％，全组 5 年实际生存率 72％。3 例病人骨暴露，1 例XII对脑神经瘫痪。90％病人的进食及语言功能良好。

立体适形放疗（3－DCRT）是近年来放疗研究中的热点，Rakshak 比较 3－DCRT 放疗与传统的二维放射治疗计划，95％的靶体积在 3－DCRT 计划接受的剂量为 82％～93％，而二维计划为 68％～87％；同时 2/3 腮腺所接受的剂量 3－DCRT 明显减少，分别为 46％、65％。他们的结论是 3－DCRT 治疗计划有较好的剂量均匀度，增加平均肿瘤剂量，避免肿瘤靶区照射遗漏以及保护腮腺。

2. 组织间插植照射 插植的体积依肿瘤的范围而定，可以采用单平面或多平面插植，至少包括肿瘤体积外 0.5~1cm 边界。目前采用高剂量率较多，但还没有报道显示在疗效方面高剂量率照射优于低剂量率。环素兰等报道 123 例 $T_{1~2}N_0$ 舌活动部鳞癌病人，Ⅰ期 26 例，Ⅱ期 97 例，原发灶外照射（20~30）Gy/（10~15）次，2~3 周，休息 1~2 周后给予镭针插植治疗 70~80Gy，6~7 天，T_1、T_2 5 年局部控制率分别为 92.3%、86.6%。Fujita 报道 207 例Ⅰ和Ⅱ期舌鳞状细胞癌采用单纯插植放疗 127 例，外照射加插植放疗 80 例（综合组）。单纯插植治疗的剂量为 65~70Gy，综合组为 50~60Gy，采用低剂量 0.25~1.8Gy/h，外照射的剂量为 30Gy，颈部不给予预防照射。全组 5 年无复发生存率 T_1、T_{2a}、T_{2b} 分别为 92.9%、81.9%、71.8%（$P < 0.05$）。浸润性生长的肿瘤预后差（$P = 0.02$），舌后部的肿瘤效果差（$P < 0.01$）。严重的软组织后遗症发生率 11.5%，T_2 要高于 T_1，（$P = 0.03$）。统计学分析显示单纯插植组中剂量率（不小于 0.6Gy/h）与软组织后遗症发生率有关（$P = 0.03$），有学者认为单纯插植的剂量率应小于 0.6Gy/h 且插植剂量在 65~70Gy。综合组的剂量为外照射 30Gy，插植剂量 55~70Gy，剂量率小于 0.55Gy/h，以降低并发症。尽管经 LQ 模式计算这种高剂量率后装组织间插植的放射生物效应与低剂量率放疗相同，但是其中 T_1、T_2 期肿瘤的局控率均低于历史对照的低剂量率照射，且晚期并发症也高。

从目前舌癌插植治疗中，低剂量率照射的效果比较肯定，而高剂量率照射的效果报道不一，如何从放射生物学的角度与临床经验相结合，从中得出一个比较好的治疗方案，还需要做大量的工作。

3. 口腔孔照射 口腔孔千伏 X 射线照射是一种局限性的放疗手段，与组织间插植放疗的适应证相似，但更适合于舌的前部或口底前部的病变，并且病灶的厚度不要超过 5mm，需要与外照射相结合。

4. 手术和放疗的综合治疗 单纯放疗时 T_1 和 T_2 口腔癌的治疗效果较好，但是对 T 和 T_4 肿瘤的疗效较差。手术治疗可以切除较大的对放射不敏感的肿瘤，而留下的亚临床病灶可以通过放射治疗来解决，有术前和术后放射两种。N1s1 等报道 10 例舌根癌单纯手术与手术加放射综合治疗组的无复发生存率分别为 46%、64%（$P = 0.04$），颈部控制率分别为 68%、87%（$P = 0.04$），综合治疗组均优于单纯手术组。一般认为常规术前放疗能减少复发和潜在的远处转移。术前放射的剂量为 45Gy/23 次，4.5 周。术后放射的剂量一般为 55Gy/28 次，5.6 周，而减负手术后的照射剂量要达到 65Gy/33 次，6.6 周。

三、治疗后病人生存质量的评价

目前在舌癌的治疗中，不仅要考虑病人的肿瘤控制率，还要考虑病人的生存质量。因为舌是一个重要的发音和进食器官。如何评价病人的生存质量在文献中尚无公认的标准。Zelefsky 从三个方面来评价舌的功能：①在公共场所进食。②讲话时别人理解的程度。③饮食的正常度。29 例参加了调查，功能评分采用记分方法，满分为 100 分。结果如下：在公共场所进食 72，讲话时别人理解的程度 69，饮食的正常度 58。根据他的评分标准，发现 T 分期愈晚，舌功能愈差。解剖部位也明显影响舌的功能，以舌根癌功能最差（$P = 0.002$），其次为口底癌（$P = 0.018$）、扁桃体癌（$P = 0.0018$）。在以上三个指标中，以 T 分期对语言和饮食正常度的差异明显，而在公共场所进食差异不明显。

（杨福俊）

第六节　扁桃体癌的放疗

一、概述

扁桃体癌是常见的口咽部恶性肿瘤，约占口咽部肿瘤的一半。上海市 1997 年口咽部肿瘤的发病率为 0.5/10 万，男性扁桃体癌的发病率为女性的 3~4 倍，长期嗜烟酒与肿瘤的发生有关。扁桃体癌颈部淋巴结的转移率高，为 60%~70%，大多转移到二腹肌淋巴结、中颈淋巴结、颌下淋巴结，并且随病期的增加，淋巴结转移率增加。不同 T 分期的颈淋巴结转移率：T_1 为 10%、T_2 为 30%、T_3 为 65%、T_4 为 70%。

二、扁桃体癌的放疗

1. 扁桃体常规放疗　$T_{1~2}$ 病人放射与手术可达到相同的效果，但手术常切除下颌骨，故以放疗为首选。若放疗采用 4~6MeV X 射线双侧面颈联合野照射 40~45Gy，再缩野照射到 70Gy，下颌骨的剂量可达 70Gy 以上。若缩野时给予患侧 18MeV X 射线照射，可以减少颞颌关节和下颌骨的剂量，在 60Gy 以下，以减少后遗症的发生。$T_{3~4}$ 病人可以考虑综合治疗，目前化疗与放疗的综合治疗应用较多。Fein 等报道放射治疗口咽癌 30 年的经验，5 年局部控制率和 5 年生存率分别为 76%、67%，有学者推荐用单纯放疗或放射治疗原发灶，然后对颈部淋巴结引流区域进行手术清扫，这样既保留了病人的容貌和口咽功能，疗效又和手术治疗相当。结合头颈部肿瘤放疗和化疗综合治疗的经验，对晚期扁桃体癌建议先给予化疗，然后放疗，也可采用手术与放疗的综合治疗。Kajanti 报道单纯放疗与手术加放疗的 5 年生存率分别为 53%、29%，但单纯放疗组病人均为晚期，其中 III 期为 27%、IV 期为 66%，而手术加放射组 III 期为 47%、IV 期为 23%。他们认为早期扁桃体癌单纯放，疗可以达到较好的效果，而对大的肿瘤，放射加手术可以达到比单纯放射更好的效果。

2. 扁桃体癌的非常规分割放疗　多数报道非常规分割放疗可以增加扁桃体癌的局部控制率，但急性反应增加。Gwozdz 对 83 例扁桃体鳞癌进行缩野加量照射。先给予大野照射 54Gy/30 次，6 周，缩野照射为 1.5Gy，10~12 次，在疗程的最后 2~2.4 周给予，两次照射的间隔为 6h。总的肿瘤量为 69~72Gy/（40~42）次，6 周。5 年最终无肿瘤生存率和实际生存率分别为 71%、60%。其中 T_2、T_3 原发肿瘤的 5 年实际控制率分别为 96%、78%。除 5 例病人外，均发生 4 级黏膜炎。严重的晚期放射并发症包括下颌骨坏死（1 例），照射野内骨肉瘤（1 例），慢性吞咽困难（5 例）。有学者认为局部缩野加量放射可以达到很高的局部和区域控制率，但少数病人有严重的后遗症。Horiot 报道 EORTC 随机分组治疗 T_2、T_3 口咽癌，159 例超分割组（80.5Gy/70 次，1.15Gy/次，每天 2 次，7 周），166 例常规放射（70Gy/35 次，每次 2Gy，7 周），两组的 5 年局控率分别为 59%、40%（P=0.02），5 年生存率分别为 47%、31%（P=0.08）。

放疗的总疗程对扁桃体癌的疗效有影响。总疗程的延长会降低局部控制率。这与肿瘤干细胞在放疗疗程中的加速再增生有关。Withers 分析了 9 个研究单位 676 例扁桃体癌，总剂量 50~72Gy，每次剂量 1.8~3.3Gy，总疗程在 3~8 周以上。在这 9 个临床研究中，局部失败率 T_1 为 10%~20%、T_2 为 25%、T_3 为 40%、T_4 为 50%。他的研究发现：总剂量每增加 1Gy，局部控制率可以增加 2%，而在特定的总剂量中，总疗程每延长 1 天，局部控制率下降 1%，因而为达到相同的肿瘤控制率，延长 1 天照射时间需要外加 0.5~0.7Gy 的剂量来补偿由于肿瘤干细胞的加速再增生所造成的影响。多因素分析证实治疗时间的延长是影响局控率的一个独立预后因素。所以，在扁桃体癌的治疗中，尽量减少不必要的治疗中断，治疗按计划完成，并且外照射与近距离治疗的间隔时间也要尽量缩短。

3. 扁桃体癌放疗并发症　扁桃体癌放射治疗后的并发症包括口干、黏膜干燥、纤维化。严重的晚期放射并发症包括下颌骨坏死、慢性吞咽困难、放射性骨肉瘤等。Withers 报道在 676 例中有 71 例（11%）发生严重晚期并发症，其中黏膜（24 例）、骨（32 例）、肌肉（21 例），而以骨为最高。通过 LQ 模式计算，以肌肉和骨的 3 级、4 级晚期并发症为观察指标，肌肉和骨的 α/β 值分别为 3.1Gy 和 0.85Gy。因而总剂量及每次剂量是影响晚期并发症的主要因素，55Gy、65Gy、75Gy 照射时肌肉的晚期并发症分别为 2%、5%、13%，骨的晚期并发症分别为 4%、8%、18%，差异有显著性。采用超分割放射治疗时，两次照射的时间间隔要足够长，至少大于 6h，以使亚致死性放射损伤得到修复。

（侯　鹏）

第七节　颅内压增高

颅内压（intracranial pressure，ICP）增高是一种综合征，可由多种神经系统疾病引起。其轻者表现头痛、呕吐及视神经乳头水肿等，重者可导致脑疝而危及患者生命。本章将着重讨论 ICP 的生理、病理生理、ICP 监测以及 ICP 增高治疗等问题，以便能更好地指导临床实践。

一、颅内压增高的生理

正常成人头颅是一个由多个骨块借骨缝相互连接而构成的近似圆形的骨性结构，其内的腔体称为颅腔。除了神经血管穿行的颅底孔和枕骨大孔与外界相通外，颅腔基本上是一个完全密闭的刚性容器。由于颅骨比较坚硬，所以每个人的颅腔容积是相对恒定的，并对其内容物有容纳和保护的作用。

颅腔内主要有三种内容物，即脑组织、脑脊液、血液。成人颅腔总容量约为 1 450ml，脑组织所占空间最多，约 1 300ml，占 80% 甚至 90% 以上；脑脊液总量约 65ml，占 5%；血液量，110ml，占 2%~11%，变动较大。在正常生理情况下，颅腔容积及其内容物的体积是相适应的，并在颅内保持着相对稳定的压力，这种由颅内容物在颅腔内所形成的压力称为 ICP。正常 ICP 是保证中枢神经系统内环境稳定和完成各种生理功能的必要条件。

（一）正常颅内压

一般 ICP 以侧脑室内液体的压力为代表。正常 ICP 随年龄、体位及临床状态而变化。仰卧位成人正常 ICP 为 70~180mmH$_2$O 或 5~13.5mmHg（1mmHg = 13.6mmH$_2$O = 0.133kPa），儿童为 40~110mmH$_2$O 或 3~7mmHg，婴幼儿为 20~80mmH$_2$O 或 1.5~6.0mmHg。ICP > 15mmHg 通常被认为异常。在脑外伤患者，成人 ICP > 270mmH$_2$O 或 20mmHg 是降颅压的指征，儿童患者降压指征则比成人要低些。

ICP 随着心脏的搏动而波动，波幅为 2~4mmHg 不等，这是由于心脏的每一搏出引起动脉扩张的结果。随着呼吸动作改变，ICP 亦有缓慢的波动，波幅约为 5~10mmHg，这是由于胸腔内压力作用于上腔静脉引起静脉变动的结果。此外，ICP 还有自发节律性波动，是全身血管和脑血管运动的一种反应。由于颅内受多种因素影响是波动的，因此在单位时间内所测得的压力只有相对的意义。较正确地了解 ICP 的情况，应采用持续的压力测量和记录的方法，这种方法称为 ICP 监护术。

（二） Monroe – Kellie 原理

1783 年，Monro 提出假说，40 年后，由 Kellie 经实验证实，1901 年，Cushing 经过多次修改将 Monro – Kellie 原理引入神经外科，并成为神经外科工作中一个重要的指导原则。此原理基于下面的理论：颅腔由坚硬颅骨所构成的体积固定的腔。内有脑组织、脑血液与脑脊液，三者均不能被压缩，总体积相对恒定。因此，要保持 ICP 力的正常，颅内容物总体积必须与颅腔的总容积相适应，其中的一种内容物的增减，需有另两项体积的缩减来代偿，实现 ICP 在一定限度之内保持平衡状态。

1. 脑脊液　正常条件下，脑脊液生成和吸收处于动态平衡中。成人脑室和蛛网膜下腔平均有 90~150ml 的脑脊液，在正常情况下只占颅腔总体积的 10%。儿童（4~13 岁）脑脊液量为 65~140ml。脑脊液以大约每小时 20ml 的速度产生，主要来源于脉络丛。此外，脑组织间液进入侧脑室也可产生脑脊液。

ICP 升高在一定程度上会抑制脑脊液的生成，但是在成人脑水肿中并没有引起脑脊液生成量的改变。药物如乙酰唑胺、呋塞米和皮质激素类药物在实验和一些临床情况下能暂时减少脑脊液的生成，但它们降颅压的作用有限。脉络丛乳头状瘤是脑脊液生成过量的唯一重要原因，常导致脑积水。

蛛网膜颗粒是脑脊液重吸收的主要场所。这些颗粒如同是在蛛网膜下腔和上矢状窦之间的单向活瓣，在大概 5mmHg 的压力差时开放。一些脑脊液渗出到脊神经根周围。当 ICP 升高时，重吸收轻度增加。

正常情况下脑脊液在侧脑室生成，向下通过第三脑室、第四脑室，在延髓水平从侧孔和正中孔流出。之后向上经脑池 – 环池、侧裂池等，越过大脑半球表面到达蛛网膜颗粒。脑脊液流动在脑室和蛛网膜下腔表面存在轻微的压力梯度，血管系统产生的波动似乎也会加速其流动。

许多因素会干扰脑脊液流动，从而形成脑积水，所有脑积水本质上都是脑室或蛛网膜下腔通路的"阻塞"（除了由脉络丛乳头状瘤引起的脑脊液生成过量外）。"阻塞性脑积水"已用来表示脑室系统流动受阻，例如脑室内血肿或脑组织移动到任何一个部位阻塞脑室。"交通性脑积水"指脑室系统外病变引起脑脊液运行或吸收障碍。近来发现，许多所谓"交通性"脑积水实际是"阻塞性"，其阻塞发生在从第四脑室流出部，或更常见的是阻塞脑池、大脑表面的蛛网膜下腔或脑脊液重吸收的部位，如大脑表面或蛛网膜颗粒。

2. 脑血流量　脑血液在颅腔内有一定的容量，称脑血流量（cerebral blood flow, CBF），通过下列公式可计算 CBF：

$$CBF = CPP/CVP = mABP - mICP/CVP$$

其中，脑血管阻力（CVR）指每毫升（ml）血流能在 1min 内流过 100g 脑组织时所需的压力，单位符号为 kPa（mmHg）/（100g·min）。正常的 CVR 为 0.17~0.21kPa（1.3~

1.6mmHg) / (100g·min)。脑动脉及微动脉属于脑阻力血管，因管壁有平滑肌装置，可调节脑血流量（CBF）的功能。脑静脉、静脉窦及毛细血管的管壁上缺乏肌肉组织，不能调节CBF，只能随血液外流时的阻力而被动地扩张。流经上述这些血管的血流量称总脑血流量，是保证脑的正常生理功能和代谢活动所必需的。CBF的大小取决于脑灌注压（CPP）和CVR，而脑灌注压又为平均动脉压（mABP）与ICP之差。

生理上脑自动调节功能有：①压力自动调节。当CPP下降时，阻力血管壁上的平滑肌受到的压力减小，血管舒张，管腔扩大，CVR减小，血液的流速加快，CBF增加。②代谢自动调节。当脑代谢增高，脑组织内氧量被利用，二氧化碳、乳酸等代谢产物积贮，使腺苷增多而引起脑血管的舒张，CVR减小而血流量增加，以利于尽快带走代谢产物。压力自动调节主要稳定全脑CBF；代谢自动调节则合理分配CBF。

可是，脑血管自动调节功能只能在一定范围内起作用：当CPP超过16~17.3kPa（120~130mmHg），则CBF将随CPP的增加呈线性递增，产生脑过度灌注现象。脑的非阻力血管被动扩张、充血，血管的渗透性增加，有血液甚至血细胞渗出，出现脑肿胀，使ICP增高。当CPP低于6.7~8.0kPa（50~60mmHg），CBF将随CPP的下降呈线性减少，产生脑缺血，甚至脑梗死的结果。此脑血管自动调节CPP范围因人或因病而异，如高血压者，其CPP上限可相应提高。各种脑病伴有二氧化碳分压（$PaCO_2$）或氧分压（PaO_2）的异常，均可不同程度地影响脑自动调节的正常发挥，此时如发生CPP突然增高，亦会出现脑过度灌注现象。

脑动脉血内的$PaCO_2$和PaO_2与ICP有极密切的关系。PaO_2的正常限阈为8~18.7kPa（60~140mmHg），在这范围内CBF保持稳定不变。如PaO_2低于8kPa（60mmHg），脑血管开始扩张，脑血管床扩大。同时血管的通透性增加，水分渗入脑组织内（脑水肿），使ICP增高。PaU_2超过18.7kPa（140mmHg）时，脑血管开始收缩，脑血管容积减少，CBF相应缩减，ICP可因而下降。PaO_2的增高可用过度通气，或在高压下吸入O_2来达到。临床上常用此法来降低ICP。

$PaCO_2$调节脑血管的效果比PaO_2更强。当动脉血二氧化碳分压在生理范围内时，脑血流量对动脉血中二氧化碳分压的变化很敏感。二氧化碳分压在20~80mmHg的范围内，脑血流量和二氧化碳分压呈线性联系。二氧化碳分压从40mmHg降至20mmHg时脑血流量降低40%，而把二氧化碳分压升至80mmHg时脑血流量就增加一倍。当颅内顺应性高的时候，增加的容量经过脑脊液转移而得到缓冲。在顺应性降低的时候，即使轻微的高碳酸血症也可引起ICP显著的增高。二氧化碳浓度变化引起的血管反应是由微小动脉和脑的细胞外液中氢离子浓度介导的。脑血流量通常在脑脊液pH升高后降低，并持续数个小时，纠正脑脊液的碱中毒也需要同样的时间。持续的高碳酸血症会增加正常脑组织的血流量和ICP，低碳酸血症可以引起血管收缩而降低血流量和ICP，可是一旦血流量低于机体代谢需要的水平，会造成脑缺血。因此，应用过度通气降ICP时，应短暂、间断进行。

3. 脑实质　正常情况下，脑漂浮在脑脊液中。硬脑膜反折形成大脑镰和小脑幕，固定脑的位置。脑组织几乎8%是水分，其中80%~85%存在于细胞内，其剩余存在于组织间。进行渗透性治疗时，脑组织内的水分布变得非常重要。病理状态下，脑水分的增加通常会增加它的体积。细胞死亡，细胞成分遭到破坏，继而引起渗透压增加，导致液体由组织间隙转移到细胞内（细胞毒性脑水肿），但没有引起脑体积的净改变。相反，血脑屏障功能的破坏会引起脑内特别是细胞间隙内整体水成分增加（血管源性脑水肿）。这两种机制在脑缺血、创伤、炎症多种病理过程中单独或同时起作用。

脑几乎是不可压缩的，但是可受压发生一定程度的变形。任何增加的压力都会导致脑组织的移位，通常会移位到附近的硬脑膜腔，病理学家称这种情况为"疝"，这些移位会引起特定的临床综合征，以下会进行相关的讨论。

上述调节 ICP 的各机制受下列因素影响：①年龄。小儿颅腔因骨缝和囟门未闭，具有一定弹性，老年人脑萎缩，都有一定缓解 ICP 增高的作用。②CSF 通路受阻或吸收障碍。③脑血管硬化、脑肿瘤、脑炎等。

（三）压力 - 体积关系

ICP 和颅内容物体积的关系可以被理解为相互依从。常用颅内容积 - 压力关系曲线来反映 ICP 增高过程和生理调节功能。颅内容物体积较小时，这个系统有较好的顺应性（图 6 - 1 的 A 点），因此颅内容物体积轻度增加时，ICP 可以不变。当总的颅内容物体积增加到一定程度时（如图 6 - 1 的 B 点），这个系统的顺应性就会降低，颅内容物体积的轻微增加就会导致颅压的相应升高。当颅内容物的体积继续增加超过了某个临界点（图 6 - 1 的 C 点）时，顺应性就会变得更低甚至消失。此时，任何体积的增加都会导致颅压显著升高。

为更好地理解 ICP 的动力学，引入脑顺应性的概念，定义为 ICP 的变化是由于颅内脑脊液容积变化所致。常常被归纳为容积 - 压力反应（VPR），VPR 被认为在 1s 内注入 1ml 液体，引起的 ICP 的迅速增加的量。在正常情况下 VPR 为 0 ~ 2mmHg/ml。脑外伤后手术者 VPR 为 3 ~ 4mmHg/ml，10 ~ 20mmHg/ml 一般表示有占位存在。

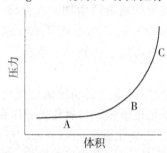

图 6 - 1　颅腔内的压力与颅腔内容物体积的关系

另一个测量脑的顺应性的指标是压力 - 容积指数（PVI），是理论上使 ICP 增加 10 倍时需要注入的液体数量。临床上按以下公式计算：

$$PVI = \triangle 体积 / \log(P1/P2)$$

这里 P1 为注入液体前 ICP，P2 为注入液体后的 ICP。PVI 正常为 26 ± 4ml，13ml 以下时，提示有明显的颅内顺应性降低。尽管 PVI 和 PVR 在神经外科患者的治疗中并未广泛应用，但重要的是理解它们的原理和表现。

颅腔容积代偿的临床意义如下：①在临界点之前，颅内容积虽有增加，但可通过脑脊液置换和减少脑血流量来代偿，不致出现明显 ICP 增高症状。而一旦达到其临界点后，颅腔内容积稍有增加，可引起较大幅度的 ICP 升高，表明此时颅腔内容积的代偿能力已丧失。②常用容积/压力反应来评价顺应性的改变程度，如从脑室或腰穿内放出 1ml 脑脊液，其压力下降很少，表明此时仍处在代偿期内；若其压力下降超过 0.4kPa（3mmHg），则提示 ICP 容积/压力曲线已超过临界点。因此，容积/压力反应越大表明 ICP 增高越严重。③根据上述顺应性变化的情况，可了解到 ICP 升高程度和变化情况。如顺应性值越大，则表明颅腔内代偿能力大；反之，顺应性值越小，表明代偿能力减小或丧失。当顺应性值大于 0.3 时仍为代偿阶段，否则即已处于失代偿阶段。

二、颅内压增高的临床

(一) 病因

ICP 增高是指当颅腔内容物的体积增加或颅腔容积缩小超过颅腔可代偿的容量，使 ICP 持续高于 200mmH$_2$O (15mmHg)。ICP 的生理调节失控是产生 ICP 增高的最基本关键，临床上常见的有下列几种：①颅内占位性病变的体积超过了机体生理代偿的限度；②颅内病变破坏了生理调节功能；③病变的发展过于迅速，使代偿功能来不及发挥作用；④病变堵塞了 CSF 的通路，使 CSF 的颅内空间代偿不起作用；⑤颅内原有的调节功能受到全身情况的影响而衰退。

引起颅内容物体积增加的原因包括 5 个方面。

1. 脑组织本身的体积增加 (脑水肿)

(1) 脑组织间的水分增加 (又称血管原性脑水肿)：①脑损伤的反应，包括急性颅脑损伤，颅脑手术后；②脑的炎症性反应，包括各种生物源性疾病，如病毒、细菌、真菌、原虫及寄生虫性病变引起者；③脑血管意外，如脑出血、蛛网膜下腔出血等；④各种脑肿瘤引起的血管源性脑水肿。

(2) 脑细胞内水分的增加 (又称细胞中毒性水肿)：①各种原因引起的脑缺血、缺氧；②各种原因引起的毒血症，包括尿毒症、肝昏迷、药物中毒、职业中毒、食物中毒各种原因引起的酸中毒等；③物理因素，如放射性坏死。

(3) 混合性脑水肿：①脑部疾病的晚期；②全身性水肿的一部分，包括心、肾功能衰竭，营养不良性水肿及神经血管性水肿等。

2. 脑血流增加 引起脑血流量增加的原因主要有：①各种原因引起的高血压；②颅内血管性疾病如毛细血管扩张症、颅内血管瘤、动静脉性血管畸形等；③胸腹四肢等处的严重挤压伤后引起的脑血管扩张；④各种原因引起的碳酸血症；⑤各种原因引起的静脉压增高。

3. 脑脊液过多 (脑积水) 引起脑脊液过多的原因主要有：①婴儿先天性脑积水。②由于先天性畸形引起的脑积水，如良性导水管狭窄、脑膜膨出、先天性延脑及扁桃体下疝畸形、第四脑室闭锁 (Dandy - Walker) 综合征、脑室穿通畸形、脑发育不全性脑积水等。③后天性脑积水，分为阻塞性及交通性。阻塞性为由各种原因引起的脑脊液循环通路阻塞所致；交通性脑积水的原因包括各种原因引起的脑蛛网膜粘连如各种脑膜炎、蛛网膜炎的后遗症、损伤或自发性蛛网膜下出血后；脑脊液的吸收障碍，如静脉窦的血栓形成、耳源性脑积水；脑脊液的分泌增多，如脉络丛乳头状瘤、某些药物的作用；由于血脑屏障破坏后引起的组织间液渗出过多 (见于严重颅脑损伤及各类晚期疾病中的中毒症)。④假脑瘤 (良性颅高压) 综合征，其可由于静脉窦阻塞、内分泌失调、血液病、维生素 A 增多、药物反应及代谢性疾病引起，也有无原因可查者。

4. 颅内占位性病变

（1）损伤引起的各类颅内血肿：包括硬膜外、硬膜下、蛛网膜下、脑内出血及血肿。

（2）各种自发性颅内出血：如脑出血、蛛网膜下腔出血等。

（3）颅内新生物：①原发肿瘤：包括各种胶质瘤、脑膜瘤、神经瘤、颅咽管瘤、巨大的垂体瘤、松果体瘤、皮样及上皮样囊肿、脊索瘤等；②继发性肿瘤：包括各种转移瘤、肉瘤、中耳及鼻咽部侵入的肿瘤。

（4）颅内脓肿：包括耳源性、血源性、鼻源性及损伤性等。

（5）颅内肉芽肿：包括结核瘤、树胶瘤、真菌性肉芽肿、嗜酸性肉芽肿、结节病、黄色瘤病等。

（6）颅内寄生虫病：包括脑血吸虫病、脑包虫病、脑肺吸虫病等。

5. 颅腔狭小

（1）先天性颅骨病变：包括各类狭颅畸形、颅底凹陷或扁平颅底。

（2）颅骨的异常增厚：包括向内生长的颅骨骨瘤、颅骨纤维结构不良和畸形性骨炎。

（3）颅骨损伤：颅骨广泛性凹陷骨折。

（二）颅内压增高的临床表现

ICP 增高的发展过程，根据临床表现和病理生理特点可分为代偿期、早期、高峰期和晚期（衰竭期）四个不同阶段。

1. 代偿期　引起 ICP 增高的病变虽已开始形成，但尚处于初期发展阶段，由于颅腔内有 8%～10% 的代偿容积，所以，只要病变本身的体积和病变所引起的颅内容物体积的增加，其总和不超过此范围，则 ICP 仍保持正常，临床上不出现 ICP 增高的症状和体征，所以早期诊断较为困难，此期经历的长短，取决于病变的性质、部位和发展的速度等因素。如慢性硬膜下血肿，由于病变发展缓慢，引起的脑水肿程度也较轻，故此期持续时间可由数月到数年。但是，对于脑挫裂伤、颅内血肿，由于病变发展较快。脑组织也有较为广泛和严重的水肿反应，在很短的时间内就可超过颅腔代偿容积，因此，这类患者的代偿期比较短。例如急性颅内血肿，其代偿期多仅为数十分钟到数小时。

2. 早期　由于病变继续发展，颅内容物体积增加的总和已超过了颅腔代偿容积，逐渐开始出现 ICP 增高的症状和临床表现。由于此期 ICP 的升高尚低于平均动脉压值的 1/3，小于 $480mmH_2O$（$35mmHg$），脑灌注压值为平均动脉压值的 2/3，脑血流量也保持在正常脑血流量的 2/3 左右，约为 $34～37ml/$（$100g·min$）。$PaCO_2$ 值在正常范围内，脑血管自动调节反应和全身血管加压反应均还保持良好，但脑血管管径已有明显改变，脑血流量开始减少，脑组织已有早期缺血缺氧，所以，逐渐出现 ICP 增高症状和体征，如头痛、恶心、呕吐，并可因激惹引起 ICP 增高的动作而加重，并可见到视乳头水肿等体征。在急性 ICP 增高时，尚可出现血压升高、心率减慢、脉压增大、呼吸节律变慢、幅度加深的库欣反应。在此期，如能及时解除病因，脑功能尚容易恢复，预后多良好。

3. 高峰期　病情发展到了严重阶段时，ICP 已上升为平均动脉压值的 1/2。ICP 已达 480～680mmH_2O（$35～50mmHg$），脑灌注压相当于平均体动脉压值的 1/2，脑血流量也已降至正常的一半，约为 $25～27ml/$（$100g·min$）。此时 ICP 几乎与动脉舒张压相等。$PaCO_2$ 在 680mmH_2O（$50mmHg$）以上。在这一阶段内脑血管自动调节反应丧失，可出现脑微循环弥散性梗死。但患者尚存在全身性血管加压反应，临床表现有剧烈头痛，反复呕吐、视乳头高度水肿或出血，意识逐渐陷入昏迷，还可出现眼球固定、瞳孔散大、强迫性头位等脑疝先兆征象。此期如不能及时采取有效处理措施，往往迅速出现脑干功能衰竭。

4. 晚期（衰竭期） 病情已发展到濒危阶段，ICP 增高达到相当于平均体动脉压，脑灌注压已小于 2.7kPa（20mmHg），脑血管阻力极大，血管腔可完全塌陷或闭塞，脑组织已几乎处于无血液灌流状态，脑血流量仅约 18～21ml/（100g·min），脑代谢耗氧量（CMRO$_2$）小于 0.7ml/（100g·min）［正常值为 3.3～3.9/（100g·min）］，PaCO$_2$ 接近于 6.7kPa（50mmHg），PaO$_2$ 下降至 6.7kPa（50mmHg），SaO$_2$ 小于 60%。此时，患者多处于深昏迷，各种反射均可消失，出现双瞳孔散大固定、去脑强直等现象，血压下降，心率快弱，呼吸浅而快或不规则，甚至呼吸停止。脑细胞活动已停止。脑电图检查显示神经细胞生物电停放，临床上可达脑死亡阶段。此时即使进行抢救，预后仍极差。

（三）后果

ICP 升高不仅影响脑血流量和脑灌注压，还可以影响血脑屏障的结构和功能。更严重的是，急性颅压升高或失代偿性 ICP 升高可引起脑疝，并将危及生命。

由于 ICP 增高的发病机制不同，可以区分出两种不同的类型。一种是弥漫性 ICP 增高，多由于颅腔狭小或脑实质普遍性的体积增加所引起。其特点是颅腔内各部位及各分腔之间不存在明显的压力差及脑移位。压力解除后神经功能恢复较快。临床所见的蛛网膜下腔出血、弥漫性脑膜炎等都属这一类型。另一种是局限性 ICP 增高，多因颅内某一部位有局限性的扩张病变引起。颅内的不同部位有明显的压力差及脑移位，病变所在区压力最高，并构成一压力源。局限性 ICP 增高的调节功能较差，超过一定的时间以后，虽然解除压力但神经功能恢复较慢。这可能与脑的移位，特别是脑干的轴性移位及其局部受压引起脑血管自动调节功能损害所致的脑实质出血、水肿等有关。各种颅内占位病变都属于此类型。神经外科临床上见到的 ICP 增高大多数属于局限性 ICP 增高。

ICP 增高持续时间较久，可导致一系列的生理功能紊乱和病理改变。ICP 增高到一定水平时，可严重影响脑的血流域，致使脑缺血缺氧而产生脑水肿，进一步加重 ICP 增高，脑组织受压移位而发生脑疝；亦可压迫或破坏下丘脑造成自主神经功能紊乱，而引起急性消化道溃疡、穿孔、出血等。严重 ICP 增高还常并发肺水肿等并发症。若脑组织变形使脑血管受到影响时，ICP 增高超过 340mmH$_2$O（25mmHg）即可引起严重的后果，甚至造成脑死亡。

1. 脑疝 在 ICP 增高患者中，大脑或小脑的某一部分，由于受到压迫而发生移位，并被挤到颅内附近的生理孔道或非生理孔道，使部分脑组织、神经及血管受压，脑脊液循环发生障碍产生相应的症状群，这一危及患者生命的紧急情况谓之"脑疝"。脑疝是颅脑疾患发展过程的最严重情况，因可直接压迫脑的重要结构或生命中枢，如发现或救治不及时，可引起严重后果或死亡。因此，临床上一旦发现有脑病体征，应急诊处理。

脑组织的移位方向与程度，取决于颅内各分腔之间的压力差，病变的位置及小脑幕裂孔的大小。在脑疝形成时，脑组织的移位有两种：①偏性移位，脑组织由一侧移向对侧，脑干也跟着向对侧偏移；②轴性移位，脑组织通过小脑幕裂孔由上向下或由下向上移位，脑干也跟着作同样的轴性移位。两种移位中尤以轴性移位更具致病性，许多脑疝引起的严重症状与这一因素有关。

临床上常见的脑疝有：①小脑幕裂孔疝，又称颞叶疝、海马疝、钩回疝；②枕骨大孔疝，又称小脑扁桃体疝；③大脑镰下疝（扣带回疝）；④小脑幕裂孔上疝（小脑蚓部疝）。临床最常见的为小脑幕裂孔疝和枕骨大孔疝。

（1）小脑幕裂孔疝：这类脑疝最常见，由小脑幕上的病变所引起，常见于一侧大脑半球特别是额颞叶的占位病变。当一侧大脑半球体积增大引起 ICP 增高时，首先是这一侧的蛛网膜下腔及脑池内的脑脊液被排出，以代偿由于脑体积增大而占去的颅内空间。当 ICP 增高到颅内再无空间代偿时，病变就推挤颞叶内侧的海马回及钩回等结构疝入小脑幕裂孔，紧邻裂孔或通过裂孔的结构如动眼神经、大脑后动脉、中脑及其供应血管都受到挤压和移位，造成直接的机械损伤或由于血液供应受阻而造成的损害。患者表现为意识逐渐不清，病侧瞳孔扩大，光反应消失，对侧肢体痉挛性瘫痪，随着移位的增加，中脑内动眼神经核和网状结构压迫加重而致双侧瞳孔散大，昏迷加深。当脑干发生轴性移位时，供应脑干的穿入动脉受到牵引，部分小支断裂，部分则闭塞，引起脑干实质内的出血及小块梗死。由于中脑与下丘脑之间的联系中断，出现一系列自主神经功能紊乱的表现。由于导水管及环池被堵塞，可因脑积水而致幕上 ICP 增高，加速脑干的轴性移位。严重的裂孔疝可使疝入组织发生嵌顿而坏死。大脑后动脉可在裂孔边缘处被压闭塞，导致病侧的枕叶梗死。

（2）枕骨大孔疝：枕骨大孔疝也即小脑扁桃体疝或小脑扁桃体延髓疝，或称小脑扁桃体枕骨大孔疝，是临床上相当常见的一种紧急而严重的情况。枕骨大孔疝最常发生于小脑幕下占位性病变，如颅后窝血肿等，严重的幕上占位性病变也可引起。

当颅后窝有占位病变引起局部 ICP 增高，或当颅内其他部位有占位病变引起幕上 ICP 不断增高，两侧小脑扁桃体及邻近的小脑组织可经枕骨大孔向下疝入椎管。下移的脑组织被压于枕骨大孔坚硬的骨缘上形成一清楚的环形压迹。严重时可引起血供障碍，导致患者猝死。在延髓有轴性下移时，颈神经根受到牵拉，可引起颈后部疼痛及颈项强直。延髓内各脑神经核的功能紊乱可引起心动过缓、血压上升、呼吸变慢、反复呕吐、吞咽困难、面部麻木异样感、眼球震颤及平衡障碍。但患者常保持清醒，瞳孔常无改变。此时如有使 ICP 突然增高的诱因，如咳嗽、呕吐等，均可使脑疝突然加剧而导致呼吸骤停、昏迷，继以循环衰竭而死亡。

（3）大脑镰下疝：大脑镰下疝通常又称扣带回疝，它往往伴随小脑幕切迹疝发生，多为一侧幕上占位性病变所引起。当一侧大脑半球有占位性病变引起 ICP 增高使颅内再无空间代偿时，除引起海马沟回向阻力较小的小脑幕切迹移位外，还会引起同侧的扣带回向阻力较小的大脑镰前 2/3 向对侧移位而形成扣带回疝。这类脑疝的病理变化除扣带回受压外，还会有大脑前动脉受大脑镰下的压迫而引起同侧面或旁中央小叶的软化以及急性脑脊液循环障碍等，出现对侧下肢瘫、感觉减退和排尿功能障碍等症状。

（4）小脑幕裂孔上疝：小脑幕裂孔疝多见于颅后凹的占位病变，使后颅窝的压力增高，小脑蚓蚓体的上部及小脑前叶，经小脑幕裂孔向上逆行移位，进入中脑背侧的四叠体池内，压迫中脑四叠体及大脑动静脉，可使中脑及两侧大脑半球深部产生水肿、出血、软化，造成严重的后果。患者四叠体受压的表现：双侧部分睑下垂、两眼上视障碍、瞳孔等大、瞳孔对光反射消失。由于中脑有向上的轴性移位，患者可有意识障碍，晚期可出现大脑强直及呼吸骤停。

脑疝是 ICP 增高引起的严重后果，必须紧急处理。先应查明病变部位及性质，作急诊手术去除病因。在未查明病因前可先设法降低 ICP，争取病情短期缓解，以便作好各项术前准备。

2. 脑水肿　ICP 增高发展到一定程度时，可影响脑代谢和脑血流量，破坏血脑屏障，使脑组织代谢障碍、脑脊液循环障碍而产生脑水肿，从而使颅腔内容物体积增大，进一步加重 ICP 增高。两者常相互助长，互为因果，使病情越为恶化。脑水肿有血管源性和细胞毒性两类，但多为混合性。当脑内液体积聚在细胞外间隙时，称为血管源性脑水肿。脑损伤、脑肿瘤、脑血管意外等病变中的脑水肿开始时多数属此类型。它是由于血脑屏障局部被破坏，引起血管渗透性增加的结果。其特点是水肿区位于脑白质内。CT 扫描下见脑白质区扩大，密度明显降低，并呈指状伸向周围。当脑内液体积聚在细胞内时，称为细胞中毒性脑水肿。它是由于损害直接作用于脑实质细胞使之肿胀的结果。脑缺氧、缺血所致的脑水肿多数属于此种。其特点是细胞摄取的水分增加，胞体增大，但血管的通透性在开始时并无变化。脑水肿的部位和它形成的速度对决定患者的预后关系密切。脑的重要功能区的水肿其危害常比 ICP 增高更为严重与突出。

3. Cushing 反射　1900 年，Cushing 曾用等渗盐水灌入狗的蛛网膜下腔以造成 ICP 增高，发现受试动物的血压显著增高，脉搏减慢，脉压加大。当 ICP 升到接近于动脉的舒张压时，血压即骤然下降，脉搏增快，最后呼吸停止。这一现象称为 Cushing 反射。Cushing 反射的出现对判断 ICP 增高的程度有一定帮助。一般认为，Cushing 反应多见于急性外伤性 ICP 增高的患者，而在慢性 ICP 增高的患者中则很少见到。Cushing 反应的出现，与其说是对 ICP 增高时脑缺血的代偿反应，倒不如说是对严重 ICP 增高的信号表现。出现 Cushing 反应，说明脑血流量自动调节已濒于丧失，患者处于危急状态。

4. 心律紊乱　ICP 增高引起的心律紊乱是多样的，包括心率、节律和波形改变。其确切的发生机制不明，一般认为主要同以下因素有关：①脑对心脏的调节机制紊乱。心脏的功能活动受交感神经和副交感神经双重支配，其高级自主神经中枢位于下丘脑、脑干及大脑的边缘系统。颅脑损伤除可造成高级自主神经中枢直接受损外，相邻部位的脑挫裂伤、血肿和继发性脑水肿等均可造成 ICP 增高，使脑组织受压、移位、缺血、缺氧，甚至脑疝，引起高级自主神经中枢间接损伤，导致其功能紊乱。②神经体液调节功能紊乱。颅脑损伤后，ICP 增高作为一种强应激原，可引起全身应激反应，使多种体液因素受到影响，引起广泛的生物效应。心血管系统是应激反应的主要效应器官。ICP 增高时，下丘脑 - 垂体 - 肾上腺髓质轴兴奋，交感神经兴奋性增高，儿茶酚胺分泌增多，其增高的程度与病情的严重程度相一致。引起全身血管收缩，心脏后负荷增加，冠状动脉收缩，心肌供血锐减，产生乳酸和心肌因子等，引起心脏收缩无力、心律失常、酶学改变，甚至心功能衰竭。另外，神经体液调节功能紊乱影响心肌复极，即影响全部心肌复极后正常顺序，使心肌复极时间延长，以至心电图出现 ST - T 改变和 QT 间期延长。③电解质紊乱。主要是低钾血症。颅脑损伤后，特别是 ICP 增高时，患者进食受限，钾摄入减少，同时机体处于应激状态，血糖反应性增高，血钾向细胞内转移。脱水、利尿剂的应用使血钾丢失增多，机体呈低钾血症。细胞外钾离子浓度的降低，心肌细胞的膜电位与阈电位差值增大，细胞膜处于过度的极化状态，使心肌细胞的应激性下降致心电图出现 QT 间期延长，ST 段压低，T 波低平，U 波增高及出现早搏、室速等。

5. 肺水肿　ICP 增高患者可并发肺水肿，临床表现为呼吸急促、痰鸣、有大量泡沫状血性痰液、血压升高、心跳和脉搏缓慢、呼吸节律紊乱等生命体征变化。肺水肿多见于重型颅脑外伤及高血压脑出血患者。据报道，在死于脑外伤颅内血肿的患者中，肺水肿发生率可高达10％。ICP增高后肺水肿的发生机制尚不完全明确，推测可能与血液动力学改变有关。当ICP增高时，导致全身血压反应性增高，使左心室负荷加重，左心室舒张不全，左心房及肺静脉压力增高，引起肺毛细血管压力增加与液体外渗，形成肺水肿。也有人认为，ICP增高引起交感神经兴奋及去甲肾上腺素释放，致全身血管收缩及心输出量增加，大量血液被迫进入阻力较低的肺循环系统，从而产生肺水肿。此类肺水肿也称为神经源性肺水肿。

6. 胃肠道功能失常　ICP增高的患者中有一小部分可首先表现为胃肠道症状，主要为胃及十二指肠的应激性溃疡，也可见于食管、回盲部与直肠，严重者可出现穿孔和出血。这种情况可能与ICP增高引起下丘脑中自主神经功能紊乱，出现呕吐、胃肠出血、溃疡和穿孔等。亦有人认为，ICP增高时，全身血管收缩，消化道黏膜因缺血而产生溃疡。动物实验中见到ICP增高时，胃内压增高，胃蠕动减慢、减少，胃液分泌中游离酸增加。这些改变均可使胃壁发生淤血、凝血，可能为形成应激性溃疡的机制。

（四）颅内压增高的诊断

1. 临床诊断

（1）确定有无ICP增高：ICP增高有急性、亚急性和慢性之分。一般病程缓慢的疾病多有头痛、呕吐、视乳头水肿等症状，初步诊断ICP增高不难。而急性、亚急性脑疾病由于病程短，病情发展较快，多伴有不同程度的意识障碍，且无明显视乳头水肿，此时确诊有无ICP增高常较困难，需要进行下列检查予以确定。

1）眼底检查：在典型的视乳头水肿出现之前，常有眼底静脉充盈扩张、搏动消失，眼底微血管出血，视乳头上下缘可见灰白色放射状线条等改变。

2）脱水试验治疗：20％甘露醇250ml快速静脉滴注或速尿40mg静脉推注后，若头痛，呕吐等症状减轻，则ICP增高的可能性较大。

3）腰穿检查：对疑有严重ICP增高，特别是急性、亚急性起病有局限性脑损害症状的患者，切忌盲目腰穿检查。只有在诊断为脑炎或脑膜炎和无局限性脑损害之蛛网膜下腔出血症，方可在充分准备后行腰穿检查。

另外，婴幼儿ICP增高早期可发现前囟的张力增高，颅缝分离，叩诊如破水壶声音。

（2）明确病因：根据病史和起病的缓急，内科系统和神经系统检查的发现及必要的辅助检查，初步确定ICP增高的病变和病因是完全可能的。常见的病因如下几种。

1）颅脑外伤：脑内血肿和脑挫裂伤等。

2）脑血管病：脑出血、蛛网膜下腔出血和脑梗死等。

3）颅内炎症和脑寄生虫病：各种脑炎、脑膜炎、脑脓肿、脑囊虫病、脑肺吸虫病、脑包虫病等。

4）颅脑畸形：如颅底凹陷、狭颅症、导水管发育畸形、先天性小脑扁桃体下疝畸形等。

5）脑缺氧：发生于心搏骤停、肺性脑病、癫痫连续状态等。

6）其他：肝、肾功能衰竭，血液病，高血压脑病，各种中毒，过敏性休克、颅内肿瘤和颅内转移瘤、良性ICP增高等。

2. 影像学检查　头颅平片可发现颅骨内板压迹增加或（和）鞍背吸收某些原发病的征

象。CT、MRI 可发现颅内占位性病变，脑血管造影可发现脑血管病。

（五）监测

在神经外科临床中，ICP 增高是导致患者病情恶化、预后不良或死亡的最常见原因之一。ICP 监测是诊断颅内高压最迅速、客观和准确的方法，也是观察患者病情变化、早期诊断、判断手术时间、指导临床药物治疗及判断和改善预后的重要手段。ICP 监测已经被临床广泛接受，其方法分为创伤性和无创性两种，后者多处在临床前研究，这里仅介绍前者。

1. 创伤性 ICP 监测方法

（1）腰椎穿刺：该方法简便易行，操作方便。但是可能发生神经损伤、出血、感染等并发症。重要的是有诱发脑疝的危险。当颅内炎症使蛛网膜粘连或椎管狭窄导致脑脊液循环梗阻时，腰椎穿刺所测得的压力不一定能够真实地反映 ICP 的变化。

（2）脑室内监测：目前临床上最常用的方法，是 ICP 监测的金标准。将含有光导纤维探头的导管放置在侧脑室，另一端连接压力传感器测量。该方法简便、直接客观、测压准确，便于检测零点漂移。同时可以引流脑脊液。缺点是当 ICP 增高、脑肿胀导致脑室受压变窄、移位甚至消失时，脑室穿刺及置管较困难；且置管超过 5d 感染概率大大增加。在监护时应避免非颅内因素导致的 ICP 增高，例如呼吸道阻塞、烦躁、体位偏差、高热等。新近研究的抗生素涂层导管能够减少感染率，但仍需更多的实验来验证。非液压式光导纤维导管压力换能器位于探头顶端，置于脑室后，直接通过光纤技术监测。该方法准确性高，不用调整外置传感器的高度，但不能引流脑脊液。患者躁动可能会折断光缆，连续监测 4~5d 后准确性会下降。

（3）脑实质内监测：导管头部安装极微小显微芯片探头或光学换能器，放置在脑实质内。随压力变化而移动的镜片光阑使光束折射发生变化，由纤维光缆传出信号测量。脑实质内监测是一种较好的替代脑室内置管的方法，感染率较低，主要缺点是零点基线的微小漂移，光缆扭曲或者传感器脱落移位等，且只能反映局部 ICP，因为颅内 ICP 并不是均一分布，例如幕上监测可能不能准确反映幕下 ICP。

（4）蛛网膜下腔监测：颅骨钻孔后透过硬脑膜将中空的颅骨螺栓置于蛛网膜下腔。蛛网膜下腔脑脊液压力可以通过螺栓传递到压力换能器进行测压。此方法操作简便，对脑组织无明显影响。但是感染概率较大，螺栓容易松动、堵塞而影响测量结果。

（5）硬膜下或硬膜外监测：硬膜下监测系统在开颅手术时置入，但是监测结果不太可靠。因为当 ICP 增高时，监测的 ICP 值往往低于实际值。硬膜外监测采用微型扣式换能器，将探头放在硬膜外。该方法不用穿透硬膜，但监测结果可能更不可靠。因为 ICP 和硬膜外空间压力的关系还不明确。监测中换能器能重复使用，而且可以调节零点参考位置。与脑室内监测比较，硬膜下或硬膜外监测具有感染率、癫痫和出血发生率低，放置时间长等优点。但假阳性值较多，且设备重复使用后监测质量会下降。

2. 有创 ICP 监测的适应证和禁忌证　ICP 增高的初步诊断通常根据患者的临床症状，结合病史和影像学检查确立。闭合性颅脑创伤是进行有创 ICP 监测最常见也是研究最多的疾病。其他可开展有创 ICP 监测的疾病包括：脑卒中、脑出血、脑积水、蛛网膜下腔出血、Reye 综合征、肝性脑病、矢状窦血栓形成等。美国 2007 年版《重型颅脑损伤救治指南》建议对 GCS3~8 分、头颅 CT 发现颅内有异常（包括血肿、挫伤、肿胀、脑疝形成或基底池受压）的颅脑创伤昏迷患者进行有创 ICP 监测。对于头颅 CT 未发现异常的颅脑外伤昏迷患者，进行有创 ICP 监测的指征不强，除非他们合并有以下因素：①年龄大于 40 岁；②单侧或双侧的肢体运动异常，如去大脑强直、去皮质强直、偏瘫等等；③收缩压小于 90mmHg。

以上的有创 ICP 监测适应证并不是绝对的，对意识清楚，但是颅内有占位性病变的患者进行有创 ICP 监测有时也是必要的。

目前，有创 ICP 监测还（除腰穿法外）没有绝对禁忌证。相对禁忌证包括：①凝血功能异常：颅脑亚增高患者如伴有凝血功能异常会增加有创 ICP 监测过程中出血的概率。在有条件的情况下，有创 ICP 监护应在凝血酶国际标准化比值（international normalized ratio，INR）、凝血酶原时间（prothrombin time，PT）、活化部分凝血活酶时间（activatedpartial thromboplastin time，APTT）得到纠正后再进行。在紧急情况下，可给予患者新鲜冰冻血浆、维生素 K_1、血小板、凝血酶原复合物、冷沉淀、重组 VII 因子等纠正凝血功能。目前，对是否需要待凝血功能完全纠正再行有创 ICP 监护尚无一致意见。大多数医院认可的指标是 PT < 13.5s、INR < 1.4、血小板计数 100×10^9/L 以上。如患者有服用阿司匹林等抗血小板药物，在进行有创 ICP 监护前应给予输注血小板、维生素 K_1，并行血小板弹力检查。②免疫功能缺陷：免疫功能缺陷者（包括先天性和获得性）都是有创 ICP 监测的相对禁忌证。

3. 压力曲线和压力波形　ICP 是一种脉搏波，其轨迹即为 ICP 曲线。①正常波形：正常波形随呼吸和心跳的波动而改变，在 ICP 偏低时，即使动脉压的波动幅度较大，ICP 波形的变化也不大。但在代偿失调时，ICP 随动脉压的波动较大，表现为在收缩压与舒张压时期的 ICP 数值有较大的差异（图 6 - 2）。②异常波形：C 型波为正常或接近正常的波形，其特点是压力曲线较为平坦，波幅在 20mmHg（2.7kPa）以下，波的频率每分钟 4 ~ 8 次，持续时间不定，小的起伏为呼吸及心跳的影响。B 型波又称节律振荡波，是一种异常波形，提示脑顺应性下降。其特点是在正常压力波背景上出现短暂、骤升与骤降的波形，但一般不超过 50mmHg（6.67kPa）。随着 ICP 的升高，B 波可频繁出现，每分钟可达 0.5 ~ 2 次（图 6 - 3）。此时为中度或高度升高。A 型波也称高原波，表现为 ICP 突然升高至 50 ~ 100mmHg（6.67 ~ 13.3kPa），持续 5 ~ 20min 后又突然降回至原水平或更低（图 6 - 4）。该波出现具有不规律性，患者病情越重，其持续时间就越长。A 型波频繁出现者，常提示颅腔代偿能力已接近衰竭，患者病情危重，预后不良。

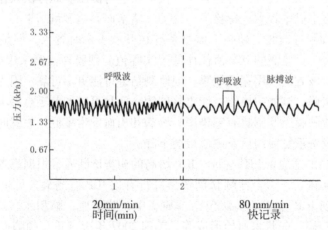

图 6 - 2　正常 ICP 压力曲线及压力波（1mmHg = 0.133kPa）

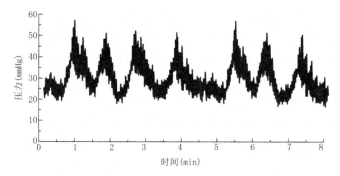

图6-3 重度颅脑损伤引起严重 ICP 增高患者的 B 波

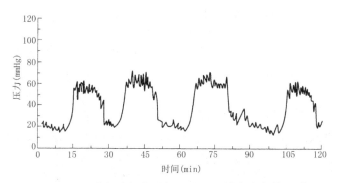

图6-4 重度颅脑损伤引起严重 ICP 增高患者的 A 波

(六) 治疗

许多颅内疾病,尤其是颅脑创伤的治疗目的,是通过维持正常脑血流和代谢来预防脑缺血。控制 ICP 增高有助于保护适当的脑血流,维持脑灌注压。现已明确,ICP 增高对颅脑创伤和脑卒中等中枢神经系统疾病患者的预后是一个独立影响因素。根据创伤性昏迷数据库 (traumatic coma data bank,TCDB) 的数据统计,超过 50% 颅脑创伤和脑卒中患者的死亡原因为不可控的 ICP 升高,而重型颅脑创伤患者如果 ICP 高于 20mmHg 超过 1h 将显著影响其预后。目前许多医生选择将 ICP 控制在 20mmHg 或 25mmHg 以下,但有时要达到这样的目标并不容易,需要采用综合的治疗方法和完善的治疗策略。但在任何时候抓紧时机查明病因并作对因治疗是最基本的办法。

1. 一般处理 ICP 增高患者应留院卧床休息,密切观察患者的意识、瞳孔、血压、脉搏、呼吸、体温等方面的变化。对有适应证者应作 ICP 监护,在 ICP 的监护下对患者的生命体征紊乱进行纠正,如保持呼吸道畅通,必要时作气管切开,制止高热,维持正常血压。频吐者暂禁食,以防吸入性肺炎。注意疏通大便,但不宜作高压灌肠,以防 ICP 急速增高。许多因素包括烦躁、咳嗽、运动、疼痛和发热都可使颅高压加重。必要时使用镇静镇痛药。假如患者正在接受机械通气时出现持续的运动或明显的人机对抗,可应用非去极化的肌弛缓剂。气管插管的患者可用吗啡止痛,但应注意吗啡可抑制意识,影响瞳孔的观察。

2. 抬高头部 ICP 增高患者头部应抬高 30°。虽然水平卧位能大幅提高脑灌注压,但通常也伴随 ICP 的升高。头位如高于 30°(如过去医师常将患者头部抬高 30°~45°)有可能影响脑灌注压和脑血流。另外,在抬高头位的同时,应注意保持颈部的自然位置,防止颈静脉受压。

3. 脑脊液引流　脑脊液引流是最有效且最迅速的降低 ICP 的方法。尽管在正常人群中引流少量的脑脊液对 ICP 影响并不明显，但在 ICP 增高的患者中，即使引流 1ml 的脑脊液也能显著地降低 ICP。目前普遍使用的脑室内导管既可以测量 ICP 又可以同时实现脑脊液引流。由于脑脊液外引流需进行脑室内穿刺，而这部分患者中又有很大一部分合并凝血功能障碍，所以颅内出血是一项重要的并发症。另外，颅内感染也是脑脊液外引流的主要并发症之一。颅内感染的危险因素包括：脑内出血（尤其是脑室内出血），去骨瓣减压在内的神经外科手术，ICP 持续大于 20mmHg，脑室内导管滞留大于 5d，以及脑室内灌洗引流。虽然目前还没有循证医学的确凿证据表明脑室穿刺和脑脊液外引流需预防性使用抗生素，绝大部分医疗机构在进行该项治疗的同时预防性使用抗生素。除出血和感染外，脑脊液外引流的并发症还包括脑室内置管失败、导管阻塞、癫痫等。

急性 ICP 增高患者禁止行腰穿释放脑脊液，但慢性弥漫性 ICP 增高可经腰椎穿刺释放一部分 CSF 以达到减压目的。对有阻塞性或交通性脑积水患者，可作脑脊液分流手术。缓解颅高压。另外，地高辛（digoxin）、乙酰唑胺（diamox）、氨苯蝶啶（triamterene）、氢氯噻嗪（esidrex）等药物可以减少脑脊液的分泌量，在一定程度上缓解颅内高压。

4. 甘露醇治疗　脱水是降低 ICP 的常用方法之一，而脱水药物中最常用的为甘露醇。甘露醇降低 ICP 的机制是多方面的，包括高渗作用、利尿作用、血流动力学作用。

正常时，血液、脑及脑脊液的渗透浓度为 290～300mOsm。甘露醇为单糖，在体内不被代谢。当血脑屏障正常时，应用甘露醇引起的血液渗透压增高，将使脑细胞和组织间隙内的液体转移到血管腔内，从而减轻组织水肿，降低 ICP 和脑脊液容量及其压力。1g 甘露醇可产生的渗透浓度为 5.5mOsm，注射 100g 甘露醇可使 2 000ml 细胞内水转移至细胞外。一般而言，血管腔和脑组织的渗透梯度达到 10mOsm 时，甘露醇即可产生降低颅压的效果，起效时间约为 10～30min，维持 3～4h。除脱水作用外，甘露醇还是一种利尿剂。甘露醇的利尿作用机制分两个方面：①甘露醇增加血容量，并促进前列腺素 I_2 分泌，从而扩张肾血管，肾小球毛细血管压升高，增加肾血流量包括肾髓质血流量。②甘露醇自肾小球滤过后极少由肾小管重吸收，故可提高肾小管内液渗透浓度，减少肾小管对水、钠、氯、钾、钙、镁和其他溶质的重吸收。甘露醇的这种渗透性作用需要以血脑屏障的完整为前提。当血脑屏障受到破坏时，甘露醇进入脑实质和脑脊液内，渗透梯度便不能建立。然而，事实上即使是血脑屏障已经受损的患者，甘露醇对其 ICP 仍有降低的作用，这提示还有其他机制参与 ICP 的下降。

甘露醇不仅使脑细胞和组织间隙中的水转移到血管腔，对红细胞本身也有脱水作用。液体拉入血管腔所致的血液稀释，及红细胞变形的增强作用，使血液黏稠度降低。降低的血液黏稠度又使脑血管阻力减小，脑血流增大，脑灌注压上升。甘磾醇也引起系统血管内液体量增加，由此增加心排出量和平均动脉压。脑灌注压也因此得以增加。而脑灌注压上升可再通过自我调节作用使脑血容量和 ICP 降低。

甘露醇还有开放血脑屏障的作用，其机制是通过使血管内皮细胞脱水，增大紧密连接的缝隙。对脑水肿区域的血管而言，甘露醇可使内皮细胞的肿胀减轻，扩大毛细血管内径，增加脑血流。

甘露醇的不良作用也必须加以考虑。甘露醇的长期使用或迅速停用，都有可能引起 ICP 的反跳现象。血清渗透度 >320mOsm 可导致肾损害。甘露醇也可引起水和电解质失平衡，导致低血钠、低血钾或高血钾，也可以并发肺水肿及酸中毒。在渗透度 >320mmol/L 时，甘露醇对脑的好处小得几乎没有。当使用渗透药时，应定期检测血清渗透度，以选择最佳剂量和避免并发症的发生。

甘露醇的推荐剂量为每次 0.25 ~ 2.0g/kg，每 4 ~ 8h 给 1 次；或需要降低 ICP 时用。同时使用襻类利尿药如呋塞米，其他利尿剂如依他尼酸亦可使用，能使甘露醇降低 ICP 的作用得以延长和加强。在甘露醇滴注 15min 后使用呋塞米，比单用呋塞米或甘露醇产生更大的脱水作用。

对甘露醇治疗效果不明显的患者可考虑使用高渗盐水。使用 3% 盐水输注或一次性推注 10 ~ 20ml。23.4% 的盐水，必须使用中心静脉置管推注。高渗盐水大约 72h 后停用，防止反跳性水肿。当血浆渗透压 >320mOsm 应停用。更高的张力没有更大的效果，反而会损害肾功能。当患者存在低钠血症时使用高渗盐水要格外小心，提升血钠速度过快可能会出现神经系统的不良反应，如脑桥中央髓鞘溶解。脑桥中央髓鞘溶解主要表现为四肢瘫痪、假性球麻痹等。

浓缩血浆清蛋白或浓缩血浆静脉滴注可提高胶体渗透压，对消除脑水肿亦有效。人血清蛋白为胶体性脱水剂。清蛋白具有很强的亲水活性，血浆中 70% 的胶体渗透压由其维持，维持渗透压的功能约相当于全血浆的 5 倍。此外，还能补充清蛋白的不足。

5. 甘油果糖治疗　甘油果糖注射液也是强有力的降颅内压药物，其降颅内压特点为：发挥作用时间及降颅压高峰时间比甘露醇慢，持续时间比甘露醇长约 2h，并且无反跳现象，无明显利尿作用，对肾脏影响较小，适于需较长时期降颅压者，对于肾功能有损害而不能使用甘露醇的患者更为适合。

目前认为，甘油果糖注射液降颅压，改善患者状态的作用有三方面：①甘油果糖注射液通过高渗性脱水产生直接的降颅压作用；②由于各种组织中含有的水分向血液中移动，使血液得到稀释，降低了毛细血管周围的水肿，除去了机械压迫，使脑灌注压升高，脑血流量增大，对缺血部位的改善更明显；③甘油经代谢后可产生能量，使之进入脑代谢过程，促进代谢改善，最后成为 CO_2 和水排出体外，药物经肾排泄少，肾脏负担小，因而肾功能不全的患者亦可应用。本品还具有抗酮作用，故也适用于糖尿病患者。

6. 亚低温治疗　亚低温疗法是一种以物理方法将患者的体温降低到预期水平（通常为 32 ~ 34℃）而达到治疗疾病目的的方法。在动物实验中，实验性动物颅脑外伤后给予亚低温治疗，可以缓解外伤后继发性脑损伤，减少脑组织损害范围，促进神经功能恢复。亚低温的脑保护治疗效果已被肯定。虽然人们已意识到这种脑保护作用并不能完全用亚低温"抑制代谢"来解释，但具体的作用机制目前并不十分清楚，可能包括以下几个方面：①亚低温降低脑组织氧耗量，减少脑组织乳酸堆积；②保护血脑屏障；③抑制内源性毒性产物对脑细胞的损害作用；④减少钙离子内流，阻断细胞内钙超载对神经元的毒性作用；⑤减少脑细胞结构蛋白的破坏，促进脑细胞结构和功能恢复；⑥减轻弥漫性轴索损伤。

亚低温疗法的不良作用主要包括：心律不齐、凝血功能障碍、血小板计数降低、肺部感染、多尿、电解质紊乱等，最终影响患者预后。更确切地说，亚低温治疗是一把双刃剑。虽然一些较大规模的临床实验，包括一些多中心的随机对照试验肯定了亚低温疗法作用，但目前 Cochrane 中心发表的系统回顾表明亚低温疗法并不能显著改善患者预后。

7. 手术治疗　如果 ICP 增高主要是由于颅内占位性病变引起，而保守治疗不能理想地控制 ICP 的情况下，可考虑手术去除颅内占位。颅脑创伤患者伴有明显的硬膜外、硬膜下、颅内血肿的患者常需进行手术治疗。出血性脑挫裂伤表现进行性恶化者可以考虑清除损伤坏死的脑组织。

对于 ICP 调节失代偿者，当常规治疗方法失效、去除占位性病变仍不能控制 ICP 时，很多学者认为去骨瓣减压术是可采用的外科手段。骨瓣减压术目前尚无统一指征，但通常认为，经保守治疗，JCP 持续 >25mmHg（脑灌注压 <50mmHg）不能得到控制，有脑疝表现或 GCS 评分进行性下降者应采取去骨瓣减压治疗。颞极部位挫伤可以考虑颞极切除术，优势半球颞极切除范围不超过 4~5cm，非优势半球颞极切除范围不超过 6~7cm。额极挫裂伤可以行额极切除术。

但是去骨瓣减压术和内减压术并非适合所有伤者。大多数学者认为下列情况应视为手术禁忌证：双侧瞳孔散大、对光反射消失、GCS 3 分、脑干损伤和中心型脑疝。对伤后有严重神经损伤和有迹象提示预后差者（如影像上有脑干损害或者严重弥漫性轴索损伤者），多不主张采用去骨瓣减压术治疗。

近来澳大利亚 DECRA 研究显示大骨瓣减压术尽管能降低弥漫性轴索伤引起的顽固性高颅压和住院日，但与接受标准治疗对照相比，术后 6 个月死亡率并没降低，严重病残和植物状态显著增多，扩大 GCS 评分更差。

8. 巴比妥盐疗法　巴比妥类药物麻醉仅用于难治性颅内高压症的患者，可能的作用机制与脑血流量降低有关。巴比妥类药物可引起正常脑组织的血管收缩，使脑血流量减少，ICP 降低。巴比妥盐诱发的血管收缩，导致血液从正常的脑组织分流到相对的缺血区域，这个效应称为"逆盗血"或"Robin Hood 现象"。巴比妥盐另一个有益的作用是，降低脑代谢率和氧消耗。此外它还可以抑制辅酶 Q 的释放，减少自由基生成和清除自由基或有抑制脑脊液产生的作用。临床可选用苯巴比妥、戊巴比妥或硫喷妥钠。建议在有神经电生理监护的条件下使用巴比妥类药物，避免用药过量。当脑电监护显示暴发抑制 >90% 时，说明已达到目标剂量。

巴比妥盐的不良作用必须加以考虑。它可引起周围血管扩张，使心肌收缩力受损，潜在地导致低血压。平均动脉压的下降可导致脑灌注压有害地降低。应用这些巴比妥盐的药物时，必须密切监护系统动脉压、血管阻力和心排出量的变化，情况好转时即应逐渐减药。巴比妥类药物其他主要不良作用包括：低血钾症、呼吸系统并发症、感染、肝功和肾功异常、体温不升等。有心血管疾病的患者，严重创伤伴有低血压、低氧血症的患者不宜使用巴比妥类药物。

9. 其他　颅内高压患者常有意识障碍，这可干扰一些保持气道通畅的保护性反射。通气不畅也可引起血碳酸过多和动脉血氧过少，从而通过 pH 中介的脑血管扩张、血容量增加，导致 ICP 增高。因 ICP 增高所引起的脑灌注压下降，可加重组织的缺氧。存在气道阻塞的自主呼吸可引起胸内压增加，后者可妨碍脑静脉的回流，这样，使 ICP 进一步增高。所以对于颅内高压患者应确保气道通畅，必要时行气管插管或气管切开置管。其次，需要经常地吸痰和重症护理。此外，需要确保充分给氧，必要时采用机械通气给氧，以增加 PaO_2，使脑血管床的总体积减小，通过减少脑血流量和增加脑氧合作用来降低 ICP。

20 世纪 70 年代曾主张采用过度通气治疗药物难以控制性高颅压。早期实验研究的临床观察发现 $PaCO_2$ 含量越低，脑血管收缩越明显，降颅压作用越强。但随着实验研究不断深入，人们发现持续低 $PaCO_2$ 会导致脑血管收缩，甚至痉挛，继而加重脑缺血程度，加重继发性脑损害。随着脑组织氧含量直接测定技术的问世，人们发现即使是短时程轻度过度通气亦不能提高脑组织氧含量，相反会降低脑组织氧含量。所以，目前国内外已不主张采用任何形式过度通气治疗颅内高压，而采用正常辅助呼吸，维持动脉 $PaCO_2$ 在正常范围为宜。

（徐海霞）

第八节　颅内肿瘤

　　颅内肿瘤（intracranial tumors）是神经外科最常见的疾病之一，分原发性和继发性两大类。颅内肿瘤发病率为 7～10/（10 万·年），其中半数为恶性肿瘤，约占全身恶性肿瘤的 1.5%。

　　颅内肿瘤的发生率以神经上皮组织起源的肿瘤（脑胶质瘤）占首位，脑膜瘤居第二位，然后依次为垂体腺瘤、先天性肿瘤、神经鞘膜肿瘤、继发性肿瘤及血管成分起源的肿瘤。在神经上皮组织起源的肿瘤中以星形细胞瘤为最多，其次为胶质母细胞瘤、室管膜瘤、髓母细胞瘤和少突胶质细胞瘤。在先天性肿瘤以颅咽管瘤最多见，其次为表皮样囊肿、皮样囊肿、畸胎瘤和脊索瘤；而在继发性肿瘤中则以肺癌脑转移最多见。

　　颅内肿瘤可发生于任何年龄，但以 20～50 岁常见。少年、儿童以后颅窝及中线肿瘤较多见，主要为髓母细胞瘤、颅咽管瘤及室管膜瘤。成人以大脑半球胶质瘤最为多见，如星形细胞瘤、胶质母细胞瘤；其次为脑膜瘤、垂体腺瘤及听神经瘤等。老年人以胶质母细胞瘤和转移癌为多。颅内原发性肿瘤发生率在性别上差异并不明显。

　　颅内肿瘤的病因尚无定论，可能与遗传因素、环境因素和胚胎残留有关。

一、诊断要点

（一）病史

　　依病变部位及性质而表现各异，位于脑脊液通道附近的肿瘤，因继发脑积水而病史较短。

（二）症状和体征

　　1. 颅内压增高　症状的发展通常呈进行性加重，少数有中间缓解期。典型表现为头痛、呕吐和视盘水肿。

　　2. 局灶症状和体征

　　（1）大脑半球肿瘤：位于功能区或其附近，可早期表现有神经系统定位体征：①精神症状。②癫痫发作。③椎体束损伤症状，力弱，偏瘫，病理征阳性。④感觉异常。⑤失语和视野改变。

　　（2）三脑室后部肿瘤：①颅内压增高症状和体征。②四叠体症状：a. 双眼上视障碍；b. 瞳孔对光反射及调节障碍；c. 小脑体征，步态不稳，眼球水平性震颤。

　　（3）后颅窝肿瘤：①小脑半球症状，患侧肢体共济失调。②小脑蚓部症状，躯干性共济失调。③脑干性症状，交叉性麻痹。

（4）小脑桥脑角症状：病变同侧中后颅神经症状，耳鸣、耳聋、眩晕、面部麻木、面肌抽搐、面肌麻痹、声音嘶哑、进食呛咳等。

（三）辅助检查

1. 神经影像

（1）头颅 X 线平片：可表现颅内生理钙化移位，局限性骨质改变，肿瘤钙化，鞍区或内听道骨质改变等。

（2）头颅 CT 和 MRI：根据肿瘤组织形成的异常密度和信号区，以及肿瘤对脑室和脑池系统的压迫和移位来判断。

（3）血管造影（DSA）：表现为正常血管移位和曲度改变、病变的新生血管形成。

2. 脑电图　可有慢波、棘波等表现。

（四）活检

采用立体定向活体组织病理检查可获确诊。

（五）颅内肿瘤通常应与以下几种疾病进行鉴别

1. 脑脓肿　常有原发性感染灶，如耳源性、鼻源性或外伤性。血源性初期可有急性炎症的全身症状，可有脑膜刺激征，但脓肿成熟期后，上述症状和体征可能消失。部分病例可始终无明显颅内感染症状，只表现为慢性颅内压增高。脑脓肿病程一般较短，患者精神迟钝较严重。脑血管造影显示为无血管的占位病变，CT 扫描典型表现为圆形或卵圆形密度减低阴影，增强 CT 扫描呈现壁薄而光滑的环形密度增高阴影；此外，脓肿周围的低密度水肿带较明显。

2. 脑结核瘤　很难与脑肿瘤鉴别，结核感染史或身体其他部位发现结核病灶有助诊断。结核瘤发病年龄较低，30 岁以下者占 80% 以上，单发者居多，呈圆形或卵圆形，中心常有干酪坏死，故 CT 扫描为高密度病变而中心为低密度区。

3. 慢性硬膜下血肿　青年到老年均可发生，通常外伤较轻微，伤后数周或数月之后出现症状，表现为亚急性或慢性颅内压增高并逐渐加重，少数可有局灶体征，晚期可出现脑疝。CT 扫描和 MRI 可确诊。

4. 脑寄生虫病　有疫水接触史或流行区生活史，临床表现与颅内肿瘤相似，免疫学检验常能帮助诊断。

5. 良性颅内压增高　又称作"假性脑瘤"，系指患者仅有颅内压增高症状和体征，但无占位性病变存在。病因可能为蛛网膜炎、耳源性脑积水、静脉窦血栓等，但常查不清病因。临床表现除慢性颅内压增高外，一般无局灶性体征。必须通过辅助检查排除颅内占位病变之后才能做出诊断。

6. 高血压脑出血　有高血压病史，起病前无神经系统症状，发病常有明显诱因，发病多为急性或亚急性起病，有剧烈头痛，可伴呕吐，并有一侧瘫痪、失语等，严重时迅速进入昏迷，一侧瞳孔散大。出血部位多见于丘脑－基底节区，头颅 CT 可见高密度的脑实质内血肿影。

7. 脑血栓形成　多发生在动脉硬化的基础上，可能伴有高血压病，发病多在休息或血压偏低之时。患者常无明显意识障碍，腰穿脑脊液压力不高，化验基本正常。通常 1 周后症状可逐渐缓解。

8. 脑栓塞 为栓子脱落突然阻塞脑血管所致，故发病急，表现为突然偏瘫，继之头痛、呕吐，严重时出现意识障碍。由于脱落栓子多来自于风湿性心脏病，尤其在发生心房纤颤时，因此鉴别诊断不难。

二、颅内肿瘤的病理学分类和临床分期

中枢神经系统肿瘤最早的分类系统是 Bailey 和 Cushing 根据 Cohnheim（1877）关于胚胎残留细胞形成肿瘤的假说，提出了神经外科初期胶质瘤类比较系统的完整分类。以后 Hortega（1932—1935）根据 Bailey 等人学说，又提出了自己的分类方法。1949 年 Kernohan 等根据肿瘤细胞的分化程度，以间变学说为基础，提出了胶质瘤的 I ~ IV 级分类法，在国际上有一定的影响。以后 Ressell 和 Robinsteine（1959—1977）根据上述两种分类法，提出了神经外胚层源肿瘤分类法。国际抗癌协会于 1965 年曾提出全部神经系统肿瘤分类，但未被人们所采用。由于颅内肿瘤的病理学分类相当复杂，上述各种方法因有较大的局限性和缺点，1977 年世界卫生组织（WHO）委托有关专家经过 15 年的工作，提出了新的中枢神经系统肿瘤分类，经数次修订，现已公布 2007 年世界卫生组织（WHO）修订的中枢神经系统肿瘤分类及分级方法。该分类方法特点为细致全面、安排合理、符合实际（见表 6 - 1）。目前，该分类及分级方法被公认为最具有权威性的分类及分级方法。

表 6 - 1 WHO 中枢神经系统肿瘤的分级（2007 年）

肿瘤分类	ICD - O	WHO 分级
I 神经上皮组织肿瘤		
1. 星形细胞肿瘤		
毛细胞型星形细胞瘤	9421/1	I
毛细胞黏液型星形细胞瘤	9425/3	II
室管膜下巨细胞型星形细胞瘤	9384/1	I
多型性黄色瘤型星形细胞瘤	9424/3	II
弥漫性星形细胞瘤	9400/3	II
纤维型	9420/3	II
肥胖细胞型	9411/3	II
原浆型	9410/3	II
间变性星形细胞瘤	9401/3	III
胶质母细胞瘤	9440/3	IV
巨细胞型胶质母细胞瘤	9441/3	IV
胶质肉瘤	9442/3	IV
大脑胶质瘤病	9381/3	
2. 少突胶质细胞肿瘤		
少突胶质细胞瘤	9450/3	II
间变性少突胶质细胞瘤	9451/3	III

肿瘤分类	ICD – O	WHO 分级
3. 少突星形细胞肿瘤		
少突 – 星形细胞瘤	9382/3	Ⅱ
间变性少突 – 星形细胞瘤	9382/3	Ⅲ
4. 室管膜肿瘤		
室管膜下室管膜瘤	9383/1	Ⅰ
黏液乳头状室管膜瘤	9394/1	Ⅰ
室管膜瘤	9391/3	Ⅱ
细胞型	9391/3	Ⅱ
乳头状型	9393/3	Ⅱ
透明细胞型	9391/3	Ⅱ
伸长细胞型	9391/3	Ⅱ
间变性室管膜瘤	9392/3	Ⅲ
5. 脉络丛肿瘤		
脉络丛乳头状瘤	9390/0	Ⅰ
非典型性脉络丛乳头状瘤	9390/1	Ⅱ
脉络丛癌	9390/3	Ⅲ
6. 其他神经上皮肿瘤		
星形母细胞瘤	9430/3	
第三脑室脊索瘤样胶质瘤	9444/1	Ⅱ
血管中心型胶质瘤	9431/1	
7. 神经元及混合性神经元 – 胶质肿瘤		
小脑发育不良性神经节细胞瘤	9493/0	Ⅰ
促纤维增生性婴儿星形细胞瘤/神经节细胞胶质瘤	9412/1	Ⅰ
胚胎发育不良性神经上皮肿瘤	9413/0	Ⅰ
神经节细胞瘤	9492/0	Ⅰ
神经节细胞胶质瘤	9505/1	Ⅰ
间变性神经节细胞胶质瘤	9505/3	Ⅲ
中枢神经细胞瘤	9506/1	Ⅱ
脑室外神经细胞瘤	9506/1	Ⅱ
小脑脂肪神经细胞瘤	9506/1	Ⅱ
乳头状型胶质神经元肿瘤	9509/1	Ⅰ
第四脑室菊形团形成型胶质神经元肿瘤	9509/1	Ⅰ
副神经节瘤	8680/1	
8. 松果体区肿瘤		
松果体细胞瘤	9361/1	Ⅰ
中等分化的松果体实质肿瘤	9362/3	Ⅱ～Ⅲ

肿瘤分类	ICD－O	WHO 分级
松果体母细胞瘤	9362/3	Ⅳ
松果体区乳头状肿瘤	9395/3	Ⅱ～Ⅲ
9. 胚胎性肿瘤		
髓母细胞瘤	9470/3	Ⅳ
促纤维增生/结节型髓母细胞瘤	9471/3	Ⅳ
髓母细胞瘤伴广泛结节	9471/3	Ⅳ
间变性髓母细胞瘤	9474/3	Ⅳ
大细胞型髓母细胞瘤	9474/3	Ⅳ
中枢神经系统原始神经外胚层肿瘤	9473/3	Ⅳ
中枢神经系统神经母细胞瘤	9500/3	Ⅳ
中枢神经系统神经节细胞神经母细胞瘤	9490/3	Ⅳ
髓上皮瘤	9501/3	Ⅳ
室管膜母细胞瘤	9392/3	Ⅳ
非典型性畸胎样/横纹肌样肿瘤	9508/3	Ⅳ
Ⅱ 颅神经和脊旁神经肿瘤		
1. 许旺细胞瘤（神经鞘瘤）	9560/0	Ⅰ
细胞型	9560/0	Ⅰ
丛状型	9560/0	Ⅰ
黑色素型	9560/0	Ⅰ
2. 神经纤维瘤	9540/0	Ⅰ
丛状型	9550/0	Ⅰ
3. 神经束膜瘤		
神经束膜瘤，不另行说明	9571/0	Ⅰ
恶性神经束膜瘤	9571/3	Ⅱ～Ⅲ
4. 恶性外周神经鞘膜肿瘤		
上皮样型	9540/3	Ⅱ～Ⅳ
伴有叶间分化	9540/3	Ⅱ～Ⅳ
黑色素型	9540/3	Ⅱ～Ⅳ
伴腺状分化	9540/3	Ⅱ～Ⅳ
Ⅲ 脑膜肿瘤		
1. 脑膜皮细胞肿瘤		
脑膜瘤	9530/0	
脑膜皮型	9531/0	Ⅰ
纤维型（纤维母细胞型）	9532/0	Ⅰ
过渡型（混合型）	9537/0	Ⅰ
砂粒体型	9533/0	Ⅰ

肿瘤分类	ICD－O	WHO 分级
血管瘤型	9534/0	I
微囊型	9530/0	1
分泌型	9530/0	I
富淋巴细胞浆细胞型	9530/0	I
化生型	9530/0	I
透明细胞型	9538/1	II
脊索瘤样型	9538/1	II
非典型性	9539/1	II
乳头状瘤型	9538/3	III
横纹肌样型	9538/3	III
间变性（恶性）	9530/3	III
2. 间叶肿瘤		
脂肪瘤	8850/0	I
血管脂肪瘤	8861/0	I
冬眠瘤	8880/0	I
脂肪肉瘤	8850/3	IV
单发纤维性肿瘤	8815/0	I
纤维肉瘤	8810/3	IV
恶性纤维组织细胞瘤	8830/3	IV
平滑肌瘤	8890/0	I
平滑肌肉瘤	8890/3	IV
横纹肌瘤	8900/0	I
横纹肌肉瘤	8900/3	IV
软骨瘤	9220/0	I
软骨肉瘤	9220/3	IV
骨瘤	9180/0	I
骨肉瘤	9180/3	IV
骨软骨瘤	9210/0	I
血管瘤	9120/0	I
上皮样血管内皮瘤	9133/1	II
血管外皮瘤	9150/1	II
间变性血管外皮瘤	9150/3	III
血管肉瘤	9120/3	IV
卡波西（Kaposi）肉瘤	9140/3	IV
尤文肉瘤－原始神经外胚层肿瘤	9364/3	

肿瘤分类	ICD - O	WHO 分级
3. 原发性黑色素细胞性病变		
弥漫性黑色素细胞增生症	8728/0	
黑色素细胞瘤	8728/1	
恶性黑色素瘤	8720/3	
脑膜黑色素瘤病	8728/3	
4. 其他脑膜相关性肿瘤		
血管母细胞瘤	9161/1	I
Ⅳ淋巴和造血组织肿瘤		
1. 恶性淋巴瘤	9590/3	
2. 浆细胞瘤	9731/3	
3. 颗粒细胞肉瘤	9930/3	
Ⅴ生殖细胞肿瘤		
1. 生殖细胞瘤	9064/3	
2. 胚胎性癌	9070/3	
3. 卵黄囊瘤	9071/3	
4. 绒毛膜癌	9100/3	
5. 畸胎瘤	9080/1	
成熟型	9080/0	
未成熟型	9080/3	
伴有恶性转化	9084/3	
6. 混合性生殖细胞肿瘤	9085/3	
Ⅵ蝶鞍区肿瘤		
颅咽管瘤	9350/1	I
造釉细胞瘤型	9350/1	I
乳头状型	9352/1	I
颗粒细胞瘤	9582/0	I
垂体细胞瘤	9432/1	I
垂体前叶梭形细胞嗜酸细胞瘤	8291/0	I
Ⅶ转移性肿瘤		

三、治疗思路、程序与方法选择

颅内肿瘤的治疗依据患者的年龄和全身情况、患者对治疗的期望、肿瘤的性质、解剖部位的不同而各不相同。总的治疗原则是：根据个体化的治疗原则，采取以微创神经外科手术为主的综合治疗，良性肿瘤尽可能全切，恶性肿瘤切除获得充分的脑减压，合并脑积水时，可行分流术缓解颅内高压。颅内肿瘤的常规治疗流程见图 6 - 5。

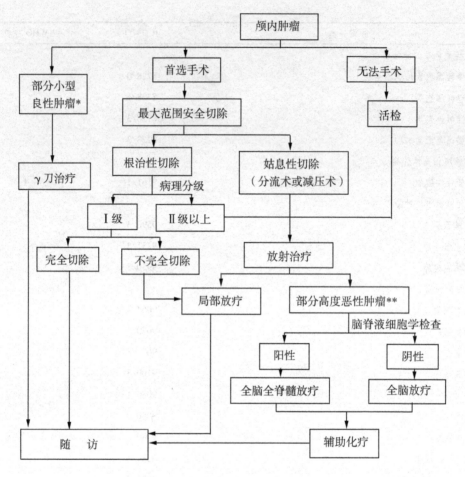

图 6 - 5 颅内肿瘤的常规治疗流程

＊：部分小型良性肿瘤包括垂体微腺瘤，直径小于 3cm 的听神经瘤和脑膜瘤

＊＊：部分高度恶性肿瘤包括髓母细胞瘤、松果体母细胞瘤、室管膜瘤、中枢性神经系统淋巴瘤、生殖细胞肿瘤、高度恶性的位于后颅窝的室管膜瘤、原始神经外胚层瘤

四、外科手术治疗

手术在当今仍然是颅内肿瘤最常用也是最有效的治疗方法，对良性肿瘤尤其如此，即便是恶性肿瘤也有不少能够通过手术治疗，至少可以收到延长寿命的效果。

（一）手术治疗的时机选择

对于颅内肿瘤手术时机的选择原则是：

（1）一般状况允许的前提下，尽早手术。

（2）血供非常丰富的巨大脑膜瘤可先行部分供血动脉栓塞治疗后再行手术。

（3）对有 γ 刀治疗适应证的肿瘤患者，可先行 γ 刀治疗，然后视疗效决定是否须进一步手术治疗。

（二）手术的适应证

一经确诊为颅内肿瘤，除非有手术禁忌证，如果患者及家属要求手术，原则上均应首先采取手术治疗。

（三）手术的禁忌证

（1）患者全身情况不能耐受手术。

（2）患者及家属放弃手术治疗。

（3）肿瘤位于重要神经功能的解剖部位，手术可能严重影响生活质量。

（4）复发的恶性胶质瘤患者，再次手术亦难延长生命。

（四）主要术式

1. 肿瘤切除术 颅内肿瘤切除手术的原则是尽可能多地切除肿瘤，以缓解颅内压升高，并尽可能保护大脑功能区。有研究表明，肿瘤全切后生存期明显长于次全切除和部分切除的患者。手术操作中要严格执行微创神经外科理念，以免损伤重要功能的脑组织而造成术后永久性重要神经功能障碍。在手术中，将肿瘤及其周围组织进行快速冰冻病理切片检查，对手术全切肿瘤有指导意义，可在手术中常规应用。

根据肿瘤被切除的程度大致可分为：肿瘤全切（显微镜下全切）、肿瘤次全切（大于肿瘤的95%）、部分切除（大于肿瘤的50%）和肿瘤活检。

2. 内、外减压术 目前，以减压为主的胶质瘤手术已逐渐减少甚至被逐渐淘汰，现仅限于手术前已有脑疝、肿瘤切除后脑压仍高的患者。

3. 脑脊液分流术 此手术仅适应于术前有梗阻性脑积水且预计脑肿瘤切除术后梗阻仍难以解除者。

五、放射治疗

放射治疗是治疗颅内肿瘤的重要方法之一，适用于各种胶质瘤、垂体瘤、室管膜瘤、松果体瘤、脑膜瘤、髓母细胞瘤、颅咽管瘤、脊索瘤、胚胎细胞瘤及脑转移瘤等。近十几年来，由于电子计算机技术的迅速发展，使影像诊断学和放射治疗设备及技术得到很大改进，出现了立体定向放疗、三维适形放疗、调强适形放疗和组织间插植放疗等多项新技术。这些技术在理论上可以提高肿瘤靶区剂量，且不增加周围正常组织受量，以达到提高肿瘤局部控制率，改善患者生活质量的目的。

（一）放射治疗适应证

（1）手术切除不彻底的恶性肿瘤，包括肿瘤肉眼全切除或部分切除术。

（2）肿瘤位置深在或肿瘤侵犯重要功能区而不能手术切除者。

（3）不适合手术切除而对放疗敏感的肿瘤，如生殖细胞瘤、室管膜瘤、髓母细胞瘤、原发性恶性淋巴瘤、垂体腺瘤、转移瘤等。

（4）恶性肿瘤术后复发者。

（二）放射治疗技术

1. 体位及固定方法 一般采用仰卧在头部托架上，热塑面罩固定。若为后颅窝肿瘤或全中枢神经系统照射，则可采取俯卧位。

2. CT 模拟定位 扫描范围应从第 2 颈椎下缘向上一直扫描至颅顶，扫描层距一般为3mm，需注射造影剂作增强扫描。将图像进行重建，获得肿瘤及正常解剖结构的三维图像。

3. 确定靶区 低级别胶质细胞瘤、少突胶质细胞瘤以及垂体腺瘤，其 CTV 一般在肿瘤边界外扩 1～2cm；高级别的胶质细胞瘤的 CTV 应包括 GTV 边界外扩 2～3cm。计划靶区（PTV），即考虑系统误差，一般为 CTV 外扩 5mm。DT 50Gy 后将 CTV 缩小为 GTV + 1cm。脑干、视交叉限量低于 54Gy，垂体限量低于 50Gy。

原发性淋巴瘤、生殖细胞瘤（局限型）、颅内转移瘤，其 CTV 为全脑；髓母细胞瘤、松果体母细胞瘤（播散型）、生殖细胞瘤（播散型）、间变性室管膜瘤以及白血病，其 CTV 为全脑全脊髓。

4. 常用照射野

（1）全脑照射：一般适用于分化差的胶质瘤、脑转移瘤、恶性程度较高的生殖细胞瘤及髓母细胞瘤等。全脑放疗剂量一般在 35～40Gy/3～4 周，然后进行 CT 或 MRI 检查，使用立体定向方法局部追加剂量至 50～60Gy。

全脑照射野界：上、前、后界沿颅骨外放 1cm，下界沿筛板下 0.5cm，同侧骨性外眦后1.5cm 至中、后颅窝底下 0.5cm。

（2）全中枢神经系统照射：即包括全脑至第二骶椎的照射。治疗体位为俯卧位，全脑采用 SAD 照射技术。下界达颈 4 颈 5 椎体。铅挡颅底线以下部位及椎体前 1/2。脊髓上、下部野采用 SSD 照射技术。野间间距 1cm，每照射 10Gy，将野界向上移动 1cm。全脊髓照射剂量在 30～40Gy/3～4 周。

（3）两野或多野照射：两野对穿或两野、三野、四野交叉照射，注意配合使用楔形板以调节各野权重，使肿瘤剂量分布更均匀、更合理。

（4）立体定向放疗：立体定向放疗技术由计算机系统控制，根据 CT、MRI、PET 等扫描图像进行三维重建，确定病灶区及正常组织器官范围，使射线从三维方向对病变实施"手术"式照射。包括立体定向手术（SRS）——单次大剂量放疗，小野、集束、大剂量，强调手术概念如 γ 刀；立体定向放射治疗（SRT）——分次大剂量放疗，高剂量、低分次、短时间，强调放疗概念，如 X 刀，常使用多弧非共面旋转聚焦技术，附加的三级准直器一般都为圆形，常要求病变直径≤3cm；三维适形放疗（3DCRT）——分次常规剂量不规则野放疗，其临床适应证主要针对头颈及体部形状复杂、体积较大（≥3cm）且相对固定的肿瘤；适形调强放疗（IMRT）即 3DCRT + 靶区内剂量均匀分布。适用于靶区形状不规则，而且沿患者纵轴方向扭曲时，如食管、气管、中枢神经系统、淋巴系统等部位的肿瘤；或者病变周围有很多重要器官，靶区成凹形，如前列腺癌、鼻咽癌等。

5. 照射剂量及生存率　见表 6-2。

表 6-2　颅内肿瘤常用治疗剂量及生存率

颅内肿瘤	照射剂量（常规分割）	生存率（SR）
星形细胞瘤Ⅰ、Ⅱ级	54～59.4Gy/30～33 次	SR_5 50%～79%，SR_{10} 30%～70%
星形细胞瘤Ⅲ、Ⅳ级	60Gy，残留灶（GTV +5mm）10Gy	ⅢSR_2 35%，ⅣSR_2 15%
少突胶质细胞瘤	60Gy/30～33 次	SR_5 48.5%，SR_{10} 36.2%
髓母细胞瘤	全脑 35～40Gy，全脊髓 30～35Gy，局部瘤床加量至 50～60Gy	SR_3 68.8%，SR_5 57.8%
室管膜瘤	全中枢 30～36Gy，局部加量至 50～54Gy	SR_5 60%～70%
脑膜瘤	54～60Gy/6.5～7 周	SR_5 良性 89%，恶性 49%

颅内肿瘤	照射剂量（常规分割）	生存率（SR）
生殖细胞瘤	全中枢 25～30Gy 局部加量至 45～50Gy	SR_8 91%
颅咽管瘤	成人 55～60Gy/6～7 周，儿童 50～55Gy/6～6.5 周	
脑干肿瘤	54～60Gy，分次剂量 1.6～1.8Gy	弥漫浸润型 SR_2 10%
垂体腺瘤	45～50Gy，分次剂量 1.8～20Gy，直径大于 4cm，54Gy	SR_{10} 69%～76%

（三）放疗合并症

（1）恶心和呕吐：多发生在放射治疗过程中，由于颅内压增高所致。可用 20% 甘露醇或激素对症治疗。

（2）骨髓抑制：多发生在全脑和全中枢照射过程中。

（3）放射性皮炎及脱发：放射过程中可出现轻度放射性皮炎，脱发多为暂时性，若提高放射剂量，可致永久性脱发。

（4）亚急性神经功能损伤：一般发生在治疗后 6～12 周，表现为头晕、肢体短暂性麻痹、低头时有腰部触电感等。用类固醇皮质激素治疗可使症状缓解。

（5）放射性坏死：为最严重的并发症。通常发生在放射后 6 个月，高峰期为 3 年。最好的治疗方法是手术切除坏死灶并予类固醇皮质激素治疗。见表 6-3。

表6-3　中枢神经系统的放射耐受剂量（$TD_{5/5}$）

器官	观察终点	剂量（Gy）
脑	坏死、梗塞形成	60（1/3 脑）
		45（全脑）
视神经、视交叉	失明	50
视网膜	失明	45
眼晶体	白内障	10
脑干	坏死、梗塞形成	60（1/3 脑干）
		50（全脑干）
脊髓	脊髓炎、坏死	50（5～10cm 长）
		47（20cm 长）

（6）白内障、视力下降及视野改变：因眼晶体、视网膜、视神经和视交叉受照射所致。

（7）内分泌功能紊乱：因下丘脑垂体系统受照射所致。

（8）神经精神方面异常改变：表现为学习能力、瞬间记忆和解决问题的能力下降。

（四）联合治疗

1. 星形细胞瘤　加速超分割或结合放射增敏剂与常规放疗比较，对胶质母细胞膜瘤患者生存率和局部控制率的改善并无优势。辅助化疗对高级别星形细胞瘤儿童患者有效，但对成人患者无明显益处。

有报道，应用新型口服化学药物替莫唑胺联合放疗，可以明显延长胶质细胞瘤患者的生命。

2. 髓母细胞瘤　放疗后再行辅助化疗已证明对高危患者（即年龄＜2 岁，肿瘤部分或次全切除、累及脑干，T_3、T_4 期）有好处。常用化疗方案为 CCNU + VCR，CCNU + VCR + DDP 等。

3. 生殖细胞瘤 放疗前诱导化疗（DDP + VP16 或 IFO + DDP + VP16）3 ~ 5 个疗程，有助于减少放疗体积（代替脊髓预防性照射，减少局部照射野体积）和剂量。

六、化学药物治疗

在颅内恶性肿瘤的综合治疗中，化疗已成为重要的治疗手段，并取得一定的疗效，研究得出了辅助化疗可带来生存受益（1 年生存率 60%，中位生存期延长 2 个月）的结果，动物实验显示，经动脉用高渗性药物如甘露醇可开放血 - 脑屏障脊液（BBB）

颅内恶性肿瘤的治疗，目前大家有所共识，以手术 + 化疗 + 放疗 + 化疗最为理想。且化疗剂量要足，疗程要够。化学治疗应采用联合用药，从不同作用途径杀死或抑制肿瘤细胞的生长，局部化疗能达到最大药物浓度，又能减少副作用，疗效优于全身化疗。

抗肿瘤新药替莫唑胺（TMZ）是一种口服的第二代烷化剂，是 1999 年 8 月经 FDA 批准用于恶性胶质瘤的首选治疗药物，主要用于恶性程度较高或复发的胶质瘤，有效率约 35%，且毒副作用轻微。而 PCV 方案对成人复发或进展的低级别胶质瘤的有效率为 65% 左右。

（一）单药化学药物治疗及注意事项（见表 6 - 4，表 6 - 5）。

表 6 - 4 卡莫司汀单药方案

药物名称	剂量	给药方式	实施计划	有效率
卡莫司汀	$80mg/m^2$ 或 $200mg/m^2$	加入 0.9% NS 500ml 静滴 30 ~ 45min	第 1 ~ 3 天或第 1 天	33%

注：①每 8 周重复。②主要毒副作用：骨髓抑制、胃肠道反应、皮肤毒素。③累剂量不超过 1 000mg/m²，防止肺及肾毒性发生。

表 6 - 5 替莫唑胺单药方案

药物名称	剂量	给药方式	实施计划	有效率
替莫唑胺	$200mg/m^2$ （对初治者）	口服	第 1 ~ 5 天	35%
	$150mg/m^2$ （对复治者）	口服		

注：①每 4 周重复。②主要副作用：胃肠道反应，可能会出现骨髓抑制。③如中性粒细胞 $< 1.0 \times 10^9/L$，或血小板 $< 50 \times 10^9/L$ 时，建议下一周期的剂量减少 $50mg/m^2$，但不低于最低推荐剂量 $100mg/m^2$。

（二）联合化学药物治疗方案及注意事项（见表 6 - 6，表 6 - 7）。

表 6 - 6 PCV 联合方案

药物名称	剂量	给药方式	实施计划	有效率
洛莫司汀	$110mg/m^2$	口服	第 1 天	
甲基苄肼	$60mg/m^2$	口服	第 8 ~ 21 天	42%
长春新碱	$1 ~ 4mg/m^2$ （最大 2mg）	加入 0.9% NS 40ml 静推	第 8 ~ 29 天	

注：①每 6 ~ 8 周重复。②主要毒副作用：胃肠道反应、骨髓抑制、脱发及神经毒性。③长春新碱应慢推，避免外渗，如发生外渗，常用透明质酸酶或 NS1ml 局部皮下注射；也可局部热敷，不宜使用冷敷和皮质类固醇。

表 6 - 7　AVM 联合方案

药物名称	剂量	给药方式	实施计划	有效率
嘧啶亚硝尿（ACNU）	$90mg/cm^2$	加入 NS 40ml 静推	第 1 天	43%
替尼泊苷（VM26）	$60mg/（m^2 \cdot d）$	加入 NS 100ml 静推	第 1 ~ 3 天	

注：①每 6 ~ 8 周重复。②主要毒副作用有迟发性骨髓抑制、胃肠道反应。③嘧啶亚硝尿禁止肌注或皮下注射，避免血管外渗漏，如渗出，可用 1% 的硫代硫酸钠 4ml 与 6ml 蒸馏水混合，局部注射及静滴，同时局部冰敷 6 ~ 12h。

（三）转移性脑肿瘤

由于多数脑转移肿瘤对化疗不甚敏感或之前已使用有效药物予以化疗，因此，化疗通常不作为转移性肿瘤的首选治疗，目前同步放、化疗的方案具有较好的安全性。

七、基因治疗

基因治疗是指采用分子生物学技术，向体内导入目的（治疗）基因对体内异常或缺陷的基因进行纠正、修复或补充，以达到治疗疾病的目的。

脑胶质瘤是颅内主要恶性肿瘤，外科手术、放疗和化疗以及其综合应用都很难将其根除，因而成为基因治疗的适应证。采用多项治疗策略从不同环节入手杀伤肿瘤或抑制其发展：①药物敏感基因治疗，亦称自杀基因治疗。以 U_1RV/HSV - IK/GCV 系统为例，即用逆转录病毒（RV）为载体将单纯疱疹病毒 - 胸腺嘧啶核苷凝酶基因（HSV - tR）转染到分裂的肿瘤细胞内，然后给以丙氧乌苷（ganciclovir，GCV）转染到细胞内的 HSV - tK，基因使 GCV 磷酸化，生成有细胞毒性的代谢产物，阻断肿瘤中 HSV - tK 阳性细胞的 DNA 合成而导致细胞死亡。毒性产物还可通过细胞间隙杀伤邻近的肿瘤细胞，发生所谓"旁观者效应"以扩大其杀伤范围。类似的治疗系统还有 V_2 V - tK、aram，系统和 EL - CD/5 - FL 系统等。②反义寡脱腺氧核苷酸（ODNs）或反义 mRNA 抑制癌基因表达，根据癌基因的特异碱基因序列合成互补的寡核苷酸或反义 mRNA，导入肿瘤细胞以封闭癌基因的翻译进程。③抑制肿瘤的血管生成（angiogenesis），抑制肿瘤的血管生成能有效的抑制肿瘤生长，导入血管生成抑制因子以抑制血管生长，如 angiostatin、AGN - 1470 等。④促进肿瘤细胞凋亡，用 AV 导入野生型 p53 可抑制肿瘤细胞生长并促其凋亡。⑤增强机体耐受化疗，引入多耐药基因（MDR - L）至骨髓造血干细胞，增强机体耐受化疗药物的能力。⑥抗肿瘤活性因子，将抗肿瘤活性因子如肿瘤坏死因子（TNF）或白介素 2（IL - 2）导入肿瘤浸润淋巴细胞（TIL），然后植入肿瘤组织以杀死肿瘤细胞。其他策略还有：①增强肿瘤的免疫原性。②增强免疫细胞的抗癌活性。③阻断肿瘤细胞的信号传递系统。

目前，许多基因治疗方法尚处于实验阶段，临床肿瘤基因治疗的效果尚不能令人十分满意。相信在不久的将来，对于颅内恶性胶质瘤，基因治疗将是继手术、放疗和化疗这三大治疗之外的又一重要治疗方法。基因治疗将成为一个新的医学里程碑。

八、降低颅内压治疗

颅内压增高是产生临床症状并危及患者生命的直接原因，因此，降低颅内压治疗在颅内肿瘤的治疗中始终是个中心问题。降低颅内压最根本的办法是彻底摘除肿瘤，而术前、术中、术后采取其他降低颅内压的措施也是十分必要的。

（一）脱水治疗

不应将脱水治疗看作单纯使用脱水药物的问题，而应该视为一组综合治疗措施。

1. 合理体位　除合并休克者外，如需采取体位治疗时应将床头抬高15°～30°，避免颈部扭曲及胸部受挤压，以利于颅腔静脉回流。

2. 限制水入量　对于需要强烈脱水的患者应严格限制入量，不能进食者每天输液量应限制在1 500～2 000ml（小儿按60～80ml/kg计算）。

3. 保持呼吸道通畅　对于昏迷患者尤为重要，气管切开同时吸氧通常是必要的。

4. 脱水药物的应用

（1）高渗性脱水药物：①20%甘露醇：1g/kg（成人剂量，下同），静脉快速点滴或推注，3～4次/d。②25%山梨醇：1g/kg，静脉快速点滴或推注，3～4次/d。③30%尿素：1g/kg，静脉快速点滴或推注，3～4次/d。④50%葡萄糖：60～100ml，静脉快速点滴或推注，4次/d。⑤50%甘油盐水：100ml，口服，2～3次/d。⑥甘油-抗坏血酸钠：2ml/kg，静脉注射，2次/d。

（2）利尿性脱水药物：①速尿：20mg/次，静脉或肌内注射，1～2次/d。②利尿酸钠：25～50mg/次，静脉或肌内注射，1次/d。③双氢克尿噻：25～50mg/次，肌内注射或口服，3次/d。④氨苯蝶啶：50mg/次，口服，3次/d。⑤醋氮酰胺：250～500mg/次，口服，3次/d。

强烈脱水时应特别注意防止水、电解质平衡的紊乱。对于老弱患者及小儿应注意勿因脱水导致休克、虚脱。休克及严重脱水患者未得到纠正前不能应用脱水药物。

（二）冬眠降温

冬眠降温可降低脑组织的代谢率，从而提高脑神经细胞对缺氧的耐受力，改善脑血管及神经细胞膜的通透性，减少脑水肿的发生。冬眠降温多用于高热、躁动及有去大脑强直的患者，持续时间不宜过长，一般为3～5d。

（三）激素应用

肾上腺皮质激素有调节血脑屏障、改善脑血管通透性、抑制垂体后叶素、减少储钠和排钾以及促进细胞代谢、增强机体对伤病的应激能力等作用，因而可防治脑水肿的发生。常用的肾上腺皮质激素有地塞米松和氢化可的松。地塞米松成人首次用量10mg静脉点滴，以后每6h肌内注射5mg，和维持静脉点滴，每天总量20mg。氢化可的松稀释后静脉点滴，100～200mg/d，最大可达300mg。应用肾上腺皮质激素治疗应注意预防感染，大剂量用药还应注意水、电解质平衡失调问题。一般大剂量用药时间不可持续过久，以3～5d为宜。

（王　政）

第九节　颅内转移性肿瘤

一、概述

颅内转移瘤（intracranial metastatic tumors）为身体其他系统的肿瘤转移至颅内，即转移性脑肿瘤（metastatic braintumors）和原发中枢神经系统恶性肿瘤转移（metastases of primary

CNS tumors）。颅内转移瘤可在原发病的任何时间表现出症状和体征，一般肺癌、黑色素瘤和胃癌易早期转移至颅内，而乳腺癌、肉瘤和其他胃肠道肿瘤转移则较晚。不同国家和地区颅内转移瘤的发生率差别很大，多数报道转移瘤占颅内肿瘤的 10% 左右，但随着生活水平和医疗条件的发展，颅内转移瘤的发生有增高趋势。发病年龄与全身肿瘤相同，男性多于女性，男女比例约为 1.5：1。最多见于 40~60 岁。恶性肿瘤转移至颅内有 4 条途径：①经血流。②经淋巴。③直接侵入。④经蛛网膜下腔。其中经血流为最多见的途径。转移途径和转移部位与原发瘤的部位有关，如肺癌、乳腺癌、皮肤癌等主要经血流转移，易在脑内形成多发转移癌；消化道癌瘤较易经淋巴系统转移，而播散于脑膜；室管膜瘤和髓母细胞瘤可经蛛网膜下腔播散。临床表现主要为颅内压增高、精神症状、神经功能障碍及脑膜刺激症状等。

二、诊断（Diagnosis）要点

1. 临床表现　年龄多为 40~60 岁，急性起病占 40%~50%，出现颅内压增高和神经系统定位体征，并呈进行性加重。临床症状广泛复杂，不能用单一病灶解释，常提示为多灶性。

2. 既往史　有或无癌瘤病史，部分首先出现颅内症状，诊断为转移瘤后才在其他部位找到原发病灶。

3. 辅助检查　头部 CT 可见脑实质内圆形占位，多为高密度或混杂密度，中心时有坏死囊变，强化明显，病灶周围水肿明显；头部 MRI T_1 和 T_2 弛豫时间延长，T_1 图像为高信号或与灰质信号相仿，强化可发现颅内微小和多发病灶，水肿区不强化；正电子发射断层扫描（positron emission tomography，PET）是一种安全无创伤的影像技术，可以获得全身图像，早期发现肿瘤的原发、转移或复发病灶，对转移脑瘤术前及术后评估很有价值；脑脊液细胞学检查是脑膜转移瘤的主要诊断方法，反复多次查找肿瘤细胞，阳性率约为 80%。另外身体其他部位的辅助检查也是不可缺少的。

4. 鉴别诊断

（1）胶质瘤：一般很少多发，无身体其他部位的癌瘤史，肿瘤周围水肿较转移瘤轻。

（2）脑脓肿：囊性转移瘤在影像学上不易与转移瘤区分，但追问病史就不难做出辨别。

（3）脑出血：当转移瘤卒中出血时需与脑出血鉴别，但根据出血部位、形态，有无高血压病史可判断。

三、治疗思路、程序与方法选择

对脑转移瘤患者来说积极、恰当的治疗措施不仅能阻止或延缓严重的神经系统症状（如偏瘫等）的出现、改善患者的生存质量，同时脑部病灶的控制也可以为治疗原发灶争取时间，有利于延长患者的生存时间。颅内转移瘤治疗困难，不易治愈，经过临床实践，综合治疗是脑转移瘤的较为理想的方法。图 6-6 是颅内转移性肿瘤的治疗流程。

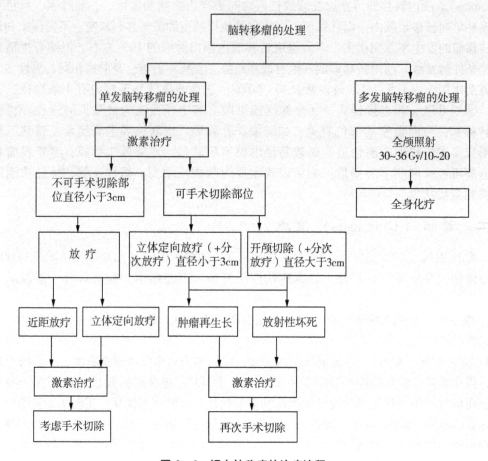

图 6-6　颅内转移瘤的治疗流程

四、手术治疗

对于单发转移瘤，手术治疗的指征主要包括：

（1）原发病基本稳定，得到控制。

（2）手术可达到的病变。

（3）颅内高压有脑疝形成危险或威胁生命。

（4）原发病灶不明，为获得病理诊断者。

（5）全身状况好，估计能耐受手术。手术切除脑转移可以消除脑水肿的根源。对颅内压增高症状明显者，手术切除肿瘤可迅速降低颅内压，缓解症状。术前定性诊断不清者可以明确组织学诊断。对放射性治疗不敏感的肿瘤，手术切除是治疗的唯一方法。

对于多发病，因其预后常较单发者差，所以通常建议行放射治疗。其手术指征主要包括：定性诊断不明者；可经单一手术入路切除者；多发转移瘤中，某一肿瘤为主要临床症状源且可经手术切除者。

手术入路的设计主要根据病变的部位，通常遵循病变距离最短的原则，位于功能区或功能区附近的病变除外。术中可见转移瘤边界较清楚，可沿肿瘤与脑组织的分界面进行分离和切除，通常可获得大部切除。

五、放射治疗

放射治疗是脑转移瘤的主要治疗方法。单发或多发脑转移瘤不能手术切除或不全切除，在并用激素或减压术后采用放疗，即使某些原发灶尚未完全控制的脑转移瘤患者也可选择应用。此外，放疗是脑转移瘤手术切除后的重要辅助治疗。

（一）放射治疗技术

1. 照射靶区　全脑放疗为脑转移患者的常规治疗方式。但全脑放疗有约 1/3 以上的病变未达到局部控制，故为了提高肿瘤照射剂量，可应用精确放疗作补充。包括 3DCRT、X刀、γ刀等技术。An-drews 等于 2004 年报道了 RTOG9508 的结果，单发脑转移者用全脑加X刀比单纯全脑照射疗效好，中位生存时间分别为 6.5 个月和 4.9 个月（P=0.039），而且加 X 刀者的卡氏评分也得到了明显改善（43% 和 27%），建议全脑放疗加 X 刀或 γ 刀肿瘤局部加量，应作为脑单发转移癌的标准治疗，而对 2~3 个病灶者也可考虑作为标准治疗。

2. 放疗剂量　一般认为，全脑放疗应以 DT 4 000cGy/20 次或 3 000cGy/10 次为宜，分割剂量不宜大于 300cGy/次。对于多发转移瘤，因转移数目多不宜应用精确放射，可适当增加到 5 000cGy/25 次。在常规全脑放疗后再行精确放疗（3DCRT、X刀、γ刀），周边剂量宜达 16Gy 左右（CTV）。

（二）放疗并发症

可出现脱发，治疗早期有短期头痛、恶心等神经系统症状。在生存 1 年以上的患者可能出现 10% 左右晚期并发症，特别在分割剂量大于 300cGy/次者。

（三）全脑放疗加化疗

脑转移癌本身与其他部位转移癌有一样的化疗敏感性，而对化疗药物抗拒的主要原因是血-脑脊液屏障问题。因此，如果希望对脑转移癌有相似的反应率，化疗应在全脑放疗后进行，或者用能够通过血-脑脊液屏障脂溶性化疗药物，如长春新碱（VCR）、顺铂（DDP）、司莫司汀（Me-CCNU）、替尼泊苷（VM-26）等。

（四）疗效如表 6-8 所示

表 6-8　单发脑转移瘤治疗疗效情况

治疗方式	中位生存（周）	野内复发（%）
全脑 + X 刀	48~56	8~14
手术 + 全脑	40~43	20
单纯全脑	15~30	52~100

六、化学药物治疗

对于多发脑转移瘤或原发病未广泛转移的系统性癌症，药物治疗结合放射治疗通常为首选方案。药物治疗主要包括激素治疗和化学治疗。

1. 激素治疗　对病情危重不能耐受手术或病情急性恶化垂危的患者首选药物治疗，如激素、脱水药等，一般都能有很好的降低颅内压的作用，为进一步行其他治疗争取时间。由于转移瘤的症状多与瘤周水肿相关，所以单独应用激素治疗即可明显减轻转移瘤（特别是多发脑转移瘤）的神经系统症状，一般24～48h即可见效，但这种疗效并非持续性，且长期服用激素可产生应激性溃疡等副作用。

2. 化学药物治疗　一般认为，化疗在治疗脑转移瘤方面作用很小，原因是药物很难透过血－脑脊液屏障。但近来的研究表明，一些肿瘤如生殖细胞肿瘤（特别是绒毛膜癌）、小细胞肺癌及一些乳腺癌，化学治疗可以缩小肿瘤的体积，有些肿瘤甚至可以完全消失。对于颅内多发转移瘤，化疗不失为一种可选择的治疗方法。常用的化疗药物有氮芥、环己亚硝脲等。可根据原发肿瘤的组织学类型选用适宜的抗癌药物。化疗药物一般为BCNU（卡氮芥）125mg/d连续3d静滴，注意血象及肝肾功能改变。

（刘　瑛）

第七章

胸部肿瘤

第一节　食管癌

食管癌（esophageal carcinoma 或 carcmoma of the esophagus）是世界和我国常见的消化道恶性肿瘤之一，全世界食管癌的发病率在恶性疾病中排第八位，每年约有 30 万人死于食管癌。其发病率和死亡率各国差异很大。我国是世界上食管癌高发地区之一，每年平均病死约 15 万人。男多于女，发病年龄多在 40 岁以上。

（一）流行病学及病因学

我国食管癌发病率男性约为 31.66/10 万，女性约为 15.93/10 万，占各部位癌死亡的第二位，仅次于胃癌。国外食管癌以亚、非、拉某些地区的黑人、中国人、印度人和日本人以及巴西、智利等地的居民发病率较高，而欧洲、北美和大洋洲地区发病率很低。我国发病率以河南省为最高，此外江苏、山西、河北、福建、陕西、安徽、湖北、山东、广东等省均为高发区。

食管癌组织类型分为鳞状细胞癌和腺癌，全世界在地方性流行区以鳞状细胞癌最为常见，我国以鳞状细胞癌为主，占 80% 以上，但在非地方性流行区，如北美和许多西欧国家，则腺癌已超过鳞癌，占 50% 以上。食管腺癌最大的危险因素是胃食管反流性疾病（GERD）和 Barrett's 食管。GERD 是一个常见的现象，影响着超 30% 的西方人 GERD 与高体重指数有关。Barrett's 食管是食管腺癌发病的最重要的危险因素，其病变主要为食管正常鳞状上皮被柱状上皮和腺上皮取代。

食管癌的人群分布与年龄、性别、职业、种族、地理、生活环境、饮食生活习惯、遗传易感性等有一定关系。经已有调查资料显示，食管癌可能是多种因素所致的疾病。已提出的病因因素如下：①化学病因：亚硝胺。这类化合物及其前体分布很广，可在体内、外形成，致癌性强。在高发区的膳食、饮水、酸菜、甚至患者的唾液中，测亚硝酸盐含量均远较低发区为高；②生物性病因：真菌。在某些高发区的粮食中、食管癌患者的上消化道中或切除的食管癌标本上，均能分离出多种真菌，其中某些真菌有致癌作用。有些真菌能促使亚硝胺及其前体的形成，更促进癌肿的发生；③缺乏某些微量元素：钼、铁、锌、氟、硒等在粮食、蔬菜、饮水中含量偏低；④缺乏维生素：缺乏维生素 A、B_2、C 以及动物蛋白、新鲜蔬菜、水果摄入不足，是食管癌高发区的一个共同特点；⑤烟、酒、热食热饮、口腔不洁等因素：长期饮烈性酒、嗜好吸烟、食物过硬、过热、进食过快，引起慢性刺激、炎症、创伤或口腔不洁、龋齿等均可能与食管癌的发生有关。吸烟和大量饮酒是鳞癌的主要危险因素。戒烟后鳞癌的发病风险会大大降低。而且，这些患者常有消化道以外的癌症病史，如头颈部癌及肺癌的病史。吸烟也是腺癌的一个确定的危险因素，但过度饮酒只是中度风险。与鳞癌不同，戒烟后腺癌的发病风险仍保持不变；⑥食管癌遗传易感因素，有肿瘤家族史或者有食管癌的癌前疾病或癌前病变者。总之，引起食管癌的因素是复杂的、多方面的。有些可能是主导因素，有些可能是促进因素，也有些或许只是一些相关现象。因此食管癌的病因尚有待继续深入研究。

（二）病理

食管是长管状的器官，是消化道最狭窄的部分。它的上端在环状软骨处与咽部相连接，下端穿过横膈膜肌 1 ~ 4cm 后与胃贲门相接。从门齿到食管入口处的距离约 15cm，到贲门约40cm。食管的三个生理狭窄（图 7 - 1）：第 1 个狭窄位于环状软骨下缘，即相当第 6 颈椎下缘平面，距门齿 15cm；第 2 个狭窄位于左主支气管及主动脉弓处，即第 4 ~ 5 胸椎之间的高度，距门齿约 25cm；第 3 个狭窄位于横膈膜肌的食管裂孔处，距门齿 35 ~ 40cm。食管的这三个狭窄，是异物滞留和食管癌的好发部位。

食管的组织结构食管壁分黏膜、黏膜下层、肌层和外膜四层。黏膜：包括上皮层和固有层。黏膜下层：由疏松结缔组织组成，内有血管、淋巴管和神经丛。肌层：分两层，内层环行和外层纵行。肌肉收缩产生蠕动，推动食物进入胃内。外膜：除腹段为浆膜外，其余为纤维膜。

食管的淋巴系统由食管黏膜、黏膜下层、肌层发出的淋巴输出管，离食管后分两路，短输出管进入食管旁淋巴结；长输出管走行一段距离后进入食管附近淋巴结。了解淋巴的流行方向，有助于了解食管癌经淋巴道转移的规律，如颈段食管癌常有颈部淋巴结转移，晚期食管癌可有锁骨上淋巴结转移。

食管没有分泌和消化的功能，它主要的功能是通过蠕动把食团输送到胃里。在正常情况下，食物从咽部到达胃的贲门所需时间是：液体约 4 秒，固体食物为 6 ~ 9 秒。如果有外伤、异物、炎症或肿瘤，食物下咽就会发生困难。

食管的解剖分段（图 7 - 2）：采用美国癌症联合会（AJCC）2009 分段标准：①颈段：自食管入口至胸骨柄上沿的胸廓入口处，内镜检查距门齿 15 ~ 20cm；②胸段：又分为上、中、下三段。胸上段：上自胸廓入口，下至奇静脉弓下缘水平，内镜检查距门齿 20 ~ 25cm；胸中段：上自奇静脉弓下缘，下至下肺静脉水平，内镜检查距门齿 25 ~ 30cm；胸下段：上自下肺静脉水平，向下终于胃，内镜检查距门齿 30 ~ 40cm。食管胃交界：凡肿瘤中心位于食管下段、食管胃交界及胃近端 5cm，并已侵犯食管下段或食管胃交界者，均按食管腺癌TNM 分期标准进行分期；胃近端 5cm 内发生的腺癌未侵犯食管胃交界者，可称为贲门癌，连同胃其他部位发生的肿瘤，皆按胃癌 TNM 分期标准进行分期。胸中段食管癌较多见，下段次之，上段较少。

按病理形态，临床上食管癌可分为四型。①髓质型：管壁明显增厚并向腔内外扩展，使癌瘤的上下端边缘呈坡状隆起。多数累及食管周径的全部或绝大部分。切面呈灰白色，为均匀致密的实体肿块；②缩窄型（即硬化型）：瘤体形成明显的环行狭窄，累及食管全部周径，较早出现阻塞；③蕈伞型：瘤体呈卵圆形扁平肿块状，向腔内呈蘑菇样突起，故名蕈伞。隆起的边缘与其周围的黏膜境界清楚，瘤体表面多有浅表溃疡，其底部凹凸不平；④溃疡型：瘤体的黏膜面呈深陷而边缘清楚的溃疡。溃疡的大小和外形不一，深入肌层，阻塞程度较轻。

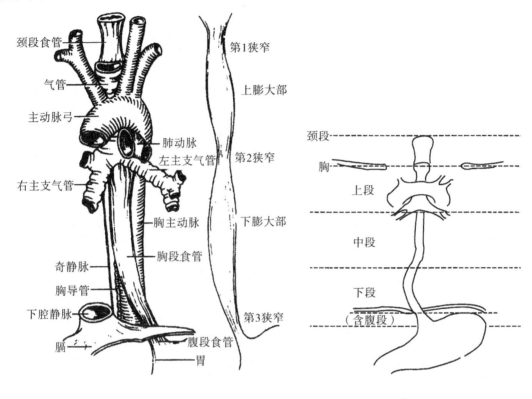

图7-1　食管的三个生理狭窄　　　　　图7-2　食管的解剖分段

扩散及转移：癌肿最先向黏膜下层扩散，继而向上、下及全层浸润，很易穿过疏松的外膜侵入邻近器官。癌转移主要经淋巴途径：首先进入黏膜下淋巴管，通过肌层到达与肿瘤部位相应的区域淋巴结。颈段癌可转移至喉后、颈深和锁骨上淋巴结；胸段癌转移至食管旁淋巴结后，可向上转移至胸顶纵隔淋巴结，向下累及贲门周围的隔下及胃周淋巴结，或沿着气管、支气管至气管分叉及肺门。但中、下段癌亦可向远处转移至锁骨上淋巴结、腹主动脉旁和腹腔丛淋巴结，这均属晚期。血行转移发生较晚。

食管癌TNM分期标准见（表7-1和图7-3）。

表7-1　食管癌的TNM分期

T：原发肿瘤

Tx：原发肿瘤不能测定

T0：无原发肿瘤证据

Tis：原位癌

T1：肿瘤只侵及黏膜固有层和黏膜下层

T2：肿瘤侵及肌层

T3：肿瘤侵及食管纤维膜

T4：肿瘤侵及邻近器官

N：区域淋巴结

Nx：区域淋巴结不能测定

N0：无区域淋巴结转移

N1：区域淋巴结转移

M：远处转移

Mx：远处转移不能测定

M0：无远处转移

M1：有远处转移

胸上段食管癌

M1a：颈淋巴结转移

M1b：其他的远处转移

胸中段食管癌

M1a：不应用

M1b：非区域淋巴结或其他的远处转移

胸下段食管癌

M1a：腹腔动脉淋巴结转移

M1b：其他的远处转移

临床分期

0 期	Tis	N0	M0
Ⅰ 期	T1	N0	M0
ⅡA 期	T2	N0	M0
ⅡB 期	T3	N0	M0
Ⅲ 期	T1	N1	M0
Ⅳ 期	T2	N1	M0

临床分期

ⅣA 期	T3	N1	M0
ⅣB	T4	任何 N	M0
	任何 T	任何 N	M1
	任何 T	任何 N	M1a
	任何 T	任何 N	M1b

注：食管癌的区域淋巴结定义，颈段食管癌：颈部淋巴结，包括锁骨上淋巴结；胸段食管癌：纵隔及胃周淋巴结，不包括腹腔动脉旁淋巴结。

（三）临床表现

早期时症状常不明显，但在吞咽粗硬食物时可能有不同程度的不适感觉，包括咽下食物哽噎感，胸骨后烧灼样、针刺样或牵拉摩擦样疼痛。食物通过缓慢，并有停滞感或异物感。哽噎停滞感常通过吞咽水后缓解消失。症状时轻时重，进展缓慢。中晚期食管癌典型的症状为进行性咽下困难，先是难咽干的食物，继而半流质，最后水和唾液也不能咽下。常吐黏液样痰，为下咽的唾液和食管的分泌物。患者逐渐消瘦、脱水、无力。持续胸痛或背痛表示为晚期症状，癌已侵犯食管外组织。当癌肿梗阻所引起的炎症水肿暂时消退，或部分癌肿脱落后，梗阻症状可暂时减轻，常误认为病情好转。若癌肿侵犯喉返神经，可出现声音嘶哑；若压迫颈交感神经节，可产生 Homer 综合征；若侵入气管、支气管，可形成食管、气管或支气管炎，出现吞咽水或食物时剧烈呛咳，并发生呼吸系统感染。后者有时亦可因食管梗阻致内容物反流入呼吸道而引起。最后出现恶病质状态。若有肝、脑等脏器转移，可出现黄疸、腹水、昏迷等状态。

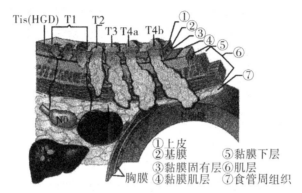

① 上皮 ② 基膜 ③ 黏膜固有层 ④ 黏膜肌层 ⑤ 黏膜下层 ⑥ 肌层 ⑦ 食管周组织

胸膜

图 7-3　食管癌 TNM 分期示意图

体格检查时应特别注意锁骨上有无肿大淋巴结、肝有无肿块和有无腹水、胸水等远处转移体征。

（四）诊断

1. 高危因素　食管癌高发区，年龄在 40 岁以上，有肿瘤家族史或者有食管癌的癌前疾病或癌前病变者是食管癌的高危人群。

2. 症状　吞咽食物时有哽噎感、异物感、胸骨后疼痛，或明显的吞咽困难等，考虑有食管癌的可能，应进一步检查。

吞咽食物时有哽噎感、异物感、胸骨后疼痛一般是早期食管癌的症状，而出现明显的吞咽困难一般提示食管病变为进展期。

临床诊断为食管癌的患者出现胸痛、咳嗽、发热等，应考虑有食管穿孔的可能。

3. 体征

（1）大多数食管癌患者无明显相关阳性体征。

（2）临床诊断为食管癌的患者近期出现头痛、恶心或其他神经系统症状和体征，骨痛，肝大，皮下结节，颈部淋巴肿大等提示远处转移的可能。

4. 辅助检查

（1）血液生化检查：对于食管癌，目前无特异性血液生化检查。食管癌患者血液碱性磷酸酶或血钙升高考虑骨转移的可能，血液碱性磷酸酶、谷草转氨酶、乳酸脱氢酶或胆红素升高考虑肝转移的可能。

（2）影像学检查

1）食管造影检查：是可疑食管癌患者影像学诊断的首选，应尽可能采用低张双对比方法。对隐伏型等早期食管癌无明确食管造影阳性征象者应进行食管镜检查，对食管造影提示有外侵可能者应进行胸部 CT 检查。

2）CT 检查：胸部 CT 检查目前主要用于食管癌临床分期、确定治疗方案和治疗后随访，增强扫描有利于提高诊断准确率。CT 能够观察肿瘤外侵范围，T 分期的准确率较高，可以帮助临床判断肿瘤切除的可能性及制定放疗计划；对有远处转移者，可以避免不必要的探查术。

3）超声检查：主要用于发现腹部脏器、腹部及颈部淋巴结有无转移。

4）MRI 和 PET－CT：均不作为常规应用，需要时进一步检查。MRI 和 PET－CT 有助于鉴别放化疗后肿瘤未控、复发和瘢痕组织；PET 检查还能发现胸部以外更多的远处转移。

（3）内镜检查：是食管癌诊断中最重要的手段之一，对于食管癌的定性定位诊断和手术方案的选择有重要的作用。对拟行手术治疗的患者必需的常规检查项目。此外，内镜检查前必须充分准备，建议应用去泡剂和去黏液剂，仔细观察各部位，采集图片，对可疑部位应用碘染色和放大技术进一步观察，进行指示性活检，这是提高早期食管癌检出率的关键。提高食管癌的发现率，是现阶段降低食管癌死亡率的重要手段之一。

（五）鉴别诊断

食管癌的鉴别诊断，除病史、症状和体征外，在很大程度上有赖于 X 线和内窥镜检查，而最后的诊断需要经病理组织学诊断证实。食管癌需与以下疾病相鉴别：①食管贲门失弛缓症：患者多见于年轻女性，病程长，症状时轻时重。食管钡餐检查可见食管下端呈光滑的漏斗型狭窄，应用解痉剂时可使之扩张；②食管良性狭窄：可由误吞腐蚀剂、食管灼伤、异物损伤、慢性溃疡等引起的瘢痕所致。病程较长，咽下困难发展至一定程度即不再加重。经详细询问病史和 X 线钡餐检查可以鉴别；③食管良性肿瘤：主要为少见的平滑肌瘤，病程较长，咽下困难多为间歇性。X 线钡餐检查可显示食管有圆形、卵圆形或分叶状的充盈缺损，边缘整齐，周围黏膜纹正常；④癔球症：多见于青年女性，时有咽部球样异物感，进食时消失，常由精神因素诱发。本病实际上并无器质性食管病变，亦不难与食管癌鉴别；⑤缺铁性假膜性食管炎：多为女性，除咽下困难外，尚可有小细胞低色素性贫血、舌炎、胃酸缺乏和反甲等表现；⑥食管周围器官病变：如纵隔肿瘤、主动脉瘤、甲状腺肿大、心脏增大等。除纵隔肿瘤侵入食管外，X 线钡餐检查可显示食管有光滑的压迹，黏膜纹正常。

（六）预防

我国在 20 世纪 50 年代末就开始了食管癌防治的研究，在高发区农村建立防治研究点。对高发区人群中采取宣教和应用食管细胞学诊断方法开展普查，以求早期发现，早期治疗，提高治愈率。20 世纪 80 年代后期采用维生素和中草药等作化学治疗预防和人群干预试验。具体措施有：①病因学预防：改良饮水（减少水中亚硝胺及其他有害物质）、防霉去毒、改变不良生活习惯、应用化学药物（亚硝胺阻断剂）等；②发病学预防：应用预防药物（维甲酸类化合物，维生素 B、C、E、K 等），积极治疗食管上皮增生，处理癌前病变，如食管炎、息肉、憩室等；③大力开展防癌宣传教育，普及抗癌知识，在高发区人群中作普查、筛检。

（七）治疗

食管癌的治疗需要各学科的专业知识，可分外科治疗、放射治疗、化学治疗和综合治疗。两种以上疗法同时或先后应用称为综合治疗。结果显示以综合治疗效果较好。

1. 手术治疗　手术是治疗食管癌首选方法。若全身情况良好，有较好的心肺功能储备，无明显远处转移征象者，可考虑手术治疗。一般以颈段癌长度 <3cm、胸上段癌长度 <4cm、胸下段癌长度 <5cm 切除的机会较大。然而也有瘤体不太大但已与主要器官，如主动脉、气

管等紧密粘连而不能切除者。对较大的鳞癌估计切除可能性不大而患者全身情况良好者，可先采用术前放疗，待瘤体缩小后再作手术。

手术禁忌证：①全身情况差，已呈恶病质。或有严重心、肺或肝、肾功能不全者；②病变侵犯范围大，已有明显外侵及穿孔征象，如已出现声音嘶哑或已有食管气管瘘者；③已有远处转移者。

在手术之前，对所有患者都应该评估其生理状况能否接受食管切除。在手术之前应该根据内镜超声、胸腹部 CT 和 PET－CT 进行临床分期，以评估可切除性。接受食管切除手术的患者应该是生理状况较适宜，癌肿较局限可切除，位于胸段食管（距会咽超过 5cm）与腹内段的食管。颈段食管癌或胸段食管癌距会厌不超过 5cm 者，应接受根治性放化疗。可切除的胸段食管癌（距会厌超过 5cm）或贲门癌：Tis 或 Tla，定义为肿瘤侵犯黏膜但不侵犯黏膜下层，可考虑 EMR，其他烧灼技术，或在有经验的中心行食管切除术。位于黏膜下层或更深的肿瘤需手术治疗。$T_1 \sim T_3$，肿瘤可切除，即使有区域淋巴结转移（N1）。T_4，肿瘤仅累及心包、胸膜或膈肌者是可切除的。可切除的ⅣA 期：病变位于低位食管，腹腔淋巴结可切除且腹腔动脉、主动脉或其他器官未被累及。不可切除的食管癌：T_4，肿瘤累及心脏、大血管、气管或邻近器官，包括肝脏、胰腺、肺和脾脏，是不可切除的。不可切除的ⅣA 期：癌肿位于低位食管，腹腔淋巴结不可切除且腹腔动脉、主动脉或其他器官包括肝脏、胰腺、肺和脾脏被累及。不可切除的ⅣB 期：远处转移或非区域淋巴结转移。

手术方式取决于外科医生的经验和习惯以及患者的意愿。

食管癌根治术，是对食管癌进行手术切除的全称，包括肿瘤切除、肿瘤上下端足够长度的食管、受累组织器官的切除、胃切除和周围软组织、组淋巴结清扫、消化道重建等，以及术前中后的围术期处理的全过程。

手术径路常用左胸切口（图 7－4）。中段食管癌切除术有用右胸切口（图 7－5）者。联合切口有用胸腹联合切口者或左颈、胸、腹三切口者。手术方法应根据病变部位及患者具体情况而定。对肿瘤的根治性切除，应注意长度和广度。原则上应切除食管大部分。切除的长度应在距癌瘤上、下 5～8cm 以上。切除的广度应包括肿瘤周围的纤维组织及所有淋巴结的清除（特别注意颈部、胸顶上纵隔、食管气管旁和隆凸周围、腹内胃小弯、胃左动脉及腹主动脉周围等处）。有认为癌常沿黏膜下的纵长侵犯较广或癌灶有时可能呈多灶型出现，故宜作全食管切除术。

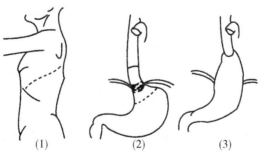

(1)　　　　(2)　　　　(3)

图 7－4　左胸切口食管癌切除术

（1）左胸侧后切口；　（2）食管、胃切除范围；

（3）主动脉弓下食管胃吻合术

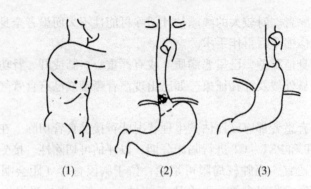

(1)　　　　　　　　(2)　　　　　　　　(3)

图 7 - 5　右胸切口及腹部切口食管癌切除术

(1) 右胸及腹部切口；　(2) 食管胃切除范围；

(3) 主动脉弓上食管胃吻合术

食管下段癌，与代食管器官吻合多在主动脉弓上；而食管中段或上段癌则应吻合在颈部。常用的代食管器官是胃（图 7 - 6 和图 7 - 7），有时用结肠（图 7 - 8）或空肠。常见的术后并发症是吻合口瘘和吻合口狭窄。

经食管裂孔钝性剥除食管癌作食管内翻拔脱术可用于心、肺功能差，患早期癌而不宜作开胸手术者。但此法可并发喉返神经麻痹及食管床大出血，应掌握适应证及止血技巧。现已逐渐发展对心肺功能差者有时可采用电视胸腔镜下辅助食管癌切除术。对晚期食管癌，不能根治或放射治疗、进食有困难者，可作姑息性减状手术，如食管腔内置管术、食管胃转流吻合术、食管结肠转流吻合术或胃造瘘术等。这些减状手术有可能发生并发症，应严格掌握适应证和手术技术。

电视胸腔镜（VATS）在食管癌诊断与治疗的应用：目前 VATS 行食管癌切除的主要术式有经右胸胸腔镜分离切除食管、腹腔镜游离胃、行颈部食管吻合。

国内外统计，食管癌的切除率为 58% ~ 92%，手术并发症发生率为 6.3% ~ 20.5%，切除术后 5 年和 10 年生存率分别为 8% ~ 30% 和 5.2% ~ 24%。我国食管癌的临床外科治疗结果优于国际上的统计数字。特别近 20 年来在手术技术方面做了大量改进工作，出现了各种手术途径和很多种不同的切除技术和吻合技术，例如近年来用管状吻合器进行机械吻合术日益广泛，缩短了手术时间，降低了并发症发生率。各种改进的目的在于减少近远期并发症，提高患者术后生活质量和远期生存率。经过长时间的随访显示，多种方法并无本质上的差别，只要按照操作规程，仔细操作，熟练掌握各种技术，均可取得良好效果。

食管癌术后饮食：术后 3 ~ 4 天鼻胃管已经拔除，肛门已经有排气时，说明可以进食了，但此时最好不要进食。术后 6 ~ 7 天，可进流质食物，注意少吃多餐。术后 9 ~ 10 天，进半流食物，如稀饭等，也要坚持少吃多餐。一般在术后半个月，按照少吃多餐的原则吃多种食物，以半流为主。术后 2 个月以后基本可以恢复普通饮食，每日 3 ~ 4 餐，宜选吃质软的食物。进食后不能马上躺下来，因贲门已经切除，以导致食物或胃液反流，最好是散步 40 分钟后才躺下休息。饮食宜清淡、高营养易消化食物，避免进食刺激性食物，如生蒜、辣椒、胡椒等。戒除烟酒。饭后可喝少量开水或淡盐水，以冲淡食管内的食物和黏液，预防食管黏膜损伤和水肿。

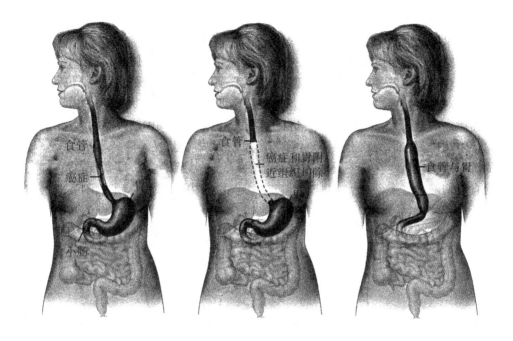

图 7 – 6　胃代食管示意图

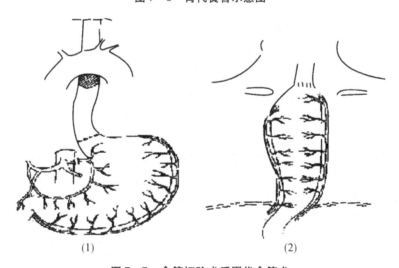

(1)　　　　　　　　　　　　　　　　(2)

图 7 – 7　食管切除术后胃代食管术

（1）上、中段食管癌的切除食管范围；（2）胃代食管，颈部吻合术

食管癌术后常见并发症及处理如下。

（1）吻合口瘘：颈部吻合口瘘对患者生命不造成威胁，经引流多能愈合；胸内吻合口瘘对患者造成极大威胁，死亡率甚高，胸内吻合口瘘多发生在术后 5～10 天，患者呼吸困难及胸痛，X 线检查有液气胸征，口服碘水可见造影剂流出食管腔，应立即放置胸腔闭式引流、禁食，使用有效抗生素及支持治疗：吻合口瘘的发生原因与出现时间有一定关系。早期瘘（术后 3 天内）多与吻合技术、吻合部位与吻合方式有关。中期瘘多与患者年龄、全身因素、胃上提牵拉过分造成血运不良、术后围术期的处理、术后颈部切口及胸腔内局部感染有关。晚期瘘与患者年龄、全身因素有关。

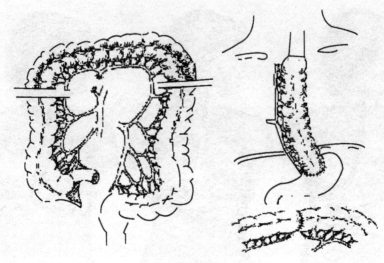

图7-8 横结肠代食管术

一般保守治疗：禁食、胸腔闭式引流、充分引流（局部换药治疗），静脉应用广谱抗生素控制感染，有效的营养支持（静脉高营养，或空肠造瘘）及纠正水电解质紊乱。手术治疗：吻合口瘘修补术和吻合口切除术。

手术适应证为：①一般状况尚好，可以耐受二次手术；②症状出现时间短，胸内感染轻；③胸胃长度足够长，切出原吻合口后可再行高位吻合；④经保守治疗无效或症状突然加重。手术方法：吻合口瘘修补术和吻合口切除术。

（2）肺部并发症：包括肺炎、肺不张、肺水肿和急性呼吸窘迫综合征等，以肺部感染较为多见，应引起高度重视；术后鼓励患者咳嗽、咳痰，加强呼吸道管理以减少术后肺部并发症的发生。

（3）乳糜胸：为术中胸导管损伤所致，多发生于术后2～10天，患者觉胸闷、气急、心慌。胸水乳糜试验阳性；一旦确诊，应放置胸腔闭式引流，密切观察引流量，流量较少者，可给予低脂肪饮食，维持水电解质平衡及补充营养，部分患者可愈合。对乳糜流量大的患者，应及时剖胸结扎乳糜管。

（4）胸胃排空障碍（胸胃梗阻）

原因：①术中切除迷走神经主干及分支；②胃解剖位置变异；③胃泌素分泌减少；④术后胃肠减压不够充分；⑤食管裂孔回缩与周围组织粘连引起胃出口狭窄。

诊断：拔除胃管后出现胸闷、气短、心慌、呼吸不畅、呼吸困难、呕吐，呕吐物多为棕绿色或咖啡色胃液，再次置入胃管后症状明显缓解，而再次拔除胃管后又出现上述症状；胸片可见胸胃明显扩张，并可见液平面。术侧呼吸运动减弱，呼吸音明显减弱或消失，可有振水音。胃肠造影或胃镜检查示胃扩张，蠕动减弱，但幽门部基本通畅。

治疗：①保守治疗：禁食，胃肠减压，口服胃动力药，纠正电解质紊乱，保持酸碱平衡，补充微量元素及维生素，保持内环境稳定。加强营养，提供足够热量，可适量输注白蛋白、全血或血浆。一般经保守治疗后胸胃排空障碍即可好转。税跃平报道该院自1983—2002年以来发生术后胸胃排空障碍患者9例，经上述保守治疗总有效率89%。②手术治疗：如果梗阻系机械因素引起，经保守治疗，症状未见好转同时梗阻严重不能维持营养，可剖胸或剖腹后根据梗阻原因进行手术处理。

（5）吻合口出血

原因：应激性溃疡；术中牵拉、挤压、挫伤胃黏膜；吻合口出血。

诊断：贫血症状；术后经胃管可吸出咖啡色或淡红色血性液体，甚至呕血；黑便。

治疗：①保守治疗：予抗酸药如甲氰咪呱或奥美拉唑；必要时补液，输血，应用止血药。②手术治疗：术后胃管吸出血性液体或胸腔引流出血性液体超过 150ml/h 且连续 5 小时无减少趋势或经大量输血而休克症状无明显改善或估计胸内有大量积血者，均应立即剖胸止血。

（6）吻合口狭窄

原因：手术因素：吻合口过小，食管与胃黏膜对合不整齐，缝线过密，打结过紧等；术后吻合口感染，吻合口瘘；术后进食较晚或进食流质或半流质时间过长；吻合口恶性病变复发。初期症状多为进食梗阻感并进行性加重，患者营养状况较差，食管钡餐可见吻合口狭窄，同时吻合口上方食管代偿性扩张；吻合口可呈线型、"S"型、倒圆椎型。

治疗：①扩张治疗：手术 1 个月以后方可进行。根据食管钡餐和食管镜获得的吻合口情况，采用不同型号的沙氏软质探条扩展器，再食管镜及引导钢丝的引导下对吻合狭窄进行扩张。术后 1 小时患者即可进食普食。②保守治疗：输液，保持酸碱平衡，补充微量元素及维生素，保持内环境稳定。加强营养，提供足够热量，可适量输注白蛋白、全血或血浆。同时积极予扩张治疗。③手术治疗：扩张失败、吻合口狭窄严重不能维持营养同时可以耐受手术者可进行手术治疗。经胃腔内环行切除吻合瘢痕。贲门术后可行胃大弯顶端予食管行侧侧吻合术。如无法重建吻合口，则行空肠造瘘术。

（7）反流性食管炎

原因：①贲门切除后失去正常括约功能；②胃正常生理功能受影响，使幽门痉挛。

诊断：患者症状多为反酸，胸骨后疼痛，烧灼感。此外食管镜检查及活检，食管内滴酸试验，食管下端吸取反流液检查，消化道钡餐均是比较准确的诊断标准。

治疗：①保守治疗：a. 根据美国胃肠病学会建议，正确的生活指导对治疗很重要。建议患者进低脂、高蛋白饮食，少食多餐；避免进食过冷、过热食物，不吸烟，不饮浓茶、咖啡、烈酒。减肥。保持大便通畅。忌用抗乙烯胆碱药、茶碱、钙通道阻滞剂、安定、麻醉剂等药物。进餐 3 小时后睡眠，睡眠时将床的头端垫高 15～20cm。经过以上生活指导，可望有 25% 的患者减轻或缓解临床症状；b. 抑酸药物：包括质子泵抑制剂和 H_2 受体拮抗剂。抑酸药可以通过抑制胃酸，减轻胃酸对食管黏膜的刺激而缓解症状。③内镜治疗：近年来临床上采用内镜下抗反流手术进行反流性食管炎的治疗。这种方法又被称为胃底折叠术。通过内镜下缝合术在远端食管内制造一个折叠，将胃底缠绕食管而恢复食道下括约肌的功能。这种方法可以恢复食管下括约肌的功能，减轻烧心的严重程度和频率，减少反流使反流性食管炎治愈。由于反流性食管炎是由于术后吻合口丧失括约功能所致，因此各种手术方式的核心都是重建吻合口部位的瓣膜功能。

近年来出现的各种手术方式主要有：食管胃吻合包埋缝缩法，保留贲门附加 Nissen 式手术的食管切除术，食管置入术，胃壁肌瓣遮盖式胃，食管吻合术。

（8）声带麻痹：声音嘶哑、咳嗽无力、进水时呛咳是因为喉返神经损伤所致。大多数是暂时的，一年后将自愈，且目前无特殊有效的治疗方法。

（9）其他：并发症有血胸、气胸及胸腔感染，根据病情进行相应的处理。

2. 放射疗法　放疗（根治性、术前、术后、姑息性）是整个食管癌治疗的一部分。①放射和手术综合治疗，可增加手术切除率，也能提高远期生存率。术前放疗后，休息2～3周再作手术较为合适。对术中切除不完全的残留癌组织处作金属标记，一般在术后3～6周开始术后放疗；②单纯放射疗法，多用于颈段、胸上段食管癌，因手术难度大，手术并发症多，疗效常不满意；也可用于有手术禁忌证而病变不长，患者尚可耐受放疗者。

3. 化学治疗　采用化疗与手术治疗相结合或与放疗、中医中药相结合的综合治疗，有时可提高疗效，或使食管癌患者症状缓解，存活期延长。但要定期检查血象，并注意药物反应。

（程　飞）

第二节　气管肿瘤

气管原发性肿瘤与肺或喉部肿瘤相比，发病率要低很多。成人原发性气管肿瘤多为恶性，而儿童则多为良性。男女发病率基本一致，最多见于30～50岁。成人气管原发恶性肿瘤占上呼吸道肿瘤的2%。

一、气管、隆突肿瘤的分类

气管原发肿瘤占所有恶性肿瘤的0.1%～0.4%，每年每百万人口有2.6例该类患者，其中仅有8%发生在儿童。成人患者中90%原发肿瘤是恶性，儿童患者中，仅10%～30%为恶性。

（一）气管原发肿瘤

气管原发肿瘤可以来源于呼吸道上皮，唾液腺与气管的间质结构。病理分类见（表7-3）。鳞状细胞癌与腺样囊性癌是气管原发肿瘤最常见的类型，它们的发病率相似，共占所有成人气管原发肿瘤的2/3，余1/3为不同组织类型的良性、恶性肿瘤。鳞状细胞癌常发于60～70岁男性患者，与嗜烟习惯相关，可发生于气管的几乎所有部位，表现为肿物型或溃疡型，大约1/3患者在初诊时已有纵隔或肺转移灶。大约40%的患者常合并异时或同时发生的口咽、喉或肺的鳞癌。腺样囊性癌男女发病率相似，好发年龄为40～50岁，与吸烟无明显相关，倾向于沿着黏膜下与神经周围平面生长，只有10%的患者有区域淋巴结转移或远处转移。腺样囊性癌进展缓慢，甚至未行治疗的患者都能够存活数年。

（二）气管继发癌

继发癌也有可能累及气管。直接侵犯气管的肿瘤包括甲状腺癌、喉癌、肺癌与食管癌。纵隔肿瘤也可能直接侵犯气管，最常见的是淋巴瘤。气管转移瘤较少见，曾有乳腺癌、黑色素瘤与肉瘤转移至气管的报道。

二、气管肿瘤的病理类型

（一）良性气管肿瘤

气管壁的各种组织都可以发生良性肿瘤（表7-2）。儿童原发性气管肿瘤90%为良性。相反，成人原发性气管肿瘤只有不到10%为良性。

表 7 - 2 气管良性肿瘤分类

纤维瘤 (fibroma)

乳头状瘤 (papilloma)

血管瘤 (hemangioma)

多形性腺瘤 (pleomorphic adenoma)

脂肪瘤 (lipoma)

软骨瘤 (chondroma)

平滑肌瘤 (leiomyoma)

错构瘤 (hamartoma)

神经纤维瘤 (neurofibroma)

神经鞘瘤 (nerve sheath tumor)

副神经节瘤 (paraganglioma)

颗粒细胞瘤 (granular cell tumor)

纤维组织细胞瘤 (fibrous histocytoma)

球形动静脉瘤 (glomus tumor)

成软骨细胞瘤 (chondroblastoma)

成肌细胞瘤 (myoblastoma)

黄瘤 (xanthoma)

假性肉瘤 (pseudosarcoma)

鳞状上皮乳头状瘤 (squamous papilloma)

儿童最常见的气管肿瘤为乳头状瘤，通常为多发，可累及喉、气管和支气管。儿童（Juvenile）乳头状瘤病成年后几乎都可原因不明地自行消退。人们曾将病毒和内分泌失调作为病因考虑过，并有干扰素治疗可以缓解病情的报道。有症状的良性肿瘤主要依靠手术治疗，可以经内窥镜用各种方法切除。

另一种看似良性的上皮来源性肿瘤是神经内分泌类癌。

尽管类癌在这里被列入良性范围，但无疑是一种低度恶性肿瘤。有组织学证据表明它可以直接侵犯周围组织。

间质来源的肿瘤包括软骨瘤、周围神经鞘瘤、神经鞘瘤、纤维瘤以及脂肪瘤。其中软骨瘤最常见，多发于上部气管的环状软骨处。病理专家通过组织学检查来鉴别良性软骨瘤和低度恶性软骨肉瘤常很困难，或者根本不可能。少见的间质肿瘤包括平滑肌瘤、血管瘤和良性的上皮息肉。

（二）气管恶性肿瘤（表 7 - 3）

我们再次强调成人原发性气管和隆突的肿瘤 90% 以上为恶性。最常见的是鳞状细胞癌和腺样囊性癌。1969—1990 年之间有 5 篇重要文章报告了气管及隆突原发性肿瘤切除的经验。

总结这些报告，397 例手术切除的患者中有 153 例（38%）腺样囊性癌，88 例（22%）鳞状细胞癌。

1. 腺样囊性癌 859 年 Billroth 首次描述了腺样囊性癌。人们长期以来将其称为"圆柱癌"，并视为一种缓慢生长的良性腺瘤。肿瘤外观上似乎是良性的，表面气管黏膜常常不受侵犯，而且进展异常缓慢。但很明显，组织学检查证实这种恶性肿瘤有局部侵犯的表现。实际上，肿瘤侵及范围几乎总要比手术时所见或触摸到的范围广。显微镜下可发现肉眼无法看到的沿气管壁纵向和横向的扩散，尤其是沿着黏膜下层和气管外表面的神经周围淋巴管。因此很明显，如果欲行根治性手术，术中冰冻病理检查切除标本的边缘是至关重要的。约10%患者有区域性淋巴结转移，血行转移多发生于肺，有时也可转移至脑和骨骼。即使未经治疗，肿瘤也呈缓慢或隐袭性进展。临床曾观察到根治性手术25年后局部复发病例，胸片首次证实有肺转移时，患者通常没有症状。甚至有些患者转移灶可长时间（许多年）保持不变。腺样囊性癌男女发病率一致，年龄跨度由十几岁到九十几岁。本病与吸烟无关。

表 7 – 3 气管原发肿瘤病理分类

上皮来源	唾液腺来源	间质来源
良性	良性	良性
乳头状瘤	多型性腺瘤	纤维瘤
乳头状瘤病	黏液腺瘤	纤维瘤病
恶性	肌上皮瘤	良性纤维组织细胞瘤
原位鳞状细胞癌	嗜酸细胞瘤	血管瘤
鳞状细胞癌	其他类型	神经节细胞瘤
腺癌	恶性	血管球肿瘤
大细胞未分化癌	黏液表皮样癌	平滑肌瘤
神经内分泌肿瘤	腺样囊性癌	粒细胞肿瘤
典型与非典型类癌	多形性腺癌	Schwann 细胞肿瘤
大细胞神经内分泌癌		软骨瘤
小细胞癌		软骨母细胞瘤
		恶性
		软组织肉瘤
		软骨肉瘤
		恶性淋巴瘤
		其他类型

2. 鳞状细胞癌　主要发生于男性（男：女 = 3：1），与肺鳞状细胞癌的年龄分布相似。Grillo 和 Mathisen 报告的所有病例都与吸烟有关。这种肿瘤的大体表现与其他部位的支气管鳞癌相似，几乎都有溃疡，咯血是常见症状。不幸的是，局部淋巴结转移发生率很高，许多肿瘤被发现时局部侵犯严重，已经不能切除。血行转移方式与肺癌相似。

3. 气管类癌　类癌是气管常见的恶性肿瘤之一，可分为典型和非典型两种。前者类似良性肿瘤，外侵轻微；后者潜在恶性，常外侵穿透气管壁，并有淋巴结转移。因此，应当积极手术，并尽可能切除彻底，术后可不需其他辅助治疗。

4. 气管腺癌　不包括来自肺、支气管的腺癌向上蔓延累及气管者，气管腺癌约占原发性气管癌的 10%。由于腺癌容易直接侵入纵隔、扩散至区域淋巴结，并血行转移至远处，预后相对较差。故应在条件许可的情况下，尽可能做根治性切除术。

5. 气管小细胞癌　发生于气管的小细胞癌较发生于肺者少见，其病程短、症状突出、预后差。如果病变局限于气管的一段，并且无全身远处转移，采用足够范围的切除，缓解气道梗阻后，辅以全身化疗及局部放疗，亦可取得较为满意的效果。

6. 其他原发性恶性肿瘤　极为少见，包括软骨肉瘤、平滑肌肉瘤、癌肉瘤及梭形细胞肉瘤。由气管及隆突上皮还可发生黏液表皮样癌和混合性腺鳞癌。单核细胞白血病和浆细胞瘤也有过报道。

三、气管肿瘤的临床表现

（一）原发性气管癌的症状与体征

气管肿瘤的临床表现可有上呼吸道梗阻造成的呼吸困难、喘息及喘鸣；黏膜刺激和溃疡引起的咳嗽、咯血；肿瘤直接侵袭邻近组织造成喉返神经麻痹，吞咽困难，另外，可有远处转移的表现。上呼吸道梗阻的典型症状为呼吸困难、喘鸣、喘息及咳嗽，这也是呼吸功能不全的常见症状。在做出正确诊断之前，许多患者被长期当做"哮喘"或"慢性支气管炎"进行治疗。

呼吸困难与气促是最常见的症状，当气管腔减少到正常横截面的 1/3 时，就会出现呼吸困难症状。由于大部分良性或低度恶性肿瘤的生长速度缓慢，可能导致呼吸道梗阻症状持续数月甚至数年，而不危及生命。Regnard 等报道，腺样囊性癌从出现症状到诊断的平均时间是 12 个月，而其余气管肿瘤的平均时间是 4 个月。主支气管的阻塞可能导致一侧或双侧反复发作的肺炎。

咳嗽也是气管肿瘤常见的症状，通常没有特异性，随着呼吸道狭窄的加重，喘鸣症状越来越明显，常被误诊为哮喘。大约 20% 的患者出现咯血，尤其在鳞状细胞癌患者中，而良性肿瘤少见。

声音嘶哑可能是由于喉返神经受侵而导致的声带麻痹，或气管上段肿瘤直接侵犯喉部。原发性气管肿瘤侵犯食管引起吞咽困难者少见，但颈部及胸上段食管癌侵犯气管的患者多见，常出现咳血丝痰、气促，严重者出现食管气管瘘。

胸部听诊深吸气时可闻及哮鸣音，而支气管哮喘恰恰是在呼气期，此为二者鉴别的要点之一。当气管阻塞严重时，呈端坐呼吸，靠近患者不用听诊器就可听到喘鸣。注意仔细检查颈部及锁骨上窝，有无肿大的淋巴结。

（二）继发气管肿瘤的临床表现

1. 喉癌侵犯气管　喉癌向下延伸可直接侵犯气管上段。因此，临床有时很难将二者严格区分开来。其多为鳞癌，突入管腔，引起呼吸困难。部分患者发生于喉癌术后，因此需行全身检查了解其他部位有无转移后，制订治疗方案。

2. 甲状腺癌侵犯气管　临床约 21% 的原发性甲状腺癌可直接侵犯气管，还有部分是由于甲状腺癌术后复发使气管受累。多侵犯气管前壁，尚未突入管腔者，患者仅有轻度压迫及咽喉部不适感。肿瘤一旦突入管腔，即出现刺激性咳嗽、气短、喘鸣等呼吸困难的症状。复发性甲状腺癌累及气管后，容易引起气管内出血发生窒息。

3. 食管癌侵及气管　颈段及胸上段食管癌常可直接或由于肿大淋巴结侵蚀气管、支气管膜部，不仅可引起咳嗽、呼吸困难，而且可造成食管 - 气管瘘。临床由食管癌直接穿入气管者较少，而因放疗引起食管 - 气管瘘者比较常见。一旦发生，食物、唾液以及胃内反流物会经瘘口大量进入气管和肺内，引起严重而难以控制的肺内感染或窒息。因此，对于胸中、上段及颈段中晚期食管癌，应行气管镜检查，了解气管是否受累。镜下可见：①黏膜完整，肿瘤外压；②肿瘤侵入管腔少许，黏膜破坏，表面糜烂，刺激性咳嗽有血痰；③肿瘤占据不到管腔 1/3，呈菜花状；④肿瘤凸入超过管腔 1/3，分泌物淤积；⑤形成食管－气管瘘者，可见两管腔相通的瘘口，并有口腔、胃内容物进入。

4. 支气管肺癌累及气管　支气管肺癌可沿支气管向上蔓延累及隆嵴及气管下段，或由于纵隔、隆嵴下肿大淋巴结直接侵蚀，使原发病变成为晚期。因为需要切除的范围较大，重建困难，致使许多患者失去手术机会。但近年由于麻醉和手术技巧的提高，对于尚未发生远处转移的病例，仍可选择性行肺、气管、隆嵴切除成形或重建术，术后辅以放、化疗，亦可取得较为满意的疗效。

四、气管肿瘤的诊断

原发性气管肿瘤的误诊率比较高，原因之一是气管肿瘤比较少见，多数医生很少或根本没有见过这种肿瘤。原因之二是因咳嗽、喘息或呼吸困难而行胸部 X 线片检查时，纵隔和气管外形可能没有明显异常。即使胸片有异常改变，通常也是易被忽略的细微变化。

1. 胸部 X 线摄影　常规胸片通常难以发现气管肿瘤。气管 X 线断层扫描能够显示气管肿瘤，较大的肿瘤能够被明确诊断，但是不能够显示肿瘤是否存在腔外浸润或周围淋巴结情况，因此 X 线摄影难以为制定治疗计划与重建方案的设计提供足够的信息。

CT 被认为是诊断及评估肿瘤范围、肿瘤与邻近器官关系的标准检查方法。采用薄层 CT 扫描，能良好地评估气管肿瘤累及气管的长度。CT 扫描亦能显示气管肿瘤的大体病理学特征，良性肿瘤通常呈类圆形、边界平滑、清楚、直径小于 2cm，一般位于气管腔内，钙化是良性肿瘤的特征之一，通常出现在错构瘤、软骨瘤中，亦可以见于软骨肉瘤；恶性肿瘤常沿气管壁上下生长数厘米，表面不规则，可能出现溃疡，肿瘤基底部常见气管壁受侵犯，甚至出现腔外生长，纵隔肿大的淋巴结提示局部肿瘤转移。随着影像学技术的进步，现在可以使用低照射量获得良好的图像质量，并使用三维重建技术绘制出气管腔内、腔外的图像，甚至可以重建气道及周围淋巴结图像以指导经气管细针穿刺活检。

MRI 扫描评估气管肿瘤的优点在于：通过冠状面、矢状面及横截面的图像可以很好地显示气管肿瘤的情况，T_1 加权图像能够很好地显示气管是否侵犯周围软组织尤其是显示与周围血管的关系。另外，在以下两种情况下应当考虑使用 MRI 扫描：①MRI 扫描不存在放射损伤，评估儿童气管肿瘤时应首选 MRI 扫描；②对不适合使用碘增强剂的患者应选择 MRI 扫描。

2. 气管镜检查　气管镜检查是气管肿瘤的诊断及术前评估的必备手段。术前行气管镜检查将获得以下信息：①直视肿瘤的大体情况，有助于判定肿瘤性质；②气管镜检查对病灶的准确定位，对制定手术径路及切除范围至关重要；③可以直视喉部及环状软骨，准确评估声带功能，对需要行环状软骨部分切除或喉切除的上段气管肿瘤患者中特别重要；④能够评估气管腔大小，有助于气管手术前的气道管理及麻醉插管准备；⑤可以进行肿物的活检，明确病理诊断。

然而，施行气管镜检查存在诱发肿瘤出血的风险，可能导致患者窒息，所以行气管镜检查时，需要做好气管插管的准备。

上呼吸道严重阻塞或大咯血的患者，纤维支气管镜没有什么帮助。这种有生命危险的患者需用硬式支气管镜保持气道通畅。多数患者支气管镜可进至肿瘤远端以保证通气。通过内镜活检钳、电凝或激光去除肿物可扩大气管管腔。应尽量避免作气管切开，因其可使以后的切除手术变得更加复杂。

3. 气管超声内镜　气管超声内镜能显示气管的 5 层结构，从腔内向外，分别是黏膜层（高回声）、黏膜下层（低回声）、气管软骨的内侧（高回声）、气管软骨（低回声）、气管软骨的外侧（低回声）。在气管膜部，则显示 3 层结构，分别是黏膜层（高回声）、平滑肌（低回声）、外膜层（高回声）。

4. 肺功能检查　肺功能检查可使医生警觉到有气道阻塞的可能，并最终做出正确诊断。肺功能检查呈阻塞性通气障碍，同时对支气管扩张药物无反应，提示有上呼吸道固定性阻塞。呼吸流量图可清楚显示上呼吸道阻塞，并因肿瘤在纵隔里位置的高低不同，吸气与呼气相曲线平台的高低也不相同，多数病例呼吸流量图两条曲线均变平坦。

五、治疗

由于多数气管肿瘤是恶性的，通常出现症状并做出诊断时已是晚期，许多患者已没有完整切除的可能。

（一）气管切除及一期重建

除少数病例外，对于能够完整切除并一期重建气道的患者，手术是最好的选择。一般认为所有的恶性肿瘤都侵犯并穿透气管全层，因此对于可以手术的患者，内窥镜切除（包括激光切除）肯定是不完全的，而且切除范围不够。

多数局限于颈部和上纵隔气管的肿瘤，颈部领状切口可达到满意的显露，正中胸骨切开可以很好地暴露纵隔气管，后外侧开胸可为累及远端气管需要同时行隆突切除者提供更开阔的视野。许多气管肿瘤需扩大切除范围。除少数患者外，成人气管通常可以切除近一半长度并安全地一期吻合。这种扩大切除需要将整个气管的前方和侧方游离松解，许多病例尚需在气管上下端附加特殊的松解手术。

扩大性切除的困难在于如何决定切除范围。只有在气道已被切断，并对切除边缘进行冰冻病理检查后，才能判断是否已完整切除肿瘤。有时为了不使切除长度超过安全范围，不得不接受镜下残端阳性的结果。但是，只能在切断气道，切除肿瘤后，除了重建气道外没有其他选择的情况下才能做出这样的决定。残端阳性似乎并不影响愈合，并且仍可能有长期存活，特别是腺样囊性癌患者。

（二）气管切除与人工气管

Belsey 于 1950 年首次报道了 1 例用假体代替环形气管缺损，他把自体阔筋膜包在不锈钢弹簧上制成管状假体。此后 10 年中逐渐有利用多种材料的硬质管道行气道重建的零散报道，这些材料包括玻璃、不锈钢及钽，多数无孔硬质材料都曾使用过。多孔材料理论上的优点是宿主肉芽组织可以长进去，穿入到人工假体的内表面并作为上皮化的基础。Bucher 在 1951 年首次报道了使用多孔不锈钢丝网假体的经验。1960 年 Usher 报道了用"高强度"Marlex 网多孔假体的实验研究结果，1963 年 Beau 等把它应用于 2 例患者。

Pearson 等 1962 年也开始用这种 Marlex 网假体进行实验室研究，继而报道了 2 例假体置换的初步临床经验。后来他们又报道了 7 例用圆柱形 Marlex 网代替较长的气管环形缺损。有 3 例术后气道功能良好，分别维持长达 2、5、7.5 年之久。但有 4 例死亡，均与假体置换有关，1 例远端吻合口裂开，另外 3 例死于气管－无名动脉瘘引起的大出血。

（三）气管切除术并发症

轻度至中度气道阻塞可根据需要吸入氦氧混合（heliox）气体（80% 氦气，20% 氧气），消旋肾上腺素吸入，或者必要时静脉注射类固醇 <500mg 甲泼尼龙。一两次这种剂量的类固醇对气管愈合并无显著损害。应当预先估计到发生严重气道阻塞的可能性，最好使用纤维支气管镜进行检查并在术中完全控制气道的状态下行远端气管切开。

轻微的针孔漏气通常很快可以自行闭合。较大的漏气，如果术中已经注意到了，可用带血管的组织加强缝合到漏气部位。如果术后出现皮下气肿，可以部分敞开切口减压。气胸是术后可能出现的另一种并发症，术后早期应当拍胸片除外气胸。

如果手术时能遵循手术原则，因操作不当而造成喉返神经永久性损伤的机会并不大。但是，可以发生暂时性的发音改变，原因可能是由于牵拉或解剖造成喉返神经的可逆性损伤。

术后第一天患者可进流食，通常很快即可恢复正常饮食。但是喉松解术后，患者可出现明显的吞咽困难，而且会出现误吸。液体食物的吞咽失调和误吸较明显，而固体食物则较轻。多数患者的功能失调是一过性和暂时性的，略微延迟完全恢复的时间。长期影响生活质量的误吸更常见于老年患者，或者那些曾做过颈部手术或放射治疗而损害了喉的活动性的患者。

所有患者术后都应常规作支气管镜检查以观察吻合口的愈合情况。支气管镜检查多在术后一周左右，患者出院前进行，如果对吻合口愈合有疑问也可以提前。如果发现吻合口裂开超过气道周径的 1/3，应置入 Montgomery T 形管。小的裂开通常可自行愈合而不发生狭窄，但需定期作支气管镜检查随访。出血是气管手术少见的并发症。

所有气管手术都是相对污染的，就这一点来说，气管手术感染的发生率并不高。术前一次性给予预防性抗生素，术后再给予 1~2 次抗菌素。如有残留感染，或有其他危险因素，如糖尿病患者或接受类固醇治疗者，可适当延长抗生素使用时间。如果患者确实发生了伤口感染或怀疑有深部感染，则应广泛敞开伤口以保证迅速引流。未经引流的脓肿可以腐蚀破坏气管吻合口而形成内引流。

再狭窄是一种晚期并发症，通常发生在术后 4~6 周。治疗方法包括扩张（必要时重复进行）以及有选择地再次切除。如果不可能再次切除，放置内支架可能是唯一的选择。使用可吸收缝线或不锈钢缝线后，吻合口肉芽已较少见。如果出现肉芽组织，可通过硬式支气管镜用活检钳咬除。肉芽组织也可用硝酸银棒烧灼，或小心地用激光切除。

另外一个晚期可能发生的并发症是吻合口与食管或无名动脉形成瘘。多数患者可避免发生这些并发症。在分离气管时，应尽量不过分游离无名动脉，造成动脉完全裸露。如果动脉距离已完成的吻合口过近，可用带蒂肌瓣或大网膜保护吻合口。同样，如果气管手术时包括食管的修补，应在气管吻合口或食管修补处用带有血管的组织（通常为肌束）加固于食管和气管之间。

（四）其他治疗方法

1. **放射治疗** 一般认为放疗可作为手术后的辅助治疗，可作为肿瘤不能切除或因身体状况不适合手术患者减轻症状的姑息性治疗。对于鳞状细胞癌及腺样囊性癌瘤术后辅助放疗剂量一般为 60Gy，对于肉眼残留的肿瘤，放疗剂量应增加至 68~70Gy。

气管内的近距离放疗可能是治疗气管肿瘤的合适方法，已经有报道显示使用 60～68Gy 的外照射放疗后使用 8～15Gy 的近距离照射可以提高局部控制率。外照射放疗结束后行近距离照射的剂量与方法仍值得进一步研究。

2. 内镜下治疗　对于肿瘤不能切除或因身体状况不适合手术患者，可以使用内镜对气管腔内肿瘤进行姑息性切除。肿瘤的局部处理可以使用活检钳并吸引器处理，行电凝治疗、冷冻治疗、激光治疗、光动力学治疗或氩气凝固治疗。然而，使用此法难以达到根治，该类患者极少有长期生存的报道。

3. 气管支架置入术　在肿瘤不能切除或身体不适合手术的患者中，可以使用硅树脂或自膨支架对 80%～90% 的患者进行姑息性治疗。支架有不同的形状与型号能够适应不同位置的肿瘤所导致的狭窄。

4. 化疗　基于铂类的化疗方案联合放疗对不可切除患者有一定疗效。但是这种治疗方法尚未见大宗病例的研究报道。

5. 气管移植　有许多学者进行动物试验，试图找出合适的替代物能够代替一段较长的气管，但单纯人工材料未见成功应用于临床的报道，失败原因主要是肉芽增生及移植物移位。

（五）继发性气管肿瘤的治疗

与原发性气管癌治疗原则不同的是：继发性气管癌必须根据气管外原发肿瘤控制的状况、有无其他部位转移以及气道梗阻的程度来制定治疗方案。治疗原则主要是在缓解呼吸困难的基础上，控制原发和继发病变。因此，选择姑息性治疗的机会远远大于原发性气管肿瘤。

对于喉癌侵犯气管者，应根据喉癌病变以及是否保留说话功能，确定手术切除范围。一般在喉切除的同时，选择气管节段切除，术后给予适当放、化疗，效果良好。切除范围较大时，需行永久性气管造口术。如局部有复发，必要时可再次手术切除。

甲状腺癌侵犯气管常引起高位气道梗阻，可先行低位气管切开，缓解症状，赢得时间，然后酌情行甲状腺癌根治、气管切除，术后进行放疗。部分患者可取得长期生存的效果。

食管癌侵及气管者，若病变均较局限、年纪较轻、全身情况可以耐受者，可同期将食管及气管病变一并切除，分别进行气管和消化道重建。如果已经形成食管－气管瘘者，必须隔离消化道与呼吸道。常用措施包括：停止经口进食及下咽唾液、抗感染，同时行胃造瘘或鼻饲支持营养；亦可试用食管或气管内置入带膜支架，再酌情放疗或化疗。

支气管肺癌累及气管者，应根据病变范围、组织学类型以及远处有无转移来确定。若能切除并重建者，可行肺、气管、隆突切除成形或重建术，术后辅以放、化疗。估计切除有困难者，术前可适当先行放疗或化疗，使病变范围缩小后再行手术。

（程 飞）

第三节　恶性胸膜间皮瘤

恶性胸膜间皮瘤（malignant pleural mesothelioma，MPM）是来源于胸膜间皮组织的一种少见的高度侵袭性肿瘤。其临床表现不典型，诊断困难。文献报道误诊率为 40%～50%，我国约为 49%，恶性程度高，患者生存期短。因此，MPM 的临床诊断和治疗仍然是一个难题。

一、流行病学

在不同的国家中，MPM的发病率有较大差异，从每年7/100万（日本）到40/100万（澳大利亚）不等，这主要与这些国家过去几十年中石棉的消费量有关。流行病学家预期，MPM的发病高峰会在未来十年内出现，有些国家可能已达到发病高峰（美国和瑞典）。因为MPM有较长的潜伏期，且不同国家减少或禁止石棉应用的时间不同，故发病的高峰时间很难精确估计。在我国，MPM的发病率为0.3/10万~0.5/10万，占胸膜原发肿瘤的80%。近几年来的统计发现，MPM的发病率有上升趋势，且发病率与年龄正相关，其好发年龄为50~70岁，男性发病率高为女性的2~3倍，这可能与男女职业差别有关。

二、发病原因

（一）石棉

石棉是MPM的首要致病因素，主要包括6种可形成极细纤维的硅酸盐矿物：纤蛇纹石、青石棉、铁石棉、直闪石、透闪石和阳起石。MPM主要通过职业暴露石棉而发生，但也可通过间接职业暴露或环境暴露石棉而发生。大多数闪石纤维，特别是青石棉、铁石棉和透闪石，比纤蛇纹石纤维具有更高的致癌力。所有接触石棉的个体均为高危人群。电镜下几乎所有的肺组织及间皮组织内都可以观察到石棉纤维，致病性石棉纤维细长、僵硬，吸入肺内形成含氧化铁的小体，不能被吞噬细胞消化，反可引起反应性多核吞噬细胞增生，多核吞噬细胞增生失控导致间皮细胞变异，最终发生癌变。MPM的平均潜伏期是石棉暴露后大约40年（15~67年），潜伏期大于15年者占所有病例的99%。在大多数病例中，胸膜斑是石棉暴露的一个征象，有报告称，其与间皮瘤的危险性也有很大的联系，但也有研究得出两者无相关性的结论。总体来说，尚无明确的证据显示，单独胸膜斑与胸膜间皮瘤危险性增加相关。在男性患者中超过80%有石棉接触史，但在女性患者中则很少有石棉接触史。石棉暴露与MPM之间有明确的剂量关系，但在小剂量石棉暴露者中，也可发生此种疾病。

（二）其他因素

MPM的其他潜在致病因素或协同因素包括：电离辐射、接触其他自然纤维（如毛沸石、氟浅闪石）或是人造纤维（耐火陶瓷）。另外，最近发现猿病毒SV40感染与该病相关。SV40皮下注射也确在实验鼠诱发出MPM。

三、病理分类

胸膜肿瘤组织学分类（WHO，2008）

（一）弥漫性恶性间皮瘤

（1）上皮样间皮瘤；

（2）肉瘤样间皮瘤；

（3）促结缔组织增生性间皮瘤；

（4）双相型间皮瘤。

（二）局限性恶性间皮瘤

四、临床分期

目前较常用的为国际间皮瘤学会（IMIG）1995年提出的TNM分期法（表7-4）。该分期系统是基于肿瘤T、N状态和总生存率之间的相互关系建立起来的，故为AJCC第六版《癌症分期手册》（2002）所采纳，并被UICC所接受。但此系统仅适用于胸膜原发性肿瘤，腹膜和心包原发间皮瘤很少见，不宜用该TNM分期系统。

表7-4　国际间皮瘤学会（IMIG）TNM分期

分期	分期标准
Tx	原发肿瘤无法评估
T0	无原发肿瘤证据
T1a	肿瘤局限于同侧壁层胸膜，包括纵隔胸膜及膈肌胸膜，脏层胸膜未受累
T1b	肿瘤局限于同侧壁层胸膜，包括纵隔胸膜及膈肌胸膜，脏层胸膜有散在病灶
T2	同侧胸膜的所有这些部位均可见到肿瘤侵犯：脏层、壁层、纵隔、横膈；并至少有以下一项：①膈肌受侵；②脏层胸膜肿瘤彼此融合（含叶间裂）或脏层胸膜肿瘤直接侵犯到肺
T3	局部进展但潜在可切除的肿瘤——同侧胸膜的所有这些部位均可见到肿瘤侵犯：脏层、壁层、纵隔、横膈，并至少有以下一项：①胸内筋膜受侵；②纵隔脂肪受侵；③伴有孤立、可完全切除的胸壁软组织病灶；④非透壁性心包受侵
T4	局部进展，不可切除的肿瘤——同侧胸膜的所有这些部位均可见到肿瘤侵犯：脏层、壁层、纵隔、横膈；并至少有以下一项：①胸壁的弥漫多发病变，伴或不伴有直接的肋骨破坏；②肿瘤穿透膈肌侵犯到腹膜；③肿瘤直接侵犯对侧胸膜；④肿瘤直接侵犯到一个或多个纵隔器官；⑤肿瘤直接侵犯椎体；⑥肿瘤直接侵犯到脏层心包，伴或不伴有心包积液，或肿瘤侵犯心肌
Nx	区域淋巴结无法评估
N0	无区域淋巴结受侵
N1	同侧肺门淋巴结受侵
N2	隆凸下或同侧纵隔淋巴结受侵，包括同侧内乳淋巴结
N3	对侧纵隔、对侧内乳、同侧或对侧锁骨上淋巴结受侵
Mx	远处转移无法评估
M1	无远处转移
M2	伴有远处转移
Ⅰa期	T1aN0M0
Ⅰb期	T1bN0M
Ⅱ期	T2N0M0
Ⅲ期	T3N0~3M0；任何T1~4N1~2M0
Ⅳ期	T4N0~3M0~1；T1~4N3M0~1；M1

五、诊断

MPM的临床表现通常不特异且隐匿，因此，即使对于有石棉暴露史的个体，也不应将临床表现作为诊断标准。

（一）影像学诊断

胸部 X 线通常显示一侧的胸腔积液或胸膜增厚，但不能仅凭这一点就诊断 MPM。胸部 CT 扫描不适合用来确诊，但是弥漫性或结节性的胸膜增厚可能具有提示意义，CT 能很好地显示胸膜病变的形态、范围；PET – CT 在肿瘤的分期及治疗中起重要的补充作用。

（二）胸腔镜诊断

当临床和放射学检查怀疑存在间皮瘤时，胸腔镜检查是最好的确诊方法，因其可获得更多的病理学信息。除了有手术禁忌证或是胸膜粘连的患者，均推荐进行胸腔镜检查，以便于明确诊断。

（三）病理学诊断

病理学诊断是胸膜间皮瘤诊断的金标准。然而，诊断依旧是困难的，因为间皮瘤是有多种细胞异型性的癌症，从而产生很多误导组织病理学确诊的陷阱。并且胸膜也是转移性肿瘤的好发部位。不推荐细针穿刺活组织检查作为间皮瘤的首选方法，因其敏感性较低（30%），也不推荐通过冰冻组织切片来对 MPM 进行诊断。MPM 的诊断应基于免疫组化检查，免疫组化方法取决于间皮瘤的肿瘤亚型。

（四）血清标志物

虽然目前尚无理想的血清标志物存在，但联合检测骨桥蛋白、Soluble mesothelin related-proteins（SMRP）、Megakaryocyte Potentiating Factor（MPF）可提高诊断阳性率。其中骨桥蛋白的敏感度和特异度分别可达 77% 和 85%，其对 MPM 的阳性预测值与 CA125 对卵巢癌类似。SMRP 检测上皮型和混合型 MPM 更有优势，敏感度和特异度分别为 80% ~ 83%、80% ~ 100%，其试剂已被 FDA 批准上市。检测患者血清 MPF 含量的改变，亦可作为疗效评价的指标。

六、治疗

通常对于早期（Ⅰ、Ⅱ期）MPM 病例应手术切除，必要时术后再辅助放疗。中期（Ⅲ期）MPM 应以放疗为主，肿瘤缩小后再考虑能否手术切除或辅助化疗。对于晚期（Ⅳ期）MPM 则进行以化疗为主的综合治疗，放疗和手术是姑息性的，主要是为了提高患者的生活质量。目前，无论哪一期 MPM 的非姑息性治疗都在研究中。

（一）手术治疗

MPM 的早期病例应以手术为治疗首选，即使是进展期 MPM 也可以通过手术改善患者的生活质量，为放疗创造条件，以延长生存期。主要包括胸膜外全肺切除术、胸膜剥脱术和胸腔镜下胸膜固定术。这一过程可通过开胸手术或闭合式电视辅助胸腔镜手术来完成，应优先考虑胸腔镜手术。胸膜部分切除术、胸膜剥离术达不到治愈目的，但能缓解症状，特别是对于化学性胸膜固定术无效、且有肺不张综合征的患者。

根治性手术的定义是指从半侧胸廓去除所有肉眼可见的肿瘤。通过胸膜外肺切除术切除整个胸膜、肺、心包膜、膈膜，并进行系统淋巴结清扫，可达到根治的目的。研究显示，根治术后患者中位生存期为 20 ~ 24 个月，术后死亡率降至 5%，而复发率较高，约为 50%。

（二）放疗

MPM 对放疗中度敏感，术后辅助放疗能控制肿瘤的局部复发，并延长患者的生存期。

单纯放疗仅用于减轻症状及预防有创性诊断后的局部种植。根治性放疗主要用于早期不能手术或局部晚期手术不能切除而又无远处播散的患者。姑息性放疗的主要目的是缓解疼痛，对于因侵及胸壁而引起疼痛的患者，可考虑应用。但预防性放疗仍然存在争议。

目前临床上尚无最佳的放疗技术（包括分次模式及放疗剂量）可以遵循，三维适形调强放疗在保证瘤体得到较高剂量的照射外，又有效地降低了周围重要组织和器官的受量，从而有利于改善 MPM 的放疗效果，前景广阔。

（三）化疗

目前认为可能有效的单药有：ADM、DDP、MMC、GEM、NVB、培美曲塞等。以往的联合化疗方案多局限于蒽环霉素或铂的衍生物，其有效率基本上均不超过 20%。

研究显示，联合化疗包括 DDP 和抗叶酸制剂、培美曲塞或雷替曲塞能改善患者的生存期。DDP 联合培美曲塞组（12.1 个月）或 DDP 联合雷替曲塞组（11.4 个月）的中位生存期比通常文献报告的（7~9 个月）有明显延长。

目前培美曲塞联合 DDP 成为治疗 MPM 标准的一线治疗方案。报道的国际多中心随机 III 期临床研究 MPM 患者 448 例，其中 78% 为 III 或 IV 期患者，治疗分两组：①PC 方案治疗组，226 例；②DDP 单药治疗组，222 例。112 例治疗后，以白细胞减少和胃肠毒性来调整方案，所有患者均补充叶酸、维生素 B_{12} 和地塞米松。结果：PC 方案组有效率为 41.3%，而 DDP 单药组有效率为 16.7%，PC 方案组与 DDP 单药组的中位生存期分别为 12.1 个月和 9.3 个月（HR=0.77，P=0.020）。完全补充病例中 PC 方案组（168 例）与 DDP 单药组（163 例）的中位生存期分别为 13.3 个月和 10.0 个月（HR=0.75，P=0.051）。结果显示，PC 方案较 DDP 单药治疗有效率高，中位生存期显著延长，故推荐 PC 方案为该病治疗的标准方案。此外，补充叶酸和维生素 B_{12} 的治疗可以明显减少毒副作用而不影响疗效。

在体外实验，GEM 和 DDP 合并使用对间皮瘤细胞株有协同作用。在 II 期临床试验中 GEM 与 DDP 或 CBP 联合有明确作用，吉西他滨与 DDP 联合有效率为 48%，还有报道有效率为 26%，故 GP 方案亦为治疗 MPM 的推荐方案。虽然培美曲塞同 GEM 单药都显示了一定的疗效，但是两者联合治疗 MPM，相比培美曲塞联合顺铂的效果略差，中位生存期分别为 8.08 个月和 10.12 个月。培美曲塞联合 CBP 的疗效略差于联合 DDP，但毒性反应发生率较低。有报道贝伐珠单抗与培美曲塞或 NVB 联合治疗对于 MPM 有较好的效果。

常用的联合化疗方案有：

1. PC 方案　培美曲塞 $500mg/m^2$，静脉滴注超过 10 分钟，第 1 天；DDP $75mg/m^2$，静脉滴注超过 2 小时，第 1 天；预处理：地塞米松 4mg，口服，每日 2 次，第 1、2 天，于培美曲塞前 1 天开始，连用 3 天；叶酸 1 000μg/次，口服，每日 1 次，开始于培美曲塞前 7 天，结束于最后 1 次培美曲塞给药后 21 天；维生素 B_{12}：1 000yg/次，肌内注射，开始于培美曲塞前 7 天，以后每 3 周，肌内注射 1 次，贯穿全疗程；21 天为 1 周期。

2. CAP 方案　环磷酰胺 $500mg/m^2$，静脉注射，第 1、8 天；ADM $20mg/m^2$，静脉注射，第 1、8 天；DDP $30mg/m^2$，静脉滴注，第 2~4 天；21 天为 1 周期。

3. GP 方案　DDP $30mg/m^2$，静脉滴注，第 1 天；GEM $500mg/m^2$，静脉滴注，第 1、8、15 天；28 天为 1 周期。

4. TC 方案　CBP AUC=6，静脉滴注，第 1 天；PTX $200mg/m^2$，静脉滴注；21 天为 1 周期。

（四）生物治疗

在恶性间皮瘤的生物治疗中，干扰素和白细胞介素是主要的试验性药物。目前，这两种药物的单药疗法未发现疗效，也不推荐在临床试验之外使用。各个临床试验的剂量、给药方法（胸膜内、皮下、肌内和静脉）、药物类型和疾病分期各不相同，故对这些研究结果的解释需要谨慎。

（五）靶向治疗

虽然近年来以铂类为基础的化疗方案联合抗代谢药如培美曲塞已经成为 MPM 一线治疗的标准方案，但对于其能否真正延长患者的生存期，以及如何选择二、三线治疗目前仍不明确。因此，越来越多的研究者将目光投向了分子靶向治疗。目前，分子靶向治疗研究的热点主要集中在 EGFR、VEGF/VEGFR、PI13K/AkT/mTOR 旁路、间皮素等方面。虽然一些靶向治疗的Ⅰ/Ⅱ期临床研究带来了令人鼓舞的结果，但仍需要更多的多中心、Ⅱ期随机对照研究以进一步明确其疗效。因此，今后需致力于通过从间皮瘤细胞的分裂发展至侵袭性间皮瘤的过程中，发现更多的相关靶点，并鼓励患者积极参与到各项临床试验中。

（六）腔内治疗

MPM 常合并恶性胸腔积液，该治疗方式可增加局部药物浓度，降低全身吸收及药物毒性，还能引起胸膜化学粘连，具有较高的减症作用，常用药物有：生物制剂（如白介素2）或化疗药物（如 BLM）等。

七、预后

影响预后的因素很多，最主要的是分期，其他经过前瞻性研究证实的不良因素包括一般状况差、非上皮型组织学类型。此外，肿瘤伴有血管生成，肿瘤坏死，EGFR、cox‐2 及基质金属蛋白酶 MMPs 的表达也与不良预后有关。

（程　飞）

第四节　纵隔及胸壁肿瘤

一、纵隔肿瘤

（一）概述

纵隔是胸部一个重要的解剖部分，包括从胸廓入口至膈肌。纵隔是许多局部疾患发生之处，然而，也与一些系统性疾病有关，局部疾患包括气肿、出血、感染及各种原发性肿瘤及囊肿。系统性疾患包括转移癌、肉芽肿、其他全身性感染。源于食道、大血管、气管和心脏的疾病均可表现为纵隔块影或引起与压迫或侵蚀邻近纵隔组织相关的症状。

（二）历史回顾

气管内麻醉和胸腔闭式引流技术出现以前，由于手术进入胸膜腔具有一定危险性，主要是气胸和随后的呼吸衰竭，所以很少有人尝试手术介入纵隔。开始是针对前纵隔，通过各种经胸骨的方法来暴露。Bastianelli 在 1893 年劈开胸骨柄以后摘除了一个位于前纵隔的皮样囊肿。Milton 在 1897 年报道了从一例患纵隔结核年轻人的前纵隔切除了两枚干酪样淋巴结。

随着气管内麻醉的应用，安全的经胸膜手术已成为可能。Harrington 在 1929 年、Heuer 和 Andrus 在 1940 年报道了首批病例，验证了经胸膜途径手术治疗各种纵隔疾患的安全性和有效性。Blalock 在 1936 年报道为一重症肌无力的患者进行了胸腺摘除，后来该患者症状明显缓解。这次手术成功地开创了重症肌无力外科治疗的新途径。

（三）纵隔解剖及分区

纵隔是两侧纵隔胸膜之间、胸骨之后、胸椎（包括两侧脊柱旁肋脊区）之间的一个间隙，上自胸廓入口，下为膈肌。纵隔内有心脏、大血管、食管、气管、神经、胸腺、胸导管、丰富的淋巴组织和结缔脂肪组织。

为了便于标明异常肿块在纵隔内的所在部位，临床常将纵隔划分为若干区。最早的定位将纵隔分为 4 个区域：上纵隔，前纵隔，中纵隔和后纵隔。上纵隔从胸骨角至第四胸椎下缘作一横线至胸廓入口；前纵隔自上纵隔至膈肌及胸骨至心包；后纵隔包括自心包后方的所有组织；中纵隔包含前纵隔至后纵隔内所有的结构。

近年来，Shields 分区法临床也被应用，即将纵隔划分成前纵隔（anterior compartment）、内脏纵隔（visceral compartment）和脊柱旁沟（paravertebral sulci）三个区。所有划区均自胸廓入口至膈肌。前纵隔包括自胸骨后缘至心包及大血管前面。内脏纵隔亦称中纵隔，自胸廓入口，屈曲下延，包括上纵隔的后方至椎体的前方。脊柱旁沟（亦称脊肋区）是脊柱两侧，紧邻肋骨的区域，为一潜在的间隙，与前述的后纵隔相同。

（四）纵隔肿瘤的好发部位

纵隔内组织器官较多，其胎生结构来源复杂，所以纵隔内就可以发生各种各样的肿瘤，并且这些肿瘤都有其好发部位。但是，也有少数例外的情况。譬如，前纵隔内偶尔可看到神经源性肿瘤，而异位甲状腺肿也可在后纵隔发现。同时，由于纵隔划分是人为的，其间没有真正的解剖界线，因此当肿瘤长大时，它可占据一个以上的区域。牢记上述好发部位和了解有少数例外情况，对术前正确的诊断和外科治疗是有很大帮助的。

（五）临床表现

纵隔肿瘤的患者大约 1/3 无症状，系因其他疾病或健康查体时 X 线检查而发现。症状和体征与肿瘤的大小、部位、生长方式和速度、质地、性质、是否合并感染、有无特殊的内分泌功能以及相关的并发症状等有关。良性肿瘤生长缓慢，大多无明显的症状，而恶性肿瘤侵袭程度高，进展迅速，故肿瘤较小时即可出现症状。

常见的症状有胸痛、胸闷，刺激或压迫呼吸系统、大血管、神经系统、食管的症状。此外，还可出现与肿瘤性质有关的特异性症状。

刺激或压迫呼吸系统：可引起剧烈的刺激性咳嗽、呼吸困难甚至发绀。破入呼吸系统可出现发热、脓痰甚至咯血。

压迫大血管：压迫上腔静脉可出现上腔静脉压迫综合征；压迫无名静脉可致单侧上肢及颈静脉压增高。

压迫神经系统：如压迫交感神经干时，出现 Homer 综合征；压迫喉返神经出现声音嘶哑；压迫臂丛神经出现上臂麻木、肩胛区疼痛及向上肢放射性疼痛。哑铃状的神经源性肿瘤有时可压迫脊髓引起截瘫。

压迫食管：可引起吞咽困难。

特异性症状：对明确诊断有决定性意义，如胸腺瘤出现重症肌无力；生殖细胞肿瘤咳出皮脂样物或毛发；神经源性肿瘤出现 Homer 综合征、脊髓压迫症状等。

（六）诊断

纵隔肿瘤的诊断除根据病史、症状和体征外，还要结合患者的实际情况选择性地应用以下各项无创或有创检查。

1. 胸部 X 线检查　是诊断纵隔肿瘤的重要手段，亦是主要的诊断方法。胸部 X 线片可显示纵隔肿瘤的部位、形态、大小、密度及有无钙化。X 线透视下还可观察块影有无搏动，是否随吞咽动作上下移动，能否随体位或呼吸运动而改变形态等。根据上述特点，多数纵隔肿瘤均可获得初步诊断。

2. CT 扫描　CT 扫描现已成为常规。它能提供许多胸部 X 线片所不能提供的信息。首先能准确地显示肿块层面结构及其与周围器官或组织的关系；其次，在脂肪性、血管性、囊性及软组织肿块的鉴别上，CT 扫描有其优越性；此外，CT 扫描能显示出肿瘤所侵及的邻近结构、胸膜及肺的转移情况，据此可初步判断肿块的性质。

3. 磁共振检查（MRI）　MRI 在肿瘤与大血管疾病鉴别时不需要造影剂；MRI 除横断面外，还能提供矢状面及冠状面的图像。因此，对纵隔内病变的显示较 CT 更为清楚；在判断神经源性肿瘤有无椎管内或硬脊膜内扩展方面，MRI 优于 CT。

4. 同位素扫描　可协助胸骨后甲状腺肿的诊断。

5. 活组织检查　经上述方法无法满足临床诊断的患者，可考虑应用细针穿刺、纤维支气管镜、食管镜、纵隔镜或胸腔镜等进行活组织检查，以明确诊断，确定治疗方案。

（七）治疗

手术可以明确诊断，防止良性肿瘤恶变，解除器官受压和"减负荷"，为放、化疗创造条件。因此，除恶性淋巴源性肿瘤适用化放射治疗外，绝大多数原发性纵隔肿瘤只要无其他手术禁忌证，均应首选外科治疗。

总的原则是：①切口：应选择暴露好、创伤小、便于采取应急措施的切口。一般来说，前纵隔肿瘤采用前胸切口；后纵隔肿瘤采用后外侧切口；位置较高的前上纵隔肿瘤及双侧性前纵隔肿瘤，采用胸正中切口。胸内甲状腺肿可采用颈部切口，必要时劈开部分胸骨。②麻醉：一般采用静脉复合麻醉。③手术操作一定要仔细：纵隔肿瘤所在部位复杂，常与大血管、心包、气管、支气管、食管、迷走神经等器官发生密切关系，所以手术时损伤这些重要脏器的机会较大。因此，操作务必仔细、轻柔。④对于不能完全切除或不能切除的纵隔恶性肿瘤，术后应行放疗或化疗。放疗或化疗后有些患者还可以二次开胸探查，将肿瘤切除。

注意事项：①肿瘤与重要脏器粘连时，应仔细分离，防止损伤，必要时可残留部分肿瘤或包膜；②术中要确切止血，出血量多者应补充血容量；③对巨大肿瘤剥离时慎防气道和心脏受压，必要时应该由助手托起瘤体、有明显包膜者可先行包膜外快速剥离，取出瘤内容，待改善暴露后再切除包膜。无明显包膜的实质性肿瘤可分次切除，暴露最差的蒂部留作最后处理；④对双侧胸膜腔打开，手术时间长、大量出血及输血，一侧膈神经损伤和重症肌无力者，术后应予呼吸机辅助呼吸。

1. 胸腺肿瘤 胸腺是人体的重要免疫器官，分泌胸腺素，包括几种胸腺多肽类激素，它们作用于淋巴干细胞、较成熟的淋巴细胞及 T 淋巴细胞亚群，使这些细胞分化成熟为有免疫活性的 T 淋巴细胞。以前认为，凡是来源于胸腺的肿瘤，统统归类于胸腺瘤，现在它被分为几个临床病侧分类不同的肿瘤，如胸腺瘤、胸腺癌、胸腺类癌、胸腺脂肪瘤、胸腺畸胎瘤等。

（1）胸腺的解剖：胸腺位于前纵隔的大血管前方。胸腺的左右两叶并不融合，并易于解剖分开，两叶并不对称、一般右叶大于左叶。胸腺在青春期最大，重约 30g，至成人期胸腺逐渐缩小。胸腺的血液供应，动脉来自胸廓内动脉，同时亦可来自上、下甲状腺动脉；静脉回流通过头臂及胸内静脉，并可与甲状腺静脉相交通。淋巴引流入内乳、前纵隔及肺门淋巴结。

（2）胸腺瘤：30～50 岁多见，男、女发病率相当，位于前纵隔，右侧多于左侧，双侧少见，少数可异位发生于颈部、肺门、肺、心膈角及气管内。术中如见肿瘤包膜不完整或浸润邻近组织，术后显微镜下见肿瘤浸润包膜均视为恶性表现，有复发可能。临床恶性行为尚表现为肿瘤可有胸内扩散至胸膜、心包种植及肺转移，锁骨上和腋下淋巴结转移，约 3% 患者有远处转移。1985 年，Marino 等提出分为皮质型、髓质型和混合型。虽然免疫组化和电镜研究有进展。但细胞学上"良性"表现和临床上恶性生物学行为之间至今找不出肯定的关系。临床上常常根据术中肿块是否有包膜及其生长方式来确定其良恶性。

决定治疗方针和预后的临床病理分期有多种。按 Trastek 和 Payne（1989）分期如下：Ⅰ期：包膜完整，无包膜浸润。Ⅱ期：浸润入周围脂肪组织，纵隔胸膜。Ⅲ期：浸润入邻近器官（如心包、大血管和肺）。Ⅳa 期：胸膜、心包转移。Ⅳb 期：淋巴性或血源性转移。

手术切除为首选治疗。适应证：①Ⅰ期、Ⅱ期病变；②部分Ⅲ期病变，有条件作扩大性切除；③可行减容术，术后加行放、化疗；④合并有重症肌无力；⑤少数完全切除后有局部复发可行再切除；⑥全身情况及心肺功能可以耐受胸部大手术者。

禁忌证：①肿瘤广泛浸润，估计不能切除者；②不能耐受开胸手术者；③已有双侧膈神经麻痹；④Ⅳ期病变。

常用手术径路为正中胸骨劈开行肿瘤及全胸腺切除。少数低位一侧胸内肿瘤可采取前胸切口，后外侧切口适用于一侧胸内巨大肿瘤。对Ⅱ期、Ⅲ期病变（完全或不完全切除）术后均应加放疗，以防复发。对不能手术及局部复发者，放疗也可明显延长生存时间。近年发现以顺铂为主的化疗方案有一定效果，可使胸腺瘤的综合治疗趋向完善。

（3）胸腺癌：指肿瘤细胞有异形、核分裂等恶性表现。Hartman 等（1990）报道：文献记录约 100 例，可分为 8 个亚型：鳞状细胞癌（最多）、淋巴上皮瘤样癌、Bassloid 癌、黏液表皮样癌、肉瘤样癌、小细胞 - 未分化鳞状细胞混合癌、透明细胞癌和未分化癌。大多数预后差，能完全切除机会少，适合放、化疗。

2. 胸腺瘤合并重症肌无力 重症肌无力是神经肌肉接头间传导功能障碍所引起的疾病，主要累及横纹肌，休息或抗胆碱酯酶药物可使肌力恢复到一定程度。现认为是一种自身免疫疾病。

（1）病因与发病机制：重症肌无力是神经肌肉传导的自身免疫疾病，在患者体内产生抗乙酰胆碱受体抗体，破坏了自身神经肌肉接头处的乙酰胆碱受体。这种自身免疫侵袭神经肌肉连接部的机制尚未明确，但知胸腺起了主导作用。首先，文献报道有 50%～60% 的胸腺瘤患者伴发重症肌无力，10%~25%的重症肌无力患者中经检查可发现胸腺瘤，而无胸腺瘤的重症肌无力患者在切除的胸腺中大多数也可见到滤泡性淋巴样增生改变，约占所有患者的60%。淋巴样滤泡含有 B 淋巴细胞。对乙酰胆碱受体产生抗体。其次，在肌无力患者的胸腺中观察到有乙酰胆碱抗体（William，1986）。可认为患者自身抗体的抗原来自胸腺的肌样体细胞（Myoid cell）。第三，胸腺在重症肌无力发病机制的重要性，可在手术切除胸腺后见效所支持，多数患者在胸腺手术切除后，症状缓解率可达60%~80%。

（2）临床表现：重症肌无力可发生于任何年龄，但绝大多数始发于成年期，常在35岁以前，约占90%。少数患者在1岁至青春期内发病（少年型肌无力）。女性发病率高于男性，比例约为3：2。早期表现为运动或劳累后无力，休息后可减轻，常晨轻暮重。累及的肌肉及部位随受累的时间程度轻重不一，临床表现也各不相同。典型症状开始时仅有短暂的无力发作，之后呈渐进性，随时间增长而逐渐加重。开始时受脑神经支配的肌肉最先受累，如眼肌、咀嚼肌。病情进展累及全身肌肉，主要累及近端肌群，并常呈不对称表现。

按改良 Osserman 分型，重症肌无力可分为：

Ⅰ型：主要为眼肌型，症状主要集中在眼肌，表现为一侧或双侧上睑下垂，有复视或斜视现象。

Ⅱ型：累及延髓支配的肌肉，病情较Ⅰ型重，累及颈、项、背部及四肢躯干肌肉群，据其严重程度可分为Ⅱa与Ⅱb型。Ⅱa型：轻度全身无力，尤以下肢为重，登楼抬腿无力，无胸闷或呼吸困难等症状。Ⅱb型：有明显全身无力，生活尚可自理，伴有轻度吞咽困难，有时进流质不当而呛咳，感觉胸闷，呼吸不畅。

Ⅲ型：急性暴发型，出现严重全身肌无力，有明显呼吸道症状。

Ⅳ型：重度全身无力，生活不能自理，吞咽困难，食物易误入气管。症状常呈发作性，缓解、复发和恶化交替出现。若有呼吸道感染、疲劳、精神刺激、月经或分娩，可加剧病情发展，并累及全身。也可短期内迅速恶化，呈暴发性发作，出现严重全身无力，有明显呼吸道症状，治疗效果差。

（3）诊断：除病史和体征外，抗胆碱酯酶药物试验、电生理和免疫生物学检查可帮助诊断重症肌无力。90%以上的患者，乙酰胆碱受体抗体和调节抗体水平升高。部分患者横纹肌抗体水平升高。所有诊断为重症肌无力的患者，均应定期行胸部 X 线和 CT 检查。以确定是否有胸腺瘤或发生了胸腺瘤。

重症肌无力应该与肌无力综合征相鉴别，后者为一种罕见的神经肌肉传导障碍，常并发小细胞肺癌，通常称为 Lambert - Eaton 综合征，多见于40岁以上的男性患者，主要表现为四肢近侧肌群的无力和容易疲劳，不累及眼球肌，可伴有深肌腱反射的减弱或消失。

（4）治疗：重症肌无力的治疗：包括给抗乙酰胆碱酯酶药物——新斯的明、溴吡斯的明（吡啶斯的明），免疫抑制疗法，血浆置换和中医中药治疗的内科治疗以及通过胸腺切除的外科治疗。

自1939年 Blalock 等对重症肌无力患者施行胸腺切除术后，外科治疗逐渐作为重要治疗手段。胸腺切除术治疗重症肌无力的临床效果较肯定，但机制尚不完全清楚，手术死亡率0~2%，并发症2%~15%。除Ⅰ型药物治疗可控制者，急性感染、肌无力危象未获控制外，只要全身情况允许胸部大手术的重症肌无力患者均可考虑行胸腺切除术。

术前应用抗胆碱酯酶药和皮质激素3~8周，待全身情况稳定后手术。手术当天晨仍需给药。术后按呼吸及肌无力情况决定气管插管辅助呼吸撤除时间。术后用药一般同于术前，一旦出现肌无力危象需重新气管插管辅助呼吸。出院后半年至 1 年开始逐步减少用药直至全停药。围手术期中应特别注意两种危象的鉴别和处理：因抗胆碱酯酶药不足的重症肌无力危象表现为瞳孔不缩小、心率快、口干痰少、腹胀肠鸣音弱和 Tensilon 试验阳性。而因抗胆碱酯酶药过量的胆碱危象则表现以瞳孔缩小、心率慢、眼泪、唾液和痰多、腹痛肠鸣音亢进和 Tensilon 试验阴性。

3. 神经源性肿瘤　神经源性肿瘤是纵隔内常见肿瘤之一，占18%~30%。女性患者略多于男性。任何年龄都可以发生，但儿童神经源肿瘤恶性率较高，成人在10%以下。纵隔神经源肿瘤绝大多起源于脊神经和椎旁的交感神经干，来自迷走神经和膈神经的神经源肿瘤比较少见。更为少见的是副神经节来源的肿瘤，可在主动脉根部、心包甚至心脏本身发现。

大多数成人神经源肿瘤患者没有症状，常常是在常规 X 线查体时发现的。有症状者，表现咳嗽、气短、胸痛、声音嘶哑或有 Homner 综合征，少数患者（3%~6%）有脊髓压迫的表现。儿童神经源肿瘤，不论是良性还是恶性，其症状明显，如胸痛、咳嗽、气短、吞咽困难等。

成人神经源肿瘤在 X 线片上的表现为脊柱旁的块影，可呈圆形、半圆形，有的为分叶状。密度均匀一致，但可以有钙化。肿瘤邻近的骨质可有改变，如肋骨或椎体受侵，椎间孔扩大。骨质改变并不意味着肿瘤为恶性，可以是肿瘤生长过程中局部压迫所致。所有神经源肿瘤患者，无论有无症状，均应行 CT 检查，以确定肿瘤是否侵入到椎管内。磁共振检查不仅可以确定椎管内有无受侵，还能了解受侵的程度。

儿童神经源肿瘤的 X 线表现与成人相似。但多数儿童神经源肿瘤的体积常大于成人，少数儿童的肿瘤可占据一侧胸腔。因生长较快，边界多不像成人清楚，而且肿瘤中心供血不足和坏死及由此而造成的钙化，儿童较成人多见。

根据肿瘤分化的程度不同及组成肿瘤的细胞多样性，神经源肿瘤分为以下几种类型。

（1）神经鞘细胞起源的肿瘤：良性肿瘤为神经鞘瘤和神经纤维瘤。少见的是有黑色素沉着的神经鞘瘤及粒细胞瘤。恶性肿瘤为恶性神经鞘瘤或神经肉瘤。

1）神经鞘瘤：来自于神经鞘的施万细胞，生长缓慢，包膜完整，多见于30~40岁成人，偶见于儿童。肿瘤多来自肋间神经，并且可经过椎间孔侵入椎管内，形成哑铃形肿瘤。神经鞘瘤多为单发，少数为多发。大多数神经鞘瘤患者早期无症状，系体查发现，肿瘤较大时，可表现为胸痛、咳嗽、呼吸困难和吞咽困难等。当有神经系统症状时，如脊髓受压、声嘶、Homer 综合征、肋间神经痛或臂丛神经痛，并不意味着其为恶性。X 线胸片可发现位于后纵隔圆形或卵圆形密度均匀边缘锐利的团块影，部分肿瘤影内可见局灶性钙化和囊性变，有时侵犯肋骨或椎骨。胸部 CT 能显示肿瘤大小、部位以及胸壁、纵隔受侵的程度，也可显示其通过肋间隙或椎间隙呈哑铃形的形态。磁共振能从三维方向显示肿瘤与周围脏器的关系，有特殊的价值。

2）神经纤维瘤：神经纤维瘤是由神经细胞和神经鞘两者组成。多见于后纵隔，呈良性生长方式，由于生长缓慢多为体查时偶然发现。其临床表现亦同神经鞘瘤。

3）神经源肉瘤（恶性施万细胞瘤）：成人神经源肿瘤中，神经源肉瘤不超过10%，多见于10~20岁的年轻人或60~70岁的老人。肿瘤附近的结构常受侵犯，并能发生远处转移。显微镜下可看到细胞数异常增多，核异型性及有丝分裂。

治疗：有效的治疗为手术切除。可通过后外侧切口开胸完成。小的、无椎管内受侵的肿瘤也可在电视胸腔镜下切除。不论采用哪种途径，首先都要切开肿瘤表面的胸膜，然后钝性及锐性分离肿瘤。有时要切断一根或几根肋间神经或交感神经干。少数情况下要牺牲肋间动脉。对向椎管内生长的哑铃型肿瘤，应同神经外科医生一起进行手术。先打开椎板，游离椎管内肿瘤，然后再游离胸腔内部分。胸腔内的部分可通过标准后外侧切口完成。也可通过小切口、胸膜外径路或电视胸腔镜下完成。对于恶性神经肉瘤术后应行放疗。

术后最常见的并发症是 Homer 综合征，特别是后上纵隔的肿瘤。椎管内生长的哑铃型肿瘤术后应注意有无椎管内出血造成的脊髓压迫。手术死亡率为 1%～2%。瘤体很大或恶性肿瘤会增加手术的风险和难度。良性肿瘤预后很好，而肉瘤多半在术后一年内死亡。

（2）神经节细胞起源的肿瘤：神经节细胞起源的肿瘤包括节细胞神经瘤、节细胞神经母细胞瘤和神经母细胞瘤。

1）节细胞神经瘤：节细胞神经瘤为良性肿瘤。儿童神经源肿瘤中，节细胞瘤最多。较大的儿童、青壮年也能见到。肿瘤包膜完整，常常与交感神经干或肋间神经干相连。椎管内生长呈哑铃状者也多见。

2）节细胞神经母细胞瘤：节细胞神经母细胞瘤也称部分分化的节细胞神经瘤，最多见于年轻人。因为是恶性肿瘤，故易产生临床症状。

3）神经母细胞瘤：神经母细胞瘤（成交感神经细胞瘤）是高度恶性的肿瘤，好发于儿童，尤其是 3 岁以下的儿童，占儿童纵隔内神经源肿瘤的 50%。胸内神经母细胞瘤又占儿童全部神经母细胞瘤的 20%。成人中少见，肿瘤边界不规整，易侵及邻近结构。向椎管内生长呈哑铃状者也不少见。常发生骨骼及其他脏器的远处转移。临床上可表现为咳嗽、气短、胸痛、Homer 综合征、截瘫、发热、倦怠。部分患儿可出现舞蹈眼、小脑共济失调、斜视眼痉挛和眼球震颤，这可能是抗体产物或免疫反应所致。在肿瘤切除后，婴儿眼睛的异常运动随之消失。少数出现出汗、皮肤发红等症状，尿中儿茶酚胺的降解产物（香草基扁桃酸 VMA 及高香草酸 HVA）升高。这与肿瘤分泌儿茶酚胺，肾上腺素和肾上腺素有关，肿瘤切除后，尿中儿茶酚胺的降解产物下降至正常。肿瘤复发时，会再度升高。还可合并腹泻、腹胀综合征，与肿瘤分泌血管活性肠多肽激素有关。

4）影像学诊断：神经节细胞起源的肿瘤 X 线表现因肿瘤分化程度不同而异。良性节细胞瘤表现为脊柱旁沟的实性块影，界线清楚，部分患者可见点状钙化，骨质因肿瘤压迫而有改变。神经母细胞瘤和节细胞神经母细胞瘤 X 线上的肿块影界线不太清楚，多数病例也能见点状钙化。至于肿瘤附近骨质的改变及椎管内侵犯，神经母细胞瘤较节细胞神经母细胞瘤多见。

5）治疗：节细胞神经瘤的治疗为手术切除，与神经鞘瘤和神经纤维瘤相同。神经母细胞瘤和节细胞神经母细胞瘤的治疗随肿瘤浸润范围而有所不同。未越过中线的肿瘤应尽可能地手术切除。越过中线及发生远处转移的肿瘤应予化疗加放疗，偶尔也辅以外科治疗。

（3）副神经节细胞起源的肿瘤：包括嗜铬细胞瘤和化学感受器瘤，发生在纵隔者非常少见，多数发生于有化学感受器的组织部位。

1）嗜铬细胞瘤：纵隔内嗜铬细胞瘤，亦称肾上腺外嗜铬细胞瘤或有功能的副神经节细胞瘤，临床少见。主要症状包括阵发性或持续性高血压、代谢亢进、糖尿病。部分患者可以无症状。由于肿瘤能分泌肽激素，少数患者还有 Cushing 综合征、红细胞增多、高血钙及分泌性腹泻等表现。影像学表现为脊柱旁沟的块影。怀疑本病时，应测定血和尿的儿茶酚胺，24h 尿的 VMA（香草基扁桃酸）水平。

手术切除纵隔内嗜铬细胞瘤，具有切除其他部位嗜铬细胞瘤相同的危险，应准备好一切药物，以控制剧烈的血压波动。术中操作要小心谨慎，防止过多挤压肿瘤组织，导致高血压危象。良性嗜铬细胞瘤切除术后预后良好，恶性者差。

2）非嗜铬副神经节细胞瘤：此类肿瘤少见。大多为良性，恶性占 10%。多在脊柱旁沟及内脏纵隔主动脉弓附近发现。肿瘤质软并有广泛的血供。治疗为手术切除。如果肿瘤血运十分丰富，以致手术十分危险时，只好简单做一活检。恶性肿瘤术后应行放疗。

4. 生殖细胞肿瘤　纵隔生殖细胞肿瘤主要包括畸胎类肿瘤、精原细胞瘤和内胚窦瘤、胚胎性癌和绒毛膜上皮癌等。临床以畸胎类肿瘤最为多见。

纵隔畸胎类肿瘤是常见的原发性纵隔肿瘤，有些报道占原发性纵隔肿瘤的第一位，以往以实质性者称为畸胎瘤，囊性者称皮样囊肿，实际上大多数肿瘤为实性及囊性成分同时存在，它们都含有外、中、内 3 种胚层来源的组织，只是各胚层组织的构成含量不同，没有本质的区别，现在统称为畸胎类肿瘤。

畸胎瘤是由不同于其所在部位组织的多种组织成分构成的肿瘤，含有三种胚层的成分，通常外胚层成分占较大的比例，约占全部畸胎瘤的 70%，可有皮肤、毛发、毛囊、汗腺、皮脂样物、神经胶质组织或牙齿。中胚层成分主要包括平滑肌、软骨和脂肪。内胚层成分主要是呼吸道和消化道的上皮以及胰腺组织等。

大多数畸胎类肿瘤是良性的，少数实质性畸胎瘤可发生恶变，视恶变组织成分产生相应的癌或肉瘤。良性畸胎瘤主要由成熟的、上皮、内皮和间皮组织组成，它约占纵隔畸胎类肿瘤的 50% ~75%，但也有相当比例的畸胎瘤包含有不成熟的成分或分化不良的组织，含有这些不成熟组织的畸胎瘤有一定的恶性，预后亦差。

畸胎瘤发病的高峰年龄为 20~40 岁，大多见于前纵隔，症状主要由于肿瘤压迫和阻塞邻近器官所致，临床上患者出现咳出毛发和油脂样物，提示畸胎瘤已破入支气管；当破入心腔时可造成急性心包填塞；破入胸膜腔可致急性呼吸窘迫，主要表现为胸痛、咳嗽、前胸部不适、呼吸困难，多因肿物刺激胸膜或因肿块压迫支气管致远端阻塞性肺炎。当支气管有阻塞时，肺内有哮鸣音、湿性啰音、发绀和患侧叩诊浊音。当肿瘤压迫上腔静脉时可出现上腔静脉梗阻综合征，极少数畸胎瘤穿破皮肤可形成窦道。

X 线检查是诊断畸胎瘤的重要方法。平片上可见前纵隔肿块影，其轮廓清晰，可突向右或左侧胸腔，密度不匀，内有钙化是其特征性表现，可发现牙齿或骨骼。胸部 CT 可以帮助肿瘤的定位，肿瘤内脂肪的密度有助于术前正确诊断。超声波检查可以鉴别肿瘤是囊性、实性或囊实性。

一般来讲，纵隔畸胎瘤一经诊断即需择期手术切除。当畸胎瘤破入心包腔发生急性心包填塞时则应急诊手术。畸胎瘤合并感染，应进行一段时间的抗感染治疗，使感染得到有效的控制，但不宜拖延太久，不宜等体温完全恢复正常再行手术，应争取在合并症出现以前及时手术。

5. 纵隔淋巴瘤　淋巴瘤是原发于淋巴结和淋巴组织的恶性肿瘤，也称恶性淋巴瘤，是一种全身性疾病，恶性程度不一。淋巴瘤分类法众多，最常用的分类法是将其分为霍奇金病和非霍奇金淋巴瘤。

（1）霍奇金病：本病发病的平均年龄是 30 岁，儿童发病少见，且多为男孩。95% 的霍奇金病为结节硬化型，颈部淋巴结常同时受累，早期患者无症状，随着病情进展出现局部症状和全身症状，前者如胸痛、胸闷、咳嗽，甚至上腔静脉阻塞综合征，后者如发热、盗汗、食欲减退、乏力、消瘦等。X 线上常表现为前纵隔或（和）内脏纵隔的块影，胸部 CT 可显示肿块边缘是不规则的，密度是不均匀的，周围的血管结构或周围组织被块影推移或被包绕的影像。

确诊依靠活检，方法包括：经皮穿刺活检、颈部或腋下淋巴结切除活检、纵隔镜、胸腔镜或开胸活检。诊断确立后应化疗或（和）放疗。长期生存率可达 70% ~80%。

（2）非霍奇金淋巴瘤：非霍奇金淋巴瘤侵犯纵隔较霍奇金病少，分别为 5% 和 75%。非霍奇金淋巴瘤累及腹腔淋巴结和头颈部 Waldeyer 环淋巴组织者多。纵隔内可发现许多类型的非霍奇金淋巴瘤，常见的包括：①大细胞淋巴瘤；②淋巴母细胞淋巴瘤。

1）大细胞淋巴瘤：这类淋巴瘤是由中心滤泡细胞、T 淋巴母细胞、B 淋巴母细胞等不同类型的细胞组成。好发于年轻人，临床上较早出现气短、胸痛、咳嗽、疲劳、不适、体重下降或上腔静脉综合征。X 线上表现为前纵隔或前上纵隔的不规则块影，常能看到肺实质的改变和胸腔积液的征象。胸部 CT 显示肿块密度不均，大血管常被肿瘤包绕，压迫甚至闭塞，以及胸腔、心包积液等。活检可以证实诊断。腹部 CT 和骨髓穿刺有助于分期。确诊后应化疗。55% ~85% 的患者治疗初期反应良好，但只有 50% 的患者才能获得 2 年以上的无病生存。放疗适用于病灶巨大者，因为巨大病灶者化疗后易复发。

2）淋巴母细胞淋巴瘤：好发于胸腺区域。20 岁以下的青年人多见，约占这个年龄组淋巴瘤的 33%。症状严重，有的出现急性呼吸困难。X 线和 CT 表现与其他类型的非霍奇金淋巴瘤相似。确诊后给予联合化疗，多数患者最初的反应良好，但缓解的时间较短。预后差。

6. 胸内甲状腺肿瘤　甲状腺肿瘤是内分泌腺肿瘤中最为常见的疾病之一，位于颈部者临床易被发现。胸腔内甲状腺肿为胸骨后或纵隔单纯甲状腺肿大或甲状腺肿瘤，因其位于胸骨后或纵隔内，不易被发现，给诊断和治疗带来一定困难，占纵隔肿瘤的 1% ~5%。

（1）病因与发病机制：胸腔内甲状腺肿可部分或全部位于胸腔内，依其生成的来源将其分为两类。

1）胸骨后甲状腺肿：它与颈部甲状腺有直接联系，又称继发性胸骨后甲状腺肿，此病变占胸内甲状腺肿的绝大多数。其发生的原因往往是原来的颈部甲状腺肿，位于颈前两层深筋膜之间，两侧有颈前肌群限制，加之甲状腺本身的重力，故较易向下发展。接触到胸廓入口后，又受到胸腔负压的吸引，于是促使肿大的甲状腺向胸内坠入。此类胸内甲状腺肿亦称为坠入性胸内甲状腺肿。根据其坠入程度，又可分为部分型或完全型。其血供主要来源于甲状腺下动脉及其分支。

2）真性胸内甲状腺肿：由于胚胎期部分或全部甲状腺胚基离开原基并在纵隔内发育而成。此类型称为迷走性胸内甲状腺肿，血供主要来源于胸部的血管。临床上比较少见。

（2）临床表现：胸内甲状腺肿占甲状腺疾病的 9% ~15%，占纵隔肿瘤的 5.3%。女性多于男性，男女之比为 1:(3 ~4)，发病年龄高，40 岁以上最多。临床症状主要是由于肿块压迫周围器官引起，如压迫气管引起呼吸困难、喘鸣；压迫上腔静脉引起上腔静脉综合征；压迫食管引起吞咽困难；压迫胸导管引起乳糜胸或乳糜心包等。症状的轻重与肿块的大小、部位有关。大约 1/3 的患者无症状，个别患者因肿块嵌顿在胸廓入口处或自发性、外伤性出血而引起急性呼吸困难。坠入性胸内甲状腺肿，行体格检查时可在颈部触及肿大的甲状腺，并向胸内延伸，往往触不到下极。

（3）诊断

1）胸内甲状腺肿以女性为多，仔细询问病史及临床表现，注意了解患者过去有无颈部肿物自行消失史。

2）X 线检查：胸部 X 线检查为首选，通常可见上纵隔增宽或前上纵隔椭圆形或圆形阴影，上缘可延伸至颈部，阴影内有钙化点，部分病例可见气管受压移位。10%～15%的胸内甲状腺肿位于后纵隔、下纵隔甚至接近膈肌水平。胸内甲状腺肿虽然来源于甲状腺左右两叶的机会相等，但由于下降的甲状腺肿在左侧遇到锁骨下动脉、颈总动脉及主动脉弓的阻挡，而在右侧只有无名动脉，其间隙较宽无阻挡，故以右侧较多。

3）CT 扫描：可以更加详细地了解肿块的情况，典型的征象如下：①与颈部甲状腺相连续；②边界清晰；③伴有点状、环状钙化；④密度不均匀，伴有不增强的低密度区；⑤常伴有气管移位；⑥CT 值高于周围肌肉组织。

4）放射性核素[131]I 扫描：可帮助确定肿块是否为甲状腺组织，也可确定其大小、位置或有无继发甲亢的热结节。

5）MRI 和 B 超：可进一步了解肿块与周围组织关系，显示肿块与甲状腺的血供有关的"血流"排泄，提示肿块的内在本质，排除血管瘤的可能；B 超可以明确肿块是囊性或实性。

（4）治疗：胸内甲状腺肿多有压迫症状，部分有继发性甲状腺功能亢进症状，其恶变的倾向较大，故胸内甲状腺肿一旦诊断明确应尽早手术治疗。手术方法可因肿块的部位、大小、形状、深度及周围器官的关系而定。对有继发性甲亢者，术前应充分行抗甲亢药物治疗，待准备充分后方可手术。

术后主要并发症是出血、喉返神经损伤及气管梗阻。无论采用何种切口，只要注意从被膜内钝性分离肿物就能避免损伤喉返神经。甲状腺下动脉结扎牢靠，肿物切除后缝合残留的被膜囊，可有效防止术后出血。造成术后气道梗阻的原因除局部出血压迫外，主要是因气管壁软化而导致管腔狭窄。术中如遇到上述情况，除采取相应措施外，术后可酌情延长气管内插管的停留时间，必要时行气管切开术。

7. 纵隔间叶性肿瘤 纵隔间叶性肿瘤包括脂肪源肿瘤、血管源肿瘤、淋巴源肿瘤、肌源性肿瘤和纤维组织源肿瘤。这类肿瘤约占纵隔肿瘤的5%。男、女差别小，且恶性率较低。

（1）脂肪源肿瘤

1）脂肪瘤：成人男性稍多。50%无症状，组织学上由成熟脂肪细胞构成。常延伸入颈部或肋间、椎管内。密度淡，外周模糊，有时体积很大，手术切除不困难。

2）脂肪肉瘤：40岁以上多见，无包膜，常有明显胸痛，边界不清晰。切除不完全时易复发，放、化疗疗效差，故复发时有条件患者可再次手术。

3）脂肪母细胞瘤：婴儿多见，由不成熟脂肪细胞组成，有浸润、复发恶性行为，尽量完全切除为首选治疗。

4）冬眠瘤：少见，前纵隔肿瘤起源于棕色脂肪残体，多可手术切除。

（2）血管源肿瘤：临床多见于前纵隔，90%属良性，按 Bedros（1980）意见分成两大类如下。

1）由血管增生形成：90%为血管瘤和毛细血管瘤，腔静脉型和血管肉瘤少见。①血管瘤：肿瘤紫红色，质软，不定形态，无完整包膜，多见于内脏区或椎旁沟，偶扩展到胸壁、颈部及椎管内，少数有出血表现。虽为良性，手术切除仍有必要，放疗不敏感；②血管肉瘤：除起自心脏、大血管和心包外，尚未见起自纵隔其他部位的报道。

2）由血管外、中、内膜细胞增生形成：①血管外皮细胞瘤：老年多见，肿块实质性，界限清楚，偶见起自心包，良性或恶性均有，应尽量手术切除；②血管内皮细胞瘤：组织学表现介于血管瘤和血管肉瘤之间，属低度恶性，手术也应广泛切除，对复发者有作者采用放疗；③平滑肌瘤和平滑肌肉瘤：起自血管中膜的平滑肌细胞，肺动脉和肺静脉多见，手术切除或放疗（肉瘤）。

（3）淋巴管源肿瘤：少见，多为颈部向纵隔延伸，发病多为成年，多见于内脏区或椎旁沟，包膜可不完整，可深入器官间隔中，X线可呈现骨侵蚀，偶表现有乳糜胸。手术切除为有效治疗。

（4）肌源性肿瘤：除上述平滑肌性肿瘤外尚有横纹肌瘤和横纹肌肉瘤，胸内的仅占全身横纹肌瘤的2%，亦可位于肺内，争取手术切除，不能完全切除的考虑放、化疗。

（5）纤维组织源肿瘤：临床少见。①局限性纤维瘤：良或恶性，多能切除；②纤维瘤和纤维瘤病：指起自纤维母细胞的肿瘤，边缘不清楚，有局部复发但无转移；③纤维肉瘤：恶性，巨大瘤可伴有低血糖症状，能完全切除者少，颈后差；④恶性纤维组织细胞瘤：高龄者多，切除后尚需加放疗。

（6）其他：软骨瘤、软骨肉瘤、骨肉瘤、滑膜肉瘤、脑膜瘤、黄色瘤和多能间叶瘤（良、恶性等）。

二、胸壁肿瘤

胸壁肿瘤包括各种各样的骨骼及软组织肿瘤，其中包括原发性和转移性骨骼及软组织肿瘤，以及临近器官如乳腺、肺、胸膜和纵隔的原发性肿瘤直接侵犯胸壁形成的肿瘤。但不包括皮肤、皮下组织及乳腺的肿瘤。

（一）胸壁的解剖

胸骨、肋骨及胸椎等构成的支架为胸廓。胸廓外被肌肉，内衬胸膜，共同构成胸壁。胸廓上口由胸骨、锁骨、第1肋骨及第1胸椎围成，有气管、食管及大血管通过。胸廓下口由膈肌封闭，仅有三个裂孔分别供主动脉、下腔静脉和食管通过。

1. 主要肌群

（1）胸前外侧肌群

1）胸大肌（pectoralis major）：起于锁骨内侧半和胸骨前面及第1~5肋软骨，止于肱骨大结节嵴，使肩关节内收、屈、旋内。

2）胸小肌（pectoralis minor）：起于第3~5肋，止于肩胛骨喙突，拉肩胛骨向前下有提肋功能。

3）前锯肌（serratus anterior）：起于上8肋外面，止于肩胛骨内侧缘，固定肩胛骨于胸廓。

（2）背部浅层肌

1）斜方肌（trapezius）：起于上项线、枕外隆突、项韧带和全部胸椎脊突，止于锁骨中外1/3、肩峰、肩胛冈，上部肌束收缩提肩，中部肌束收缩使肩胛骨靠近中线，下部肌束收缩降肩。

2）背阔肌（latissimus dorsi）：起于下 6 胸椎棘突、腰椎棘突、骶中嵴、髂嵴后部，止于小结节嵴。使肩关节内收、内旋、后伸。

3）菱形肌（thomboideus）：起于第 6、7 颈椎棘突，上 4 胸椎棘突，止于肩胛骨内侧缘下部，上提和内旋肩胛骨。

2. 肋骨和肋间隙

（1）肋骨（costal bone）共 12 对，后端由肋骨小头和肋骨结节与椎体和横突相连；前端为肋软骨，第 1~7 直接与胸骨相连，称为真肋；第 8~10 肋与上一肋软骨相连，构成肋弓，称为假肋；第 11、12 肋前端游离，称为浮肋。

（2）肋间肌肉、血管和神经：①肋间外肌（intercostals externi）：起于上位肋骨上缘，止于下位肋骨上缘，纤维方向斜向前下方，作用为上提肋骨助吸气；②肋间内肌（intercostalsinte）：起于下位肋骨上缘，止于上位肋骨肋沟的外下方，纤维方向斜向前上，作用为降肋助呼气；③肋间血管、神经：肋间动脉除最上两条发自锁骨下动脉的甲状颈干以外，其余均发自胸主动脉并进入相应肋间隙。在肋角之前，肋间血管、神经行于肋沟；肋角之后，则行于肋间隙中间。肋间动脉在近肋角处常分出一副支，沿下位肋骨上缘前行。肋间动脉在肋间隙前部与胸廓内动脉的肋间支吻合，从而在每个肋间隙形成一个动脉环；④胸廓内动脉（intemal thoraclcartery）起自锁骨下动脉，位于肋软骨后方，距胸骨外侧 1~2cm 处下行。

（二）胸壁肿瘤的分类

胸壁肿瘤的分类方法繁多，临床实用的分类方法如下：①原发性：约占 60%，包括良性与恶性肿瘤；②继发性：约占 40%，继发性肿瘤几乎都是转移瘤。多半来自乳腺、肺、甲状腺、前列腺、子宫或肾等的转移瘤或胸膜恶性肿瘤直接扩散而来。胸壁肿瘤的症状与体征在早期可能没有明显的症状，有时在体检时才发现胸壁有肿块，症状的轻重与肿瘤的早晚、大小、发生的部位及病理类型有关。常见的症状是局部有疼痛和压痛，一般为持续性钝痛，如肿瘤累及肋间神经可出现肋间神经痛。晚期恶性肿瘤可有全身症状，如消瘦、贫血、呼吸困难或胸腔积液等表现。由于胸膜间皮瘤常累及胸壁引起疼痛症状较明显，本章将作重点介绍。

1. 胸膜间皮瘤　胸膜间皮瘤是一种少见肿瘤。1937 年，Klemperer 和 Rabin 将间皮瘤分为局限型及弥漫型两种；1942 年，Stout 和 Murray 通过细胞培养证实肿瘤起源于间皮组织。

病理将胸膜间皮瘤分为两大类：①良性间皮瘤，多数是（纤维）无细胞型；②恶性间皮瘤，通常又分为上皮型、（纤维）肉瘤型和混合型（双相细胞分化）3 种类型。临床上将胸膜间皮瘤分为 2 种：①局限型间皮瘤，多数是良性，少数为恶性；②弥漫型间皮瘤均为恶性。

（1）局限型胸膜间皮瘤：局限型胸膜间皮瘤属少见肿瘤。本病与接触石棉无关，男、女发病率相同。

1）病理学特征：局限型胸膜间皮瘤通常为有包膜的实质性肿瘤，其特点是成纤维细胞样细胞与结缔组织无规则混合体，是由原始间皮层下的间充质细胞发生的，而不是由间皮细胞本身发生的。

局限型胸膜间皮瘤既可以是良性的，也可以是恶性的。良性胸膜间皮瘤通常是由壁层胸膜发生的带蒂肿瘤，一般小于10cm，细胞成分相对较少，且有少数有丝分裂像。偶尔良性局限型胸膜间皮瘤可以长得很大，充满整个胸膜腔。

2）临床表现：大多数患者为体检发现胸腔肿块，少数患者临床表现为咳嗽、胸痛、呼吸困难，部分患者有低血糖，其机制还没有完全了解，可能与胰岛素类多肽的分泌及高血糖素的减少有关。一旦切除肿瘤，血糖即完全恢复正常。胸腔积液和杵状指是局限型胸膜间皮瘤的常见体征，但仅见于3%~31%的患者。一般认为只有恶性局限型胸膜间皮瘤才出现咯血，肺性骨关节病仅和良性局限型胸膜间皮瘤有关。

3）治疗：彻底的手术切除是唯一的治疗手段。手术越早，切除的越彻底，效果越好。如果肿瘤切除不完全，不但可以局部复发，而且会发生广泛播散性转移，且在确诊后2~5年内死亡。即使肿瘤巨大，也应争取手术切除。术中可能因失血多，创伤大，肿瘤挤压，心脏负担过重而出现严重并发症。所以，术前须做好充分准备，术中加强监护，术后注意护理。局限型胸膜间皮瘤可以是良性，也可以是恶性。良性间皮瘤术后也可以复发。复发多见于术后5年，最长者为术后17年，但仍可切除而获得良好效果，偶见复发多次后变成恶性者。恶变者可加用放疗和化疗。

（2）弥漫型胸膜间皮瘤

1）流行病学特征：弥漫型胸膜间皮瘤是一种恶性肿瘤，它较局限型胸膜间皮瘤更常见。主要高发期在60~69岁年龄段。恶性间皮瘤主要是一种成年疾病，因为从接触致病因素到发病有很长潜伏期，但儿童偶尔也可患病，恶性胸膜间皮瘤有时在青年时期发生。

2）致病因素：石棉与恶性胸膜间皮瘤密切相关，1960年首次明确了弥漫型恶性胸膜间皮瘤的流行病学，证实石棉接触是诱发恶性胸膜间皮瘤的主危险因素。还有一些少见致病因素，包括放射线接触史、天然矿物纤维、有机化合物、病毒、非特殊工业接触、复合致癌因素、遗传易感因素等。

3）病理学特征：胸膜间皮瘤由多能性间皮或浆膜下层细胞发生，这些细胞可发展为上皮性或肉瘤样肿瘤。与局限型胸膜间皮瘤相反，弥漫型胸膜间皮瘤几乎总有上皮成分，然而其组织学图像多种多样，经常为上皮和肉瘤样成分的混合物。免疫组化分和电镜检查才是标准的诊断手段。

4）临床表现：呼吸困难和胸痛是最常见的症状，见于90%的患者。少部分患者有体重减少、咳嗽、乏力、厌食和发热，极少有咯血、声音嘶哑、吞咽困难、Homer综合征和呼吸困难（由自发性气胸引起）。体格检查通常无阳性发现，仅表现为受累胸廓叩诊呈实音和呼吸音减弱。局部晚期肿瘤患者可触及肿块、胸壁弥漫性肿瘤浸润，以及罕有锁骨上淋巴结肿大。

5）诊断：胸膜间皮瘤是相对少见的肿瘤。近年来虽有增多趋势，仍容易被临床医生忽略。胸膜间皮瘤缺乏特征性症状和体征，所以对有胸闷、胸痛、咳嗽、气短和（或）伴有胸腔积液的患者要想到此病，有必要做进一步检查。

胸部CT检查：胸部CT是目前最准确的无创性检查方法，用于疾病分期、疗效判断和监测术后复发。恶性胸膜间皮瘤的影像学表现多变且无特异性。大量胸腔积液常常是早期胸膜间皮瘤的唯一表现，CT可见胸膜上出现多发的分散的肿块。以后肿块变得清晰，并常与多发性包裹性积液混合存在。也可以开始表现为一个明显的胸膜肿物，最终广泛受累，最后形成厚厚的不规则胸膜外壳包围肺，胸膜腔消失。肿瘤局部扩散可以出现纵隔淋巴结肿大，肿瘤直接侵犯纵隔，心包受侵伴心包积液，侵及胸壁或穿透膈肌。

细胞学检查：由于大多数患者有胸腔积液，胸膜腔穿刺常是最初的诊断手段。只有30%～50%患者胸水细胞学检查可检出恶性细胞。

活组织检查：经皮穿刺胸膜活检有1/3的病例可以诊断出恶性，但此方法通常不能给病理学家提供足够大的标本进行免疫组化或电镜研究，而对于确诊有极其重要的意义。胸腔镜是最合适的诊断方法，因为至少80%的患者可以得到明确诊断，而且手术创伤较小。

6）治疗：同其他恶性肿瘤一样。恶性胸膜间皮瘤的治疗方法包括：手术、放疗、化疗、免疫治疗等综合治疗。但是，治疗方法的选择受一些不同于其他恶性肿瘤的因影响。如肿瘤的位置和范围以及患者的一般情况。

放疗：单纯放疗由于受诸多条件，如患者年龄偏大、纵隔内重要脏器不能耐受大剂量放射等的限制，因此放疗的应用受到限制，一般单侧胸廓的放疗剂量应控制在4 500cGy以下，以避免损伤心脏、食管、肺及脊髓。中等剂量的放疗有助于控制疼痛胸膜扩散，但其对恶性胸膜间皮瘤的疗效较差，不能令人满意。与化疗联合应用，疗效好。

化疗：可用于治疗恶性胸膜间皮瘤的化疗药物包括多柔比星、环磷酰胺、顺铂、卡铂、甲氨蝶呤、5－阿糖胞苷及5－氟尿嘧啶等。化疗的有效率约为20%。不能证明联合化疗优于单药化疗。顺铂与多柔比星联合化疗的有效率为13%，而顺铂与丝裂霉素联合化疗的有效率为28%。现在一种新的抗肿瘤药培美曲塞（力比泰）联合顺铂化疗能有效提高患者的生存率。但是，化疗作为术后的辅助治疗，可望提高患者术1年及2年的生存率。

免疫治疗：已有临床及动物实验证实干扰素对恶性胸膜间皮瘤有一定的作用。如干扰素可直接抑制体外培养的胸膜间皮瘤细胞的增殖；干扰素α1与丝裂霉素C联合应用治疗裸鼠的间皮瘤细胞种植，有一定疗效。

手术指征：多数学者认为年龄在60岁以下，能耐受胸膜全肺切除的Ⅰ期患者是手术适应证。术前选择应注意：①CT扫描和MRI检查显示单侧胸腔肿瘤能完全切除；②肺功能测定$FEV_1 > 1L/s$；③患者无手术禁忌证和其他脏器疾病者。对于Ⅱ、Ⅲ、Ⅳ期患者，明确诊断后采用放射治疗和化疗，可缓解疼痛，延长寿命。

有关恶性胸膜间皮瘤的诊断、分期以及治疗还处于探索阶段，该病的自然病史不甚清楚，可能与早期诸多文章把转移性腺癌误认为间皮瘤有关，增加了对该病评价的困难性。依靠光学显微镜不能诊断该病，必须通过手术或胸腔镜获得大样本本，依据电子显微镜及免疫组化分析才能确诊。病史中，约一半的患者有石棉接触史，近1/4的病例影像学特征为一侧胸廓变小且伴有胸膜结节肿物，胸腔镜若发现肿物位胸膜基底部，可能有助于诊断。除手术外，控制局部复发及远处转移仍是探索治疗恶性胸膜间皮瘤的方向。

2. 常见胸壁肿瘤

（1）胸壁软组织肿瘤

1）脂肪瘤和脂肪肉瘤：脂肪瘤为胸壁常见的良性肿瘤，由成熟脂肪细胞组成，有完整的包膜，肿瘤内有纤维束间隔与皮肤、筋膜相粘连，好发于皮下，亦可见于肌间。脂肪肉瘤属恶性肿瘤，主要由不成熟脂肪母细胞构成。来自胸壁深层脂肪组织或乳腺，质稍硬，包膜不完整，多分叶结节状，周围呈浸润性生长。切面有时在脂肪组织中有黏液性变和出血。转移途径以血行为主，易转移至纵隔、肺和肝。手术切除是治疗脂肪瘤的主要方法。脂肪肉瘤对放疗、化疗不敏感。手术中应彻底切除，防止复发。

2）纤维瘤与纤维肉瘤：原发于胸壁深部筋膜，肌腱或骨膜比较少见，纤维瘤常有恶变可能。纤维瘤常发生于皮下浅表组织中，质地较硬，大小不等，多与肌长轴固定，在横轴方向可活动。纤维瘤生长缓慢，疼痛不明显。纤维肉瘤多发生于深部，生长快，有剧痛，瘤体表面皮肤发热，浅表静脉扩张。切面呈均匀粉红色，致密的鱼肉状。晚期可发生转移，转移途径经血行和淋巴途径，临床以血行为主，转移率可高达25%。手术后局部复发率更为常见，可达30%～60%。故首次手术治疗的彻底性是治愈的关键，早期作根治性切除，部分患者可获治愈，对放疗及化疗均不敏感。

3）神经源性肿瘤与神经纤维肉瘤：多见于后纵隔，亦可发生在胸壁上，沿肋间神经及其分支分布。常见有神经纤维瘤，神经鞘细胞瘤及神经节细胞瘤三种。发生在胸壁的肿瘤多为孤立圆形或椭圆形，有包膜，以神经纤维瘤多见。一般症状不明显，瘤体增大压迫神经时可出现相应的症状。神经纤维肉瘤多发生在30岁以后，生长较快、受累的神经支配范围感觉障碍及疼痛，晚期亦可发生转移。对单个孤立的神经源性肿瘤，应手术切除；对神经纤维肉瘤应早期作根性切除。

（2）胸壁骨骼肿瘤

1）良性肿瘤

骨纤维结构发育不良及骨化性纤维瘤：骨纤维结构不良又称为骨纤维异常增殖症，是肋骨常见的良性肿瘤，占20%～35%，好发于中、青年，骨化性纤维瘤又称骨纤维瘤或纤维性骨瘤，亦属骨纤维性发育不良，是骨内纤维组织增生改变，两者在临床和X线片表现十分相似、不易鉴别。多认为是同一种疾病，也有人认为骨化性纤维瘤是骨纤维结构不良的亚类，在组织形态学上两者有一定区别。前者纤维性骨小梁一般不形成板状骨，小梁边缘无成排的骨母细胞，临床好发于肋骨；而后者的骨小梁周围则围着成排的骨母细胞，并有板状骨形成，临床好发于颅骨。临床症状一般不明显，主要表现为病变压迫肋间神经时可引起胸疼不适。诊断主要靠X线片和病理检查。X线片表现为肋骨病变处膨大，呈纺锤形或圆形，骨皮质薄，病变中心具有疏松的骨小梁结构，与恶性巨细胞瘤或肉瘤的鉴别有一定困难，需病理检查诊断。

手术切除病变的肋骨，可完全治愈；多发性的肋骨病变不宜全部切除，因本病的恶性变不常见，可选择切除疼痛明显的肋骨，可能会缓解疼痛。

骨软骨瘤：为常见肋骨良性肿瘤。常见于青少年，多发生在肋骨、肋软骨的交界处或胸骨软骨部，生长缓慢，有恶性变可能。起源于骨皮质、由松质骨、软骨帽及纤包膜组成，临床为无痛性肿块，表面光滑或呈结节状，质地坚硬，可向内或向外生长。X线常见顶部为圆形或菜花状，边界锐利，带有长蒂或宽阔基底的肿块阴影，且有不规则的钙化软骨帽，瘤体内有松质及软骨，有不规则密度减低区，无骨膜反应。

治疗：须作广泛切除，切除不彻底时易复发。

2）恶性肿瘤

软骨肉瘤：在胸壁恶性骨骼肿瘤中软骨肉瘤是常见的一种，占45%～60%。临床表现与软骨瘤相似。生长缓慢，多数人认为，开始即是恶性，但也有人认为是在良性软骨瘤的基础上恶变而成。软骨肉瘤常侵犯邻近组织，但极少向远处转移。

诊断：仍以X线片为主要手段。X线片和CT片的特征性改变是肋骨有破坏透亮的同时，半数以上伴有点状斑点状钙化灶，可有骨膜反应机化而致皮质增厚。

治疗：手术治疗是主要方法，手术切除不彻底易复发，故应彻底切除。术前设计好胸壁重建的材料。若术后复发可再次切除，也有可获得长期存活。

骨肉瘤：过去称为成骨肉瘤，不及软骨肉瘤常见，是一种比软骨肉瘤更为恶性的病变，约占胸壁恶性肿瘤的 15% 左右，好发年龄在 11 ~ 30 岁。多发于四肢长骨，亦发生在胸骨，瘤细胞可直接产生肿瘤性骨质，多数骨肉瘤穿透骨皮质，侵犯邻近软组织，早期即可发生血行转移，最常见转移到肺。

临床症状明显，主要为疼痛和肿胀，剧烈的疼痛有时难以忍受，夜间尤甚。如肿瘤侵袭脊椎或神经丛时，可有相应的脊髓受压及上肢神经痛症状。全身症状出现早，可消瘦、乏力、食欲减退、贫血、血沉快、白细胞增多及血清碱性磷酸酶增高等。可有"跳跃"病灶。局部有肿胀、皮肤发热、变红、压痛明显，瘤体软硬不定。

X 线的影像改变，取决于骨肉瘤的组织类型是以何种成分为主，组织学上主要成分可以是纤维性、软骨性或骨性。可分三型：①溶骨型：以纤维性成分为主，表现骨小梁破坏消失，侵蚀穿破骨皮质，进入骨膜下继续生长，形成 Codman 三角，伴有软组阴影；②成骨型：以骨性成分为主，表现呈广泛致密阴影，无骨小梁结构，无明显边界，可侵入软组织，伴明显的骨膜反应，从骨膜到肿瘤表面，有呈放射状排列的新生状骨小梁；③混合型：介于两者之间，溶骨和成骨表现同时存在，骨膜反应明显。

治疗：应尽早手术治疗，作胸壁广泛切除，胸壁重建，对放疗和化疗不敏感，预后不佳。

(程 飞)

第五节 血管肿瘤

一、血管瘤及血管畸形

血管瘤和血管畸形是皮肤软组织常见的良性血管疾病，据统计占良性占位性病变的 7%，小儿多见。此类病变虽然是良性肿瘤，但它们会影响外观及功能，严重者甚至导致死亡。

(一) 发展史及分类

血管瘤传统上按形态学分为毛细血管瘤、海绵状血管瘤、蔓状血管瘤和混合型血管瘤。但这一分类方法命名复杂，且与血管瘤的自然病程及临床特征无直接关联，在指导临床治疗及进行疗效的比较中难以发挥作用。1982 年 Mulliken 和 Glowacki 提出了生物学分类方法，它依据血管内皮细胞生物学特性、病理组织学特点及临床表现将血管瘤分为血管瘤（he-mangiomas）及血管畸形（vascular malformations）两大类。血管瘤常于出生后 1 个月内出现，以血管内皮细胞的异常增生为特征，常伴有肥大细胞数量的增加，需经历增生期、稳定期和消退期，最终一部分血管瘤可以完全消退。血管畸形于出生时即已存在，但无血管内皮细胞的异常增生，以血管的形态发育异常为特征，生长速度与患儿发育同步，且从不消退。这种分类方法对血管病变的诊断、鉴别诊断、治疗方法的选择以及预后判断等，有更实际的指导作用。目前此分类方法逐渐被国内外学者采用，且已被国际血管异常研究协会（International Society for the Study of Vascular Anomalies，ISSVA）所采纳。1996 年 Enjolras 0 等根据血管瘤的生物学特性，提出了血管性肿瘤（vascular tumor）的概念。它扩展了血管瘤的范围，包括了常见的婴儿型血管瘤、先天性血管瘤、复杂性血管瘤及综合征，同时还包括了 Kaposi - form 血管内皮瘤、丛状血管瘤、纺锤形细胞血管内皮瘤（spindle - cell he - man - gioendothelioma）、脓性肉芽肿（pyogenic granuloma）等少见类型的血管瘤类型。Jackson 等认为按照血管造影、多普勒超声、磁共振显像结果所提示的血流动力学特点可以将血管畸形进一步分为高流量型血管畸形和低流量型血管畸形。这一分类方法为临床医师认识、区别两种不同类型血管发育异常（vascular anormalies）的生物学行为、自然病程、组织学特征及愈后提供了依据。该病发病机制仍不完全清楚。血管瘤的研究至今仍被认为是外科临床中有挑战性的疾病之一。

（二）临床表现和诊断

1. 毛细血管瘤分类

（1）草莓状血管瘤又称增殖性血管瘤，是婴幼儿最常见的良性肿瘤，新生儿发生率约为 1%，多发生于女性，通常在出生初几天发现。可分布于全身，甚至还累及肺、肝等内脏器官，但相对好发于面颈部和头皮。开始时多表现为蚊咬状或针尖样红点，也可出生时即为片状，多数在以后数月内向周围扩展，高出皮肤，颜色鲜红或暗红，质软，表面如草莓状的颗粒样结构，因此取名"草莓"。手指压迫检查，其色泽和大小无明显改变，可与海绵状血管瘤鉴别。生长速度有的十分缓慢，有的则能在数周内累及大片正常组织，并向深部扩展，破坏性强。体表病灶周围先出现卫星灶，以后与中心逐渐融合，也可多中心生长。通常在 1~4 岁间逐渐消退，当病灶中开始，出现灰白点，并逐渐扩大或融合，皮下的肿块开始软化，即提示进入消退期。完全或部分自然消退是此类血管瘤自然病程的重要特征，其机制目前尚不明了，病理基础是幼稚的毛细血管变性，代之以纤维、脂肪组织。

Kasabach - Merrit phenomenon（KMP）最早于 1940 年被报道，它是指巨大毛细血管瘤同时伴有血小板减少的一类疾病，故当时称这一现象为 Kasabach - Memitt syndrom（KMS）。之后，凡是具有血管瘤或血管性病变出现血小板减少或凝血功能异常，无论症状轻重或者何种原因引起，都被认为是 KMS。KMS 是相对常见的与毛细血管瘤相关的综合征，表现为婴幼儿大面积的毛细血管瘤伴发血小板减少性紫癜。贫血和血小板减少的原因是由于血细胞在血管团内的堆集和破坏，是血管瘤内的弥散性血管内凝血（DIC）。此综合征在血管瘤的婴幼儿人群中仅占 1%，但病死率高达 50%。

（2）葡萄酒色斑或鲜红斑痣，俗称"红胎记"，发病率仅次于草莓状血管瘤，大约 0.3%，典型的葡萄酒色斑是由真皮层内无数扩张的毛细血管所组成的红色或粉红色的皮肤斑块，性质上属于先天性，真皮层毛细血管过多伴扩张畸形累及较浅的表皮下层，可产生易出血的丘疹。可发生于全身任何部位，但以面颈部多见，在颜面部又以右侧眼睑以下部位多见。往往出生时即表现为粉红色、平坦、边缘不规则、界清斑块。随着年龄增长，颜色加深变红、变紫，病灶很少再扩展但病灶面积随身体生长而相应增大，终生不消退。65% 患者在 40 岁前可增厚和出现结节，创伤后易于出血。葡萄酒色斑同时累及眼神经和上颌神经时，患眼有 15% 的机会可合并难治性青光眼。

此外，面部存在葡萄酒色斑时，1%~2% 的患者可能伴有同侧的软脑膜血管畸形，称为 Sturge - Weber 综合征。与此相关的最常见的是 Klippel - Trenaunay 三联征：葡萄酒色斑、皮下静脉曲张及肢体长度差异。此变化较多累及较短侧的肢体，患者常表现为软组织及骨骼过度增粗肥大，而且常伴有静脉系统的缺如或发育不良。

2. 海绵状血管瘤　海绵状血管瘤是在出生时即出现的低血流量的血管畸形，又称为毛细血管—静脉畸形。血管损害一般发展较慢，常在儿童期或青春期增大，成人期增大不明显。大多数静脉畸形呈海绵状，故名海绵状血管瘤。病变除位于皮肤和皮下组织外，还可发生在黏膜下，肌肉甚至骨骼。好发于颊、颈、眼睑、唇、舌、口底。海绵状血管瘤透过皮肤呈深浅不同的暗蓝色，触诊如海绵，但有时因为存在静脉石或血栓可扪及硬结，并有暂时性局部压痛，没有震颤或搏动，瘤体可被压缩，哭闹及激烈运动时肿物显著膨胀，通常不伴有疼痛等不适。体位移动试验阳性，即瘤体低于心脏平面时瘤内血液回流受阻，瘤体增大，瘤体高于心脏平面时血液回流通畅，瘤体缩小。肿瘤长大时可引起颜面、唇、舌畸形和功能障碍，继发感染可引起疼痛、肿胀，表面溃疡，并有出血危险。

3. 蔓状血管瘤　约占血管瘤1.5%。它是包含有小动脉和小静脉吻合的血管瘤，多数是单发性小动脉和小静脉瘘形成的血管瘤。常见于头面部和肢端（手指、足趾和手掌、足底）。多见于成年人，幼儿少见。肿瘤高起呈念珠状，表面皮肤温度较正常皮肤要高，有搏动感，扪诊有震颤感，听诊有吹风样杂音。若在近心端压迫供血支，则肿瘤的搏动和杂音消失。蔓状血管瘤可有疼痛，侵犯皮肤可发生局部溃疡，经常出血感染，溃疡长期不愈合，如累及较多的四肢肌群者则影响运动能力。由于蔓状血管瘤的病理特点，血管瘤不能自行消退。

4. 血管内皮瘤　血管内皮瘤是由血管内皮细胞增生所形成的肿瘤。可以发生于任何年龄和任何部位。肿瘤的大小和形态变异很大，多为深红色，在主要的病变周围常有小的卫星灶。症状因患病部位不同而表现不同。软组织中的肿瘤开始为单发伴有疼痛的皮下肿物。位于较大血管的肿瘤可表现为血管阻塞症状，如间歇性跛行，肢体末端水肿。位于肺的肿瘤，X线片可显示双翅性非钙化的实质性小结。位于肝的肿瘤最初症状为腹痛和黄疸，严重时可有门静脉高压症状。血管内皮瘤属于恶性肿瘤，小儿恶性程度低，而成人恶性程度极高。高度恶性的血管内皮瘤，有自发性出血倾向，如果肿瘤溃破常发生严重出血。肿瘤多经血流发生转移。该病诊断主要依据病理。预后与恶性程度有关，发生转移的患者，预后差。

5. 血管外皮细胞瘤　血管外皮细胞瘤又称血管周细胞瘤，是一种罕见的软组织肿瘤，来源于毛细血管壁外的周细胞。多为单发。中年者居多，无性别差异，好发于下肢、后腹膜和盆腔，也可发生在头颈部、躯干、上肢软组织、内脏及神经系统。肿瘤生长缓慢，无疼痛，肿瘤边界清晰，呈局限性孤立的肿物。主要表现为压迫症状。该病先天性者多为良性，但可演变为恶性。诊断主要依赖于组织病理检查。

6. 血管肉瘤　血管肉瘤也称恶性血管内皮瘤，是由血管内皮细胞或向血管内皮细胞方向分化的间叶细胞发生的恶性肿瘤，较少见。可发生于任何年龄，成人多见，少数为先天性。常见于四肢、特别是下肢，其次为躯干、头、颈部。常为蓝褐色肿物，带有一定弹性，周围有卫星灶。由于肿瘤生长迅速，血运丰富，肿瘤常有震颤、搏动和血管杂音。常侵犯邻近组织，并经血流向肺、骨骼等处转移。生长过于迅速者可导致瘤体坏死。本病诊断多依据病理检查。

（三）诊断与鉴别诊断

多数浅表血管瘤可根据病史和体征作出诊断，对皮下特别是病变弥漫者进行必要的影像学检查，对明确病变性质、范围、与周围组织的关系、制订治疗方案和预后判断都具有决定性意义。超声能清晰显示浅表软组织肿块、区分囊性与实性，彩色多普勒可显示瘤体动、静脉分布、内部细微结构及各自不同的特征，对多数浅表血管瘤可作出诊断，是诊断血管瘤的首选影像学检查方法。选择性动脉造影是目前蔓状血管瘤诊断和治疗前准备的最常用的辅助检查，可以采用快速连续射片或 DSA 即数字减影血管造影纪录到主要的动静脉瘘所在的部位和范围，滋养动脉、回流静脉以及它们与其他血管的关系。CT 血管造影三维重建图像可立体显示血管瘤的位置、形态、范围，并能清晰显示血管的走行及与周围组织关系，对体表血管瘤的诊断、分型及治疗有重要价值。磁共振血管成像可清晰显示病灶范围及与周围软组织关系并能区分不同类型血管瘤，可分别或同时显示动、静脉，对软组织血管瘤的诊断和鉴别有重要价值，具有无创、无辐射等优点。特殊类型血管瘤只能根据切除后病理标本明确诊断。

（四）治疗

由于血管瘤和血管畸形的分类以及分期的多样化，决定了治疗方案的多样性。由于大约有 10% 的血管瘤有自然消退趋势，部分国内外学者认为对大多数病例的处理应以随访观察为主，尽量避免积极的治疗。对于有消退倾向的血管瘤应仔细定期观察，对于不能自行消退或继续发展的血管瘤应选择创伤小，不影响功能和外观的治疗方法。

1. 非手术治疗

（1）激素治疗：包括口服皮质内固醇激素治疗和病灶局部注射皮质内固醇激素两类。目前在大面积或增殖期血管瘤口服皮质内固醇激素治疗是最主要的方法。我国比较认同的治疗方案是口服泼尼松治疗。对于瘤体体积较小局限性血管瘤通常可应用局部注射激素的方法进行治疗。临床上常用"激素 + 平阳霉素"瘤体内注射，取得了较为满意的疗效，并可重复多次注射治疗。

（2）干扰素治疗：对于激素治疗效果差或不敏感的患者，干扰素治疗也是近几年来较为理想的治疗方法。但由于干扰素治疗的副作用较多，如可出现头痛、寒战、发热及包括痉挛性双瘫和颈项强直等神经系统并发症，临床上不优先使用。

（3）硬化剂注射治疗：局部硬化剂注射治疗一般适用于范围较小、局限性血管瘤。由于方法简单易于掌握，并可以重复注射、疗效肯定，是治疗血管瘤的常用方法之一。其作用机制是诱发血管内膜炎症反应，管腔内血栓形成继发纤维组织增生，导致血管闭塞，病灶萎缩变小。常用的硬化剂药物有：无水乙醇、5% 鱼肝油酸钠、明矾注射液、平阳霉素、聚桂醇注射液、50% 葡萄糖、沸水、十四烷基硫酸钠等。所引起的主要副作用包括局部皮肤坏死、硬结、瘢痕形成、皮肤萎缩、中毒反应等。

（4）冷冻治疗：冷冻治疗主要利用液氮的挥发作用导致强低温（-96℃）作用，使瘤体及瘤体周围组织冷凝，细胞膜破裂、细胞脱水而皱缩、脂蛋白和复合物变性、微血管内血栓形成、血管腔闭塞纤维化，导致细胞死亡、组织破坏，再通过机体修复从而使血管瘤消失。冷冻治疗适用于皮肤表浅的血管瘤或厚度小于 0.5cm 面积较小的血管瘤。其主要副作用是局部瘢痕形成、组织挛缩、局部色素减退、色素沉着形成。由于术后较易出现色素减退及瘢痕等并发症，目前已较少使用这种治疗。

（5）放射性核素治疗：放射性治疗可用于严重危及生命或功能的重症血管瘤，如血管瘤伴充血性心衰、呼吸困难以及 KM 综合征导致的血小板减少症等。其治疗原理是利用 A 射线或其他射线对血管瘤区域照射，破坏细胞蛋白质合成，导致肿瘤细胞死亡，促使血管瘤消退。放射性核素敷贴治疗，也可用于治疗早期、增殖期浅表血管瘤，可在门诊或病房实施，操作较简便。但是研究表明，放射治疗皮肤血管瘤可以增加后期黑色素瘤的发病风险，因此，放射治疗及放射性核素治疗已逐渐被其他治疗方法替代。

（6）激光治疗：激光治疗血管性疾病是通过血管内的氧合血红蛋白选择性吸收光能的色基，产生热量使血管凝固或破坏，从而达到消除病变血管的治疗目的。目前常用的激光器很多，主要有脉冲染料激光（PDL）、倍频掺钕钇铝石榴石、1064Nd；YAG 激光以及光动力疗法（PDT）等。激光主要适用于早期、浅表血管瘤的治疗。激光治疗也会伴有不良反应，主要包括疼痛、烫伤、紫癜、皮肤质地改变以及毛发脱落等症状。如果在激光治疗过程中病变继续增大时，应考虑辅助药物（激素或干扰素等）治疗。

（7）普萘洛尔：Leaute - Labreze 等于 2008 年首次报道了使用普萘洛尔治疗增殖性毛细血管瘤，并取得良好效果。目前通用的剂量为每天 1.5 ~ 2.0mg/kg，而具体疗程、停药指征、1 岁以上婴幼儿是否用药、停药后"复发"等问题仍在探讨中。也有个例报道发现普萘洛尔用于治疗 KM 综合征有效。

2. 手术治疗　手术切除是治疗血管瘤最彻底的方法。对已消退的血管瘤外观不理想的，如残留纤维脂肪血管瘤或皮肤松弛色泽不一等，也可经手术改善外观。术前要充分了解病灶的分布、血流动力学情况，充分估计术中失血及补充等。对于面部的血管瘤切除手术，应特别细微精密设计，务必使切口瘢痕不显著，不影响眼睑和口角等处。对一些范围很大、部位较深的海绵状血管畸形，尤其是体位或压缩试验明显阳性的病例，估计无法行根治切除者，也可考虑部分或大部分切除，待术后再结合其他治疗。蔓状血管瘤的手术要点是要尽可能地切除病灶，尤其是微小的动静脉瘘广泛分布的区域。同时，也要权衡切除范围过于广泛造成的术后并发症，必要时可植皮。根治性手术是恶性血管瘤的首选治疗方法。

3. 联合治疗　当前治疗方法越来越多，在遵循治疗原则的基础上，根据血管瘤生长的不同阶段，治疗应当个体化选择联合治疗方案。比如增殖期的血管瘤根据其范围的大小可选择循序渐进的治疗方案：干扰素皮下注射，口服激素或⁹⁰Sr 敷贴，瘤体范围缩小后可选择激光或硬化剂注射。对于面积大且基底较深的病变，单一方法治疗不佳且周期较长，联合治疗可缩短疗程协同增效。如口服激素和硬化剂联合治疗或手术联合激光治疗等。

二、动脉瘤

动脉瘤是由于动脉壁的病变或损伤，形成动脉壁局限性或弥漫性扩张或膨出的表现，以膨胀性、搏动性肿块为主要表现，可以发生在动脉系统的任何部位，而以肢体主干动脉、主动脉和颈动脉较为常见。由于其外形呈瘤状而被称为瘤，其实为动脉扩张所致的良性病变，不具有肿瘤细胞所具有的细胞增殖的特征。

（一）发展史

早在公元 170 年，Galen 就认识到周围动脉瘤可发生破裂出血。公元 2 世纪，Antyllus 首创动脉结扎法治疗动脉瘤，但长期内未获推广，直到 1757 年 Hallawell 结扎瘤体近端的动脉治疗肱动脉瘤后，该方法才逐渐被广泛应用。16 世纪，首先由解剖学家发现了腹主动脉瘤。1582 年 Ambroise Pare 发现动脉瘤与梅毒的关系。1761 年 Hunter 描述了真性和假性动脉瘤。1830 年 Velpeau 和 1832 年 Phillips 首先试用钢针穿入动脉瘤，以期促使血栓形成，开辟了动脉瘤内治疗阶段。1907 年 Leser 采用动脉瘤切除、自体大隐静脉移植术治疗腘动脉瘤，但由于当时血管吻合技术落后，影响了该方法的发展。1950 年朝鲜战争时周围血管吻合和血管移植术的广泛应用促进了动脉瘤手术治疗的发展，1951 午 Dubost 成功施行腹主动脉瘤切除同种异体血管移植术。我国医务工作者自 20 世纪 50 年代中期开始，对此病症的诊疗技术迅速赶上世界先进水平，全国各地许多医疗单位都掌握了动脉瘤的处理原则，对各部位动脉瘤的治疗获得了良好的效果。1991 年，阿根廷 Paroid 采用带膜支架腔内隔绝术治疗腹主动脉瘤，使动脉瘤的治疗进入了微创时代，该方法已被成功应用到其他部位的动脉瘤。

（二）病因

动脉瘤常见的原因有以下几种。

1. 动脉粥样硬化　占动脉瘤病因中的首位，多发生在 50 岁以上的老年人，常伴有高血压、冠心病等。动脉硬化的形成是因血脂代谢异常造成大量脂质和纤维素沉积于血管内膜所引起。动脉壁层中的营养血管狭窄、闭塞，造成动脉营养障碍，中层肌肉与弹力纤维变性而断裂，在管腔内血流的不断冲击下逐渐扩大成动脉瘤。瘤的形态以梭形为常见。

2. 动脉中层囊性变性　管壁中层因退行性病变发生肌肉与弹力纤维断裂，并伴有变性变化，因此中层脆弱而扩张，它是某些病因尚未阐明的动脉疾病的通称、病理特征是动脉壁呈囊性坏死及变性，中层侵犯尤为明显，使弹力纤维严重破坏，如白塞病、结节性动脉周围炎及血管炎等。

3. 创伤性　近年来，本病的发病率有所增加。损伤可为直接暴力使动脉壁部分破裂或完全断离，也可为间接暴力，如高压、高速力量的传递波及动脉造成严重挫伤，使动脉壁撕裂，血液外溢，被管外纤维组织或附近器官所包围成为血肿，称为假性动脉瘤。一般多在伤后几天或几周内发生，也有长期缓慢形成的。近年来医源性创伤引起动脉瘤的发生率又不断增加趋势，如血管移植后的吻合门动脉瘤，各种经动脉穿刺及插管的检查，动脉闭塞性疾病做内膜剥脱术后，均可因管壁损伤、薄弱而产生动脉瘤。创伤性动脉瘤中以假性为多见。

4. 感染性　结核、细菌性心内膜炎或脓毒血症时，病菌可侵袭动脉管壁，导致动脉壁薄弱形成感染性动脉瘤。

5. 免疫疾病　非感染性动脉瘤多由免疫疾病引起，如多发性大动脉炎、白塞综合征等。

6. 先天性　是指由于先天性因素使动脉壁薄弱而产生动脉瘤。例如，动脉壁中层节段性缺如、肌纤维发育不良和中层囊性变性导致局部薄弱等。多见于颈内动脉，特别是颈内动脉的颅内段和 Willis 环前段动脉。若先天性结缔组织发育不良，则可引起全身弹力纤维断裂，称为 Marfan 综合征，侵犯心血管系统，产生各种类型的主动脉瘤，且易破裂是其主要的特征。常合并发生某些先天性血管畸形，如动脉导管未闭和主动脉狭窄等。前者因导管管壁脆弱或有内膜炎，易引起瘤样扩张，后者固在狭窄段后的血流引起淤涡，冲击造成所谓狭窄后扩大，进而形成动脉瘤。

7. 梅毒性　主要侵犯升主动脉和主动脉弓。它是梅毒螺旋体经动脉周围淋巴管进入滋养血管和动脉外膜引起动脉炎，使中层产生营养障碍、肌纤维和弹力纤维变性的结果，为梅毒晚期的表现。目前已属罕见。

（三）分类

1. 动脉瘤的形态学类型

（1）囊状动脉瘤：被累血管段管壁呈球状扩张，其大者直径可达 15～20cm。由于血液流过时形成旋涡，因此，这种动脉瘤常并发血栓形成。

（2）梭形动脉瘤：血管壁呈均匀扩张，而又朝一端逐渐均匀缩小，直至达到原来的血管直径，故呈梭形。这种动脉较少发生附壁血栓。

（3）圆柱状动脉瘤：开始血管突然呈滚筒状扩张，同样又突然过渡于正常血管。可发生附壁血栓。

（4）舟状动脉瘤：血管壁呈一侧性扩张，而对侧血管壁则无变化。常见于夹层动脉瘤时。

（5）蜿蜒状动脉瘤：相近的血管段相继呈不对称性扩张，因此，被累血管呈蜿蜒状膨隆。大多见于血流方向一再改变的血管（如骨盆的动脉）。

2. 根据动脉瘤壁的结构分类

（1）真性动脉瘤（aneursmaverum）：最为常见，动脉粥样硬化是主要原因，乃动脉壁扩张膨大的动脉瘤，其壁由所有三层血管壁组织构成，大多数动脉瘤属于此种类型。

（2）假性动脉瘤（aneurysmaspurium）：大多由于血管外伤，血液通过破裂处进入周围组织而形成血肿，继而血肿被机化后其内表面被内皮覆盖。瘤壁为动脉内膜或周围纤维组织构成，瘤内容物常为血凝块及机化物，但瘤腔仍与原动脉管腔相通。

（3）夹层动脉瘤（aneurysmadissecans）：是动脉中层囊性坏死或退行性变，当内膜受损和在高压血流冲击下，使中层逐渐分离形成积血、膨出、动脉腔变为真腔和假腔的双腔状，有时其远端仍可与血管腔相沟通。

（四）病理变化及转归

1. 动脉瘤破裂　为动脉瘤最严重的后果。血流经过相对狭窄的血管腔至扩大的瘤体时，喷射状血流形成漩涡，瘤壁所承受的压力明显增加。按 Laplace 定律，动脉越扩张、其壁－受压力也越大。由于血流不断冲击，瘤体呈进行性增大，而扩张的瘤壁存在粥样硬化斑块和钙化，最终必然在瘤体薄弱处穿破。引起严重的大出血。

2. 动脉瘤内附壁血栓形成和远侧动脉栓塞　瘤腔内由于管壁粗糙及血流缓慢，容易形成附壁血栓，可以防止瘤体继续扩张破裂。但附壁血栓和粥样斑块的脱落有可能造成远侧动脉栓塞。

3. 继发感染　动脉瘤内血流缓慢，容易形成继发感染，症状会突然加剧，并有局部炎症的表现。继发感染动脉瘤破裂发生率明显增加。

4. 瘤壁内夹层血肿形成　血流进入瘤体产生涡流，涡流的作用使动脉内膜或中层破裂、分离，形成夹层动脉瘤样的血肿。

（五）临床表现

由于动脉瘤的部位和大小不同以及有无并发症等存在而有不同的临床表现。早期的动脉瘤多无明显症状，当瘤体增大到一定程度并发生并发症时，则有下列临床表现。

1. 症状

（1）搏动性肿块：为动脉瘤最常见的症状。肿块呈圆形或梭形，表面光滑，有搏动感。

（2）疼痛：一般仅感到局部轻度胀痛或跳痛，呈间歇性或持续性。可能由于动脉瘤的膨出增大、牵拉或压迫周围组织引起。但当动脉瘤逐渐增大或压迫周围神经时，则疼痛增加并产生放射痛，疼痛性质的改变往往是动脉瘤内病理过程演变的反映。如动脉瘤有感染、形成夹层或趋于破裂时，疼痛骤然加剧呈撕裂样剧痛。

（3）局部组织缺血：动脉瘤囊内附壁血栓形成或主动脉夹层动脉瘤内膜的阻挡，可使动脉管腔狭窄；血栓或粥样斑块脱落，引起瘤体远侧动脉栓塞或继发血栓形成，以上原因均可以导致远侧重要脏器缺血。脑缺血引起暂时性昏厥、耳鸣、视力障碍、昏迷，甚至偏瘫；远端肢体缺血可有间歇性跛行、皮肤麻木发凉和静息痛等。

（4）局部压迫症状：动脉瘤逐渐增大时，可压迫邻近的组织和脏器。胸主动脉瘤可压迫食管引起吞咽困难，压迫气管导致咳嗽、呼吸困难甚至窒息，压迫喉返神经引起声音嘶哑，压迫膈神经引起膈肌麻痹；腹主动脉瘤有时可压迫胆总管引起黄疸。锁骨下动脉瘤常可压迫臂丛和颈交感神经引起肢体麻木、感觉异常、轻瘫及 Homer 综合征。

（5）出血：较常见，在少数病例中动脉瘤出血可为首发的症状，主动脉瘤突然破裂引起大量出血，引起大量出血是患者骤然死亡的原因。胸主动脉瘤破入气管可引起大量咯血、窒息。升主动脉夹层瘤破入心包可引起心包填塞。腹主动脉瘤破入十二指肠可产生上消化道出血。颈动脉瘤出血引起颅内缺血。四肢动脉瘤出血，可产生肢体急性肿胀及远端缺血的症状。

2. 体征

（1）搏动性肿块：是动脉瘤的典型体征，为诊断的可靠依据。肿块表面光滑、紧张而有弹性，具有膨胀性搏动的特点，搏动与患者的心率一致。

（2）压痛：多无压痛或轻度压痛。动脉瘤趋于破裂、瘤壁内夹层血肿形成或并发感染时，压痛明显。

（3）震颤：创伤性动脉瘤、动静脉瘘性动脉瘤常可触及收缩期震颤。

（4）杂音：在动脉瘤表面由于血液在瘤腔内形成涡流，常可闻及吹风样收缩期杂音。如瘤腔内有血栓机化时，杂音往往不明显或听不到。

（5）近心端血管压迫征：压迫周围动脉瘤的近心端动脉后，可出现搏动性肿块缩小，搏动、震颤或杂音减轻甚至消失。

（6）感染性征象：周围动脉瘤继发感染时，瘤体局部可有炎症体征。

（7）压迫征象：如主动脉瘤压迫上腔静脉后可引起颈静脉怒张；四肢动脉瘤压迫淋巴管和静脉后，可引起淋巴水肿及浅静脉怒张。

（8）缺血性体征：远端缺血肢体皮色苍白、皮温降低、肌肉萎缩、趾（指）端坏死、溃疡、动脉搏动减弱或消失等。

（六）辅助检查及诊断

1. X 线检查　某些动脉瘤可显示瘤壁线状钙化阴影，损伤性动脉瘤有时可看到金属异物影。

2. 数字减影造影（DSA）或动脉造影　可明确动脉瘤部位、范围、大小、动脉分支是否累及、有无侧支循环及与邻近的组织和器官的关系等情况，有助于明确诊断及拟定手术方案。

3. 血管超声检查　可以明确有无动脉瘤、动脉瘤的部位、大小、搏动及杂音，能提供瘤壁结构有无动脉硬化斑及附壁血栓，能提供主动脉瓣、心包和心功能情况。可以作为筛选和随访的主要方法。

4. CT 及 CTA　可以确诊动脉瘤，能明确瘤体的大小、部位、与周围组织的关系、动脉壁的钙化、瘤内血栓以及动脉瘤破裂后形成的血肿，为进一步手术提供较为精确的信息。

5. MRA 检查　诊断动脉瘤的作用与 CTA 大致相同，但 CTA 需要注射造影剂，对于肾功能损害的患者可以酌情选择 MRA。

6. 反应性充血试验　观察患肢侧支循环是否已充分建立。方法：先将患肢抬高，用弹性绷带自远端向上缠裹至动脉瘤的下方，以驱出肢体内血液，然后在动脉瘤上方用手指压紧动脉，直至动脉瘤的搏动消失为止；5min 后，解除弹性绷带，但手指仍继续紧压动脉，如在 2~3min 内患肢皮肤发红，直达指（趾）端，则说明侧支循环已充分建立。如在上述时间内不发红，则表明侧支循环建立不充分。

（七）治疗

1. 手术治疗

（1）手术适应证和禁忌证

适应证：一旦动脉瘤诊断确定，不论动脉瘤的大小，如已有破裂的高危因素原则上均应尽早手术治疗。不仅可以解除局部症状，预防动脉瘤破裂等并发症，而且可达到根治病变的治疗效果。有下列情况时，应急诊或紧急手术治疗：瘤体短期内迅速增大，有明显渗出趋于破裂或已破裂者；动脉瘤并感染者；动脉瘤周边的器官或重要组织严重受压或受侵导致组织灌注不良：动脉瘤影响远端血供者。

禁忌证：伴有严重的脑、心、肺、肝或肾功能障碍而不能耐受手术者；多发性主动脉瘤，兼有广泛性动脉粥样硬化者。

（2）手术方法：应根据动脉瘤的部位、大小、范围、与周围组织的关系、有无并发症以及患者的全身状况等情况来选择手术方法。

1）动脉瘤切除和血管重建术：手术切除动脉瘤后血管重建以保证远端血供。动脉瘤切除后，动脉缺损短者，可做端一端吻合术；缺损长者可用人造血管或自体静脉作移植术。对继发感染的动脉瘤，可在无感染区用人造血管或自体静脉作旁路移植术，同时旷置感染动脉瘤，作瘤腔外引流术。

2）动脉瘤切除和近远端动脉结扎术：动脉结扎后应保证远侧组织或器官的血液供应不受影响。主要适用于非主干血管的动脉瘤。

3）动脉瘤线形切除及动脉修补术：将膨出的瘤体切线状切除后，有足够的动脉壁用来修补以恢复血流。适用于瘤体局限向一侧突出，不涉及重要分支及脏器，动脉壁组织结构完好可以切除后牢固缝合者。

4）动脉瘤切除，补片成形术：用适当材料制成补片闭合动脉瘤破口。

5）动脉瘤内修补术：适用于瘤体、与周围组织或器官粘连紧密、分界不清楚地假性动脉瘤。经动脉瘤腔缝合修补动脉壁缺损裂孔，必要时可做补片移植修复，切除动脉破口周围炎性浸润及坏死的组织，并用抗生素或碘溶液反复冲洗病灶。

6）主动脉根部置换术（Bentall 手术）：动脉瘤累及主动脉窦部、瓣环和部分升主动脉，常合并主动脉瓣关闭不全和冠状动脉开口移位，此时需要切除主动脉瓣及升主动脉，以人工瓣膜和人工血管制成的带瓣管道行主动脉瓣和升主动脉置换，然后将左右冠状动脉再植至人工血管上。

7）象鼻样手术：适用于广泛性主动脉瘤病变，涉及主动脉弓和降主动脉以及部分升主动脉者。在行升主动脉、主动脉弓替换的同时，将一段人工血管置入胸降主动脉内，如需Ⅱ期手术行降主动脉替换时，只需常温下将人工血管与Ⅰ期手术置入的人工血管直接吻合，简化二次手术操作。

8）动脉瘤包裹法：适用于不能耐受动脉瘤切除术或动脉瘤无法切除患者，在瘤体外面用涤纶等材料包绕，目的是避免无菌性炎症，以防止或延缓动脉瘤的扩大或破裂。

2. 腔内修复术　采用覆膜型人工血管内支架进行动脉瘤腔内修复术，创伤小，疗效肯定。尤其是近年发展起来的开窗及分支支架腔内修复术，扩大了微创手术的适应证。但必须严格掌握好适应证。对于一些内脏动脉瘤可使用弹簧圈栓塞的方法使瘤体内形成血栓，避免瘤体进一步扩大破裂出血。

3. 杂交（hybrid）手术　主要适用于病变广泛或复杂的主动脉瘤治疗。通过一定的传统手术与腔内技术的结合，可以极大地扩大腔内隔绝手术的范围，而又避免了完全开放手术创伤较大的缺点。腔内介入修复可以和弓部外科手术同时进行或单独进行分期手术。例如，针对 Stanford Ⅰ型主动脉瘤，使用标准的弓部置换技术结合降主动脉植入覆膜支架的主动脉弓病理修复术。

（八）术后并发症及处理

1. 出血　大出血是动脉瘤手术后常见且危险的并发症，术中应保持清晰的术野，手术操作轻柔、缝合准确，术后早期积极控制血压，调整凝血机制紊乱。位于四肢或颈部的动脉瘤切除后，出血容易发现，而在胸腹腔内动脉瘤术后出血，常易导致休克、重要脏器灌注不良，危及生命。一旦发现出血现象，应及时再次手术，探查、清除血肿，彻底止血。

2. 栓塞　动脉管腔内粥样斑块或瘤腔内以及人造血管内、吻合边缘处的血栓脱落，均可引起远段动脉栓塞导致组织或脏器缺血。动脉栓塞应立即行取栓手术。

3. 吻合口动脉瘤　由于手术缝线选择不当、缝合技术不良、局部血肿继发感染、吻合口张力过大、病变动脉组织切除不彻底以及人工修补材料耗损变性等原因，均能引起吻合口部分或全部断离，发生吻合U动脉瘤。术中应彻底止血、清除病变血管、选择适当缝线和人工血管，避免吻合口张力。一旦发生吻合口动脉瘤，应尽早行动脉瘤切除、重新人造血管置换术或血管旁路移植术。

4. 感染　手术后感染是一种严重的并发症，可导致血管吻合口愈合不良、吻合口血栓形成、败血症等。因此术中必须坚持无菌原则，合理应用抗生素。人造修补或置换材料一旦并发感染，必须予以取除，局部引流，根据远端组织的缺血情况决定是否行动脉结扎，并经无感染区做血管旁路移植术。

5. 神经系统并发症　主动脉瘤术中易发生此并发症，多由于神经系统保护措施不当、栓塞和脊髓供血动脉损伤等造成。因此，术中除低温外应选择性脑灌注，注意彻底排气，清除血栓，保护或重建主要肋间动脉；围手术期避免血压波动等。神经系统并发症目前无特效治疗，主要为脱水、保持血压平稳，营养神经细胞和高压氧治疗。

（程　飞）

第六节 胸腹主动脉瘤

一、概述

胸腹主动脉瘤（thoracoabdominal aortic aneurysm，TAAA）是指涉及胸主动脉和腹主动脉的动脉瘤，常累及腹腔干动脉、肠系膜上动脉和肾动脉，主要包括真性动脉瘤和慢性夹层动脉瘤。主动脉夹层急性期表现为主动脉壁发生分离，血液通过撕裂的破口进入动脉壁之间，慢性期可逐渐转变为夹层动脉瘤。目前较为普遍采用的 TAAA 分型方法是 Crawford 分型（图 7 - 9），该分型方法有利于治疗方式选择和评价脊髓损伤。Ⅰ型：病变累及肾动脉以上；Ⅱ型：病变累及胸腹主动脉全程；Ⅲ型：病变累及远端胸主动脉（一般 T6 平面以下）及腹主动脉全程；Ⅳ型：病变累及内脏动脉（一般膈肌平面以下）和腹主动脉全程。Ⅱ型病变累及范围最广泛，脊髓损伤可能性最大，Ⅲ型、Ⅳ型病变脊髓损伤发生率较低。Safi 分型（图 7 - 10）较 Crawford 分型增加了第五型病变，Ⅰ～Ⅳ型同 Crawford 分型，Ⅴ型：病变累及远端胸主动脉（一般 T6 平面以下）至肾动脉以上，这类病变手术难度相对较小。

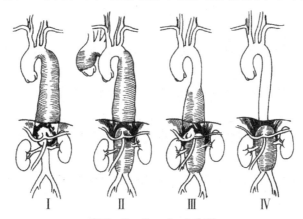

图 7 - 9　Crawford 分型

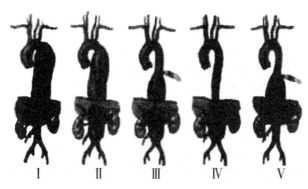

图 7 - 10　Safi 分型

TAAA 病因主要包括：动脉粥样硬化、中膜变性、主动脉夹层、大动脉炎、马方综合征等，另外高血压、高龄、吸烟、糖尿病等是发病的危险因素。目前发现有超过 20% 的胸腹主动脉瘤是慢性夹层引起的。人体非特异性动脉瘤最常见的发生部位是肾动脉下腹主动脉。在主髂动脉瘤的患者群中，单纯腹主动脉瘤 65%，单纯胸主动脉瘤 19%，腹主动脉瘤与髂动脉瘤并存 13%，胸腹主动脉瘤 2%，单纯髂动脉瘤 1%。随着人们生活水平的改善和寿命的延长，胸腹主动脉瘤的发生率呈现逐步增高趋势。

TAAA 的发生率正在逐年增高，目前估计达到每年 10.4 例/10 万人。TAAA 的平均年龄在 59～69 岁之间，男女比例为 3：1。尽管动脉瘤的大小是重要的破裂风险因素，而动脉瘤生长速度也被认为是预测破裂风险的因素。TAAA 的平均生长速度为每年 0.10～0.45cm，可伴有指数级生长速度使直径超过每年 5mm。其他影响动脉瘤破裂的风险因素是性别和年龄。一般情况，女性比男性生长 TAAA 要晚 10～15 年。全身高血压也是增加动脉瘤破裂的风险因素，特别在收缩压超过 150mmHg 时。吸烟或伴有慢性阻塞性肺疾患（COPD）的患者也会增加动脉瘤破裂的风险。一旦动脉瘤生长了，女性破裂的风险高于男性。TAAA 要多大才会破裂和何时才会达到该点目前还无法准确地估算。

二、临床表现

50% 以上的胸腹主动脉瘤患者早期无不适症状，多在胸腹部查体过程中发现。随着瘤体的增大，压迫动脉瘤周围的组织与器官或阻塞远端动脉时出现症状。临床上常见的表现包括：

1. 搏动性包块 是典型的体征，根据瘤体的长度，搏动性包块可位于脐周乃至全腹部，呈膨胀性搏动，体型消瘦的患者易触摸。

2. 疼痛、腹胀 部分患者会有疼痛的症状，可表现为腹痛和（或）胸痛。腹痛时常向腰背部放射，可伴有压痛。少数患者瘤体生长速度较快，因腹膜牵拉而引起剧烈的腹痛，尤其在瘤体巨大的患者中常见。胸痛时，性质多为钝痛，少有刺痛，一般呈持续性，也可能随呼吸、血压、活动等加剧。疼痛部位多在背部，也可向周围放射。升主动脉或主动脉弓前壁的动脉瘤引起的疼痛多在胸骨后。疼痛原因考虑可能与神经牵拉或压迫有关。突然加剧的疼痛常是主动脉瘤破裂的先兆。

3. 压迫症状 较大的动脉瘤可以压迫邻近的器官。压迫气管可出现咳嗽、呼吸困难等症状，严重时可引起肺不张、支气管炎及支气管扩张；压迫肺动脉可引起肺动脉高压和肺水肿；压迫上腔静脉则可出现上腔静脉阻塞综合征的表现；压迫喉返神经可出现声音嘶哑；压迫食管可出现吞咽困难；当瘤体破裂时，可出现食管、气管瘘，从而引起咯血或呕血；压迫消化道，可以引起腹部不适、饱胀、食欲缺乏等症状；压迫泌尿系统，可以引起肾盂积水；压迫胆道，可以引起黄疸、肝区不适等。

4. 瘤体破裂 最严重的并发症，如进入腹腔，常可引起猝死，如局限于腹膜后，常有腹部或腰背部的剧烈疼痛，常引起出血性休克；如进入胸腔，常可引起血胸或猝死。

5. 器官或下肢动脉栓塞 瘤体的附壁血栓脱落常可引起远端动脉的栓塞，出现脏器或下肢缺血症状，严重时可引起脏器或下肢坏死。升主动脉瘤可影响冠状动脉血供引起心功能不全的症状等。

三、诊断

对于无症状的 TAAA，如何在早期发现并正确诊断是非常重要的。通常选择无创的检查方法作为疾病筛查的手段。随着影像学技术的发展，TAAA 的诊断方法有了长足的进步。而 cTA、MRA 和 DsA 逐渐成为目前最常用的三种主要的诊断方法。

1. 腹部 X 线平片　由于其只能发现瘤体巨大或瘤壁钙化较明显的患者，并且无法显示血流动力学的改变和进行瘤体几何形态参数的测量，故诊断率低，目前已很少使用。

2. 彩色多普勒超声　诊断动脉瘤具有无创、便捷、重复性强、灵敏度高的特点，它不但可以动态显示病变的范围、大小、瘤内血栓的回声，而且还能测量瘤体大小和血流动力学参数，目前常作为 TAAA 筛查的首选方法。另外超声可以作为术后随访的常用手段。由于 TAAA 腔内修复术后，内漏的发生是手术失败的最主要原因。超声可以发现是否存在内漏、内漏的流量、瘤体直径的变化，有助于了解内漏的发生过程和机制。尽管如此，由于超声无法检查胸主动脉，所以在 TAAA 诊断中的应用十分受限，另外诊断的准确性依赖于操作者的经验与诊断水平，瘤体直径的测量会随探头角度的不同而误差较大，术者无法了解瘤体整体形态和内脏动脉的相对位置关系，这些都限制了超声的进一步应用。

3. 螺旋 CT 血管成像（CT angiography，CTA）　是成为 TAAA 术前、术后评价的首选检查方法。CT 图像后处理的常用方法有 SSD（表面遮盖显示）、MIP（最大密度投影）、MPR（多平面重建）、CPR（曲面重建）等。SSD 是将超过阈值像素的体积元重建，但细节不够，所以 SSD 图像只能粗略估计，必须结合二维横断面及其他处理图像方可诊断。SSD 图像空间立体感强，对血管走行、扭曲形状提供三维立体图像，可以为术者提供整体解剖形态，指导手术方案的制订。MPR 图像不能反映腹主动脉瘤的全貌，但可以显示管壁钙化、管腔内血栓及瘤周情况。其他如 CPR 图像可将扭曲行径血管拉直展开显示在同一层面上，观察血管全貌。每种方法都有各自的优缺点，临床应以原始横断面图像为基础，结合其他重建方法综合评判。

4. 磁共振血管造影（MRA）　相对于 CTA 来说，磁共振血管造影不需接受 X 线照射，所用增强剂量少，对人体创伤更小，因而对于一般状况差、合并有肾功能不全的患者更加适用。MRA 也有技术上不能克服的缺点。MRA 重建图像无法显示腔内血栓，只反映主动脉瘤的腔内情况，这样会造成一些假象，误导手术方式的选择，从而影响手术效果。因此，术前应当结合 MRA 水平扫描图像评估。另外由于核磁检查时间长，成像速度慢，受体内金属影响，所以目前不及 CTA 应用广泛。

尽管 CTA、MRA 已经广泛应用，但是这种检查方法都是对一个动态过程进行静态显像，随着心动周期的变化，瘤体的形态和直径都会发生变化。另外术后随访时，可能由于内漏的相对时间延迟，CTA 或 MRA 可能获得无内漏的假阴性结果。也有研究结果认为：术后内漏的检查中，MRA 比 CTA 精确性高。

5. 血管造影　由于血管造影本身是属于有创检查，而且操作技术要求较高，所以并不作为术前的常规检查方法。但对于一些复杂病变或者需要判断血液流速时，血管造影尤其是数字减影技术具有一定的优势。TAAA 患者的病变通常较为复杂，所以术前进行造影检查可以更准确地指导手术方案的设计。需要强调的是，到目前为止，还没有一种完美的方法，应根据病情的不同个体化地选择合适的检查方法。

四、传统外科手术治疗

（一）传统外科手术方法简介

1. Etheredge 法　1954 年 Etheredge 最早报道了 TAAA（Ⅳ型）切除人造血管移植手术。

术中先建立临时主动脉转流，然后阻断动脉瘤近端，将人工血管与主动脉近端吻合，再依次重建内脏动脉，逐渐下移阻断钳，最后将阻断钳置于主动脉分叉部上方，完成人工血管与主动脉远端的吻合，并切除动脉瘤。该方法阻断脏器时间较长，术后并发症发生率高，现已基本不用。

2. Debakey 法 1955 年 Debakey 报道了一种新术式，先将人工血管端 - 侧吻合于近端的主动脉上，然后阻断动脉瘤近端，再依次重建内脏动脉，端 - 端吻合主动脉远端，最后切除动脉瘤。另外，Debakey 改良法是在人工血管与主动脉吻合前，将多根较小口径的人工血管与主体人工血管先行吻合，完成主动脉重建后再逐个完成内脏动脉的重建。该方法明显减少了脏器缺血时间，手术并发症发生率降低。但该术式与后文中提到的 Crawford 法相比存在的问题是手术中需要逐一解剖内脏动脉，吻合口多，手术难度大，时间长；人工血管使用较多，术后出现闭塞、出血、扭曲等并发症的可能性增大；另外近端吻合口是端 - 侧吻合，并发症较多。

3. Crawford 法 1973 年 Crawford 报道了不切除 TAAA 后壁移位式人工血管吻合术，该方法简单合理，至今仍是首选术式。先阻断 TAAA 近远端，于左肾动脉后侧瘤体上纵行切开，行人工血管与近端降主动脉端 - 端吻合，将带有腹腔动脉、肠系膜上、动脉和右肾动脉的主动脉剪成一卵圆形补片，并与、人工血管吻合，而左肾动脉则另作一补片与人工血管吻合，最后将人工血管与主动脉远端吻合，并用瘤壁覆盖人工血管缝合。主要优点是手术时间缩短和手术方式简化；人工血管移植后外面用瘤壁包裹，进一步加强了 TAAA 壁，减少术后复发及吻合口出血的机会；内脏动脉吻合接近原有解剖，不易形成扭曲或闭塞等并发症。缺点是脏器及脊髓的缺血时间较长。

总之，由于病变涉及的范围非常广泛，术前需要进行详细评估并制订个体化的手术方案，综合各种方法的优点并结合具体解剖结构，这样才能取得最佳的治疗结果。

（二）手术并发症及防治

尽管传统外科手术治疗 TAAA 已经取得较大的进展，但毫无疑问，创伤依然很大，特别是对于高龄或者术前已经合并其他脏器病变的患者，术后出现并发症的危险性大。常见的主要并发症及防治措施有：

1. 心肺并发症 TAAA 术后肺部并发症为 20% ~ 50%，呼吸衰竭是常见的术后肺部并发症，需要机械性通气支持。术后呼吸衰竭并发症与年龄、主动脉夹闭时间（ >60 分钟）、红细胞输入量及吸烟史相关，对于需要机械性通气的患者，应当早期实施气管切开造口。粥样硬化性冠心病与 TAAA 术后早期及晚期生存率的相关性是众所周知的。在 Crawford 行外科治疗的 1 509 例 TAAA，比较伴有或不伴有冠状动脉疾病者的死亡率发现，31% 冠状动脉疾病与 12% 的死亡率相关，而没有冠状动脉疾病的相关死亡率只有 8%。该病例组术后心脏并发症为 12%，并与术后早期死亡率的增加相关，伴有心脏并发症死亡率 30%，不伴有心脏并发症死亡率 5%。其他心脏并发症包括术后房颤，大约发生在 10% 的患者。房颤的治疗主要包括一种或多种药物联合使用，例如胺碘酮、美托洛尔、钙通道阻滞剂。有时候，伴有低血压的难治性心脏病需要用心脏电复律来治疗。

2. 出血 对于 TAAA 手术而言，由于有很多的血管吻合口，而且术中可能使用抗凝药物，所以出血是最为常见的并发症。术中出血多见于静脉损伤，肝静脉、肾静脉、腰静脉等是易损伤的血管，术中仔细操作可减少出血。TAAA 因与周围组织粘连紧密，所以游离血管的过程中易引起创面的渗血，另外大量失血造成的血小板及凝血因子的丧失也是造成渗血的原因。术中及时补充血小板以及自体血回输可减少此类并发症。术后出血的主要原因是术中止血不彻底和吻合口渗血。另外术中行内脏血管的旁路术，为防止出现血栓形成，术后应避免使用止血药物，这样更要求手术中明确止血。如果出血量大无法控制时需要二次手术。

3. 胃肠道并发症　由于术中为暴露血管需要大范围的牵拉、移位肠管以及对肠系膜根部的游离，导致肠外露时间较长。术后应进行胃肠减压以及肠外营养支持。食欲缺乏、便秘以及腹泻也较为常见。肠系膜上动脉旁路血管发生闭塞，会引起严重的肠管缺血，一旦确诊，需紧急二次手术。缺血性结肠炎是少见但严重的并发症，主要原因是术中对肠系膜下动脉以及髂内动脉的结扎。术后可表现为腹痛、便血、发热等，行结肠镜检查可发现黏膜坏死的表现。一般无需再次手术，经过胃肠减压、抗感染治疗后以及侧支循环的改善，症状会逐渐消失。但如果发生透壁性肠坏死，应立即剖腹探查，切除坏死的结肠。术中结扎肠系膜下动脉时尽量靠近主动脉，另外至少应保留或重建一侧的髂内动脉以保证结肠的血供。

4. 下肢动脉栓塞　多数是由于瘤体附壁血栓或动脉粥样硬化斑块脱落而引起的，患者表现为下肢片状肤色青紫，严重时可出现静息痛或皮肤坏死等。为防止出现此并发症，术中注意阻断钳避免钳夹硬化斑块，对瘤体操作时要轻柔，必要时要先进行阻断，防止血栓或者斑块的脱落。如果发现有大血栓脱落要及时进行取栓，如果是小血栓，要进行溶栓或者抗凝治疗。术后应注意定期观察下肢的血运情况。

5. 感染　感染是术后非常棘手的并发症，一旦发生可危及生命。感染后细菌常常寄生于移植物组织缝隙间，若不除去移植物，即使给予大量的抗生素亦不能控制。但行二次手术后，如何处理面临巨大难题，原位重建后必然发生再次感染，不重建远端血供无法解决，而对于此部位的非解剖性旁路手术也很难施行。这就要求术前、术中对一切感染严密防范。

6. 呼吸衰竭并发症　TAAA术后出现呼吸道并发症是比较常见的，其中、大多是可逆性改变，严重者可发展为呼吸衰竭。主要危险因素包括：术前长期吸烟史、全主动脉阻断时间、出现截瘫并发症、术中出血量大、严重肾功能不全等。术后加强呼吸道管理是非常重要的预防措施。

7. 肾功能不全　TAAA术后肾衰竭是引起术后患者死亡的重要原因之一。主要原因是手术过程中肾脏缺血时间较长，术后旁路血管出现狭窄或闭塞等。术后急性肾功能不全的定义为在连续两天中，每天的血清肌酐增加速度为1mg/dl或者需要血液透析。大宗病例报道TAAA术后急性肾衰竭率在5%～40%之间，相关性死亡率达到70%。术后急性肾衰竭的首选方法是早期持续静脉血液透析或间断血液透析。大约1/3的急性肾衰竭患者需要持续血液透析，而这些患者的长期生存率是不容乐观的。术前慢性肾功能不全和动脉瘤破裂已经成为术后急性肾衰竭的预测因素。术前良好的手术计划及熟练的操作手法是减少肾脏并发症的主要措施，另外术中可应用甘露醇、多巴胺等药物保护肾脏，并维持肾脏足够的氧输送量，减少肾的氧利用率，减少肾小管的直接损伤。最常用的方法是低温疗法降低代谢率进行器官保护。

五、杂交手术及开窗支架治疗

腔内修复术的应用为腹主动脉瘤、胸主动脉瘤及主动脉夹层的治疗开创了新的局面。但是由于TAAA累及内脏动脉，腔内修复术无法直接进行治疗，所以长期以来只能采用传统外科手术。近年来，血管外科医师提出开放手术结合腔内修复术治疗TAAA的手术方法，也就是所谓的"杂交手术"。主要方法是通过开腹手术将内脏动脉移位于主动脉瘤远端或者髂动脉，吻合完成后结扎内脏动脉起始处，可于二期或同期行 TAAA 腔内修复术。杂交手术优势：不需要开胸，肺部并发症、心律失常、胸部疼痛等发生率低；机体血流动力学改变少，对凝血功能、心脏功能影响小；截瘫发生率低；内脏缺血时间短，酸中毒轻，肾衰竭发生率低；出血量和输血量少；住院、ICU 时间短等。目前尚未解决的问题：支架型人工血管远期疗效不明确，重建后内脏动脉的长期通畅率不确切，存在截瘫及其他并发症。目前此种术式治疗胸腹主动脉瘤的病例尚较少，SCI 收录的文献报道单中心手术例数最多的为 20 余例，所以缺乏大规模的预期临床试验结果，远期疗效尚待观察。

六、截瘫并发症

传统外科手术治疗 TAAA 有半个多世纪的历史，术式历经不断改进；血管腔内修复技术应用十余年来发展迅猛，已经历几代产品的变革，但迄今为止无论何种术式，因脊髓缺血而造成截瘫这一灾难性的并发症仍无法完全解决。这个严重的并发症，对于患者无疑是灾难性的打击，昂贵而长期的康复治疗和护理将为家庭、社会带来巨大的经济和精神负担。

虽然腔内或"杂交"技术以其微创、疗效确切的特点正逐步替代传统外科技术，成为 TAAA 治疗的首选措施，但理论上腔内技术并未完全避免术后截瘫发生的可能，根据不同部位的病变，一般其发生率为 0 ~ 5%。而传统外科技术由于不同部位病变术式不同，各中心技术熟练程度差异较大，手术中采用的保护措施不同，应对截瘫危险因素处置方法不同，所以目前报道的截瘫发生率差异较大。有大宗病例报道 1960—1991 年，对 1 509 名患者行 TAAA 外科手术，脊髓缺血损伤发生率是 16%，截瘫发生率约是 8%。1986 年至今，对 2 286 名 TAAA 患者结合一些脊髓保护措施的传统外科手术治疗，早期死亡率是 5%，截瘫发生率为 3.8%，这一结果较前已经大大改善。但是对于 TAAA 行大范围的血管置换，其死亡率为 6%，截瘫发生率为 6.3%。这份数据来自美国技术非常成熟的中心，但实际上多数中心有更高的截瘫发生率。

以下几种机制可能解释为什么"杂交"手术与传统外科手术后的截瘫发生率不同：①传统外科手术对机体血流动力学影响比较大；②"杂交"手术过程中无需大范围游离主动脉，对肋间动脉的侧支循环破坏少；③"杂交"手术中无需长时间阻断主动脉，能够保证脊髓正常的灌注压力。

(一) 脊髓的血液供应特点

1. 脊髓的动脉　脊髓的动脉血液供应系统相当复杂，主要有三个来源：锁骨下动脉、肋间动脉和腰动脉、髂内动脉。锁骨下动脉供应脊髓颈段及上两节胸段，其他节的胸段则由肋间动脉供应，腰骶段由腰动脉、髂腰动脉及骶外侧动脉供应。

椎动脉在颅腔内发出脊髓前、后动脉，在软膜内下降。脊髓前动脉自椎动脉发起后，左右两条在延髓椎体前面汇合成一条单干，于延髓前面正中裂下降。在下降过程中不断发出根动脉经前正中裂达脊髓内部。脊髓前动脉分出的根动脉负担脊髓内部前 2/3 的血液供应，包括灰质联合、前角、侧角、背核、前索和侧索等。根动脉在腰段最多，胸段最少。脊髓前动脉一般在 C_4 ~ C_5 节段即开始受到根动脉的加强。脊髓前动脉在第 4 胸髓节（T_2 平面）和第 1 腰髓节（T_{10} 平面）这两个部位的任何操作如累及供养血管将易发生截瘫。脊髓后动脉由椎动脉发出后转向背侧，在脊髓背面左右外侧沟分别下行。该动脉在下行过程中同样受到根动脉的加强。脊髓后动脉的分支主要负担脊髓内部后 1/3 的血液供应，由于分支吻合较好，较少发生供血障碍。

脊髓前、后动脉起始部分均很细小，随着下行而逐渐加大，沿途有许多节间动脉发出的根动脉加入，与脊髓前、后动脉吻合，并在脊髓表面形成动脉网，围绕脊髓周围形成动脉冠。根动脉在颈部来自椎动脉、颈深动脉及颈升动脉，在胸腰部来自肋间动脉和腰动脉，在骶部，骶外侧动脉、第 5 腰动脉、低髂腰动脉及骶中动脉均参与供应。根动脉是成人脊髓血液供应的主要来源。前根动脉主要供应脊髓下颈节以下至上腰节脊髓的腹侧 2/3 区。但是，前根动脉对脊髓血液供应的分布并非是均匀的，各前根动脉之间的直径和长度变化很大，其中有两支较粗大者称大前根动脉，也称根大动脉或 Adamkiewice 动脉。一支大前根动脉出现于 $C_5 \sim T_1$ 节段，称颈膨大动脉，供应 $C_5 \sim C_8$ 及 $T_1 \sim T_6$ 节段脊髓。另一支大前根动脉多出现于 $T_9 \sim L_2$ 节段，称腰膨大动脉，供应 T_7 以下脊髓。腰膨大动脉的起始部位并不恒定，最高可起源于 T_5 水平的肋间后动脉，最低可起源于 L_3 水平的腰动脉。根大动脉 75% 起自 $T_9 \sim T_{12}$ 水平，15% 起自 $T_5 \sim T_8$ 水平，10% 起自 $L_1 \sim L_3$ 水平。该动脉的急性阻断将有 30% ~ 40% 的截瘫发生率。

脊髓前、后动脉分支在颈、腰部的吻合较胸部大，胸部脊髓前动脉的破坏引起的损害较其他部位为重。在胸髓，根动脉分支较细，彼此吻合较差，同时胸段椎管也是最狭窄的部位，所以此部位是截瘫发生的高危区域。

2. 影响脊髓血供的因素　影响脊髓血流（spinalcord blood flow，SCBF）的因素主要包括以下内容。

（1）灌注压（perfusion pressure，PP）及平均动脉压（mean arterial pressure，MAP）：SCBF 与 PP 成正比，PP = MAP – CSFP（脑脊液压力）。在一定范围内，SCBF 可自体调节，维持正常。SCBF 与 MAP 呈线性相关，CSFP 升高而使 PP 降至 50mmHg 以下时，SCBF 将呈进行性下降。通过术中、术后引流脑脊液以减轻 CSFP，从而增加脊髓灌注压以增加脊髓血供。Schurink 等报道胸主动脉腔内修复术中应用 MEP 监测脊髓功能，有 2 名患者在支架释放后降为基础值的 50% 和 30% 以下，升高血压后恢复为 50%，所以，外周血压对于脊髓血供有明显的影响。

（2）PCO_2 和 PO_2：CO_2 积聚时，SCBF 升高，过度换气时，SCBF 降低。在 PCO_2 为 30 ~ 50mmHg，PO_2 为 55 ~ 160mmHg，MAP 为 60 ~ 150mmHg 条件下，SCBF 能维持正常。PCO_2 > 90 ~ 100mmHg 或 PO_2 < 30 ~ 45mmHg 时，SCBF 将消失。

（3）椎板切除后脊髓 SCBF 将下降，可能与脊髓暴露后表面血管收缩有关。

3. 胸腹主动脉瘤对脊髓供血动脉的影响　胸腹主动脉瘤多数瘤壁上附着有大量的血栓，这些血栓会导致肋间和腰动脉闭塞或栓塞；夹层动脉瘤在内膜撕裂的过程中会破坏肋间动脉；另外由于瘤体的畸形牵拉造成肋间动脉的迂曲，进一步加重动脉的闭塞或狭窄，所以胸腹主动脉瘤患者只有很少的肋间和腰动脉处于开放状态，脊髓的血供更多地依赖于侧支循环网。通常 $T_5 \sim L_5$ 之间大概有 26 支肋间和腰动脉，但在 Jacobs 的研究中，184 名患者平均仅有 5 支动脉是开放的。因此，Griepp 等认为根大动脉对于 TAAA 患者而言可能并不是脊髓的主要供血动脉。这些血管解剖形态的改变，为术中重建肋间动脉以及评价脊髓血供状态带来一定的难度。

（二）脊髓缺血再灌注损伤的机制

脊髓缺血后会造成神经细胞的坏死，但紧随其后的再灌注损伤会进一步加重脊髓的坏死，也称为缺血后延迟性低灌注（delayed postischemic hypoperfusion，DPH）。脊髓缺血再灌注损伤的主要机制为：脊髓供血减少导致神经元细胞缺血、缺氧，三磷腺苷（ATP）储备耗竭，引起细胞膜 ATP 酶依赖性泵功能衰竭，使谷氨酸等兴奋性氨基酸释放增多，进一步引起相关反应。另外再灌流后产生大量的氧自由基（O_2^+）可进一步加重组织水肿和细胞损伤，毛细血管渗透性增加，大量蛋白渗入组织间液，后者的胶体渗透压增加而使组织间压力升高。因此，再灌注损伤不仅有缺血、O_2^+ 及脂质过氧化（LPO）对组织细胞造成的损害，而且脊髓内压升高可致静脉阻塞，脊髓血流量进一步减少而造成细胞死亡。

（三）脊髓缺血后的生理和病理变化

1. 脊髓缺血损伤的病理变化　脊髓遭受缺血损害的后果大体可以分为两种类型：一类为缺血时间较短，一般在半小时之内，然后很快恢复缺血脊髓的血供或仅损害部分脊髓供血血管，其脊髓实质可发生较轻微的病理改变，包括少数神经元或神经纤维退行性变，但临床上可以不表现出脊髓功能障碍。此类为可逆性脊髓缺血损害。另一类为脊髓缺血达半小时以上或脊髓供血血管大部分遭受严重破坏，脊髓发生不可逆转的缺血性损害。脊髓缺血坏死以脊髓灰质为重，神经元消失，神经纤维退行性变，髓鞘碎裂，白质也发生退行性变。同时神经胶质细胞浸润，吞噬细胞出现，以致脊髓坏死段为胶质瘢痕组织代替。

2. 脊髓缺血后的生化改变　脊髓发生缺血损伤后最早代谢改变之一为在损伤处组织氧张力的线形下降，并持续数小时。局部组织缺氧将迅速引起细胞水肿和缺血加重。细胞内电解质的不平衡引起脊髓神经细胞去极化改变，而使神经传导受到影响。代谢与能量改变后主要指标包括以下内容。

（1）PCO_2 和 PO_2：脊髓缺血后将发生缺氧，脑脊液中氧和二氧化碳分压是最直接的监测指标，同时可影响脑脊液中 pH 值的变化。

（2）葡萄糖和乳酸盐的改变：葡萄糖是脊髓的唯一能量来源，短时间的缺血或缺氧也能改变脊髓对葡萄糖的正常应用。组织缺血时，有氧代谢转变为无氧糖酵解，乳酸盐含量即显著升高。但由于血液灌注不良，其代谢产物无法运出，遂导致组织内乳酸盐的聚集，发生酸中毒。

（3）神经递质的改变：脊髓损伤后会导致儿茶酚胺的聚集，如去甲肾上腺素和 5 - 羟色胺等。这些物质使脊髓血管平滑肌收缩，管腔变窄，阻力增加，灌注减少，进一步加重脊髓缺血。

（4）神经元特异性烯醇化酶（neuron - specificenolase，NSE）：是中枢神经特异的蛋白质，定位于脑灰质神经细胞和末梢神经元，是脊髓缺血损伤后的一种重要指标。脑脊液的 NSE 可用来判断脊髓急性期损伤程度，是一种非常敏感和特异的指标。

以上这些生化指标的变化会影响脊髓的功能，加重损伤程度，所以针对此有很多治疗措施。另外这些值的改变可以作为监测脊髓功能状况的指标。

（四）脊髓缺血防护措施

1. 肋间动脉的重建　传统外科手术过程中具备进行肋间动脉重建的条件，选择重要的血管进行定位及再接可以最大限度地保留脊髓的主要供血动脉。但由于血管重建期间需要进行主动脉的阻断，所以不可能对每一条肋间及腰动脉都进行重建，毕竟这会大大延长手术时间和增加并发症发生率，故如何选择性地重建主要的供血动脉意义重大。术前、术中寻找和定位重要的肋间或腰动脉便成为决定手术效果的主要措施。鉴于 Admakiewicz 动脉对于脊髓血供的重要意义，所以术前通过选择性造影或 CTA 或 MRA 定位根大动脉有助于手术过程中进行重建。但是由于寻找此动脉的造影方法都是间接的手段，其敏感性波动在 43% ~ 86% 之间，一般仅有 55% ~ 65% 的患者能够找到，而且有可能在选择性造影寻找过程中引起医源性截瘫。另外由于通常瘤体较大会导致解剖结构的改变，使术前定位的价值大打折扣。由于 Admakiewicz 动脉多数位于 T_8 ~ L_1，所以 Plestis 等在手术过程中将在此范围内的肋间动脉均进行重建，术后复查仅有 50% 的重建动脉保持通畅，但没有截瘫发生，所以目前很难估计重建此动脉的重要性和意义。

2. 脑脊液引流 引流脑脊液（CSF）可减轻脑脊液压力，从而增加脊髓灌注压。很多文献报道应用 CSF 引流还可以改善脊髓缺血损伤。另外术后 72 小时内当患者出现血流动力学不稳定，再灌注损伤，侧支循环发生改变，脊髓水肿等导致血供减少和缺血损伤时，进行 CSF 引流也有一定的作用。但目前尚有一些问题没有解决：CSF 引流的作用程度仍不明确，CSF 理想的临界压力值不明确，CSF 压力与机体外周动脉压力的关系不明确，引流 CFS 的持续时间，在延迟性神经损伤中的作用等。另外引流 CSF 的并发症有可能是非常严重甚至致命的。

3. 临时性转流旁路 主动脉的阻断部位一般位于左锁骨下动脉的远端，阻断后造成脑部血管扩张以及血流量增加，从而促进脑脊液的分泌，另外麻醉诱导等使患者中心静脉压升高导致脑脊液回流减少，最终导致脊髓动脉与其滋养动脉压差减小，脊髓灌注量减少。同时主动脉阻断处的远端脊髓前动脉压力减小，进一步加重了脊髓缺血的程度。为了满足在血管阻断时下肢及内脏的血供常常要进行血液转流，有效的转流术不仅可以减轻阻断近端的动脉压力，还可以保证阻断远端脊髓的血供。转流途径最常见的为左心房 – 左股动脉转流（left atrial toIeft femoral artery bypass）。转流术的优点除了可以增加远端血供，还可以降低心脏的负荷，减少术后心衰的发生，并且可以维持、调整主动脉远端的血压。其缺点主要是需要肝素化血管，增加术中出血危险，而术后仍会出现血栓及栓子脱落。

4. 低体温保护脊髓 传统外科手术过程中，必然要对主动脉进行一定时间的阻断，如果能延长脊髓缺血时限，减轻脊髓缺血后损伤，那么无疑降低了手术的危险性。已有实验研究报道，系统或局部低温可以增加脊髓耐受性和减轻脊髓缺血的再灌注损伤。其机制可能包括：①主动脉阻断后，低温可减少神经组织需氧量、降低新陈代谢率，从而增加其对缺血的耐受性；②低温还可以阻止神经递质的合成释放来间接保护脊髓。

5. 缺血预处理 缺血预处理即在长时间的缺血前，给予短暂的缺血及一定时间的再灌注，可以提高组织对缺血损伤的耐受能力。实验研究已经报道，术前反复对实验动物的脊髓血供进行缺血再灌注处理，可以明显减少术后脊髓损伤并发症的出现。

七、腔内修复术并发症及防治

TAAA 腔内治疗时可能发生的并发症，有一些发生的原因和处理方法与传统手术相同，比如感染、血栓形成等，而有一些并发症则是特有的。

（一）内漏

内漏（endoleak）是动脉瘤腔内治疗技术中常见、主要而特有的并发症，是指支架型人工血管置入后在移植物腔外、被旷置的瘤体及邻近血管腔内出现活动性血流的现象。按发生的时间内漏可分为原发性（术中或术后130天内发生）和继发性（术后30天以后发生），其中原发性内漏包括一过性和持续性（持续至30天以后）两种类型。

按漏血来源可分以下4种类型：

1. Ⅰ型　因支架型人工血管与自体血管无法紧密贴合而形成内漏，包括近端和远端接口。

2. Ⅱ型　漏血来自侧支血管血液的反流，包括腰动脉、肠系膜下动脉、骶中动脉、髂内动脉等。

3. Ⅲ型　因支架型人工血管自身接口无法紧密黏合或人工血管破裂而形成内漏。

4. Ⅳ型　经覆盖支架的人造血管组织缝隙形成的渗漏。

Ⅱ型内漏包括两个亚型：①Ⅱa型：指血流有流入道无流出道；②Ⅱb型：指血流有流入道有流出道。尽管发生内漏后患者可以无任何症状和痛苦，但由于明显而无法自愈的内漏直接影响腔内治疗效果，因此如何防止内漏始终是腔内治疗的热门话题。

引起内漏的常见原因：血管成角、瘤颈过短、瘤颈部血管形态异常、血管钙化、侧支血管的反流以及移植物的质量缺陷。术中造影是诊断内漏的最直接手段。内漏的防治是从术前评估开始的。严格的手术适应证选择和充分的设备准备是预防内漏的重要组成部分。选择直径适当的移植物和反复球囊扩张附加支架型人工血管是纠正内漏的主要方法。

（二）栓塞

是指附壁血栓、硬化斑块或术中导管内、外新形成血栓发生脱落造成内脏或下肢血管的栓塞。栓子可阻塞脏器动脉、移植血管和下肢动脉。实际工作中栓塞发生率很低，但应引起充分重视。一般在支架型人工血管放置完成后应造影仔细观察肾动脉、髂股动脉的通畅性。一些微栓子可栓塞足部末梢动脉造成足底或足趾出现蓝色或紫色花斑，即"垃圾脚"，严重者可致足趾坏死。预防方法包括术前充分评估可能发生通过困难的病变部位、选择柔顺的输送器、熟练而轻柔的操作、适当的抗凝治疗。

（三）腔内治疗术后反应综合征

是指腔内治疗术后以延迟性发热和血液成分改变为主要特点的症候群。约80%的患者出现上述征象。术后发热持续7~10天，多在38.5℃以下。目前发热的原因尚不清楚，可能与支架型人工血管置入后瘤腔大量血栓形成、异物反应和手术创伤有关。血液成分改变以血红蛋白和血小板明显降低为主，术后第3天降至最低水平，1个月后逐步恢复正常，30%的患者出现血胆红素升高现象。血红蛋白降低与出血量非正相关，原因可能与放射线照射、介入器材对血液成分的破坏有关。

（程　飞）

第七节　恶性胸腺瘤

胸腺是人体重要的免疫器官，起源于胚胎时期第3（或第4）鳃弓内胚层，系原始前肠上皮细胞衍生物，随胚胎生长发育而附入前纵隔，其大小、形状、位置和结构都随年龄变化而异。胸腺呈上尖下宽的椎体形或窄状形，由左、右两叶组成，呈不对称"H"形，一般出生时重量为 10~20g，到青春期重量增至 20~50g，以后变小至 5~25g，是人体内早期萎缩的器官之一。青春期胸腺的基本结构由纤维包膜间隔成许多小叶，小叶表面为内含密集淋巴细胞的皮质，中心为多含上皮细胞的髓质，青春期后上述细胞大量退化，被纤维-脂肪组织所替代。胸腺的动脉来自胸廓内动脉或心包膈动脉支和甲状腺下动脉，胸腺内的静脉伴随动脉而行，最后汇入头臂静脉、胸廓内静脉或甲状腺下静脉，有时胸腺左、右两叶的静脉在胸腺后合成一个总干，再汇入头臂静脉。此静脉比较粗大，手术中应注意并予以结扎。起源于胸腺上皮细胞或淋巴细胞的胸腺肿瘤最为常见，占胸腺肿瘤的 95%，在整个纵隔肿瘤中排次第 1~3 位。胸腺瘤是前纵隔较常见的肿瘤，恶性胸腺瘤约占其中的 25%~43%。日本一组 4 968 例纵隔肿瘤，胸腺瘤次于畸胎瘤，占纵隔肿瘤的 20.2%。美国一组 1064 例纵隔肿瘤，胸腺瘤为第 1 位，占 21.14%。国内报道多以畸胎类肿瘤为首。综合国内 14 组报告 2 720 例纵隔肿瘤，胸腺瘤次于畸胎瘤和神经源性肿瘤为第 3 位，占 22.37%。

一、诊断要点

(一) 临床表现

虽然各年龄段均可发生胸腺瘤，但绝大多数是在 50~60 岁，男女发病率差别不明显，女性伴重症肌无力的较为多见。50%~60% 无症状，在查体时偶然发现。胸腺瘤的症状可分为局部症状、转移症状和全身症状，全身症状包括一般全身症状和胸腺伴随症状。

1. 局部症状　25%~66% 患者有瘤体侵袭或压迫邻近纵隔结构所引起的胸部局部症状，包括咳嗽、胸痛、呼吸困难、吞咽困难、反复发作的呼吸道感染等。声嘶、膈肌麻痹并不常见，但多提示恶性扩散可能。

2. 转移症状　胸腺瘤转移多局限在胸腔内，最多发生在胸膜腔，可伴胸腔积液。胸腺瘤的胸外转移部位以骨骼系统最为常见，引起相关的转移症状。

3. 全身症状　18% 的胸腺瘤患者有一般性全身症状，如减重、疲劳、发热、盗汗等非特异性症状。

但仅凭上述症状，是难以考虑到胸腺瘤的。40% 的胸腺瘤可有各种伴随疾病，其中 1/3 的患者可以有 2 个和 2 个以上的伴随疾病。这些伴随疾病，绝大多数是自身免疫引起的。

(1) 重症肌无力：重症肌无力是胸腺瘤患者最常见的伴随疾病，重症肌无力临床上可分为 3 型：如眼睑下垂、视物长久感疲劳、复视，为眼肌型；上肢伸举不能持久、步行稍远需坐下休息，为躯干型；咀嚼吞咽费力，甚至呼吸肌麻痹，为延髓型。临床上最危险的是肌无力危象，患者呼吸肌麻痹，必须人工辅助呼吸。

约有 30% 的胸腺瘤患者伴有该症。与单有重症肌无力而无胸腺瘤的患者相比较，胸腺瘤伴有重症肌无力者的年龄平均要高 10~15 岁；与无重症肌无力的胸腺瘤相比较，有重症肌无力的胸腺瘤患者平均年龄要小一点。胸腺瘤与重症肌无力常同时出现，但有时重症肌无力是在发现胸腺瘤以后若干年才出现，或者在切除胸腺瘤以后若干年才发现。外科治疗重症肌无力的适应证为伴有或不伴有胸腺瘤的重症肌无力患者，服抗乙酰胆碱酯酶药物，剂量不断增加而症状不减轻，或出现肌无力危象以及反复呼吸道感染。

(2) 单纯红细胞再生障碍性贫血：胸腺瘤所伴随的严重贫血是骨髓中的红细胞再生不良所致。这类患者骨髓细胞和巨核细胞生成正常，有时数量还增加；而红细胞前体的数量却大大减少，甚至消失。单纯红细胞再生障碍性贫血的机制目前尚不清楚，可能是免疫介导所引起的。这种患者的血液中可发现 IgG 抗体，IgG 抗体能够抑制红细胞生成素和血红蛋白的合成，并且是幼红细胞的细胞毒素。约有 50% 的单纯红细胞再生障碍性贫血的患者伴有胸腺瘤，而仅有 5% 的胸腺瘤患者伴有单纯红细胞再生障碍性贫血。大约 70% 的伴单纯红细胞再生障碍性贫血的胸腺瘤为非浸润型的梭形上皮细胞型腺瘤，约 25% ~ 33% 伴有单纯红细胞再生障碍性贫血的胸腺瘤，在肿瘤切除以后，其贫血症状得到明显改善，并且其胸腺瘤绝大多数为预后良好的梭形上皮细胞型胸腺瘤。但从整体上来看，伴有该类免疫功能紊乱的胸腺瘤与单纯的胸腺瘤相比，预后还是要差。

（3）免疫球蛋白缺乏胸腺瘤，特别是梭形上皮细胞型胸腺瘤可伴有获得性丙种球蛋白缺乏症。梭形上皮细胞型胸腺瘤患者中，获得性丙种球蛋白缺乏症的发生率为 10%。伴有这种获得性丙种球蛋白缺乏症的胸腺瘤患者多为老年人，而且少数患者的血液中出现了一定数量的抑制性 T 淋巴细胞，该类细胞能够抑制免疫球蛋白的合成。然而，大多数免疫球蛋白缺乏的患者，其循环 T 细胞的数量是正常的，各种免疫试验结果是正常的，对各种普通抗原的皮肤致敏试验也是正常的。胸腺瘤切除对于丙种球蛋白缺乏症无明显改善作用，患者的预后较差。

（4）系统性红斑狼疮：胸腺瘤患者伴发系统性红斑狼疮的情况较少见。胸腺瘤切除对系统性红斑狼疮无明显改善作用。患者的预后差。

（5）伴发其他器官的肿瘤：胸腺瘤与后来发生的非胸腺的其他器官肿瘤的内在关系不甚明确。对胸腺瘤切除手术后的患者进行长期随访时，一定要高度警惕和及早发现可能出现的第 2 个原发肿瘤。

4. 体征　胸腺瘤无特异性体征，恶性病变可能有上腔静脉压迫综合征、Horner 综合征、颈部包块等。胸腔积液及心包积液为晚期表现。

（二）辅助检查

1. 放射学所见　正位片：80% 的胸腺瘤位于前纵隔心蒂部，80% 其瘤体一部分可覆盖肺门。绝大多数位于前上或上纵隔，其余位于颈部、肺门、肺内、后纵隔等处。典型的胸腺瘤为与纵隔相连的一侧或双侧阴影，呈倒钟形或弧形，轮廓完整，有结节分叶状改变，大的胸腺瘤，特别是位于右侧的，可类似于心影异常，故无心脏病表现的心影异常者，要考虑胸腺瘤。也可与正常一侧比较，在患侧肿物加心影的原因，故纵隔阴影更不透光。气管移位少见。

侧位片：多根据正位片发现的阴影，用侧位片进一步明确部位，可更好地诊断，见肿物位于前纵隔气管前或胸骨后。阴影呈圆形、分叶或卵圆形，多可见弧形的底边，或可表现为前上纵隔饱满，如果胸腺瘤被脂肪组织完全环绕，可表现为模糊的透亮区把肿物与纵隔器官分离开。可表现为环形，粗大或细小颗粒状钙化。

胸腺肿瘤中 6% ~ 20% 的胸腺瘤可有不规则形或环形钙化，易与畸胎瘤和主动脉瘤相混淆，少数胸腺瘤可有囊性变。胸腺瘤与升主动脉、心包相邻，可有传导性搏动。直径小于 1.5cm 胸腺瘤在 X 胸像上可与心影重叠，不一定能在后前位和侧位 X 胸像上观察到，可借助其他的手段确诊。

胸腺瘤也可位于颈部，类似胸内甲状腺。也可低于第 9 胸椎的下纵隔。

2. CT　胸腺瘤胸部 CT 检出率达 97%，是诊断胸腺瘤最敏感的方法，可明确胸腺瘤位置、大小和累及的范围，可以对胸腺瘤的浸润性进行初步判断。小的胸腺瘤通常难与肿大的淋巴结鉴别。CT 对判断胸腺瘤侵袭程度很有价值，但纤维粘连与肿瘤浸润很难鉴别。肿物周围脂肪环完整提示无粘连，如此环完全消失，提示肿瘤浸润。CT 增强扫描和 MRI 可以更清楚地显示胸腺瘤与主动脉、上腔静脉及无名静脉的关系，从而为进一步判断胸腺瘤的浸润程度、胸腺瘤与大血管的关系以及手术治疗的难易程度提供依据。

3. MRI　在 T_1 窗胸腺瘤密度接近骨骼肌，T_2 窗密度更高，接近脂肪组织密度，特别是恶性胸腺瘤，后者瘤体内分叶结构比良性胸腺瘤更常见，可能是由于被纤维间隔分隔所致，故 T_2 窗表现出信号强度不均匀的瘤体，为侵袭型胸腺瘤的可能性更大。胸腺瘤的包膜为低信号，囊变和出血区在 T_1 窗为低信号，在 T_2 窗为高信号。

（三）外科活检

无局部症状的胸腺瘤术前活检是不必要的，因为这种创伤性检查可破坏包膜的完整性，并可能影响包膜完整胸腺瘤的手术效果。当前纵隔肿块不能肯定为胸腺瘤及不能与前纵隔的其他恶性肿瘤，如淋巴瘤、恶性生殖细胞瘤、转移性肺癌等相区别时，可以行活检明确诊断，以决定治疗方案。细针穿刺活检多可获得明确的诊断，但有时还要用较大的 18 号针进行穿刺，有时还要用纵隔镜、前纵隔切开术及开胸术来明确诊断。伴有胸腔积液和心包积液时，也可以通过适当的方法获得胸水和心包液进行病理检查。电视胸腔镜的应用对于明确诊断有很大帮助。

（四）其他辅助诊断方法

重症肌无力对诊断胸腺瘤有决定性的意义。血液系统检查也能帮助查明前纵隔肿瘤的性质。年轻的前纵隔肿瘤患者，应该检查血清 AFP 和 β – HCG，以除外前纵隔恶性生殖细胞肿瘤。

胸腺瘤的诊断主要借助于影像学的方法，纵隔肿瘤的性质与其所在的部位有关，前纵隔是胸腺瘤的好发部位，因此，定位十分重要，一般需照正、侧位 X 胸像帮助纵隔肿瘤的定位。CT 有助于判断胸腺瘤的部位以及胸腺与其他组织、器官的关系，胸腺瘤的边界，胸腺瘤内部的密度等。增强 CT 和 MRI 有助于明确胸腺瘤与上腔静脉、头臂血管以及主动脉、肺动脉的关系，从而对手术难易程度和胸腺瘤的侵袭性有所估计。

胸腺瘤的诊断多需外科手术与诊断同时进行，纵隔镜很少直接用于诊断性活检，主要用于判断局部侵袭。胸腺瘤的良性、恶性的划分主要根据临床上胸腺瘤向周围侵袭的情况、手术后复发的情况来确定，CT、增强 CT 和 MRI 对于判断肿瘤的侵袭状态有帮助。

因活检破坏胸腺包膜的完整性，对无症状者，术前多不必活检。如果不能手术的患者，也可选用细针穿刺诊断。

二、鉴别诊断

1. 畸胎瘤　纵隔畸胎瘤在 X 胸像上可表现为前纵隔肿物，易与胸腺瘤相混淆。但纵隔畸胎瘤在 CT 上可见到肿块内有钙化影或密度不均匀区，囊性畸胎瘤肿块内为液性区。临床上，患者有的可完全无症状或有反复发作的肺炎，有时有咳出毛发或油脂样物的病史。

2. 纵隔淋巴类肿瘤　包括霍奇金淋巴瘤、非霍奇金淋巴瘤等，可发生在前、中纵隔。但纵隔淋巴类肿瘤多数在 CT 上表现为界限不清的前纵隔肿物，可累及头臂血管的间隙。临床上患者有时伴有周身淋巴结肿大，外周血涂片检查和骨髓穿刺检查有时能给予提示。

3. 升主动脉瘤　文献上报道有将升主动脉瘤误诊为胸腺瘤或将胸腺瘤误诊为升主动瘤。升主动脉瘤患者在临床听诊时可闻及杂音，增强 CT 或 MRI 有助于诊断，二维超声心动图检查能明确升主动脉瘤大小与病因。

三、病理学分类与临床分期

(一) 病理分型

胸腺瘤的分型以占80%以上的细胞成分命名,分为上皮细胞型、淋巴细胞型和上皮淋巴细胞混合型,但此种分类仅适于病理学的描述,在肿瘤的生物学特性方面并未发现明显差异。

在1999年,WHO对胸腺瘤做出了新的组织学分型,简述如下:

A型胸腺瘤:即髓质型或梭形细胞胸腺瘤;

AB型胸腺瘤:即混合型胸腺瘤;

B型胸腺瘤:被分为3个亚型。

B_1型胸腺瘤:即富含淋巴细胞的胸腺瘤、淋巴细胞型胸腺瘤、皮质型胸腺瘤或类器官胸腺瘤;

B_2型胸腺瘤:即皮质型胸腺瘤;

B_3型胸腺瘤:即上皮型、非典型、类鳞状上皮胸腺瘤或分化好的胸腺癌。

C型胸腺瘤:即胸腺癌,组织学上此型较其他类型的胸腺瘤更具有恶性特征。

(二) 临床分期

胸腺瘤的确诊及分期多需手术介入,在胸腺瘤细胞学表现均为良性,故分期只能根据肿瘤的侵袭程度。胸腺瘤目前没尚无公认的、一致的分期,下面介绍两种分期方法(表7-5,表7-6)。

1. TNM分期 (UICC,1997)

T 原发肿瘤。

T_1 肉眼包膜完整,镜下无包膜浸润。

T_2 肉眼有粘连或已浸润周围脂肪组织或纵隔胸膜,镜下侵犯包膜。

T_3 肿瘤已侵犯邻近器官,如心包、大血管和肺。

T_4 有胸膜或心包播散。

N 区域淋巴结。

N_0 无区域淋巴结转移。

N_1 前纵隔淋巴结转移。

N_2 前纵隔以外胸腔内其他部位淋巴结转移。

N_3 胸廓外的锁骨上淋巴结转移。

M 远处转移。

M_0 无远处转移。

M_1 有远处转移。

表7-5 恶性胸腺瘤的临床分期

I 期	T_1	N_0	M_0
II 期	T_9	N_0	M_0
III 期	T_3	N_0	M_0

续　表

Ⅳa 期	T_4	N_0	M_0
Ⅳb 期	任何 T	N_{1-3}	M_0
	任何 T	任何 N	M_1

2. Masaoka 分期（1981）

表 7 - 6　恶性胸腺瘤的 Masaoka 分期（1981）

分期	肿瘤范围
Ⅰ 期	肉眼见完整包膜，无镜下包膜外侵袭
Ⅱ 期	镜下浸出包膜或肉眼见侵袭纵隔脂肪组织或纵隔胸膜
Ⅲ 期	肉眼见侵袭邻近结构（如心包、大血管或肺）
ⅣA 期	胸膜腔播散（胸膜或心包转移）
ⅣB 期	淋巴或血行转移，胸腔外播散（以骨转移最为常见）

四、治疗原则、程序与方法选择

（一）Ⅰ期胸腺瘤

完整切除包膜完好的瘤体是 Ⅰ 期胸腺瘤最佳的治疗方法，其复发率低于 2%。伴有重症肌无力的患者，手术应彻底切除胸腺瘤、胸腺及其周围的脂肪组织，范围包括颈部甲状腺以下心包前、膈肌上两侧纵隔胸膜外膈神经以内全部脂肪组织，现在的手术死亡率已降到最低，几乎取决于机械辅助通气的死亡率。术后不需要放疗，除非肿瘤切除不完整。有报道对不伴重症肌无力的胸腺瘤手术应切除瘤体及胸腺组织，以减少术后出现重症肌无力的可能。

胸腺瘤经初步确诊后其治疗程序和方法见下图（图 7 - 11）。

（二）Ⅱ期胸腺瘤

1. 手术治疗　标准术式是带胸腺包膜的整块切除胸腺肿瘤，术中必须仔细确定肿瘤侵袭的性质和范围，在标本及术野标明可疑的侵袭区域，以利病理科医师检查和放疗定位。

2. 放射治疗　辅助放射治疗侵袭性胸腺瘤的价值已证实，应作为术后的常规治疗，除非肿瘤切除完整。1988 年，Curran 等复习了 115 例完整切除的侵袭性胸腺瘤，术后辅助放疗的复发率为 5%，而没有辅助放疗者的复发率为 28%。

3. 化学治疗　没有关于 Ⅱ 期胸腺瘤的辅助化疗文献，对高危复发区的放疗是最有效的治疗。术中明确有肿瘤侵袭的病例（ⅡB 期），有胸膜腔种植的可能，可做扩大范围的放疗，对年轻或肥胖的患者可能考虑辅助化疗，复杂病例应多科会诊决定治疗计划。

（三）Ⅲ期胸腺瘤

1. 手术　术中发现邻近脏器受侵时，应积极地切除脏器，包括肺、胸膜、膈神经、心包和大血管，银夹标定高危复发区以利辅助放疗。对晚期、不能切除的Ⅲ期胸腺瘤，做次全切除或姑息切除的作用尚不能确定。

术前发现邻近脏器受侵，可考虑术前前台化疗或放疗，在术前治疗后，手术应选择在最后化疗周期结束后的 4~6 周。

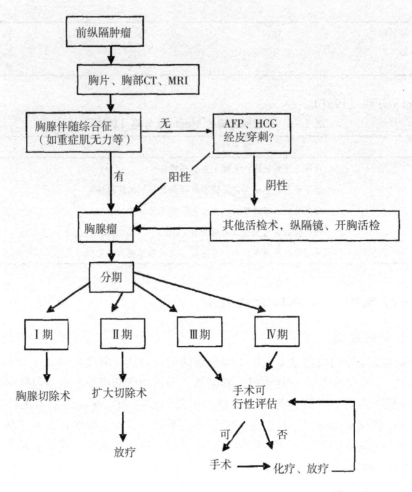

图 7-11　胸腺瘤的诊疗程序简示

2. 化疗　近 10 年来已明确认识到胸腺瘤是化疗敏感的肿瘤,但由于胸腺瘤的发病率低,限制了大组的可信性临床实验,故最佳方案和化疗的明确作用还不清楚。

目前认为顺铂为主的联合化疗方案最为有效,PAC 方案包括顺铂、阿霉素和环磷酰胺以及依托泊苷加顺铂的方案对多数晚期病例有效,部分可完全缓解。对局部晚期病例的切除术前,用 PAC 的新辅助化疗有较高的有效率,但多数病例的切除标本组织学培养有肿瘤生长,并需接受术后放疗。理论上,如果更多 pT_0 期患者接受前台化疗,术中肿瘤播散到纵隔以外的机会就会减少,也就是说,术前联合放疗,就会有更多的患者表现为 pT_0。术前胸部放疗同时做顺铂加依托泊苷已被广泛用于Ⅲ期非小细胞肺癌的综合治疗,获得了可以接受的毒副反应和预期疗效,相似形式的治疗可能也适用于认为不能完全切除的Ⅲ期胸腺瘤。

3. 放疗　对于高危复发病例的切除术后辅助放疗是标准治疗。胸部放疗联合顺铂加依托泊苷的化疗方案与Ⅲ期非小细胞肺癌相同。

（四）Ⅳ期胸腺瘤

1. 化疗　依托泊苷加顺铂或 PAC 方案对超过半数的晚期病例有效,平均生存期 3~4年,5 年生存期 20%~30%。对适当的放疗量仍不能控制的病例应考虑联合放、化疗。

2. 手术和放疗　ⅣA 期胸腺瘤如果初期的化疗有效可考虑手术。Ⅳ 期胸腺瘤如果化疗疗效满意，可以考虑试用胸部放疗作为联合治疗，复发的、耐受化疗的胸腺瘤可适当采用姑息性放疗。

（五）局部复发与远处转移

Ⅰ、Ⅱ期胸腺瘤也可局部复发，达 12% 的非侵袭性胸腺瘤复发，但也有报道为 0 ~ 5%。Ⅰ期为 13%，其中 29% 术后无辅助治疗。也有报道 Ⅱ期复发率为 28% ~ 33%。如果可能，均应二次切除，多数患者二次手术效果满意，可长期存活，术后需加放疗。而远处转移者采用化疗效果较好。

五、外科手术治疗

由于胸腺瘤单从影像学检查很难判断良、恶性，随着胸腺瘤的不断增长可以压迫邻近组织器官引起临床症状，而且在胸腺瘤手术切除后，一些临床伴随症状如重症肌无力、单纯红细胞再生障碍性贫血有可能得以恢复，故胸腺瘤一经诊断应当积极外科手术治疗。无论良性、恶性胸腺瘤均应尽可能完整切除，不能全部切除的恶性胸腺瘤亦应尽可能多地切除肿瘤组织，术后辅以放射治疗有望取得较好预后，或者切取病理标本，以指导术后进一步治疗。

手术疗效的关键在于：胸腺瘤有无包膜、与周围组织是否可分开及组织学上是否有浸润。目前认为，外科切除是治疗胸腺瘤的首选治疗，放疗用于 Ⅱ、Ⅲ期，化疗用于局部不能切除及有远处转移者。

（一）手术适应证

手术切除胸腺瘤是最佳的治疗方法，故原则上所有能耐受手术者均应手术。胸腺瘤除以下情况外，均应手术切除：临床大体看不能切除者、直接扩散到胸腔外者。肺内转移者，仍应手术切除，同时切除肺转移灶，而对全肺切除存在争议。对胸腔积液及心包积液中有瘤细胞者，选择手术不太合理。

（二）手术禁忌证

（1）全身情况差，不能耐受手术者；

（2）严重心肺功能不全者；

（3）临床大体看不能切除者、直接扩散到胸腔外或已有远处转移者；

（4）有严重的全身性疾病如高血压、糖尿病，未能得到满意控制，或在 3 个月内有过心肌梗死病史者；但对胸腺瘤伴症状严重的全身型重症肌无力患者，药物反应差要慎重，最好通过多种治疗待肌无力症状有所改善后再及时手术。

（三）手术路径

均应选用正中切口，行胸腺全切术。除非以下情况，采用后外侧切口，行单侧肿物大部切除术：明显突入一侧胸腔的巨大肿瘤或心膈角部肿瘤。双侧第 4 前肋间隙横断胸骨的切口用于巨大中线位肿瘤。VATS 胸腺瘤切除即使是 Ⅰ期也不宜采用。

（四）常用术式

对Ⅰ期胸腺瘤前面已描述。对浸润性胸腺瘤，原则上应切除一切肿瘤粘连的非致命结构（胸膜、肺、心包等），胸腺瘤的扩大根治术范围包括：切除颈部至横膈、两侧横膈神经之间以及心包前范围内的所有组织。有人认为：如果患者术后能够耐受，膈神经也可切除。80%~95%的胸腺瘤可被完全切除，手术死亡率低，为3%~7%，39%有术后并发症，手术死亡者多为术前伴有重症肌无力及心肺功能较差者。

六、放射治疗

1. 适应证　多数胸腺瘤患者的放射治疗是作为配合手术或化疗的综合治疗。对非浸润型胸腺瘤，如手术时局部有粘连、切除不彻底、浸润型的腺瘤或胸腺癌、复发性胸腺瘤术后等，均要进行术后放疗。

2. 放疗源　以高能加速器X线、^{60}Co射线、高能电子束为主。

3. 照射野及剂量　照射野包括瘤床或肉眼所见病灶1~2cm，术后剂量DT 50Gy左右，术前剂量DT 30~40Gy，若单纯放射治疗DT 50~70Gy，有心包受侵者，应包括整个纵隔、全心包，DT 30~35Gy/3~3.5周；伴胸膜、肺转移者，可用半胸或全胸放射治疗15~20Gy/2~3周，之后再缩野。胸腺瘤放疗一般不作双锁骨上预防照射。

4. 放射野设计　一般采用二维计划两前斜野等中心治疗。对肿瘤巨大和（或）病情偏晚的病例及部分浸润型胸腺瘤术后病例，可以采用高能X线和电子束线综合使用。一般可先给予前后对穿治疗，采用前后野不同剂量比，注意脊髓受量控制在肿瘤吸收剂量DT 30~35Gy以下，前后野比例一般为2：1或3：1，然后改两前斜野等中心治疗。这样可以提高肿瘤靶区剂量，同时减少肺受量。如肿瘤巨大、位置较深时，可采用两前斜野加楔行板和一正中后野等中心照射，剂量分配为正中后野的剂量为两前斜野的1/4或1/3。双锁骨上区不需常规做预防照射。对不伴重症肌无力的胸腺瘤放疗时，一般分次量为DT 2Gy，每周5次；至少每周透视1次，了解肿块退缩情况，对肿块缩小明显的，应在剂量达30~40Gy后即时缩野，避免放射性肺炎的发生。胸腺瘤合并重症肌无力时，放射治疗应慎重，放疗前应先用抗胆碱酯酶药物控制肌无力，放射开始时剂量要小，可以从DT 1Gy起，缓慢增加剂量至2Gy/次；治疗中或治疗后要密切观察肌无力的病情变化，一旦出现肌无力加重，应及时处理。近年来，肌无力患者死亡率已大为降低。

5. 注意事项

（1）胸腺瘤患者放疗可突发肌无力危象，需住院治疗。

（2）伴肌无力或肿块较大者，放射分割剂量需从小剂量开始50cGy-100cGy-200cGy，并先用药物控制肌无力症状，不能突然停药，出现肌无力危象时加用激素或人工呼吸机。若出现重症肌无力危象时处理如下：①一般急救：紧急气管插管或气管切开，正压呼吸；纠正水、电解质紊乱；控制或（和）预防感染，维持营养；②各型危象的处理：a.肌无力危象的处理。除一般急救外，加大胆碱酯酶的剂量，同时加用皮质激素；b.胆碱能危象的处理。除一般急救外，停用胆碱酯酶，并输液加速体内胆碱酯酶的排泄，同时静脉注射阿托品1~2mg/h，直至阿托品轻度中毒，在腾喜隆试验连续两次阳性后，才可使用胆碱酯酶抑制剂；c.反拗性危象，其发病机制不详，除一般急救外，主要是对症治疗。

6. 预后　胸腺瘤治疗后，总的5年生存率为70%左右。恶性胸腺瘤5年生存率35%~60%，浸润性5年生存率为33%~55%，非浸润型5年生存率为85%~100%。预后因素与浸润程度、手术情况、综合治疗、年龄、是否有肌无力、临床分期有关。

七、化学药物治疗

有人提出胸腺瘤是对化疗敏感的肿瘤。

化疗的适应证：侵袭性胸腺瘤的晚期，有转移者，占侵袭性胸腺瘤的 1/3；所有Ⅳ期患者。

目前普遍认为：以顺铂为基础发展的化疗方案，在术前用于不能切除的Ⅲ期或Ⅳ期肿瘤扩散者，有效率达 70% ~ 91.8%，化疗后手术，术后加放疗。

(一) 单药治疗方案

侵袭性胸腺瘤辅助化疗和新辅助化疗常用的单药有阿霉素、顺铂、异环磷酰胺、皮质类固醇和环磷酰胺等。单药有效率：顺铂 $100mg/m^2$，CR 30 个月；$50mg/m^2$，RR 为 11%。异环磷酰胺 $1.5g$ ($m^2 \cdot d$) ×5d/3 周，CR 率为 50%，RR 为 57%，无瘤生存期为 6 ~ 66 个月。皮质类固醇对部分化疗失败的胸腺瘤有效。

(二) 联合化疗方案

常用于侵袭性、转移性、复发性胸腺瘤的辅助化疗和新辅助化疗。淋巴细胞型，给予 ADM 为主的联合化疗；上皮网状细胞型、上皮细胞和淋巴细胞混合型，给予 DDP 为主的联合化疗。常用的化疗方案有 EP、CHOP、PAC、CAPP、IEP 等 (表 7-7 ~ 表 7-11)。

表 7-7 EP 方案

药物	剂量 (mg/m^2)	用法	时间
VP-16	100	静脉注射	第 1~3 日
DDP	30	静脉注射	第 1~3 日 (适当水化，利尿)

注：3 周为 1 周期，3 周期为 1 个疗程。有效率 56%，完全缓解率 13%，中位生存时间 4.3 年。

表 7-8 CHOP 方案 (COAP)

药物	剂量 (mg/m^2)	用法	时间
顺铂	50	静脉注射	第 1 天
阿霉素	40	静脉注射	第 1 天
长春新碱	1.6	静脉注射	第 3 天
环磷酰胺	700	静脉注射	第 4 天

注：Fornasiero 等报道用 CHOP 方案为 37 例Ⅲ、Ⅳ期侵袭性胸腺瘤的辅助化疗，每月 1 次，重复 5 个月，CR 为 43%，RR 为 91.8%，中位生存期为 15 个月。

表 7-9 PAC 方案 (CAP)

药物	剂量 (mg/m^2)	用法	时间
顺铂	50	静脉注射	第 1~3 天
阿霉素	50	静脉注射	第 1 天
环磷酰胺	500	静脉注射	第 1 天

注：Loehrer 等用 PAC 方案对 29 例转移性、局部侵袭复发性胸腺瘤放疗后辅助化疗，每 3 周 1 次，重复 8 个周期，生存期中位数为 37.7 个月。

表 7 - 10   CAPP 方案

药物	剂量（mg/m²）	用法	时间
顺铂	50	静脉注射	第 1~3 天
阿霉素	40	静脉注射	第 1 天
环磷酰胺	700	静脉注射	第 1 天
泼尼松	80	口服	第 1~5 天

注：Park 等报道 17 例 Ⅱ ~ Ⅳ 期复发性胸腺瘤的辅助化疗，21d 为 1 个周期，重复 4 周期，CR 为 35%，RR 为 64%，中位生存期为 67 个月。

表 7 - 11   IEP 方案（VIP)

药物	剂量（mg/m²）	用法	时间
顺铂	50	静脉注射	第 1~3 天
足叶乙甙	100	静脉注射	第 1~4 天
异环磷酰胺	1500	静脉注射	第 1~5 天

注：欧洲癌症研究治疗中心报告 16 例晚期侵袭性胸腺瘤、胸腺癌的辅助化疗，每 4 周 1 次，重复 4 个周期，CR 为 31%，RR 为 56%，中位生存期为 4.3 年。

（程　飞）

现代肿瘤治疗学

（下）

孔凡华等◎主编

吉林科学技术出版社

第八章

肺癌

第一节　肺癌的流行病学与预防

肺癌系指原发于肺、气管及支气管的恶性肿瘤。20世纪初，肺癌在全世界都是罕见的肿瘤。由于吸烟的流行，接近20世纪中叶时，肺癌的发病率和病死率先是在发达国家，随后在发展中国家迅速增高，肺癌已成为全世界最常见的恶性肿瘤。目前，我国肺癌发病率每年增长26.9%，如不及时采取有效控制措施，预计到2025年，我国肺癌患者将达到100万，成为世界第一肺癌大国。

一、肺癌的流行情况

（一）发病率与死亡率

近半个世纪以来，肺癌的发病率及死亡率均在逐年增加。20世纪初，肺癌还是比较少见的疾病，到20世纪末肺癌已居恶性肿瘤死亡的首位。近20年来，世界卫生组织（WHO）定期公布的资料显示，肺癌的发病率和死亡率在世界各国均呈明显上升的趋势，尤其是工业发达的国家。28个发达国家公布的调查统计资料显示，肺癌已成为恶性肿瘤中最常见的死亡原因。例如美国从40年代到80年代，肺癌发生率在男性提高22.5倍，由2.7/10万人口到89/10万人口，几乎每年增高3%。同期，女性肺癌由7/10万人口到35/10万人口，而且仍在不断升高。到1990年美国肺癌的新增病例数为15.4万人，死亡人数是14.6万人，居男性发病率及死亡率的首位。据美国癌症协会（ACS）统计，在1998年美国肺癌死亡将占癌症死亡总数的28%~29%。日本从1950年到1980年，肺癌死亡率男性升高了10倍，女性升高了7.5倍。2002年全世界肺癌新增病例大约为135万，死亡118万，肺癌在全球死亡的总人数已跃居各类恶性肿瘤的首位（占17.8%）。其中，男性死于肺癌的有84万，占男性全部癌症死者22.3%，居男性死因第1位。女性死于肺癌的有33万，占女性癌症死者11.3%，仅次于乳腺癌，是女性第2位癌症死因。2005年与2000年相比，全球男性肺癌发病率上升14.0%，女性肺癌发病率上升19.9%。列男性常见恶性肿瘤的第1位，列女性常见恶性肿瘤的第2、3位。2008年美国预计肺癌新发215 020人，161 840人死于肺癌相关疾病。估计到2030年，全球将有830万人死于吸烟相关的疾病其中肺癌占3.1%。

许多国家的研究人员对不同人种、不同地域、不同职业等人群进行了大规模的流行病学调查，获得了许多宝贵的资料，为我们进一步了解肺癌的发生和发展奠定了基础。例如，美国得克萨斯州在 1944 年至 1966 年进行了连续 23 年的严密对照研究，观察了 56 个相邻县和 3 个主要民族的癌症发病率，涉及约 400 万人口，占全州总人口的 1/3 左右。该研究结果显示，在美国得克萨斯州 6 个不同地区的男性肺癌标准化发病率总计为 47.6/10 万，其中白人为 53.6/10 万，有色人种为 48.9/10 万，西班牙后裔者为 10.3/10 万。白人和有色人种的男性与女性的肺癌发病率之比接近 6∶1，而西班牙裔男性与女性的肺癌发病率之比约为 3∶1，显示出种族之间有明显的差异。在得克萨斯州 Paso 和 Laredo 地区，西班牙裔女性的肺癌发病率几乎 2 倍于白种人女性，而同一地区的西班牙裔男性的肺癌发病率则明显低于白种男性，约为 1∶2。

从我国近年来城乡前 10 位恶性肿瘤构成来看，肺癌已代替肝癌成为我国首位恶性肿瘤死亡原因，占全部恶性肿瘤死亡的 22.7%，且发病率和死亡率仍在继续迅速上升。我国 1973—1975 年全国肿瘤死亡回顾调查表明，当时肺癌占男性常见恶性肿瘤的第 4 位，在女性中占第 5 位。1990—1992 年的抽样调查肺癌调整死亡率男性由 70 年代 9.94/10 万提高到 21.96/10 万，增加 120.93%；女性由 4.59/10 万提高到 8.74/10 万，增加 90.41%。我国肺癌死亡率从 20 世纪 70 年代中期至 90 年代初期的 20 年增加 1.5 倍，是增长最快的恶性肿瘤。根据卫生部全国肿瘤防治办公室提供的资料显示，2000—2005 年，中国肺癌的发患者数估计增加 12 万人。其中，男性肺癌患者从 2000 年的 26 万人增加到 2005 年的 33 万人，同期女性肺癌患者从 12 万人增加到 17 万人。广州市 2000—2002 年共死亡肺癌 4 916 例，死亡率 45.4/10 万，其中男性 60.6/10 万，女性 29.2/10 万，男女性死亡率均居所有恶性肿瘤的第 1 位。肺癌在城市肿瘤死因中由原来的第 4 位上升为第 1 位，农村上升最快的也是肺癌。

（二）年龄、性别和地区分布

全世界男、女性不同年龄组肺癌发生率水平有较大差异（表 8-1）。肺癌的发病率随年龄的增加而上升，有研究显示发达国家肺癌发生的年龄段有下移趋势。加州大学洛杉矶分校的一项研究显示，因为过去 30 年发达国家青少年吸烟率上升 2 倍和人口老年化，50 岁以前和 80 岁以后的肺癌诊断率上升。克罗地亚 1978—2002 年新发肺癌病例分析结果显示，女性肺癌发生率随着年龄的增长有所上升，80 岁以上男性肺癌发病率相对有所增加。我国男性和女性各年龄组的肺癌发病率也有较大差异，随着年龄增长，男性和女性肺癌发病率一直保持持续升高趋势。值得注意的是，所有的男性老龄组和半数女性老龄组的肺癌发病率已经超过世界男性的平均水平。

表 8-1　全世界肺癌的发病率及年龄组发病率（1/10 万）

性别	标化发病率*	发病率				
		0~14 岁	15~44 岁	45~54 岁	55~64 岁	>65 岁
男	35.5	0.02	3.37	43.84	122.05	77.37
女	12.1	0.01	1.69	17.76	40.00	89.33

注：*：世界人口标化（数据来源：IARC；Globocan2002）。

近年来在一些发达国家，女性肺癌发病率上升超过了男性，女性肺癌患者在发生率、病理组织学类型以及治疗预后方面与男性存在差异，女性肺癌发生率增加与吸烟、被动吸烟及暴露于室内烹调油烟等因素相关。女性肺癌病理类型以腺癌居多，男性吸烟者以鳞癌多见。

塞尔维亚1990年与2003年肺癌流行病学资料分析结果显示，13年间肺癌的总发病数上升了64.83%，女性肺癌患病率显著升高，男女性别比1990年为4.6：1；2003年为3.7：1；组织学分类，2003年肺腺癌发病率比1990年明显升高，分别为23.0%和13.3%，其中女性1990年为25%，2003年为36.49%，男性腺癌发病率也有所增高（19.51和10.66），但幅度小于女性。我国对全国30个省、直辖市、自治区进行的普查资料显示，中国人男性肺癌年龄标准化发病率为27.2/10万，女性肺癌年龄标准化发病率为16.7/10万，分别占男性和女性各种癌症发病率的13.15%和7.3%。

我国城市和农村的肺癌死亡率有明显差别，城市平均值高于农村，城市越大肺癌死亡率越高（表8－2）。从全国的分布来看，上海、北京、东北和沿海几个较大城市的死亡率最高，而在云南则有两个突出的高发区，即宣威和个旧。北京地区和近郊区主要恶性肿瘤调整死亡率趋势预测中，肺癌1992年分别为33.7/10万及37.6/10万，到2001年将上升到43.1/10万及64.5/10万，远远超过食管癌、胃癌、肝癌及乳腺癌等主要的常见恶性肿瘤而位居首位，且差距仍在继续扩大。类似情况也出现在上海、广州、天津等各大中心城市和一些老工业区。个旧市肺癌死亡率为41.19/10万人口，占全部恶性肿瘤的48.28%，居全国首位；宣威肺癌死亡率为23.14/10万人口，占全部恶性肿瘤的46.40%，在农村地区是最高的。

表8－2 中国城市和农村肺癌死亡率（1/10万）

城市或农村	合计		男		女	
	死亡率	占肿瘤（%）	死亡率	占肿瘤（%）	死亡率	占肿瘤（%）
城市（大）	12.92	16.58	16.83	17.75	8.99	13.80
（中）	9.94	12.57	12.75	13.63	5.66	8.81
（小）	7.34	10.21	9.98	11.91	4.53	7.63
农村	4.39	6.21	6.01	7.15	2.84	4.91

（三）病理组织学类型的变化趋势

肺鳞癌、肺腺癌、大细胞肺癌和小细胞肺癌4种类型肺癌占肺癌总数的90%。国外资料显示，20世纪上叶，吸烟所致的肺癌中，鳞癌最多，小细胞未分化其次。然而，从20世纪70年代开始，肺腺癌发病率迅速增加，目前已取代肺鳞癌，已成为最常见的肺癌病理类型。20世纪90年代，肺腺癌发生率比70年代升高62%；2000—2003年，腺癌已占全部肺癌病例的47%，其中在男性肺癌中占42%，女性肺癌中占52%；在50岁以下肺癌占59%。我国上海和沈阳两地80年代中期全人群肺癌病理类型比较（表8－3）。

表8－3 上海和沈阳肺癌新病例的组织学类型构成（%）

组织学类型	上海		沈阳	
	男性（679例）	女性（542例）	男性（507例）	女性（378例）
鳞癌	48.2	22.0	50.8	31.5
腺癌	32.7	60.5	26.9	38.4
小细胞癌	9.3	6.3	14.5	17.2
其他	9.9	11.2	7.8	13.0

流行病学研究结果显示，近几十年肺癌的不同组织学类型在不同性别和不同国家之间随着时间的变化有相当大的变化。这归因于许多因素，包括基因易感性，但更可能是由所吸入的香烟烟雾中的不同烟草化学物所致，其随着时间的改变有了巨大的变化，中国女性肺癌危险性的增加与室内烹调油烟的空气污染有关，特别是菜籽油、生物燃料、二手烟的污染。一般来说，中国女性以及亚洲女性有较低的吸烟率，但是在大多数地区吸烟率在增长，因此，肺癌组织学的变化除了与女性吸烟相关肿瘤的增加有关外，可能还与不同环境中香烟的变化有关。目前，在男性吸烟率仍较高的国家已经发现占优势的鳞癌发生率向腺癌移动。

二、肺癌的病因学

（一）烟草暴露与肺癌发病

自 20 世纪 50 年代初，英国和美国在回顾性分析病例和对照研究中发现了吸烟与肺癌发病率增加有很强烈的关联以来，很多国家的流行病学研究相继印证了这一发现，揭示吸纸烟、烟斗和嚼烟叶等烟草消费行为不仅增加肺癌、口腔癌、喉癌、食管癌、肝癌和肠癌等恶性肿瘤的患病风险，与心脏病、中风和高血压等慢性疾病也有着密切的病因关系。比较分析 20 世纪 80 年代中期我国 24 个城市和 74 个农村县 35 ~ 69 岁吸烟者和非吸烟者死亡率的结果发现，吸烟与我国多种肿瘤及多种疾病的死亡密切关联。吸烟可增加我国居民肺癌、食管癌、胃癌、肝癌呼吸道疾病、慢性阻塞性肺病、缺血性心脏病和脑卒中等死亡风险，其中对肺的危害最大。城市 35 ~ 69 岁男性每日吸香烟 1 ~ 19、20 和 > 20 支的肺癌相对危险度分别为 2.08、3.59 和 6.92，农村男性分别为 2.23、3.65 和 7.26，有明确的剂量反应关系，提示肺癌死亡与吸烟直接相关；对我国上海市区中老年男性居民随访了 15 年的前瞻性观察发现，45 ~ 64 岁每日吸香烟 1 ~ 19 和 ≥20 支者与非吸烟者相比较的相对危险度分别为 4.27 和 8.61，74% 肺癌死亡归因于吸烟；持续每日吸烟 1 ~ 19 和 ≥20 支者与一直从不吸烟者相比较，肺癌死亡相对危险度分别为 6.14 和 10.73。调查北京市妇女被动吸烟发现，被动吸烟显著增加妇女发生肺癌的危险，随着被动吸烟指数和被动吸烟年限的增加，肺癌的发病显著增加。中国人群吸烟率调查结果显示，2002 年我国男性吸烟率为 66.0%，女性为 3.08%，与 1996 年调查结果相比，虽然总吸烟率下降 1.8%，但 15 ~ 24 岁人群吸烟率在上升，被动吸烟率为 52%。由此预测，如果不能有效控制人群吸烟行为的蔓延和年轻人群吸烟率上升，我国居民近期肺癌发病水平仍将继续上升。

（二）室内空气污染与肺癌

除烟草暴露外，室内空气污染与肺癌，特别是与女性肺癌的发病有重要的关系。在地处山区、农村人口占 90% 的我国云南省宣威市，男性和女性肺癌平均死亡率分别为 27.66% 和 25.33%。高于我国一些大、中城市。调查发现，宣威肺癌的高发与工业污染未见明显联系，吸烟不是主要的危险因素，但生活燃料、室内燃煤空气污染却与肺癌发病关系密切。宣威市肺癌死亡率为 2.08% ~ 4.21%，差异很大。高、中和低发区肺癌死亡率分别为 26.06%、22.27% 和 5.56%，烧烟煤的人口百分率分别为 87.6%、60.1% 和 23.6%，二者之间存在相关关系。采集燃煤农户室内空气分析苯并芘浓度发现超过建议卫生标准 6 000 倍，远远超过焦炉顶工作的暴露水平。分析认为，宣威肺癌高发区主要燃料烟煤将大量的致癌物排入室内，导致居民肺癌高发。对上海市区妇女非吸烟者肺癌危险因素的研究发现，厨房小环境污染是肺癌发病的主要危险因素之一。有研究指出，油炸煎炒食物可造成空气中苯并芘明显污染。家庭妇女尿中苯并芘含量增高显然是来自厨房的空气污染。经常食用榨菜和经常食用菜油等，其相对危险度分别为 1.94、2.12 和 2.16；影响鳞癌发病的主要危险因素有厨房在卧室内和做饭时厨房内有较多烟雾等，相对危险度分别为 2.35 和 4.40。

（三）职业暴露与肺癌

WHO 国际癌症研究中心公布的工业致癌物中，有 9 种被列为肺癌的致癌物，包括砷和某些砷的化合物、石棉、二氯甲醚和氯甲基甲醚、铬及铬酸盐、芥子气、焦油、煤的燃烧产物、矿物油和氯化乙烯；还有 12 种其他化合物被列为可疑致癌物，有镍和某些镍的化合物、红铁矿（氧化铁）、丙烯腈、铍和某些铍的化合物、镉和镉的化合物、硫酸二甲酯、表氯醇、六氯环己烷、异烟肼、铅和某些铅的化合物、2.3 ~ 7.8 四氯二苯并对二噁英和氯化亚乙烯等。

调查研究结果发现，我国云南锡矿工人中肺癌发病率异常增高主要与职业性暴露因素有关，如氡子体、砷和粉尘等，以及与职业因素有协同作用的如吸烟、慢支、受教育年限等因素。云锡矿工的肺癌发病风险，随着工作年限和暴露于氡和砷的年限增加而增加。高水平氡暴露矿工的肺癌风险是低水平暴露的 3.91 倍。随访广州市工厂职工的研究结果发现，接触粉尘者的肺癌死亡相对危险度为 1.53，其中男性接触粉尘者为 1.67，接触煤尘者为 3.24。男性职业接触粉尘和吸烟者全死因、恶性肿瘤（其中 >50% 为肺癌）和呼吸系统疾病的协同指数分别为 3.16、1.67 和 2.25，表现了职业接触粉尘与吸烟的协同作用。此外，接触环境焦炉逸散物、粉尘、温石棉和青石棉者均有增加肺癌的风险。

（四）饮食营养与肺癌

营养与肺癌的关系是目前广泛重视的领域。维生素 A 和它的类似物（通称维甲类）与上皮分化有关。食物中如缺少维甲类，实验动物对致癌物质的敏感性增强。维甲类能抑制正常细胞因受辐射、化学致癌物或病毒引起的细胞转化过程，能抑制由化学致癌物诱导的大鼠移行细胞癌和鳞状细胞癌。进一步研究证明，维甲类能作为抗氧化剂直接抑制甲基胆蒽、苯并芘、亚硝胺的致癌作用和抑制某些致癌物与 DNA 的结合，拮抗促癌物的作用，因此可直接干扰癌变过程。最近，其他微量营养素如维生素 C、E、硒等均被认为能够降低肺癌危险度，土壤中硒、锌含量低的地区癌的发病率较高。越来越多的研究提示，绿茶中的茶多酚可能对具有预防作用。另外，在烹饪方面防癌也有关注。高温条件下烹饪肉类会产生杂环胺，已经发现其摄入过多会增加肺癌危险度。

（五）遗传因素与肺癌

肺癌发病机制的分子生物学、免疫学和遗传学领域的研究目前十分活跃。越来越多的证据表明，遗传因素在肺癌发病的危险度方面起重要作用。所有组织学类型肺癌的发生都与多步骤累积的遗传学改变有关。这些遗传学改变包括等位基因缺失杂合性丢失、染色体不稳定和失衡、癌基因和抑癌基因突变，通过启动子超甲基化所致的表遗传性基因沉默和控制细胞增殖基因的异常表达等。在非小细胞肺癌中常见的基因异常包括 p53 突变，表皮生长因子受体（EGFR）及其配体 TGF - α 表达异常。此外，肺癌特别是小细胞肺癌存在分子遗传学事件是直接引起肺癌发病，抑或是恶性转化过程中产生的基因不稳定尚不清楚。

三、肺癌的预防

目前发现与肺癌发病密切相关的病因有吸烟、职业暴露、空气污染等，因此肺癌的预防即从消除这些危险因素入手。

（一）控制吸烟

大量的流行病学研究证明了吸烟与肺癌发生的密切关系，吸烟使肺癌的发病率和病死率持续上升。在因肺癌死亡的患者中，90%是由吸烟，包括被动吸烟引起的，男性吸烟者肺癌病死率是不吸烟者的 8~20 倍，同时吸烟与肺癌的发生呈剂量 - 效应关系。有数据为证，如果每天吸烟 25 支，连续吸烟 20 年以上，肺癌的发病率就是 2.27‰；如果每天吸烟 15~24 根，则可能降低到 10 万分之 139；如果每天吸烟量为 1~14 支，则低至 0.75‰。研究结果显示，在因肺癌死亡的病例中，80% 男性、75% 女性跟吸烟有关。有证据表明，和吸烟者生活在一起从而吸二手烟的人群罹患肺癌的风险上升 20%~30%，每个公民都应该被告知吸烟和暴露于烟雾环境可对健康产生危害，导致成瘾并可威胁生命。中国是世界上最大的烟草生产国，我们目前年生产 17 000 亿支香烟，是世界第二烟草生产国——美国的 2.5 倍。同时我国也是世界上最大的烟草消费国，目前全球一共有 11 亿烟民。我国占了 3.5 亿；当然我国也是世界上最大的烟草受害国，每年约有 100 万人死于烟草相关疾病。如果现在的吸烟模式不变，控烟工作还不努力，估计到 2025 年，我国每年约有 200 万人死于烟草的相关疾病。到本世纪中叶，估计每年将有 300 万人死于烟草的相关疾病。

显然，降低肺癌死亡率需要采取有效的公共卫生措施来预防吸烟以及监督烟草制品和其他控制烟草措施。肺癌防治与控烟是关系我国人民健康十分重要和紧迫的事，关系着全面建设小康社会目标的实现和民族的强盛。我国政府历来重视控烟与癌症防治工作。2003 年 12 月卫生部颁布了《中国癌症预防与控制规划纲要》（2004—2010 年），其中将肺癌防治列为重中之重，同时将控烟作为我国癌症预防与控制的主要策略。

吸烟和有吸烟史的人发生肺癌的风险明显增高，对于这些人，目前尚无可用的化学预防药物。如有可能，应该鼓励这些人参加化学预防研究。然而，我们也应该看到，中国的控烟与肺癌防治工作面临十分复杂而艰巨的情况，涉及社会经济增长与就业、某些地区的生计，烟民的行为习惯、青少年的教育、研究和开发有效的戒烟措施，以及有效的基于人群的控烟模式和经验。政府有关部门和相关的社团组织，只有持之以恒，通过长期不懈的努力，才能使这一问题逐步得到解决。

（二）控制大气污染及职业防护

做好环境保护工作，有效地控制大气污染，从而达到预防肺癌的目的。随着城市和农村工业化进程和现代化进程的加快，空气污染、水污染、食品污染、环境污染，包括室内装修所造成的环境污染也都已经成为癌症发病率增高重要的因素。长期暴露于工作场所的致癌物质是导致肺癌高发的另一重要原因。解决职业暴露的关键问题是立法和执法，应尽量制定不同致癌物暴露的阈值，同时对从事相关职业的员工进行健康教育和防护培训也十分必要。对开采放射性矿石的矿区，应采取有效的防护措施，尽量减少工作人员受辐射的量。对暴露于致癌化合物的工人，必须采取各种切实有效的劳动防护措施，避免或减少与致癌因子的接触。

（三）改变生活方式

中青年人由于工作、事业、婚姻、家庭、生活方面的种种压力，易产生精神上的压抑和抑郁，再加上不健康的生活方式，如吸闷烟、喝闷酒，对身心都会带来"污染"，从而导致免疫机制下降而引发疾病。值得强调的是，这些人群目前健康体检的意识并不强，往往到临床确诊时多已是肺癌晚期，失去了最佳治疗的时机。水果和蔬菜的高摄入与肺癌危险度降低相关。在不吸烟的肺癌患者中，可能影响肺癌的生活、饮食习惯的因素中保护因素是多吃胡萝卜和饮茶，危险因素是吃油炸食物和熏肉。1991 年加拿大和美国两组报告说明胡萝卜素的摄入和肺癌的发生相关以后，很多地区开展了以胡萝卜素为主的干预试验。但在美国和芬兰开展的双盲临床试验迄今均为阴性结果，即补充高剂量的胡萝卜素不能降低肺癌的发生率，在芬兰的试验中甚至是有害的。健康的生活方式对肺癌发病率的影响越来越受到人们的关注。

（四）肺癌的普查

随着医学现代化进程的加快，新一代螺旋 CT 扫描机和正电子计算机扫描技术（PET 或 PET – CT）的普及和推广，人民群众健康意识和健康体检意识的增强，医务人员对肺癌诊疗水平的提高，健康教育工作的不断深入，以及肺癌高发地区的高危人群筛查项目的开展等等，使早期肺癌的确诊率有所提高。NCCN – NSCLC 专家组建议有肺癌高危因素的人群应参加低剂量，非增强螺旋 CT 筛查的前瞻性研究，或其他可行的临床试验，鼓励高危人群参加正在进行的临床试验。目前，应用计算机进行痰细胞检查，不但可以初筛痰中的异常细胞，而且可以对相应的基因异常进行分析。这样不但大大提高了肺癌细胞的诊断率，而且可以诊断癌前病变，但仍需进一步验证。

（彭　冰）

第二节　肺癌病理学

一、肺癌的病理学

肺癌有若干种组织学类型。本文分类根据 WHO 第四版（2004）肺肿瘤组织学分类。数项独立的研究已经证明该分类有很好的可重复性和应用价值（表 8 – 4）。

表 8 – 4　肺癌的 WHO 组织学分类（2004）

1. 鳞状细胞癌	4. 大细胞癌
1.1 乳头状	4.1 大细胞神经内分泌癌
1.2 透明细胞	4.1.1 复合性大细胞神经内分泌癌
1.3 小细胞	4.2 基底样癌
1.4 基底样	4.3 淋巴上皮瘤样癌
2. 小细胞癌	4.4 透明细胞癌
2.1 复合性小细胞癌	4.5 伴横纹肌样表型的大细胞癌

3. 乳腺癌	5. 腺鳞癌
3.1 腺癌，混合性亚型	6. 肉瘤样癌
3.2 腺泡性腺癌	6.1 多形性癌
3.3 乳头状腺癌	6.2 梭形细胞癌
3.4 细支气管肺泡癌	6.3 巨细胞癌
3.4.1 非黏液性	6.4 癌肉瘤
3.4.2 黏液性	6.5 肺母细胞瘤
3.4.3 混合性非黏液性及黏液性或未定性	7. 类癌
3.5 伴有黏液的实性腺癌	7.1 典型类癌
3.5.1 胎儿型腺癌	7.2 不典型类癌
3.5.2 黏液性（胶样）腺癌	8. 唾液腺肿瘤
3.5.3 黏黏液性囊腺癌	8.1 黏液表皮样癌
3.5.4 印戒细胞腺癌	8.2 腺样囊性癌
3.5.5 透明细胞腺癌	8.3 上皮—肌上皮癌

应当指出，该分类是基于光镜标准，使用不同的方法会严重影响分类结果。比如，腺鳞癌根据电镜的标准进行分类其比例要比单纯基于光镜的标准高得多；许多大细胞癌在超微结构上可归于腺癌、鳞状细胞癌或腺鳞癌（后面详细介绍）。

二、组织标本收集

适当的组织标本收集方法对于正确的肺肿瘤分类非常重要，有以下几种方法：①细胞学检查，包括痰液细胞学检查、支气管肺泡灌洗、支气管镜刷取和冲洗、细针穿刺细胞学以及胸液细胞学检查等。②活体组织学检查，包括纤维支气管镜活检、胸腔镜活检、手术切除获取标本和经皮肺穿刺活检等。组织标本离体后迅速固定在微创检查中非常重要，因为一般微创检查所取标本较少，很容易干涸、自溶而影响制片和镜下观察，造成诊断困难。当获取的小标本不能显示细胞分化方向不能作出具体分类时，可仅限于 SCLC 和 NSCLC 的分类。

三、组织学异质性

肺癌常表现组织学异质性，在显微镜下不同的切片中甚至同一切片不同的视野中可观察到不同的细胞形态和分化。约 50% 的肺癌可表现不只一种主要的组织学类型特征，这对肺肿瘤的分类具有重要意义，特别是在对小标本进行解释时。

1999 年 WHO 分类中所确定的关于最低限度的定义如腺鳞癌具有 10% 的腺癌和鳞癌成分，或多形性癌中具有梭形和（或）巨细胞癌成分仍然被保留，但已认识到这些标准比较武断，因为组织标本的大小会影响这些肿瘤的分类。虽然通过小标本如支气管镜或穿刺活检标本怀疑病变为这些肿瘤，但明确的诊断需要手术切除标本。然而，定义某种组学成分的比例对于某些病种如腺鳞癌和多形性癌的诊断非常有用。

四、肺神经内分泌肿瘤的概念

（一）具有神经内分泌形态特征的肿瘤

肺的神经内分泌肿瘤是一类具有独特的形态学、超微结构、免疫组化和分子学特征的肿瘤，虽然在 WHO 分类中将它们归类于不同的形态学类型，但是关于这类肿瘤的一些概念值得讨论。形态学上可以识别的神经内分泌肿瘤的主要类型是小细胞癌（SCLC）、大细胞神经内分泌癌（LC－NEC）、典型类癌（TC）和不典型类癌（AC）。至于采用"典型类癌"和"不典型类癌"的命名有很多原因。临床医生对这些名称较为熟悉，而且这些肿瘤具有独特的形态特征，类似于身体其他部位发生的类癌。典型类癌和不典型类癌患者的年龄较 SCLC 和 LCNEC 患者年轻。高级别神经内分泌肿瘤中的 SCLC 和 LCNEC 形态学表现是有区别的，目前还未证实用于 SCLC 患者的化疗方案对 LCNEC 患者是否也有效。

关于四种主要类型的神经内分泌肿瘤的鉴别（见表 8－5），这四种类型的肿瘤在光镜下均表现不同程度的神经内分泌形态特征，包括器官样癌巢、栅栏状、小梁状排列和菊形团样结构，主要鉴别特征是核分裂活性和有无坏死的存在。不典型类癌的核分裂计数为 5～10 个/10HPF，但是该标准最近被修改成 2～10 个/$2mm^2$（10HPF）。另外，出现坏死也是区分不典型类癌和典型类癌指标。细胞学的异型性不是可靠的诊断特征。核分裂计数 ≥11 个/$2mm^2$（10 HPF）是区分 SCLC 和 LCNEC 与不典型类癌的主要标准。SCLC 和 LCNEC 通常有很高的核分裂率，坏死也往往比不典型类癌更广泛。LCNEC 与 SCLC 的区别是：细胞大、胞浆丰富、明显的核仁、泡状核或粗糙的染色质、多角状而非梭形细胞形态。LCNEC 的细胞形态类似于大细胞癌。关于不典型类癌与 LCNEC 有必要做进一步研究，以便更好的认识它们的临床特征和更适宜的治疗方法。

表 8－5　肺神经内分泌肿瘤的鉴别

组别	核分裂（/10 HPF）	坏死	其他
类癌	<2	无	肿瘤直径 ≥5cm
不典型类癌	2～10	可有点状坏死	
LCNEC	≥11	有，多为大片坏死	瘤细胞体大，多边形，胞质丰富，染色质细/粗，核仁明显
SCLC	≥11	常见，多为大片坏死	瘤细胞体小，短梭形，胞质稀少，染色质细，核仁无或不明显

越来越多的证据表明与 LCNEC 和 SCLC 相比，TC 和 AC 之间的关系更为密切。在临床上，20%～40% 的典型类癌和不典型类癌患者是不吸烟者，而实际上所有的 LCNEC 和 SCLC 患者均为吸烟者。LCNEC 和 SCLC 可具有组织学异质性，伴有其他类型的肺癌发生（如鳞状细胞癌、腺癌等），而在典型类癌和不典型类癌中不存在。与 LCNEC 相反，大多数典型类癌和不典型类癌可在光镜下诊断而无需进行免疫组化或电镜观察。遗传学资料也提示 LCNEC 与 SCLC 之间的关系比 TC 和 AC 更密切。许多遗传学标记物异常如 p53、Bcl－2/bax、Cyclin D1、Rb 缺失和 3p 的 LOH 可在多数 LCNEC 和 SCLC 患者中存在，而表现这些遗传学异常的 TC 和 AC 患者较少见。

（二）具有神经内分泌分化的非小细胞癌

一些肺癌在光镜下并不表现神经内分泌形态学特征，但可通过免疫组化和（或）超微结构证实神经内分泌分化的存在。在 10% ~ 20% 的鳞状细胞癌、腺癌和大细胞癌中，可通过免疫组化显示神经内分泌分化特征，最常见的是腺癌。这些肿瘤总称为具有神经内分泌分化的非小细胞癌（NSCLC – ND）。学者们对此产生了更大的兴趣，这些患者的预后比缺乏神经内分泌分化特征的 NSCLC 是更好还是更差，以及它们对化疗的反应是更好还是更差等问题尚存在较大争议。因此到目前为止，这些肿瘤应根据传统的分类方法进行分类，同时注明是否存在神经内分泌分化。

五、各型肺癌的组织学特征

（一）鳞状细胞癌

鳞状细胞癌是常见的肺癌类型，约占肺癌的 40%。大多（80%）发生在男性，与吸烟关系密切。据报道，每日吸烟数量越多，发生鳞癌的概率越高。多数病例发生于段支气管，因而在 X 线检查时出现肺门或肺门周围肿块，但亦可见于周边，甚至位于胸膜下。约半数的患者有支气管阻塞的症状，如阻塞性肺炎、肺不张、肺萎缩。痰脱落细胞学阳性率较其他类型肺癌高。周围性鳞癌常呈结节状生长，边界清楚，较大的肿物，易发生中心坏死及空洞形成，发生钙化罕见。

1. 大体检查　肿块一般环绕大支气管，呈灰白灰褐色，质地较硬、粗糙。较大肿块，中心坏死形成空洞，形成空洞的癌常为鳞癌。少数情况下，肿块向支气管内呈息肉状突起，而支气管外蔓延较轻微。

早期鳞状细胞癌：

肺门型早期肺癌的定义是：①肿瘤位于主要支气管内（上至段支气管转入亚段支气管的位置）。②肿瘤局限于支气管壁内。③无淋巴结转移。

此种肺门型早期癌多数属于鳞癌，肉眼上可分为如下亚型：息肉型、结节型、浅表浸润型、混合型。肺门型早期鳞癌 5 年生存率超过 90%。

周围型 $PT_1N_0M_0$ 鳞癌不全是预后良好，5 年生存率少于 90%。由于直径 ≤2cm 的周围型鳞癌淋巴结转移的机会很低，因此周围型早期鳞癌应限定为直径 ≤2cm 的 $T_1N_0M_0$ 肿瘤。但此种小肿瘤实际工作中少见，可能是由于鳞癌较腺癌生长较快的原因。

2. 镜下特点　诊断恶性的依据是细胞异型性和浸润，如果出现角化和（或）细胞间桥，则为鳞状细胞癌。角化可以表现为单个细胞浆内的嗜酸性小体，或以角化珠的形式位于细胞外的团块。核具有异型性和多形性，通常表现为核深染，伴有锯齿状的胞界。如果细胞有较广泛的分化特征则为高分化；如在 20% 的癌组织内见有细胞角化、癌珠形成，为中分化；如仅见很少的角化细胞，或仅见有细胞间桥，则为低分化。如果上述诊断标准不够明确，有三种情况有助于诊断：①肿瘤细胞巢分层，即靠近周围结缔组织的一层细胞呈立方状或多边形，但其内的细胞变扁平，并与癌细胞和结缔组织的分界线平行分布。②肿瘤细胞巢中央坏死，这种图像亦见于腺癌。③鳞状细胞癌比其他类型显示更明显的结缔组织增生。

在典型的鳞状细胞癌中出现少数细胞内黏液仍应诊断为鳞状细胞癌，有研究发现，肺门型鳞癌有 10% 具有腺细胞的特点，而周围型鳞癌有 60% 具有腺癌特点。也就是说，半数以上的周围型鳞癌从严格意义上讲是腺鳞癌。

鳞状细胞癌中常见到对角蛋白的异物巨细胞反应，栅状排列的肉芽肿，间质纤维组织增生及急、慢性炎症反应。

3. 电镜观察　鳞状细胞癌具有诊断意义的超微结构特征是，癌细胞之间有桥粒连接，并可见张力微丝附着，胞质内有成束的张力微丝存在。

4. 免疫组化　大多数鳞状细胞癌表达高分子量角蛋白（34βE12）、CK5/6 和 CEA，一些表达低分子角蛋白，极少表达 TTF－1、CK7 等。常见 p53 突变。

变异型：

（1）乳头状亚型：为支气管内纤细的乳头状肿物，表面衬覆有异型的鳞状细胞，极轻或无间质浸润，可根据明确的细胞不典型性而确诊。

（2）透明细胞亚型：由于多数细胞富含糖原而呈透明，但仍可见细胞角化及间桥。

（3）小细胞亚型：是一类分化差的肿瘤细胞小的鳞状细胞癌，这些小瘤细胞保留非小细胞癌的特点，并显示局部鳞状分化。这种鳞癌的变异型，必须与复合性小细胞癌区别，后者为鳞状细胞癌和真正的小细胞癌相混合；前者缺乏小细胞癌特征性的核特点，具有粗或泡状的染色质，核仁更明显，胞浆更丰富，细胞界限更清楚，可见局部细胞间桥。

（4）基底样亚型：呈明显的鳞状上皮分化的区域与实性肿瘤团块并存，周边部癌细胞具有明显的栅栏状排列，后者的中心可见凝固性坏死。此癌的预后较差，5 年生存率为 10%，Ⅰ、Ⅱ期的中位生存期为 22 个月，其预后介于小细胞癌和可手术的非小细胞肺癌之间。

（二）小细胞癌

小细胞癌占肺癌的 10%～20%，患者多为中、老年人，80% 以上为男性，与吸烟关系密切，85% 以上的患者为吸烟者。肿瘤生长迅速，早期易转移。

1. 大体检查　肿瘤大多为中央型，发生在大支气管，浸润性生长，将支气管包绕形成巨块。切面白色到褐色，质软易碎，常见出血坏死。偶尔可发生在肺外周部呈孤立结节。

2. 镜下特点　癌细胞较小，呈圆形、卵圆形、梭形、雀麦形，较淋巴细胞大，胞质稀少，胞界不清。核染色质呈细颗粒状，深染，核仁不明显或无。核分裂象多见，平均为60～70 个/10HPF。癌细胞形成岛状、小梁状，并有菊形团，有时含有黏蛋白阳性物质。间质无促纤维形成反应也无明显的淋巴细胞或其他炎细胞的浸润。它可破坏、侵蚀支气管上皮，但很少取代支气管上皮。目前，尚未发现小细胞癌有原位癌这个侵袭前阶段。

有研究小组企图将未分化型小细胞癌从经典的小细胞癌中分出来。这种未分化的小细胞癌是由具有如下特征的小细胞构成：①核富含染色质、粗颗粒状或空泡状。②核仁小而显眼。③少而易见的胞浆。④细胞界限比较清楚。⑤免疫组化具有较多的上皮性特点，而较少的神经内分泌特点。此型肿瘤可划分到小细胞型鳞癌内。

支气管镜活检标本常有人为挤压，对于此种标本病理医生不得不仔细寻找有无完好区域，即使很小甚至远离组织块的单个游离肿瘤细胞，对于诊断很有帮助。内镜医生如果能在活检同时做细胞学涂片，对于是否为小细胞癌也很有帮助，在区分小细胞癌和非小细胞癌方面细胞学更有优势。

3. 免疫组化　大多数病例对于神经内分泌标记如 NSE、Syn、CgA、Leu7 呈阳性反应。角蛋白阳性。少于 10% 的小细胞癌神经内分泌标记阴性。约 90% 的小细胞癌 TTF－1 阳性。血清 NSE 升高，可作为检测小细胞癌病情的标记。与 Ewing 瘤或 PNET 不同，小细胞癌常为

O^{13} 阴性。Bcl－2 阳性。

4. 电镜　至少 2/3 病例胞质内可见直径 > 100 nm 的神经内分泌颗粒。

小细胞癌是个光镜诊断，不必通过电镜或免疫组化显示其神经内分泌分化，亦不必分级，因为所有的小细胞癌都属于高级别。化疗或放疗后约 20% 的病例转变为非小细胞癌。

变异型：复合性小细胞癌小细胞癌与另外一种成分复合组成的癌，这种复合成分可以是任何类型的非小细胞癌，通常为腺癌、鳞癌或大细胞癌，也可为少见的梭形细胞或巨细胞癌。非小细胞癌的类型特别注明，如复合性小细胞癌和腺癌。

如果肿瘤中含有异质性肉瘤成分，则为复合性小细胞癌和肉瘤，应先将其归为小细胞癌的一个亚型，而不是癌肉瘤。

（三）腺癌

腺癌发病率不断增长，约占肺癌的 20%，约占女性肺癌的 50%，在男性所占比例较低，但其绝对数仍男性多于女性。它与吸烟有关，但腺癌也是非吸烟者中最常见的肺癌类型。大约 65% 位于周边部，77% 的肿瘤累及胸膜，常导致胸膜纤维化和胸膜皱褶，故有人称之为"疤痕癌"。Auerbach 复习 82 例疤痕癌，其中 72% 是腺癌。究竟是癌在前，还是疤痕在前，一直存在争论。最新的疤痕中胶原的免疫表型研究提示，癌组织中的疤痕形成是在癌发展过程中，宿主对肿瘤的一种促纤维形成反应。少数伴有假间皮瘤样生长方式的腺癌，可像间皮瘤一样使胸膜呈树皮样增厚。

1. 大体检查　腺癌通常位于周边部，可单发或多发，常侵犯胸膜，伴疤痕形成，使之呈楔形。肿瘤境界不清，呈灰黄色。如分泌大量黏液，则呈胶样。较大的肿瘤可发生坏死，但空洞极少见。偶尔，腺癌似鳞癌一样，在支气管内形成息肉样肿物。

2. 镜下特点　腺癌分为以下类型：

（1）混合型腺癌：是最常见的亚型，约占手术切除肺癌的 80%。除了组织亚型的混合外，其分化程度（高、中、低分化）和细胞不典型性（轻、中、重度）在不同的区域和组织块之间也存在混合。经验证明，许多直径小于 1.5cm 的腺癌是有一种细胞类型构成，而较大的肿瘤常由 2 种或 2 种以上的细胞类型构成的。因为肿瘤细胞可由一种细胞类型化生成另一种细胞类型，而肿瘤细胞的间变则使问题更加复杂。

（2）腺泡样型：具有腺泡和小管结构的腺癌，这些腺泡和小管通常有产生黏液的、类似于支气管腺或支气管衬覆上皮的细胞组成。

（3）乳头状型：具有突出的乳头状结构，并由乳头状结构取代原来肺泡结构的腺癌。有两种乳头状结构：一种表面衬覆立方到低柱状非黏液（clara 细胞或 II 型肺泡细胞）细胞组成复杂的二级或三级乳头状分支；另一种由高柱状或立方状细胞组成，这些细胞有或无黏液分泌，沿自身的纤维间质生长并侵袭肺实质。单纯的乳头状分化非常少见。乳头状腺癌偶尔伴有砂粒体。

（4）细支气管肺泡癌：镜下必须具有单纯的细支气管肺泡样生长方式，并且无间质、血管或胸膜侵犯证据的腺癌。因为这个定义，需要对切除标本进行仔细的组织学检查，排除侵袭成分才能确诊。因而小的活检标本，如果呈细支气管肺泡样排列，可诊断为"腺癌，可能是细支气管肺泡癌"。如果发现侵袭成分，则应归类为腺癌与细支气管肺泡癌混合亚型，而不是单纯的细支气管肺泡癌。

细支气管肺泡癌又分为以下几种。

1）非黏液性：通常是一个周围型肺结节，并见明显肺泡间隙，切面界限模糊，可见胸膜凹陷。通常与中央肺泡萎陷（纤维化）有关，易被误认为疤痕癌。镜下由 clara 细胞和（或）Ⅱ型肺泡细胞构成，沿肺泡壁生长并无间质浸润。

下列现象提示有间质浸润：即在通常伴有胶原化成纤维间质中，非黏液性肿瘤细胞排列成腺泡状、乳头状、管状或实性巢状，并伴有细胞不典型性和黏蛋白产物。侵袭性生长包括肿瘤侵犯胸膜、淋巴管、血管或转移。弹力纤维染色可显示胸膜和血管侵犯。此时应归类为混合性腺癌。

伴有复杂的二级或三级分支，衬以 clara 细胞或Ⅱ型肺泡细胞的乳头状生长方式者，被归类为乳头状腺癌，因为在肿瘤的其他部位容易见到明显的侵袭性生长。

近来研究提示，细支气管肺泡癌与不典型腺瘤样增生密切相关，或前者是后者发展的结果。与不典型增生相比，细支气管肺泡癌不典型性更明显、细胞更显柱状、细胞更拥挤，典型者大于 5mm（一般 >1cm）。

2）黏液性：由高柱状细胞组成的黏液腺癌，癌细胞质内黏液量不多，肺泡腔扩张而充满黏液。典型的细胞核位于基底部，核中度不典型性，可从小而深染到中等大小，可见小核仁。沿肺泡壁生长，无间质侵袭。

此类肿瘤往往经气道播散，在肺内形成卫星灶。肿瘤可表现为孤立结节、多个结节或向大叶性肺炎那样整个肺叶因肿瘤而实变。肺的转移性腺癌可能极像黏液性细支气管肺泡癌。目前尚未发现此型的癌前病变。

3）混合性黏液与非黏液或中间细胞型：一类由黏液（杯状细胞）和非黏液细胞（clara 细胞或Ⅱ型肺泡细胞）混合组成的类型，或一个肿瘤中无法区分这两种细胞类型。肿瘤沿肺泡壁生长，无间质浸润。此型少见。

4）伴有黏液的实性腺癌：这类腺癌缺乏腺泡、腺管和乳头状结构，癌细胞呈实性团块。癌细胞分化好者呈印戒状，分化差者细胞较小，核居中，胞质内含黏液不明显。至少大于 5 个/2HPF 或更多的黏液细胞才能诊断此型。

组织化学染色黏蛋白对黏液卡红或经淀粉酶消化的 PAS 染色阳性，以此与大细胞癌区分。鳞状细胞癌和大细胞癌中可见少量的黏液小滴，且 <5 个/2HPF。

（5）伴有混合亚型的腺癌：大多数腺癌为上述组织学亚型的混合体。这些肿瘤被称为混合性腺癌，组织排列方式在注释中说明。如腺癌伴有明显的已有侵袭的细支气管肺泡癌成分，则应被称为混合性细支气管肺泡癌和腺泡样腺癌。

（6）变异型

1）分化好的胎儿腺癌（同义词：上皮型肺母细胞瘤，似胎儿肺的内胚层瘤）本癌发生于 12～73 岁，临床上 2/3 患者无任何症状。

大体检查可发生在大支气管内，呈息肉状，并向支气管外扩散，侵至肺实质。

镜下肿瘤有较密集的分支状腺管，被覆假复层柱状上皮，类似胎儿肺小管结构，核下和核上糖原小泡使肿瘤表现为子宫内膜样，PAS 染色阳性。常见胞质丰富的、嗜酸性的实性细胞球体（桑葚胚），特别之处这些细胞核常呈毛玻璃样。可见核分裂象，无坏死。肿瘤间质稀少，为成熟的纤维性间叶组织。分化好的胎儿腺癌，可视为双向型肺母细胞瘤单向上皮分化的亚型，与双向型肺母细胞瘤的区别是，前者预后很好并无 p53 突变。Koss 等对 28 例肺高分化胎儿型腺癌进行随访（平均 97 个月），结果发现本瘤术后复发率为 29%，死于本病的仅 14%，远低于肺母细胞瘤的术后复发率 43% 和因肺母细胞瘤而死亡的比例为 52%。因此，在小的活检标本中，见到分化好的胎儿腺癌，不能除外双向型肺母细胞瘤的可能。

2) 黏液样（胶样）腺癌：常有肺部透视发现，与为周围型，柔软的实性肿块。镜下与胃肠道相同名称的肿瘤一样，瘤细胞呈小簇状漂浮在充满黏液的肺泡中，或衬覆于肺泡壁。

3) 黏液样囊腺癌：与卵巢相同名称的肿瘤相似，衬覆黏液柱状上皮的囊腔内充满大量黏液，此型预后比黏液样腺癌好的多。

4) 印戒细胞腺癌：大部分癌细胞呈印戒细胞样。

5) 透明细胞腺癌：腺癌细胞胞质广泛透明变。

（四）大细胞癌

大细胞癌的组织学诊断是在排除鳞癌、腺癌、小细胞癌和其他特殊型肺癌之后做出的，约占外科手术切除肺癌的 15% ~ 20%，男性多见。

1. 大体检查　约 50% 大细胞癌发生在大支气管，亦可有外周型。肿瘤常较大，直径 > 3cm，坏死或囊腔少见。

2. 镜下特点　大多数大细胞癌由多角形细胞构成，排列成实性细胞巢。癌细胞较大，胞质丰富，通常淡染、颗粒状或胞质透亮。核空泡状，核仁明显，核形多样，呈圆形、卵圆形或不规则形，常见核分裂、坏死灶及侵犯血管淋巴管，纤维间质较少。常可见到黏液，如果明显见到黏液产生应划归腺癌，若仅有少数或偶见产生黏蛋白的细胞存在，可归大细胞癌。

3. 电镜　大细胞癌无任何独立存在的超微结构特征，可出现细胞内或细胞间腔（腺癌分化特征，约 50%），分化好的桥粒和多重张力原纤维（鳞状细胞癌证据，约 11%），或两种特征都有（腺鳞癌，约占 15%），亦可见神经内分泌颗粒。近期运用免疫组化技术，对其进行分化表型研究证实，大细胞癌可向腺、鳞、神经内分泌单向分化，有的还可双向、三向分化。故在某种意义上，大细胞癌是一种杂类癌，在另一种意义上，它是一种暂时的类型。

变异型：

（1）大细胞神经内分泌癌：癌细胞一般较大，胞质中等量至丰富，核染色质从空泡状到细颗粒状。核仁常见，且通常较明显，此点可与小细胞癌区分。核分裂数不等，典型者 ≥ 11 个/10 HPF，平均为 75 个/10 HPF。癌细胞排列成器官样巢、小簇状、菊形团和栅栏状等一系列显示神经内分泌分化的特征。常见大面积坏死。

免疫组化或电镜证实神经内分泌分化特征。

复合性大细胞神经内分泌癌：伴有腺癌、鳞状细胞癌、巨细胞癌和（或）梭形细胞癌成分的大细胞神经内分泌癌。如果大细胞神经内分泌癌与小细胞癌混合，则归为小细胞癌的复合亚型。

（2）基底细胞癌：癌细胞相对较小，呈立方状到梭形，核染色质中等，呈细颗粒状，缺乏或只有点状核仁，胞质少，核分裂象多见，可达 15 ~ 44 个/ 10HPF。癌细胞排列成小叶状、小梁状，周边呈栅栏状等基底细胞样生长方式。粉刺型坏死常见，1/3 可见菊型团，无细胞间桥和单细胞角化。大约一半的病例与原位癌相关。免疫组化及电镜无神经内分泌分化特征。这种类型的肿瘤大约一半是单纯的基底细胞样癌，被归为大细胞癌的亚型，其余具有少量（< 50%）的鳞状细胞癌或腺癌成分的病例，分别被归为鳞状细胞癌（基底样亚型）

或腺癌。此癌预后较差，5 年存活率为 10%。

（3）淋巴上皮样癌：此癌在西方国家少见，在东南亚却不少见，发生常和 EB 病毒有关。镜下与鼻咽部的淋巴上皮癌相似，癌细胞较大，核呈空泡状，核仁明显，形成片块或巢状，癌巢内及间质中富于淋巴细胞。

（4）透明细胞癌：以癌细胞大、多角形、胞质水样透明或泡沫样为特点，可有/无糖原，核异型性明显，形状不规则，可见核分裂象。如见到鳞状或腺样分化，则应归类为鳞状细胞癌或腺癌的透明细胞亚型。应注意和转移性肾、甲状腺和唾液腺的透明细胞癌鉴别。

（5）具有横纹肌样表型的大细胞癌：少见。常发生于具有大细胞癌形态肿瘤内分化较差的成分中，胞质内具有明显嗜酸性小球，小球由中间丝组成。

（五）腺鳞癌

在同一个肺癌内，光镜下有明确的腺癌和鳞状细胞癌两种成分，其中每种成分至少占全部肿瘤的 10%。大多位于外周部，常伴有疤痕形成，提示与腺癌关系更密切。

（六）肉瘤样癌

旧版称"伴多形性肉瘤样或肉瘤成分的癌"，是指一类含有肉瘤或肉瘤样（梭形和（或）巨细胞）成分的低分化非小细胞癌。现包括形态学上有连续的 5 个亚型：多形性癌（非小细胞癌和超过 10% 梭形细胞/巨细胞成分的癌）、梭形细胞癌、巨细胞癌、癌肉瘤和肺母细胞瘤。前 3 个亚型旧版列入"伴有梭形和（或）巨细胞的癌"，这一名称现已弃用。

大体所见：中央型的肿块可沿支气管腔向周围扩展而呈分支样结构，亦可呈息肉状向管腔内突出，常阻塞或破坏支气管；周围型肿块常侵及胸膜或累及纵隔、心包、胸壁，切面呈灰白灰红色，质中等，可呈鱼肉样，境界不清，常伴出血坏死灶。

1. 多形性癌　由同源性肉瘤样的梭形细胞或巨细胞成分与非小细胞癌组成。这些非小细胞癌可以是鳞状细胞癌、腺癌、腺鳞癌或大细胞癌。应注明多形性癌中出现的腺癌或鳞癌成分，大细胞癌灶常见，但无须特别注明。梭形细胞和（或）巨细胞癌成分至少应占肿瘤的 10%。梭形细胞成分必须是同源性，可表现为梭形细胞癌、纤维肉瘤、平滑肌肉瘤、恶性纤维组织细胞瘤等；如果发现小细胞癌成分，则肿瘤应归类为复合性小细胞癌。如出现异质性成分，如明确的横纹肌肉瘤、软骨肉瘤、骨肉瘤等，则应诊断为癌肉瘤。

免疫组化 Keratin 和 EMA 阳性，可用来证实梭形细胞成分中癌的分化，但即使上皮标记阴性，这些肿瘤亦应被归为多形性癌。

2. 梭形细胞癌　一类只有梭形肿瘤细胞组成的癌。梭形细胞排列成束状或编织状，酷似梭形细胞肉瘤。从组织发生学上，这类肿瘤与鳞状细胞癌关系更密切。单纯的梭形细胞癌非常少见。如果梭形细胞成分与鳞状细胞癌、腺癌、巨细胞癌或大细胞癌成分混合存在，则应诊断为多形性癌。

免疫组化 Keratin 阳性，但某些肿瘤只表达 Vimentin。

3. 巨细胞癌　一组只有高度多形的多核和（或）单核瘤巨细胞组成的大细胞癌。这些多形性的癌细胞多弥漫分布，互不黏附。呈大多角形，胞质丰富，多呈嗜酸性或细小空泡状，单核或多核，核染色质深，粗颗粒状，核仁明显。癌细胞之间常有炎细胞浸润，除淋巴细胞外，尤以嗜中性白细胞为著，有的癌细胞内充满嗜中性白细胞。有些病例可见腺样分化灶，有黏液分泌，故有的学者认为此癌为分化差的腺癌的变型。

4. 癌肉瘤　为含有癌和异质性肉瘤成分的恶性肿瘤。癌成分以鳞癌最多见，且常为非角化型，仅在个别区域见到灶性角化珠，此外，亦可见腺癌，细支气管肺泡癌或诸种成分混合。肉瘤成分为软骨肉瘤、骨肉瘤或横纹肌肉瘤，可以一种成分为主或几种成分混合。

5. 肺母细胞瘤　此瘤罕见，可发生在成人、儿童，男性为多。胸膜肺母细胞瘤在诊断时几乎均≤于6岁。

（1）大体所见：常位于肺的外周，亦可在大支气管内，大小不等，大多呈巨块状，直径3～18cm，质地较软，呈灰白色或橘黄色，部分可见坏死。

（2）镜下特点：有类似于分化好的胎儿腺癌的原始上皮成分和原始间叶成分的双向性肿瘤。这些胚胎性的上皮成分散在分布于间质中，管形直或略有分支，极似胚胎发育第二期的腺管期肺，上皮细胞以立方形或柱状上皮为主，细胞核下胞质区含糖原而呈透明状。间质以黏液样基质为背景，并见胚胎性的间叶细胞，圆形或短梭形，核染色质深，无明显核仁，核分裂象易见。偶尔可有灶状的软骨肉瘤、骨肉瘤或横纹肌肉瘤。

（七）类癌瘤

1. 典型类癌　是由神经内分泌细胞发生的一种肺癌。分为以下几种。

（1）中央型类癌：最常见，多发生于成人，亦见于儿童。类癌是儿童最常见的原发性肿瘤之一。男女发病相等。可出现咯血，阻塞性肺炎的症状，多无内分泌异常表现，少数患者有典型的类癌综合征和尿中5－HIAA升高。

1）大体观察：肿瘤常呈息肉状，突入支气管腔内，表面被覆支气管黏膜，也可浸润支气管壁，至周围肺组织，甚至侵及胸膜，大多直径2～4cm，切面灰黄色。

2）镜下特点：瘤细胞呈均匀一致的小圆细胞，胞质中等量，透明或略嗜酸性，核居中，染色质细颗粒状，可见核仁。核分裂象<2个/10HPF，无坏死。癌细胞排列呈器官样、小梁状、岛状、栅栏状、带状或菊形团。少数呈乳头状、滤泡样和腺样。血管丰富，间质可明显玻璃样变，灶状钙化和骨化。肿瘤内或周围淋巴管内可见癌细胞。

特殊组织形态的类癌：

A. 嗜酸性细胞类癌：特征是瘤细胞质丰富，呈嗜酸性颗粒状。电镜下，除见神经内分泌颗粒外，胞质内含有大量的线粒体。

B. 梭形细胞类癌：瘤细胞以梭形细胞为主，大小一致，与外周型类癌相似。

C. 透明细胞类癌：组织结构同典型类癌，特征是癌细胞的胞质透明。

D. 印戒细胞类癌：癌细胞核偏位，胞质淡染，呈印戒状，PAS染色呈阳性。电镜：癌细胞内除见神经内分泌颗粒外，尚见数量不等的黏液颗粒。

E. 乳头状类癌：癌细胞呈立方状或低柱状，被覆于乳头表面，乳头状结构突出。光镜下与其他乳头状腺癌不易区别，需借助免疫组化及电镜检查。

免疫组化：常呈角蛋白、5－HT、NSE、CGA、SYN、Leu－7、S－100阳性。

电镜癌细胞胞质内含多量神经内分泌颗粒，大小均等或不一，粗面内质网丰富，可见含有膜结构的髓样小体及微丝、微管。

中央型类癌为低度恶性肿瘤，5年存活率90%，5%发生支气管周淋巴结转移，远处转移少见。

（2）外周型类癌：发生于细支气管上皮内的神经内分泌细胞，故常位于胸膜下，多无症状而被偶然发现。

1）大体检查：常为多发性结节，瘤结节无包膜，呈灰褐色。

2）镜下特点：瘤细胞呈梭形，似平滑肌细胞，易被误诊为平滑肌瘤，但细胞排列无规律，有一定程度的多形性，可见核分裂象，肿瘤主间质分界清楚，可见淀粉样物质和黑色素。

3）免疫组化：除显示一般神经内分泌标记外，降钙素亦阳性。

外周型类癌预后良好，淋巴结转移罕见，由于多灶性结节，宜做肺叶切除。

（3）微瘤型类癌：常与支气管扩张和其他伴有疤痕形成的疾病相伴随。常多发，直径<0.5cm。镜下表现为肺实质及肺泡腔内梭形细胞结节状增生，形成小巢，呈浸润性生长。少数微瘤，瘤细胞胞质较少，核深染，似小细胞癌，但无坏死及核分裂象。

此瘤总体为良性。

2. 不典型类癌　从总体结构，超微结构和免疫组化特点与类癌相同，但核分裂数2～10个/10HPF，和（或）伴有坏死（通常为点状），另外有细胞数量增多，核多形性，大小不等，核染色质深染。伴有淋巴细胞浸润。

此癌的恶性度介于小细胞癌和类癌之间。据报道不典型类癌的淋巴结转移率为70%，而典型类癌约5%。5年生存率，类癌95%，不典型类癌65%，小细胞癌25%。因此把它从肺癌中区分出来，有实际意义。

（八）唾液腺型癌

起源于支气管内腺体。包括以下几种。

1. 腺样囊性癌　发生在气管及主支气管，男女发病率相同，平均年龄45岁。

（1）大体观察：肿瘤呈息肉状突入主支气管内，可浸润软骨壁至周围肺实质。

（2）镜下特点：与唾液腺型同名肿瘤相同，癌细胞较小，大小一致，排列成筛状结构或腺管、实性条索，沿气管支气管壁浸润性生长。

此癌发展缓慢，病程较长，放射治疗可使肿瘤缩小，但不能治愈，最终预后不良。

2. 黏液表皮样癌　此癌发生于主支气管内，较少见，除成人外，亦可发生于儿童。

（1）大体观察：肿瘤成息肉状突入支气管内，可穿过支气管壁浸润周围肺实质。

（2）镜下：有表皮样细胞，分泌黏液的细胞及中间型细胞组成。高分化者，黏液细胞占50%以上，常见黏液细胞构成腺腔及囊腔，并有增生的黏液细胞突入其中，囊内有黏液及脱落的黏液上皮细胞，表皮样细胞分化良好，中间细胞不多，无核异形，核分裂极少。低分化者，肿瘤主要由表皮样细胞和中间型细胞构成，瘤细胞异型性明显，核分裂多见，黏液细胞少于10%，多单个散在于表皮细胞之间。中分化者为介于两型之间，表皮样细胞，中间细胞与黏液细胞数量大致相等，混合组成，表皮样细胞轻度异型性，偶见核分裂。

此癌分化好者主要为局部浸润，未见有转移，手术彻底切除，预后良好。高度恶性者，最好分类为腺鳞癌，侵袭性大，可发生远距离转移，预后不良。

3. 其他　起源于支气管腺的恶性唾液型肿瘤罕见，如腺泡细胞癌、上皮肌上皮癌和恶性混合瘤等。

（九）转移性肿瘤

转移性肿瘤，尤其是腺癌，是最常见的肺肿瘤，而且肺也是肺外肿瘤最常见的转移部位。肺原发癌形态学变异大，与转移癌相似或完全一致，鉴别困难，比如，肺乳头状腺癌与转移性甲状腺乳头状癌、肺原发性与转移性的胃肠黏液腺癌及印戒细胞癌等非常相似。除病史和大体特点外，免疫组化标记对鉴别诊断帮助很大（表8-6）。肺乳头状腺癌黏液染色阳性，甲状腺球蛋白阴性和肺泡表面蛋白（SP-A）阳性可与转移性甲状腺乳头状癌鉴别。高达75%~80%的肺腺癌甲状腺转录因子（TTF）核阳性，而除甲状腺癌外，其他转移性腺癌TTF大多阴性。与转移性结直肠腺癌CK7阴性、CK20阳性不同，肺腺癌通常CK7阳性、CK20阴性。

另外，肺原发性腺癌有时和上皮型恶性间皮瘤镜下形态很相似，单凭常规切片鉴别困难，除结合临床、大体、光镜及电镜改变外，免疫组化标记也很有帮助（表8-7）。

表8-6　肺原发与转移腺癌免疫

原发部位	抗原表达
肺	CK7$^+$，CK20$^{-/+}$，TTF$^+$，SP$^-$A$^+$
甲状腺	TG$^+$，TTF$^+$，CK19$^+$
结肠	CK7$^-$，CK20$^+$，TTF$^-$，CDX2$^+$
乳腺	GCDFP15$^+$，ER$^+$，乳球蛋白$^+$，TTF$^-$
肾细胞癌	AE1/AE3$^\pm$，CK7$^+$，Vim$^+$，TTF$^-$
卵巢癌	CA125$^+$，N-cadherin$^+$，ER$^+$，Inhibin$^+$，CEA$^-$，TIF$^-$
胃	胃蛋白酶原C$^+$，TTF$^-$
前列腺	PSA$^+$，PSAP$^+$，TTF$^-$
胰腺	TFF2$^+$，PSCA$^+$，TTF$^-$

表8-7　肺腺癌与间皮瘤的鉴别

原发部位	抗原表达						
	AE1/AE3	CEA	CD15	TTF1	Vim	CK5/6	CR
肺腺癌	+	+	+	+	-/+	-/+	-
间皮瘤	+	-	-	-	+	+	+

（彭　冰）

第三节　肺癌的临床表现

肺癌的症状和体征与肿瘤发生的部位、大小、病理类型、病程长短、有无转移和有无并发症有关。大致可以归纳为四大类，即由于原发肿块、胸内蔓延、远处转移引起的症状和肺外表现。从诊断意义上来讲，肺癌早期患者约1/3以上无症状；中心型癌与周围型癌由于其位置和功能损害不同，所产生症状也不尽相同；而晚期患者临床表现多样，易与其他疾病相混淆。

一、原发肿块症状

（一）咳嗽

是肺癌首发的常见症状，在疾病的发展过程中几乎都要咳嗽，尤以中心型最为突出。肺癌咳嗽特点为早期多为干咳，无痰或仅有少量白色泡沫样黏痰；如肿瘤长在总支气管或隆突附近，干咳更为剧烈，镇咳药物不易控制；肿瘤长在细小的支气管黏膜上，可无咳或少咳；肺癌的咳嗽多是阻塞性咳嗽，继发感染时，痰量增加，呈脓性；在肺泡细胞癌是可有大量泡沫样痰液，系病变肺泡分泌所致。

（二）咯血痰或咯血

痰中带血是肺癌的第2个常见症状，其发生率虽低于咳嗽，但诊断肺癌意义较咳嗽更为重要。这主要是生长在支气管黏膜上的肿瘤表面破溃而出血，常见于中心型肺癌。其特点为间歇性少量血痰，往往血多于痰，且较鲜。肺癌侵蚀血管时可引起大咯血。血痰常来自肺癌肿块区，混有大量肺癌细胞，痰细胞学检出肺癌细胞率较高。

（三）发热

肺癌发热的原因，一是肿块压迫或阻塞支气管，炎症分泌物滞留、感染；另一种是癌性发热，肿瘤本身释放致热原，或代谢产物刺激体温中枢引起的。前者经抗感染治疗有效，但易反复出现；后者需用消炎痛及皮质激素才能退热。

（四）胸痛

纵隔、胸膜、气管等胸内器官以及神经根、肋间神经等受侵或受压迫均可导致胸痛。肺癌早期胸痛较轻，主要表现为闷痛、隐痛、部位不定，与呼吸的关系也不确定。固定位置持续发生的胸部闷痛或钝痛，往往是其肺内相应部位有癌灶的反映，特别是持续、剧烈、尖锐的疼痛，说明胸膜和胸壁及肋骨已被侵犯。

（五）呼吸困难

肿瘤的存在使正常肺功能受到影响，以中央型肺癌最为明显。肿瘤长于支气管口，管腔阻塞，出现通气功能障碍或肺不张，活动时表现气急或呼吸困难。当有胸膜转移伴胸膜腔积液时，也可发生此症状。呼吸困难的程度因肺功能、病变范围和发展速度、患者的耐受力不同而异。

二、局部区域组织和器官受侵症状

（一）声音嘶哑

肿瘤或淋巴结压迫或侵犯喉返神经，则声带麻痹出现声音嘶哑。喉返神经左右两侧行走途径不同，右侧在锁骨下动脉之前离开迷走神经，绕动脉的前、下、后再折向上行，沿气管食管沟的前方上升，在环状软骨后方进入喉内；左侧行走途径较长，在迷走神经过主动脉弓时离开迷走神经，绕主动脉弓部之前、下、后，然后沿气管食管沟上行，在环甲关节后方进入喉内。左侧喉返神经临床受累明显多于右侧，左上肺肿瘤直接侵犯或5、6区淋巴结转移均可累及左侧喉返神经，有时声音嘶哑为患者就诊的首要症状。

（二）吞咽困难

肿瘤转移纵隔，压迫食管可引起吞咽困难。

（三）心包积液

肺腺癌有时累及心包引起恶性心包积液，出现胸闷、气短、水肿等心功能不全等症状。

（四）胸腔积液

通常提示肿瘤转移累及胸膜或肺淋巴回流受阻。胸腔积液量多时，出现呼吸困难活动后加重，有时会有胸痛。

（五）Homer 综合征

指的是植物神经主要是颈部交感神经节的损伤等引起的特征性的一群眼部症状，颈部交感神经径路的任何一段受损都可发生本病。肺癌患者常有颈部和锁骨上淋巴结压迫颈交感神经节，表现为患侧眼球凹陷，上眼睑下垂，瞳孔缩小，眼裂狭小，患侧上半胸部及脸部皮温较高、无汗等。

（六）Pancoast 综合征

又称肺尖肿瘤综合征，是指因肺尖部的肿瘤浸润、压迫而引起的上肢顽固性疼痛和同侧 Homer 综合征的一组病症。本征由 Pancoast 于 1924 年首先提出。生长在上叶尖部的肺癌压迫或侵犯位于胸廓上口的器官组织，如第 1 肋骨、上胸椎、锁骨下动静脉、臂丛神经、颈交感神经节等，可产生肩、背持续加重的剧烈疼痛，并扩展到上臂和前臂的尺侧，上肢静脉怒张水肿，上肢感觉异常，运动功能障碍，手部肌肉萎缩，以及 Horner 综合征。

（七）上腔静脉综合征

是一组由于通过上腔静脉回流到右心房的血流部分或完全受阻相互影响所致的症候群。患者出现急性或亚急性呼吸困难和面颈肿胀，常见症状为气短、气急、头颈部及胸背部浮肿、咳嗽、头痛，卧位时尤甚；头晕、眼花、胸闷，晕厥等。从体征检查上可能见到颈静脉曲张、胸壁或腹壁静脉曲张，可出现皮肤毛细血管扩张，面部水肿、紫绀、上肢水肿、胸水（右侧为主）、锁骨上窝淋巴结肿大、舌及喉头水肿、视神经盘水肿等。具体来说，奇静脉入口上方受压仅表现为头颈部水肿；奇静脉入口下方或奇静脉本身受压，则上臂、胸腔和腹壁静脉扩张，可能下腹壁及腹股沟的静脉亦受累，血流方向相反，即由上向下引流。奇静脉入口以下梗阻，则头颈和胸壁静脉回流必须经下腔静脉回心脏，表现出一系列症状。

三、远处转移症状

肺癌易于发生远处转移，其发生部位依其频度依次为脑、骨、肾上腺、肝等。有时转移灶症状为其首发症状，需引起注意。

（一）脑转移

恶性肿瘤的脑转移 25% ~ 30% 由肺癌引起，脑转移的临床症状及体征，随着转移部位、脑水肿范围及颅内压力而异。以颅内压增高表现者，可出现进行性头痛、眩晕、恶心、喷射性呕吐及语言不清或失语、复视、视力模糊，一侧肢体无力，动作震颤，肢体感觉异常和疼痛，深部腱反射消失，进行性瘫痪等。精神上的改变也是脑转移常见的表现。有些患者脑转移的症状出现在肺部症状之前。

（二）骨转移

最常见的骨转移部位为脊柱、骨盆、肩胛骨、肋骨等，主要表现为局部、持续性、进行性刺痛和明显的压痛。脊柱转移可压迫或侵犯脊髓，导致阻塞或压迫症状，可表现为尿滞留或失禁、便秘，甚至造成该脊椎水平以下截瘫；如转移至长骨，除局部疼痛、压痛外，还可见局部红肿胀大；累及关节时常有临近组织受累征象，如疼痛、活动受限等。当有骨转移时，可在某种外来原因作用下产生病理性骨折。

（三）肾上腺转移

一般无明显自觉症状，可呈现 Addison 病，血浆皮质醇减少或消失。临床上呈现乏力易倦、食欲减退、恶心呕吐、腹泻、皮肤色素增加、腋毛脱落、低血压等。

（四）肝转移

临床表现为明显的食欲减退、恶心、消瘦、肝区疼痛；检查时肝脏在短期呈进行性肿大，正常轮廓消失，柔韧度不一致，触之有高低不平结节，甚至可见黄疸、腹水，腹部叩诊有移动性浊音。

（五）其他位置转移

肺癌的转移可涉及身体各个部位，呈现的体征也多种多样。较常见的还有皮肤、皮下组织、肌肉、腹腔内等部位的转移，症状常与转移部位相关。

四、肺外表现

熟悉肺癌的肺外表现对于肺癌早期诊断、指导治疗、随诊、监测病情有着重要意义。肺癌出现肺外表现往往起病隐匿，临床表现复杂；由于患者缺乏呼吸道症状和体征，或肺外表现出现在呼吸道症状和体征之前；及临床医师对肺外表现与肺癌之间的生物关系认识不足或缺乏认识，容易误诊或漏诊。因此对于出现肺外表现者，尤其是肺癌高危人群，应警惕有隐性恶性肿瘤的可能。需要注意的是，不少肺外表现对肺癌早期诊断具有重要的价值；不应把所有以肺外表现为首发症状的肺癌患者都当作晚期肿瘤患者，应根据临床表现仔细鉴别，使那些有肺外表现、病变尚局限的患者得到正确及时的治疗，这一点具有十分重要的临床意义。

（一）抗利尿激素分泌异常（SIADH）

肺癌患者的稀释性低钠血症与肺癌细胞合成 ADH 有关。肺癌患者的 ADH 分泌异常，虽然患者的血钠水平通常很低（ < 120mEq/L），但只有 27% ~ 44% 表现出临床症状，这可能与肿瘤生长时间较长有关，通常的症状包括恶性精神错乱、癫痫发作、谵妄神志昏迷。肺癌 SIADH 最有效的治疗是针对原发病本身，80% 的患者可通过化疗症状得以纠正，大部分患者的血钠水平 2 周内可恢复至接近正常水平。在肿瘤复发的患者中，60% ~ 70% SIADH 同时复发。在病理未明确而不能确定化疗方案时，可通过严格限制水摄入及药物治疗缓解症状，纠正低血钠。

（二）高钙血症

高钙血症的发病率大概在 8% ~ 12.5%，可能由转移癌导致的骨质破坏、肿瘤分泌甲状旁腺激素导致骨对钙的重吸收、甲状旁腺激素相关蛋白的产生所致。鳞癌患者好发，其发病率高达 23%。临床症状及体征包括恶心、呕吐、腹痛、便秘、厌食、多饮、多尿、精神状态异常、反射减弱。心电图改变包括 PR 和 QRS 间期延长，QT 间期缩短，心动过缓及心脏传导阻滞。出现高钙血症的肺癌患者预后较差，中位生存期仅为 1 个月。血钙 >150pmol/L 者更容易出现骨转移，而且生存期更短。

（三）异位库欣综合征（Ectopic Cushing's syndrome，ECS）

ECS 是由于肿瘤细胞过量分泌 ACTH 及其前体而出现的皮质醇增多症，约占所有库欣综合征的 12%。癌伴 ECS 的患者中，肺癌约占 50%，其中 27% 为小细胞肺癌，21% 为肺类癌。多数肺癌患者可以检测出免疫反应产生 ACTH，而且半数以上出现血清 ACTH 水平升高，但是仅有 1.6% ~4.5% 的小细胞肺癌患者出现 ECS。ECS 的临床表现并不相同，伴 ECS 的小细胞肺癌患者很少出现所有的典型的库欣综合征症状，有 40% ~52% 呈现特征性满月脸，几乎所有患者都有低血钾，多数患者出现高血糖。64% ~87% 的化疗敏感性较低，其中位生存期约为 4 个月。伴 ECS 的类癌患者与典型的库欣综合征表现相近，明显的高血压，约 50% 的患者出现低血钾。有报道出现 ECS 的类癌可能是一种新的亚型，更容易出现局部浸润和淋巴结转移。

（四）杵状指和肺性肥大性骨关节病

非小细胞肺癌患者，特别是鳞癌患者经常出现杵状指，其中有一小部分发生肺性肥大性骨关节病。杵状指并不是肺癌特有的，可发生于慢性肺疾患和发绀性先心病等。肺性肥大性骨关节病多见于肺癌，通常是腺癌患者，可以作为肺癌的首发症状，极少见于慢性肺疾病。其他的肺和胸膜肿瘤，尤其是单发的胸膜孤立性纤维瘤也可有肺性肥大性骨关节病。杵状指和肺性肥大性骨关节病可能在肺癌确诊前几个月即出现，通常肺癌切除术后，疼痛可以缓解。

（五）副肿瘤神经综合征（paraneoplastic neurological syndrome，PNS）

PNS 是恶性肿瘤间接效应引起的一组神经系统症状体征，并不是由肿瘤本身或其转移造成，也不是由感染、局部缺血或代谢障碍引起。肿瘤患者 PNS 发病率很低，不到 1/10 000，只有 Lamber – Eaton 综合征相对发病率较高，约 1% 的小细胞肺癌患者出现此综合征。PNS 可累及脑、脊髓、周围神经、神经肌肉接头及肌肉等多处结构，临床表现多样，常见 Lambert – Eaton 综合征（Lambert – Eaton myasthenic syndrome，LEMS）、脑脊髓炎（encepha – lomyelitis）、感觉神经元病（sensory neuronopahty，SN）、亚急性小脑共济失调、边缘叶脑炎（limbic encephalitis，LE）、斜视眼震挛 – 肌阵挛（opsoclonus – myoclonus，OM）、视网膜性变性（retinopathy）、多发性肌炎（polymyositis，PM）或皮肌炎（dermato – myositis，DM）、僵人综合征（stiff – person syndrome，SPS）等。临床表现有精神失常、神志抑郁或痴呆。小脑退化变性者，则呈现共济失调，步履困难；感觉神经受累者，则出现周围神经感觉异常、腱反射消失、失聪；运动神经受累者，则呈现肢体近端肌群无力，进行性肌炎和肌肉萎缩等。这些临床表现常在肺癌的早期就出现，有时在肺癌确诊前数年即已呈现。多数观点认为，PNS 与肿瘤表达一种特异抗原有关，只有正常神经系统表达这种抗原。虽然肿瘤表达的抗原与神经系统表达抗原结构相同，但是仍被机体认为是外来物，从而导致对肿瘤和神经系统的免疫应答反应。近年来，很多 PNS 特异性神经抗体被报道，可这些抗体的描述还比较混乱，因为特定的抗体可以在不同的症状中出现，而特定的症状又与不同的抗体相关。

（六）贫血和血液系统异常

多种血液系统的异常与肺癌相关。约 60% 的肺癌晚期患者出现血小板增多症。约 20% 的肺癌患者出现正色性正常红细胞贫血，缩短红细胞寿命、降低血清铁浓度及降低铁结合能力均能够导致贫血。其他与肺癌相关的血液系统异常还有铁粒幼红细胞性贫血、溶血性贫血、红细胞再生障碍性贫血、红细胞增多症、白血病样反应、血小板减少症、特发性血小板减少性紫癜、弥散性血管内凝血等。

（七）血栓

肿瘤细胞有促进血栓形成的能力，部分肺癌患者血液处于一种高凝状态容易形成血栓。肺癌合并血栓病的发生率可高达58%，腺癌最高。表现为游走性栓塞性静脉炎、非细菌性栓塞性心内膜炎、弥漫性血管内凝血等。

（八）皮肤

很多皮肤系统异常与肺癌相关，常发生于腺癌患者，进展较快，包括皮肌炎、黑棘皮症、匐行性回状红斑、获得性胎毛增多症等。

（九）自身免疫症状

肿瘤相关的自身抗体可能产生一些自身免疫症状。有报道肺癌以白细胞分裂性脉管炎、过敏性紫癜和系统性硬皮病为首发症状。

（彭　冰）

第四节　肺癌的诊断

肺癌的诊断包括三个方面或层面，一是定性诊断，即确定病变性质是癌，这就需要细胞学和病理学证实。按肺癌的定义，只有组织学或细胞学证实的病变才是真正的肺癌（见《肺癌临床实践指南》）。因此，定性诊断至关重要。二是定位诊断，即明确病变部位，如中心型或是周围型，左肺抑或是右肺等。三是分期，按TNM系统分期。

一、定性诊断

定性诊断是肺癌诊断的根本，定性诊断要严格，有依据，决不能轻率下结论，否则会造成误诊、漏诊，乃至过度诊断，继而必然导致误治和漏治。临床上对非肺癌患者进行抗癌治疗，而真正的肺癌患者却延误治疗，失去最佳治疗时机的现象时有发生。因此，临床医生应该仔细、全面地查找诊断依据，最大可能地做出确切的定性诊断。为保证最大限度地降低误诊、漏诊率，需要临床医生、放射学、病理学，乃至核医学科等人员的共同协作来完成。国外有专门的多学科协作诊断小组，极大地提高了诊断的准确性。

定性诊断包括临床诊断和细胞、病理学诊断。严格地讲，没有细胞、病理学依据的临床诊断不能称之为肺癌。但临床上由于各种因素限制，有时很难获得细胞、病理学依据，只能依据危险因素、症状、体征、化验、影像等多因素综合考虑做出临床诊断，但一定要慎重、依据要充足、可靠，具有排他性。必须强调，临床医生不要轻易地停留在临床诊断层面，必须重视细胞、病理学诊断的重要性。

（一）临床诊断

临床诊断依据危险因素、临床症状、体征、化验及影像等多因素综合判断。因为这些因素都是非特异性的，因此，都不能作为确诊依据，但却为定性诊断和定位诊断的必需依据，尤其是影像学检查，有时可作为临床诊断的独立因素，甚至是唯一因素或依据。

1. 危险因素　危险因素是肺癌发病的易感基础。肺癌的危险因素随时间和环境而变化。

常见的危险因素为年龄、吸烟、环境污染、粉尘接触、慢性基础肺病（如肺结核、慢性阻塞性肺病）等。年龄以老年人居多，但近年肺癌发病年龄日趋年轻，50岁以下患者发病明显增加，甚至<20岁者亦非罕见，我们曾经诊断过年龄仅5岁的肺癌患者。吸烟是肺癌发病的独立危险因素，长期吸烟者肺癌发病率明显升高。一般吸烟指数>400年支（年×每日支数），其肺癌发病率为不吸烟者的16倍，因此，吸烟是肺癌发病的最重要危险因素。但近年发现，非吸烟者发病率明显增加，尤其是女性。其原因除与被动吸烟（二手烟）有关外，更重要的可能与环境污染有关。近年环境污染对肺癌发病的影响甚至超过吸烟。粉尘接触、基础肺病对肺癌发病的影响同前，相对处于较次要的危险因素之列，但其相关者也是很重要的肺癌发患者群。另外，遗传易感性也是重要的危险因素，并且与其他肿瘤存在交叉易感性。

2. **临床症状**　咳嗽、血痰是肺癌重要的两大症状，但是非特异性的。其他症状如胸痛、憋气或呼吸困难、发热等并不普遍，或是在较晚期出现。这些症状一般不会被忽视，常常是促使患者就诊、医生进行影像学检查的原因。但有些患者并无呼吸道症状，称之为"无症状肺癌"，其占临床诊断肺癌的10%左右。我们在10年前曾经统计500例肺癌患者，其中"无症状者"有20例。所谓"无症状"，一是指完全没有临床症状，患者均为健康查体或其他检查时无意中发现的；这部分患者多为较早期，且随着健康查体的日趋重视和诊断手段的发展，其占诊断肺癌的比例不断提高。二是指"无呼吸道症状"，但有其他系统症状，且这些症状与肺癌有关，如肺癌转移病变的症状，常见有骨转移、颅内转移等表现；或是肺癌的肺外表现，如骨关节病变、异位内分泌表现、神经系统表现等。临床出现这些表现，应考虑到肺癌的可能。另外，应注意基础肺病症状掩盖肺癌症状，若不重视，仅以基础病解释，可能会造成漏诊。因此对于有基础性肺病，如慢性阻塞性肺病、肺结核（陈旧性），若临床症状出现不能以当前病变解释时，如慢阻肺患者出现持续性干咳或反复血丝痰等，陈旧性肺结核患者出现新发的咳嗽、咯血等要注意进行相应检查，不要想当然地认为是基础病表现而将肺癌漏诊。

3. **体征**　肺癌的体征在不同部位、不同时期而不同。有些患者甚至没有明显的体征。胸部体征要注意有无胸腔积液表现，特别注意气管移位情况。若一侧有大量胸腔积液，而气管不移位，甚至向患侧移位，就要高度怀疑患侧胸腔积液同时有阻塞性肺不张，恶性可能性较大。胸外体征应特别注意颈部、锁骨上窝等浅表淋巴结有无肿大以及有无双下肢浮肿及杵状指、男性乳房发育等肺外表现的体征。有时浅表淋巴结可能成为明确诊断的关键依据，我们曾经多次接诊肺部阴影患者以颈部或锁骨上窝淋巴结肿大而确诊，患者双下肢不能解释的浮肿和杵状指也常常是肺癌的重要甚至是早期表现。男性乳房发育是异位内分泌所致，应该予以重视。

4. **化验**　作为临床诊断的辅助检查，化验检查是非特异性的，但如果两项以上的非特异性检查结果联合判断，可能对肺癌的诊断具有重要的提示意义。如血白细胞计数和血沉，如果持续在高水平，特别是呈进行性升高，而又不能用其他疾病解释；若同时肺内有不能定性的阴影时，要高度重视肺癌的可能，若两项同时存在，其提示意义更大。碱性磷酸酶的持续高水平或进行性升高也是一个重要的提示。目前，开展的多项肿瘤标记物检测对肺癌的诊断具有重要的诊断意义，但每项指标都有其局限性。肺癌标记物分为癌细胞表面表型蛋白标记物和基因标记物，通过分子生物学手段检测其表达水平。因此，测定结果受许多因素影响，如检测方法、肿瘤分期及其他病理改变的影响等，其特异性和敏感性都受到限制。因此，在对结果进行判断时，既要考虑升高的水平，又要考虑综合的临床情况，不宜单凭检测结果轻率下结论，特别是轻度升高时，不少良性病变也可以低水平升高。所以，必须对升高的结果进行复查或动态观察，持续高水平或动态性升高才具有诊断意义。多种标记物联合检测，可明显提高诊断特异性和敏感性。目前，普遍开展的 CEA 检测是 NSCLC 的重要标记物，特别是腺癌。其特异性较好，尤其是高水平表达时，诊断特异性达 90% 以上，但敏感性较差，约 50%。NSE 是 SCLC 的一项重要标记物，其敏感性和特异性较好，达 60% 以上。CYFRA21 - 1 为 NSCLC 的标记物，尤其是鳞癌，阳性率达 80% 以上。其他标记物还有许多，如糖链抗原（CA）等。癌基因的检测也是肺癌诊断的一项重要分子生物学手段。标记物的检测对肺癌的诊断可能将是以后发展的一个重要方向。

5. 影像学　影像学检查是肺癌诊断最为重要，有时是独立的依据。现代影像学检查技术发展快、种类多，目前常用的有 X 线平片、CT、MRI、PET - CT 和超声检查等，支气管镜和纵隔镜也属于影像学范畴，是肺癌诊断的重要手段。影像学既是一种独立的诊断技术，也是一种细胞学、病理学检查的基本平台。如 CT、超声可以引导进行穿刺获取细胞学、病理学标本，而支气管镜和胸腔镜检查最主要的目的就是获取细胞、组织学标本。每一种影像学检查技术都有其适用范围、优势和不足。如 X 线平片检查简单、经济，但空间及密度分辨率不足。因此，对肺内早期病变，如微小病变发现率低，或被其他影像掩盖，特别是对纵隔淋巴结的分辨不理想。MRI 对肺内病变显示不清，尽管近年国外通过一些技术改进，如特殊介质，对肺内病变显示有所提高，但目前国内在肺癌诊断中应用较少。其主要优势在于对纵隔淋巴结及大血管情况的检查，用于肺癌的分期。超声检查主要用于引导淋巴结或肺内周围型病变的穿刺及胸腔积液的定位。PET - CT 是新近应用于临床的一项分子影像学技术，主要用于 CT 等常规影像发现肺内病灶不能定性、肺癌临床分期及复发的检查，也用于早期诊断，但不提倡作为肺癌筛查之用。其对肺部结节性病变诊断敏感性达 92% ~ 97%，特异性 78% ~ 90%；对骨转移诊断敏感性为 92%，特异性达 99%；对纵隔、肺门淋巴结敏感性为 85% ~ 95%，特异性为 81% ~ 100%；对肺癌的再分期敏感性和特异性分别为 97% ~ 100% 和 62% ~ 100%，但支气管肺泡细胞癌和类癌的假阴性率较高。肺结核、炎症或结节病等良性病变可出现假阳性。

（二）细胞学、病理学诊断

细胞学、病理学诊断为肺癌的确诊依据，因此，每例患者都应尽量获取标本进行细胞病理学检查。

1. 细胞学　细胞学标本的获取有多种途径，痰液脱落细胞学检查是最基本和最简便的，中央型肺癌痰细胞学检查的阳性率可达 70% ~ 90%，周围型肺癌痰检的阳性率则仅为 50% 左右。一般最好检查 6 ~ 8 次，前 3 次的阳性率可达 60%。留取标本的质量对阳性率影响较大，合格的标本要求晨起留取，先弃去口咽部分泌物，漱口后留取深部痰液，最好带有血丝。痰液留取后要在 2h，最好 1h 内处理，放置过长，痰液中细胞会变性坏死。细胞学诊断与组织学诊断的符合率以小细胞肺癌为最高，其次为鳞癌，腺癌的符合率低。其主要原因是某些低分化腺癌、鳞癌和大细胞未分化癌在鉴别上有困难，有时非常难定型。临床经常遇到脱落细胞学检查阳性，即查到癌细胞，但无法判断类型。支气管镜下冲洗、毛刷及 TBNA 也是获取细胞学标本的重要途径，冲洗因液体较多，细胞学阳性率低，毛刷对可视病变刷取，阳性率高，TBNA 主要用于纵隔淋巴结检查以进行分期。胸腔积液脱落细胞学检查为肺癌胸膜转移重要的检查手段。对于小细胞肺癌，骨髓细胞学检查具有重要价值。细胞学检查采取三级分类，即未查到癌细胞（阴性）、查到可疑癌细胞和查到癌细胞（阳性）。

2. 组织病理学　组织病理学是肺癌诊断的金标准。获取组织病理学标本的途径有支气管镜、胸腔镜或纵隔镜下活检。对周围型肺癌需要经皮肺穿刺活检。病理学检查以普通光镜检查为主，辅以免疫组化检查。病理学分型按国际卫生组织分型较复杂，一般临床病理主要分为鳞癌、腺癌（包括支气管肺泡细胞癌）、大细胞癌、腺鳞混合癌和小细胞癌；而从治疗角度考虑，仅分为两大型，即 NSCLC（包括前 4 种）和 SCLC。

二、定位诊断

定位诊断对于外科手术及放疗至关重要，尤其是外科手术。肺癌定位最好定位准确至肺段，并确定距隆突、支气管分叉或开口的距离，与周围器官（如血管）的关系、与胸膜、胸壁的距离等以便于确定手术切除范围。应注意肿瘤周围有无侵犯或播散病灶，特别注意，其黏膜浸润可以呈跳跃性。

三、分期

肺癌分期一直沿用国际抗癌联盟（UICC）发布的 TNM 分期系统。近年，对 SCLC 采用美国退伍军人医院和国际肺癌研究会（IASLC）制定的 VA 分期，即分为局限期和广泛期两期。2009 年 IASLC 在大量病例基础上对 TNM 分期进行了更为细致的修改。肺癌分期分为临床分期，用 c 为前缀，外科病理分期，用 p 为前缀，再治疗分期，用 r 为前缀。近年提出的分子分期，用 m 为前缀，但尚不成熟。

四、肺癌的早期诊断

肺癌的预后与诊断时的临床分期关系密切。尽管近年诊断技术不断提高，但早期诊断仍很困难，约 80% 的患者诊断时已属晚期。因此，提高肺癌的早期诊断率对肺癌的预后有重要意义。

提高早期诊断率首要的问题是提高重视程度，定期健康查体有助于早期发现肺癌征象，尤其是肺癌的高危人群，要动态观察。

目前，用于肺癌筛查和早期诊断的简便方法是痰液脱落细胞学检查，痰标本能从 DNA、RNA、蛋白质和细胞形态学等多方面提供肺癌早期诊断的线索。其最大优势在于无创，易被检者接受。影像学技术是肺癌筛查及早期诊断最常规方法，普通 X 线检查分辨率低，容易遗漏一些微小病变，但其费用低，便于普及；CT 检查提高了分辨率，但常规 CT 可能滤掉部分早期病变，且费用高，目前国内并不推荐用于常规筛查，但对普通 X 线可疑病变者，CT 检查是必要的。近年国外开展的低剂量螺旋 CT（Low‑dose spiral CT，LDCT）可显著提高肺癌的检出率，是进行肺癌筛查与早期诊断的良好方法。但其主要对早期周围型肺癌较敏感，而对侵袭前期和微侵袭期中央型肺癌的敏感性较差，且假阳性率高。如何改进 LDCT 检查方法，并联合应用其他检查技术提高检出率和诊断率仍然是急需探讨的问题。PET‑CT 作为分子影像学技术的临床应用，使肺癌可以在未形成明显肿块时得到发现，但其高昂的费用限制其用于筛查。荧光纤维支气管镜是发现支气管黏膜癌变的灵敏技术，但也难以用于筛查。对反复血丝痰的患者进行检查，有助于发现早期的黏膜浸润。

肿瘤标记物的检查是一项简便的诊断方法，但目前开展的项目，其水平大多与肺癌的分期有关，早期诊断的敏感性尚差。因此，探讨用于早期诊断敏感性高的标记物检查将是今后的一个发展方向。

（孟　燕）

第五节　肺癌的当代临床分期

一、肺癌分期的来源

肺癌的分期对于制定治疗策略、判断预后、各研究中心之间比较研究资料和临床试验结果起着至关重要的作用。国际抗癌联盟（Union Internationale Contrele Cancer，UICC）制定的恶性肿瘤的 TNM（tumornode–metastasis）分期系统已在临床上广泛应用。TNM 分期系统，最早是由 Pierre Denoix 在 1946 年提出的，他从解剖角度对癌症患者的受侵范围进行描述。1953 年国际抗癌联盟与国际癌症分期协作组举行了联合会议，同意采用由 Denoix 早先发展的 TNM 系统作为所有肿瘤分类的基础。1973 年美国癌症委员会（AJCC）发表了对肺癌分期的建议，同年日本的 Ishikawa 也设计了另一分期方案，并在该国实行。1977 年，AJCC 对分期作了修改，1985 年再一次修改，以解决它和广泛用于欧洲的国际抗癌联盟（UICC）及日本肺癌协会分期中的分歧，并于 1986 年推出了新的 AJCC 分期法。在北美，外科界普遍采纳的是 AJCC 于 1978 年所提出的分期方案。放射治疗专家们也提出稍加修改的方案，它和 UICC 的方案以及欧洲外科界所普遍采用的方案相似。几经各方修改之后，经美、日及其他有关国家同意，1986 年由 Mountain 发表的肺癌国际分期标准作为我国普遍采用的标准。经 10 年的实践，1996 年，AJCC 和 UICC 的分期委员会分别在各自的年会上通过了修订后的肺癌国际分期。1997 年，由 Mountain 根据 MD Anderson 医院手术治疗肺癌病员的生存率对肺癌的分期进行了修改，成为目前，国际上广泛使用的统一的 UICC 肺癌 TNM 分类和分期标准。目前，世界各国使用的 UICC 第 6 版肺癌 TNM 分期标准是 2002 年颁布的，它继续沿用了 1997 年第 5 版肺癌 TNM 分期标准。随着全球肺癌研究合作的不断增多，国际肺癌研究会（IASLC）于 1996 年提出重新修订肺癌分期的建议。国际抗癌联盟（UICC）最新版恶性肿瘤的 TNM 分期标准计划于 2009 年颁布实施。此次新分期收集了 1990—2000 年来自欧洲、北美洲、亚洲、澳大利亚的 100 869 例肺癌患者的临床资料，最终有 81 015 例病例满足 TNM 分期、病理和生存期的随访要求，其中包括 67 725 例 NSCLC 和 13 290 例 SCLC，第 7 版的大体结构仍与第 5、6 版相似，但细节方面做了一些改动，较以前的各个版本更具有科学性及说服力。

二、肺癌的 TNM 分期

（一）TNM 中各个字母的概念

TNM 系统内容包括 T（pnmary tumor）、N（regional lymph nodes）、M（distant metastasis）分期系统。T：Tumor（Topography），代表原发肿瘤的范围；N：Lymph Node，代表区域淋巴结转移的存在与否及范围；M：Metastasis 代表远处转移的存在与否。根据 TNM 分类情况分为Ⅰ、Ⅱ、Ⅲ和Ⅳ期。

（二）TNM 分期的类型

1. 临床诊断分期（cTNM） 指非手术者。

2. 外科评价分期（sTNM） 指经外科开胸探查或（和）活检，可勾画出病变范围者。

3. 手术后病理分期（pTNM） 指有完整的切除标本及病理检查结果。如有残留肿瘤需作记录，用"R"标明，无残留肿瘤为 R_0，显微镜下见到残留灶为 R_1，肉眼可见为 R_2，并要写明残留部位。

4. 再治分期（rTNM） 治疗失败后再给予其他治疗者，此时常为 rTNM。

5. 尸检分期（aTNM） 分期依据均来自尸检解剖。

（三）病理学分级（G）

Gx：不能确定肿瘤的分化程度；G_1：高分化；G_2：中度分化；G_3：低分化；G_4：未分化。注意某些情况下 G_3、G_4 可以合并记录为 $G_{3\sim4}$，称为低分化或未分化。

（四）NSCLC 的 UICC1997 年版分期

1. TNM 的定义 见表 8-8。

表 8-8 TNM 的定义

原发肿瘤（T）	
T_0	无原发肿瘤证据
T_x	原发肿瘤不能评价；或痰癌细胞阳性但影像学或支气管镜没有可视肿瘤
T_{is}	原位癌
T_1	肿瘤≤3cm；周围为肺或脏层胸膜所包绕，镜下肿瘤没有累及叶支气管以上*（即没有累及主支气管）
T_2	肿瘤大小或范围符合以下任何一点： 肿瘤>3cm 累及主支气管，但距隆突≥2cm 累及脏层胸膜 扩展到肺门的肺不张或阻塞性肺炎，但不累及全肺
T_3	任何大小的肿瘤已直接侵犯了下述之一者： 胸壁（包括上沟瘤）、膈肌、纵隔胸膜、心包 肿瘤位于左右支气管（距隆突<2cm），未累及隆突；全肺的肺不张或阻塞性炎症
T_4	任何大小的肿瘤已直接侵犯了下述结构之一者： 纵隔、心脏、大血管、气管、食管、椎体、隆突 恶性胸水或恶性心包积液** 原发肿瘤同一叶内出现单个或多个的卫星结节
区域淋巴结（N）	
N_x	不能确定区域淋巴结受累
N_0	无区域淋巴结转移
N_0	转移到同侧气管旁和（或）同侧肺门淋巴结（包括直接侵入肺内的淋巴结）
N_2	转移到同侧纵隔和（或）隆突下淋巴结
N_3	转移到对侧纵隔、对侧肺门或对侧斜角肌或锁骨上淋巴结

续 表

远处转移（M）	
M_x	不能确定有远处转移
M_0	无远处转移
M_0	有远处转移

说明：＊：任何大小的非常见的浅表肿瘤，其侵犯程度局限在支气管壁，即使累及主支气管，也被定义为 T_1 期。

＊＊：多数与肺癌有关的胸腔积液是由于肿瘤所致，然而，也有患者经胸水的多次细胞病理学检查未发现肿瘤。积液为非血性和非渗出性。有这些因素及临床判断提示积液与肿瘤无关时，积液的条件应被排除在分期因素之外。

＊＊＊：同侧非原发肿瘤肺叶的其他肺叶出现的转移瘤也被定义为 M_1。

2. 分期标准　见表8-9。

表8-9　分期标准

分期	TNM
0 期	$T_{is} N_0 M_0$
ⅠA 期	$T_1 N_0 M_0$
ⅠB 期	$T_2 N_0 M_0$
ⅡA 期	$T_1 N_1 M_0$
ⅡB 期	$T_2 N_1 M_0$，$T_3 N_0 M_0$
ⅢA 期	$T_3 N_0 M_0$，$T_{1\sim3} N_2 M_0$
ⅢB 期	T_4 任何 N M_0 或任何 T $N_3 M_0$
Ⅳ期	任何 T，任何 N，M_1

3. 肺癌胸腔内淋巴结分组定位　见表8-10。

表8-10　肺癌胸腔内淋巴结分组定位

淋巴结分站	解剖标记
1. 最高纵隔淋巴结	N_2 淋巴结 所有的 N_2 淋巴结均在纵隔胸膜内 1~4 站淋巴结为上纵隔淋巴结 位于左侧无名静脉上缘水平线上的淋巴结，该水平线指的是左无名静脉向左穿过气管前方中线处的静脉上缘水平线
2. 上气管旁淋巴结	位于主动脉弓和第一组淋巴结下缘线之间的淋巴结
3. 血管前和气管后淋巴结	可称为 3A（血管前）和 3P（气管后）组，位于中线的淋巴结列为同侧淋巴结
4. 下气管旁淋巴结	位于气管中线一侧，包绕在纵隔胸膜内，上界为主动脉弓上缘水平线，下界为横跨右主支气管且经过右肺上叶支气管上缘的一条直线 右侧有研究以奇静脉上缘为界，将下气管旁淋巴结分为 4S（上）和 4I（下）两个亚组

淋巴结分站	解剖标记
5. 主动脉下淋巴结 （主、肺动脉窗）	纵隔胸膜内，主动脉窗内，位于动脉韧带和左肺动脉第一分支间
6. 主动脉旁淋巴结	位于升主动脉、主动脉弓以及无名动脉前方及侧面，主动脉弓上缘水平线以下
7. 隆突下淋巴结	7、8、9 站淋巴结为下纵隔淋巴结 位于隆突下，但不包括肺内动脉和支气管周围的淋巴结
8. 食管旁淋巴结（低于隆突）	位于中线一侧附于食管壁的淋巴结，隆突下淋巴结除外
9. 肺韧带淋巴结	位于肺韧带以内，包括下肺静脉后壁和地位的淋巴结 N_1 淋巴结：所有的 N_1 淋巴结均在纵隔胸膜反折远侧脏层胸膜内
10. 肺门淋巴结	所有的 N_1 淋巴结均在纵隔胸膜反折远侧，位于脏层胸膜内 纵隔胸膜反折外侧最近的肺叶淋巴结，在右侧还包括中间支气管旁的淋巴结
11. 叶间淋巴结	位于两叶之间的淋巴结
12. 叶淋巴结	附着于叶支气管远侧的淋巴结
13. 段淋巴结	附着于段支气管旁的淋巴结
14. 亚段淋巴结	亚段支气管周围的淋巴结

（五）NSCLC 的 AJCC 2002 年版分期

1. TNM 的定义　见表 8 - 11。

表 8 - 11　TNM 的定义

原发肿瘤（T）	
T_x	支气管分泌物包括痰或冲洗液中找到恶性细胞，影像学或支气管镜下未见肿瘤，或不能测量的任何原发肿瘤
T_0	无任何原发瘤的依据
T_{is}	原位癌
T_1	肿瘤最大直径 ≤3cm 被肺或脏层胸膜所包绕（未累及脏层胸膜） 未侵及主支气管*
T_2	肿瘤的大小或扩散范围有以下任何一项特征： 瘤体最大直径 >3cm 累及主支气管，但距隆突 ≥2cm 脏层胸膜受侵 肿瘤扩散到肺门引起肺不张或阻塞性肺炎，但并未累及全肺
T_3	无论肿瘤大小，只要直接侵犯以下任一部位： 胸壁（肋骨，包括上沟瘤）、横膈、壁层胸膜（纵隔胸膜）、壁层心包等 侵及主支气管距隆突 <2cm，但未及隆突 由其引起全肺的肺不张、阻塞性肺炎

原发肿瘤（T）	
T_4	无论肿瘤大小，只要侵犯以下任一部位 纵隔或心脏、大血管、气管、食管、椎体、气管隆突 或肿瘤伴有恶性胸水、心包积液＊＊ 或肿瘤的卫星灶局限在原发肺叶内
区域淋巴结转移（N）	
N_x	不能确定有无区域淋巴结转移
N_0	无区域淋巴结转移
N_1	转移至同侧支气管周围淋巴结和/或同侧肺门淋巴结，包括原发肿瘤的直接侵犯
N_2	转移到同侧纵隔和（或）隆突下淋巴结
N_3	转移到对侧纵隔、对侧肺门、同侧或对侧斜角肌或锁骨上淋巴结
远处转移（M）	
M_x	不能确定有远处转移
M_0	无远处转移
M_1	有远处转移＊＊＊

注：＊：少见的任何大小的浅表肿瘤，其侵犯程度局限在支气管壁，但可能累及主支气管近端，也被定义为 T_1 期。

＊＊：多数与肺癌有关的胸腔积液是由于肿瘤所致，然而，也有患者经胸水的多次细胞病理学检查未发现肿瘤。这些病例，积液不是血性，且不是渗出液。有这些因素及临床判断提示积液与肿瘤无关时，积液的条件应被排除在分期因素之外，而根据病情分为 T_1、T_2 或 T_3 期。心包积液的分期也根据相同原则。

＊＊＊：非连续的同侧非原发瘤肺叶的转移瘤也被定义为 M_1。

2. 分期标准　见表 8-12。

表 8-12　2002 修订的肺癌国际分期

分期	TNM
0 期	$T_{is} N_0 M_0$
ⅠA 期	$T_1 N_0 M_0$
ⅠB 期	$T_2 N_0 M_0$
ⅡA 期	$T_1 N_1 M_0$
ⅡB 期	$T_2 N_1 M_0$ 或 $T_3 N_0 M_0$
ⅢA 期	$T_3 N_1 M_0$ 或 $T_{1-3} N_2 M_0$
ⅢB 期	T_4 任何 N M_0 或任何 T $N_3 M_0$
Ⅳ 期	任何 T 任何 NM_1

3. 特殊情况的分期说明

（1）脏层胸膜和壁层胸膜不连续的肿瘤结节位于脏层胸膜和壁层胸膜的肿瘤结节，如同原发肿瘤直接侵犯的胸膜不连续，应定义为 T_4；但如不连续的肿瘤结节超出壁层胸膜范围，如位于胸壁和膈肌，则定义为 M_1。

（2）喉返神经受累：表现为声音嘶哑，可能是肿大的淋巴结压迫或侵犯喉返神经所致

定义为 T_4。

（3）膈神经受累：表现为患侧膈肌升高或顽固性呃逆，应定义为 T_3，可以手术。

（4）大血管受累：T_4 的大血管包括：主动脉、上腔静脉、下腔静脉、肺动脉主干、左、右肺动脉干的心包内部分和上下腔静脉的心包内部分。

（5）椎体受累：大部分患者不能手术和预后不良，应定义为 T_4。

（6）肺上沟瘤：如伴有真正的 Pancoast 综合征（①Homer 综合征。②臂丛神经受累），则定义为 T_4。

（7）同期的多原发肺癌：同期的多原发肺癌应该分别独立分期，应以期别最高和预后最差的为主要分期。

（8）支气管肺泡癌

1）弥漫性病变：①位于一侧肺，定义为 Tx，②双侧肺定义为 M_1。

2）孤立结节分期同前。

（六）NSCLC 的分期进展

国际肺癌协会（IASLC）Peter 等在 2007 年第 12 届世界肺癌会议上提出了对新的 UICC 和 AJCC 关于 TNM 分期的修改建议。该建议主要变更内容如下。

1. T 分期

（1）将 T_1 分为 T_1a（≤2cm）及 T_1b（>2cm，≤3cm）。

（2）将 T_2 分为 T_2a（>3cm，≤5cm）及 T_2b（>5cm，≤7cm）。

（3）肿瘤 >7cm 由原来的 T_2 归为 T_3。

（4）原发肿瘤同一肺叶出现其他癌结节由原来的 T_4 归为 T_3。

（5）原发肿瘤同侧胸腔内不同肺叶出现癌结节由原来的 M_1 归为 T_4。

（6）胸膜播散（恶性胸腔积液、心包积液或胸膜结节）归为 M_1。

2. N 分期　继续使用原 N 分期方法。

3. M 分期　将 M_1 分为 M_1a 及 M_1b：①胸膜播散（恶性胸腔积液、心包积液或胸膜结节）以及对侧肺叶出现癌结节归为 M_1b。②远处转移（肺/胸膜外）归为 M_1b。

4. TNM 分期

（1）$T_2bN_0M_0$ 由 ⅠB 期改为 ⅡA 期。

（2）$T_2aN_1M_0$ 由 ⅡB 期改为 ⅡA 期。

（3）$T_4N_0{\sim}1M_0$ 由 ⅢB 期改为 ⅢA 期。

5. 肺癌 TNM 分期（第 7 版）修订稿　见表 8-13。

表 8-13　TNM 的定义

原发肿瘤（T）

T_x	未发现原发肿瘤，或者通过痰细胞学或支气管灌洗发现癌细胞，但影像学及支气管镜无法发现
T_0	无原发肿瘤的证据
T_{is}	原位癌
T_1	肿瘤最大径 ≤3cm，周围包绕肺组织及脏层胸膜，支气管镜见肿瘤侵及叶支气管，未侵及主支气管
T_{1a}	肿瘤最大径 >2cm
T_{1b}	肿瘤最大径 >2cm，≤3cm

续　表

原发肿瘤（T）	
T_2	肿瘤最大径 >3cm，≤7cm；侵及主支气管，但距隆突2cm以外；侵及脏胸膜；有阻塞性肺炎或者部分肺不张，不包括全肺不张。符合以上任何一个条件即归为 T_2
T_2	肿瘤最大径 >3cm，≤5cm
T_2b	肿瘤最大径 >5cm，≤7cm
T_3	肿瘤最大径 >7cm；直接侵犯以下任何一个器官，包括：胸壁（包含肺上沟瘤）、膈肌、膈神经、纵隔胸膜、心包；距隆突 <2cm（不常见的表浅扩散型肿瘤，不论体积大小，侵犯限于支气管壁时，虽可能侵犯主支气管，仍为 T_1），但未侵及隆突；全肺肺不张肺炎；同一肺叶出现孤立性癌结节。符合以上任何一个条件即归为 T_3
T_4	无论大小，侵及以下任何一个器官，包括：纵隔、心脏、大血管、隆突、喉返神经、主气管、食管、椎体；同侧不同肺叶内孤立癌结节
区域淋巴结转移（N）	
N_x	区域淋巴结无法评估
N_0	无区域淋巴结转移
N_1	同侧支气管周围及（或）同侧肺门淋巴结以及肺内淋巴结有转移，包括直接侵犯而累及的
N_2	同侧纵隔内及（或）隆突下淋巴结转移
N_3	对侧纵隔、对侧肺门、同侧或对侧前斜角肌及锁骨上淋巴结转移
远处转移（M）	
M_x	不能被判定有远处转移
M_0	没有远处转移
M_{1a}	远处转移
M_{1a}	胸膜播散（恶性胸腔积液、心包积液或胸膜结节）以及对侧肺叶出现癌结节（许多肺癌胸腔积液是由肿瘤引起的，少数患者胸液多次细胞学检查阴性，既不是血性也不是渗液，如果各种因素和临床判断认为渗液和肿瘤无关，那么不应该把胸腔积液考虑人分期的因素内，患者仍应分为 $T_{1\sim3}$）
M_{1b}	肺及胸膜外的远处转移

6. 分期标准　见表8-14。

表 8-14　修订后的第 7 版 TNM 分期标准

分期	TNM
0 期	$T_{is} N_0 M_0$
Ⅰ A 期	$T_{1a,b} N_0 M_0$
Ⅰ B 期	$T_{2a} N_0 M_0$
Ⅱ A 期	$T_{1a,b} N_1 M_0$；$T_{2a} N_1 M_0$；$T_{2b} N_0 M_0$
Ⅱ B 期	$T_{2b} N_1 M_0$；$T_3 N_0 M_0$
Ⅲ A 期	T_1，$T_2 N_2 M_0$；$T_3 N_0$，$N_2 M_0$；$T_4 N_0$，$N_0 M_0$
Ⅲ B 期	$T_4 N_2 M_0$；任何 T 分期 $N_3 M_0$
Ⅳ 期	任何 T 分期任何 N 分期 M_{1a}，M_{1b}

（七）SCLC 的分期

目前，SCLC 的分期标准采用美国退伍军人医院的肺癌研究组（veterans administration lung cancer study group，VALG）和 1989 年 6 月第 3 届 SCLC 专题讨论会制定的局限期（limited disease，LD）和广泛期（extensive disease，ED）的 SCLC 两期分期方法。2002 年版 AJCC 肺癌分期引用的 27 626 例 SCLC 中 Ⅰ、Ⅱ 期仅占 12.38%，Ⅲ、Ⅳ 期分别占 30% 和 58.1%，绝大部分病例在诊断时已属Ⅲ、Ⅳ 期，故 TNM 分期系统在 SCLC 中的预测价值不如 NSCLC 重要。目前，TNM 分期在 SCLC 主要应用于少数需要外科切除的早期病例。局限期定义为肿瘤局限于一侧胸腔和区域淋巴结包括同侧肺门、纵隔、同侧斜角肌锁骨上和对侧肺门淋巴结，这些区域容易被包括于一个可耐受的放射野里。广泛期定义为超过局限期的病变。根据这个定义，同侧胸腔积液、左喉返神经累及、上腔静脉压迫综合征也属于局限期。这种分期方法简单实用，已被临床广泛采用。定义中对侧纵隔、锁骨上淋巴结及同侧恶性胸腔积液的分期存在争议，1989 年 IASLC 发布了一个共识，该报告引入了与 VALG 不同的分期方法，建议局限期应包括局限于一侧胸腔的病灶伴有区域性淋巴结转移，如包括肺门淋巴结、同侧和对侧纵隔淋巴结及同侧和对侧锁骨上淋巴结；也建议不管细胞学检查是阳性还是阴性，同侧胸腔积液的患者只要不是胸腔外转移，都可认为是局限期，即 TNM 分期中的 Ⅰ A~Ⅲ B 期。进一步分析 SCLC 的 LD、ED 两期分期标准提示无胸腔积液的 LD、有胸腔积液的 LD 和 ED 患者的 MST 分别为 18、12 和 7 个月（P <0.000 1）。以上结果推荐将胸腔积液定义为 LD 和 ED 的分界标准，并建议进一步探讨胸腔积液中细胞学阳性、阴性的预后差异。NCCN 肿瘤临床指南中局限期包括了对侧纵隔淋巴结、同侧锁骨上淋巴结，面对侧肺门淋巴结、对侧锁骨上淋巴结、恶性心包积液和恶性胸腔积液则归于广泛期。目前国内临床应用的局限期定义：病变局限于一侧胸腔、纵隔、前斜角肌及锁骨上淋巴结，但不能有明显的上腔静脉压迫、声带麻痹和胸腔积液。

三、TNM 分期有关的检查

肺癌的分期除手术、剖胸和尸体解剖外，都需要应用各种检查手段确定病变范围和有无远处转移。除询问病史和详细查体外，应拍摄 X 线正、侧位胸片，胸部 CT 和行支气管镜检，以了解肺内病灶大小、范围、局部侵犯和胸内淋巴结转移与否。分期检查，除胸部 CT 外，包括脑、腹部 CT（腹部也可用 B 超替代）、骨核素检查。纵隔镜检查对判断有无纵隔淋巴结转移及对决定进一步治疗有益（尤其手术治疗）。PET 在上述检查仍有怀疑时可采用。

TNM 分期包括临床、外科和病理评价。治疗前使用最小的侵入性检查技术，许多患者仅能做出临床分期，而外科和病理分期则为最后分期。尽管可能不充分，但临床上对所有肺癌患者应在治疗前（临床分期）和治疗后（外科和病理分期）做出适当的分期。

对疑有隐匿性肺癌患者，取得细胞学或病理学诊断就像分期一样至关重要。

许多用于诊断的方法在临床分期中也很重要。其内容如下。

（一）病史和体征

详细的病史和体格检查是评价肺癌患者最重要的步骤。吸烟史、既往暴露于环境致癌物和家族肿瘤史提示患肺癌的可能性较大。新的症状包括咳嗽的变化、咯血或反复呼吸道感染史。胸痛、喉返神经麻痹或上腔静脉梗阻的症状提示局部区域侵犯。远处转移的常见症状包括脑转移的症状、骨痛和体重减轻。体格检查应注意寻找部分性或完全性气道阻塞、肺不张或肺炎以及胸腔积液的体征。

（二）痰细胞学检查

痰细胞学检查是目前诊断肺癌简单方便的非创伤性诊断方法之一，其最大优点是可在影像学发现病变以前便得到细胞学的阳性结果。

（三）超声检查

气管支气管超声检查可作为肺癌非侵袭性术前诊断和分期的方法，能较准确地探测纵隔淋巴结的大小，同时还能对气管支气管壁侵犯程度作出判断。食管超声检查可发现 CT 未能显示的纵隔淋巴结，对术前分期有辅助作用。腹部 B 超有助于肺癌分期检查，确定有无肝、肾上腺等转移。

（四）影像学检查

影像学检查包括胸部 X 线片及胸部 X 线透视、CT 扫描、MRI、放射性核素扫描、正电子发射计算机断层扫描（PET）和纤维支气管镜检查等。

（五）经皮细针抽吸活检

肺结节细针抽吸活检是获得阳性细胞学或病理学标本、识别良恶性病变的极好方法。对于肺部的病变，经常规的痰细胞学或纤维支气管镜等非创伤性检查仍不能确诊的病例而扫描证实骨、肝脏或肾上腺有转移时，可以经过超声或 CT 引导细针抽吸活检技术证实。

（六）胸腔穿刺及胸膜活检

肺癌伴有胸腔积液者为明确积液性质，进行胸腔穿刺及胸膜活检获得细胞学或病理学结果，以利分期及制订治疗方案，可在超声或 CT 定位引导下进行。

（七）纵隔镜检查

以纵隔淋巴结大小作为判断淋巴结转移有否，仍然是目前 CT 诊断的主要方法。纵隔镜检查可用于纵隔淋巴结取样进行病理学诊断，使肺癌患者的临床分期更加准确。

（八）胸腔镜检查

电视辅助胸腔镜外科（video – assisted thoracicsurgery，VATS）是近年来发展相当迅速的微创外科技术，在肺癌的诊断、鉴别诊断、分期和治疗上的作用越来越重要。

胸腔镜检查属创伤性检查，故对诊断性胸腔镜检查，一般是在其他非创伤性检查后仍未能确诊的病例才考虑应用。胸腔镜对拟行手术的肺癌患者进行胸内探查和术前分期，可以提高术前分期准确率。

四、肺癌分期的临床意义及重要性

肺癌是人类癌症中死亡率最高的病症，其预后主要取决于诊断时肺癌的病变范围。正确的分期能评定其局部范围和远处的病变，对判断病变切除可能性和预后是十分重要的。该系统的主要作用包括：①帮助临床医师制订治疗计划。②提供预后分析。③评价治疗效果。④便于各个治疗中心之间交换信息。⑤有助于人类研究肿瘤的连续性。

新的国际分期法能更准确地反映肺癌不同期别的预后，IASLC 基于对 67 725 例 NSCLC

的生存结果分析，推荐了新分期标准，第 7 版肺癌分期标准主要是根据患者的 5 年生存率及中位生存期来制定的，IASLC 的研究者发现将 T_1 分为 T_1a（$\leqslant 2cm$）及 T_1b（$>2cm$，$\leqslant 3cm$），将 T_2 分为 T_2a（$>3cm$，$\leqslant 5cm$）及 T_2b（$>5cm$，$\leqslant 7cm$），肿瘤 $>7cm$ 由原来的 T_2 归为 T_3 后，细分后不同期别的患者有着不同的预后，并且在统计学上有意义，较第 6 版能更好的反映各期别患者的预后。他们还发现，与原发肿瘤在同一肺叶内出现的其他癌结节以及与原发肿瘤同侧不同肺叶内出现的癌结节的患者接受手术后，其预后明显要好于其他Ⅳ期患者，故将原发肿瘤同一肺叶出现其他癌结节由原来的 T_4 归为 T_3，将原发肿瘤同侧不同肺叶出现癌结节由原来的 M_1 归为 T_4，并将 $T_4N_0 \sim 1M_0$ 由ⅢB期改为ⅢA期，使这两期的患者又重新纳入可以手术治疗的范围内。由于胸膜播散（恶性胸腔积液、心包积液或胸膜结节）以及对侧肺叶出现癌结节的患者同肺或胸膜外远处转移的患者有着不同的预后，且统计学上有差异，故将 M 分为 M_1a 及 M_1b。修订后的 T 分期和 M 分期较第 5、6 版能更加准确的反映患者的预后。

临床分期是进行常规治疗前对疾病程度的最好估计，肺癌患者的临床全面检查和分期（cTNM）为外科和其他治疗提供客观适应证；经外科治疗包括电视辅助胸腔镜外科手术（VATS）和开胸手术切除所得的标本送病理检查可对疾病程度作出较准确的病理 TNM 分期（pTNM），为患者进一步治疗和推测预后提供参考。

需强调的是，手术分期（sTNM 分期）也很重要，因术者探察病变范围后未能或不能切除送检病理时，病理分期会不够全面。因此，评价分期尤其对手术治疗患者应综合临床、病理和手术分期才能作出较为准确的分期。

肺癌患者治疗方案的制订及生存期受多种因素的影响。肺癌的组织细胞类型和恶性程度分级是决定治疗和预后的重要因素。其他重要的影响因素有肿瘤本身引起的症状及持续时间、年龄、性别、伴随疾病、肿瘤的生长速度、肿瘤的分期等。上述各种因素中，组织细胞类型和分期可能是决定治疗和估计预后重要的因素。根据分期标准确定期别后，结合细胞类型、分化程度及细胞生物学行为，按期别制订治疗方案。肺癌治疗策略的制订和终点疗效评价均有赖于准确的分期。

肿瘤的分期是指对肿瘤解剖范围的描述。通过分期检查可确定原发灶部位及大小范围、病变有无向邻近组织或器官侵犯状况、有无胸内淋巴结或其他器官转移。分期检查对判定病情轻重和制订最佳治疗方案起决定性意义，临床不乏因忽视分期检查贸然手术，术后数个月出现脑、骨等部位转移或术中肿瘤不能切除，导致患者接受不必要的手术痛苦，甚至加速病情恶化，应引以为戒。故必须认真做好分期检查，它是指导治疗的准则。肺癌诊断和治疗的进步，与多学科治疗的运用及精心筛选治疗过程相关，是多学科治疗的基础。

（孟　燕）

第六节　肺癌的治疗

根据肿瘤生物学特性和临床特征的不同，在临床实践中，一般把肺癌分为非小细胞肺癌（non - small cell lung cancer，NSCLC）和小细胞肺癌（small cell lung cancer，SCLC）两大类。NSCLC 的分期沿用 TNM 分期，而 SCLC 的分期则一般沿用美国退伍军人医院肺癌研究组的分期法，即分为局限期和广泛期。局限期是指肿瘤局限在一侧胸腔和局部淋巴结转移，其可操作的定义为肿瘤的范围能够被合理的放射治疗（放疗）照射野所包括，而广泛期则是指肿瘤超出上述界限。

SCLC 患者在接受治疗后的最初一段时间内，症状、体征及影像学的表现会有明显的改善，甚至达到完全缓解，这给患者及其家属带来了"曙光"。但是，临床医师却必须明白这样一个事实，即无论 SCLC 患者的近期疗效有多好，绝大多数患者仍将死于肺部肿瘤的复发和转移，因此，对 SCLC 的治疗，我们应该有计划地合理地应用现有的多学科的各种有效治疗手段来取得最佳的效果，同时很大程度地改善患者的生活质量。局限期小细胞肺癌（limited – stage small cell lung cancer，LSCLC）有潜在的治愈可能性，而广泛期小细胞肺癌（extensive – stage small cell lung cancer，ESCLC）的 5 年生存率不到 5%。因此，在临床实践中，明确肿瘤的分期是合理综合治疗的第 1 步，治疗方案应根据分期来制定。本节将分两部分来加以阐述。

（一）小细胞肺癌临床评估和治疗原则

1. 初步评估　原发灶或转移灶活检或细胞学检查诊断为小细胞（SCLC）或混合性小细胞肺癌，需完成以下检查，将疾病初步分为局限期和广泛期。

·病史和体检　·骨扫描

·病理回顾　·血常规，血小板计数

·胸部 X 射线　·电解质，肝功能，LDH

·胸部/肝脏/肾上腺 CT　·血尿素氮（BUN）和肌酐（Cr）

·头部 MRI（优选）或 CT　·PET 扫描

2. SCLC 分期

（1）局限期：病变局限于同一侧胸腔，并可包括在一个可耐受的照射野内。

（2）广泛期：肿瘤超出一侧胸腔、恶性胸腔积液或有明显转移。约 67% 患者就诊时已有明显转移，常见转移脏器是肝、肾上腺、骨、骨髓及脑。Ⅰ～Ⅲb 相当于局限期，Ⅳ期相当于广泛期。

3. 进一步检查

（1）局限期：对特殊患者（有核红细胞、粒细胞减少、血小板减少或 LDH 升高）行单侧骨髓穿刺、活检。如果胸部 X 射线片示胸水，可选用胸穿或胸穿 + 胸腔镜（如果胸穿不能确定）。大多数胸水由癌引起。如果胸水太少而不能做影像引导下穿刺时可划为局限期。但如果反复检查胸水未见癌细胞、胸水不呈血性也非渗出性，并且临床判断支持非癌性胸水，那么胸水就不再作为分期因素。必要时行肺功能检查（PFTs）。骨扫描或 PET 扫描示摄取异常者，异常区拍 X 射线片。如果 X 射线片阴性或不能确定，病灶骨组织行 MRI 检查骨髓或胸穿活检或骨活检发现转移：按广泛期处理。

（2）广泛期：对骨扫描显示不正常的负重骨拍 X 射线平片。

4. 治疗

（1）局限期

1）临床分期 $T_{1\sim2}$，N_0

纵隔镜或纵隔分期阴性：先做 PET 扫描来识别远处转移并判断纵隔受侵情况，再做纵隔镜或纵隔分期阴性：肺叶切除术（优先选择）和纵隔淋巴结清扫。N_0：化疗。Nx（淋巴结转移情况不明）：同步化疗 + 纵隔放疗。N +：同步化疗 + 纵隔放疗。

纵隔镜或纵隔分期阳性：身体状况好，同步化疗＋纵隔放疗。身体状况较差（由于并发症），化疗＋放疗。

2）超过 $T_1 \sim T_2$，N_0 的局限期

身体状况好：化疗＋同步放疗。

身体状况较差（由于并发症）：化疗或化疗＋放疗。

A. 早期 SCLC 的手术切除治疗原则：

诊断为 I 期 SCLC 的患者不足 5%。

$T_{1\sim2}$ 分期以上的 SCLC 患者不能从手术中获益。

临床分期为 I 期（$T_{1\sim2}$，N_0）的 SCLC，并经过标准分期评估（包括胸部和上腹部 CT、全身骨 ECT、影像检查甚至 PET）后可考虑手术切除。术前应做纵隔镜或其他外科纵隔分期术以排除隐性纵隔淋巴结转移；所有患者术后（优选肺叶切除＋纵隔淋巴结清扫或取样术）都要常规化疗，淋巴结阴性者单纯化疗，淋巴结阳性者还要在化疗基础上增加放疗。

由于完全切除后进行 PCI 能延长无病生存期和总生存期，因此，全切者在辅助化疗结束后开始 PCI。

B. 局限期 SCLC 放疗原则：放疗有两种方案。①1.5Gy 每天 2 次，至总量为 45Gy。②1.8 ~ 2.0Gy/d，至总量 60 ~ 70Gy；于化疗的第 1 或第 2 周期开始放疗（1 类）；放疗靶体积设定以制订放疗计划时的 CT 为准，参考化疗前 CT，把最初累及的淋巴结包括在放射野内；合适患者优先同步化放疗，序贯治疗为次选；如有条件，3D 适形放疗优选；预防性全脑照射（PCI）当胸部肿瘤完全缓解、治疗瘢痕残留或 CT 示瘤体不足原来 10% 的要进行 PCI（1 类），获部分缓解者可考虑 PCI（2B 类）。剂量：25Gy 分 10 次。

（2）广泛期

1）无症状性局部病灶、无脑转移的广泛期

联合化疗，包括支持疗法方案。

$PS_{3\sim4}$ 及极度虚弱者：个体化治疗，包括支持疗法或化疗。

2）有症状的广泛期

上腔静脉综合征或阻塞性肺不张或骨转移者，化疗或化疗症状部位放疗，有骨质破坏时参见骨肿痛治疗。

脊髓受压者，化疗或化疗＋有症状部位的放疗。

3）有脑转移

有脑转移症状，全脑放疗后化疗。

无脑转移症状，可先化疗后放疗。

5. SCLC 化疗原则及常用方案

（1）一线化疗

1）局限期：$PS_{0\sim2}$ 同步放化疗，$PS_{3\sim4}$（由 SCLC 引起）则化疗＋放疗

DDP 60mg/m^2，第 1 天，VP – 16 120mg/m^2，第 1 ~ 3 天，共 4 周期。

CBP AUC = 5 – 6，VP – 16 100mg/m^2，第 1 ~ 3 天，共 4 周期。

化疗＋放疗期间，推荐使用 DDP、VP – 16。

2）广泛期：以化疗为主，如肿瘤引起上腔静脉综合征、一叶肺不张（阻塞）、骨转移或脊髓压迫时则可做减轻症状的姑息性放疗。$PS_{3\sim4}$ 时做个体化治疗和支持治疗。当脑转移

无症状时可先行全身化疗，有脑转移症状时可先做全脑放疗。

DDP 75mg/m², 第1天; VP – 16 100mg/m², 第1~3天, 共4~6周期。

DDP 80mg/m², 第1天; VP – 16 80mg/m², 第1~3天, 共4~6周期。

DDP 25mg/m², 第1~3天; VP – 16 100mg/m², 第1~3天, 共4~6周期。

CBP AUC = 5 – 6; VP – 16 100mg/m², 第1~3天, 共4~6周期。

DDP 60mg/m², 第1天; CPT – 11 60mg/m², 第1, 第8, 第15天, 共4~6周期。

CBP AUC = 5, CPT – 11 60mg/m², 第1, 第8, 第15天, 共4~6周期。

CTX 1 000mg/m², 第1天; ADM 45mg/m², 第1天; VCR 1.4mg/m², 第1天, 共4~6周期。

（2）二线化疗：优先考虑临床试验。

2~3月内复发, $PS_{0~2}$; 异环磷酰胺、紫杉醇、多西他赛、吉西他滨、伊立替康、拓扑替康; 2~3月到6月复发: 拓扑替康、伊立替康、CAV（CTX \ ADI \ UVCR）、吉西他滨、紫杉醇、多西他赛、口服 VP – 16, 长春瑞滨; 6月后复发: 原始方案。

6. 治疗后疗效评价及监测

（1）疗效评价检查项目

胸部 X 射线检查。

胸部/肝脏/肾上腺 CT 检查。

如果行预防性脑照射（PCI）则做头部 MRI 或 CT 检查。

如有临床指征, 做其他影像学检查来评估原有侵犯病灶。

血常规, 血小板计数检查。

电解质, 肝功能, Ca, BUN, 肌酐检查。

（2）疗效评价: CR 或放疗后留下瘢痕或 CT 示病灶为原来 10% 或更小者, 不论为局限期或广泛期, 均应给予预防性脑照射。

部分缓解（PR）。

原发灶进展。

（3）治疗结束后的监测

随访: 第1年内每2~3个月1次, 第2, 3年内每3~4个月1次, 第4, 5年内每4~6个月1次, 然后每年1次。

每次随访包括: 病史和体检, 胸部影像学检查及必要的血液检查。

随访2年后肺内再出现结节, 按新生原发灶进行检查。

劝其戒烟。

原发灶进展者接受姑息治疗。

7. 二线治疗或姑息性治疗

（1）复发的处理

二线化疗: 持续治疗直至获得最大效益或发生耐药或出现不能耐受的毒性, 之后参加临床试验或给予姑息减症治疗（包括姑息性放疗）。

或临床试验。

或姑息减症治疗（包括姑息性放疗）。

（2）原发灶进展

姑息减症治疗，包括局部放疗。

或临床试验。

或二线化疗（$PS_{1~2}$）。

8. 其他

（1）肺神经内分泌肿瘤：伴神经内分泌特征的 NSCLC 或大细胞神经内分泌肿瘤，处理同 NSCLC。

（2）小细胞肺癌和非小细胞肺癌混合型。处理同 SCLC。

（3）类癌及不典型类癌

Ⅰ～ⅢA 期：做肺叶切除或其他切除术或纵隔淋巴结切除。

典型类癌：Ⅰ～Ⅲ期观察；不典型类癌，Ⅰ期观察，Ⅱ，Ⅲ期化放疗。

ⅢB、Ⅳ期或无法切除：全身治疗，奥曲肽扫描阳性或有类肿瘤状，应用奥曲肽。

（二）局限期小细胞肺癌的综合治疗

局限期小细胞肺癌的治疗模式是一个渐进性发展的过程。直到 20 世纪 90 年代，全身化学药物治疗（化疗）和胸部放疗的综合治疗模式的确立及应用，其疗效才有了显著地提高，5 年生存率达 25% 左右。手术治疗仅在很小一部分（T_1、$2N_0M_0$）患者中应用。目前对 LSCLC 的治疗，建议行全身联合化疗，早期同期应用胸部放疗；对完全缓解的患者行预防性全脑照射。

1. 手术治疗　肺功能为估价患者是否应行手术治疗时需要考虑的一重要因素。若用力肺活量超过 2L，且第 1 秒用力呼气量（FEV_1）占用力肺活量的 50% 以上，可考虑行手术治疗。

（1）非小细胞癌：Ⅰ、Ⅱ期非小细胞肺癌手术治疗效果良好，只要患者一般状况允许，心肺功能能耐受即可进行。有报道 731 例和 145 例Ⅰ期肺癌患者，术后 5 年生存率为 66.1% 和 69.4%，有报道治疗早期肺癌 75 例，5 年生存率为 81.3%，都说明早期治疗可取得良好的效果。对ⅢA 期患者是否手术存在争论，T_3 原发肿瘤已有局部周围组织受侵，N_2 是同侧纵隔淋巴结受侵，均属可切除的范围。但由于只能切除肉眼可见的病变，很难完全切净，远期结果不理想，所以术后多主张进行放疗和（或）化疗。对于Ⅲb 期患者一般认为已无手术指征。肺癌的气管成形全肺切除术：包括隆突切除的气管重建术国内已开展多年。支气管袖式合并肺动脉袖式切除肺叶切除术，国内最近也有报道，比过去在切除肿瘤的基础上保留更多的健康组织和避免全肺切除又前进了一步。二次原发肺癌的切除：由于人类寿命普遍延长，以及外科手术技术的改进，多发原发肺癌的出现日益增多。治疗仍以手术切除为主。

（2）小细胞肺癌：早年的报道在少见的孤立性小细胞肺癌，手术治疗的效果良好。Ⅰ期患者，手术切除后 5 年生存率为 36%。但这样的患者只占就诊人数的 1%。近年来很多人重新对小细胞肺癌的手术治疗有兴趣，其原因有二：①有效的辅助化疗可以提高Ⅰ、Ⅱ期小细胞肺癌患者的生存率。②化疗和（或）放疗后手术去除残存的耐药细胞及可能存在的非小细胞成分，能在相当程度上提高治愈率。现在十分受人重视的是先期化疗，以后再手术。美国退伍军人肺癌研究组曾将 132 例可手术的 SCLC 患者随机分为二组：一组在术前先做化疗；另一组只做手术。结果两组 5 年生存率 $T_{1~2}N_0$ 患者分别为 60% 及 28%；$T_{1~2}N_1$ 患者为

30%和9%；T_3和N_2患者为3.6%和0，说明先做化疗后手术患者的生存率高于单一手术的患者。小细胞肺癌90%以上在就诊时已有胸内或远处转移，在确诊时11%～47%有骨髓转移、14%～51%有脑转移。此外，尚有潜在性血道、淋巴道微转移灶。因此，国内主张先化疗、后手术，5年生存率28.9%～51%，而单一手术的5年生存率仅8%～12%。

2. 放射治疗　SCLC对放疗敏感。放射生物学研究显示，在肺癌各病理类型中其受照射后的细胞存活率是最低的。胸部放疗是一种非常有效的方法，起效快，作用机制与化疗不同，与化疗结合有相加和协同的作用，对正常组织的损伤亦不同，与化疗同期应用时毒性不会累加。放疗是一局部治疗手段，可以集中较高的照射剂量在肿瘤及其浸润的区域，有效地杀灭肿瘤细胞，而周围的正常组织则因受到较低或很低的剂量而受到保护。对LSCLC来讲，胸部放疗的参与，可以对胸部原发灶及转移淋巴结区域进行高剂量的照射，有效地杀灭肿瘤细胞，从而减少了转移及具抵抗性的肿瘤细胞后代产生的可能，使得局部病灶得到有效控制。

(1) 照射范围：对LSCLC来讲，其最初的定义就本质而言是该局限性肿瘤容易被可接受的放疗照射野所包容。因此，在早期经典的LSCLC患者的胸部放疗中，照射范围是比较大的，不仅包括肿瘤原发灶及受累的淋巴结，而且包括全纵隔和双侧锁骨上区。随着化疗的进展、现代放疗的进步和多学科综合治疗的广泛应用，目前的倾向是照射的范围较早期经典的为小，一般仅包括化疗后的原发肿瘤病灶及受累及的淋巴结区。

(2) 照射总剂量：胸部放疗的主要目的是消灭肺部原发灶和受累及的淋巴结区域。通过根除局部病灶或消灭化疗抵抗的肿瘤干细胞，有望改善患者的生存率。LSCLC对照射敏感，早期的一些实验及临床研究均显示较低的照射剂量就能达到较好的局部控制，因此，LSCLC的照射总剂量较NSCLC为低，一般常规照射45～55Gy。但是，每日1次的常规照射中等剂量45～55Gy的局部失败率在随访2年后高达50%～75%，而当剂量提高到60Gy时，局部失败率则降低到3%。照射总剂量对局部控制的影响，所进行的临床Ⅲ期试验为数不多。在Coy等的临床Ⅲ期试验中，患者随机分成两组，一组照射25Gy/（10次·2周），另一组照射37.5Gy/（15次·3周）。结果显示，治疗后2年的局部复发率，前组为80%，后组为63%（P<0.05）。另外一些非随机的回顾性或前瞻性的资料也证实较高的照射剂量能获得较好的局部控制。

目前的倾向为照射的总剂量接近于NSCLC的照射剂量。建议的照射总剂量为45～56Gy（每日照射2次）或60Gy（每日照射1次）。

(3) 照射分割方式：传统的分割放疗即所谓的常规放疗是指每次照射1.8～2.0Gy，每日照射1次，每周照射5d，周六、周日不予照射。此常规放疗的分割方式经近百年来的临床实践证实是有效实用且符合放射生物学原理的。在上皮源性恶性肿瘤的放疗中，常规放疗给予肿瘤灶60～70Gy的吸收剂量，能达到约50%的局部控制率。对LSCLC而言，常规分割放疗给予60Gy或以上的吸收剂量亦能达到较好的局部控制率。随着放射生物学的发展，研究证实SCLC增殖较快，其潜在倍增时间为5～7d，对照射敏感。从理论上来讲，降低每次照射的分割剂量即能指数性地有效地杀灭肿瘤细胞，同时又能较好地保护后期反应组织；每日多次照射，使增殖周期中的G_2/M期肿瘤细胞重新分布，使得杀灭肿瘤的效应更强。因此，每日多次较低分割剂量的照射即所谓的超分割照射能够获得治疗增益。总之，对LSCLC胸部放疗的分割方式，目前建议采用分割剂量为1.4～1.5Gy，每日照射2次，每周照射5d，总剂量为 45～56Gy 为好。

（4）照射总疗程：近数十年来，逐渐认识到，许多肿瘤在常规放疗的 1 个多月的过程中，其增殖速度较治疗前明显加快。放射生物学的研究提示，当所有的细胞丢失活动都停止时，肿瘤干细胞的倍增时间甚至会超过其潜在倍增时间。因此可以认为，当照射的总疗程延长时，残留肿瘤干细胞发生的加速再增殖会抵消部分照射的杀灭效应。通过缩短照射总疗程以减少残留肿瘤干细胞发生加速再增殖的机会，能够获得治疗增益。大量的实验和临床资料证实，照射的总疗程对肿瘤的局部控制有明显的作用。实验研究显示，放疗开始后的肿瘤干细胞的潜在倍增时间较放疗前明显缩短，也就是说，残留肿瘤干细胞发生了加速再增殖。因此，照射疗程延长，总照射剂量若不增加，肿瘤的局部控制率必然会降低。在 LSCLC 的治疗中，不仅要考虑照射的总疗程，而且还要考虑从治疗开始到放疗结束的时间长短。一项临床Ⅲ期试验研究显示，当照射的总疗程为 19d 时，胸部肿瘤完全缓解后的局部失败率为42%；而当照射的总疗程为 33d 时，胸部肿瘤完全缓解后的局部失败率为 75%（P＜0.01）。不仅照射的总疗程对局部控制有影响，而且从治疗开始到放疗结束的时间长短对其也有影响。局部控制率超过 50% 的两项研究表明，从治疗开始到放疗结束的时间均不超过 30d，其中一项研究组为 19d，另一项研究组为 24d，两组研究的 5 年局部失败率均为 42%。

总之，目前建议从治疗开始到结束的总疗程以不超过 30d 为宜。

（5）照射技术：肿瘤的放疗需要团队的协作，良好的质量保证和质量控制对疗效的取得有很大的影响。在肺癌的放疗中，重要的照射技术因素包括：①根据各项检查主要是影像学检查以确定照射的靶区。②治疗的设备参数。③质量保证的方法，用准确的成像 CT 扫描来确定最佳的照射野和减少放疗损伤。现代先进的照射技术如三维适形放疗及调强放疗主要就是利用了上述方法。这些放疗计划制订技术运用 CT 模拟定位以利准确地勾画正常组织，从而能够保护关键的正常组织以利于提高肿瘤组织的照射剂量。这种技术方面的进步要达到何种程度才能导致临床疗效的提高目前还不清楚，但似乎能较安全地给予肿瘤组织更高的照射剂量，同时能够减少正常组织的照射。先进放疗技术的运用对疗效的提高有必然的影响，但在放疗的实施过程中，质量的控制也是一关键的要素，如怎样以恰当的放疗方案来确保照射靶区的大小和正常组织的防护。回顾性临床分析提示，失败的模式正是受上述因素的影响。随着 CT 模拟定位技术引导的治疗计划系统的出现，通过应用斜野、侧野及旋转技术，使得给予肿瘤靶区的高剂量照射的同时又能避免周围关键脏器受量过高变得相对易行。

（6）注意事项：对 LSCLC 而言，胸部放疗能产生明显的效果。在放疗的实施中注意：①照射范围较早期经典的为小，包括化疗后的原发肿瘤病灶及受累及的淋巴结。②照射总剂量接近于 NSCLC 的照射剂量，建议的剂量为 45～56Gy（每日照射 2 次）或 60Gy（每日照射 1 次）。③放疗分割方式，建议分割剂量为 1.4～1.5Gy，每日照射 2 次，每周照射 5d，总剂量为 45～56Gy。④从治疗开始到结束的总疗程建议以不超过 30d 为宜。⑤良好的质量保证和质量控制对疗效的取得有很大的影响。

3. 化学治疗　对肺癌有效的药不少。20 年来已有很多新药试用于肺癌，但总的来说对非小细胞肺癌还难达到痊愈 CR；对小细胞肺癌有效率虽然已明显提高，但远期效果还不理想，多年来的抗癌治疗中得出一个比较一致的共识，那就是联合化疗比单一药物治疗好；较大剂量的突击疗法比小剂量、长程给药为佳；主张化疗应和手术、放疗、免疫等方法综合进行，局部应用和全身治疗相结合。

SCLC 是肺癌各病理类型中最为凶险的一种，确诊后未经治疗的患者，其中位生存期仅为 2~4 个月。大多数患者的死因为远处转移。有人研究证实 SCLC 容易早期发生远处转移。该研究对一组手术后 1 个月内死亡的患者进行尸检，发现术前检查没有明确远处转移的患者绝大多数发生了远处转移。鉴于这一生物学特性，对有潜在治愈可能性的 LSCLC，化疗应该成为其主要的治疗手段。

（1）单药化疗：SCLC 对多种化疗药物敏感。20 世纪 50 年代，采用盐酸二甲基氯乙胺治疗，结果半数以上的患者肿瘤缩小，第 1 次证明了 SCLC 对化疗药物敏感。对首次治疗的患者，很多化疗药物的有效率在 30% 以上。这些药物包括氮芥（HN$_2$）、多柔比星（ADM）、甲氨蝶呤（MTX）、异环磷酰胺（IFO）、依托泊苷（鬼臼乙叉苷，VP-16）、替尼泊苷（鬼臼噻吩苷，VM-26）、长春新碱（VCR）、长春碱酰胺（VDS）、顺铂（DDP）和卡铂（CBP）等。在近十几年中，又发现了几种新的有效药物，包括紫杉醇、托泊替康、伊立替康、长春瑞滨及双氟脱氧胞苷等。

（2）联合化疗：近 20 年来，LSCLC 的化疗主要采用联合化疗。从治愈可能性的角度来讲，LSCLC 的联合化疗优于单药化疗。尽管有效药物很多，但单药化疗较难达到完全缓解且缓解期短，而联合化疗的总有效率达 80%~90%，完全缓解率可达 50%，中位生存期约 20 个月，因此，目前临床上 LSCLC 很少应用单药化疗。20 世纪 70 年代的临床研究表明，联合化疗在延长生存期方面明显优于单药化疗。联合化疗是能耐受治疗的患者的必然选择。

1）常用联合化疗方案：对 LSCLC 而言，应用最广泛的化疗方案有 EP 方案（依托泊苷+顺铂）、CAV 方案（环磷酰胺+多柔比星+长春新碱）和 CAVE 方案（环磷酰胺+多柔比星+长春新碱+依托泊苷）。

20 世纪 70 年代末和 80 年代初，主要采用以环磷酰胺为基础的化疗方案，尤其是 CAV 方案。对 LSCLC 而言，只有在其对正常组织的毒性反应较轻的前提下有机的结合，联合化疗与同期胸部放疗的综合才可实施。虽然环磷酰胺、多柔比星、长春新碱的联合化疗加同期放疗比单独化疗能更有效地杀灭肿瘤并延长生存期，但是此优势却往往被不能耐受的心、肺毒性和骨髓抑制毒性所抵消，因此，制约了 CAV 方案与胸部放疗联合的临床应用。20 世纪 80 年代中期，顺铂和依托泊苷的联合化疗方案使 LSCLC 的治疗有了新的进展。在 EP 方案中，常规剂量的顺铂不会导致严重的食管炎和胃炎，骨髓抑制毒性也较轻，而治疗剂量的依托泊苷骨髓抑制毒性是其唯一的严重副反应。顺铂虽有轻度的放疗增敏性，但对正常组织的毒性没有环磷酰胺、多柔比星、长春新碱等协同照射的毒性作用严重。再者，顺铂和依托泊苷没有"放射记忆"的毒性。因此，EP 方案和放疗的综合应用是一大进步，可以同期应用，毒性可耐受，既不需要化疗药物的减量，也不影响放疗的实施。在 LSCLC 的同期放化疗中，EP 方案可能是最适合的一个联合化疗方案。在目前的大多数临床研究中，EP 方案是作为标准化疗方案而使用的。

2）非交叉耐药化疗方案的交替应用：要达到最好的抗肿瘤效应，多种有效药物应同时使用，而且每种药物的剂量应该是其单独应用时的最佳剂量。由于各种药物的毒性反应相互有重叠，临床上要做到这一点其实很困难。采用数学模型，将两个无交叉耐药且疗效相当的化疗方案交替应用，有可能减少肿瘤耐药的产生同时不产生严重的毒性反应。因此，交替给予无交叉耐药的联合化疗是可行的。20 世纪 70 年代末期，人们对交替化疗进行过尝试，80 年代，对交替化疗进行了大量的临床研究。目前对于 SCLC 给予交替化疗的观点多来自于。

ESCLC 患者的临床随机对照试验的分析。在 ESCLC 患者中并没有长期存活者存在，提示到目前为止所使用的交替药物潜在的耐药性问题仍未得到彻底解决。在 LSCLC 的回顾性分析中比较交替化疗和序贯化疗，并没有得出和 ESCLC 相同的结论。4 项临床随机试验比较了交替化疗与非交替化疗的作用，所得到的结果是不一致的。

3）局限期 SCLC 顺铂/依托泊苷联合同步胸部放疗

适应证：

局限期小细胞肺癌（SCLC）。

ECOG 的 PS 评分 0 或 1。

适合胸部放疗。

排除标准：

ECOG 评分 >2。

在过去 3 个月里体重下降 5%。

分期检查：

·胸部 CT　·脑 CT 或 MRI

·腹部 B 超或 CT　·血细胞减少或疑为骨髓侵犯引起贫血时，做骨髓细胞学检查

·骨扫描

实验室检查：

基准值：血常规，肌酐，肝功能（包括胆红素）。

每次治疗前：血常规，肌酐。有临床指证：胆红素。

化疗前预防用药：

DDP 每日用量不足 50mg 时按中等强度致吐性化疗方案处理，每日用量大于 50mg 时按高强度致吐性化疗方案预防恶心呕吐。

有 VP－16 过敏史者用氢化可的松和苯海拉明做预处理。

一般计划在第 2 周期化疗开始时启动胸部放疗，临床上可因具体情况推迟放疗

每 21d 重复×6 周期；根据实际情况，也可每 28d 为一个周期。

对白细胞减少性发热高风险的患者，建议化疗结束开始口服复方甲基异恶唑 1 片，每日 2 次，或每天服用左氧氟沙星 500mg 一次，连续 10d。

完全缓解或接近完全缓解者还要做预防性全脑照射（PCI）。

总之，非交叉耐药化疗方案的交替应用在 LSCLC 的综合治疗中，疗效并未取得明显改善。

（3）高剂量化疗：在动物实验中，加大药物剂量能提高完全缓解率和长期生存率，从而有望获得治愈。在临床实践中，有多种策略可用来提高 LSCLC 的化疗剂量，主要有：①提高化疗方案中某一药物的剂量。②缩短化疗间隔周期，加快给药。③提高化疗方案中的某一药物的剂量，同时缩短化疗间隔周期。④使用多药方案每周给药或通过集落刺激因子支持治疗或自体骨髓移植来增加剂量。目前关于加大化疗剂量强度的试验对象大都是 ESCLC 患者。对 LSCLC 患者有关结果的 Meta 分析显示 CAV、EP 和 CAVE 剂量和剂量—强度的变化并没有引起相应的有效率和生存期的变化。

研究发现，在环磷酰胺－依托泊苷－多柔比星－顺铂方案中，对第 1 周期中环磷酰胺与顺铂加量，与对照组的标准剂量进行比较，结果提示前者对提高 2 年生存率有帮助（43%

对 26%，P=0.02）。但是前者有更大的血液学毒性（严重粒细胞减少 39%，对 23%，P=0.09）。这项研究所包含的样本量太少，而且使用超分割放疗，并且其所谓的标准剂量偏高（顺铂 100mg/m²、环磷酰胺 300g/m²×4d）。同一研究者发现进一步将第 1 周期的环磷酰胺加量至 400mg/m²×4d，对提高生存期亦无任何帮助。另外两项试验比较含烷化剂标准剂量方案和相同方案加环磷酰胺，结果并未表明后者能提高生存期。另外一项试验共入组 295 例 LSCLC 患者，随机分成两组，化疗方案是顺铂-环磷酰胺-多柔比星-依托泊苷方案。一组是常规剂量，另一组将第 1 周期环磷酰胺加量（从 1 200mg/m² 加量至 1 600mg/m²）。结果表明，增加的 25% 环磷酰胺剂量并没有提高有效率（76% 对 78%）。因此该研究认为，在该化疗方案中，环磷酰胺的最佳剂量应该是第 1 个周期 1 200mg/m²，然后推荐为 900mg/m²。两项研究表明加快给药有优势，但是并未被其他研究者所重复证实。Steward 等研究发现 3 周给药卡铂-依托泊苷-异环磷酰胺方案优于同样方案 4 周给药，仅仅增加少量毒性反应。

有一项研究比较标准 3 周环磷酰胺-依托泊苷-多柔比星方案和相同方案但药物加量、加快给药（每 2 周给药）并给予集落刺激因子支持治疗，结果并没有提高生存期。一项对 LSCLC 高剂量化疗的 Meta 分析显示，无论是 LSCLC 或是 ESCLC，剂量和结果没有必然的联系。一项随机试验显示，在化疗的第 1 周期将顺铂和环磷酰胺的剂量增加 25% 可以提高 LSCLC 患者的生存期，经 33 个月的随访，高剂量组和低剂量组的 2 年生存率分别是 43% 和 26%。最近几项研究表明提高化疗剂量可以为 LSCLC 患者带来益处。一项关于 ACE（多柔比星-环磷酰胺-依托泊苷）方案的研究，把标准的 3 周方案与 2 周高剂量（加量 33%）并使用粒细胞集落刺激因子方案进行比较，结果显示高剂量组的 2 年生存率提高 5%（P=0.04），而两组间的毒副反应差不多。对高剂量化疗在 LSCLC 治疗中的应用一直存在争论。由于有一些试验显示增加药物剂量可能会提高患者的生存期，所以目前仍期待更进一步的研究。

（4）化疗持续时间：六项随机临床试验探讨 LSCLC 的化疗持续时间。在其中的 4 项试验中，对诱导化疗有缓解或稳定的患者，接受巩固维持化疗或不再继续化疗，其中 3 项试验表明诱导化疗后行巩固化疗未能提高生存期。有一项试验仅入选 LSCLC 患者，结果表明巩固化疗在统计学意义上对提高生存期有损害。资料表明巩固化疗会增加毒性和（或）降低生活质量。两项试验研究缩短化疗的持续时间的可行性。研究发现接受 4 个周期与 6 个周期 EP 方案之间并没有生存期的显著性差异。但是该项试验的样本数较小，缺乏很强的说服力。研究发现 196 例 LSCLC 患者接受 4 周期和 8 周期环磷酰胺-依托泊苷-长春新碱方案，结果显示生存期之间亦无明显差异。

（5）总之，对成人 LSCLC 患者而言，建议把具有治愈性的 EP 方案作为联合放化疗中的化疗方案；交替使用 EP 方案与 CAV 方案是可以接受的，但是，如果联合化疗与胸部放疗同期使用，则应避免应用 CAV 方案；建议使用标准剂量化疗，目前尚无证据提示常规应用高剂量化疗的优势；化疗的最佳用药周期数还不确定，没有充分的证据表明巩固化疗能提高生存期，目前推荐 6 个周期的化疗。

4. 综合治疗 全身化疗和胸部放疗联合治疗：LSCLC 胸部放疗和化疗的最佳联合方案的制订需要了解治疗失败的原因和与长期生存有关的因素。某一治疗方案是否合理及最佳，不仅要有科学的理论基础，还需要临床随机对照试验来证实其有效性，其目标是通过减少局部复发和远处转移来提高生存率。

（1）LSCLC 理论：模型根据是否存在化疗耐受干细胞及其所处位置，LSCLC 患者可分为 3 群。第 1 群比例很小（约占 9%），不存在耐受干细胞，单一化疗就能提供足够的治疗强度或剂量从而获得治愈。对于这群患者，除非化疗不足且唯一持续存在的病灶能被包含在放疗照射野之内，否则胸部放疗对于治愈患者无任何益处。第 2 群占 30% ~ 40%，患者存在耐药，但耐药的干细胞还隐藏在肿瘤干细胞的原始储藏部位，如果在它们扩散到放疗范围外之前给予治疗剂量的胸部放疗，有可能根除这些干细胞。除非化疗耐受的干细胞比例很高，否则即使局部肿瘤未被放疗根除，放疗也能减少亚临床的耐药病灶，这样的话，一个恰当的化疗方案就能控制局部残存的和远处的化疗敏感病灶。第 3 群占 50% ~ 60%，大多数 LSCLC 患者属于这一群体。这群患者治疗失败的原因很简单，化疗耐受的干细胞广泛存在于胸部放疗范围之外，因此放疗不能根除它们。虽然胸部放疗可提高其局部控制率，却不能改变 LSCLC 患者最终的结局。只有在全身治疗对远处转移病灶产生治愈后，局部治疗方能起到根治性的作用。全身化疗成功地治愈了远处转移病灶，但未能治愈局部病灶时，胸部放疗才能提高这些患者的长期生存率，因此，对 LSCLC 而言，胸部放疗能提高长期生存率是基于全身化疗能有效地治愈远处病灶的基础上。LSCLC 中对化疗适度有效的患者，胸部放疗能达到治愈；如化疗无效或效果很差，则胸部放疗只有很弱的治愈潜力。如果化疗能治愈大多数患者，那么很难证实放疗的局部治疗效果。

（2）胸部放疗和化疗的有机结合方式：对 LSCLC 来讲，虽然对放化疗敏感，但放化疗的任意组合并不能产生最佳的疗效。理想的治疗模式的目标是最大程度地杀灭所有的局部的和远处转移的肿瘤干细胞，从而达到治愈。对放疗和化疗两种治疗方式的联合策略，可简单地分为两种方式。第 1 种方式（早期联合方案）的策略为力求在短时间内尽可能多地杀灭肿瘤细胞，其特点为快速地应用多种方案；多方式配合，要求早期多方法参加；治疗的副反应更多。有四个观点（理论基础）支持早期放化疗的结合：减少转移的可能性；降低化疗耐受的可能性；降低放疗耐受的可能性；减少肿瘤细胞的快速增殖。第 2 种方式（序贯联合方案）强调序贯的合理性，其特点为两种治疗方法在应用上有时间上的分离；肿瘤细胞分阶段地杀灭；辅助配合少，治疗措施按顺序进行；治疗的副反应较少。其理论基础为：通过新辅助化疗使最初不能进行放疗者变得可行；可逆性耐药的可能。无论支持早期放化疗结合还是赞同化疗与胸部放疗序贯应用，两者间的争论依据都是假设的，必须通过临床试验来证实。最佳放化疗结合的重要临床资料来自于胸部放疗时机选择的临床随机对照试验。

（3）临床随机对照试验：迄今为止，有 7 项大型的关于 LSCLC 患者放化疗综合治疗中胸部放疗时机的临床随机试验，其中的一些试验有重要的临床参考价值。肿瘤和白血病 B 组试验（CALGB 试验）：1981—1984 年，共 339 例 LSCLC 患者进入该项试验研究。患者分为 3 组：第 1 组为单纯化疗组（CEVA 方案），第 2 组为早期放化疗组（胸部放疗 50Gy、全脑放疗同时给予化疗），第 3 组为延迟放化疗组（化疗的第 4 个周期即第 9 周时给予胸部放疗和全脑放疗）。结果显示：第 2 组和第 3 组的治疗有效率、疾病进展时间、总生存率与第 1 组相比，均显示出明显的优势；但第 2 组和第 3 组间并未发现统计学差异，中位生存时间分别为 13 个月和 15 个月，5 年生存率分别为 7% 和 13%。需注意的是，在该试验中，化疗的给予各组间并不相同，因此胸部放疗时机的疗效可能的差异也就变得不明显。早期放化疗组在给予 1 个周期化疗后所致的骨髓抑制使得下 1 个疗程的化疗剂量减为原计划的 1/2。该试验结论明确支持对 LSCLC 患者化疗加胸部放疗，但放化疗结合组的 5 年生存率较低（＜13%）。肺癌组试验：1981—1989 年，199 例 LSCLC 患者进入该试验。患者分成两组：第 1 组为早期放化疗组（胸部放疗 40～45Gy，同时给予化疗），第 2 组为晚期放化疗组（化疗的第 18 周时给予胸部放疗）。两组均给予 9 个周期的化疗：3 个周期的 EP 方案和 6 个周期的 CAV 方案。EP 方案化疗结束后序贯给予早期胸部放疗而不是与 EP 方案同时给予。结果显示：第 1 组和第 2 组的中位生存时间分别为 11 个月和 13 个月，5 年生存率均为 10%，两组间未显示出统计学差异。需注意的是，该试验中，EP 方案中剂量为顺铂 $60mg/m^2$，依托泊苷 $120mg/m^2$，只用 1d。标准的 EP 方案中依托泊苷至少连用 3d。Aarhus 试验并未遵从公认的标准方案，将依托泊苷的剂量减少到标准剂量的 1/3。该试验中预防性全脑放疗的实施亦未按照随机化的原则来给予。加拿大国立肿瘤协会试验（NCIC 试验）：1985 年至 1988 年进行的该项临床试验，总共纳入 308 例 LSCLC 患者，所有患者均接受 3 个周期 CAV 方案和 3 个周期 EP 方案的交替化疗。患者分成两组：第 1 组早期放化疗组即 EP 方案第 1 个化疗周期（第 3 周时）同时给予 40Gy 的胸部放疗，第 2 组晚期放化疗组即 EP 方案第 3 个周期（第 15 周时）同时给予 40Gy 的胸部放疗。化疗的剂量强度和总剂量在两组间一致，近 90% 的患者按计划完成治疗。结果显示：两组间完全缓解率无明显差异（第 1、2 组分别为 64% 和 56%，$P = 0.14$）；5 年生存率有显著性差异，第 1、2 组分别为 22% 和 13%，$P = 0.013$；中位生存时间第 1、2 组分别为 21 个月和 16 个月。该试验是第 1 个证明 LSCLC 患者早期放化疗综合治疗可使 5 年生存率超过 20%，的临床随机对照试验。

前南斯拉夫试验：1988 年至 1992 年进行的该项试验总共纳入 103 例患者。所有患者均给予 1.5Gy/次，2 次/d，总剂量 56Gy/（36 次·3.5 周）的加速超分割放疗，同时每日给予卡铂/依托泊苷，随后给予连续 4 个周期的 EP 方案化疗。患者分成两组，第 1 组为早期放化疗组，在化疗的第 1～4 周同时给予胸部放疗；第 2 组为晚期放化疗组，在化疗的第 6～9 周同时给予胸部放疗。结果显示：早期放化疗组的中位生存时间为 34 个月，而晚期放化疗组的为 26 个月；5 年生存率分别为 30% 和 15%，两组间有显著性差异（$P = 0.027$）。研究表明，早期联合化疗和强化的胸部放疗可使得 LSCLC 患者的中位生存时间几乎达 3 年，5 年生存时间可达 30%。日本临床肿瘤组试验（JCOG 试验）：1991 年至 1995 年，总共 228 例 LSCLC 患者进入该项临床试验。化疗方案为 EP 方案（4 个周期），胸部放疗为 45Gy/（30 次·3 周）（1.5Gy/次，2 次/d）。患者分成两组，第 1 组为早期放化疗组即在化疗的第 1 周同时给予胸部放疗，第 2 组为晚期放化疗组即在化疗的第 15 周同时给予胸部放疗。结果表明，早期放化疗组的中位生存时间为 31 个月，而晚期放化疗组的为 21 个月；5 年生存率分别为 30% 和 15%，两组间差异有统计学意义（$P < 0.05$）。

（4）衰弱和年老的 LSCLC 患者的治疗：老年肿瘤患者在治疗过程中，医师应当更谨慎，需注意有损其生存质量的毒性。适宜的老年患者不能仅仅因为他们的年龄就否定标准的治疗方案和不让其进入临床试验。虚弱的老年患者或合并有其他严重疾病的任何年龄的患者均很难接受标准方案，尽管如此，这些患者仍不应放弃长期生存的希望。研究表明，短期化疗（如 2 个周期）加胸部放疗可能减轻症状，延长中位生存期和取得长期生存的机会。Murray 等的一项研究中，平均年龄 73 岁的 55 例患者，仅接受 2 个周期化疗（1 个周期 CAV，1 个周期 EP），应用 EP 方案同时给予胸部放疗。结果显示，中位生存期 54 周，实际 5 年生存率为 18%。

（5）总之，患者确诊为 SCLC 后，应尽快进行分期。治疗应选取一公认的方案而不是任意组合方案，且治疗应及早进行。原则如下：①放化疗结合。理论和临床资料均表明，最佳的综合治疗方案是全身化疗与胸部放疗相结合，胸部放疗在治疗的早期尽早与全身化疗相结合。②化疗方案。标准化疗方案有 EP 方案和 CAV/EP 交替方案，常规间隔 3 周，同期放化疗时采用 EP 方案，化疗剂量以标准剂量为宜，以不引起严重骨髓抑制为度，4~6 个周期化疗是必需的。对年老的、衰弱的及不合作的 LSCLC 患者不能完成标准疗程时，仅给予短期化疗（2 个周期）和胸部放疗也可缓解病情，并有长期生存的可能。③胸部放疗。Meta 分析及临床随机试验均提示，胸部放疗与化疗早期（第 1 或第 2 周期）同时施行能取得最佳的疗效。根据 CT 模拟定位，照射范围包括所有原发灶和纵隔可见病灶，对所有潜在的纵隔转移灶给予足够剂量的照射是不可能的，现代的放疗技术能使肿瘤照射剂量增加而正常组织照射减少。照射总剂量接近于 NSSCLC 的剂量，建议的剂量为 45~56Gy（每日照射 2 次）或 60Gy（每日照射 1 次）。分割方式，建议分割剂量为 1.4~1.5Gy，每日照射 2 次，每周照射 5d，总剂量为 45~56Gy。从治疗开始到结束的总疗程建议以不超过 30d 为宜。良好的质量保证和质量控制对疗效的取得有很大的影响。④支持治疗。在抗肿瘤治疗有效控制 LSCLC 症状以前，对症支持治疗是必需的，不仅因其能提高患者的生活质量，还由于这些措施可增加综合治疗的疗效。在治疗过程中，副作用及并发症的预防和积极处理也能使综合治疗完整地实施。临床医师还得评估患者的社会、心理需求，并寻求相关专业同行的帮助。如果患者的心理支持不足，即使是最好的治疗也会受到影响。LSCLC 治疗成功后，应劝其戒烟，可减少发生与吸烟有关的二重肿瘤的可能性。

5. 预防性全脑照射　LSCLC 经综合治疗后，50% 的患者能取得完全缓解，5 年生存率可达 20%~30%。随着新的化疗药物的出现和放疗设备及技术的发展以及最佳综合治疗模式的逐渐形成，经综合治疗后，LSCLC 患者的长期生存率有望得到进一步的提高。随着生存时间的延长，脑转转的发生率逐年提高，在长期生存的患者中，约 80% 的患者最终会出现脑转移。脑转移将严重影响患者的生存质量并可直接导致患者的死亡。为了进一步提高生存率并改善生存质量，如何减少 LSCLC 的脑转移就成了临床医师值得关注的问题。

（1）脑转移发生的来源、概率及危害：LSCLC 患者脑转移的病灶来源主要包括两个方面。①临床确诊时已存在的脑部亚临床转移灶。②脑外病灶控制失败后由进展的肿瘤细胞向颅内转移。经综合治疗后，LSCLC 患者的生存期得到进一步的延长。在最初的研究报道中，Hansen 发现随着生存期的延长，脑转移的发生率明显增加。

（2）预防性全脑照射的临床研究：除非脑部以外的病变所造成的死亡危险能被清除，否则，我们不能期望通过 PCI 杀灭脑内病灶就能够提高 LSCLC 治愈的可能性。因此，能从 PCI 中获益的患者应该是那些在未接受 PCI 的情况下脑部是第 1 个且是唯一一个转移的部位的患者。如果 PCI 将在晚期给予，应当只选择那些达到 CR 的患者。

（3）预防性全脑照射的照射剂量、分割方式及靶区和应用时机：PCI 的目的是杀灭脑部的亚临床病灶，同时将照射对正常脑组织的损伤降到最低。为了达到这个目的，就需要采取适当的照射剂量、分割方式和照射靶区。

1）照射的总剂量：只要不引起严重的正常组织并发症，或者说在正常组织的急性反应和后期损伤能够耐受的情况下，随着照射剂量的提高，肿瘤的局部控制率也会提高。

2）照射的分割剂量及分割方式：脑组织为晚反应组织，对每次分割剂量的大小较早反应组织更为敏感，因此若要将神经系统毒性反应出现的风险降到最低的程度，每次照射的剂量应限制在 2Gy 以内。应用超分割或加速超分割放疗可以降低每次分割剂量的大小而总治疗时间不变或有所缩短。虽然该方法在胸部病灶的治疗中取得了可喜的结果，但在 PCI 中尚未见有应用的报道，在临床实践中，PCI 一般为常规照射，每日 1 次，每次分割剂量为 1.8~2.0Gy。

3）照射的靶区：PCI 的照射一般采用两侧水平野相对照射，照射剂量以颅中间平面计算。PCI 的照射靶区：上界、前界及后界应在皮肤外缘，下界一般应延伸至颈 2 的水平。

4）应用时机：脑转移的发生率随着生存期的延长而增加，因此可以推论若在化放疗综合治疗后尽早给予 PCI 可能会取得更好的效果，因为此时脑部亚临床转移瘤的负荷最小。

（4）毒性：任何一种治疗方法的使用，都要考虑到治疗获益与治疗损伤这两方面的因素。作为预防性应用的 PCI，目前一致的结论是能降低脑转移的发生率，提高 LSCLC 经化放疗后患者的生存率。对临床医师和患者而言，主要考虑的是治疗的毒性问题。PCI 的急性毒性反应主要包括恶心、呕吐、头痛和暂时的脱发，地塞米松等皮质激素的使用可以减轻其症状。PCI 的晚期毒性是临床上关心的主要问题。反对行 PCI 的临床医师主要就是考虑行 PCI 后患者的生活质量下降的问题。①需要明确的是，对 SCLC 患者而言，疾病本身就会导致一定的神经系统并发症，其影响不依赖于且先于 PCI 的应用而存在。②全身化疗会对神经系统产生一定的损伤。③关于 PCI 神经毒性的报道的发生率变化范围很宽，从 10% 到 75% 不等，大部分为回顾性的临床分析，而且大部分研究缺乏治疗前神经系统功能状态的评价。因此，PCI 后的神经毒性发生原因就比较混杂，除了有基础疾病和全身化疗的因素以外，还与不恰当的分割剂量等因素有关。④在前瞻性的研究中，行或不行 PCI 的神经系统损伤的发生率并无统计学方面的差异，脑部 CT 扫描发现脑皮质萎缩和脑室扩大的发生率方面也无统计学方面的差异。行 PCI 的 LSCLC 患者，出现晚期神经系统毒性的原因是多方面的，除了基础疾病本身和全身化疗的因素以外，不恰当的分割剂量和同期化疗等因素也在其中起作用。从前瞻性研究来看，并无明确证据显示以常规分割方式给予目前总剂量的 PCI 是晚期神经系统毒性的原因。

（5）总之，根据现有的临床资料和实践，目前对于 PCI 较一致性的结论为，对经化放疗综合治疗后达到 CR 的 LSCLC 患者，在化疗结束后应尽早给予 PCI，一般为常规照射，每日 1 次，分割剂量为 1.8~2.0Gy，建议的照射总剂量为（30~36）Gy/（15~18）次。

6. 其他治疗

（1）冷冻治疗：肺癌的冷冻治疗亦已开展近 10 年。过去主要针对术中无法切除的癌瘤进行冷冻治疗，有的患者存活 5 年以上。

（2）支气管动脉灌注及栓塞治疗：国内很多单位已开展，为缩小肿瘤创造手术切除条件，起到良好作用，也为不能担负手术切除的患者延长生命。目前的适应证为：中晚期肺癌的姑息性治疗；可手术的肺癌患者，但局部肿块较大者做术前准备。

（3）激光肺切除法：有人采用激光刀对 26 例患者的 32 个瘤灶做局部切除，应用的是 YAG 激光，对肺功能差及肺深部病灶不宜楔性切除者有利。

（4）生物缓解调解剂（BRM）：BRM 为小细胞肺癌提供了一种新的治疗手段，如小剂量干扰素（2×10^6U）每周 3 次间歇疗法。转移因子、左旋咪唑、集落刺激因子（CSF）在肺癌的治疗中都能增加机体对化疗、放疗的耐受性，提高疗效。

（5）中医药治疗：祖国医学有许多单方、配方在肺癌的治疗中可以与西药治疗起协同作用，减少患者对放疗、化疗的反应，提高机体抗病能力，在巩固疗效、促进、恢复机体功能中起到辅助作用。

（三）广泛期小细胞肺癌的综合治疗

ESCLC 的病期晚，存在广泛的远处转移，预后非常差，5 年生存率不到 5%。在确诊为 SCLC 的患者中，1/2 ~ 2/3 的患者属于 ESCLC，因此，对这些患者姑息性治疗的改进与提高，将对大多数患者症状的改善、生活质量的提高有帮助，也将改善其有效率和生存期。随着现代化疗的进展和其他治疗特别是放疗的综合参与，ESCLC 患者的中位生存期有了一定的提高，从未经治疗患者的 6 ~ 8 个月延长至 8 ~ 10 个月。全身联合化疗是 ESCLC 治疗的基础与标准治疗，对残存病灶给予局部放疗能改善症状并提供延长生存期的机会。

1. 以化疗为主的综合治疗 ESCLC 是一全身性广泛播散的疾病，对这些患者的治疗是姑息性的。在 ESCLC 患者中，全身化疗的作用是显而易见的，中位生存期的延长使化疗成了此期患者的标准治疗方案。因为患者已不能获得真正的治愈，所以选择理想的姑息性治疗方案是困难的。在选择治疗时，不能仅仅追求肿瘤的杀灭，这就涉及姑息性治疗的疗效评价问题。传统的评价标准是治疗的有效性和生存期，但它们不再是唯一的标准，因为传统意义上的治疗无效的患者可以出现症状的缓解及生活质量的改善。因此，在 ESCLC 患者的姑息性化疗方案的选择上，有效性和生存期是疗效评价的一部分，同样重要的是症状的缓解和生活质量的提高。

（1）单药化疗和联合化疗：SCLC 对多种化疗药物敏感，已如前述。就 ESCLC 患者而言，大多数临床试验显示联合化疗优于单药化疗，其有效率尤其是完全缓解率更高，中位生存期更长，即使是一般状态较差的患者，联合化疗也是可供选择的治疗方式。临床上常用的联合化疗方案。关于联合化疗的一个问题是多少种药物组合为最佳的联合化疗方案。在一个包含有 300 例患者的临床试验中，在预后差的患者中比较四药联合化疗（依托泊苷 + 环磷酰胺 + 甲氨蝶呤 + 长春新碱）与两药联合化疗（依托泊苷 + 长春新碱）的疗效。结果显示，两组的中位生存期（141d 对 137d）或 1 年生存率（12% 对 10%）没有区别，但四联化疗的毒性反应更大。在瑞士进行的一项临床研究中，比较了两联化疗每周方案（卡铂 + 替尼泊苷）与交替化疗（顺铂 + 多柔比星 + 依托泊苷/环磷酰胺 + 甲氨蝶呤 + 长春新碱 + 洛莫司汀）方案的疗效。在两联化疗每周方案得出的生存期没有预期的好时，该试验就提前终止了。迄今为止，没有充分的证据证明哪一个化疗方案是最理想的 ESCLC 患者的姑息性化疗方案。在 ESCLC 患者的姑息性化疗方案中，CAV 和 EP 方案是最为广泛使用的方案，在临床试验中常作为对照的治疗方案。

（2）化疗的剂量强度：动物试验及临床前研究提示，化疗所能取得的治愈率与剂量强度有一定的关系。在 SCLC 的化疗上，剂量强化是一个发展方向，但早期的临床研究并没有取得肯定的结论。虽然有证据表明生长因子支持的强化化疗能有效地延长生存期，但是这种治疗需要一般情况较好的患者，且多为局限期 SCLC 患者。在 ESCLC 患者中，由于有过多的治疗毒性且治疗目的又为姑息性的，研究者们无法强化剂量，从而阻碍了研究的进程。

提高治愈率或有效率的另一途径是应用交替的非交叉耐药的化疗方案。CAV/EP 交替化疗与其中一个和（或）另一个方案单用的比较研究中发现，交替化疗在局限期 SCLC 患者中有一定的生存优势，但在 ESCLC 患者中并没有取得相似的结果。针对 ESCLC 患者的大样本的研究显示，6个周期CAV、3个周期EP或3个周期CAV与3个周期EP交替使用在有效率或生存期方面均没有差别。有研究比较交替CAV和IE（异环磷酰胺＋依托泊苷）方案与序贯的CAV和IE方案，结果显示在生存期方面无显著性差异。交替化疗在ESCLC患者中的作用目前还有待肯定。

（3）化疗的持续时间：有没有一个最理想的ESCLC患者的化疗周期数：ESCLC患者由于存在全身广泛的转移病灶，化疗的应用是否越多越好，以期杀灭更多的肿瘤细胞？有一些研究探讨了ESCLC患者理想的化疗周期数，但它们只将有效率和生存期作为疗效评价的标准，而没有包括症状缓解或生活质量改善等指标。研究显示，ESCLC患者接受6个周期CAV方案化疗有效者如果继续接受8个周期的化疗，可以延长其生存期（372d对259d，$P = 0.006$）。但这是唯一一个显示在姑息性化疗中延长化疗时间有益的临床试验。其他一些包括有ESCLC患者的研究表明，无论是更多周期的诱导化疗，还是有效患者的维持巩固化疗都是没有益处的，延长化疗时间还会增加治疗的毒性。目前大量证据支持短期诱导化疗（4～6个周期）以及针对残存的有症状的病灶做进一步的局部放疗。

（4）挽救性化疗：诱导化疗有效的患者一般在完成治疗后的几个月内复发。证据表明在这种情况下行挽救性化疗能够提供有效地缓解，包括症状的缓解和生活质量的改善。治疗后复发的患者应优先考虑参加临床试验。对治疗结束后2～3个月复发及一般情况较好者，建议应用异环磷酰胺、紫杉醇、吉西他滨等新药治疗；对治疗结束后3～6个月复发者，建议应用伊立替康、长春瑞滨、口服依托泊苷、CAV方案等治疗；对治疗结束后6个月复发者，可考虑应用原治疗方案。

（5）广泛期SCLC顺铂＋依托泊苷化疗方案

1）适应证

广泛期SCLC。

ECOG的PS评分0～3。

2）实验室检查

基准值：血常规，肌酐，肝功能（包括胆红素）。

每次治疗前：血常规，肌酐。

有临床指证：胆红素。

3）化疗前预防用药

DDP每日用量不足50mg时按中等强度致吐性化疗方案处理，每日用量大于50mg时按高强度致吐性化疗方案预防恶心呕吐。

有VP-16过敏史者用氢化可的松和苯海拉明做预处理。

如果DDP剂量＜60mg用100ml生理盐水，当剂量＞60mg时用250ml生理盐水溶解。

如果顺铂毒性大或体弱或大于75岁，则用卡铂替代顺铂。

4）药物：卡铂，剂量AUC5，第1天，剂量＝AUC×（GFR＋25），用法：加入5%葡萄糖溶液250ml中，滴注30min。

5）GFR最好根据核素肾图，否则用以下公式

GFR＝N×（140－年龄）×体重（kg）/血清肌酐（μmol/L） N＝1.04（女）或1.23（男）。

剂量调整和注意事项：见局部进展期NSCLC同步化放疗——顺铂、依托泊苷联合同步放疗。

（6）总之，ESCLC 是一种全身播散性疾病，联合化疗是有效的姑息性治疗手段，也是标准的治疗方案。在化疗方案的选择上，不仅要考虑有效率和生存期，还要考虑症状的缓解和生活质量的改善。CAV 方案和 EP 方案是最为广泛使用的方案，建议使用标准剂量的化疗，没有充分证据表明交替化疗能改善疗效。有证据支持短期诱导化疗（4~6 个周期）以及针对残存的有症状的病灶做进一步的局部放疗。挽救化疗有一定的疗效。

2. 放疗在治疗中的作用　放疗的一个基本原则就是区分对肿瘤患者是给予根治性治疗或是姑息性治疗。对这样一种全身播散性疾病同时又对照射敏感的 ESCLC 来讲，在全身化疗的同时或先后，放疗的参与是一种非常有效的姑息性治疗方法。放疗不仅能有效地缓解症状、改善生活质量，甚至还能延长生存期。对某些急症情况，如脑转移、脊髓压迫综合征及上腔静脉压迫综合征等，放疗的及时参与能取得比化疗更有效和及时的临床效果。

（1）应用姑息放疗时的注意事项：制订患者的姑息放疗方案可能比制订根治性方案更加复杂。这是因为 ESCLC 患者通常都很虚弱，伴发多种器官和心理的疾病，所以常需要局部更加复杂的综合治疗和有力的支持治疗。在选择姑息放疗时，以下的因素需加以综合考虑和判断：①病理确诊：ESCLC 患者一般都有明确的病理诊断，但有两种临床情况需加以重视。第 1 种情况是指既往无恶性肿瘤病史的患者。患者多以脑转移性病灶、脊髓压迫综合征或上腔静脉综合征为首发症状，而这些症状在临床上又都是需要紧急处理的急症。在采用包括放疗在内的任何抗肿瘤治疗方法之前，目前都必须强调获得病理诊断。第 2 种情况是指有明确病理诊断的患者出现单个部位的转移病灶。此时，在姑息性放疗前是否行活检是一个重要的临床问题。ESCLC 患者的远处转移常常是脑和骨骼。在全部脑转移中，单发转移病灶的可能性占 30%~50%。在一组单发脑转移病例中，采用手术切除加术后全脑放疗取得了改善生存的效果。因此在姑息性放疗前，因诊断和治疗原因而给予手术治疗的这类患者可能是有益的。而在所有采用放射性核素骨显像检查发现转移的患者中，单发的骨病灶仅占6%~8%。②患者的预期寿命：在做任何有关姑息性放疗决定时必须考虑患者的预期寿命，这是因为晚期难治性的 ESCLC 患者很少能通过治疗获益。此时采用单次大分割剂量照射也许对患者来说是恰当的。③患者的一般状况和伴发疾病：一般状况是影响及预测患者对放疗反应的重要预后因素。一般状况差者疗效明显不如一般状况较佳者。伴发疾病也会影响患者的放疗效应，在实施放疗前应尽可能地控制伴发疾病。④临床与放射影像学的联系：在实施姑息性放疗时，最为重要的步骤就是照射靶区的准确定位。临床资料和放射影像学资料的相结合能帮助我们对局部病变给予最大治疗效益的放疗。姑息放疗中常用的放射影像评估方法有普通 X 射线片、骨显像、CT、MRI 以及动脉造影、脊髓造影等。对有典型的临床症状和明确的病变部位的患者来说，普通 X 射线片仍是十分有用的一种检查方法，但现今人们越来越多地趋向于将 CT 或 MRI 技术用做最初的检查以替代普通 X 射线片。⑤放射损伤与预期放射效果之间的关系。ESCLC 患者预期寿命短，姑息放疗的目的主要是减轻患者的痛苦，改善其生活质量。因此，姑息放疗一般是采用较少分次较大分割剂量的短程放疗。

（2）姑息放疗的时间、剂量和分割：姑息放疗的设计和实施中选择恰当的时间、剂量和分割是很重要的。一般来讲，姑息放疗采用较少分次较大分割剂量短疗程的放疗过程。一般每次分割剂量为 2.5~3.0Gy，每日照射 1 次，每周照射 5d，总剂量为（30.0~37.5）Gy/（2~3）周。虽然放射生物学已证实这种放疗分割方式可能使晚期放射并发症的发生率增加，但由于绝大多数患者的生存期都很短而没有观察到这些毒性，所以这种治疗方式还是经常应用的。但需注意，统计表明仍有约 10% 的患者在接受姑息性治疗后能存活 1 年以上，因此不加选择地对所有的患者使用这种治疗方法就有可能导致一些生存期较长的患者出现晚期并发症。所以，对预期寿命较长的患者应该区别对待，以免产生晚期并发症。

3. 胸腔内病灶的姑息性放疗　SCLC 对化疗极其敏感，ESCLC 患者在经过 4 ~ 6 个周期全身化疗后，总的有效率可达 50% ~ 70%，完全缓解率可达 20% ~ 40%。但缓解期短，一般在数月内复发，不到 10% 的患者在确诊后能存活 2 年。因此，对胸腔内的残存病灶行放疗就有可能使得仅以胸腔病灶复发作为其治疗失败唯一原因的患者改善预后。

（1）胸腔内残存病灶姑息性放疗的照射范围：ESCLC 患者在经过有效的全身化疗之后，对胸腔内的残存病灶行姑息性放疗能有效地改善患者的局部控制情况，进而有可能改善生存。由于 SCLC 对照射敏感，对 ESCLC 来讲放疗又是姑息性的，因此对胸腔内残存病灶的照射范围就无需行淋巴引流区的预防性照射，仅需包括临床可见的肿瘤病灶及周围 1.5 ~ 2.0cm 的正常组织。

（2）胸腔内残存病灶姑息性放疗的时间、剂量和分割：ESCLC 患者经过 4 ~ 6 个周期化疗后，对胸腔内残存病灶行巩固性放疗，能减少局部残存病灶的复发。在放疗的实施中，对具体的时间、剂量和分割有一定的讲究。对全身其他病灶获得完全缓解、一般情况较好和预期寿命较长的患者，可给予与局限期小细胞肺癌一样的放疗。而对全身其他病灶未获得完全缓解、一般情况较差和预期寿命较短的患者，就可仅给予大分割少分次短疗程的放疗以缓解症状改善生活质量，如 30Gy/（10 次 · 2 周）或 37.5Gy/（15 次 · 3 周）等放疗方案。

（3）胸腔内残存病灶姑息性放疗的时机：ESCLC 为全身广泛性疾病，全身化疗是治疗的基础。胸腔内残存病灶的放疗一般应在化疗有效控制之后才予应用，也就是说，在 4 ~ 6 个周期化疗后再考虑采用放疗。在全身其他病灶获得完全缓解的患者，采用胸部残存病灶的放疗能减少胸腔内的复发，进而可能延长生存期；在全身其他病灶未获得完全缓解的患者，胸腔病灶的放疗亦能取得缓解症状及改善生活质量的效果。

（4）总之，对 ESCLC 患者而言，经过 4 ~ 6 个周期全身化疗以后，如果全身其他病灶获得完全缓解，对胸腔残存病灶建议给予与 LSCLC 一样的放疗，照射范围仅包括临床可见的肿瘤病灶外加周围 1.5 ~ 2.0cm 的正常组织；如果全身其他病灶未获得完全缓解，则对胸腔残存病灶建议给予姑息性放疗，如 30Gy/（10 次 · 2 周）或 37.5Gy/（15 次 · 3 周）等方案。

4. 脑转移的放疗　SCLC 患者在确诊时约有 10% 出现脑部转移病灶，在其病程中有 25% ~ 35% 的患者将出现脑转移。如果未给予预防性全脑照射，随着 SCLC 患者生存期的延长，存活 2 年以上的患者出现脑转移率将达到 50% ~ 80%。脑转移病灶的出现往往有显著的临床症状，使得患者及其家属痛苦不堪，而超过半数的患者最终将死于脑转移。因为脑转移病灶是造成 ESCLC 患者并发症和死亡的重要因素之一，所以对这些患者必须仔细地评估和治疗，以期改善患者的生活质量和延长生存期。

（1）自然病程及预后因素：肺癌患者脑转移半数以上为多发病灶，尸检后的发生率可能更高。肺癌患者一般以多发性脑转移病灶为典型表现。肺癌发病到出现脑转移的时间比其他组织部位（如乳腺、直肠）相对较短。ESCLC 患者的脑转移更常见和更广泛。若不治疗，所有脑转移患者的中位生存期为 4 ~ 8 周，而经过积极治疗后可达到 3 ~ 6 个月，少数患者可有 1 年或 2 年的生存率。有报道显示，1 292 例经 CT 证实的脑转移患者的 6 个月、1 年和 2

年的生存率分别为 36%、12% 和 4%，该作者还报道了患者的一般状况、对糖皮质激素的反应、全身肿瘤活跃的程度以及血清 LDH 水平的高低是仅次于治疗方法而对患者生存有影响的预后因素。单纯给予糖皮质激素治疗的患者中位生存时间只有 1.3 个月，而接受放疗的患者能达到 3.6 个月。美国肿瘤放射治疗协作组（RTOG）提出的较佳预后因素有：Karnofsky 评分（90~100）、原发病灶状况（消失或控制）、患者年龄（<60 岁）、神经功能（1 级）、脑是唯一转移部位、转移灶的数量（单个）。具有其中 4 项者 6 个月的生存率达 52%，而缺乏者则不到 10%。

（2）临床表现和诊断：ESCLC 患者脑转移的诊断应该以病史、神经系统检查和相关的影像学检查为基础。临床表现有头痛（超过 50%）、乏力（40%）、癫痫发作（15%）、感觉丧失以及共济失调等。通常患者是由其家属注意到他们嗜睡、情绪不稳以及行为异常而被发现的。体检可能会发现具体的神经系统体征，但这些体征往往并不重要。因为患者表现的症状和体征并不能与其他颅内占位性病变相区别，所以仅靠临床检查不能作为诊断的依据。除此之外，代谢紊乱、癌性脑膜炎和副瘤综合征也能表现出与脑转移相似的症状。对上述情况应加以鉴别。脑部 CT 和 MRI 都是敏感性和特异性很高的诊断方法，它们不仅用于脑转移的诊断，还用于脑转移的治疗计划的制订、评价治疗的效应以及随访、治疗脑转移的复发和并发症。

（3）治疗

1）一般处理：为了避免并减轻神经系统的进行性损伤，ESCLC 患者一经确诊发生脑转移则必须及时地进行治疗，此为临床上的急诊处理对象。防止神经功能的进一步恶化远比恢复已丧失的神经功能有价值。患者生活质量的改善取决于医生所采取的治疗措施。当患者发生颅内高压时，最初的标准治疗方法是给予糖皮质激素（地塞米松、甲泼尼龙或泼尼松）和脱水利尿剂（呋塞米、甘露醇等）。临床一般用法为 20% 甘露醇 125~250ml 加上地塞米松 5~10mg，静脉滴注，每日 1 次，严重者可每日 2 次或 3 次。需注意的是，糖皮质激素应随放疗结束后逐渐减量至能控制神经症状的最低剂量，渐至停止使用。抗癫痫药物治疗（苯妥英钠、卡马西平等）在治疗脑转移中不应作为一种常规治疗，仅在癫痫发作时使用。

2）脑转移的放疗：在明确脑转移后或对伴有颅内高压的患者作一般处理的同时，应立即给予全脑放疗。一般应用直线加速器所产生的 4~6MV 的 X 射线进行全脑外照射。常规采用双侧水平野对穿照射，上界、前界和后界在皮肤外缘，下界一般应延伸至第 2 颈椎的水平。最佳的时间、剂量分割目前尚无一致的结论，建议的总剂量为（30.0~36.0）Gy/［（10~13）次·（2~2.5）周］。

3）脑转移放疗后复发脑部病灶的再程放疗：ESCLC 患者脑转移经全脑放疗后仍有 30%~50% 的患者会出现脑部复发。一旦出现复发则预后非常差，中位生存期不到 6 个月。然而也有很少一部分患者经积极有效的治疗后有较长的生存期。因此，选择恰当的病例进行治疗仍有一定的收益。全身化疗无明显效果，局部再程放疗有一定的疗效。进行再程放疗的患者需有较长的预期寿命，距离上次脑部放疗至少 4 个月以上且以神经系统功能损伤为主要临床表现。再程放疗的方式有几种可供选择。第 1 种为针对脑部多发转移病灶的全脑放疗。建议的总剂量为 25.0Gy/（10 次·2 周）。第 2 种为针对脑部单发病灶的局部放疗。可行局部病灶的分次适形放疗或立体定向放射外科治疗（即所谓的 γ 刀治疗或 X 刀治疗）。鉴于患者短的中位生存时间和治疗的便利性，建议采用立体定向放射外科治疗。

（4）总之脑转移病灶是造成 ESCLC 患者死亡的重要原因之一，对该部分患者进行积极地治疗，可改善患者的生活质量并可能延长其生存期。当患者有颅内高压症状时，开始的标准治疗方法是给予糖皮质激素（地塞米松、甲泼尼龙或泼尼松）和脱水利尿剂（呋塞米、甘露醇等）等对症处理。同时应给予全脑放疗，建议的总剂量为（30.0 ~ 36.0）Gy/［（10 ~ 13）次·（2 ~ 2.5）周］。对脑转移放疗后脑部复发的处理，对选择的病例可考虑行再程放疗。

5. 预防性全脑照射在 ESCLC 中的应用　预防性全脑照射可以减少 LSCLC 患者的脑转移率，延长其总生存时间。在过去的几十年中，这种方法并未应用到 ESCLC 的治疗中。最近的一项研究打破了这种局面，预防性全脑照射同样能够降低 ESCLC 患者的脑转移率，延长其生存时间。这项研究是由欧洲肿瘤研究和治疗组织（EORTC）发起的。研究者将 286 例经标准化疗后获得任何程度缓解的 ESCLC 患者随机分为接受或不接受 PCI 两组，PCI 组患者在化疗完成后 4 ~ 6 周内开始治疗。两组患者的均衡性良好，75.5% 的 PCI 组和 76.9% 的对照组患者在随机分组时均存有胸部病灶，69.2%（PCI 组）和 72.7%（对照组）的患者在分组时存在远处转移。结果显示，PCI 组患者发生脑转移的可能性更小，总的生存时间更长。PCI 组中位随访 170d，16.8% 的患者出现脑转移，而对照组中位随访 156d，41.3% 的患者发生脑转移，PCI 组出现脑转移症状的风险降低了 73%，有统计学意义，这是该研究的主要方向。在 1 年时 PCI 组 14.6% 的患者出现了 1 个或多个有症状的脑转移瘤，而对照组为 40.4%。对于无治疗失败生存率，PCI 组也具有边缘性的统计学意义，6 个月时 PCI 组 23.4% 的患者无疾病进展，而对照组为 15.5%。总生存率的效果则更为显著，接受 PCI 患者的 1 年生存率为 27%，而对照组仅为 13%。急性毒性反应是轻微的，最常见的为头痛，少数患者出现恶心、呕吐。生活质量两组间并无明显差别。

根据这项研究的结果，研究者认为，化疗后达到缓解的 ESCLC 患者从现在起就应当常规地接受 PCI。无论对局限期还是广泛期小细胞肺癌，PCI 都是明智的选择。

6. 预后　肺癌的预后取决于早发现、早治疗。隐性肺癌早期治疗可获痊愈。

一般认为鳞癌预后较好，腺癌次之，小细胞未分化癌较差。近年来用综合治疗后小细胞未分化癌的预后有了很大改善。

（四）非小细胞肺癌的化疗

1. 非小细胞肺癌的治疗原则

（1）Ⅰa 期（$T_1N_0M_0$）：手术探查和切除，纵隔淋巴结采样或清扫。

1）R_0 切除：观察随访；高危患者 + 可辅助化疗（高危患者包括：低分化癌、侵犯脉管、楔形切除术、肿瘤靠近切缘）。

2）R_1，R_2 切除：再手术或手术 + 化疗（化疗为 3 类建议）；化疗或化疗 + 放疗（化疗为 3 类建议）；或放疗（2 类）。

说明：R_0 = 无肿瘤残留，切缘阴性；R_1 = 镜下肿瘤残留，切缘阳性；R_2 = 肉眼肿瘤残留。

（2）Ib 期（$T_2N_0M_0$）：手术探查和切除，纵隔淋巴结采样或清扫。

1）R_0 切除：观察，或辅助化疗。

2）R_1，R_2 切除：再切除→化疗，或放疗 + 化疗。

（3）Ⅱ 期（Ⅱa：T_1N_1，Ⅱb：T_2N_1）：手术探查和切除，纵隔淋巴结采样或清扫。

1）R_0：无不良因素——辅助化疗；有不良因素——辅助化疗，或放疗＋化疗（不良因素包括：纵隔淋巴结清扫不充分、包膜外侵犯、多个肺门淋巴结阳性、肿瘤靠近切缘）。

2）R_1，R_2：再切除→化疗，或放疗＋化疗。

（4）临床分期：$T_{1\sim3}N_{0\sim1}$，术中发现为 N_2（Ⅲa 期）

1）R_0：化疗，或化放疗＋化疗。

2）R_1，R_2：化放疗→化疗。

（5）肺上沟癌：（$T_{3\sim4}N_{0\sim1}$，肺上沟瘤难区分 T_3 和 T_4）

1）可切除：术前同步化放疗→手术切除→辅助化疗。

2）接近可切除：先行同步化放疗，如肿痛缩小后可切除者则手术→化疗；仍不可切除者完成根治性化放疗。

3）不可切除：根治性同步化放疗。

（6）胸壁、接近气道或纵隔（$T_{3\sim4}N_{0\sim1}$）

1）可直接手术（首选），或同步化放疗，或化疗，或放疗后再手术。

2）R_0 切除：辅助化疗。

3）R_1 或 R_2：再切除→化疗，或放疗＋化疗。

（7）Ⅲa 期（$T_{1\sim2}$：N_2M_0）

1）根治性同步化放疗或诱导性化疗 ± 放疗，治疗后。

2）无进展：手术＋辅助化疗＋放疗（如未曾）。

3）如果经化疗或放疗疾病进展，则放疗（如未曾）± 化疗。

（8）Ⅲa 期（$T_3N_2M_0$）：根治性同步化放疗。治疗效果较好者可以评价手术的可能性。

（9）Ⅲb 期（$T_4N_0\sim1$）

1）可切除的卫星灶：手术→化疗。

2）可切除的非卫星灶：同步化放疗或诱导化疗→手术。

R_0：辅助化疗；R_1，R_2：放疗（如未曾）＋化疗。

3）直接手术：R_0，辅助化疗 ± 放疗；R_1，化放疗＋化疗；R_2，同步化放疗＋化疗。

（10）Ⅲb 期（$T_4N_{0\sim1}$）不可切除，无胸水：同步化放疗→化疗。

（11）Ⅲb 期（$T_{1\sim3}N_3$）：同步化放疗→巩固化疗。

（12）Ⅲb 期（$T_4N_{2\sim3}$）

1）对侧纵隔淋巴结（－），同侧纵隔淋巴结（＋）：同步化放疗＋巩固化疗。

2）对侧纵隔淋巴结（＋）：同步化放疗→巩固化疗。

（13）ⅢB 期：T_4－胸腔或心包腔积液。

1）如有指征胸穿或心包穿刺＋胸腔镜，确定积液性质，如为阴性，按上述相应的 TNM 分期进行处理。

2）如为阳性，必要的局部治疗（如胸膜固定术、引流术、心包开窗术），并按Ⅳ期肺癌治疗。

（14）Ⅳ期～M_1 单发转移：

1）脑转移治疗

A. 切除脑转移灶 ± 放疗（全脑放疗，或立体定向放疗）；或立体定向放疗 ± 全脑放疗。

B. 肺部病变为 $T_{1\sim2}$：$N_{0\sim1}$，或 T_3N_0 者：肺肿瘤切除→化疗；或先化疗→肺肿瘤切除。

C. 如肺部肿瘤难以切除，如 $T_{1~2}N_2$；$T_3N_{1~2}$；任何 TN_3；T_4 任何 N：全身治疗（化疗和最佳支持治疗）。

2）肾上腺转移

A. 首先做细针穿刺或切除活检，经病理确诊如果根据 T 和 N 分期，肺部病灶有切除治愈可能，则切除肾上腺转移灶（3 类）。或者做全身治疗。

B. 肺部病变为 $T_{1~2}N_{0~1}T_3N_0$ 者：肺肿瘤切除后化疗，或先化疗后肺肿瘤切除。

C. 如肺部病变为 $T_{1~2}N_2$；$T_3N_{1~2}$；任何 TN_3；T_4 任何 N：全身治疗一线化疗和最佳支持治疗。

（15）Ⅳ期（MI）——弥漫病变：全身化疗和最佳支持治疗。

1）PS0~1：贝伐单抗+化疗（需符合的条件：非鳞癌、无咯血史、无未治疗的中枢神经系统转移。贝伐单抗不单独应用，只有初始时与化疗联合者才可做维持应用）。

非鳞癌：顺铂+培美曲塞；西妥昔单抗+长春瑞滨+顺铂［要符合的条件：有胸水的ⅢB 期、Ⅳ期 NSCLC，EGFR 免疫组化阳性（≥1 个阳性肿瘤细胞），≥18 岁，ECOG $PS_{0~2}$，无脑转移，未接受过化疗或抗 EGFR 治疗］。

2）PS 2：西妥昔单抗+长春瑞滨+顺铂（符合上述条件）；化疗。

3）PS 3~4：最佳支持治疗。

（16）全身化疗注意事项

A. 第 1 周期结束后进行疗效评价（3 类），如果有效或稳定，开始第 2 周期，再次评价疗效，如仍有效或稳定，则完成共计 4~6 周期（推荐）化疗，或持续化疗直到疾病进展（2B 类），或用培美曲塞维持治疗（非鳞癌者）（2B 类）。

B. 如在化疗第 1 周期或第 2 周期化疗后疾病进展：PS 0~2 者则开始二线、三线治疗；PS 3~4 者最佳支持治疗。

C. 一线治疗停止后复发者：PS 0~2 者则开始二线、三线治疗；PS 3~4 者最佳支持治疗。

D. 二线治疗：如果化疗 1 或 2 周期后进展，且 PS 0~2，可进行二线治疗，均为单药治疗，选以下其一：多西他赛、培美曲塞、厄洛替尼、吉非替尼。

E. 三线治疗：如果经二线治疗后，病情又有进展且 PS 0~2，可接受三线治疗厄洛替尼；吉非替尼。

F. 经过三线治疗，如再度进展且 PS 0~2，最佳支持治疗或 Ⅰ/Ⅱ 期临床试验。

G. 在开始或治疗过程中，一旦出现了 PS 评分 3~4，则只做最佳支持治疗。

2. 与放疗联合的化疗方案

（1）同步化放疗方案

顺铂 $50mg/m^2$，第 1，第 8，第 29，第 36 天。

依托泊苷 $50mg/m^2$，第 1~5 天，第 29~33 天同步胸部放疗，总量 61Gy。

顺铂 $100mg/m^2$，第 1，第 29 天。

长春花碱 $5mg/m^2$，每周 1 次×5。

同步放疗，总量 60Gy。

紫杉醇 45~$50mg/m^2$，1h，每周 1 次。

卡铂 AUC2，30min 滴注，每周 1 次。

同步胸部放疗 63Gy/7 周（2B 类）。

随机研究结果支持全量顺铂，含卡铂方案未得充分验证。

（2）序贯化疗，放疗方案

顺铂 100mg/m²，第 1，第 29 天。

长春花碱 5mg/m²，第 1，第 8，第 15，第 22，第 29 天。

然后于第 50 天开始放疗，30 次共 60Gy。

紫杉醇 200mg/m²，2h，每 3 周 1 次，2 周期。

卡铂 AIJC6，2 周期。

然后，于第 42 天开始胸部放疗，共 63Gy。

（3）同步化放疗，随后化疗

顺铂 50mg/m²，第 1，第 8，第 29，第 36 天。

依托泊苷 50 mg/m²，第 1～5 天，第 29～33 天。

同步胸部放疗，总量 61Gy。

化放疗结束后 4～6 周，多西他赛 75 mg/m²，每 21d 重复，共 3 周期。

紫杉醇 45～50 mg/m²，每周 1 次。

卡铂 AUC2，每周 1 次。

同步胸部放疗 63Gy。

之后，紫杉醇 200mg/m² + 卡铂 AUC6，共 2 周期。

3. 晚期或转移性 NSCLC 全身治疗原则

（1）晚期 NSCLC 药物治疗价值

1）治疗前的肿瘤分期、体重减轻、PS 和性别等基本情况能预测生存期。

2）与最佳支持治疗相比，以铂类为基础的化疗更能延长生存期、改善症状并提高生活质量。

3）在适合化疗的患者中，新型药物与铂类的二联化疗代表了目前的治疗成就：总有效率（ORR）25%～35%，疾病进展时间（TTP）4～6 月，中位生存时间 8～10 月，1 年生存率 30%～40%，2 年生存率 10%～15%。

4）体格好的老年患者也可接受适当的化疗。

5）年迈体弱者（PS 3～4）难以从化疗中获益。

6）以铂类为基础的联合方案中，没有哪一个方案比其他方案明显优越。

（2）一线治疗

1）化疗或化疗 + 贝伐单抗适用于 PS 0～1 的晚期或复发性：NSCLC。

2）西妥昔单抗 + 长春瑞滨棚顷铂用于 PS 0～2、符合西妥昔单抗使用条件的晚期或复发性 NSCLC。

3）目前有证据表明，在非鳞癌方面顺铂/培美曲塞比顺铂/吉西他滨方案有较好的疗效和较小的毒性。

4）首先推荐两药方案，增加一个细胞毒药物（三药方案）不能延长生存，除了初治 PS0～1 的 NSCLC 在两药的基础上加用贝伐单抗或西妥昔单抗。

5）PS 2 或老年患者，可选择单药或以铂类药为基础的联合化疗。

6）PS 3 或 4 者不适于全身化疗。

7）对于局部进展期 NSCLC，化放疗优于单一放疗，同步化放疗优于序贯应用。

8）对晚期、不能治愈的疾病，含顺铂的联合化疗优于最佳支持治疗，可延长中位生存期 6～12 周，可使 1 年生存率提高 1 倍（绝对值提高 10%～15%）。

9）顺铂或卡铂可与以下任一种化疗药物联合应用都有一定疗效：紫杉醇、多西他赛、吉西他滨、长春瑞滨、伊立替康、依托泊苷、长春花碱和培美曲塞。

10）如果有资料证明非铂类的新药联合方案（如：吉西他滨/多西他赛）有一定疗效和可耐受的毒性，就可成为一种备选化疗方案。

11）如果明确有 EGFR 活化突变或基因扩增且患者无吸烟史，可考虑 EGFR – TKI（厄洛替尼或吉非替尼）±化疗（2B 类）。如果发现有 KRAS 突变，则不用 EGFR – FKI 类药物。

（3）二线治疗

1）在一线治疗过程中或结束后疾病进展者，多西他赛、培美曲塞、厄洛替尼或吉非替尼单药已被确立为二线治疗药物。

2）在延长生存期和提高生活质量方面，多西他赛优于最佳支持治疗、长春瑞滨或 IFO 化疗。

3）培美曲塞与多西他赛疗效相当，但前者的毒性更小。

4）厄洛替尼比最佳支持治疗更有效，能显著延长生存期，推迟症状恶化出现。

（4）三线治疗：与最佳支持治疗相比，厄洛替尼能延长生存期。

（彭　冰）

第九章

腹部肿瘤

第一节　胃癌

胃癌是全世界及我国最常见的恶性肿瘤。近年来，胃癌发病率在世界范围内有明显下降的趋势，多数国家胃癌发病率下降40%以上。尽管近年来胃癌发病率有所下降，但在各种恶性肿瘤中仍居首位。我国是胃癌的高发区，由于广大医务工作者的不懈努力，在胃癌的理论基础、临床诊断和治疗研究等方面均取得了长足的进步，其5年和10年生存率逐渐提高。胃癌生存率主要依赖于各种诊断技术的进步和治疗方法的改进，综观国内各大医院胃癌切除术后5年生存率，差距甚大，一般综合性医院约为30%，而某些专科医院可多达50%。因此，如何提高胃癌手术的根治性，开展合理的综合治疗，推广较成熟的治疗方案，有待临床工作者共同努力。

一、诊断要点

胃癌起病隐匿，早期诊断困难，待出现明显的临床症状再做出诊断时，大多已为进展期，胃癌的早期诊断是提高治疗效果的关键。因为早期胃癌无特异性临床症状，所以临床医师应高度重视患者的非特异性症状，对于以下症状应及早进行相关检查：慢性胃炎患者的症状近期内加重，40岁以上无胃病史，近期内出现上腹疼痛不适、呕血、黑便、消瘦等症状，患有慢性萎缩性胃炎伴肠上皮化生、胃息肉、胃溃疡、糜烂性胃炎以及手术后残胃，尤其有胃癌家族史。

（一）临床症状表现

早期胃癌多无症状，或者仅有一些非特异性的消化道症状，因此仅凭临床症状，诊断早期胃癌十分困难。

进展期胃癌最早出现的症状是上腹痛，常同时伴有纳差、厌食、体重减轻。腹痛可急可缓，开始仅为上腹饱胀不适，餐后更甚，继之有隐痛不适，偶呈节律性溃疡样疼痛，但这种疼痛不能被进食或服用抑酸药缓解。患者常有早饱感及软弱无力。早饱感或呕吐是胃壁受累的表现，皮革胃或部分梗阻时这种症状尤为突出。

胃癌发生并发症或转移时可出现一些特殊症状。贲门癌累及食管下段时可出现吞咽困难，并发幽门梗阻时可有恶心呕吐，溃疡型胃癌出血时可引起呕血或黑便，继之出现贫血。胃癌转移至肝可引起右上腹痛、黄疸和（或）发热，转移至肺可引起咳嗽、呃逆、咯血，累及胸膜可产生胸腔积液而发生呼吸困难，侵及胰腺时，可出现背部放射性疼痛。

（二）体征

早期胃癌无明显体征，进展期在上腹部可扪及肿块，有压痛。肿块多位于上腹偏右相当于胃窦处。如肿瘤转移至肝可使肝肿大及出现黄疸，甚至出现腹水。腹膜有转移时也可发生腹水，出现移动性浊音。侵犯门静脉或脾静脉时有脾大。有远处淋巴结转移时可扪及 Virchow 淋巴结，质硬不活动，肛门指检在直肠膀胱凹陷可扪及一板样肿块。一些胃癌患者可以出现伴癌综合征，包括反复发作的表浅性血栓静脉炎及过度色素沉着、黑棘皮病、皮肌炎、膜性肾病，累及感觉和运动通路的神经肌肉病变等。

（三）胃癌的 X 线诊断

1. 胃钡餐造影　X 线征象主要有龛影、充盈缺损、黏膜皱襞的改变、蠕动异常及梗阻性改变。

2. 胃双重造影法　早期胃癌可见表面不光滑、边缘清晰、小的充盈缺损。龛影底部呈结节状，周边黏膜集中或仅表现为胃小区融合。

（四）胃癌的内镜诊断

1962 年日本内镜学会提示早期胃癌的概念，后被国际公认，其定义指癌组织浸润深度仅限于黏膜层或黏膜下层，而不论有无淋巴结转移，也不论癌灶面积大小。如符合上述条件伴癌灶直径 5.1~10mm 称为小胃癌（SGC），直径小于 5mm 者为微小胃癌（MGC）。原位癌系指癌灶仅限于腺管内，未突破腺管基底膜，如内镜活检证实为胃癌无误，但手术切除标本病理连续切片未发现癌为"一点癌"。内镜下胃癌最后诊断的确定均有赖于病理诊断，因此内镜下取活检更为重要。

（五）胃癌的超声波诊断

Yasudak 于 1995 年报道 641 例胃癌用超声内镜作术前检查的经验。经术后手术标本的病理检查复核，对浸润深度诊断的正确率为 79.6%。其中早期胃癌的诊断准确率达 84.9%，而对转移的区域淋巴结的检出率为 55%，认为应用超声内镜检查有助于决定对早期胃癌是否施行内镜下切除术。

（六）胃癌的 CT 诊断

胃癌在 CT 的表现与胃癌各型的大体病理形态改变基本上是一致的。与钡餐和胃镜相比较，CT 既能显示肿瘤腔内生长情况，又能显示肿瘤向腔外生长侵犯周围器官和远处转移的情况。胃癌的 CT 分期见表 9-1。

表 9-1　1981 年 MOSS 参照临床分期提出如下 CT 分期

分期	CT 表现
I 期	腔内肿块，胃壁增厚小于 1cm，无转移
II 期	胃壁增厚超过 1cm，无周围脏器侵犯和转移
III 期	胃壁增厚超过 1cm，伴有邻近器官直接侵犯，但无远处转移
IV 期	胃壁增厚伴远处转移，有或无邻近脏器侵犯

上述 CT 分期对胃癌术前手术切除性评估有重要的指导作用，凡 CT 发现有远处淋巴结转移和脏器转移或多脏器侵犯等，即 CT 认为不可切除的，其可靠性大，可避免不必要的外

科剖腹探查。

（七）胃癌生化免疫检查

常用的肿瘤标志物有 CEA、CA19 - 9、CA125、CA724，但经过多年的临床实践，证实上述标志物检查阳性常见于肿瘤较大或有远处转移的进展期胃癌，对早期胃癌的诊断阳性率 <5%，在可切除的病例中其阳性率也不超过 23%。

二、病理学分型及临床分期

（一）大体类型

根据胃癌大体形态，临床上可分为早期胃癌和进展期胃癌。

1. 早期胃癌（early gastric carcinoma，EGC） 凡是病变仅侵及黏膜或黏膜下层，不论病灶大小和有无淋巴结转移均称为早期胃癌。癌灶直径 5.1~10mm 的早期胃癌称为小胃癌，约占早期胃癌的 15%，癌灶直径在 5mm 以下的早期胃癌称为微小胃癌，约占早期胃癌的 10%，一点癌（或称为超微小胃癌）是指胃镜检查黏膜活检证实为癌，而在手术后切除的胃标本上未能找到癌的病例。直径大于 40mm 的早期胃癌称为浅表广泛型早期胃癌，此型胃癌的定性诊断与病变范围的确定同等重要，因为容易造成手术切缘的癌残留。早期胃癌的肉眼形态可分为 3 型（表 9 - 2）。

表 9 - 2 早期胃癌肉眼分型

Ⅰ型　隆起型	
Ⅱ型　浅表型	Ⅱa　病变平坦
	Ⅱb　病变稍凹陷
	Ⅱc　病变稍隆起
Ⅲ型　凹陷型	
混合型	Ⅱa + Ⅱc
	Ⅱc + Ⅱa
	Ⅱc + Ⅲ
	Ⅱc + Ⅱa + Ⅲ
	Ⅲ + Ⅱa
	Ⅲ + Ⅱc

2. 进展期胃癌（advanced gastric caranoma，AGC） 又称中晚期胃癌，是指病变超过黏膜下层，侵犯肌层甚至更远。进展期胃癌常有淋巴结转移、邻近组织器官的浸润或远隔脏器的转移，分期较晚。Borrmann 分型法将 AGC 分为 4 型。

（1）Borrmann Ⅰ型（结节型或巨块型）：较为少见，约为进展期胃癌的 6% ~8%。突入胃腔的癌肿外形呈结节状、巨块状、菌伞状或菜花状，亦为隆起型进展期胃癌。癌肿具有明显的局限性。癌肿边界清楚，癌周胃壁浸润范围亦较小，镜检观察，一般多在 10mm 以内。

（2）Borrmann Ⅱ型（溃疡局限型）：本型约占进展期胃癌的 30% ~40%。癌肿呈略隆起的溃疡型，癌周为环堤，呈局限型。癌肿基底与健胃界限亦很清楚。镜检观察，癌周胃癌浸润范围不超过 20mm。

（3）Borrmann Ⅲ型（溃疡浸润型）：此型最常见，约占进展期胃癌的 45% ~48%。癌中心为溃疡，癌周环堤有明显的癌组织向周围浸润，环堤为边缘不清楚的斜坡状。环堤基底与健胃界限不清楚。

（4）Borrmann Ⅳ型（弥漫浸润型）：约占进展期胃癌的15%。癌细胞与胃壁各层弥漫型浸润生长，胃壁增厚，不向胃腔内隆起亦不形成溃疡。肿瘤组织与健胃界限不清楚。临床上很难确定，当肿瘤组织浸润累及全胃时，整个胃壁肥厚，胃腔缩小而僵硬，呈皮革状，称为皮革状胃癌（皮革胃）。本型胃癌恶性程度高，较早发生淋巴转移。

（5）Borrmann Ⅴ型：为不能分型的胃癌，少见。主要包括两种类型的肿瘤：其一为不能列入 Borrmann Ⅰ～Ⅳ型中的任何一型的胃癌，形态特征为癌腔向胃腔内突出，呈结节型，但其基底部有浸润，顶部可有浅表溃疡。另一种为类似早期胃癌的进展期胃癌，即在术前胃镜、术后大体标本观察时，均诊断为早期胃癌。但病理组织学检查确诊为进展期胃癌，另外极其罕见的向胃外生长的胃癌亦应列入此型。

（二）组织学类型

在组织学上，有若干不同的分类方法，主要有以下几种。

1. 世界卫生组织分类（WHO）分类法

（1）乳头状腺癌。

（2）管状腺癌。

（3）低分化腺癌。

（4）黏液腺癌。

（5）印戒细胞癌。

（6）未分化癌。

（7）特殊型癌，包括类癌、腺鳞癌、鳞状细胞癌、小细胞癌等。目前我国胃癌的组织学分型也多采用上述分类方法。

2. 芬兰 Lauren 分类法

（1）肠型胃癌　见表9-3。

（2）弥漫性胃癌　见表9-3。

（3）混合型胃癌。

表9-3　肠型胃癌和弥漫性胃癌的比较

项目	肠型胃癌	弥漫性胃癌
组织发生学	肠上皮化生上皮	正常胃黏膜上皮
流行病学	胃癌高发区多见，与环境因素有关	胃癌低发区多见，与遗传因素有关
性别	男性多见	女性多见
年龄	多发于老年	多发于中、青年
好发部位	胃窦、贲门	胃体
大体类型	结节型多见，其次为溃疡限局型和溃疡浸润型	溃疡浸润型多见，其次为结节型和溃疡限局型
浸润范围	局限	广泛
癌旁黏膜	广泛萎缩性胃炎伴肠上皮化生	无或小片萎缩性胃炎伴肠上皮化生
预后	较好	较差

（三）临床分期

TNM 分期

我国现在胃癌的分期标准参照 1986 年初在夏威夷 UICC、AJCC 及 JRS 共同召开的部分国家代表参加的联席会议通过的胃癌分期标准。这一分期主要特点是：强调肿瘤的浸润深度，转移淋巴结至原发癌边缘的距离，以及将 12、13、14、16 组等淋巴结转移（N_3、N_4）作为远处转移（M）。

T：肿瘤浸润深度

T_1：浸润至黏膜或黏膜下

T_2：浸润至肌层或浆膜下

T_3：穿透浆膜层

T_4：侵及邻近结构或腔内扩展至食管、十二指肠

N：淋巴结转移状况

N_0：无淋巴结转移

N_1：距肿瘤边缘 3cm 以内的淋巴结转移

N_2：距肿瘤边缘 3cm 以外的胃周淋巴结转移，包括胃左、肝总、脾及腹腔动脉周围淋巴结转移

M：远处转移的状况

M_0：无远处转移

M_1：有远处转移，包括第 12、第 13、第 14、第 16 组淋巴结转移

如原发肿瘤局限于黏膜层而未累及黏膜固有层者为原位癌，以 Tis 表示，当肿瘤为 $TisN_0M_0$ 时即为原位癌，也可称为 0 期。

根据上述定义，各期划分如下。

Ⅰ期：

Ⅰa：$T_1N_1M_0$

Ⅰb：$T_2N_0M_0$、$T_1N_0M_0$

Ⅱ期：$T_3N_0M_0$、$T_2N_1M_0$、$T_2N_0M_0$

Ⅲ期：

Ⅲa：$T_4N_0M_0$、$T_3N_1M_0$、$T_2N_2M_0$

Ⅲb：$T_4N_1M_0$、$T_3N_2M_0$

Ⅳ期：$T_4N_2M_0$、TNM_1

三、治疗原则、程序与方法选择

（一）可手术切除的胃癌

目前治疗胃癌的手术方法有：内镜黏膜切除术（EMR），腹腔镜胃切除术，胃癌改良根治术 A 和 B（MG－A、MG－B）、标准胃癌根治术（D_2）、扩大胃癌根治术（D_3 或 D_4），对于各期的胃癌治疗应利用个体化治疗原则，遵循一定的程序，选择正确的手术方式方法。见表 9－4～表 9－9。

表9-4 胃切除类型

术式	切除范围	淋巴结清扫范围
MG-A	小于2/3	D_1 + N0.7
MG-B	小于2/3	D_1 + N0.7, 8a, 9
标准根治术	大于或等于2/3	D_2
扩大根治术	大于或等于2/3联合切除	D_2 或 D_3

表9-5 Ⅰa期胃癌的术式选择

浸润深度	组织学分型	大小	推荐术式
黏膜层（M）	分化好	小于2cm	EMR
黏膜层（M）	其他		
黏膜下层（SM）	分化好	小于1.5cm	MG-A
黏膜下层（SM）	其他		MG-B

表9-6 Ⅰb期（T_1N_1、T_2N_0）治疗方案

浸润深度	大小	淋巴结	推荐术式
T_1（M、SM）	小于2cm	N_1	MG-B
T_1（M、SM）	大于或等于2.1cm	N_1	标准根治术
T_2（MP、SS*）		N_0	标准根治术

注：*MP为肌层，SS为浆膜下层。

表9-7 Ⅱ期（T_1N_2、T_2N_1、T_3N_0）治疗方案

浸润深度	淋巴结	推荐术式
T_1	N_2	标准根治术
T_2	N_1	标准根治术
T_3	N_0	标准根治术

表9-8 Ⅲa期（T_2N_2、T_3N_1、T_4N_0）治疗方案

浸润深度	淋巴结	推荐术式
T_2	N_2	标准根治术
T_3	N_3	标准根治术
T_4	N_0	扩大根治术

表9-9 Ⅲb期治疗方案

浸润深度	淋巴结	推荐术式
T_3	N_2	标准胃癌根治术
T_4	N_1	扩大胃癌根治术

（二）Ⅳ期胃癌的治疗

大多数Ⅳ期胃癌（除 N_3 或 T_4N_2）病例不能只依靠手术获得根治性治疗。对于Ⅰ期患者

没有证据表明除手术以外的方法能够延长患者的生存时间，但是一些方法能延长生命，减轻症状，对肿瘤缩小有益。一些一般情况较好、但不能手术切除的患者可实施化疗、放疗、免疫治疗、心理治疗，尽量减少手术。而对有严重症状，如出血、狭窄、营养不良的患者可行姑息手术，包括部分切除、旁路手术、胃造口术、肠造口术。

四、外科手术治疗

外科手术治疗是治疗胃癌的主要手段，也是目前能治愈胃癌的唯一方法。因此，胃癌一经诊断，即应按照胃癌分期及个体化原则治疗方案，争取及早手术治疗。进展期胃癌复发率、转移率高，仍以手术为主，辅以化疗、放疗及免疫综合治疗。

（一）适应证

（1）经内镜、钡餐检查后确诊为胃癌。

（2）临床检查无锁骨上淋巴结肿大，无腹水，直肠指诊直肠膀胱（子宫）窝未触及肿物。

（3）无严重的心、肺、肝、肾功能不全，血清蛋白 35g/L 以上。

（4）术前 BUS 及 CT 检查无肝脏或肺部等远处转移。

（5）剖腹手术探查未发现肝转移，无腹膜淋巴结弥漫性种植转移，肿瘤未侵犯胰腺、肠系膜上动脉，无腹主动脉旁淋巴结转移。

（二）禁忌证

（1）临床证实有远处转移，如锁骨上淋巴结转移，直肠指诊直肠膀胱（子宫）窝有肿物，BUS、CT 或胸片证实有肝或肺转移。

（2）剖腹手术探查发现腹壁已有弥漫性种植转移，肝脏有转移灶，肿瘤已侵犯胰腺实质或已累及肠系膜上动脉，盆腔有肿物种植，腹主动脉旁已有淋巴结转移。

出现以上情况的已系不可能行根治性切除范围，可酌情行姑息性手术，包括姑息性胃部切除术或姑息性胃空肠吻合术。

（三）术前准备

（1）纠正贫血、腹水和低蛋白血症，可酌情给予输血、血浆或人血蛋白，以及短期的静脉营养，改善营养状况。

（2）对伴有不全幽门梗阻者应禁食或仅进流质饮食，同时给予 3~5d 的洗胃。

（3）术前常规进行肠道清洁准备。

（4）术前 1d 常规进行上腹部及周围皮肤清洁准备。

（5）手术日晨放置鼻胃管。

（6）手术日晨静脉给予甲硝唑 0.5g 和抗生素。

（四）常用的手术方式

1. 与胃癌手术治疗有关的概念

（1）胃周淋巴结清除的范围以 D（dissection）表示，如胃切除、第一站淋巴结（N_1）未完全被清除者为 D_0 胃切除术。第一站淋巴结（N_1）已被清除者为 D_1 胃切除术，第二站淋巴结（N_2）完全被清除者为 D_2 胃切除术，依次为 D_3 胃切除术和 D_4 胃切除术。

（2）胃癌手术的根治程度分为 A、B、C 3 级，A 级手术是指被清除的淋巴结站别需超越已有转移的淋巴结的站别，即 D＞N，胃切除标本的手术切缘 1cm 内无癌组织浸润。B 级手术是指被清除的淋巴结站别与已转移的淋巴结站别相同，即 D＝N，手术切除 1cm 内有癌细胞的浸润。C 级手术是指切除除了部分原发灶和部分转移病灶，尚有肿瘤残留。

2. 早期胃癌的外科治疗

（1）胃镜下胃黏膜切除术（EMR）：施行该手术的前提条件是胃周淋巴结无转移。适用于分化较好的黏膜内癌，直径在 2cm 以下，而且病灶表面无溃疡形成。尤其适合于年老体弱不能耐受开腹手术或拒绝开腹手术的患者。

（2）胃局部切除术：适应证与胃镜下胃黏膜切除术相同，对于 EMR 切除术有困难或切除不彻底者更为适合。手术前需对病灶部位注射染料定位。

（3）胃大部分切除术，D_1（或 D_{1+}）淋巴结清除术：对诊断为分化型胃黏膜内癌（隆起型癌直径＜4cm，凹陷型或隆起＋凹陷型癌直径＜2cm），并且不伴有溃疡者，可行胃大部分切除，D_1 淋巴结清除术或 $D_1＋N_0$。

已侵犯黏膜下层的早期胃癌，其淋巴结转移率较高，合并有溃疡或瘢痕形成的黏膜内癌多为低分化型癌，如直径＞2.0cm，则不宜缩小手术切除范围。

3. 进展期胃癌的外科治疗

（1）根治性切除手术：彻底切除胃癌原发病灶，转移淋巴结及受侵犯的组织、脏器，包括根治性的胃次全切除术和根治性的全胃切除术。近年来对胃的切除范围界定基本趋向一致，即胃切线离肿瘤肉眼边缘不少于 5cm。远侧部胃癌应切除十二指肠第一部 3～4cm，近侧部胃癌应切除食管下段 3～4cm。淋巴结清扫方面，多数学者推荐 D_2。

近年来，多数学者主张，对脾门和脾动脉干淋巴结有明显转移或者肿瘤已侵及胰体尾和脾脏者，可行尾侧半胰和脾切除术，或保留胰腺的脾动脉和脾切除术。

对胃癌直接蔓延及肝脏或肝脏转移病灶局限在肝的一叶内的少数病灶或孤立病灶，胃周淋巴结尚可彻底清除，而且患者全身情况良好，可行胃癌根治性切除合并肝切除术。

对于 Borrmann Ⅱ、Ⅲ型胃癌，溃疡基底部侵入胰腺组织中，仅发生第Ⅰ、第Ⅱ站淋巴结转移或癌累及十二指肠第一段或出现转移淋巴结累及胰头，全身情况良好，可行胰头、十二指肠切除术。

左上腹脏器切除术主要应用于胃上、中部癌，其手术适应证为：胃浆膜受侵犯，肿瘤和胃周组织和脏器以及大小网膜、横结肠系膜等处有少量播散者。其手术切除范围包括：全胃及周围淋巴结、横结肠及其系膜、胰体尾、脾脏以及部分食管、肝左叶、膈肌、左肾及左肾上腺。

（2）胃癌的姑息性手术：胃癌的姑息性切除术可有效解除疼痛、出血和梗阻等症状，减轻癌中毒与免疫负荷，可使患者的精神状态好转，改善预后。姑息性手术包括两类：一类是切除原发病灶的各种短路手术，另一类是切除原发病灶的姑息性切除术。对于不能行根治性切除，但原发肿瘤切除不很困难，已发生胰脏播散或肝脏转移，全身状况尚可者，可行姑息性切除术。

（五）手术后的处理

（1）保持胃管通畅，持续引流，一般在术后 48～72h，肛门排气后可拔除。

（2）适量的应用抗生素，防止伤口感染，术后 3～5d，复查血常规示白细胞不高，无腹痛，无发热，伤口无红肿、渗液等感染征象者，即可停用。

（3）腹腔引流管应根据引流液的多少，定时更换敷料保持局部清洁，引流管视引流量多少酌情拔除，一般在术后 1 周内拔除，若认定存在淋巴瘘则应持续放置。

（4）术后早期需用静脉输液维持营养，拔除胃管后可开始口服清淡的流质饮食，后改为流质至半流质饮食，一般在术后 5～7d 即可进半流质饮食。

（六）手术并发症及处理

1. 术后胃出血 根治性胃大部分切除术后 24h 内，胃管内抽出少许黯红色或咖啡色胃液，一般不超过 300ml，以后逐渐减少至自行停止，属正常现象。若术后不断自胃管吸出新鲜血液，尤其在 24h 后仍继续出血，均可定为术后胃出血，引起出血的原因绝大多数为吻合口出血或十二指肠残端出血。

处理：多采用非手术治疗止血，非手术治疗若不能止血或出血量大于 500ml/h 时，应手术止血或行选择性血管造影，注入血管收缩剂或栓塞相关动脉止血。

2. 十二指肠残端破裂 十二指肠残端破裂原因：①胃癌患者贫血、体质差等原因致十二指肠残端愈合难。②胃空肠吻合口输入伴梗阻，使十二指肠内压力升高可致残端破裂，十二指肠残端破裂一般发生在 24～48h，应立即手术。若局部情况允许则进行残端再缝合，并在十二指肠腔内置"T"管引流加腹腔引流。若不允许再缝合则应经十二指肠残端放"T"管引流，并行空肠造瘘术。

3. 吻合口漏 原因：患者贫血、低蛋白血症、营养差、手术时吻合口张力较大等，术后可能出现吻合口漏，一般在术后 5～7d 出现。如腹腔引流管尚未拔除，可由引流管引流出胃内容物，有局限性腹膜炎现象，吞咽亚甲蓝可进一步证实。

处理：禁食，将腹腔引流管改为双套管冲洗吸引，用全肠外营养支持治疗，绝大多数病例经上述治疗后可在 3～4 周内愈合。

4. 术后呕吐 原因有：①术后残胃蠕动无力或胃排空延迟。②术后输入段梗阻，输出段梗阻和吻合口梗阻。

处理：术后胃蠕动无力或胃排空延迟属功能性呕吐予禁食、胃肠减压、洗胃、维持水盐平衡、营养支持、使用促进胃动力药物，连用 1～2 周，耐心非手术治疗，一般均可治愈。术后梗阻所致的呕吐，一般都须再次手术治疗。

5. 倾倒综合征

（1）早期倾倒综合征发生在餐后 30min 以内，原因与胃的快速排空有关，食物快速进入十二指肠、空肠，刺激嗜铬细胞分泌血管活性膜物质，血管活性物质致全身无力、头晕、晕厥、面色苍白、大汗淋漓、心动过速、呼吸深大。

（2）晚期倾倒综合征发生在餐后 2～4h，原因是糖过快进入空肠，刺激胰岛素大量分泌致低血糖。

处理：早期倾倒综合征主要以饮食治疗为主，主要采用低糖饮食，少量多餐，吃脂肪、蛋白质含量较高的膳食，选用较干的饮食，极少数患者需手术治疗。手术可将毕Ⅱ式改为毕Ⅰ式或 Ronxeny 术式，晚期倾倒综合征治疗主要靠饮食控制，症状明显者可用"生长抑素"等改善症状。

6. 腹腔内残留感染 原因是术后放置引流不畅，引流拔除过早使部分渗液积存于局部，可能导致腹腔局部感染，表现为腹痛、腹部压痛、体温升高、白细胞升高。

处理：多次用 B 超扫描腹部，可能发现局部有积液的暗区，一旦确诊，可通过 B 超引导穿刺，证实后加以引流，全身抗感染。

7. 术后营养并发症　如体重减轻、贫血、腹泻与脂肪泻、骨病等。

处理：通过饮食调节及药物治疗均可改善上述并发症。

五、放射治疗

以往一直认为胃癌不适合放射治疗，理由是胃癌大多数为腺癌，而腺癌具有对放射不敏感及容易远处转移的特点，同时正常胃黏膜及周围重要器官难以耐受杀灭癌细胞的根治剂量，故对胃癌很少采用放射治疗。虽然随着放射生物学的进展和放射治疗设备技术的改进，人们对放射治疗胃癌的效果进行了重新评价，并逐步开展了术前、术中和术后放射治疗，收到了积极的效果，但迄今为止尚无研究证明放射治疗在胃癌治疗中的好处。胃癌放射治疗的目的仍只是姑息性的和辅助性的。

1. 放射治疗在胃癌治疗中的应用　胃癌对放射治疗不敏感，在综合治疗中主要作为一种补救措施。尤其是对于中晚期胃癌的放射治疗具有一定的价值。提高手术切除率可行术前放射治疗，术中放射治疗有助于控制不能切除的癌灶或残留亚临床灶，术后放射治疗是姑息切除术及术后残存癌灶的重要辅助肿瘤。

2. 放射治疗技术

（1）晚期胃癌：手术探查或姑息手术，胃未切除者，设前、后 2 野加左侧野照射。

1）野界

上界：平 T_{10} 椎体（约相当于贲门上 2cm）。

右侧界：过中线右侧 3 ~ 4cm。

左侧界：胃大弯外 2cm（包括脾门淋巴结）。

下界：L_2 ~ L_3 之界。

侧野：

后界：椎体前缘。

前界：胃充盈影前 2cm。

缩野追加的靶区：主要针对 GTV0。

2）剂量：45Gy/5 周，每次 1.8Gy，每周 5 次；缩野追加 10 ~ 15Gy。

（2）术前放射治疗

1）适应证：适用于估计手术切除困难，而且病理组织学相对敏感的Ⅱ期、Ⅲ期患者。

2）设野：原则同上。

3）剂量：35 ~ 40Gy/4 周，放射治疗后 2 ~ 3 周手术为宜。

（3）术中放射治疗

1）适应证：术中放射治疗是一种有效清除腹腔内手术野亚临床转移灶的方法，适用于Ⅰ期以外的胃癌患者，其原发灶已被切除且无远处转移。

2）设野：胃癌已被切除，尚未吻合前，在保护腹内重要脏器的情况下，对手术野进行一次大剂量照射。

3）剂量：一次性用电子线照射 15 ~ 20Gy。

（4）术后放射治疗

1）适应证：术后病变残留或残端有癌的患者。

2）设野：原则上应该参考术前情况（如 X 线钡餐、CT 及超声检查等），充分包括瘤床及相应淋巴引流区。应当在术中对残留病变区域留置银夹标志。

3）剂量：50～60Gy/（5～6）周，术后 3 周开始放射治疗。

3. 放射治疗副作用及处理　放射性肾损伤，常规分次照射发生放射性肾病的 TD5/5 为 20Gy，表现为高血压肾病。放射性肾损伤目前尚无特效办法，主要是对症处理。临床上肾被放射治疗时至少要保护一侧全肾。其他较常见的并发症还有疼痛、出血和放射性肠炎等。采用高能 X 射线，各野每天照射，以及增加分割次数可进一步降低并发症发生率。

六、化学药物治疗

由于受诊断水平的局限，目前临床收治的大部分是进展期胃癌，单纯手术疗效甚微。作为肿瘤综合治疗的重要组成部分，化疗是除手术以外治疗胃癌重要的手段。20 世纪 50 年代初，国内已开始用氟尿嘧啶、亚硝胺等药物治疗晚期胃癌，取得了一定的成效。70 年代初，随着对细胞动力学理论研究的深入，进一步了解了各类抗癌药物对细胞增殖周期的不同作用，而且同一增殖群细胞并非处于相同的增殖周期，因两同时应用不同作用时相的抗癌药物可发生协同作用，增强了疗效，同时减少了癌细胞耐药性的产生，联合化疗逐渐替代了单药化疗。

（一）单药化疗

氟尿嘧啶是单一药物治疗胃癌研究最多的一种药物，有效率在 20% 左右，主要不良反应有黏膜炎、腹泻、骨髓抑制，手足综合征（见于持续滴注）。丝裂霉素 C 是一种抗肿瘤抗生素，特别是在日本被广泛地应用于胃癌的治疗中，有效率 30%，主要毒性反应是延迟性、累积性骨髓抑制。阿霉素是一种蒽环类抗生素，是治疗胃癌的主要药物之一，该药单药有效率 17%，剂量限制性毒性是心肌损害。顺铂是近几年对胃癌治疗评价较高的药物之一，单药有效率 19%。奥沙利铂是第三代铂类抗癌药，细胞毒作用比顺铂更强，且与顺铂及卡铂无交叉耐药，于 20 世纪 90 年代末开始广泛应用于胃癌的治疗中。紫杉类药物作用靶点是微管，通过抑制微管的聚集与拆散的平衡，抑制癌细胞分裂，单药有效率在 20% 以上。近几年已较多地应用于晚期胃癌的治疗。对于胃癌一般公认的结果是，单一给药疗效较联合化疗差，毒性较轻，因此单一药物化疗主要适用于病症较轻或不适宜联合化疗者。目前常用单一药物有效率一般在为 15%～20%，低于 10% 的药物不能参与联合方案。见表 9－10。

表 9－10　常用单一药物有效率见下表

药物	例数	有效率（%）	药物	例数	有效率（%）
氟尿嘧啶	46	21	表阿霉素	80	19
卡莫氟（口服）	31	19	顺铂	139	19
喃氟啶（口服）	19	27	卡铂	41	5
甲氨蝶呤	28	11	紫杉醇	98	17
优富啶	188	23	多西紫杉醇	123	21
三甲曲沙	26	19	依立替康	66	23
Gemcitabini	25	24	拓扑替康	33	6
S－1	51	49	足叶乙式	25	12
丝裂霉素 C	211	30	阿霉素	41	17

（二）联合化疗

1. 辅助化疗　临床表明，即使是治愈性手术且无淋巴结转移的胃癌患者（T_3、N_0、M_0），至少50%的患者可能在1年内复发转移并死于本病。一旦有淋巴结转移，则疗效更差。因此，对于有潜在转移倾向的患者术后辅助化疗是必要的。辅助化疗是对已接受手术治疗可能治愈（如已将病灶整块切除，无肿瘤远处转移，手术切缘未见癌细胞）的患者的附加治疗，部分术后残留有大量癌细胞或切缘有癌细胞患者的术后治疗不应称为辅助性的。

胃癌辅助化疗的目的，主要是消除手术后存在的亚临床病灶。以巩固手术的目的，减少术后复发。早期胃癌根治术后原则上不需要化疗，有以下高危因素时要求辅助化疗：①病理类型恶性程度高。②病灶面积大于5cm。③有淋巴结转移。④有脉管癌栓。⑤多发癌灶。⑥年轻患者（40岁以下）。对以上高危因素仅存在其中一项可考虑术后单药辅助化疗，有两项以上者，应行联合化疗，对癌灶侵犯肌层以下的进展期胃癌，术后应行联合化疗。

对于手术后何时开始化疗，各国在执行起来差异很大。在一些肿瘤中心，尤其在日本，胃癌的化疗是在术后立即开始，而在美国一般在术后4~6周开始。从理论上讲，手术后应尽快开始辅助化疗，大量的临床研究表明，原发灶切除后，肿瘤转移标记指数增加了（意味着增加了细胞杀伤潜能）。因此，一些研究者强调，辅助性治疗应在术后立即开始，拖延至4~8周开始全身治疗，则可能使转移病变长成病灶，消除起来更加困难。目前我国专家建议一般手术后3周开始术后辅助化疗，连续4~6个周期。

2. 新辅助化疗　指对高危的胃癌患者在手术前进行联合化疗，其目的是降低临床分期，提高手术切除率。一般在手术前行2~3个周期的联合化疗，然后再行手术治疗。新辅助化疗对胃癌的治疗目前还未广泛开展，到目前为止的临床资料显示，新辅助化疗并未增加手术的并发症和死亡率。由于术前对一些肿瘤的分期判定较困难，化疗效果只能估计分期降低。最新的研究结果表明，只要将化疗药物剂量仔细调整，其毒性是可以耐受的，且并未增加术后并发症的发生率和死亡率。

（三）特殊形式化疗

1. 腹腔内化疗　胃癌腹膜和肝脏的转移十分常见，Kelsen等报道，进展期胃癌根治术后有50%的患者5年内出现局部复发和（或）远处转移。常见的复发转移部位是切除部位、肝脏和腹膜表面。如果以上部位的复发减少或得到控制，胃癌患者的生存期和生存质量将会得到改善。有动物模型试验研究表明，剖腹术后，腹膜肿瘤种植或腹腔内立即扩散的危险性增加了，因此，手术后发生腹膜种植和腹腔内播散的危险性很高，术后早期进行腹腔内化疗（intrapnitoneal chemotherapy，IPCT）是合理的。

腹腔内化疗直接作用于上述复发和转移部位，使腹膜表面与腹腔内药物充分接触，药物对腹膜表面微小转移灶的缓解率达到100%。从肿瘤细胞增殖动力学方面看，此时肿瘤负荷最小，瘤细胞增殖迅速，对化疗药物治疗敏感性高。因此，腹腔内化疗对预防胃癌术后的腹腔内复发和转移有一定的疗效，且能增加局部疗效而不影响全身治疗。

胃癌腹腔内化疗常用药物有氟尿嘧啶、MMC、DDP和ADM等。Yu等对248例患者术后进行前瞻性随机对照研究，试验组患者术后早期给予MMC和氟尿嘧啶腹腔灌注，对照组单做手术。结果显示，Ⅰ、Ⅱ期患者的5年生存率无显著差异，而Ⅲ期患者的5年生存率分别是49.1%和18.4%，差异有显著性（P = 0.011）。因此认为，Ⅲ期胃癌术后行腹腔内化疗可明显改善生存期。

2. 持续性腹腔温热灌注化疗　在胃癌术后转移的诸多部位中，腹膜种植性转移约占50%，而且是患者致死的直接因素。近10年来，许多国家开展了持续性腹腔内温热灌注化疗（contituvus hyperthermic penitunedl perfusion，CHPP），以期能降低胃癌的腹腔内转移率。常用药物为氟尿嘧啶、DDP、MMC等。CHPP是一种毒性小而又有效的治疗方法，凡是胃癌患者无重要脏器转移，且原发灶已切除，有下列情况之一者，均需作CHPP治疗。①肿瘤已侵犯至浆膜或浆膜外。②发现肉眼可见的腹膜种植较小或已被切除者。③术后腹膜转移伴有中少量腹水者。然而需要说明的是，CHPP仅对小的腹膜癌灶有效。目前CHPP还有许多未解决的问题，如治疗方案的优化、疗程的确定、疗效的评价、给药装置和载体的改进等均需进一步探索。

表9–11　胃癌常用化疗方案

名称	药物名称	剂量	给药方式	实施计划
FAM方案	MMC	10mg/m²	静推	第1天
每4周重复	ADM	20mg/m²	静推	第1天
	氟尿嘧啶	300mg/（m²·d）	静滴（6~8h）	第2~6天
EAP方案	VP~16	120mg/（m²·d）	静滴	第4~6天
每4周重复	ADM	20mg/（m²·d）	静推	第1、第7天
	DDP	40mg/（m²·d）	静滴	第2、第8天
ELF方案	VP~16	120mg/（m²·d）	静滴	第1~3天
每4周重复	氟尿嘧啶	500mg/（m²·d）	静滴（6~8h）	第1~4天
	DDP	30mg/（m²·d）	静滴	第5~7天
MELF方案	MMC	10mg/m²	静推	第1天
每4周重复	VP~16	120mg/（m²·d）	静滴	第1~3天
	CF	200mg/（m²·d）	静滴	第4~8天
	氟尿嘧啶	300mg/（m²·d）	静滴（6~8h）	第4~8天
LFP方案	CF	200mg/（m²·d）	静滴	第1~5天
每4周重复	氟尿嘧啶	1 000mg/（m²·d）	静滴（持续）	第1~5天
	DDP	20mg/（m²·d）	静滴	第1~5天
UFTM方案	UFT	3~4粒/次	口服每日3次	第1~42天
每6周重复	MMC	10mg/（m²·d）	静推	第1、第22天
LFEP方案	CF	200mg/（m²·d）	静滴	第1~3天
	氟尿嘧啶	600mg/（m²·d）	静滴（持续6~8h）	第1~3天
	EPI	50mg/m²	静滴	第1天
	DDP	20mg/（m²·d）	静滴	第1~3天
FAMTX方案	HD–MTX	1 500mg/m²	静滴	第1天
每4周重复	氟尿嘧啶	1 500mg/m²	静滴	第1天（MTX后1h）
	CF	15mg/m²	口服	Q6h×48h
	ADM	30mg/m²	静推	第14天

续　表

名称	药物名称	剂量	给药方式	实施计划
L – OHP（Oxaliplatin）+ LVFU 方案	L – OHP	$100mg/m^2$	静滴（2h）	第 1 天
每 2 周重复	CF	$200mg/（m^2 \cdot d)$	静滴（2h）	第 1～2 天
	氯尿嘧啶	$400mg/（m^2 \cdot d)$	静滴（2h）	第 1～2 天
	氯尿嘧啶	$600mg/（m^2 \cdot d)$	静滴（22h）	第 1～2 天
LFH 方案	CF	$200mg/（m^2 \cdot d)$	静滴（2h）	第 1～5 天
每 3 周重复	氟尿嘧啶	$500mg/（m^2 \cdot d)$	静滴（6～8h）	第 1～5 天
	HCPT	$10mg/（m^2 \cdot d)$	静滴（4h）	第 1～5 天
PTX（Paclitaxel）+ FP 方案	PTX	$150mg/m^2$	静滴（3h）	第 1 天（常规预处理）
每 3 周重复	氟尿嘧啶	$700mg/（m^2 \cdot d)$	静滴（6～8h）	第 1～5 天
	DDP	$20mg/（m^2 \cdot d)$	静滴（2h）	第 1～5 天
Docetaxel + DDP 方案	Docetaxel	$85mg/m^2$	静滴	第 1 天（常规预处理）
每 3 周重复	DDP	$75mg/m^2$	静滴	第 1 天（注意水化处理）

七、胃癌的免疫治疗

常用于胃癌的免疫治疗药物有 PSK（Polysaccharide）、OK432 香菇多糖等。PSK 是一种从草益菌属杂色菌中提取的多糖，其作用机制尚不完全清楚。PSK 单独应用效果不明显，但与化疗合用时可提高疗效。OK432 是 Su 株链球菌加热并经青霉素处理后菌体的冻干粉末，可增加 NK 细胞、自身肿瘤杀伤细胞（ATK）和粒细胞的活性，促进淋巴因子分泌。香菇多糖是由香菇子实体中分离并纯化的一种抗肿瘤多糖，能促进免疫活性细胞、淋巴因子分泌，与化疗合用可提高疗效，可明显延长晚期无法切除或复发的胃癌患者的生存期，且生活质量也明显改善。

（刘　瑛）

第二节　胃泌素瘤

一、概述

胃泌素瘤（gastrinoma）即卓 – 艾综合征（Zollinger – Ellison 综合征），是以难治性或非寻常性消化性溃疡、高胃酸分泌、非 β 胰岛细胞瘤为特征的临床综合征。最常见的临床表现是消化性溃疡，见于 90%～95% 的胃泌素瘤患者，其临床症状常与普通消化性溃疡患者类似。胃泌素瘤的病因不明，可能来源于胰腺的 $α_1$ 细胞。由于胃泌素瘤多见于胰腺组织，少见于胰腺外其他组织，且肿瘤较小，故有时肿瘤的准确定位较为困难，但近年来随着 B 超、CT 或 MRI 诊断技术的提高，为肿瘤的定位创造了良好的条件。如肿瘤无远处转移，肿瘤切除后可达到治愈。

二、临床表现

（1）消化性溃疡：是胃泌素瘤患者最常见的临床表现，见于 90%～95% 的胃泌素瘤患者，其临床症状常与普通消化性溃疡患者类似，但症状呈持续性和进行性，对治疗的反应较差。

有 1/2～2/3 的胃泌素瘤是恶性的，胃泌素瘤恶性程度最可靠指标是他们的生物学行为，即肿瘤是否有转移，而组织学改变与生物学活性则无明显联系。恶性胃泌素瘤通常为无痛性，生长缓慢。

（2）反流性食管炎、食管溃疡和食管狭窄：由胃泌素瘤患者引起的消化性反流疾病较多见且严重。

（3）腹泻：可先于消化性溃疡症状。少数胃泌素瘤患者出现脂肪泻。

三、主要检查

（1）胃酸分泌测定：大多数（79%）胃泌素瘤患者基础胃酸分泌率 >15mmol/h，并可高达 150mmol/h。

（2）胃泌素测定诊断胃泌素瘤的最灵敏和具有特异性的检测方法：是测定血清胃泌素浓度。在普通溃疡和正常人中，平均空腹血清胃泌素水平为 50～60pg/ml（或更少），高限为 100～150pg/ml，胃泌素瘤患者空腹血清胃泌素水平常 >150pg/ml，平均水平接近 1 000pg/ml，有时可高至 4.5×10^5 pg/ml。

（3）X 线钡餐检查。

（4）激发试验促胰液素激发试验，钙剂激发试验，标准餐刺激试验。

（5）肿瘤定位超声，CT，选择性腹腔和肝动脉血管造影，磁共振成像技术。

四、诊断依据

胃泌素瘤尤其原发性胃泌素瘤的临床表现与普通溃疡难以区分，但有一些临床情况却可以高度提示胃泌素瘤的诊断：十二指肠第一段远端的溃疡；上消化道多发性溃疡；通常的溃疡治疗无效；溃疡手术后迅速复发；患者有消化性溃疡并腹泻或难以解释原因的腹泻；患者有典型的消化性溃疡家族史；患者有甲状旁腺或垂体肿瘤的病史或相关家族史；消化性溃疡患者合并泌尿系统结石；无服用非类固醇抗炎药病史的幽门螺旋杆菌阴性的消化性溃疡；伴高胃酸分泌或高促胃泌素血症或两者具备。

五、鉴别诊断

（1）消化性溃疡：消化性溃疡以单个溃疡或胃、十二指肠均有一个溃疡（复合性溃疡）多见，胃或十二指肠多发性溃疡相对少见。如出现下列情况应高度怀疑胃泌素瘤：①十二指肠壶腹后溃疡。②消化性溃疡经常规剂量的抗分泌药治疗和正规疗程治疗后仍无效。③溃疡手术治疗后溃疡迅速复发。④不能解释的腹泻。⑤有甲状旁腺或垂体肿瘤个人史或家族史。⑥显著的高胃酸分泌和高胃泌素血症。

（2）胃癌：本病和胃泌素瘤相似之处是内科治疗效果差以及腹腔内转移，但胃癌很少合并十二指肠溃疡，也无高胃酸和高胃泌素分泌特征，胃镜活检病理组织学检查有鉴别诊断价值。

六、治疗要点

（1）非手术：H_2 受体阻滞药；质子泵抑制剂。

（2）手术：全胃切除是唯一有效的解决方法。

H_2 受体阻滞药和质子泵抑制药的问世使该症合并消化性溃疡的发病率和病死率都大大降低，从而有效地规避了全胃切除术。

七、预后

本病应用一般的制酸和抗胆碱能药物只能取得暂时的疗效，很难完全治愈。经非手术治疗的患者死亡原因约半数是溃疡病的并发症而非死于恶性肿瘤。全胃切除作为择期手术其手术死亡率为 5% 左右，作为急症手术时其死亡率可高达 50%，一般在 20% 左右。全胃切除术后患者 1 年生存率为 75%，5 年生存率为 55%，10 年生存率为 42%，死亡患者中约半数死于肿瘤。

（刘　瑛）

第三节　原发性肝癌

原发性肝癌主要包括肝细胞癌（HCC）、肝内胆管细胞癌（ICC）和肝细胞癌 - 肝内胆管细胞癌混合型等不同病理类型，在其发病机制、生物学行为、组织学形态、临床表现、治疗方法以及预后等方面均有明显的不同；由于其中 HCC 占到 90% 以上，故本文所指的"肝癌"主要是指 HCC。

肝癌是临床上最常见的恶性肿瘤之一，根据最新统计，全世界每年新发肝癌患者约 60 万人，居恶性肿瘤的第五位，我国发病人数约占全球的半数以上，占全球肝癌病人的 55%。中国是乙肝大国，我国的肝癌多在乙肝肝硬化的基础上发展而来。原发性肝癌的病因至今未能完全阐明，研究表明，与肝癌有关的病毒性肝炎主要包括乙型肝炎（HBV）、丙型肝炎（BCV），而其中又以乙型肝炎最为常见。饮酒并不是肝癌的直接病因，但它的作用类似于催化剂，能够促进肝癌的发生和进展，有长期酗酒嗜好者容易诱发肝癌；肝癌的发生与生活习惯息息相关，长期进食霉变食物、含亚硝胺食物、微量元素硒缺乏也是促发肝癌的重要因素；癌的发生也与遗传因素、寄生虫感染等因素相关。

一、实验室检查

（一）甲胎蛋白（AFP）

AFP 测定对诊断肝癌有相对的专一性，检测肝癌最特异的标志，具有确立诊断，早期诊断、判断疗效和复发、估计预后等价值，并可广泛用于肝癌的普查。①确立诊断：临床认为，AFP≥200μg/L 持续 2 个月或 AFP>400μg/L 持续 1 个月，无活动性肝病的证据，并排除妊娠和生殖腺胚胎癌，即可做出肝癌的诊断。②早期诊断：因为 AFP 由肝癌细胞产生，因此，当体内仅有少量癌变细胞时，AFP 即可升高。根据 AFP 升高对肝癌做出诊断，可早于肝癌症状出现 6~12 个月，有助于对肝癌做出早期诊断，从而早期治疗，有助于改善肝癌的治疗效果。③判断疗效、判断复发：肝癌的根治性切除后，体内没有产生 AFP 的肝癌细胞，血中 AFP 含量的下降则会遵循其半衰期规律，约每 3~9.5 天减半，一般在 2 个月内降至正常水平。如果手术后 AFP 水平不下降或下降较慢，则需要考虑是否有残留肝内病灶或肿瘤有远处转移。如果 AFP 水平降至正常后再次升高，则高度怀疑肝癌复发。同理，AFP 也可用于判断射频消融等局部治疗及 TACE 治疗的疗效。④估计预后：肝癌血清中的 AFP 主要由肝癌细胞产生，因此 AFP 含量在一定程度上可反映肿瘤的情况。临床研究发现，AFP 的浓度及其动态变化与肝癌患者的症状、预后和肝癌分化程度有关。肝癌早期患者 AFP 含量远远低于中晚期患者。一般肿瘤越小，AFP 含量越低。肝细胞癌的 AFP 含量最高，阳性率可达 70%，混合型肝癌约占 25%，肝胆管细胞癌一般均为阴性。患者血 AFP 浓度越高，上升越快，症状多越严重，预后较差，肿瘤细胞分化程度越低。血浓度低者可能有两种情况：一类症状较轻，预后较好，肿瘤细胞分化程度较好；另一类症状较重，预后很差，肿瘤细胞分化程度多较差。⑤肝癌的普查：相对于 B 超、CT、MR 等影像学检查，AFP 普查肝癌具有方便简单、费用低且特异性高等优点，可广泛用于肝癌的普查。

（二）其他肿瘤标志物

肝癌的各种标志物甚多，但对原发性肝癌缺乏特异性。联合检测对 AFP 阴性病例有一定参考价值。其他应用比较普遍的标志物还有：AFP 异质体、α - L - 岩藻糖苷酶（AFU）、异常凝血酶原（abnormal prothrombin，APT）、CA19 - 9、癌胚抗原、组织多肽特异性抗原等。

二、影像学检查

现代影像学技术的发展，使肝癌的早期发现、早期诊断成为可能，并使肝癌的定性、定位诊断水平再次发生重大飞跃。

（一）超声检查

超声检查是肝癌诊断必不可少的检查项目，因其方便、有效、无创伤、价格低廉、可重复使用，被认为是肝癌普查和随访的首选方法。B 超检出的低限是 1~2cm，可清楚显示肝内胆管扩张和门静脉、肝静脉、下腔静脉内有无癌栓。彩色多普勒超声除具备 B 超的一般特征外，尚具有观察病灶内动脉血流频谱和肝内血管通畅度的特点，对癌栓诊断更明确。近年来，随着超声造影剂研究方面的发展，超声造影被越来越多的运用到肝癌的诊断中，提高了 B 超下小肝癌和肝内微小转移灶的检出率。

1. 普通 B 超及超声多普勒表现　原发性肝癌的超声分型可延用大体病理学的分型方法，即分为巨块型、结节型和弥漫型。

（1）巨块型：一般表现为球形膨胀性生长肿块，边界清楚但不规则，少数在肝实质中浸润生长，边界模糊。肿块多为强回声，粗而不均，强回声中多可见不均质低回声区，部分中心可见坏死液性腔，表现为低或无回声区。瘤内有时可见"块中块"征，是多个肿瘤整合而成的特征性表现。肿块周边或附近区域，常可探及直径 1~2cm 的播散结节。肿块边缘多有低回声晕，较薄，表现为外线模糊，内线清楚。彩色多普勒超声一般显示肿块内血供丰富，可见较粗的血管直接伸入肿瘤内并发出分支供应肿瘤。部分表现为围绕肿瘤周边丰富的血流并向瘤内发现小分支。多普勒频谱一般表现为丰富的动脉样血液。较粗大的血管多为高速动脉血流，瘤内点状血流表现为低速低阻血流。因肝癌多在肝硬化基础上发生，表现为肝实质回声弥漫性增强。

（2）结节型：表现为肝内 1 个或多个实性肿块，形态一般较规则，呈圆形或椭圆形，一般边界清楚。直径<3cm 的肝癌因瘤内成分相对均一，以低回声多见，而较大的肿瘤因内部可出现坏死，多呈混合性回声或强回声。肿块周边多有薄的低回声晕。部分肿瘤可伴侧方声影，在强回声肝癌中尤有意义。肝癌后方回声可有轻度增强。彩色多普勒显示肿瘤血供丰富，肿瘤内或周边可见丰富的动脉血流。结节型肝癌多在肝硬化背景上发生，多表现为肝实质回声弥漫性增强。

（3）弥漫型：表现为肝脏肿大，形态失常，肝实质回声极不均匀，其内可见斑块状强回声弥漫而不均匀分布于肝实质内，难以分辨出肿瘤的边界。肝内正常结构紊乱，肿瘤附近管道走行变形、扭曲。门静脉壁显示不清或残缺，常于门静脉管腔内探及实性的癌栓回声，该征象是诊断肝癌的重要特征。晚期出现淋巴结转移时，可见肝门部、胰腺周围及腹膜后大血管旁有肿大的淋巴结。彩色多普勒多显示肝门部肝动脉明显扩张，其在肝内分布紊乱。门静脉管壁扭曲、不规则，流速缓慢，部分可见充盈缺损。如在实变的门静脉内引出动脉血流，对明确诊断癌栓有重要意义。

2. 超声造影（ultrasonic contrast） 又称声学造影（acoustic contrast），是利用造影剂使用后散射回声增强，明显提高超声诊断的分辨力、敏感性和特异性的技术。随着仪器性能的改进和新型声学造影剂的出现，超声造影已能有效地增强心肌、肝、肾、脑等实质性器官的二维超声影像和血流多普勒信号，反映和观察正常组织和病变组织的血流灌注情况，已成为超声诊断的一个十分重要和很有前途的发展方向。有人把它看做是继二维超声、多普勒和彩色血流成像之后的第三次革命。肝癌的超声造影表现类似于肝癌 CT 检查的表现。主要表现为动脉相肿瘤的增强，门静脉相迅速消退。

超声造影原理：血细胞的散射回声强度比软组织低 1 000～10 000 倍，在二维图表现为"无回声"，对于心腔内内膜或大血管的边界通常容易识别。但由于混响存在和分辨力的限制，有时心内膜显示模糊，无法显示小血管。超声造影是通过造影剂来增强血液的背向散射，使血流清楚显示，从而达到对某些疾病进行鉴别诊断目的的一种技术。由于在血液中的造影剂回声比心壁更均匀，而且造影剂是随血液流动的，不易产生伪像。

对于不同的应用，需要选用不同的造影剂。目前最受关注的是用来观察组织灌注状态的微气泡造影剂。通常把直径小于 10μm 的小气泡称为微气泡。造影剂的分代是依据微泡内包裹气体的种类来划分的。第一代造影剂微泡内含空气，第二代造影剂微泡内含惰性气体。以德国先灵（Schering）利声显（Levovist）为代表的第一代微气泡声学造影剂，其包裹空气的壳厚、易破，谐振能力差，而且不够稳定。当气泡不破裂时，谐波很弱，而气泡破裂时谐波很丰富。所以通常采用爆破微泡的方式进行成像。它利用爆破的瞬间产生强度较高的谐波。心脏应用时，采用心电触发，腹部应用时，采用手动触发。以意大利博莱科（Bracco）声诺维（Sonovue）为代表的第二代微气泡造影剂，其内含高密度的惰性气体六氟化硫，稳定性好，造影剂有薄而柔软的外膜，在低声压的作用下，微气泡也具有好的谐振特性，振而不破，能产生较强的谐波信号，可以获取较低噪声的实时谐波图像，这种低 MI 的声束能有效地保存脏器内的微泡，而不被击破，有利于有较长时间扫描各个切面。由于新一代造影剂的发展，使得实时灰阶灌注成像成为可能。

但是，B超诊断肝癌时也存在缺点：容易受肺和肋骨的影响，存在超声难以检测到的盲区。检查结果重复性差，其准确程度受操作者的解剖知识和经验、以及操作水平的高低、是否细致的影响。

（二）电子计算机断层扫描（computertomography，CT）

CT已成为肝癌定位和定性诊断中最重要的常规检查项目。CT可帮助临床医生明确肝癌的诊断，准确地显示病灶在肝内的位置、数目、大小及其与重要血管的关系，对决定治疗方案有着非常重要的作用。因此，有条件时肝癌的CT检查应为必需项目。

肝癌在CT平扫上表现为圆形、椭圆形、片状或不规则的低密度影，CT值约34HU，低于正常肝组织20HU左右；肿瘤内部密度不均匀；边缘清楚或不清，此取决于肿瘤有无包膜以及病灶周围是否有侵犯。注射造影剂后，肝动脉期癌瘤呈高密度增强；门脉期内肝组织的密度不断上升、肿瘤密度逐渐下降，此期内，肝组织的密度增高较多，而相比之下癌灶的密度增高较小，与正常肝组织的CT值相差更大，癌灶的边界在CT更加清楚。病灶中心不增强的低密度区为肿瘤坏死。当门静脉有瘤栓时，CT平扫示门静脉扩张、腔内有高密度影，增强后则为腔内低密度影或密度不均。

对于常规CT难以诊断的肝内微小病灶，可行CT合并肝动脉造影（CTA），或经肝动脉注入碘化油（lipiodol）后1~3周，再行CT检查，由于碘化油有亲肿瘤作用，并能较长时间滞留于肿瘤的血管中达数周甚至数月，此时的Lipiodol–CT（亦称LP–CT）可检出0.5cm的微小肝癌。

（三）磁共振成像（magnetic resonance imaging，MRI）

MRI是一种非放射性检查方法，不应用含碘造影剂，目前对肝癌诊断的应用还不及CT广泛，可作为CT诊断的辅助和补充手段。肝癌在MRI表现为：T_1加权像上为低信号，T_2加权像上为高信号，N（H）加权像多数病例肿瘤部分与周围肝实质信号差别不大或肿瘤部分表现为略高的信号。巨块和结节型肝癌MRI能很好地显示出肿瘤的部位、大小和范围。弥漫型肝癌则常显示不清。如瘤内中心坏死，MRI可见瘤内高低信号共存混杂；门静脉、肝静脉和下腔静脉中的瘤栓可使血液流动效应消失，在T_1加权和N（H）加权像上呈较高的信号，在T_2加权像上呈较低的信号。

（四）肝动脉造影（hepatic angiography）

自1953年Seldinger创用经皮穿刺股动脉插管的方法行内脏血管造影以来，选择性或超选择性肝动脉造影已成为肝癌诊断中的重要手段之一。但由于此法属侵入性技术，加上左肝和乏血管型肝癌显示略差，在定位诊断方面多首选CT与B超。目前的检查指征为：临床疑肝癌或AFP阳性而其他影像学检查阴性者；各种非侵入性显像方法难以确定占位病变性质者；或作肝动脉栓塞疗法者。

原发性肝癌的肝动脉造影主要表现为：①肿瘤血管，出现于早期动脉相，见肿瘤区内出现管腔大小不均的紊乱血管；②肿瘤染色，出现于实质相，肿瘤密度较周围肝实质浓，显出肿瘤的大小和形态；③肝动脉及其分支移位、扭曲、拉直或扩张；④肝动脉分支受肿瘤侵犯可呈锯齿状、串珠状或僵硬状态；⑤动静脉瘘；⑥"池状"或"湖状"造影剂充盈区等。

（五）放射性核素显像

放射性核素显像以前曾是肝癌诊断的重要手段之一。但由于核素显像的分辨率低，随着CT、B超、MRI等显像技术的发展，核素显像检查的临床应用价值有所下降。近年由于单光子发射计算机断层仪（single photon emission computer tomograph，SPECT）和单克隆抗体作放射免疫显像的应用，其重要性又得到一定的重视。常用于肝癌临床诊断的检查有：^{99m}Tc – PMT扫描、SPECT显像和肝血池显像等。肝血池显像常用于肝癌与血管瘤的鉴别诊断。

近年来，PET显像获得了长足的进展，^{18}F – FDG PET – CT被越来越多的应用于肝癌的诊断中。^{18}氟标记的氟代脱氧葡萄糖（^{18}F – fluorodeox. yglucose，^{18}F – FDG）是葡萄糖的类似物，进入体内即可参与葡萄糖代谢。由于恶性肿瘤细胞具有生长快、细胞葡萄糖转运蛋白增多和细胞内磷酸化酶活性增高等生物学特性，使肿瘤细胞内的糖代谢显著增加，FDG – PET显像表现为放射性浓聚，同时用半定量指标SUV值进行定量分析。^{18}F – FDG – PET在肿瘤诊断中的作用有以下几个方面：①查找肿瘤的原发部位。②早期发现肿瘤。③评价肿瘤的良、恶性及恶性程度。④肿瘤的临床分期。⑤肿瘤治疗后的疗效评估，确定有无残留或复发。肝脏是葡萄糖代谢的主要器官，肝癌组织中FDG聚集原因目前的主要观点认为：正常肝脏组织磷酸化酶（己糖激酶）活性低而去磷酸化酶活性高（葡萄糖 – 6 – 磷酸酶），结果是磷酸化率（K3）与去磷酸化率（K4）之比为常数；在肝脏肿瘤中则与之相反，去磷酸化酶活性增高，K4/K3比例倒置，肝肿瘤的PET图像的多变性与K4/K3呈正相关。并有作者指出利用动态PET肝脏肿瘤显像分析^{18}F – FDG代谢模型可以预测细胞的分化程度及预后，也可以反应肿瘤对治疗的反应程度。

据国内报道：^{18}F – FDG对肝细胞癌的阳性预测率可达55%，但国外Trojan J等研究证明FDG对肝细胞癌的诊断价值有限。肝癌的PET形态学表现多变，分的不均是主要的特点，同一病灶的不同部分及不同病灶放射性分布不一致。另外，有人研究了肝内病变FDG的摄取情况，认为肝内的占位性病变对^{18}F – FDG的摄取可以分成四种形态表现。形态的多样性与肿瘤的分化程度有关。肿瘤治疗后评价多数学者都认为PET/CT具有积极的作用，Torizuka等人对肝细胞癌介入治疗后进行了评价发现：介入治疗后的肝脏显像可以分成三种类型：A型肿瘤摄取FDG增加，B型与非肿瘤区摄取相同，C型摄取减少或缺损，A型、B型说明肿瘤细胞还有活性。而C型说明肿瘤细胞已经因失活性或已经坏死，PET/CT在评价介入效果方面起到CT不可替代的作用。Anderson对肝细胞癌进行射频消融治疗的效果研究表明，PET显像对肿瘤治疗效果的评价明显优于CT和MRI。

由于^{18}F – FDG – PET在肝癌诊断中存在的假性及敏感性低的问题。特异性示踪剂的开发显得十分重要。^{11}C – Acetate（乙酸盐）在组织内可以迅速转变为乙酰辅酶A。乙酰辅酶A是三羧酸循环的始动物质，^{11}C – Acetate通过血流迅速分布于组织，参与三羧酸循环。最后以CO_2的形式被清除。^{11}C – Acetate对肝细胞癌诊断较为敏感。Ho CL等人的对比研究表明^{11}C – Acetate诊断肝细胞癌的敏感性为87.3%，同时研究还表明两种示踪剂的联合应用对肝细胞癌的敏感性可以达到100%，另外表皮生长因子受体显像剂被认为是最有希望的新型肝癌诊断的正电子放射性药物。随着放射性药物学的发展，加之多层螺旋CT的超薄层三期增强扫描必将对肝癌乃至小肝癌的诊断提供更可靠的依据。

肝穿刺取肿瘤组织作病理检查、锁骨上淋巴结活检、皮下结节活组织检查、腹水找癌细胞、腹腔镜等对原发性肝癌的诊断亦有一定价值。但是，这些检查均为有创检查，有出血、胆漏、肿瘤种植等风险，一般只有在以上各项检查还不能确立诊断时才考虑使用。

三、诊断标准和临床分期

目前国内应用较多的是 2001 年中国抗癌协会肝癌专业委员会制定的诊断标准和临床分期。

（一）原发性肝癌的临床诊断标准

（1）AFP≥400ng/ml，能排除妊娠、生殖系胚胎源性肿瘤、活动性肝病及转移性肝癌，并能触及肿大、坚硬及有大结节状肿块的肝脏或影像学检查有肝癌特征的占位性病变者。

（2）AFP＜400ng/ml，能排除妊娠、生殖系胚胎源性肿瘤、活动性肝病及转移性肝癌，并有两种影像学检查有肝癌特征的占位性病变或有两种肝癌标志物（DCP、GGT Ⅱ、AFU、CA19－9 等）阳性及一种影像学检查有肝癌特征的占位性病变者。

（3）有肝癌的临床表现并有肯定的肝外转移病灶（包括肉眼可见的血性腹水或在其中发现癌细胞）并能排除转移性肝癌者。

（二）原发性肝癌的临床分期标准

Ⅰa：单个肿瘤直径≤3cm，无癌栓、腹腔淋巴结及远处转移；Child A。

Ⅰb：单个或两个肿瘤直径之和≤5cm，在半肝，无癌栓、腹腔淋巴结及远处转移；Child A。

Ⅱa：单个或两个肿瘤直径之和≤10cm，在半肝或两个肿瘤直径之和≤5cm，在左右两半肝，无癌栓、腹腔淋巴结及远处转移；Child A。

Ⅱb：单个或多个肿瘤直径之和＞10cm，在半肝或多个肿瘤直径之和＞5cm，在左右两半肝，无癌栓、腹腔淋巴结及远处转移；Child A。

有门静脉分支、肝静脉或胆管癌栓和/或 Child B。

Ⅲa：肿瘤情况不论，有门静脉主干或下腔静脉癌栓、腹腔淋巴结或远处转移之一；Child A 或 B。

Ⅲb：肿瘤情况不论，癌栓、转移情况不论；Child C。

（三）其他分期

1. TNM 分期（UICC／AJCC，2010 年）

T－原发病灶

Tx：原发肿瘤不能测定

T0：无原发肿瘤的证据

T1：孤立肿瘤没有血管受侵

T2：孤立肿瘤，有血管受侵或多发肿瘤直径≤5cm

T3a：多发肿瘤直径＞5cm

T3b：孤立肿瘤或多发肿瘤侵及门静脉或肝静脉主要分支

T4：肿瘤直接侵及周围组织，或致胆囊或脏器穿孔

N－区域淋巴结

Nx：区域内淋巴结不能测定

N0：无淋巴结转移

N1：区域淋巴结转移

M – 远处转移

Mx：远处转移不能测定

M0：无远处转移

M1：有远处转移

分期：

Ⅰ期：T1N0M0

Ⅱ期：T2N0M0

ⅢA期：T3aN0M0

ⅢB期：T3bN0M0

ⅢC期：T4，N0M0

ⅣA期：任何T，N1M0

ⅣB期：任何T，任何N，M1

组织学分级（G）：

Gx：组织学分级不明

G1：高分化

G2：中等分化

G3：低分化

G4：未分化

纤维化分级（F）：

F0：纤维化分级0~4（无纤维化至中等纤维化）

F1：纤维化分级5~6（严重纤维化或肝硬化）

2. 巴塞罗那临床肝癌分期（BCLC，2010）　见表9－12。

表9－12　巴塞罗那临床肝癌分期

期别	PS 评分	肿瘤状态		肝功能状态
		肿瘤数目	肿瘤大小	
0 期：极早期	0	单个	<2cm	没有门脉高压
A 期：早期	0	单个	任何	Child – Pugh A – B
		3 个以内	<3cm	Child – Pugh A – B
B 期：中期	0	多结节肿瘤	任何	Child – Pugh A – B
C 期：进展期	1~2	门脉侵犯或 N1、M1	任何	Child – Pugh A – B
D 期：终末期	3~4	任何	任何	Child – PughC

BCLC 分期与治疗策略，比较全面地考虑了肿瘤、肝功能和全身情况，与治疗原则联系起来，并且具有循证医学高级别证据的支持，目前已在全球范围被广泛采用。但是，亚洲（不包括日本和印尼）与西方国家的 HCC 具有高度异质性，在病因学、分期、生物学恶性行为、诊治（治疗观念和临床实践指南）以及预后等方面都存在明显差异。同时，我国有许多外科医师认为 BCLC 分期与治疗策略对于手术指征控制过严，不太适合中国的国情和临

床实际，仅作为重要参考。

（四）肝癌的鉴别诊断

1. AFP阳性肝癌的鉴别诊断　　AFP阳性的肝癌应与妊娠期、生殖腺胚胎性肿瘤、消化道肿瘤、急慢性肝炎、肝硬化等疾病相鉴别。

（1）妊娠期：妊娠期AFP升高，如B超未发现肝占位，可予随访。AFP通常在分娩后转为阴性。如AFP继续升高，应考虑合并肝癌可能。

（2）生殖腺胚胎性肿瘤：多有相应有肿瘤临床表现和体征，可通过睾丸检查或妇科检查以排除之。

（3）消化道肿瘤：胃癌、胰腺癌等消化道肿瘤偶有AFP升高，但一般浓度较低，CEA可升高。常无肝硬化表现，无乙肝背景，无门脉癌栓形成。B超、CT、胃肠道钡餐、胃肠镜可协助诊断。另外，消化道肿瘤肝转移常为多结节甚至弥漫性生长。

（4）急性肝炎：较易鉴别，一般均有明显肝功能异常而无相应的肝内占位病变，肝功能好转时AFP可下降，且一般为AFP轻度升高。慢性肝炎、肝硬化时与肝癌的鉴别有时很困难。因慢性肝炎、肝硬化时肝内常可有肝硬化结节，此时的肝硬化结节与AFP不高或轻度升高的小肝癌很难鉴别，必须做细致的肝脏影像学检查，并定期复查肝功能和AFP。另外，可检测AFP异质体或DCP等以协助诊断。

2. AFP阴性肝癌的鉴别诊断　　AFP阴性肝占位的性质多样，易误诊。需要与肝癌鉴别的疾病包括：继发性肝癌、肝血管瘤、肝囊肿、肝包虫、肝脓肿、肝肉瘤、肝腺瘤、肝局灶性结节性增生及肝结核等。

（1）继发性肝癌：继发性肝癌多为胃肠道肿瘤肝转移，尤其以结直肠癌肝转移最为常见。常有结直肠癌原发灶表现，如大便习惯改变、便血、里急后重等，多无肝病背景，CEA可升高。影像学检查常见多个散在分布，大小不一的类圆形病灶，多为少血管型肿瘤；B超以强回声型多见，可出现同心环样的分层现象，边缘可出现弱回声晕带，部分有靶征或亮环征。超声造影常可协助诊断。

（2）肝血管瘤：肝血管瘤一般女性多见，病程常较长，发展慢，常无肝病背景，AFP阴性。超声显像多为高回声光团，边界清，无晕圈，内可见网状结构，较大又浅表者加压可变形，彩色多普勒检测无动脉血流。CT增强扫描可见起自周边的高密度区域，并随着时间的发展缓慢向肿瘤中心发展。肝小血管瘤最难与AFP阴性的小肝癌鉴别，常需要行穿刺活检以资鉴别。

（3）肝囊肿和肝囊尾蚴病：病史均较长，常无肝病背景，一般情况好，超声检查可见液性暗区。肝囊肿者常多发，可伴多囊肾。肝囊尾蚴病患者常有疫区居住史，B超和CT可见液性暗区内有更小囊泡存在。肝囊尾蚴病合并感染者可出现类似肝脓肿的临床表现。

（4）肝脓肿：常有畏寒、发热、肝区疼痛、白细胞升高等感染表现，无肝炎病史，抗感染治疗常有效。超声检查在脓肿未液化时常易与肝癌混淆，但病灶边界多不清，无低回声晕，有液化者可见液平面，但仍需要与肝癌中央坏死鉴别。必要时可行肝穿刺活检。

（5）肝肉瘤：极少见，多无肝病背景，与AFP阴性肝癌难鉴别。多误诊为原发性肝癌经手术切除后病理证实。

（6）肝腺瘤：临床少见，多见于女性，可有口服避孕药史，常无肝病史，超声和CT检查常难以与肝癌鉴别。必要时可行肝穿刺活检以资鉴别。

（7）肝局灶性结节性增生：临床少见，可无肝病背景，彩色多普勒部分可测得动脉血流。影像学检查有时可发现中心疤痕，此为肝局灶性结节性增生特征表现。超声造影中FNH的特征增强表现为明显的从中央向周边离心型轮辐状强化，与肝癌表现不同。

（8）肝结核：临床很少见，可无肺结核、肠结核病史，变可无午后潮热、消瘦等结核病常见表现，多无肝炎或肝病背景。影像学检查较难与肝癌区分，常需手术切除后病理确诊。

另外，肝脏邻近器官肿瘤有时与肝脏关系密切，如胆囊癌肝侵犯、胃平滑肌瘤或肉瘤、胃肠间质瘤等，有时很难鉴别。可考虑剖腹探查以明确诊断。

四、早期有效治疗、综合治疗、反复治疗

早期有效治疗、综合治疗、反复治疗是肝癌治疗的三个重要原则。

（一）早期有效治疗

肿瘤越早期，治疗效果越好，小肝癌手术切除后的5年生存率为60%～70%，而大肝癌仅20%左右。有效治疗要求尽可能采取最佳的治疗手段作首次治疗。手术切除、肝移植和局部治疗是肝癌治疗的三大根治性治疗手段，早期肝癌的治疗应该以达到"根治性治疗"为目的，尽量选择根治性的治疗手段。

（二）综合治疗

肝癌尚无特效的治疗方法，目前最好的手术切除也未达到满意的治疗效果，手术切除、介入治疗和局部治疗是肝癌治疗的三大治疗手段，各有所长，应根据不同病人的不同情况而灵活运用，互相组合，取长补短，以达到最大限度地消灭和控制肿瘤，又最大限度保存机体，延长生存期。多学科综合治疗是目前来肝癌治疗的最主要原则之一。

（三）反复治疗

由于肝癌的生物学特性，肝癌的一次性治疗常不能达到理想的疗效，常需进行多次、再次的反复治疗。如多次经皮肝动脉栓塞化疗，多次瘤内无水酒精注射术，术后复发的再次手术切除等。对术后复发病例的反复的、积极的、综合的治疗，以及带瘤生存是近年来肝癌治疗疗效提高的重要原因之一。

五、肝癌的多学科综合治疗模式

（一）以手术为主的综合治疗模式

手术切除是肝癌获得治愈的最主要手段，但是在肝癌的确诊病人中，只有15%～30%的病人能够行手术切除，而肝癌的术后复发率高达36%～66%，疗效并不让人满意。因此，在手术切除后或前采用其他手段进行综合治疗是很有必要的。

1. 手术切除＋术后辅助治疗　肝癌根治性切除术后是否行辅助治疗，尚缺乏足够的循证医学的证据。目前得到较多学者认同的是术后高危复发的病人，辅助性TACE有助于减低复发率，提高生存率。1992年1月至1995年12月，中山大学肿瘤防治中心根治性手术切除原发性肝癌217例，对其中139例被认为复发高危险的病例，作前瞻性的治疗，其中53例术后3～4周辅加TACE。一般作1～3次，每次间隔为4～6周。随诊至1998年12月，在86例单纯行根治性切除术的病例中，肝内总复发率为56.3%，术后1、3、5年生存率分别为75.4%、42.4%、30.5%；在53例术后辅加肝动脉栓塞化疗病例中，肝内复发率为27.5%，

其术后 1、3、5 年生存率分别为 89.1%、61.2%、53.7%，差异有显著性。目前的争议主要是高危复发人群的确定和术后 TACE 的时机。

姑息切除术后的辅助治疗具有重要的作用。术后辅助治疗可以控制或者杀灭姑息切除术后残存的癌细胞，从而达到延长生存甚至治愈的目的。如术中发现肿瘤多发子灶，无法根治性切除时，可以先切除大部分病灶，然后采用 PEI、RFA、MCT、冷冻治疗的手段治疗残存的病灶，达到"肉眼根治"；对于巨大肿瘤并有多发肝内转移时，可以先行切除主瘤，术后再行 TACE 或其他方法治疗肝内转移病灶，也可以达到延长生存的目的。

2. 降期治疗 + 手术切除　即所谓的"二期切除"。对于不能手术切除的肝癌，先采用各种方法多学科综合治疗，待肿瘤缩小或降期达到能够手术切除的程度，再行手术治疗。降期治疗的方法很多，目前最为常用的有：TACE、局部治疗（包括 PEI、RFA、MCT、放疗等）、TACE 联合局部治疗、各种局部治疗的联合应用等。研究证明，多学科的综合治疗优于单一的治疗手段。

（二）TACE 联合局部治疗

TACE 联合局部治疗是目前应用最为广泛的综合治疗模式之一，其疗效也获得一致的认同。先行 TACE 可以栓塞肿瘤的供血动脉，减少肿瘤内的血液流动，从而减少"热流失效应"（heat sink），提高随后的局部治疗的效果。同时，TACE 术后肿瘤的边界更加清晰，有利于局部治疗的进行。TACE 还可以控制一些潜在的微小病灶，减少局部治疗后的复发，而局部治疗可以最大限度地杀灭 TACE 术后残存的肿瘤组织，起到 1 + 1 > 2 的作用。

陈敏山等报道 TACE 联合 RFA 治疗与单纯 RFA 治疗 ≤7.0cm 的小肝癌，单纯组 1、3、5 年生存率分别为 85.3%、59%、45.0%；而联合组 1、3、5 年生存率分别为 92.6%、66.6%、61.8%，差异有显著性（P = 0.041）。Lencion 等用 RFA 联合 TACE 治疗了 62 例肝癌患者，肿瘤直径为 3.5 ~ 8.5cm，获得了比单纯 RFA 更大的消融范围、更高的肿瘤完全坏死率和更好的生存率，而且没有严重的并发症。众多的研究证明，TACE 联合局部治疗是一种行之有效的综合治疗模式。

（三）各种局部治疗的联合应用

各种局部消融治疗的原理不尽一致，适当的联合应用可以起到相互补充，相互增强的作用，提高治疗效果。目前有不少文献报道了 RFA 联合 PEI、MCT、冷冻治疗等，MCT 联合 PEI、冷冻治疗、LITT 等，以及立体放射治疗联合局部消融治疗等的应用，均取得了比单一治疗更好的效果。我们 2005 年报道了随机对照研究应用 RFA 联合 PEI 和单纯 RFA 治疗肝细胞癌（单发病灶，最大直径 ≥7.0cm；或病灶少于 3 个，直径 ≥3.0cm）66 例和 67 例，结果联合治疗组局部复发率低于单纯 RFA 组，同时联合治疗组和单纯 RFA 组 1、3、5 年总体生存率分别为 92.4%、70.1%、60.1% 和 86.6%、55.4%、41.0%，差异有显著性（P = 0.02），RFA 联合 PEI 可以提高肝癌治疗的效果。

总之，目前肝癌的治疗强调联合多学科的各种治疗方法的综合治疗。

六、肝癌的姑息性全身化疗

（一）单药化疗

肝癌的单药全身化疗结果令人失望，几乎没有单药有效率可以超过 20%。目前的研究认为多柔比星类、5 - 氟尿嘧啶（5 - FU）类、铂类是对肝癌治疗较为有效的药物。自1970年以来，多柔比星被认为是治疗肝癌最为有效的化疗药物，早期Ⅱ期临床试验单药有效率（RR）可达25%～100%，但是后来的研究结果 RR 都没有超过20%。Lai 等1988年报道了他们采用多柔比星（60mg/m²）单药化疗晚期肝癌67例，RR 仅为3%，中位生存期稍有提高（10.6周 vs7.5周），但治疗相关并发症高达25%。Mathurin 等1998年的 meta 分析显示单药应用多柔比星并不能提高1年生存率。Pohl 等2001年报道表柔比星单药 RR 为4%，与多柔比星相近。

文献报道5 - FU 静脉推注的客观有效率为10%～28%，联合亚叶酸钙（CF）并不能提高疗效。有研究认为持续静脉灌注5 - FU 能够提高疗效，而5 - FU 的口服制剂有相同的疗效。Ishikawa 等2001年报道口服优福定（UFT）治疗Ⅳa 期的 HCC，中位生存期为12个月，高于对照组的6个月（P < 0.01），且毒性反应低。Lozano 报道卡培他滨的有效率为13%，进一步的研究仍在进行。Okada 等报道顺铂（DDP）单药有效率为15%，但是 DDP 目前更多的用于肝动脉灌注化疗。

目前，有不少的新药都尝试应用于肝癌的治疗，但是疗效并不肯定。胞嘧啶核酸类似物吉西他滨（Gemcitabin）在体外对人肝癌细胞有抑制作用，但吉西他滨Ⅱ期临床试验的结果令人失望，该方案不宜应用于晚期 HCC 的治疗。Strumberg 等的Ⅰ期临床试验表明，紫杉醇单药治疗有很好的耐受性。而伊立替康（CPT - 11）则显示出较大的毒性，抗肿瘤作用轻微。

（二）联合化疗

目前尚未有治疗 HCC 理想的化疗方案，但是近年来，不少的文献报道显示了疗效有所提高。Leung 等2002年报道由 α - 干扰素（5MU/m²，皮下注射，第1～4天），多柔比星（40mg/m²，第1天）和5 - FU（400mg/m²，第1天）构成的 PIAF 方案有效率达16.8%，中位生存期为30.9周；随后在2005年他们报道 PAIF 方案的Ⅲ期试验结果：与多柔比星单药方案比较，PAIF 组的 RR（20.9% vs10.9%）和中位生存期（8.67个月 vs6.83个月）稍好，但是没有统计学差异，而 PAIF 的毒性也高于多柔比星组。

Lee 等2003年报道采用拓扑替康（Topotecan）（1.25mg/m²）和 DDP（20mg/m²）的5天方案的Ⅱ期临床试验，RR 10%，中位生存期为21周（范围：17～54 + 周）。Taieb 等2004年报道了吉西他滨 + 奥沙利铂（Oxaliplatin）的 GEMOX 方案治疗21例，其 RR 19%，中位生存期为10个月，且没有明显的毒副作用。Yang 等2004年报道了采用 DDP（80mg/m²） + 米托蒽醌（6mg/m²）IV d1 + 5 - FU［450mg/（m²·d）］持续灌注5天的方案治疗晚期 HCC 63例，结果 RR 23.8%，中位生存期为4.9个月，TTP 为2.5个月，多因素分析显示 PS 评分、肿瘤大小是主要的预后因素。Parikh 等2005年报道了吉西他滨（1 250mg/m²，d1，d8） + DDP（70mg/m²，d1）治疗Ⅲ、Ⅳ患者，结果 RR 20%，中位生存期为21周，TTP 为18周，1年生存率为27%，3、4级毒性反应为37%、7%。这些研究提出了不同的新的联合化疗方案，但是其疗效均没有明显的提高。

国内秦叔逵等提出了奥沙利铂联合5 - FU/CF 的 FOLFOX4 方案用于肝癌的化疗。他们采用此方案对亚洲271例局部晚期/转移性 HCC 患者随机给予 FOLFOX4（184例）或者EADM（187例）治疗至疾病进展或者不能耐受毒性反应或者降低可手术。主要终点为 OS，次要终点为 TTP、缓解率（RR）和安全性。结果 FOLFOX4 组和 EADM 组患者的中位 OS 分别为 6.4 月和 4.9 月（P = 0.085 9），中位 TTP 分别为 2.9 月和 1.8 月（P < 0.000 1），RR 分别为 8.2% 和 2.7%（P = 0.023 3）。两组的严重不良反应率相似，FOLFOX4 的毒性反应和既往报道大致相同。该研究是亚太地区迄今为止规模最大的肝癌化疗的Ⅲ期研究，虽然研究结果显示 OS 统计学未有显著性差异，但是 FOLFOX4 可显著延长 HCC 患者的 TTP，而且毒性反应可以耐受。FOLFOX4 值得在肝癌的全身化疗进一步研究。

总之，虽然现在有不少新药、新的化疗方案、Ⅱ期和少数的Ⅲ期试验，但是均没有明确的证据表明全身化疗能够提高晚期肝癌的生存率，而且由于每个试验的入组标准存在很大的差异、病例数大多较小，所得的试验结果相差也很大，循证医学证据级别较低，难于进行有效的 meta 分析。肝癌的全身姑息化疗还有待于更多的研究。

（三）肝癌的辅助化疗

由于肝癌对化疗药物不敏感和多耐药问题，以及化疗药物的毒性问题，肝癌根治术后的全身辅助化疗一直没有获得重视，相关文献报道较少。Takenaka 等 1995 年报道了口服 5 - FU 300 ~ 400mg/d 术后辅助化疗的非随机对照研究，结果治疗组 1、2、3 年累计生存率分别为 100%、100%、100%，对照组为 94.7%、94.7%、89.5%，累计无复发率分别为 83.3%、58.3%、50.0% 和 94.7%、31.6%、15.0%；研究认为术后辅助化疗能够减少肝内复发，但是病例数较少（分别为 12，19 例）。Yamamoto 等 1996 年报道了他们的随机对照研究结果：治疗组 35 例采用口服 5 - FU 400mg/d，32 例行空白对照，两组术后 1、2、3 年累计生存率分别为 91.40%、80.0%、74.3% 和 81.3%、71.9%、59.4%，累计无复发率分别为 82.6%、62.9%、48.6% 和 68.8%、37.5%、25.0%；治疗组稍优于对照组，但是没有统计学差异。1997 年 Ono 等报道前瞻性随机对照研究结果：对照组 27 例仅行手术治疗，观察组 29 例行术后化疗，术后 1 个月开始予多柔比星 $40mg/m^2$ 肝动脉内灌注，此后每 3 个月多柔比星 $40mg/m^2$ 静脉注射，另术后 1 个月开始予卡莫氟 300mg/d 口服，总疗程 2 年，两组术后复发率、总生存率、无瘤生存率均无明显差别。以后的文献报道均没有发现术后全身辅助化疗能够减少术后复发率，提高生存率；而由于 TACE 的出现和广泛应用，以及其治疗肝癌的良好效果和较少全身副作用，全身辅助化疗逐渐被放弃，研究多集中于 TACE 或 TAI。

也有不少学者研究了 TACE 联合全身化疗应用于肝癌的术后辅助治疗，但是并没有取得阳性结果。Lai 等 1998 年报道的随机对照研究，采用多柔比星全身化疗结合 TAI，结果治疗组和对照组 1，2，3 年 1，2，3 年累计生存率分别为 76.7%，66.7%，66.7% 和 $94.4mg/m^2$，89.0%，64.0%，累计无复发率分别为 50%，38%，18% 和 69%，53%，48%，两组间没有明显的差别；Mathurin 等的 Mata 分析也没有发现术后 TACE 联合全身化疗的优势。

总之，目前还没有证据认为肝癌术后的全身辅助化疗、全身化疗联合 TACE 可以提高生存率，降低复发率。

（四）新辅助化疗

目前尚没有关于肝癌的新辅助全身化疗的研究。

（五）分子靶向治疗

所谓分子靶向治疗（molecular tareted therapy）就是针对肿瘤发生、发展过程中的关键大分子，包括参与肿瘤发生发展过程中的细胞信号传导和其他生物学途径的重要靶点（参与肿瘤细胞分化、周期调控、凋亡、浸润和转移等过程中，从 DNA 至蛋白、酶水平的任何亚细胞分子），通过特异性阻断肿瘤细胞的信号转导，来控制其基因表达和改变生物学行为，或是通过强力阻止肿瘤血管生成，从而抑制肿瘤细胞的生长和增殖，积极发挥抗肿瘤作用。相对于手术、放疗、化疗三大传统治疗手段，分子靶向药物的选择性高，广谱有效，不易发生耐药，同时安全性优于细胞毒性化疗药物，是目前肝癌治疗领域发展的新方向。

肝癌的形成、进展及其转移与多种基因突变和细胞信号传导通路密切相关，包括：异常的生长因子激活，细胞分裂信号途径持续活化（如 Raf/MEK/ER、PBK/AKT/mTOR 和 Wnt/β-catenin 通路），抗细胞凋亡信号途径失调（如 p53 和 PTEN 基因）和新生血管异常增生等。其中可能存在着多个潜在的治疗靶点，这就是进行分子靶向治疗的理论基础。

1. 针对表皮生长因子受体（EGFR）传导通路的靶向治疗　EGFR 传导路径是目前研究最彻底的路径之一。它在细胞生长、移动、凋亡和肿瘤血管生成等调控机制中起重要作用。EGFR 通过与相应配体如 EGF、TGF-α 等结合，激活 Ras 蛋白，并主要通过 Ras-Raf-MAPK 通路将信号传递至细胞核内，抑制肿瘤细胞凋亡、引起肿瘤细胞增殖、增加新生血管生成、促进肿瘤浸润及转移。临床试验已证实：肝癌细胞内普遍存在 EGFR 的过度表达，这可能与肿瘤进展及预后不良相关。作用于 EGFR 的分子靶向药物目前主要包括小分子的化合物（厄罗替尼 Erlotinib、吉非替尼 Gefitinib）和大分子的单克隆抗体（如西妥昔单抗 Cetuximab）。

在一些体外试验中厄罗替尼和吉非替尼被证实可抑制肝癌细胞生长并引起肿瘤细胞的凋亡，由此看出抑制 EGFR 通路对于肝细胞癌治疗可能具有疗效。Gruenwald 等报告了美国东部肿瘤协作组（ECOG）的一项吉非替尼治疗晚期肝癌的临床研究，研究第一阶段入组了 31 名患者，在中位随访了 13.2 个月后，中位无进展生存期（PFS）为 2.8 个月，中位生存期（MST）为 6.5 个月，完全缓解（CR）、部分缓解（PR）和稳定（SD）的患者例数分别为 0、1 和 7。由于第一阶段没有达到预期的目标，已停止了进一步的研究。因此，临床应用吉非替尼治疗肝癌还需要推敲。

Philip 等的一项 II 期临床试验中，对 38 例无法手术且无肝外转移的晚期原发性肝癌患者口服厄罗替尼（150mg/d）进行研究。结果显示，38 例接受治疗的患者中仅 3 例（8%）达 PR，12 例（32%）治疗后经 6 月随访显示肿瘤无进展。Thomas 等在另一项 II 期临床试验中，对 40 例无法手术的晚期肝细胞癌患者给予口服厄罗替尼（150mg/d）单药治疗，发现 17 例患者在持续治疗中 16 周肿瘤无进展，也证实了厄罗替尼对肝癌的有效性。

西妥昔单抗对晚期肝癌的临床疗效尚未得到试验证实。Zhu 等对 30 例晚期肝癌患者应用西妥昔单抗单药治疗，初步结果显示：16 例患者在第 1 周期后即出现肿瘤进展，没有 CR 和 PR 的患者，5 例患者 SD；入组患者的中位 PFS 仅 1.4 个月，MST9.6 个月。虽然此项 II 期研究中，西妥昔单抗治疗肝癌的疗效不够理想，但安全性良好，患者能很好地耐受。Gruenwald 等在另一项西妥昔单抗的 II 期研究中，入组了 32 例晚期肝癌患者，其中 27 例患者可评价疗效，结果有 12 例（44.4%）患者 SD 并持续 8 周，55.6% 患者进展，所有患者的中位肿瘤进展时间（TTP）是 8 周，但在 SD 患者中 TTP 为 22.5 周，而在进展的患者 TTP 仅有 6.5 周。O'Neil 等在 2008 年的 ASCO 会议上报道了采用奥沙利铂+卡培他滨+西妥昔单抗联合治疗晚期肝细胞癌 25 例，可评价病例 20 例中，2/20（10%，95% CI：1%~33%）PR，13/20（65%）SD，5/20（25%）PD，中位 TTP 为 4.3 月。但是有 1 例病人因严重的毒副作用死亡，他们认为，联合治疗方案虽然具有一定的治疗效果，但是副作用较大，应该进一步研究和探讨。

2. 针对血管生成的靶向治疗 肝细胞癌是血管丰富的实体肿瘤，大多数肝癌有血管异常增生的现象。在肝癌细胞及其周边的间质中经常发现多种促血管生成的因子过度表达，血管内皮生长因子（VEGF）、碱性纤维母细胞生长因子（BFGF）、血小板相关生长因子（PDGF）、血管生成蛋白和间质金属蛋白酶等。因此，VEGF 及其受体可能是肝细胞癌的有效治疗靶点。

贝伐单抗（Bevacizumab）是一种针对 VEGF 的 149KD 的重组人单克隆 IgG1 抗体，由93% 人源和7%的鼠源部分组成。贝伐单抗能选择性地抑制 VEGF，从而阻止 VEGF 与 VEG-FR－1、VEGFR－2 受体结合而激活下游信号，抑制新生血管形成。临床前动物模型证实贝伐单抗能直接抑制 VEGF，抑制鼠移植人类肿瘤生长，减少肿瘤的大小和数目；而且联合应用化疗要比单用化疗或单用抗体效果更好。

Schwartz 在 2006 年 ASCO 会议上报道了使用贝伐单抗单药治疗不能手术的晚期原发性肝癌 I 期临床研究结果：24 例中 2 例 PR，17 例稳定维持时间超过 4 个月，另外 5 例在 16 周内出现疾病进展，肿瘤控制率（DCR）为80%，中位进展时间是 6.4 个月。K. El－Shami 在2008 年 ASCO 会议上报道了肝动脉灌注贝伐单抗（5mg/kg）联合 TAE 治疗不能手术的晚期原发性肝癌 10 例，结果有 2 例病人达到 CR 并持续了 4 个月，PR 6 例，SD 2 例（维持了 6 个月）。7 例病人在 2 程灌注治疗后出现 AFP 的下降。没有肝动脉灌注贝伐单抗相关的副作用发生。有学者认为：肝动脉灌注贝伐单抗联合 TAE 疗效好，副作用少，值得临床进一步探讨。

贝伐单抗联合化疗也是目前的研究热点。Zhu 等报道了健择 + 草酸铂联合贝伐单抗（GEMOX－B）治疗晚期肝癌的临床试验结果：可评价患者 30 例的总反应率为 20%，27%患者 SD，中位生存期为 9.6 个月，中位 PFS 为 5.3 个月，在 3 个月和 6 个月的 PFS 分别为70% 和48%。Hsu 等报道了一项 Xeloda 联合贝伐单抗一线治疗晚期肝癌的 II 期临床研究：共入组 45 例患者，中位治疗周期数是 5 个，RR 为16%，DCR 达到60%，中位 OS 为 10.7个月，中位 PFS 是 4.1 个月，3 个月和 6 个月的无进展生存率分别是64% 和34%。可以看到，这两个联合方案对难治的肝癌同样有效性较好，可以良好耐受，值得进一步观察。

沙利度胺（Thalidomide）通过干扰血管内皮生长因子、成纤维细胞生长因子的促血管生成作用，对血管生成产生有抑制。Fazio 等应用沙利度胺（200mg/天，持续口服）治疗了19 例经过病理学检查确诊的晚期肝癌患者，结果半年 PFS 为41%，便秘和嗜睡是最常见的2/3 度毒性反应，发生率分别为50% 和18%；3 例患者分别因为浮肿、神经毒性和可疑瘤内出血而中断治疗。Chuah 等开展了一多中心临床 II 期研究，研究共入组了 37 例病理确诊的进展期肝癌患者，用药剂量从 100mg/d 开始，每周增加 100mg，根据个体耐受性，最大剂量可增加到 800mg/d，平均用量是 400mg/d；结果 37 例患者均可评价安全性，24 例对患者可评价有效性，其中 PR 1 例（3%），SD 6 例（16%）。最常见的不良反应是嗜睡和乏力，发生率分别为84% 和73%。由上可知，沙利度胺对肝癌有一定的治疗效果，耐受性好。

3. 多靶点药物 索拉非尼（Sorafenib）是一种口服的多激酶抑制剂，靶向作用于肿瘤细胞及肿瘤血管上的丝氨酸/苏氨酸激酶及受体酪氨酸激酶，包括 RAF 激酶、VEGFR－2、VEGFR－3、血小板源性生长因子受体 β（PDGFR－β）、干细胞因子受体（KIT）、Fms 样酪氨酸激酶3（FLT－3）和神经胶质细胞系来源的亲神经因子受体（RET）等。因此，一方面可以抑制受体酪氨酸激酶 KIT 和 FLT－3 以及 Raf/MEK/ERK 途径中丝氨酸/苏氨酸激酶，抑制肿瘤细胞增生；另一方面，通过上游抑制受体酪氨酸激酶 VEGFR 和 PDGFR，及下游抑制 Raf/MEK/ERK 途径中丝氨酸/苏氨酸激酶，抑制肿瘤血管生成，因此，可同时起到抗血管生成和抗肿瘤细胞增殖的双重作用。

Liu 等通过体外研究发现：索拉非尼能抑制 PLC/PRF/5 和 HepG2 细胞中的 Raf 激酶，进而阻断 MEK/ERK 信号传导途径，并可降低这两种细胞系的 cyclin D1 水平，从而抑制肝癌细胞增殖。此外，索拉非尼也能通过抑制 Raf/MEK/ERK 信号传导通路、降低 eIF4E 磷酸化水平，并下调 Mcl－1 蛋白表达水平，从而诱导 HCC 细胞凋亡；并且在 SCID 小鼠人类 HCC 模型中具有明显疗效。

Kane 等报道在索拉非尼的Ⅰ期临床试验中，使用索拉非尼的患者中位无疾病进展时间为 167 天，而用于对照的安慰剂组中位无疾病进展时间为 84 天，统计结果有显著性差异。Abou－Alfa 等在一项Ⅱ期临床试验中，采用索拉非尼（400mg，bid）单药治疗 137 例无法手术切除的晚期肝癌患者，结果显示 2.2%、5.8% 的患者经治疗后病情获部分或轻微缓解；约 33.6% 的患者疾病稳定超过 16 周。中位疾病无进展时间与总生存期分别为 4.2 月和 9.2 月。严重副作用包括疲乏、腹泻和手足综合征。

Llovet 报告了 SHARP 研究，即索拉非尼与安慰剂对照治疗晚期 HCC 的多中心、双盲、随机、Ⅲ期临床研究的结果。该研究共入组 602 例患者，被随机分入索拉非尼组（n＝299）和安慰剂组（n＝303），两组患者的基线特征相似。在对 321 例患者死亡资料进行分析后显示：索拉非尼组和对照剂组患者总生存率的风险比（HR）是 0.69（95% CI：0.5～0.87；P＝0.000 6），意味着索拉非尼组较对照组的生存改善了 44%，MST 分别为 10.7 月 vs 7.9 月；两组的症状进展时间（TTSP）无显著差异，索拉非尼组的，TT 较对照组延长，分别为 5.5 月和 2.8 月，HR 是 0.58（95%CI：0.45～0.74；P＝0.000 007），DCR 也较高，分别为 43 vs 32%。亚组分析表明，索拉非尼对不同 ECOG PS 分级、有无肝外转移及肉眼可见的血管浸润患者均显示出不同程度的获益。安全性分析结果显示，索拉非尼组与安慰剂组严重不良事件（SAE）发生率相似，分别为 52% 和 54%。主要不良事件包括腹泻、手足皮肤反应、出血等，但通常容易控制。总之，与安慰剂相比，索拉非尼可显著延长晚期 HCC 患者的中位 OS（延长 44%）和 TTP（延长 73%），不良反应易于控制，耐受性良好。索拉非尼成为第一个可以改善晚期肝癌生存期的药物。鉴于目前晚期肝癌还没有一个标准治疗，该研究的结果意义重大，而索拉非尼也将被确立成为晚期肝癌一线系统治疗的标准。

另外一项在中国大陆和台湾地区以及韩国进行的亚太区多中心、随机临床研究（Oriental 研究）：226 例晚期肝癌患者以 2∶1 的比例随机接受索拉非尼单药治疗（150 例）或安慰剂治疗（76 例），两组患者的基线特征相似。结果显示：索拉非尼组和对照剂组患者总生存率的风险比（HR）是 0.68（95% CI：0.5～0.93；P＝0.014），MST 分别为 6.5 月 vs 4.2 月；两组的 TTSP 无显著差异，索拉非尼组的 TTP 较对照组延长，分别为 2.8 月和 1.4 月，HR 是 0.57（95% CI：0.42～0.79；P＜0.001）。安全性分析结果显示，索拉非尼组与安慰剂组严重不良事件（SAE）发生率相似，分别为 48% 和 45%。尽管 Oriental 研究入组病例较 SHARP 研究入组病例分期更晚，但是获得了基本一致的结果，索拉非尼组患者的生存期延长了近 1 倍，表明索拉非尼同样可以显著延长亚洲 HCC 患者的 OS 及 TTP，从而进一步印证了 SHARP 研究结果。

在另外一项索拉非尼的Ⅰ期临床研究中，索拉非尼与多柔比星联合用药治疗晚期肝癌患者，其中有4例肝癌患者治疗的结果为SD，并且SD维持的时间均达到1年以上。2008年的ASCO会议上Abou-Alfa报告了Ⅱ期临床研究的情况：96例初治的进展期肝癌患者，随机接受多柔比星联合索拉非尼或多柔比星联合安慰剂治疗，两组中位TTP分别为8.6个月和4.8个月（RR为0.60，P=0.076），OS分别为14.0个月和5.6个月（P=0.0049）。研究结果提示多柔比星联合索拉非尼治疗肝癌具有显著的协同作用，可以延长HCC患者TTP。

舒尼替尼（Sunitinib）也是一个多靶点作用的酪氨酸激酶受体小分子抑制剂，靶点包括PDGF-α、PDGF-β、VEGFR1、VEGFR2、VEGFR3、KIT、FLT3、集落刺激因子受体1型（CSF-1R）和RET，通过干扰信号传导，达到抑制肿瘤细胞分裂和生长的作用。舒尼替尼与索拉非尼作用机制有所类似，有学者也将其试用晚期肝癌的治疗。

Zhu等开展了一项舒尼替尼治疗肝癌的Ⅱ期临床研究，共有34例患者入组，药物耐受性很好，3/4度的不良反应有：粒细胞减少和血小板减少12%，淋巴细胞减少15%，谷丙转氨酶（SGOT）升高18%，谷草转氨酶（SGPT）升高9%，手足综合症6%。在肿瘤评估上，有1例PR、16例SD（超过12周），中位PFS4.0月（95%CI：2.6~5.9），中位总生存时间OS9.9月（95%CI：7.5~11.7）。Faivre等报道了一项在欧洲、亚洲进行的开放性Ⅱ期临床研究：共入组了37例患者，中位年龄62岁（34~82岁），中位治疗周期是2个（1~7个）；3/4度的不良反应有血小板减少43%，粒细胞减少24%，中枢神经系统症状24%，出血14%；68%的患者出现肿瘤区域密度的减低，按RECIST标准评价有1例确认的PR和13例SD。初步的结果提示舒尼替尼具有一定抗肝癌活性，值得进一步的临床研究。

拉帕替尼（Lapatinib）是一种可逆的酪氨酸激酶抑制剂，能够同时有效地抑制ErbB1和ErbB2酪氨酸激酶活性。其作用的机理为抑制细胞内的EGFR（ErbB-1）和HER2（ErbB-2）的ATP位点，阻止肿瘤细胞磷酸化和激活，通过EGFR（ErbB-1）和HER2（ErbB-2）的同质和异质二聚体阻断下调信号，起到抑制肿瘤细胞生长的作用。Ramanathan等在2006年的ASCO年会上报告了一项拉帕替尼治疗肝胆恶性肿瘤的Ⅱ临床研究：研究分为胆囊、胆管癌（BTC）和肝细胞肝癌（HCC）两组，共入组了49例患者，其中BTC组19例，未见到明确的抗肿瘤活性；HCC组患者30例患者，观察到了2例PR和8例SD，中位PFS为1.4个月。

4. 其他信息传导路的靶向治疗　Nucler factor-kappa B（NF-κB）通路的持续活化是肝细胞肝癌进展的早期事件之一，针对这一通路的靶向治疗药物能够只消灭肿瘤细胞而不损害正常的细胞。针对这一通路的靶向治疗代表药物是Bortezomib（硼替佐米），其作用机理是通过预防I-kappa B（抑制NF-κB活化的蛋白质）在细胞内的分解，抑制NF-κB通路的信息传递，达到引发细胞凋亡并增加肝癌细胞对化疗药物的敏感性。Hegewisch-Becker等在一个肝细胞癌的Ⅰ/Ⅱ期临床试验中初步探索了Bortezomib对不可切除晚期肝癌的有效性。尽管耐受性良好，但在15例患者仅见7例SD，没有CR和PR的患者。

PI3K/AKT/mTOR信号通路在多种肿瘤细胞中有异常的表达，在肿瘤的发生发展中扮演了重要的角色，阻断该信号通路，特别是抑制了mTOR的活性，就有可能特异地抑制肿瘤细胞的生长，PI3K-mTOR信号转导通路已成为一个有希望的抗肿瘤治疗靶点。mTOR的特异性抑制剂Sirolimus（CCI-779s）具有一定的抗肿瘤活性，在一项临床研究中，Sirolimus在11例HCC患者中取得了1例PR，4例SD的疗效，并且PR持续时间长达15个月，中位SD的时间也有7个月，所有HCC患者中位生存期为7个月，提示Sirolimus对肝癌治疗有效。

伊马替尼（Gleevec）是一个选择性的酪氨酸激酶小分子抑制剂，其作用靶点主要包括 c-Abl、Bcr-Abl、PDGFR 以及 KIT 受体。Armbrust 曾应用伊马替尼剂量 200～400mg/天治疗 11 例肝功能 Child A 级的 HCC 患者，随访了 18 个月后，在 10 例可评价患者中有 1 例 CR，2 例 SD；在另外两个Ⅱ期临床研究中，伊马替尼剂量分别是 300～800mg/天和 400～600mg/天，在 12 例患者和 15 例患者中分别只观察到 2 例 SD 和 5 例 SD。

总之，目前肝癌的全身化疗效果令人失望，尚有待进一步的研究。未来研究的方向包括：①联合不同作用途径和机制的药物多靶点联合阻断信号传导、抑制肿瘤生长；重点研究多种分子靶向药物的联合应用（如多激酶抑制剂联合如抗血管形成药物贝伐单抗、重组人血管内皮素和西妥昔单抗）。②分子靶向药物联合新型细胞毒化疗药物（如吉西他滨、奥沙利铂及卡培他滨），通过规范的临床试验明确联合治疗的最佳用法、用量和疗程等，寻求治疗晚期肝癌最佳方案。③针对患者的个体差异和遗传多态性的存在，应该像目前已经在进行的多项研究一样，积极寻找针对不同分子靶向药物可预测疗效和毒性的分子生物学标记，找准靶点、选对患者，对特定的合适的肿瘤患者实施"量体裁衣"的个体化治疗，才有可能以最小的经济花费或代价获得最佳的治疗效果。

七、肝内胆管细胞癌的化学治疗

肝内胆管细胞癌（Cholangiocellular Carcinoma）是一种起源于胆管上皮的恶性肿瘤，在我国占原发性肝癌的 3% 左右。组织学上胆管细胞癌呈柱状或立方形，胞浆呈嗜酸性，无胆汁小滴，偶有黏液分布，排列成腺泡状、囊状或乳头状，间质结缔组织多，血管丰富。其发病因素、临床表现及治疗与肝细胞肝癌有明显不同，目前一般将其视为不同的两种疾病。

治疗方面，尽管手术切除仍是胆管细胞癌唯一可能治愈的手段，但大多数患者发现时均为晚期，失去手术治疗的机会，因此，化疗成为目前胆管细胞癌主要的治疗手段。目前以吉西他滨、氟尿嘧啶类药物及铂类药物为主，反应率在 20%～30% 之间。胆管细胞癌辅助化疗及新辅助化疗目前未被证实能延长患者生存时间，临床上不主张推荐。目前主要应用于进展期胆管细胞癌的治疗。

（一）单药治疗

由于肝内胆管细胞癌与肝外胆管癌都属于胆管癌，虽然化疗疗效有差别，但化疗方案基本一致。早在上世纪 70 年代，人们就开始尝试用治疗胃癌或肠癌的化疗方案应用于胆道系统的恶性肿瘤。常用的药物有 5-FU、丝裂霉素（MMC）、多柔比星等。5-FU 单药有效率为 0～40%，中位生存期为 2～12 个月，5-FU 与 MMC、多柔比星联合应用在有效率及生存时间上均未见提高。近年来，随着化疗药物的发展，卡培他滨、吉西他滨、伊立替康、奥沙利铂等药物的问世，给胆管细胞癌的治疗带来了希望。口服化疗药卡培他滨治疗胆管癌疾病控制率为 28%，中位生存期达 8.1 个月。国外报道单药吉西他滨治疗晚期胆道系统恶性肿瘤，缓解率为 26.1%，无进展生存时间 8.1 个月，总生存时间为 13.1 个月。另报告替吉奥（S-1）单药一线治疗进展期胆道系统癌的多中心Ⅱ期临床研究，S-1 80mg/（m^2·d），分 2 次，连续 4 周，休息 2 周。共入组 41 例患者，40 例可评价，完全缓解 1 例（2.5%），部分缓解 13 例（32.5%），疾病稳定 17 例（42.5%），疾病进展 7 例（17.5%），失访 2 例。总有效率为 35%。中位生存期为 9.4 个月，该研究认为 S-1 单药治疗是值得推荐的化疗方案。亦有研究报道了吉西他滨单药治疗进展期胆道癌的临床研究的 meta 分析，总生存时间在 4~14 个月之间。

（二）联合治疗

虽然胆管细胞癌的单药化疗取得一定疗效，但临床应用上大都以联合化疗为主。国外有研究用 MMC 联合卡培他滨或高剂量吉西他滨治疗进展期胆道肿瘤，分别获得较好疗效。总生存时间分别达到 6.7 个月和 9.25 个月。另外还有采用卡培他滨联合奥沙利铂一线治疗晚期胆道系统恶性肿瘤的多中心 Ⅱ 期前瞻性研究，47 例患者接受奥沙利铂 $130mg/m^2$，d1，卡培他滨 $1\,000mg/m^2$，bid，d1~d14，每 3 周重复。结果中位生存期为 12.8 个月。Kim 等报告的一项临床研究，S-1 联合 DDP 治疗转移或复发的胆道系统肿瘤，共入组 51 例病人，给予 S-1 $40mg/m^2$，bid，d1~d14，DDP $60mg/m^2$，d1，q3w，结果 CR 4%，PR 26%，SD 42%，PD 18%，中位生存期为 8.7 个月。Cho 等报告卡培他滨联合吉西他滨治疗进展期胆囊癌的临床研究，吉西他滨 $1\,000mg/m^2$ iv，d1、d8，卡培他滨 $1\,000mg/m^2$，bid，d1~d14，每 3 周重复。入组 24 例病人，结果 8 例达到 PR，10 例 SD，1 年生存率为 58%。此外，还有多项临床研究评估联合化疗对胆管细胞癌的疗效。但有效率均不能取得满意效果。

（三）分子靶向治疗

分子靶向治疗应用于胆管细胞癌目前研究较少，临床应用不多。虽然目前仍在尝试阶段，效果仍需进一步研究证实，但为我们胆管细胞癌的治疗指明了方向。目前主要有 Vandetanib（ZD6474）、索拉非尼、厄洛替尼等，初步研究证实了其有效性，但临床收益较小，仍需探索新的治疗药物和联合治疗方案。

总之，根据目前的研究文献结果，有几种方案可供进展期胆管癌患者选择：一般状况好的患者可以从联合化疗中获益，主要为以下药物的联合：吉西他滨、氟尿嘧啶类药物及顺铂，反应率为 20%~30%，中位生存期为 8~12 个月。一般情况略差或高龄的患者可以考虑予氟尿嘧啶类或吉西他滨单药化疗。

目前，不论在胆管癌的辅助、新辅助还是姑息化疗方面，都缺乏大样本量、前瞻性的随机对照研究，这一方面与胆管癌发病率较低有关，另一方面反映了人们对胆管癌的化疗缺乏信心，故至今仍无标准的化疗方案。美国 NCCN 指南亦只是笼统的推荐可以使用氟尿嘧啶类药物或吉西他滨为基础的化疗方案进行治疗，而未进一步明确具体方案。一些新药的问世可能会给胆管癌的化疗带来更好的疗效，希望未来关于胆管癌的研究能有所突破。分子靶向药物治疗目前只是显示出初步效果，未来还有很长路走。然而，化疗联合靶向药物治疗可能是胆管细胞癌治疗今后的方向，希望在不远的将来胆管细胞癌的治疗能有明显进步。

（孔凡华）

第四节　胆管恶性肿瘤

胆管恶性肿瘤来源于肝内/肝外胆管上皮或胆囊上皮，包括胆管癌（cholangiocarcinoma，CCC）和胆囊癌（gallbladder carcinomas，GBC），以胆囊癌最常见，约占 2/3。胆管恶性肿瘤占所有恶性肿瘤的 2%，在消化道恶性肿瘤中占第 5 位，东南亚国家发病率相对较高，非洲最低。近年来肝内胆管癌发生率上升显著，而胆囊癌和肝外胆管癌则呈下降的趋势。

胆管恶性肿瘤患者早期缺乏特异症状，大多数患者进入进展期和晚期，仅 10% 患者得到早期诊断，适合手术治疗，总体预后差，5 年生存率仅为 5%。感染、胆管阻塞等合并症是胆管恶性肿瘤患者最佳治疗策略实施的主要障碍之一，此外，胆管病变难以评估，临床证据主要来源于小样本Ⅱ期临床研究数据，胆管恶性肿瘤包括不同来源部位的肿瘤，且这些肿瘤的临床特征、分子特征、生物学行为、预后和对治疗的反应存在差异，但目前临床试验通常一并纳入，难以为临床实践提供准确可靠的信息。近年来，由于对胆管恶性肿瘤生物学行为和分子特征认识的加深，以及在诊断、影像、手术、放疗、化疗等方面的进展，胆管恶性肿瘤的预后在一定程度上得到改善。

一、胆管恶性肿瘤的诊断和分期

(一) 胆管癌

胆管癌是起源于胆管上皮细胞的恶性肿瘤，临床较少见，占所有消化道肿瘤的 3% 左右，为肝脏胆管系统第二大恶性肿瘤。胆管癌的发病以老年人为主，多为 65 岁以上，且随年龄增长发病呈上升趋势。男性发病略高于女性，约为 1.5∶10 胆管癌根据根据解剖位置分为肝内胆管癌 (intrahepatic cholangiocarcinoma, IHCC) (20% ~ 25%)、肝门部胆管癌 (50% ~ 60%) 和远端胆管癌 (extrahepatic cholangiocarcinoma, EHCC) (20% ~ 25%)。肝外胆管癌包括肝门部胆管癌和远端胆管癌。肝门部胆管癌也称 Klatskin 瘤，范围累及左、右肝管至肝总管，现国内外临床广泛采用 Bismuth - Corlette 分型，该分型根据病变发生的部位，将肝门部胆管癌分为5 型，即Ⅰ型：肿瘤位于肝总管，未侵犯汇合部；Ⅱ型：肿瘤位于左右肝管汇合部，未侵犯左、右肝管；Ⅲ型：肿瘤位于汇合部胆管并已侵犯右肝管 (Ⅲa) 或侵犯左肝管 (Ⅲb)；Ⅳ型：肿瘤已侵犯左右双侧肝管。在此基础上，国内学者又将Ⅳ型分为Ⅳa 及Ⅳb 型。

1. 发病因素　胆管癌的病因至今尚不十分清楚，已发现与下列因素有关：①胆管慢性炎症：长期的慢性炎症刺激是胆管癌发生的基础；②胆石症；③溃疡性结肠炎：溃疡性结肠炎患者胆管癌发生率较一般人群高 10 倍，可能与慢性门静脉菌血症有关；④胆管囊性畸形：先天性胆管囊肿病人胆管癌的发病率高达 2.5% ~ 28%，癌变机制认为可能与胰液反流、胆汁淤滞，结石形成和囊腔内慢性炎症等有关；⑤硬化性胆管炎：原发性硬化性胆管炎病人患胆管癌机会高于一般人群；⑥K - ras 基因突变：近年来分子生物学研究表明胆管癌 K - ras 基因 12 密码子突变率达 77.4%，说明 K - ras 基因突变在胆管癌的发生中可能起较重要的作用；⑦肝吸虫感染、胆管手术史、放射性二氧化钍、乙型肝炎病毒感染等。

2. 病理特征　根据肿瘤的大体形态可将胆管癌分为乳头状型，硬化型，结节型和弥漫浸润型 4 种类型，其中以浸润型较多见，其次为结节型，而乳头型较少见。

(1) 乳头状癌：常为管内多发病灶，向表面生长，形成大小不等的乳头状结构，好发于下段胆管，易引起胆管的不完全阻塞，此型肿瘤主要沿胆管黏膜向上浸润，一般不向胆管周围组织浸润，手术切除成功率高，预后良好。

(2) 硬化型癌：表现为灰白色的环状硬结，常沿胆管黏膜下层浸润，使胆管壁增厚，大量纤维组织增生，并向管外浸润形成纤维性硬块，伴部分胆管完全闭塞，好发于肝门部胆管，是肝门部胆管癌中最常见的类型，预后较差。

(3) 结节型癌：肿块形成一个突向胆管远方的结节，结节基底部和胆管壁相连续，瘤体一般较小，基底宽，表面不规则，常沿胆管黏膜浸润，向胆管周围组织和血管浸润程度较硬化型轻，手术切除率较高，预后较好。

（4）弥漫浸润型癌：较少见，约占胆管癌的 7%，癌组织沿胆管壁广泛浸润肝内和肝外胆管，管壁增厚，管腔狭窄，管周结缔组织明显炎症反应，难以确定癌原始发生的胆管部位，一般无法手术切除，预后差。

1994 年日本癌症研究组根据肝内胆管癌肿的大体特征将其分为 3 类：肿块型、胆管周围浸润型和胆管内生长型。根据生长模式分为硬化性、结节型和管内乳头样型。

根据病理组织学分类，90% 以上为腺癌，少数为印戒细胞癌、腺鳞癌、鳞癌、小细胞癌、黏液癌、囊腺癌等。

3. 临床表现　主要表现为黄疸、腹痛、食欲不振、消瘦、乏力、全身瘙痒、恶心呕吐等，黄疸为最常见的症状，约占 36.5%，多呈进行性加深。

患者临床表现因癌肿位置及病程之早晚而有所不同。肝内胆管癌多以发热、腹痛和发热等非特异性症状起病，胆管阻塞相关症状不常见，有时以影像学发现肝内肿块影就诊。肝外胆管梗阻时黄疸较深，中下段胆管癌常表现为无痛性胆汁淤积性黄疸，尿色深黄或呈茶色，大便变浅或为陶土色。胆总管末段壶腹部肿瘤以胆总管及胰管阻塞为突出症状，且由于癌肿崩溃可有肠道出血及继发贫血现象，患者常有进行性黄疸及持续性背部隐痛，胰管有时受到阻塞，可能影响胰腺的内分泌而有血糖过高或过低现象，更可能因外分泌的缺失导致脂肪性腹泻，胆、胰管同时受阻塞，磁共振胰胆管造影（MRCP）检查可有典型的"双管征"，并时常伴有胆囊增大和肝脏肿大现象；肝总管内的癌肿以黄疸为显著症状，肝脏肿大明显，胆囊则不肿大，有时仅含黏液及白胆汁。

晚期因腹膜侵犯，或侵犯门静脉，导致门脉高压，可出现腹水等；癌组织易向周围组织浸润，常侵犯神经和肝脏；病人常并发肝内和胆管感染面致死。

转移途径包括淋巴转移、浸润转移、沿神经蔓延和血道转移。淋巴转移为胆管癌最常见的转移途径，并且很早期就可能发生，有报道仅病理检验限于黏膜内的早期胆管癌便发生了区域淋巴结转移。胆管癌细胞沿胆管壁向上下及周围直接浸润是胆管癌转移的主要特征之一，且与胆管及周围结缔组织增生并存，使胆管癌浸润范围难以辨认，为手术中判断切除范围带来困难。此外，直接浸润的结果也导致胆管周围重要的毗邻结构如大血管、肝脏受侵，使手术切除范围受限而难以达到根治性切除；神经侵犯发生率可达 33.3% ~83.4%，临床上以黄疸和疼痛为多见症状，支配肝外胆管的迷走神经和交感神经在肝十二指肠韧带上组成肝前神经丛和肝后神经丛，包绕神经纤维有一外膜完整，连续的间隙，称为神经周围间隙（perineural space）。统计表明，神经周围间隙癌细胞浸润与肝及肝十二指肠韧带结缔组织转移明显相关；血行转移以肺为最常见。

4. 辅助检查

（1）肿瘤标记物：包括 CA19 - 9、CEA 和 CA125 等。约 85% 的胆管癌病人 CA19 - 9 上升。合并原发性硬化性胆管炎（PSC）时，CA19 - 9 >100kU/L 诊断胆管癌的敏感性和特异性分别为 38% ~89% 和 50% ~98%，无 PSC 时敏感性为 53%。CA19 - 9 + 40 × CEA >400 对胆管癌的诊断率高达 100%，而敏感性和特异性分别为 67% 和 100%；CEA >512μg/L 时，如果 CA19 - 9 >180kU/L，敏感性和特异性均达到 100%。此外，CA19 - 9 >100kU/L 并且 IL - 6 >50ng/L 时，敏感性和准确率分别达到 80% 和 76%。

（2）超声显像检查：梗阻性黄疸患者的首选检查方法。B 超能显示肝内外胆管扩张情况和肿瘤部位。彩超可显示肿块的血供、淋巴结侵犯及肝动脉、门静脉受侵犯情况。超声造影可动态显示胆管癌不同时相血供变化，有助于和其他肿瘤鉴别。超声内镜和胆管内超声避开了肠道气体和肥胖因素干扰，清楚显示肿瘤和周围脏器关系，对中下段胆管癌和肝门部胆管癌的浸润深度判别的准确性可分别达到 82.8% 和 85%，还有助于判别区域淋巴结有无转移。在超声导引下还可以作梗阻部位胆汁的脱落细胞检查和直接穿刺病变组织的组织学检查，但前者阳性率只有 58%，后者可达 74%。

（3）磁共振胆胰管成像（magnetic resonance cholangiopancreatography，MRCP）：图像不受梗阻部位的限制，是一种无创伤性的胆管显像技术，可以详尽地显示肝内胆管树的全貌、肿瘤阻塞部位和范围、有无肝实质的侵犯或肝转移，是目前肝门部胆管癌理想的影像学检查手段。

（4）CT/MRI：延迟性增强 CT/MRI 被推荐，对于肝内胆管癌和肝外胆管癌，可以显示肿瘤的血供，判断其与周围血管和组织间的关系、评估有无卫星病灶、肝内远处转移、淋巴结累及等，较准确显示胆管扩张、梗阻部位和范围，便于术前可切除性判断。

（5）内镜逆行胆胰管造影（endoscopic retrograde cholangiopancreatography，ERCP）：相对于 MRCP，ERCP 是一种相对有创的检查，可以了解整个胆管情况，但目前除了可直接收集胆汁胆管癌脱落细胞外，其他诊断上的作用可基本被 MRCP 替代。ERCP 在胆管癌治疗上的作用更显重要，对有黄疸的晚期肿瘤患者、一般情况差难以耐受手术或者需要行术前减黄患者，ERCP 在通畅胆管引流，延长患者生存，改善生活质量上有着重要价值。

（6）经皮肝穿刺胆管造影（percutaneous transhepatic cholangiography，PTC）：诊断胆管癌的主要传统方法，可清晰地显示肝内外胆管树的形态、分布和阻塞部位。

（7）PET－CT：PET 诊断胆管癌敏感性较高，但较难和炎性病变鉴别，容易出现假阳性结果，但在淋巴结转移、远处转移的识别上具有优势，特异性显著高于 CT（100% vs 59%）。PET－CT 显像技术结合了两者优点，使胆管癌诊断和定位水平显著提高。PET－CT 价钱昂贵，尚未普及。

（8）消化道内镜：对于怀疑病例，可行上下消化道内镜排除原发胃肠道肿瘤的肝转移。

（9）免疫组化：病理免疫组化 CK7 和 CK20 检查有助于肝内胆管癌与肠癌肝转移的鉴别诊断，前者 CK7＋，CK20－和 CDX2－，后者 CK7－和 CK20＋。

5. 临床分期　第 6 版美国癌症联合会（AJCC）分期中，肝内胆管癌分期与肝细胞癌分期相同，未纳入肝内胆管癌本身特有的可作为预后因素的临床病理特征。通过对 598 例肝内胆管癌术后患者资料的分析提出肝内胆管癌第 7 版 AJCC 新分期，见表 9－13，该分期按照 TNM 可更好地预测肝内胆管癌患者预后。对于肝外胆管癌，结合胆管侵犯部位、肝脏萎缩程度和门静脉受侵情况，第 7 版 AJCC 分期系统将肝门部胆管癌分期和远端胆管癌分期分开，分别见表 9－14 和表 9－15。

表 9－13　肝内胆管癌 TNM 分期（AJCC 第 7 版）

分期	T	N	M
0	Tis	N0	M0
Ⅰ	T1	N0	M0
Ⅱ	T2	N0	M0
Ⅲ	T3	N0	M0
ⅣA	T4	N0	M0

分期	T	N	M
	任何 T	N1	M0
ⅣB	任何 T	任何 N	M1

注：Tx. 原发肿瘤不能确定；T0. 无原发肿瘤证据；Tis. 原位癌或胆管内肿瘤；T1. 孤立性肿物无血管侵犯；T2a. 孤立性肿物伴血管侵犯；T2b. 多个肿物伴血管侵犯；T3. 累及脏腹膜或直接侵犯局限性累及肝外结构；T4. 侵及胆管周围结构；Nx. 区域淋巴结无法确定；N0. 无区域淋巴结转移；N1. 有区域淋巴结转移；M0. 无远处转移；M1. 有远处转移。

表 9－14　肝门部胆管癌 TNM 分期 （AJCC 第 7 版）

分期	T	N	M
0	Tis	N0	M0
Ⅰ	T1	N0	M0
Ⅱ	T2a－b	N0	M0
ⅢA	T3	N0	M0
ⅢB	T1－3	N1	M0
ⅣA	T4	N0－1	M0
ⅣB	任何 T	N2	M0
	任何 T	任何 N	M1

注：Tx. 原发肿瘤不能确定；T0. 无原发肿瘤证据；Tis. 原位癌或胆管内肿瘤；T1. 肿瘤仅限于胆管内，侵犯肌层；T2a. 肿瘤突破管壁；T2b. 肿瘤侵犯邻近肝实质；T3. 肿瘤侵犯门静脉或肝动脉的单一分支；T4. 肿瘤侵犯肝动脉主干、或门静脉主干、或门静脉双侧分支、或双侧二级胆管、或一侧二级胆管合并对侧门静脉或肝动脉累及；Nx. 区域淋巴结无法确定；N0. 无区域淋巴结转移；N1. 有区域淋巴结转移；N2. 转移到腹主动脉旁、腔静脉旁、肠系膜上动脉旁、髂血管旁等处淋巴结；M0. 无远处转移；M1. 有远处转移。

表 9－15　远端胆管癌 TNM 分期 （AJCC 第 7 版）

分期	T	N	M
0	Tis	N0	M0
ⅠA	T1	N0	M0
ⅠB	T2	N0	M0
ⅡA	T3	N0	M0
ⅡB	T1	N1	M0
	T2	N1	M0
	T3	N1	M0
Ⅲ	T4	任何 N	M0
Ⅳ	任何 T	任何 N	M1

注：Tx. 原发肿瘤不能确定；T0. 无原发肿瘤证据；Tis. 原位癌或胆管内肿瘤；T1. 肿瘤仅限于胆管内；T2. 肿瘤突破管壁侵犯；T3. 肿瘤侵犯胆囊、胰腺、十二指肠或其他邻近器官，但未累及腹主动脉和肠系膜上动脉；T4. 肿瘤累及腹主动脉和肠系膜上动脉；Nx. 区域淋巴结无法确定；N0. 无区域淋巴结转移；N1. 有区域淋巴结转移；M0. 无远处转移；M1. 有远处转移。

（二）胆囊癌

胆囊癌是胆管系统最常见的恶性肿瘤，发病率居消化道恶性肿瘤的第 5 位，恶性程度高，预后非常差，5 年存活率不到 10%，总体中位生存时间为 8~10 个月。男女之比为 1：3，发病年龄随年龄的增加而增加多数在 40 岁以上，70 岁左右达到高峰。起病隐匿，临床症状无特异性，大部分病人发现胆囊癌时已是典型进展期。

1. 发病因素　与胆囊癌发生密切相关的高危因素有：胆石症、胆囊息肉（直径大于 1cm 息肉或单发息肉或广基无蒂息肉容易恶变）、胰胆管汇合异常、肥胖、吸烟、糖尿病、内外源性雌激素、性别（女性，尤其是多产妇女）、节段性胆囊腺肌症、慢性炎症性肠病、结肠息肉、Mirizzi 综合征、伤寒菌携带者、职业因素（从事炼油、化工、造纸、制鞋、纺织等）、胆囊造瘘术后、胆囊癌家族史、细菌感染（如沙门菌、伤寒和副伤寒杆菌以及螺旋杆菌等，可能与细菌感染诱导胆汁酸降解有关）、饮食习惯、手术治疗消化性溃疡与胆囊癌有关、年龄（>60 岁的人群）等。临床上见到以上高危因素患者时，应该注意对胆囊癌的筛查，对合并有胆囊癌高危因素的患者应行胆囊切除，以提高对胆囊癌的早期诊断率。

胆石症是胆囊癌最主要的危险因素，95% 以上的胆囊癌患者合并有胆囊结石，相对危险度是普通人的 8.3 倍。胆石症发生胆囊癌的高危因素包括：①年龄 >60 岁，尤其女性。②胆石症病史 10 年以上。③结石直径 >2.0cm 或多发结石，充满型结石者。④胆囊颈部结石嵌顿或 Mirizzi 综合征者。⑤B 超提示胆囊壁有局限性增厚。⑥胆囊结石疼痛由间断性转变为持续性。⑦合并胆囊息肉样病变。⑧胆囊无功能、瓷性胆囊。⑨萎缩性胆囊炎或胆囊壁钙化。

2. 病理特征　病理学检查是确诊胆囊癌最重要的依据。胆囊癌大体形态分为浸润型和结节型，多发生在胆囊颈部。绝大多数是腺癌（包括 NOS 腺癌、乳头状腺癌、黏液腺癌、未分化腺癌、管状腺癌、印戒细胞癌），其他较少见的病理亚型有：乳头状腺癌、黏液癌、鳞癌和腺鳞癌等。

3. 临床表现　早期胆囊癌没有特异性的临床表现，常与胆囊结石、胆囊炎症状相似，表现为右上腹隐痛不适、食欲不振、恶心等；晚期患者因胆管侵犯或肝十二指肠韧带的转移可出现黄疸、乏力和消瘦等全身症状。出现腹痛、黄疸、腹部肿块等明显临床症状时大多已经属于中晚期，根治性切除率低，术后生存期短。

原发性胆囊癌有沿淋巴管、血管、神经鞘和经胆管、腹膜或直接浸润 6 种转移途径，较早就可出现转移。

4. 辅助检查

（1）实验室检查：迄今尚未发现对胆囊癌有特异性的肿瘤标记物。研究表明 CEA、CA19-9、CA50、CA125、DR-70 等可作为胆囊癌早期诊断的一项辅助指标。合并肝门部胆管侵犯、梗阻性黄疸时，CA19-9 诊断特异性低，胆管引流减黄后 CA19-9 仍维持较高水平提示胆囊癌可能。最近研究表明 CA-242 在胆囊癌特异性的肿瘤标记物中诊断价值较高，诊断灵敏度 84%，明显优于 CEA、CA-19-9、CA-125。

（2）超声：目前临床诊断和筛查胆管疾病首选影像学方法。B 超对胆囊隆起样病变的动态观察具有独特的优越性；彩色多普勒超声可以了解肿块血供、门静脉及肝动脉有无受侵犯等；超声内镜（EUS）可以评估胆囊癌浸润范围，对临床分期具有指导意义；超声造影对良恶性胆囊病变的诊断率可达70%~90%。

（3）CT和MRI：作为胆囊癌影像诊断和分期的重要手段，可了解肿瘤位置、大小、单发或多发、是否合并胆管扩张和血管侵犯，以及有无腹腔淋巴结及远隔器官转移等，对于胆囊癌的定性优于B超，对胆囊癌确诊率高于B超，但在发现胆囊癌的小隆起病变方面不如B超敏感。

多层螺旋CT对胆囊内直径小于1cm的良、恶性息肉的鉴别具有较高的诊断价值，其诊断敏感度及特异度分别为88%和87%。

磁共振血管成像（magnetic resonance angiography，MRA）也用于胆囊癌的诊断，MRI与MRA联合可以显示血管浸润（敏感度100%，特异度87%）、胆管浸润（敏感度100%，特异度89%）、肝脏浸润（敏感度67%，特异度89%）、淋巴结转移（敏感度56%，特异度89%）；MRCP在胆胰管梗阻时有很高的诊断价值，特别是可以显示胆胰管合流异常，早期发现胆囊癌高危因素。

（4）PET-CT：有助于胆囊癌的诊断，尤其是对在诊断不明确的病变、假定良性病变胆囊切除术后胆囊床的残余病灶、常规未发现的远处转移病灶有很大价值，但尚未普及。

（5）ERCP：不作为胆囊癌诊断的首选，伴有胆管梗阻时作用较大。内镜可以观察病灶并取材活检，为有创检查，技术要求高，很难普及。

（6）经十二指肠乳头胆囊穿刺活检（transpapillary gall bladder biopsy）：据报道成功率可达88.9%，胆囊癌诊断准确率可达100%，但实际上此操作复杂，难度较大，在实际临床工作中较难推广。

（7）腹腔镜检查：术中检查随着现代外科技术的不断进步，特别是腹腔镜的广泛运用和胆囊切除术的广泛开展，越来越多的胆囊癌在手术中被意外发现。对于术中切除的胆囊应触摸其有无局限性增厚、硬结和肿块，并常规剖开检查，对可疑病灶应行冰冻切片检查，以期术中能早期发现胆囊癌。

5. 临床分期　胆囊癌有多个分期系统，常用的有Nevin分期、日本胆管外科协会（the Japanese Biliary SurgicalSociety，JBSS）分期及TNM（tumor-node-metastasis）分期，各分期系统各具特色和优缺点。TNM分期由AJCC和UICC联合发布（表9-16），主要根据肿瘤侵犯胆囊壁的深度（T）、淋巴转移的远近（N）及远处转移（M）分为4期，是目前占绝对主导地位的分期方法，既反映了人们对胆囊癌治疗观点和态度的变迁，更重要的是反映了目前人们对胆囊癌生物学行为等科学问题认识的加深。

表9-16　胆囊癌TNM分期（AJCC第7版）

分期	T	N	M
0	Tis	N0	M0
ⅠA	T1	N0	M0
ⅠB	T2	N0	M0
Ⅱ	T3	N0	M0
ⅢA	T3	N0	M0
ⅢB	T1-3	N1	M0
ⅣA	T4	N0-1	M0

续 表

分期	T	N	M
ⅣB	任何 T	N2	M0
	任何 T	任何 N	M1

注：Tx. 为原发肿瘤无法判断；T0. 为无原发肿瘤证据；Tis. 为原位癌；T1. 为肿瘤侵犯固有层或肌层；T1a. 为肿瘤侵犯固有层；T1b. 为肿瘤侵犯肌层；T2. 为肿瘤侵犯肌层周围结缔组织，尚未侵及浆膜或肝脏；T3. 为肿瘤侵透浆膜和（或）直接侵犯肝脏和（或）一个邻近器官或组织；T4. 为肿瘤直接侵犯门静脉或肝动脉主干或侵犯 2 个或更多的肝外器官或组织。Nx. 为区域淋巴结转移无法评估；N0. 为无区域淋巴结转移；N1. 为胆囊管、胆总管、肝动脉和（或）门静脉淋巴结转移；N2. 为腹主动脉、下腔静脉、肠系膜上动脉和（或）腹腔干旁淋巴结转移。Mx. 为远处转移无法评估；M0. 为无远处转移；M1. 为有远处转移。

二、胆管恶性肿瘤的综合治疗原则

（一）外科治疗

1. 胆囊癌的外科治疗　对于 TNM 分期为 Tis、T1a 期胆囊癌，行单纯胆囊手术切除即可达到根治性切除目的，切缘阴性的治愈率高达 85%～100%。对于 T1b 期胆囊癌，由于侵犯肌层后易发生早期淋巴结转移，单纯胆囊切除的 1 年生存率仅有 50%，建议扩大手术切除范围或行根治性切除。T2 期侵及肌层周围结缔组织，单纯胆囊切除不能确保能够获得 R0 切除，需要行包括肝脏和肝十二指肠淋巴结清扫在内的整块切除，术后的 5 年生存率可提高到 80%。T3 期患者的手术至少要包括肝脏和区域淋巴结清扫在内的整块切除，如果胆囊癌侵犯了肝脏和主要的血管，还需要行大部肝切除；如果侵犯了胆管，还需要行肝外胆管的切除和重建，如果直接侵犯到了邻近的脏器（十二指肠、胃或结肠），也应将其整块切除，术后 5 年生存率可达 30%～50%。T4 期胆囊癌几乎不能根治性切除，要考虑姑息治疗。但对于门静脉侵犯可以切除并重建，或多个邻近器官侵犯可整块切除的患者应争取根治性切除。

意外胆囊癌常见于腹腔镜胆囊切除术后，更多见于胆囊炎病史较长、胆囊壁增厚以及较大的结石及胆囊息肉的患者。部分患者由于术中胆囊的破损，术后可能出现腹腔及穿刺针道的肿瘤种植转移，处理起来相当困难，预后差。因此，胆囊切除术前检查应尽可能齐备，对于胆囊癌高危倾向的患者，尽可能不要进行腹腔镜胆囊切除。

2. 胆管癌的外科治疗　肝内胆管癌手术方式与原发性肝细胞癌类似，肝内胆管癌往往不伴肝硬化，肝脏储备功能良好，故积极手术尤为重要，应争取无瘤边缘，是获得长期生存的最重要因素。肝内胆管癌淋巴转移现象常见，而淋巴转移与手术效果及患者预后密切相关，故在淋巴清扫方面肝内胆管癌与原发性肝细胞癌又有明显的区别，肝内胆管癌强调淋巴清扫，以提高手术治疗的效果。

肝门部胆管癌由于肝门局部解剖复杂，肿瘤发现时多已侵犯肝门部重要结构，故手术切除率低，而能获得根治性手术切除者更少。但无论如何，即使是姑息性切除其改善患者生活质量的作用亦远优于经皮穿刺置管引流或内支架置管。因此，对肝门部胆管癌应采取积极的手术态度。对临床较有指导意义的是改良 Bismuth - Corlette 临床分型，对Ⅰ型肿瘤可采取局部切除，Ⅱ型行局部切除加尾叶切除，Ⅲ型行局部切除附加尾叶和右半肝（Ⅲa）或左半肝

（Ⅲb）切除，Ⅳ型行全肝切除及肝移植术。肝门部胆管癌一旦侵犯周围组织，淋巴结转移发生率可达48%，主要是肝十二指肠韧带内沿肝动脉至胰上缘的淋巴结，胆管癌切除时应该行肝十二指肠韧带内淋巴结清扫。肝门部胆管癌常出现门静脉等重要血管的侵犯，选择合适的病例联合门静脉或肝动脉血管切除重建是提高肝门部胆管癌手术切除率改善患者预后的重要方法之一。

远端胆管癌一般需行胰十二指肠切除术（Whipple 手术），手术死亡率一般低于10%，5年生存率可达15% ~ 20%。Whipple 手术是治疗远端胆管癌、壶腹部癌和胰头癌的经典手术，切除的范围包括胰头部、胃幽门窦部、十二指肠全部和胆总管下段加行区域淋巴清扫，同时对胆总管、胰管和胃分别与空肠吻合重建消化道。

3. 肝移植　晚期胆囊癌、肝内胆管、癌患者的肝脏移植效果较差，术后极易复发。目前肝移植多应用于肝门部胆管癌。Robel 等报道，36 例肝门部胆管癌患者肝移植术后1、3、5 年生存率分别达82%、53%和32%。Rea 等回顾性分析肝门部胆管癌的新辅助治疗效果，入组125 例患者，包括Ⅰ期、Ⅱ期胆管癌及不能手术的晚期胆管癌，分析显示放疗序贯化疗之后行肝移植者，其1、3、5 年生存率分别为92%、82%和82%，显著高于单纯手术切除者的82%、48%和21%（P = 0.022），提示选择合适的受体，新辅助治疗后行肝移植，可改善肝门部胆管癌患者的预后。但由于病例数及相关文献较少，肝移植供体缺乏，治疗费用高等，肝移植在胆管恶性肿瘤治疗中的应用进展缓慢。国内外尚无胆囊癌患者行肝脏移植手术的大宗病例报道。

4. 胆管引流术　治疗的主要目的是缓解症状。若术前分期不准确，或术中探查发现有肿瘤远处转移、侵犯主要血管而无法根治切除等原因，不能达到根治性切除目的，在不增加手术创伤和风险大前提下，应尽量行胆管内引流或外引流，改善肝功能，以提高患者生活质量。若术前已明确无手术指征且黄疸较严重时，应行逆行胰胆管造影（ERCP）、内支架置管甚至经皮肝穿刺胆管引流（PTCD），在改善肝功能的基础上，联合放疗、化疗等可能延长患者的生存期。ERCP 相对于手术内引流具有创伤小、恢复快、患者、容易接受等优势，因此，对于不能行手术根治的胆管癌且需要减黄患者具有重要价值。对部分因胆管梗阻段较长等原因所致的 ERCP 失败者，行 PTCD 外引流同样具有改善患者预后的重要意义。

（二）辅助/新辅助治疗

胆管恶性肿瘤患者术后复发和转移率高，术后辅助治疗十分必要。目前针对胆管系统恶性肿瘤的术后辅助治疗研究开展较少，且大多为小样本回顾性研究，入组患者包括胆管癌、胆囊癌，甚至胰腺癌等，证据级别较低。

RO 切除后是否需要辅助性治疗，需根据肿瘤 TNM 分期个体化制订，对进展期肿瘤患者酌情行化疗。迄今尚无标准的辅助化疗方案值得推荐，是单药还是联合有待进一步研究，借鉴晚期患者的化疗，辅助化疗推荐以氟尿嘧啶为基础或吉西他滨为基础的方案。对于边缘阳性或区域淋巴结阳性的肝外胆管癌患者，可行放疗，推荐考虑氟尿嘧啶同期放化疗后加氟尿嘧啶或吉西他滨辅助化疗。靶向药物的治疗价值尚待进一步研究证实。

美国纪念斯隆·凯特林癌症中心的一项回顾性研究分析了该中心胆囊癌辅助治疗的 10 年经验。该研究中，435 例患者中有 123 例接受了根治术，其中接受术后化疗、术后同步放化疗和术后同步放化疗序贯化疗者的比例均为 6.5%，研究结果显示，单纯手术组和辅助治疗组的中位生存期分别为 30.3 个月和 23.4 个月，提示辅助治疗不仅未能改善患者生存，反而有缩短生存期的趋势，进一步深入分析发现，辅助治疗组患者在辅助治疗前已预后不良，淋巴结阴性者比例仅为25%，远低于单纯手术组，故此结果不足以否认辅助治疗的效果。

2002年日本学者Takada T等报告了一项针对胆胰肿瘤术后辅助化疗的前瞻性Ⅲ期临床研究结果，入组508例Ⅱ~Ⅳ期患者，其中胆管癌139例、胆囊癌140例、壶腹癌56例、胰腺癌173例，随机入观察组和辅助化疗组，化疗方案为MMC 6mg/m² （手术当天），随后连续5天缓慢滴注5 - FU 310mg/m² 第1、3周，最后口服5 - FU制剂100mg/m² 直至肿瘤进展，结果显示，总体人群辅助化疗组患者的OS较观察组显著延长，5年生存率分别是26%和14.4% （P = 0.036），亚组分析显示辅助化疗可改善胆囊癌患者生存，5年生存率分别是26%和14.4% （P = 0.036），尤其是非根治性胆囊癌术后患者的生存获益显著 （8.9% vs 0%，P = 0.026），但胆管癌患者未能从辅助化疗中获益，5年生存率分别为26.7%和24.1%。

一项单中心研究对肝外胆管癌切除术后接受以氟尿嘧啶为基础放化疗的患者的回顾性分析提示，尽管远处转移大致相同，但放化疗可提高局控率。一项覆盖了1973至2005年间且限于局部肝外胆管癌患者的分析结果显示，虽然术后辅助放疗在最初1~2年可获生存改善，但五年随访后这一优势便不明显。来自于对SEER数据库患者的回顾性分析结果支持对肝内胆管癌患者辅助放化疗，在这项研究中，患者术后接受放化疗的总生存得到显著改善 （P = 0.014）。在对肝外胆管癌患者的回顾性研究中，对比R0切除术后不接受辅助治疗的患者和R1切除术后接受放化疗的患者，发现两者生存无明显差异，提示后组能从放化疗中获益。

对一些经选择的患者来说，术前可给予新辅助性化疗，再行手术切除，以达到治愈的目的是可行的。McMasters报道了9例肝外胆管癌患者接受术前放化疗，3例得到病理学上的完全缓解，9例全部术后切缘阴性。然而目前缺乏相关的前瞻性、随机对照研究结果来得出确切结论。

光动力治疗：目前越来越多的研究表明，光动力治疗 （photochemotherapy，PDT）可作为胆管癌的一种有前景的姑息性治疗方法。PDT主要包括光敏剂、光源和氧三大要素。光敏剂能被恶性肿瘤组织选择性摄取和潴留，在特定波长光波的照射下，通过氧的参与，发生光敏化作用，从而达到局部杀伤肿瘤组织的目的。PDT的抗肿瘤效应主要发生在两个层面：直接杀伤肿瘤细胞和损伤血管以减少组织血流，抗肿瘤机制主要包括介导的细胞毒反应机制、抗血管效应及抗肿瘤免疫反应。PDT的不良反应较少，主要的不良反应为皮肤光敏反应，如红斑、肿胀和灼烧感，少数较严重的不良反应如水疱、皮肤退色和易脆性增加、头发过速生长等，亦有便秘、咳嗽、注射部位疼痛或肿胀、性格改变、发热、心动过速、贫血、恶心及眩晕等不良反应的报道，但均非常少见。

PDT在不可切除的胆管癌的姑息治疗中发挥了重要的作用。研究显示，PDT联合胆汁引流及化学治疗对不可切除胆管癌有明显效果，且死亡率降低，患者生存率和生活质量也有明显提高。6项回顾性研究将胆汁引流联合PDT与单独胆汁引流进行了比较，其中5项实施了内镜下治疗，4项结果显示PDT治疗后患者生存时间明显延长。在一项PDT联合金属支架置入的研究中，尽管生存时间延长，但差异无统计学意义，考虑可能与对照组随访不完善、PDT后引流不畅等原因相关。一项队列研究将患者分为两组，一组在内镜下引流后行PDT，一组则在引流后予以化疗，结果显示联合PDT治疗组的生存时间较联合化疗组明显延长 （512天 vs 173天，尸 < 0.000 1）。国内研究报道，PDT可延长不可切除胆管癌患者的生存

时间，降低治疗费用，但可能会增加道感染率；对胆管感染，可用抗生素治疗加以控制；无其他严重不良反应，施术者内镜技术熟练即可实施此疗法。但鉴于该系统评价仅纳入 2 个随机对照试验，且样本数较少，因此结果尚需更多大样本随机对照试验加以验证。此外，PDT 在肿瘤切除后复发及新辅助治疗方面也可发挥作用。有研究结果显示，术后肿瘤复发的患者在接受 PDT 后，其生存时间较预期明显延长。一项非对照研究显示，75% 患者的 2 年无瘤生存率有了显著提高，7 例晚期 Bismuth - Corelette Ⅲ型和Ⅳ型无法手术切除的患者在 PDT 治疗后均可行手术切除，1 年和 5 年的无复发率分别为 83% 和 71%。

三、胆管恶性肿瘤的化学治疗和靶向治疗

（一）胆管恶性肿瘤的化学治疗

胆管恶性肿瘤通常被认为化疗不敏感，但姑息化疗已被多项研究证实可改善部分晚期胆管恶性肿瘤患者的生活质量和延长生存。氟尿嘧啶类药物（包括 5 - FU、卡培他滨和替吉奥）、吉西他滨、顺铂是目前临床上胆管恶性肿瘤的常用药物，丝裂霉素、阿霉素和伊立替康等在胆管恶性肿瘤化疗中显示了一定活性，上述单药化疗客观有效率为 8% ~ 30%，中位 OS 为 6 ~ 11 个月，联合化疗的有效率为 20% ~ 40%，中位生存期为 6 ~ 13 个月。

Glimelius 等首次证实对于晚期胆管恶性肿瘤患者姑息化疗优于最佳支持治疗（BSC）。该研究收治 90 例晚期或转移胆管恶性肿瘤患者，包括 53 例胰腺癌和 37 例胆管癌，随机入组，化疗方案为 5 - FU + 亚叶酸钙 + 依托泊苷，结果显示姑息化疗可将晚期胆管癌患者的中位 OS 由 2.5 个月延长至 6.0 个月（P < 0.01），且化疗组患者生活质量改善。

现有证据支持对于晚期胆管癌患者推荐吉西他滨为基础或氟尿嘧啶为基础的两药联合化疗方案。常用化疗方案包括：吉西他滨 + 顺铂，吉西他滨 + 卡铂，吉西他滨 + 奥沙利铂，培他滨 + 奥沙利铂，卡培他滨 + 顺铂，5 - FU + 顺铂等。表 9 - 17 和表 9 - 18 分别汇总了以氟尿嘧啶类药物和以吉西他滨类药物为基础的联合化疗方案治疗恶性胆管肿瘤的 Ⅱ 期临床研究结果，总的说来，各方案耐受性可，因为每个临床研究的选择偏倚及较小的样本量，很难对比疗效，也就难以明确何为最佳方案。

表 9 - 17　以氟尿嘧啶类药物为基础的联合方案

化疗方案	例数	有效率（RR）%	中位 OS（月）
5 - FU + MMC + LV	25	26	6
5 - FU + MMC + ADM	14	31	—
5 - FU + DDP	42	42.9	7.5
5 - FU + DDP + EPI	30	40	13.2
5 - FU + LV + DDP	29	34	9.5
5 - FU + LV + DDP	28	19	8
5 - FU + LV + CDCBA	14	21.4	5
5 - FU + IFN	32	34	12
5 - FU + DDP + Doxo + IFN	41	21	14
CAP + DDP	38	21.4	9.1
CAP + DDP	32	40.6	12.4

化疗方案	例数	有效率（RR)%	中位 OS（月）
CAP + DDP + EPI	43	40	8
CAP + MMC	26	1	9.2
CAP + GEM	45	31	14
CAP + GEM	44	32	14
CAP + OXA	47	27	12.8
S－1 + GEM	35	34.3	11.6
S－1 + GEM	25	30.4	12.7
S－1 + DDP	51	30	8.6
S－1 + OXA	49	24.5	8.6

注：5－FU：5－氟尿嘧啶；MMC：丝裂霉素；LV：亚叶酸钙；DDP：顺铂；EPI：表阿霉素；ADM：阿霉素；CDCBP：卡铂；CAP：卡培他滨；GEM：吉西他滨；OXA：奥沙利铂；S－1：替吉奥。

表 9－18　以吉西他滨为基础的联合方案

化疗方案	例数	有效率（RR)%	中位 OS（月）
GEM + DDP	30	36.6	5
GEM + DDP	40	27.5	9
GEM + DDP	29	34.5	11
GEM + DDP	38	32	8
GEM + DDP	30	21	9.7
GEM + DDP	204	26.1	11.7
GEM + DDP	40	19.5	11.2
GEM + CDCBA	20	36.7	—
GEM + CDCBA	48	31	10.6
GEM + OXA	31	26	11
GEM + OXA	67	14.9	8.8
GEM + OXA	40	15	8.5
GEM + OXA	53	18.9	8.3
EM + OXA	26	30.8	9.5
GEM + OXA + 5－Fu	72	19	10
GEM + 5－FU + LV	42	9.5	9.7
EM + 5－FU	27	33	5.3
GEM + MM	25	20	6.7
GEM + DCT	43	9.3	11

注：GEM：吉西他滨；DDP：顺铂；CDCBP：卡铂；OXA：奥沙利铂；5－FU：5－氟尿嘧啶；LV：亚叶酸钙；MMC：丝裂霉素；DCT：泰素帝。

　　Eekel 等报道一项 1985—2006 年期间 104 项临床研究汇总分析结果，涉及 2 810 例胆管肿瘤患者，结果显示 ORR 为 22.6%，DCR 为 57.3%，中位 TTP 和 OS 分别为 4.1 个月和

8.2 个月，亚组分析显示，与单药相比（n = 971 例），两药方案（n = 1 499 例）的 ORR（28% vs 15.3%）、DCR（61% vs 50.4%）和中位 TTP（4.4 个月 vs 3.4 个月）均有显著提高，中位 OS 有延长趋势（9.3 个月 vs 7.5 个月，P = 0.061），三药或多药方案（n = 340 例）与两药方案（n = 1 499 例）相比 ORR 下降（19.1% vs 28%，P = 0.061），中位 OS 无差别（9 个月 vs 9.3 个月）；吉西他滨联合铂类的有效率可提高 17%，而氟尿嘧啶类药物联合铂类有效率只提高 8.7%，提示吉西他滨联合铂类治疗组患者获益最大；胆囊癌患者的化疗反应率较胆管癌患者高（34.2% vs 20.2%，P = 0.000），但中位 OS 短于后者（9.3 个月 vs 7.2 个月，P = 0.048）。

一项随机对照 Ⅱ 期临床研究比较了吉西他滨联合顺铂与单药吉西他滨治疗晚期胆管恶性肿瘤患者的疗效，入组 86 例患者，单药组（G）：吉西他滨 1 000mg/m^2，第 1、8、15 天给药，每 28 天重复，共 6 周期，联合组（GP）：吉西他滨 1 000mg/m^2，顺铂 25mg/m^2，第 1、8 天给药，每 3 周重复，共 8 个周期，结果显示单药组和联合组 6 个月的 PFS 分别为47.7mg/m^2 和 57.1%，中位 TTP 分别为 4 个月和 8 个月，疾病控制率分别为 57.6mg/m^2 和75.7mg/m^2，两组毒性发生率相似。关键性 Ⅲ 期 UKABC – 02 研究设计同 Ⅱ 期临床研究，共34 个中心入组 410 例部晚期或转移的胆管癌、胆囊癌或壶腹部癌患者，结果显示单药组与联合组的中位 OS 分别为 8.1 个月和 11.7 个月（P < 0.001），PFS 分别为 5.0 个月和 8.0 个月（P < 0.001），DCR 分别为 81.4mg/m^2 和 71.8%（P = 0.049），尽管联合化疗组中性粒细胞减少发生率较高，但两组 3 级以上不良反应发生率无明显差异。该研究是目前关于胆系肿瘤最大、也是唯一获得阳性结果的多中心 Ⅲ 期临床研究结果，显示了 GP 方案在疾病控制和生存上的优势且不伴随毒性增加，支持其成为晚期胆系恶性肿瘤一线化疗的"金标准"。

（二）胆管恶性肿瘤的分子靶向治疗

关于胆管恶性肿瘤靶向治疗的临床研究，多为 Ⅰ 期或 Ⅱ 期研究，Ⅲ 期研究极少。已初步探讨了厄罗替尼、西妥昔单抗、贝伐单抗和索拉非尼等的潜在治疗地位，结果显示一定的客观缓解率，但生存益处有待观察。

1. 针对 EGFR 通路　一项关于胆管癌 EGFR 等蛋白表达的大样本队列研究（1991—2004 年）共纳入 236 例，其中 IHCC 106 例，EHCC 包括肝门胆管癌在内 130 例。结果提示IHCC 患者的 EGFR、VEGF 与 HER – 2 蛋白过表达率分别为 27.4%、53.8% 和 0.9%，EH-CC 患者分别为 19.2%、59.2% 和 8.5%，多因素分析显示 EGFR 是胆管癌的强烈预后指标。

一项关于厄罗替尼治疗胆管癌的 Ⅱ 期临床研究纳入 42 例进展期胆管癌（未切除或转移）患者，EGFR 表达率占 81%，中位 OS 为 7.5 个月，3 例因 2～3 级皮疹需减少剂量，研究结果提示厄罗替尼对晚期胆管癌治疗有益。Lubner 报道厄罗替尼联合贝伐单抗治疗 53 例胆管癌患者 Ⅱ 期临床研究结果，其中 6 例（12%）取得 PR，25 例患者（51%）SD，中位TTP 和 OS 分别为 4.4 个月和 9.9 个月。

2009 年 ASCO 会议上，Malka 等首次报道国际开放性胆管癌随机 Ⅱ 期临床研究（BIN-GO）结果，随机入组接受 GEMOX 方案（吉西他滨 + 奥沙利铂）或 GEIVIOX + 西妥昔单抗方案，2 周为 1 个周期，自 2007 年 10 月至 2008 年 10 月共 101 例患者入组，结果提示两组患者 4 个月的疾病无进展期分别占 44% 和 61%，提示靶向联合化疗略优于单纯化疗。2010年，Gruenberger 等报道一项 GEMOX 联合西妥昔单抗治疗胆管癌的 Ⅱ 期临床研究结果，30例患者中，3 例取得 CR，16 例 PR，ORR 为 63%，中位 TTP 和 OS 分别为 8.3 个月和 12.7

个月，9 例（30%）患者得到再次潜在根治切除术，13 例出现 3 级不良反应，无 4 级不良反应，该研究结果令人鼓舞。

2. 针对 VEGF 通路　一项贝伐单抗联合 GEMOX 方案治疗未切除或转移胆管癌Ⅱ期临床研究结果提示，25 例胆管癌和 10 例胆囊癌患者中，14 例患者获得 PR，10 例（34%）SD，中位 OS 和 TTP 分别为 12.7 个月和 7.0 个月，6 个月的 PFS 达 63% 毒性反应可控制。

胆管癌细胞最常见的基因突变发生在 MAPK 信号通路（即 RAS/RAF/MEK 通路），变异发生率超过 60%，其中 Ras 变异率 56%、B – Raf 变异率 22%。肝癌具有相似的过表达的 MAPK，从而联想索拉非尼在胆管恶性肿瘤治疗中可能具有相似的效果。来自美国的一项关于索拉非尼治疗 B – RAf 表达异常、VEGF 过表达胆管癌的Ⅱ期临床研究结果显示，9 例（29%）病情稳定，27 例病情进展，中位 PFS 和 OS 分别为 2 个月（95% CI：2~4 个月）和 6 个月（95% CI：4~10 个月）。来自意大利的一项索拉非尼治疗晚期胆管癌和胆囊癌Ⅱ期临床研究入组 46 例患者，包括 27 例 IHCC，5 例 EHCC 和 14 例胆囊癌，26 例（56%）既往接受过化疗，结果显示 1 例 PR，12 例 SD，ORR 为 2%，中位 PFS 和 OS 分别为 2.3 个月和 4.4 个月，最常见不良反应为皮疹、疲劳等，22% 患者药物需要减量。初步临床研究结果未能显示索拉非尼对胆管癌治疗具有显著疗效。

3. 其他靶向治疗　研究发现胆管癌细胞 c – kit 和 PDGF 的表达率分别为 50% 和 75%，为伊马替尼治疗胆管恶性肿瘤提高治疗基础。2009 年 Sprenger 等在 ASCO 会议报道一项伊马替尼联合 5 – FU/CF 治疗无法切除或转移胆管癌患者的多中心Ⅱ期研究结果，41 例患者入组（胆囊癌 19 例和胆管癌 22 例），26 例可评价疗效患者中，1 例 CR，1 例 PR，13 例 SD。

（孔凡华）

第五节　直肠癌的放射治疗

直肠癌的治疗主要依据临床分期，是多学科的综合治疗。手术是直肠癌根治性的治疗手段。对于Ⅰ期直肠癌，单纯根治性手术即可获得较满意的长期生存率，术后无需其他治疗；如果Ⅰ期直肠肿瘤距离肛门缘较近，可行肿瘤局部切除手术 ± 术后放射治疗，在保留肛门的同时，可以获得与根治性手术相同的疗效。对于Ⅱ~Ⅲ期可进行手术切除的直肠癌（$T_{3~4}$/N^+），多项随机分组研究表明，术前放疗、术前同步放化疗、术后同步放化疗与手术相比，降低了Ⅱ/Ⅲ期直肠癌的局部区域复发率，并显著提高了长期生存率，成为Ⅱ/Ⅲ期直肠癌的标准治疗手段。术前同步放化疗与术后同步放化疗相比，取得了与术后同步放化疗相似的长期生存，并在此基础上进一步降低了局部区域复发率，同时不良反应发生率更低并且可能提高保肛率。因此，越来越多的研究单位选择术前同步放化疗作为Ⅱ~Ⅲ期可进行手术切除的直肠癌的标准方法。

近年来，结直肠癌辅助化疗取得长足的进展，涌现出各种新一代的化疗药物以及靶向药物。以第三代铂类药物奥沙利铂为基础的 FOLFOX4 化疗方案、以拓扑酶抑制剂 I CPT – 11 为基础的 FOLFIRI 化疗方案与传统的 5 – FU/CF 方案比较，前者可以进一步提高Ⅱ/Ⅲ期结肠癌的长期疗效，而 5 – FU 类似物的口服制剂希罗达与传统方案比较，不仅可以取得相似的的疗效，并且不良反应发生率显著低于传统的 5 – FU/CF 方案。

对于局部晚期不可手术切除的直肠癌，术前同步放化疗是推荐的首选治疗手段。通过同步放化疗，可以使部分患者得到手术的机会；而对放疗后无法切除的患者，同步放化疗也可以缓解症状，达到姑息治疗的目的。

以下围绕放射治疗在直肠癌治疗中的作用就以下方面进行分别阐述，内容包括：Ⅱ/Ⅲ期可手术切除直肠癌的术前放射治疗、术前同步放化疗、术后放射治疗和术后同步放化疗，主要目的是提高局部控制率和总生存率；早期低位直肠癌放射治疗与手术的联合治疗，主要以保留肛门为目的；以及局部晚期/复发直肠癌的姑息治疗。

一、Ⅱ/Ⅲ期可手术切除直肠癌的综合治疗

临床分期为Ⅱ、Ⅲ期的直肠癌，即 $T_{3\sim4}N_{1\sim2}M_0$，治疗首选根治性手术。但是单纯根治术后的局部复发率为15%～65%，为降低局部复发率，提高长期生存率，手术前后的辅助性治疗是必需的。Ⅱ、Ⅲ期直肠癌的综合治疗包括：术前放射治疗/术前同步放化疗、术后放射治疗/术后同步放化疗。

（一）术前放射治疗

术前放射治疗的优点是：①减少手术中肿瘤的种植，使肿瘤缩小、使淋巴结转移数目减少以降低分期；②对于低位Ⅱ、Ⅲ期直肠癌，术前放射治疗可以增加保留肛门括约肌手术的可能性，从而提高患者的生活质量；③由于未手术前小肠在腹膜返折线上，且未粘连固定，所以术前放射治疗导致小肠不良反应比较低；④由于腹盆未行手术，无瘢痕形成，肿瘤细胞氧合好，对放射治疗更敏感。但是，由于术前不能准确分期，术前放射治疗可能使一部分早期不必进行放射治疗的患者（$T_{1\sim2}N_0M_0$）进行了过度治疗。随着影像诊断技术的不断发展（如直肠内 B 超、盆腔 MRI），术前分期诊断越来越准确，也许能够弥补这个不足。

1. 单纯术前放射治疗的疗效　20 世纪八九十年代，欧美国家，尤其是欧洲各国对可手术切除直肠癌（$T_{2\sim3}N_xM_0$，或 Duke's B&C 期）的单纯术前放射治疗，有一系列的临床报道，但是这些研究中，术前放射范围、剂量分割以及总剂量均各不相同。例如，术前放射治疗剂量和分割方式分布在 DT 5Gy/1 次～DT 40Gy/20 次范围内。有的研究中，术前放射治疗范围不仅包括了真骨盆，还包括了腹主动脉旁的区域。表 9－19 总结了临床Ⅱ、Ⅲ期直肠癌单纯术前放射治疗的 11 个随机分组的研究结果。

表 9－19　可切除直肠癌术前放射治疗的随机分组治疗结果

研究组（年代）	治疗组及病例数	总量/单次剂量（Gy）	治疗间隔（天）	5－LF&（%）	P	5－OS$（%）	P
美国 VASOC Ⅰ，	R + S	20/2	14	29	－43.4#	0.042	
(1975)	S			40		31.6	
英国 MRC Ⅰ，	SF + S = 277	5/5	7	55.4*	0.7	41.7	>0.9
(1984)	MF + S = 272	20/2	7	52.9*	40.0		
	S = 275			56.8*		38.0	
美国 VASOG Ⅱ	R + S = 180	31.5/1.75	立即	37.8	－	50.3#	0.997
(1986)	S = 181			36.3		49.6	
欧洲 EORTC，	R + S = 224	34.5/2.3	11	15	0.003	51.6	0.69
(1988)	S = 226			30		49	

研究组 （年代）	治疗组及 病例数	总量/单次 剂量（Gy）	治疗间隔 （天）	5 - LF& （%）	P	5 - OS$ （%）	P
斯德哥尔摩Ⅰ，	R + S = 424	25/5	7	不详	<0.01	36	NS
（1990）	S = 425					36	
Goldberg，	R + S = 228	15/5	2	17	<0.05	39	NS
（1994）	S = 239			24		40	
Marsh，	R + S = 143	20/5	7	12.8	0.000 1	30.1	0.21
（1994）	S = 141			36.5		30.5	
斯德哥尔摩Ⅱ，	R + S = 272	25/5	7	10	<0.05	不详	不详
（1996）	S = 285			21			
英国MRCⅡ，	R + S = 139	40/2	45	40	0.04	31	0.10
（1996）	S = 140			52		28	
瑞典研究组，	R + S = 573	25/5	7	11	<0.001	58	0.004
1997	S = 574			27		48	
荷兰研究组，	R + TME = 924	25/5	<10	占2.4	<0.001	82.0	0.84
（2001）	TME = 937	87%		8.2（2y）	81.8（2y）		

从表9 - 19中可以看到，11个大宗随机对比试验中，其中8组结果认为单纯术前放射治疗能够显著降低局部复发率，但是只有美国VASOG Ⅰ和瑞典研究组表明术前放射治疗不仅能显著增加局部控制率，还能显著提高长期生存率。美国在20世纪70年代首先开展了Ⅱ、Ⅲ期直肠癌术前放射治疗的尝试，其VASOG Ⅰ的实验组采用常规低剂量术前放射治疗（DT 20Gy/10次），结果表明术前低剂量放射治疗后，患者的局部控制率和总生存率均显著高于单纯手术组（5年总生存率，术前放射治疗组 vs 单纯手术组 = 43.4% vs 31.6%，P = 0.042）。为了进一步提高疗效，他们将术前放射剂量提高至31.5Gy/18次（VASOG Ⅱ），这个实验再次证明术前放射治疗可以显著降低局部复发率（术前放射治疗组 vs 单纯手术组 = 10% vs 21%，P < 0.05），但并未显著提高生存率。对于这两个随机研究，人们批评在VASOG Ⅰ组中，手术组的5年总生存率太低（仅为36%），因而对其结果的真实性产生质疑。英国MRC也进行两个不同阶段的随机系列研究，前一个为低剂量照射（DT 5Gy/1次/1d 和 DT 120Gy/10次/2周与单纯手术对比），后一个研究为常规分割的中等剂量照射（DT 40Gy/20次）。接受常规分割中等剂量照射的MRC Ⅱ研究结果表明，术前放射治疗可以显著降低局部复发率（52% vs 40%，P = 0.04），但未提高长期生存率。斯德哥尔摩研究对不同分期进行了分层分析，结果表明术前放射治疗对提高 Duke's B&C 的局部控制率尤为有效，但不能进一步提高 Duke's A 期的局部控制率。

在瑞典研究组研究中（n = 1 168），可切除的、分期为 $T_{1～3}N_xM_0$ 的直肠癌患者被随机分为术前放射治疗组（DT 25 Gy/5次/7d）和单纯手术组。结果表明，术前放射治疗组的局部复发率显著低于单纯手术组（12% vs 27%），术前放射治疗组的5年总生存率比单纯手术组高10%（58% vs 48%），差别具有非常显著的统计学意义（P = 0.004）。

在以上的随机对照组中，手术均为常规直肠癌根治术，即直肠癌前切除术（Dixon 手术）或者直肠、腹会阴联合根治术（Mile's手术）。荷兰直肠癌研究组进行了术前放射治疗＋全直肠系膜切除术（TME）与单纯TME手术的对比研究（n＝1 861）。全直肠系膜切除术（TME）与常规术式相比，可以显著降低局部复发率，其局部治疗疗效与常规手术＋术后同步放化疗相同，因此在欧洲许多国家TME手术是中下段直肠癌的标准术式。在荷兰研究组中，TME手术后的2年局部复发率仅为8.2%，术前放射治疗则可以更进一步降低2年局部复发率（2.4% vs 8.2%，P<0.001），但两组的2年生存率无显著差别。

可切除直肠癌术前放射治疗究竟有何价值？有两个荟萃分析对这个问题进行了探讨。Calogero Camma对14个可切除直肠癌术前放射治疗随机研究组进行了荟萃分析（n＝6 426），结果显示与单纯手术相比，术前放射治疗不但可以显著降低可切除直肠癌的局部复发率（OR＝0.49；95%CI，0.38~0.62；P<0.001），还可以显著降低总死亡率（OR＝0.84；95%CI，0.72~0.98；P＝0.03），并可以显著降低癌症相关死亡率（OR＝0.71；95%CI，0.61~0.82；P<0.001），尤其是对于Duke's B&C的患者，受益更大。结直肠癌协作组（Colorectal Cancer Collaborative Group）2001年发表了另一个荟萃分析结果。文中分析了术前放射治疗和术后放疗对直肠癌治疗的影响。结果表明，将术前不同的放射剂量和分割方式换算成等效放射生物学剂量（BED），当该剂量≥30Gy时，术前放射治疗不仅可以显著降低局部复发率（45.9% vs 52.9%，P<0.000 01）和癌症相关死亡率，还可能提高直肠癌的总生存率，其差别具有显著性的统计学意义。

术前放射治疗最常见的并发症为脓肿（18.3%）、吻合口瘘（5.2%）和小肠梗阻（5.2%）。术前放射治疗组出现吻合口瘘的比率显著高于单纯手术组（21% vs 15.2%，P<0.001），其他并发症发病率亦显著高于单纯手术组（21% vs 17.8%，P＝0.03），尤其当BED剂量≥30Gy时，不良反应发生率会更高（P＝0.002）。但是，术前放射治疗并未显著增加手术后的死亡率。术前放射治疗组副作用出现的比例高，可能跟各个不同研究组所的照射野大小和照射技术有关。12个研究组中，美国VASOG II、EORTC和斯德哥尔摩 I 均照射了腹主动脉旁（上界达L2水平），有6个研究组采用前后对穿野的照射技术。瑞士研究组发现，用两野技术与用3或4野技术相比，患者的住院期间死亡率前者显著高于后者（15% vs 3%，P<0.001）。荷兰研究组采用3或4野照射技术进行真骨盆区域照射，除了放射组失血量比手术组多100ml，并伴有略多的会阴区域的并发症外，术前放射治疗未增加围手术期的死亡率（4.3% vs 3.3%）。

总之，对于可切除的 II/III 期直肠癌，术前放射治疗可以降低局部复发率。BED<30Gy未提高生存率，而术前较高剂量照射（BED≥30Gy）可能延长总生存率。但同时应注意照射技术和照射范围，应采用多野治疗，仅照射包括瘤床和区域淋巴结的真骨盆，这样有助于降低治疗相关的并发症和死亡率。另外，没有证据表明，术前放射治疗对 $T_{1~2}N_0$ 直肠癌有益，因此，应使用有效的术前分期来避免对 $T_{1~2}N_0$ 早期直肠癌的放化疗。

2. 术前放疗与术前同步放化疗的随机对照研究在 20世纪90年代，$T_{3~4}$期直肠癌的术前放射治疗是欧洲国家的标准治疗方法，而随着同步放化疗在恶性肿瘤治疗中的成功应用，法国于1993—2003年完成一项比较术前放疗与术前同步放化疗的随机分组研究（FFCD 9203）。该研究收入临床分期为 $T_{3~4}N_0M_0$ 的可手术切除直肠癌，分别进行了单纯放疗（DT 45Gy/25F）和同步放化疗（化疗为5－FU 325mg/m² ＋四氢叶酸钙20m/m²，d1~5，放疗第1、5周进行），手术在放疗或同步放化疗结束3~10周后进行。在 724例可供分析的患者中，接受同步放化疗者取得了更高的病理无瘤率（11.4% vs 3.6%，P < 0.000 1）以及更低的局部失败率（8.1% vs 16.5%，P = 0.004），但是两组在保留肛门括约肌、5 年无瘤生存率和总生存率上无显著差别，而术前同步放化疗有更多的Ⅲ ~ Ⅳ度不良反应（14.9% vs 2.9%，P < 0.000 1）（表 9 – 20）。

EORTC 22921 进行了另外一项术前放疗或同步放化疗的随机分组研究。与 FFCD 9203 不同的是，EORTC 22921 设计成 2 × 2 析因分析的模式，将可手术切除的临床诊断为 $T_{3~4}$、距肛缘 < 15cm 的患者分为术前放疗组、术前同步放化疗组、术前放疗 + 术后化疗组和术前同步放化疗 + 术后化疗组，分别比较术前放疗与术前同步放化疗、术后化疗与无术后化疗的疗效。EORTC 22921 的研究结果与 FFCD 9203 相似，术前同步放化疗可以更进一步降低局部复发率，降低了临床分期，但并未能提高长期总生存率和无瘤生存率，术前同步放化疗也并没有提高肛门括约肌保留率（表 9 – 20）。但是，FFCD 9203 和 EORTC 22921 研究均采用静脉冲入 5 – FU，而非静脉持续滴注，FFCD 9203 在研究后期建议使用全直肠系膜切除术（TME），EORTC 22921 则推荐 TME 手术。

表 9 – 20　术前放疗和术前同步放化疗在 2 个随机分组研究的疗效对比

	FFCD 9203			EORTC 22921		
	术前放疗 （n = 367）	术前同步放化疗 （n = 375）	P	术前放疗 （n = 505）	术前同步放化疗 （n = 506）	P
病理无瘤率（%）	3.6	11.4	< 0.000 1	/	/	/
5 年局部失败率（%）	16.5	8.1	0.004	17.1	8.7	0.002
5 年无瘤生存率（%）	55.5	59.4	/	54.4	56.1	0.52
5 年总生存率（%）	67.9	67.4	0.684	64.8	65.8	0.84
括约肌保留率（%）	58.3	57.7	0.837	50.5	52.8	0.47

3. 术前放射治疗对于低位直肠癌肛门括约肌保存的影响因素　病理学家的研究证实，直肠癌很少沿直肠肠壁纵轴方向浸润，仅 2.5% 患者的浸润长度超过 2.5cm，手术切缘距肿瘤小于 2cm 和大于 2cm 的局部控制率无显著差别。因此，如果肿瘤下缘距肛管大于 3cm，可以通过努力使患者的肛门得以保留。如果术前放射治疗可以使肿瘤进一步缩小，则直肠下段癌的肛门保留率可以大大提高。有 3 个随机分组对术前放射治疗保留低位直肠癌肛门括约肌分别进行了以下 3 个方面的研究，即 Lyon R90 – 01 的放射治疗结束至手术的时间间隔的研究、Lyon R96 – 02 的术前放射治疗的剂量的研究及波兰（Poland）的术前短疗程放疗与术前常规分割的同步放化疗的随机分组研究。

（1）术前放射治疗至手术之间的间隔长短对疗效的影响：Lyon R 90 – 01 研究的主要目的是术前放射治疗至手术之间的间隔长短对疗效的影响。入组要求包括可手术切除（$T_{2~3}$ $N_{0~3}M_0$）病理证实的直肠腺癌，肿瘤下缘距肛门的中位距离为 5.7cm（1 ~ 11cm）。入组患者在接受了 DT 39Gy/13 次/17d 的术前放射治疗后被随机分为两周内手术组（短间隔组，n = 99 例）和 6 ~ 8 周内手术（长间隔组，n = 102 例）。结果是无论是总反应率还是病理分期下降率，放疗长间隔组均显著高于短间隔组，临床总反应率分别为 71.7% 和 53.1%（P = 0.007），病理分期下降分别为 26% 和 10.3%（P = 0.005），括约肌保存率分别为 76% 和 68%（P = 0.27），但两组局部控制率和总生存率无显著差别（表 9 – 21）。该研究认为，对

于肿瘤距离肛门 >6cm，行保留肛门括约肌手术的可能性比较大，如果肿瘤距离肛门很近，即使进行了术前放疗也很可能不能保留肛门，在这两种情况下，术前放射治疗与手术的间隔不必考虑很长，一般 4 周左右即可。术前放疗后，盆腔处于充血、水肿状态，立即实施手术可能会增加手术的并发症；但是如果拖延过久，也可能造成放射区域的纤维化，增加手术的难度。如果外科医师术前对能否实施保留肛门括约肌的手术把握性不大，期望通过术前放疗可以使肿瘤缩小，并增加保留肛门括约肌手术的可能性，建议延长放射治疗后的休息时间。

表 9 - 21　术前放射治疗与手术的时间间隔对肛门括约肌保存的关系

	短间隔组 (n = 99)	长间隔组 (n = 102)	P
总反应率（%）	53.1	71.7	0.007
病理分期下降率（%）	10.3	26.0	0.005
肛门括约肌保存率（%）	68.0	76.0	0.27
肿瘤距肛缘≤5cm（%）	23.0	41.0	NS
3 年总生存率（%）	78.0	73.0	NS
局部控制率（%）	78.8	80.4	NS

（2）术前放射治疗剂量对疗效的影响：Lyon R96 - 02 试图阐述术前放射治疗剂量对保留肛门率的影响。研究对象为腔内超声诊断为 $uT_{2\sim3}N_xM_0$ 患者，肿瘤距离肛门≤6cm，肿瘤侵犯周径 <2/3。治疗随机分为低剂量组（单纯外照射 DT 39Gy/13 次/17d，n = 43）和高剂量组（单纯外照射 DT 39Gy/13 次/17d + 腔内低剂量照射 DT 46Gy，n = 43）。高剂量组的病理完全缓解率显著高于低剂量组（24% vs 2%，P = 0.004），保留肛门括约肌的比率显著高于低剂量组（76% vs 40%，P = 0.004），但两组的 2 年无局部复发生存率无显著差别（92% vs 88%）。保留肛门术后，两组患者对肛门括约肌的功能进行了自我评价，分为极好、好、一般和差。两组的自评在 4 个评价组的比例相似，也就是说，接受高剂量放射治疗并没有损伤肛门括约肌的功能。

（3）术前短疗程放射治疗与术前常规分割同步放化疗的随机对照研究：术前短疗程放射治疗（5Gy×5 次）一直是欧洲各国进行可手术切除直肠癌术前放疗的标准模式，但是在北美各国，术前常规分割的同步放化疗越来越被接受。两种方法都被各自国家所视为常规治疗，孰优孰劣存在争议。波兰进行了这项非常有意思的随机分组研究，就欧洲模式的短疗程术前放疗与美洲模式的常规分割的术前同步放化疗进行了随机分组研究。所有人组的 316 例患者均为可切除的 $T_{3\sim4}$ 直肠癌，肿物距离肛门 2 ~ 10cm。在分别进行了上述两种术前治疗后，所有患者均进行了 TME 手术。术前同步放化疗并没有显著提高肛门括约肌保留率（58% vs 61%，P = 0.57），但是可以显著肿瘤的病理完全缓解率（15% vs 1%，P < 0.001）以及达到降低分期的目的。

综上所述，可手术切除的直肠癌术前放疗可以降低局部复发率，但是由于治疗剂量、分割方法、治疗部位在各研究单位不尽相同，较高剂量照射，如 5×5 或 50Gy/25f 可能提高生存率。随着欧洲 3 项大宗的随机分组的研究，术前同步放化疗与术前放疗或术前短疗程的放疗相比，可以更进一步降低局部复发率和降低分期，提高病理的无瘤率，但是对于肛门括约肌的保留以及长期生存率，术前同步放化疗并没有显示优于术前常规分割单纯放疗或短程单纯放疗。由于上述几项研究都是基于 5 - FU 和四氢叶酸钙的同步化疗，期望未来进行更优的同步化疗方案可以取得更好的结果。

（二）术后放射治疗

术后放疗的适应证为 Ⅱ～Ⅲ 期可切除直肠癌。直肠癌术后放疗的优点在于有准确的病理分期，避免了 $T_{1-2}N_0M_0$ 患者的不必要照射，但不利点在于，第一由于术后腹盆解剖结构的破坏，术后照射了更多的小肠；第二手术后瘢痕的出现使瘤床在术后潜在乏氧；第三腹会阴联合切除术时需包括会阴手术瘢痕，照射野大，毒副作用较多。

1. 直肠癌根治术后的单纯放疗　在 20 世纪 90 年代以前，开展了一系列 Ⅱ～Ⅲ 期直肠癌术后放疗和单纯手术的随机对照研究，这些研究结果证明了术后 40～50Gy 照射显著降低了局部区域复发率，但未提高总生存率。荟萃分析结果显示，术后单纯放疗和单纯手术的 5 年单纯局部区域复发率分别为 22.9% 和 15.3%（P = 0.000 2）。中国医学科学院肿瘤医院在 1994—1997 年共治疗 243 例 Ⅱ～Ⅲ 期直肠癌，192 例根治术后放疗，51 例单纯根治术，术后放疗显著降低了局部区域复发，5 年局部区域复发率从 26.8% 降低至 15.8%（P = 0.043），但未提高无病生存率和总生存率，结果和国内外文献报道相同。

2. 直肠癌根治术后同步放化疗

（1）术后同步化放疗与手术、术后放疗、术后化疗比较：由于根治术后单纯放疗未提高生存率，在此之后开展了一系列术后同步化放疗的研究。全世界共有 4 项研究将 Ⅱ～Ⅲ 期直肠癌术后同步化放疗分别与单纯手术、术后放疗、术后化疗进行了随机对照分析。这 4 个研究结果均显示，作为实验组的术后同步化放疗与对照组相比，进一步降低了局部区域复发率和提高了无病生存率和总生存率。4 个不同侧面的研究得到的结论一致，因此 Ⅱ/Ⅲ 期直肠癌根治术后同步放化疗可以提高局部控制率和长期生存率为 Ⅰ 类证据，根治术后的同步放化疗是 Ⅱ/Ⅲ 期直肠癌治疗的金标准（表 9 - 22）。

表 9 - 22　Ⅱ/Ⅲ 期直肠癌根治术后同步放化疗的随机分组研究

随机分组研究	局部复发率		5 年总生存率	
	（%）	P	（%）	P
Mayo/NCCTC 794751				
术后同步放化疗（n = 104）	13.5	0.036	58	0.025
术后放疗（n = 100）	25		48	
Norway				
术后同步放化疗（n = 66）	12	0.01	64	0.01
单纯手术（n = 70）	30		50	
NSABP R02				
术后同步放化疗（n = 346）	8	0.02	66	0.89
术后化疗（n = 348）	13		66	

早在 1985 年，GTSG - 7175 的研究结果证明，Ⅱ/Ⅲ 期直肠癌根治术后同步化放疗优于单纯手术，无病生存率分别为 70% 和 46%（P = 0.009），总生存率分别为 58% 和 45%（P = 0.005）。此后，1991 年 NCCTG 794751 发表了一项随机对照研究结果，204 例直肠癌

$T_{3\sim4}$ 或 N^+ 的患者在手术后随机分成放疗同步 5 – FU 化疗或单纯放疗两组，同步放化疗显著降低了局部区域复发率（13.5% vs 25%，P = 0.036），显著提高了无病生存率（59% vs 37%，P = 0.002）和总生存率（58% vs 48%，P = 0.025）。因此，从 1991 年开始，直肠癌术后同步化放疗已成为标准的辅助治疗原则。1997 年挪威发表了第三项随机对照研究，比较术后同步放化疗和单纯手术的疗效，两组的局部复发率分别为 12% 和 30%（P = 0.01），5 年无病生存率分别为 64% 和 46%（P = 0.05），5 年总生存率分别为 64% 和 50%（P = 0.01）。2000 年 NSABP – R02 的研究比较 Duke B 和 C 期直肠癌根治术后同步化放疗（n = 346）和单纯化疗（n = 348）的疗效，术后同步化放疗显著降低了局部复发率（8% vs 13%，P = 0.02），但未提高无病生存率和总生存率。但是，在这项研究中，放射治疗开始于术后 3 个月（先做化疗），延迟同步化放疗将显著降低放疗疗效，这是人们对这项研究普遍的批评意见。

综上所述，Ⅱ ~ Ⅲ期直肠癌根治术后以 5 – FU 为基础的同步化放疗与单纯手术、单纯术后放射治疗或术后化疗相比，不仅可以显著提高局部控制率，还能显著提高长期生存率，是Ⅰ类的治疗根据，已成为标准治疗原则。据此，美国国立癌症研究所（NCI）已明确规定，针对Ⅱ ~ Ⅲ期直肠癌根治术后的临床研究，必须以 5 – FU 同步放化疗为对照组，以避免损伤患者的利益。

（2）术后同步化放疗的 5 – FU 给药方式：在上述研究中，同步化放疗采用的都是 5 – FU 静脉滴注的给药方式，在 GTSG 7180/NCCTG 864751 的随机对照研究中，比较了同步放化疗时，5 – FU 持续静脉注射（5 – FU 225mg/m²）（n = 328）和滴注给药（500mg/m²）（n = 332）的疗效。研究对象为 $T_{3\sim4}/N^+M_0$ 的直肠癌根治术后的患者，一组采用持续静脉给药，一组采用 5 – FU 静脉滴注。5 – FU 持续静脉给药和放疗同步应用显著降低了局部复发率，并提高了生存率。两组的总复发率分别为 37% 和 47%（P = 0.01），4 年无病生存率分别为 63% 和 53%（P = 0.01），4 年总生存率分别为 70% 和 60%（P = 0.005）。因此，直肠癌根治术后的同步化放疗中，5 – FU 连续静脉给药方式是标准给药模式。

（3）生物调节剂在直肠癌根治术后同步化放疗中的价值：直肠癌根治术后同步化放疗以 5 – FU 为主的方案是标准化疗方案，但 5 – FU 联合生物调节剂如甲酰四氢叶酸（LV）和左旋咪唑（Lev）并未提高疗效。2002 年发表的 INT – 0114 随机对照研究结果显示，5 – FU 联合甲酰四氢叶酸和/或左旋咪唑未改善无病生存率和总生存率，但加入生物调节剂后同步放化疗出现的不良反应不同。INT – 0114 入组条件为 $T_{3\sim4}$ 或 N^+ 直肠癌，年龄 >18 岁，共 1 792 例接受了同步放化疗并随机分成四组：5 – FU + 放疗，5 – FU + LV + 放疗，5 – FU + Lev + 放疗，5 – FU + LV + Lev + 放疗。单用 5 – FU 同步放疗时的Ⅲ ~ Ⅳ度白细胞减少和血小板减少显著高于 5 – FU 联合甲酰四氢叶酸和左旋咪唑，而Ⅲ ~ Ⅳ腹泻较少（表 9 – 23）。另外，GTSG 7180/NCCTG 864751 研究组在进行直肠癌根治术后同步放化疗 5 – FU 的最佳给药方法的随机研究的同时，也对比了 5 – FU 与 5 – FU + 四氢叶酸的疗效，加入四氢叶酸不能显著降低局部复发率（9% vs 11%，P > 0.05），亦不能提高无病生存率（60% vs 60%，P = 0.33）和总生存率（62% vs 62%，P = 0.61）。

表 9 - 23 同步放化疗时 5 - FU 不同联合方案的疗效和毒副作用比较 （INT - 0114）

	5 - FU	5 - FU + LV	5 - FU + Lev	5 - FU + LV + Lev
3 年无病生存率（%）	62	68	62	63
3 年生存率（%）	78	80	79	79
局部复发率（%）	12	9	13	9
Ⅲ～Ⅳ度白细胞减少	33	23	23	24
Ⅲ～Ⅳ度血小板减少	49	37	39	38
Ⅲ～Ⅳ度腹泻	19	28	20	35

（4）术后同步化放疗的放疗时间：直肠癌根治术后同步化放疗时，放疗应尽早进行，延迟放疗将降低治疗疗效。韩国进行了一项随机对照研究，308 例 Ⅱ～Ⅲ 期直肠癌根治术后随机分成两组，一组的同步放化疗在手术后立即开始，然后给予 6 周期辅助性化疗（早放疗组）；另一组术后先化疗 2 周期，然后接受同步放化疗，再继续 4 周期化疗（晚放疗组），两组的同步放化疗用药、放疗剂量以及辅助化疗均一样。该研究的结果表明，早放疗组显著提高了无病生存率和降低了局部复发率，但总生存率无差别。早放疗组和晚放疗组的 4 年无病生存率分别为 81% 和 70%（P = 0.043），4 年总生存率分别为 84% 和 82%（P = 0.387），复发率分别为 17% 和 27%（P = 0.047）。

（三）术前同步化放疗和术后同步化放疗比较

以上介绍的 Ⅱ/Ⅲ 期直肠癌辅助性放化疗都是术前治疗模式之间或术后治疗模式之间的相互比较。德国 CAO/ARO - 094 的随机对照研究则比较了可手术切除直肠癌术前同步化放疗和术后同步化放疗的疗效。全部患者经过盆腔 CT 和直肠腔内超声检查诊断为 $T_{3\sim4}$ 或 N^+（临床分期），无远处转移，年龄 ≤75 岁，肿瘤距肛门 16cm 以内，既往未做过化疗或放疗。同步化放疗时 5 - FU 剂量为 1 000mg/（$m^2 \cdot d$），d1～5，连续静脉滴注，放疗开始第一周和第五周，巩固化疗方案为 5 - FU 500mg/（$m^2 \cdot d$），d1～5，静脉滴注，每 4 周为一周期，共 4 周期。放疗为全盆腔照射，DT 50.4Gy/28 次，1.8Gy/次，术后放疗组局部补量 5.4Gy。入组的 799 例随机分成两组：术前化放疗（n = 405）和术后化放疗（n = 394）组。前者显著降低了局部复发率（6% vs 13%，P = 0.006），但总生存率无病生存率在两组间无显著差别（76% vs 74%，68% vs 65%）。全组患者在手术前均经外科医师检查，共有 194 例患者被认为需要做腹会阴联合切除术（不能保肛），其中术前同步化放疗组 116 例，术后同步化放疗组 78 例。结果表明，术前同步放化疗组的实际保肛率为 39%，术后同步放化疗组为 19%（P = 0.004），术前同步化放疗显著提高了保肛率。另外，需引起人们注意的是，术前同步化放疗组的急性和长期毒副作用显著低于术后同步化放疗组（表 9 - 24），而且，术前同步化放疗未增加吻合口瘘、术后出血和肠梗阻的发生率，虽然伤口延迟愈合高于术后同步化放疗组，但未达到统计学差别。

表 9 – 24　术前同步化放疗和术后同步化放疗疗效和毒副作用比较

	术前同步化放疗 （n = 405）	术后同步化放疗 （n = 394）	P
5 年局部复发率（%）	13	6	0.006
5 年总生存率（%）	76	74	0.80
5 年无病生存率（%）	68	65	0.32
Ⅲ ~ Ⅳ急性毒性反应（%）			
腹泻	12	18	0, 04
血液毒性	6	8	0.27
皮肤	11	15	0.09
其他	27	40	0.001
长期毒性反应（%）			
胃肠道	9	15	0.07
狭窄	4	12	0.003
膀胱	2	4	0.21
其他	14	24	0.01
围手术期并发症（%）	36	34	0.68
吻合口瘘	11	12	0.77
伤口延迟愈合	10	4	0.10
肠梗阻绞痛	2	1	0.26
术后出血	3	2	0.50
住院死亡率（%）	0.7	1.3	0.41

　　根据该项研究，术前同步放化疗尽管未能提高总生存率，但是至少可以保持与术后同步放化疗相同的长期生存率，并且在术后同步放化疗的基础上可以进一步降低局部复发率，且毒副作用显著低于术后同步放化疗，应有可能使更多的患者能保留肛门括约肌。因此，在欧洲和美国，越来越多的医院倾向于术前同步化放疗，而不是术后同步化放疗。2007 年 NCCN 治疗指南中，对于可手术切除的 Ⅱ/Ⅲ 期直肠癌，推荐的标准治疗方案不仅包括术后同步放化疗，亦包括术前同步化放疗。

　　根据以上临床研究证据，表 9 – 25 提供了 Ⅱ ~ Ⅲ 期可手术切除直肠癌术前/术后辅助性治疗的建议。

（四）新化疗药物在直肠癌同步化放疗中的作用

　　过去几十年来，大肠癌的化疗一直以 5 – FU 为基础的标准化疗方案。最近几年，新的化疗药物的出现如奥沙利铂、开普拓（CPT – 11）和希罗达等，使大肠癌的化疗取得了长足的进步。有多项随机对照研究证明，奥沙利铂或 CPT – 11 联合 5 – FU 提高了转移性结直肠癌的疗效，而口服单药希罗达可以取得和 5 – FU 方案同样的疗效。另外，靶向治疗（抗表皮生长因子受体的抗体 C225 和抗血管内皮生长因子受体的抗体 avastin）与上述新一代化疗方案结合，也显示出初步的可喜成果。这几种新型药物目前也正在被广泛地运用于直肠癌的同步放化疗 Ⅰ ~ Ⅲ 期临床试验，期望可以取得比 5 – FU 同步放化疗更优的治疗疗效。

表9-25 Ⅱ~Ⅲ期可手术切除直肠癌术前和术后辅助治疗建议

1. 适应证:临床或病理分期为Ⅱ~Ⅲ期直肠癌（$T_{3\sim4}N_0M_0$,或任何T分期,$N+M_0$）

2. 无论术前还是术后的同步放化疗均是Ⅱ~Ⅲ期可手术切除直肠癌的标准辅助治疗方案

3. 术前对于T和N,建议采用盆腔MRI或直肠腔内B超

4. 肿瘤位于直肠中低位、有保肛意愿者,推荐进行术前同步放化疗

5. 同步化疗采用5-FU为基础的化疗药物,放射治疗剂量DT 50Gy/25次/5周

6. 建议给予5-FU持续静脉滴注的给药方式,从放射治疗第一天至最后一天,或者放疗期间给药,周末不用药

7. 同步放化疗的同时不必使用生物调节剂,如四氢叶酸或左旋咪唑,但是可以利用生物调节剂缓解不良反应

8. 接受术后同步放化疗者,建议先进行同步放化疗,然后进行辅助化疗

9. 建议进行全直肠系膜切除术（TME）

1. 希罗达 希罗达是最新一代的氟脲类药物类似物,与其他化疗药物相比,希罗达最突出的特点是口服用药并且安全可靠。希罗达口服后迅速通过胃肠道粘膜吸收入血,运送到肝脏。在肝脏中,大部分希罗达被羧酸酯酶水化为5'-脱氧5-氟胞苷（5'-DFCR）,在胞苷脱氨酶（CyD）作用下转变为5'-脱氧,5-氟尿苷（5'-DFUR）,后者再在胸苷磷酸化酶（TP）作用下转化为最终的活性产物5-氟尿嘧啶（5-FU）。最关键的转化酶胸苷磷酸化酶（TP）仅存在于肝脏和肿瘤细胞中,在后者的浓度更高,所以关键的转化是在希罗达代谢物进入肿瘤细胞内完成的,因而认为靶向性好,对正常组织、细胞危害较小。

在用于晚期结直肠癌治疗的两项随机分组研究中,与5-氟尿嘧啶+四氢叶酸钙（5-FU+LV）标准的化疗方案相比,希罗达的总有效率（CR+PR）显著高于标准方案,肿瘤进展时间（TTP）和中位生存期两组接近。但是口服制剂的希罗达显著降低了严重不良反应的发生率,与5-FU/LV静脉输液相比,希罗达用药更安全,也更容易被患者接受（表9-26）。

表9-26 希罗达在转移性结直肠癌的随机分组研究

	欧洲组随机分组研究			北美组随机分组研究		
	5-FU/LV (n=301)	希罗达 (n=301)	P	5-FU/LV (n=303)	希罗达 (n=302)	P
总反应率（%）	15	18.9	0.002	15.5	24.8	0.005
中位无进展时间（月）	4.7	5.2	0.65	4.7	4.3	0.72
治疗失败时间（月）	4.0	4.2	0.89	3.1	4.1	0.89
中位生存时间（月）	12.1	13.2	0.33	13.3	12.5	0.974
Ⅲ~Ⅳ度腹泻（%）	10.4	10.1	>0.05	13.9	15.4	>0.05
Ⅲ~Ⅳ度胃炎（%）	13.3	1.3	<0.05	16.0	3.0	<0.05
发热性白细胞下降（%）	-	-	<0.05	-	-	<0.05
Ⅲ度手足综合征（%）	1.9	12.4	<0.05	0.7	18.1	<0.05

希罗达不仅在晚期结直肠癌的治疗中显示与5-FU/LV传统方案相似的疗效,而且在结肠癌根治术后辅助化疗中也得出类似的结论。一项旨在研究结肠癌根治术后希罗达单药与5-FU/LV传统化疗比较的X-ACT方案中（n=1 987）,患者随机分入希罗达组[2 500mg/（$m^2 \cdot d$）,d1~14,休息7d为一个周期,共8个周期,n=1 004]和5-FU+

LV（Mayo 方案：5 – FU 425mg/m^2，d1 ~ 5，每 28d 重复；LV 20mg/m^2，d1 ~ 5，每 28d 重复，每 28d 为一周期，共 6 个周期。n = 983），入组的患者为根治术后的 Ⅱ ~ Ⅲ 期结肠癌患者。结果显示无论是无病生存率（64.2% vs 60.6%，P = 0.05）、3 年无复发生存率（65.5% vs 61.9%，P = 0.04）还是 3 年总生存率（81.3% vs 77.6%，P = 0.05），希罗达组均显著高于 Mayo 方案，而希罗达组的不良反应显著低于标准 5 – FU 方案。因此，无论用于晚期结直肠癌化疗，还是用于结肠癌根治术后的辅助治疗，希罗达均显示与传统结肠癌化疗相似的结果，而不良反应显著下降，代表了其特有的安全性，有取代静脉 5 – FU/LV 标准化疗的趋势。

希罗达与放射治疗的同步治疗亦被广泛研究，目前已经有多家 Ⅰ 期临床试验，证明希罗达与放射治疗同步治疗的安全性，并初步认为 Ⅱ ~ Ⅲ 期临床试验的推荐剂量为 1 650mg/（m^2 · d），从放疗第一日开始，分为每日 2 次口服，每周 5 次，直到放射治疗结束；或者采用从放射治疗第一日开始用药，连续口服 14d，休息一周的 3 周用药方式（表 9 – 27）。中国医学科学院完成 Ⅱ ~ Ⅲ 期直肠癌术后希罗达同步放化疗 Ⅰ 期临床研究，采用希罗达连续服用 2 周休息 1 周的方案，放射治疗采用标准的盆腔野照射，DT 50Gy/25F/5 周。在 24 例入组患者中得到同步放化疗希罗达的最大耐受剂量（MTD）为 1 600mg/（m^2 · d），剂量限制性不良反应为 Ⅲ 度腹泻。血液学不良反应表现为轻度 ~ 中度，75% 患者出现 Ⅰ ~ Ⅱ 度白细胞下降（18/24），20.8% 出现 Ⅰ 度贫血（5/24），8.3% 为 Ⅰ 度血小板下降（2/24），另外上消化道反应（恶心、呕吐）亦较轻微，均为 Ⅰ ~ Ⅱ 度。与国外报道不同的是，本方案没有观察到严重的手足综合征，治疗过程中仅 2 例出现 Ⅰ 度手足综合征。

表 9 – 27　直肠癌同步放化疗希罗达 Ⅰ 期临床试验

作者	时间	例数	入组	希罗达递增 [mg/（m^2 · d）]	MTD [mg/（m2 · d）]	DLT
Dunst	2002	36	术前或术后 DT≥45Gy	250 ~ 2 500，D1 ~ 42	1 700	Ⅲ 度手足综合征
Ngan	2004	28	术前，DT 50.4Gy	850 ~ 2 000，每周 5 次	1 800	Ⅲ 度腹泻、Ⅲ 度皮肤反应
Souglakos	2003	31	术后，DT 50.4Gy	1 000 ~ 1 700，D1 ~ 42	1 600	Ⅲ 度腹泻、Ⅲ 度手足综合征
医科院肿瘤医院	2005	24	术后，DT 50Gy	1 000 ~ 1 700，D1 ~ 14，D22 ~ 35	1 700	Ⅲ 度腹泻

在同步放化疗中，希罗达能否代替 5 – FU 静脉滴注？美国 Anderson 癌症中心和韩国分别回顾性分析术前 5 – FU/LV 和希罗达同步放化疗的对照研究，前者运用回顾性配对试验，在术前同步放化疗后进行了 TME 手术，5 – FU 采用静脉持续滴注的方式；后者将不同的随机分组研究接受 5 – FU/LV 术前同步放化疗与希罗达同步放化疗的患者抽取出来进行对比分析，未要求进行 TME 手术，且 5 – FU 为静脉冲入的注射方式。两个研究均显示 5 – FU/LV 同步放化疗组在病理无瘤率、降低分期率与希罗达同步放化疗相似，Anderson 癌症中心的研究还表明希罗达同步放化疗组在 3 年局部控制率、远地转移率和长期生存率均与 5 – FU/LV 组无显著差别，表明希罗达可望代替静脉用 5 – FU/LV 进行同步放化疗，不过最终还有待于 Ⅲ 期随机分组的临床研究证实。

2. 奥沙利铂　奥沙利铂是第三代铂类衍生物，其细胞毒作用与顺铂一样，通过铂化后链间和链内嵌合物的形成而抑制DNA合成。与其他铂类衍生物的毒性反应不同的是，奥沙利铂主要毒性反应为血液系统毒性、胃肠道毒性和神经毒性反应，目前尚无肾毒性反应报道。

对于晚期结直肠癌，两项Ⅲ期临床研究表明奥沙利铂联合5-FU和四氢叶酸与5-FU+四氢叶酸相比，可以显著延长无进展生存期和提高肿瘤反应率。随后，著名的法国MOSAICⅢ期临床研究首次证明，以奥沙利铂为主的FOLFOX4方案在Ⅱ~Ⅲ期结肠癌根治术后的辅助化疗中，3年无瘤生存率显著高于5-FU为主的化疗（78.2% vs 72.9%，P=0.002），两组的3年总生存率无统计学显著性差别。

奥沙利铂同步放化疗的Ⅰ/Ⅱ期临床研究正在广泛开展。Lyon R9703进行了奥沙利铂+5-FU+LV与放射治疗同步的临床Ⅰ期试验，旨在确定奥沙利铂的最大耐受剂量。放射治疗为真骨盆 DT 45Gy/25F/5w，在放射治疗第1、5周同步进行化疗：LV100mg/（$m^2 \cdot d$），dl，5-FU350mg/（$m^2 \cdot d$），持续5天静脉滴注，奥沙利铂80、100、130mg/（$m^2 \cdot d$）进行剂量递增。该试验未达到奥沙利铂的最大耐受剂量，仅确定奥沙利铂在随后Ⅱ/Ⅲ期临床试验的初步推荐剂量为130mg/m^2，放射治疗的第1、5周时使用。

Lyon R0-04沿用上述治疗方案对可手术切除的$T_{3\sim4}$直肠癌患者进行术前同步放化疗的Ⅱ期临床研究，总的治疗反应率高达75%，病理无瘤率为15%，另外30%患者的病理标本中仅有少量肿瘤残存。

奥沙利铂+希罗达（XELOX）同步放化疗方案国外同行也有初步的尝试，但目前仅有2篇正式发表的Ⅰ期临床研究结果（表9-28）。Rodel所发起的Ⅰ期临床实验是个不成功的临床实验，仅进行了2个剂量水平就观察到了剂量限制性不良反应。该实验的对象是T_3/T_4或低位直肠癌，进行术前同步放化疗。希罗达为固定剂量1 650mg/m^2/d，奥沙利铂进行剂量递增试验，50mg/（$m^2 \cdot w$）开始，以10mg为一个剂量水平递增，希罗达和奥沙利铂均在第1、2、4、5周使用。另一个奥沙利铂+希罗达同步放化疗的Ⅰ期临床研究是由Fakih完成，该研究采用希罗达、奥沙利铂交替爬坡剂量递增试验，放疗每周的周一至周五口服希罗达，静脉用奥沙利铂每周注射1次，术前放疗的5周内完成同步化疗然后接受手术治疗。中国医学科学院肿瘤医院同样进行了奥沙利铂+希罗达同步放化疗的临床Ⅰ期试验，与上述两个研究不同的是，本试验对象为Ⅱ/Ⅲ期直肠癌根治术后的患者，而不是术前同步放化疗。希罗达采用固定剂量1 300mg/（$m^2 \cdot d$），在放疗的第1~14、22~35天服用，奥沙利铂进行剂量递增，从40mg/（$m^2 \cdot w$）开始，以10mg/m^2为剂量间隔，在放疗的第1、2、4、5进行静脉输注。该试验得到剂量限制性不良反应为Ⅲ度腹泻和Ⅲ度白细胞下降，奥沙利铂的最大耐受剂量为80mg/m^2，推荐剂量为70mg/m^2。3个Ⅰ期临床研究结果见表9-28。

表9-28 直肠癌同步放化疗奥沙利铂+希罗达Ⅰ期临床试验

作者	时间	例数	人组	希罗达 [mg/（$m^2 \cdot d$）]	奥沙利铂 （mg/m^2）	奥沙利铂 推荐剂量（mg/m^2）	剂量限制性 不良反应
Rodel	2003	32	术前 DT 50.4Gy	1 650，D1~14，22~35	50、60 wl、2、4、5	50	Ⅲ度腹泻和Ⅲ度肛周皮肤反应
Fakih	2007	12	术前 DT 50.4Gy	1 450、1 650、1 800 MON-FRI	50、60、70 Weekly	希罗达：1 450 奥沙利铂：50	Ⅲ度腹泻

续 表

作者	时间	例数	入组	希罗达 [mg/(m²·d)]	奥沙利铂 (mg/m²)	奥沙利铂 推荐剂量 (mg/m²)	剂量限制性 不良反应
医科院肿瘤医院	待发表	21	术后 DT 50Gy	1 300 D1～14，22～35	40、50、60、70、80 wl、2、4、5	70	Ⅲ度白细胞下降Ⅲ度腹泻

二、Ⅰ期低位直肠癌的治疗

低位直肠癌，是指肿瘤位于距离肛门缘 7～10cm 以内。不能保留肛门的低位直肠癌的标准治疗通常是腹会阴联合切除术（Mile's 手术），患者术后将在腹壁终生留置人工肛门。低位直肠癌保留肛门治疗方式通常包括肿瘤局部切除手术治疗、单纯放射治疗和局部肿瘤切除手术 + 放射治疗的综合治疗，前者包括经肛门肿物切除术、经肛门局部电灼/激光手术、经耻骨肿物切除术和直肠/结肠镜下肿物切除术等；单纯放射治疗包括单纯腔内接触治疗、插植治疗、或腔内照射 + 外照射相结合；根据肿瘤局部切除手术的情况和术后的病理检查，决定是否进行术后辅助性放射治疗。保留肛门治疗一般适用于肿瘤位于直肠中下段，分期比较早（T_1 或 T_2）的患者。

对Ⅰ期低位直肠癌治疗模式的选择，在不同地区治疗倾向不同。欧洲等国，尤其法国多倾向于进行单纯放射治疗（接触/插植治疗 ± 外照射）；而北美地区通常选择肿瘤局部切除手术 ± 术后辅助治疗。目前没有前瞻性随机研究证明单纯放射治疗与局部切除治疗相比，哪一种疗效更优。只要病例选择恰当，两种治疗方法的局部控制率、生存率和保肛率相当（表 9 - 29），但是近年来，越来越多的国家选择保守手术 ± 术后辅助治疗。

表 9 - 29　Ⅰ期低位直肠癌（$T_{1,2}N_0$）局部切除术和单纯放射治疗的治疗疗效

作者 (年代)	例数	分期	治疗	局部控制率（%）	生存率（%）	保肛率（%）
Cerard (1996)	101	$T_{1,2}N_0$	单纯接触治疗	98.0（挽救性手术后）	83.3（5 年 Os）	92.9
Willett (1989)	66	活动病变，N_0	单纯局部切除术 局部切除术 + 外照射	15 15.4[@]	70（5 年 OS）	87.5 92.4
Wong (1993)	25	可切除病变，无区域/远地转移	局部切除 + 外照射	76	80（6 年 Os）	80
CALGB (1999)	110	$T_{1,2}N_0$	单纯局部肿物切除（T_1N_0） 单纯切除 + 同步放化疗（T_2N_0）	96.6 86.3	85（6 年 OS）	91.8

作者（年代）	例数	分期	治疗	局部控制率（%）	生存率（%）	保肛率（%）
RTOC8902（2000）	65	直径小于4cm，活动肿物	单纯局部肿物切除 局部切除＋外照射（50～56Gy）＋化疗 局部切除＋外照射（59.4～65Gy）＋化疗	7 11 15[#]	x	91.8
Aumock（2001）	199	$T_{1,2}N_0$	单纯接触治疗 接触治疗＋外照射	45 72[*]	x	x
Maingon（1998）	151	$T_{1,2}N_0$	单纯接触治疗 接触治疗＋腔内治疗 外照射＋接触治疗/腔内治疗	81 100 77[#]	57（5年OS）	84
Papillon（1990）	310	$T_{1,2}N_0$	接触治疗±插植治疗	4.5（局部失败率） 3.8（区域复发率）	73.8（5年OS）	x
Chakravarti（1999）	99	$T_{1,2}N_0$	单纯局部切除术 局部切除术＋外照射	72 90	66 74[&]	90.9

（一）Ⅰ期低位直肠癌单纯局部肿瘤切除手术

多组回顾性研究资料表明，Ⅰ期的低位直肠癌（$T_{1,2}N_0$，肿瘤距肛缘小于10cm）经肿瘤局部切除术后可以达到与常规手术同样的局部控制率（85%～90%），而术后并发症显著少于常规手术，更重要的是保全了肛门，提高了患者的生活质量。这样的治疗尤其适用于合并其他疾病，不能耐受常规手术的患者。

Ⅰ期低位直肠癌单纯局部肿瘤切除手术的适应证：

（1）中低位直肠肿物，肿物距肛门距离小于10cm。

（2）临床或直肠超声诊断为T_1病变。

（3）肿瘤最大直径小于3cm或肿瘤侵犯直肠周径小于40%。

（4）病理分化程度良好或中等。

（5）手术切缘净。

（6）无血管/淋巴管受侵。

（二）Ⅰ期低位直肠癌单纯放射治疗

法国Lyon医院的Papillon在20世纪70年代开始报道了一系列单纯放射治疗低位Ⅰ期直肠癌的临床报告。肿瘤直径小于3cm、外生型、仅侵犯粘膜层，单纯腔内接触治疗的局部复发率仅为0～6.9%。肿瘤最大径大于3cm、T_2病变、病理为低分化、溃疡型肿瘤，盆腔外照射（DT 45～50Gy/1.8～2.0Gy/25次）是必需的，全盆外照射可以降低局部/区域复发率。直肠内B超可以提高分期的准确性，经直肠内B超确定的T_1病变，放射治疗后的局部控制率显著高于临床诊断 T_1 的局部控制率。

（三） Ⅰ 期低位直肠癌的局部肿瘤切除术后的放射治疗

低位直肠癌进行保留肛门的局部手术后，根据病理分期和预后因素，决定是否给予术后放射治疗 ± 化疗。一般认为，T_2N_0、任何 T，淋巴结阳性或 T_1N_0 但是有不良病理预后因素者，如切缘近或阳性、低分化肿瘤、有血管/淋巴管侵犯，均应进行术后放射治疗。Chakraarti 对 99 例 $T_{1,2}N_0$ 的 Ⅰ 期低位直肠癌局部切除加或不加术后放射治疗进行分析，两组 5 年局部控制率无显著性差异，但是术后放射治疗组中 T_2 或 T_1 病变同时伴不良病理因素的比例显著高于行单纯肿物局部切除者，术后放射治疗可显著提高这部分患者的局部控制率（85% vs 33%，P = 0. 000 4）。

目前，有两个关于局部切除术治疗 Ⅰ 期低位直肠癌的前瞻性、多中心的 Ⅱ 期临床研究：RTOG 8902 和 CALGB/SWOG/RTOG/ECOG 的多中心报告。两组的研究对象均为临床诊断为 $T_{1,2}N_0$ 的直肠癌患者，肿瘤最大径小于 4cm，侵犯范围小于直肠周径的 40%，肿瘤下界至肛门距离小于 10cm。两组的治疗略有不同：在 RTOG 8902 研究组，T_1N_0、无不良病理因素的患者仅行单纯肿物切除，伴有不良病理因素者（T_2N_0、切缘小于 3mm，病理分级 Ⅲ 级或侵犯了脉管）接受术后放射治疗 + 化疗（5 - FU 连续静脉灌注），放射治疗依剂量再分为两组：DT 50 ~ 56Gy 和 DT 59. 4 ~ 65Gy。在 CALGB 组，T_1 和切缘阴性者，局部手术后观察；T_2 且切缘阴性者，局部手术后行 DT 50Gy 的外照射 + 5 - FU 静脉冲人化疗。RTOG 8902 组的 5 年后随访结果表明，T_1N_0 的局部控制率优异，达 96%（26/27），T_2、T_3 的局部区域控制率分别为 86%（21/25）和 77%（10/13），对于有不良病理因素的患者，局部给予更高剂量的放射治疗并未能进一步降低局部复发率（11% vs 15%）；CALGB 组 4 年随访期内 T_1 患者局部区域复发率为 7.8%（4/51），T_2 的局部区域复发率为 20%。

综上所述，对于 Ⅰ 期低位 T_1N_0 直肠癌，如果无不良病理因素，无论单纯放射治疗还是单纯肿物切除术均可以达到满意的局部控制率。当分期为 T_2N_0，或 T_1N_0 伴有不良病理预后因素，如肿物大于 3 ~ 4cm、侵犯肠周大于 40%、分化程度差、溃疡或浸润生长、切缘阳性和侵犯血管/淋巴管时，应在局部保守治疗（单纯放射治疗或单纯局部切除术）后给予全盆腔的外照射 ± 化疗，以降低局部/区域复发率。直肠腔内 B 超可以进一步提高诊断的准确性，可以更好地指导治疗。而 T_3 病变，除非患者无手术适应证，一般不推荐行保守治疗；淋巴结转移是保守治疗的禁忌证。

三、局部晚期直肠癌的放射治疗

局部晚期直肠癌是指局部肿瘤巨大、浸润盆壁、肿瘤固定、失去了手术切除机会的直肠癌（不可手术的 $T_4N_{0~2}M_0$）。对这部分患者，术前的同步放化疗是标准的治疗方法。一部分患者通过术前同步放化疗，可以使局部病变分期降低，变为可以手术，使治愈的可能性提高。而对放射治疗/同步放化疗无反应的患者，则治疗仅为姑息性，治疗的目的仅为缓解症状，提高患者生活质量。局部晚期直肠癌患者一般都伴有肠梗阻、出血或疼痛等局部症状。对于已有肠梗阻或出现不全梗阻的患者，在治疗前应请多学科会诊，可以施行金属内支架解除梗阻，也可请外科医师进行乙状结肠造瘘或横结肠造瘘，以缓解症状或预防放射治疗造成肿瘤水肿。在一项研究中，29 例局部晚期患者同步放化疗后，23 例进行了手术，其中 18 例为根治性手术。术后病理完全缓解率为 13%，而手术后分期降低的比率高达 90%。在中位随访了 28 个月后，15 例手术患者无瘤生存。瑞士的一项研究表明对于局部晚期的直肠癌，术前同步放化疗与单纯术前放射治疗相比，可以显著提高切除率。局部晚期不能立即手术的患者随机分为单纯放射组（n＝36）和同步放化疗组（n＝34）。经术前治疗后，术前同步放化疗组的手术切除率比单纯术前放射治疗组高 10%（74% vs 64%），5 年无局部复发生存率显著高于单纯术前放疗组（66% vs 38%，P＝0.003），但是 5 年总生存率两组无显著差别。

对于肿瘤非常巨大，侵犯多个周围器官/组织，手术根本不可能进行的患者，应先予全身化疗。放射治疗仅仅为减轻症状，放射治疗可以缓解 70% 患者的疼痛或出血症状。放射治疗可以进行大分割的放射治疗，以尽快缓解症状。Princess Margaret 医院对于此类患者予 DT 50Gy/20 次/4 周，4 野放疗技术。根据肿瘤局部侵犯的范围和程度，姑息放射治疗的疗效不同。如果肿瘤活动，姑息放射治疗后 5 年总生存率为 48%，半活动者为 27%，肿瘤固定者仅为 5%。此外，肿瘤固定与否预示对放射治疗反应率：肿瘤活动者对放疗的反应率为 50%，半固定者为 30%，固定肿瘤仅为 9%。

四、直肠癌局部复发后的治疗

直肠癌术后局部复发可行姑息性放射治疗。除少数患者因为吻合口复发、发现早，可以有再次手术的机会，多数复发病例已无手术机会。复发患者往往有骶丛神经刺激症状，如会阴区下坠感，会阴部疼痛，臀部疼痛，下肢痛，便血和分泌物增多等。因此，对这部分患者进行放射治疗可以缓解症状，改善生活质量，延长生命。中国医学科学院放疗科于 1993—1998 对 87 例直肠癌术后复发患者进行放射治疗，症状缓解率为 100%，82% 患者的缓解时间为 1～1.5 年，姑息疗效较好；而术后放疗后复发的患者，再程放射治疗的疗效则较差，症状缓解期仅 1～6 个月。

直肠癌术后放疗后复发，照射野应仅局限于复发肿瘤区域，运用三维适形技术或调强放射治疗的技术，尽量减少正常组织受到照射。意大利进行了一项前瞻性 II 期临床研究，59 例入组患者为既往接受 DT ≤55Gy 放疗的患者。对复发病灶进行再程超分割放疗（DT 1.2Gy，bid，两次照射间隔 6h）。PTV1 为 GTV 外放 4cm，总剂量达到 DT 30Gy 后，予 PTV2 加量放疗（为 GTV 外放 2cm）至总量为 40.8Gy。在再程放疗的同时给予 5 – FU 225mg/m² 持续静脉滴注，在同步放化疗结束后 6～8 周实施手术。经过再程同步放化疗后，8.5% 患者评价为完全缓解，35.6% 为部分缓解（CR＋PR% 为 44.1%）。最终 50.8% 患者接受了手术，其中 R0 和 R1 切除者分别为 35.6% 和 5.1%。再程同步放化疗中，仅 5.1% 患者出现小于等于 3 度的不良反应。该试验结果初步提示对于已经接受放射治疗的直肠癌复发患者，再程超分割同步放化疗是安全的，并可以使一半患者获得再次手术的机会，因此是个可以尝试的治疗方法。

（杨福俊）

第十章

肿瘤引起腹水的临床诊治

第一节 肝癌并发腹水的治疗

由于导致肝癌腹水的因素不同，临床表现不一，治疗也应针对不同病因进行分别治疗。

一、肝癌腹膜转移的治疗

主要是治疗原发性肝癌。

二、肝癌合并门静脉癌栓

主要针对原发性肝癌进行治疗，此类患者无手术切除机会，主要采取肝动脉化疗栓塞（tralIlscatlleter aIterial chemoembolization，TACE）、经皮无水乙醇注射（percutaneous ethanol injeCTion，PEI）和化学药物治疗。详细内容参见本节治疗部分。

三、肝癌并发自发性细菌性腹膜炎

主要抗菌治疗。

四、肝癌结节破裂内出血

如有可能应急症手术行肿瘤切除，止血或作肝切除。如肝癌属早期，行急诊手术有可能切除肿瘤而获得治疗；如肝癌已属中期，手术尚可争取切除或作肝动脉结扎或合并插管以达姑息控制的效果。若为肝癌晚期患者则手术意义不大。同时应给及时补充血容量，伴有休克者按出血性休克处理。

五、腹水的治疗

肝癌并腹水的患者，应作一般腹水治疗常规，包括低盐饮食、限制水分摄入、应用利尿剂等，但利尿剂对此类患者疗效甚微，甚至无效。近年有人提倡腹腔内灌注化疗药物治疗癌性腹水，结果疗效报告不一，有些作者认为不但对减轻腹水效果不佳，对提高生活质量也不明显。近年提出用奥沙利铂（L-OHP）持续腹腔热灌注治疗癌性腹水是一种新的有效治疗方法。方法为采用体外循环加热 L-OHP 持续腹腔热灌注化疗。

六、原发性肝癌的治疗

(一) 肝癌手术切除

由于技术的改进，手术治疗在现代肝癌治疗中的作用更显重要，手术切除仍为肝癌患者获得长期生存的最重要手段。大规模定期普查高危人群，肝癌的早期发现、早期诊断、早期治疗，使肝癌手术切除率和生存率都显著提高。在国外，至20世纪90年代，手术死亡率已下降，5年生存率已从20世纪70年代的8.5% ~30%提高到20世纪90年代的17% ~76%；小肝癌的手术死亡率为2.2%以下，5年生存率达38% ~75%。国内郑树森等报告原发性肝癌268例手术率为51%（137/268），手术切除率为85%（116/137），手术死亡率2.2%（3/137），术后并发症发生率20.9%，6个月内复发和转移率为20.7%（32/115）。周信达等报道了上海医科大学中山医院40年间（1958年1月至1997年12月）收治的3 227例原发性肝癌，2 276例患者手术切除后5年生存率为44.3%，其中小肝癌为65.5%。肝癌缩小后择期切除5年生存率为64.5%。肝癌复发再切除5年生存率为35.4%。随着肝癌外科治疗水平的不断提高，1958—1967年、1968—1977年、1978—1987年、1988—1994年4个阶段，5年生存率分别为2.8%、7.3%、27.1%和52.5%。

随着综合治疗方法的增加，我国的肝癌治疗，尤其是上海的肝癌外科治疗已经达到国际先进水平。目前临床上影响肝癌手术切除率的主要因素为：肿瘤在肝脏左右叶已存在多个病灶；单个肿瘤但已经侵犯肝门部大血管难以分离；肿瘤直径 <10.0cm，肝功能Ⅲ级；手术切除后出现多发性肝内转移灶；肝功能虽然在Ⅰ ~Ⅱ级之间，但同时伴有门静脉癌栓及远处转移等。肝癌切除后的局部残留和复发是影响预后的主要因素。日本有关临床报道，肝癌根治性切除术后5年复发率可以高达80%，小肝癌也达40% ~50%。因而手术后抗复发、抗转移治疗、残留和复发病灶的治疗等仍然是肝癌外科治疗中的一个重要课题。术式包括肝癌切除术、小肝癌切除、大肝癌切除、不能切除肝癌的缩小后切除、肝癌手术后复发再切除术。最新报告用腹腔镜治疗外生长肝癌切除，侵袭和并发症少，是值得进一步探讨新治疗法。对门静脉癌栓行TIPS治疗对控制出血和腹水是一个有效的姑息治疗。

(二) 肝癌介入治疗

(1) 肝癌的超声介入疗法：目前主要用经皮瘤内无水酒精注射（PEI）治疗，5年生存率达38% ~55%。

(2) 经血管介入治疗：包括经肝动脉化疗栓塞（tmnscatheter arterial chemical emboliza -tion，TACE）、肝动脉门静脉双重化疗栓塞（TACE + PVCE）和肝动脉门静脉置泵（drugde-livery system，DDS）。近年发现TACE + PVCE的疗效优于单一的TACE。前者可使大肝癌缩小，并为择期外科提供机会，增加了择期手术切除和局部消融治疗的疗效。近年来应用于临床的新药如紫杉醇（Paclita）、拓普替康（Topotecan）、草酸铂（Oxaliplatin，L - OPH）吉西他滨（Gemcitabine）等已试用于不能手术的较晚期肝癌治疗，疗效尚可。

(三) 肝癌的放射治疗

1. 适应证和禁忌证

(1) 原发性肝癌的根治性放射治疗适应证：①一般情况好或中等，Karnofsky评分在60分以上。②肝癌病灶较局限，为Ⅰ或Ⅱ期病例。③对肝功能的要求，不一定很严格，转氨酶升高者不一定是禁忌证，白蛋白应在 30g/L 以上。④肝硬化不严重，但应无脾功能亢进现象，不致因血象过低而影响放射治疗的进行。⑤无明显的食管静脉曲张，不致因肝硬化导致上消化道出血而干扰治疗。

（2）原发性肝癌的姑息性放射治疗适应证：①一般情况尚好，估计能耐受放射反应，肝功能正常或基本正常，无黄疸或腹水，且肿瘤发展较慢、肿块较局限、无远隔转移者。②即使肿瘤已有内播散，只要还局限在肝脏，一般情况好，中等程度的肝肿大亦可试以全肝放疗。③如果肿瘤长在第一肝门区，由于压迫肝门而引起黄疸、腹水，也可试行放射治疗以缓解症状。④肝硬化不是放疗的禁忌证，因为肝癌往往伴有肝硬化，何况，肝脏有强大的代偿功能，只要不是严重的肝硬化伴肝功能损害，也可作放疗。⑤Karnofsky 评分在 60 分以上，白蛋白在 30g/L 以上。

（3）原发性肝癌的放射治疗禁忌证：①一般情况极差，有恶病质，Karnofsky 评分在 50 分以下。②重度肝硬化。③严重肝功能损害者。④炎症性肝癌，病情险恶发展迅速者。

2. 放疗类型

（1）术前放疗：对手术切除有困难的病例可考虑应用术前放疗。术前放疗能使肿瘤血管减少，肿瘤缩小，门静脉高压改善，降低腹水发生率及使肝功能好转，从而提高肿瘤的切除率及手术治疗的效果。Phillips 曾报道过术前放射治疗，先行全肝照射 2 400 ~ 3 000cGy/3 周，放射后 3 ~ 4 周手术，若手术不彻底，在术后 7 ~ 10 天再做局部放疗，剂量 2 000cGy。

（2）术后放疗：若手术不彻底，在术后 7 ~ 10 天开始放射治疗，剂量 2 400 ~ 3 000cGy，休息 4 周后，再照射 2 000cGy。目前术后放疗多属姑息性质，而对术后无肉眼残留病灶的患者给予预防的照射，国内较少有报道。国内卫光宇首先报道对术后无残留癌瘤的肝癌患者给予术后全肝预防性照射，获得了较好的结果，提示尽可能切除探查所见肿瘤后给予术后全肝预防性照射，对亚临床病灶有可能达到消灭或控制，与手术切除有互补长短的作用，从而获得更长的生存期。

（3）术中放疗：术中放疗作为肿瘤放疗技术的一个分支，在放射肿瘤学领域里有一席之地，它是对肿瘤放疗方法的一种改进，又称为直接打击的放疗。单次大剂量照射不利于肿瘤细胞的修复，超出了细胞存活曲线的"肩剂量"，显示明显的生物效应。Goldson 等依据动物实验结果，在提高晚期腹、盆腔肿瘤手术切除后的局部控制方面，术中放疗可能有较高的临床价值。

（四）肝癌热化疗

1. 抗癌机制

（1）热化疗有利于化疗药物进入癌细胞：高温状态下，癌细胞膜流动性增高，肿瘤血管通透性增高，化疗药物进入并蓄积于癌细胞内增多，增强了化疗抗癌作用。进一步研究发热热疗（42℃）可消除某些癌基因对细胞摄取和排泄化疗药物的调控力，造成热化疗后癌细胞内化疗药物排泄减少，蓄积浓度增加。值得注意的是这种热化疗的协同作用也同样见于癌组织内处于静息状态的癌细胞。

（2）热化疗促使癌细胞凋亡发生：Othman 等的研究显示在相同的时间、浓度条件下，联合紫杉醇对肝癌热化疗，发现热化疗凋亡率明显地高于单纯热疗与单纯化疗之和，机制与热化疗可能与抑制 bcl - 2 基因的表达、促进细胞凋亡发生有关。

2. 具体方法

（1）局部高温治疗：临床最常应用的局部疗法有射频、激光和微波，它们都需在肝癌组织内插入穿刺针，治疗范围不易控制，对较大的肿瘤治疗常有困难。如微波在第一肝门区应用时易损伤胆管而出现严重并发症，并且对肝癌直径 > 2.1cm 者，有凝固不全残余癌细胞。HIFU 不需要介入肿瘤内，可一次性将靶区组织完全破坏，具有一定的优越性。另外尚有学者在肝癌切除术中，应用 60℃ 热水局部热疗处理肝断面 5 ~ 20min，对延长肝癌患者的生存期有一定作用。

（2）全肝灌注热化疗：全肝灌注热化疗对于无法手术切除患者以及微小癌灶具有显著的临床意义。最早的方法是经肝动脉置入球囊导管灌导管灌注 45℃ 溶有抗癌药物的热盐水治疗肝癌患者。其缺点是肝脏的温度无法达到热化疗的有效温度（43℃）。肝脏隔离灌注化疗也能应用于肝热化疗，不仅保证了高温，还能保证高浓度化疗药物所致的全身性毒副反应。全肝高温低氧肝脏隔高灌注较常温有氧化疗对肝癌具有更好的治疗效果。

（3）温度的选定：肝瘤组织中心温度与热化疗效果密切相关，在一定范围内，瘤块中心温度越高，肿瘤坏死越完全，但温度过高又可造成正常肝细胞损伤。通常认为 41 ~ 43℃ 是比较适宜的热化疗温度，但也有学者使用略高的温度，如 47℃，热化疗作用时间仅为 20min。相关实验显示，肿瘤细胞经 43℃ 120min 处理后的培养结果与 47℃ 20min 处理后的培养结果相近似。

3. 全肝灌注热化疗灌注液成分

（1）化学药物：细胞热化疗实验早已证实乏氧的肿瘤细胞比正常组织细胞对热更敏感。Marc 认为低氧使肿瘤细胞在有丝分裂周期中停止分裂并停留在 G_1 期，有利于细胞周期特异性药物如丝裂霉素（MMC）、5 - 氟尿嘧啶（5 - Fu）等充分发挥作用。临床常联合应用 5 - FU、MMC 或顺铂（DDP）、阿霉素（ADM）中的 2 ~ 3 种。特殊的是吡柔比星（Pirarubicin）对癌细胞的损失作用与温度关系不大。

（2）免疫药物：肝脏高温隔离灌注 TNF - α 和美法兰代表了一种新的肝癌化学免疫疗法。实验证明肿瘤坏死因子 - α（TNF - α）主要作用于肿瘤新生血管，启动血凝并损伤血管内皮细胞；同时还激活中性粒细胞及其他细胞因子，活化巨噬细胞和 NK 细胞，激活体内细胞免疫系统杀灭癌细胞。Alexander 等对 34 例不能手术的肝癌患者用 TNF - α 和美法兰，在 39.5 ~ 40℃ 的温度下经肝动脉入路进行 60min 的治疗。结果完全缓解 1 例（3%），部分缓解 26 例（72%）。

（3）血管生成抑制剂：Nishmura 联合热疗（42 ~ 44℃）和血管生成抑制剂夫马菌素醇（TNP - 470）后证实该组联合抗癌机制在于热疗可损伤肿瘤组织的血管，而血管抑制剂则抑制肿瘤血管发育生长。Xia 等认为血管生成抑制 TNP - 470 还能有效地抑制肝癌细胞的生长、复发和转移。

4. 灌注途径

肝癌灌注热化疗的最佳途径应是化疗效果及热效应均能达到最好的路径。关于肝癌灌注化疗的途径讨论主要集中在经肝动脉还是经门静脉效果更好。

（1）肝动脉：是最常见的灌注途径，原理在于原发性肝癌绝大部分血供来自肝动脉，经肝动脉高压灌注较经门静脉低压灌注能更有效地将抗癌药物注入瘤体。lwasaki 以狗为实验对象，分别经肝动脉、门静脉灌注阿霉素，发现肝动脉注组肝组织药物吸收率明显高于门静脉灌注组（84.6%：58.1%），因而支持肝动脉途径。

（2）门静脉：与肝动脉途径相对应，也有人支持将门静脉作为灌注途径，因此热效应最好。大鼠动物实验表明，经肝门静脉化疗药物灌注后肝组织浓度明显高于经肝动脉灌注组，且术后肝功能变化轻微。目前的研究提示门静脉主要充当肿瘤的引流静脉，播散的肿瘤细胞首先在门静脉系统增殖，而化疗药物在低压力低流速灌注时能增加门静脉系统中肿瘤细胞与化疗药物的作用时间。因此亦有人认为联合肝动脉作高压灌注与门静脉低压灌注能更有效地使抗癌药物达到已存在的肿瘤灶和新发生的微小转移灶。

（五）肝癌免疫治疗

包括：①细胞因子免疫：如干扰素、肿瘤坏死因子、白细胞介素等、集落细胞刺激因子等，目前多采用细胞因子联合治疗，有的采取免疫化学疗法，但总的疗效并不理想，有报告免疫化学疗法平均生存期为20.3～24个月。②过继免疫治疗：如TIL（肿瘤浸润性淋巴细胞）、CTL（杀伤性T细胞）、NK（自然杀伤细胞）、LAK细胞（淋巴因子激活的杀伤细胞）的应用。IAK细胞对肝癌治疗效果很低。TIL细胞是以T细胞为主体的、非均一的细胞群体，它只对自体的瘤细胞有杀伤作用，对自体的正常细胞无杀伤作用或杀伤作用很低。方法为切除肿瘤组织分离出TIL细胞后，在体外与IL-2共同培养3～6周。在接受TIL治疗前，先用环磷酰胺25mg/kg，24h后静脉注入TIL（1～3）×10u个，并接受IL-2 7.2×10^{5}U/kg，每8h注射1次。③主动免疫治疗：包括特异性和非特异性主动免疫，前者尚处于临床研究阶段，后者常用短小棒状杆菌。有学者应用Coleg毒素，联合放疗、化疗和肝动脉结扎不能切除的肝癌，发现能明显提高患者的免疫功能和肝癌二期手术切除率。

（六）肝癌基因治疗

目前，肝癌基因治疗仍属临床前研究阶段，包括：

1. 自杀基因/前药疗法　Nagy等用表达HSV-tk的逆转录病毒转染结肠癌和肝癌细胞株，构建了HSV-tk+实验性肝癌动物模型，然后给予或不予GCV治疗。结果接受GCV治疗的荷瘤鼠，瘤体显著退缩，生存期明显延长。为了增加HSV-tk/GCV系统的靶向性，现多采用将特异性转录调控序列与自杀基因相连，调控其在肿瘤组织中高效表达。目前，常用甲胎蛋白（AFP）作为启动子和（或）增强子，会重新出现并且过度表达，Kanai等用含AFP启动子/增强子的腺病毒表达HSC-tk基因，转染肝癌细胞后，予GCV治疗，结果GCV对产AFP的肝癌细胞敏感，而对非产AFP的肝癌细胞则不敏感。另一种常用的自杀基因为胞嘧啶脱氨酶（CD），能将无毒性的嘧啶类似物5-氟胞嘧啶（5-Fu）转化为有细胞毒性的5-氟尿嘧啶（5-Fu）。除了直接的细胞毒效应外，自杀基因/前药系统还存在着"旁观者效应"：即在前药存在的情况下，已传染自杀基因的瘤细胞对未传染的瘤细胞有细胞毒作用，可导致其死亡。

2. 细胞因子基因疗法　此法是将细胞因子（如IL-2，IL-12，IFN等）基因和（或）HLA基因（如B7等）导入肿瘤细胞或转染机体免疫活性细胞，以提高机体抗肿瘤免疫的能力。肿瘤患者的免疫系统不能有效清除肿瘤的原因在于肿瘤抗原不能刺激机体产生有效的抗肿瘤免疫应答。细胞因子在免疫应答中起重要的调节作用，因此利用基因转移，修饰肿瘤细胞产生细胞因子，一直是肿瘤免疫基因治疗的研究热点。

He等用含人甲胎蛋白增强子（EAFP）、白蛋白启动子（PALB）和IL-2基因的重组质粒转染肝癌细胞，结果在AFP和白蛋白（ALB）阳性的肝癌细胞中，IL-2低表达。Cao等将一段5.1kb的人AFP5'侧翼序列（含整个增强子，静止区和启动子）插在由Sv40（simi-aTl virus40）启动子控制的IL-2基因的下游而构建成的质粒，用于体外转染肝癌细胞，瘤细胞产 IL-2 的能力显著增强。可见，通过合适的转录调控，可使细胞因子在肿瘤局部产生增加。

3. 抑制癌基因疗法　抑癌基因失活和（或）癌基因的过度表达在肿瘤的发生中起着重要的作用，故向癌细胞导入抑癌基因（如 p53）或反义癌基因（如 ras，mys 等），可达到抗肿瘤的效果。p53 基因表达 p53 蛋白是一含有 392 氨基酸的蛋白质，其一级结构氨基酸序列含有 5 个区（I～V），这在各不同种类中高度保守，说明其在 p53 蛋白的功能与调节中具有重要的作用。在此保守区内有几个残基在人类肿瘤中常发生突变，我国肝癌 p53 突变多发生在 249 密码子。这些突变破坏了 p53 序列特异的结合 DNA 活性，说明此功能对于肿瘤的抑制是很关键的。现认为野生型 p53 变异或失功能可导致恶性肿瘤的发生及肿瘤细胞对化疗药物的抵抗。肝癌常存在 p53 变异，特别在 HBV 高感染或黄曲霉素 B 污染饮食的地区，故有研究尝试向肝癌细胞导入野生型 p53 基因。xu 等用表达野生型 p53 的逆转录病毒转染肝癌细胞，可显著抑制 p53 突变或缺失的肝癌细胞生长，并增加其对顺铂的敏感性。

4. 反义基因疗法　肝癌的发生、发展涉及至少两种或两种以上原癌基因激活和抑癌基因的失活过程，部分自分泌生长因子和（或）受体的过量表达与肝细胞癌变独特的和自分泌或邻分泌机制有关。因此，针对性选择肝癌癌变中发挥重要作用的癌基因、抑癌基因、生长因子和（或）受体，通过反义核酸技术特异性地进行封闭可以达到治疗肝癌的目的。

有证据表明肝癌细胞或瘤株可自分泌 ICF-II 调节其生长，ICF-II 的持续性过表达可能是肝癌的致癌机制之一。研究人员设想抑制过表达的 ICF-II 基因有可能防止肝细胞癌变和遏止肝癌细胞无限制的增殖。研究将反义 ICF-II 基因导入 sMMC-7721 人肝癌细胞株，通过与靶 mRNA 互补的 RNA 序列选择性封闭过量表达的 ICF-II，以阻断肝癌细胞的自分泌或旁分泌生长刺激机制。目前多采用寡聚核苷酸或构建表达载体的方法。现有结果表明反义 ICF-II 具有明显抑制肝癌细胞生长的效应。

肿瘤生长的一个显著特征是通过肿瘤新生血管的形成不断供给肿瘤生长的养料。因而设计用载体将抗血管生长促进因子的基因或血管生长抑制因子的基因导入肿瘤细胞，可抑制肿瘤血管的形成，使肿瘤细胞因血供不足而发生凋亡，即称之为抗肿瘤血管生长反义基因疗法。Kang 等构建了含血管内皮生长因子（VEGF）反义 cDNA 序列的重组真核表达载体 pZeoVEGFa，将其转染 SK-HEP1 肝癌细胞，可使 VEGF 蛋白合成受抑制；建立肝癌动物模型，将其瘤周注射后可使肿瘤生长受抑制。血管抑制素（Angiostatin）、内皮抑素（Endostatin）作为血管生长抑制因子也被探索用于肿瘤基因治疗。此一研究目前尚局限于实验性肝癌动物模型中。

（徐海霞）

第二节　胆系肿瘤引起腹水的诊断与治疗

胆系恶性肿瘤少见。这些肿瘤导致腹水形成，多半是肿瘤晚期的表现，往往提示肿瘤转移至腹膜或并发肝硬化。

一、胆系肿瘤引起腹水的发生机制

胆系恶性肿瘤，如胆管癌、胆囊癌导致腹水形成，往往是多种因素作用的结果，包括肿瘤种植腹膜，淋巴回流受阻，贫血和维生素缺乏、门脉阻塞导致门脉高压、低蛋白血症、营养不良等诸因素作用，其中以肿瘤种植腹膜和晚期恶病质最为重要。

二、胆系恶性肿瘤引起腹水的诊断与鉴别诊断

（一）胆囊癌诊断

胆囊癌是胆系恶性肿瘤的最常见的一种，占64.7%，占胃肠道恶性肿瘤的第5位。本病病因与发病机制不明，反复发作。慢性胆囊炎和胆结石与胆囊癌有关。国内资料胆囊癌伴有结石者为20%～82.6%，一般认为胆囊结石中1%～3%患者可发生癌变。胆石直径>3cm者发生癌变的机率为结石直径<1cm的10倍。60%胆囊癌发生在胆囊底部，30%在体部，10%位于颈部。本病恶性程度较高，发展较快，转移也较早，转移淋巴转移94.4%，血行播散64.8%，腹膜种植60%或直接经胆囊床侵入肝脏（91%）。慢性胆囊炎胆石症出现下列情况时应高度怀疑有无癌变：①右上腹包块或黄疸、食欲不振、体重减轻者；②有胆管炎表现者；③有肝门及周围器官受侵犯表现者；④年龄>50岁；⑤女性最近有体重减轻、持续性右上腹疼痛者。影像发现胆囊壁有不规则的局灶性增厚应高度怀疑有胆囊癌的可能。B超、内镜超声（EUIS）、CT与螺旋CT、造影（PT-DCC）、经皮经胆囊镜检查（PTCUS）、胆囊动脉造影具有重要的诊断价值，并可与胆囊息肉、胆囊良性瘤鉴别。腹水是胆囊晚期的表现，可能由于压迫门静脉或肝静脉引起门脉高压、低蛋白血症或腹膜癌种植所致。

（二）胆管癌诊断

1. 高位胆管癌　又称肝门部胆管癌，占胆管癌的70%～80%，发病隐袭，早期诊断困难。临床上表现上腹部不适或疼痛、食欲不振、消瘦、乏力，常在黄疸出现前3～4个月即可发生，这些表现均无特异性。90%患者出现黄疸，呈进行性加重，晚期癌侵犯门静脉、肝脏或腹膜种植，可出现肝脾肿大、门脉高压、腹水、肝性脑病等。

B超、彩色多普勒（CDMG）和内镜超声（EUS）可见肝内胆管明显扩张，肝门部有团块状弱回声，判断梗阻部位的正确率95%。病因诊断正确率88%。PTC、ERCP可准确判断肿瘤的位置与受侵犯范围，成功率可达90%。CT、MRI与MRCP能显示肝内胆管扩张范围及肝门肿块的大小，MRCP还可确定病变部位和范围。经皮肝胆道镜检查（PTCS）可在胆道镜下作活检对确诊胆道癌有重要诊断价值。术中B超检查可探查肝内外胆管的扩张程度、病变部位、了解管壁的厚度、肝内有无转移灶、门静脉主干、分支与肿瘤的关系等。

2. 远段胆管癌　包括中段胆管肿瘤，为发生在胰腺上缘到胆管之间的肿瘤，下段胆管肿瘤为发生胰腺上缘至Vater壶腹任何部位的肿瘤。远端胆管癌占胆管癌的20%～30%。临床表现与近段（高位）胆管癌相似，包括进行性黄疸、腹痛、体重减轻、发热及皮肤瘙痒等，晚期可伴发门脉高压、肝脏受累和腹水生成。胆管阻塞时可扪及肿大胆囊，常误为胰头癌。B超可见梗阻近端胆囊明显扩张和膨大的胆囊。超声内镜可确定肿瘤的位置及有无壁外浸润。ERCP能提供梗阻的部位并明确梗阻由胆管引起而不累及胰管。

MRCP对胆总管梗阻部位准确率达85%～100%。

（三）肝胰壶腹癌

本病是指发生在十二指肠乳头及其周围十二指肠黏膜、壶腹内胆管侧黏膜、胰管开口处黏膜的肿瘤，以乳头状腺癌为主，恶性程度低，生长较慢，远处转移较晚，以上肿瘤的共同

特点是均可引起胆道梗阻。早期症状隐袭，可有体重减轻、间歇性上腹部不适或隐痛，进食后加重；如肿瘤在十二指肠的黏膜处，破溃可致上消化道出血、如位于胆总管开口处可形成梗阻，在梗阻性黄疸时有胆汁淤积所致的肝肿大，久后也有少数患者导致胆汁性肝硬化。B超显示胆管扩张和胆囊胀大。胃十二指肠低张造影可见十二指肠第二段有充盈缺损，超声内镜、内镜多普勒能准确显示病变范围。CT 能明确胰头部有无肿瘤。MRCP 是确定胆管梗阻的可靠方法。

（四）鉴别诊断

胆系恶性肿瘤致腹水时应与其他原因所致腹水进行鉴别。

1. 肝硬化失代偿期　在我国肝硬化的病因以病毒性肝炎病毒，尤其是乙肝病毒和丙肝病毒最为多见。因此患者往往有长期慢性肝病史，乙肝或丙肝血清标记阳性，以肝细胞功能减退为主要表现，最后导致肝纤维化和肝硬化发生。病程长、进展慢。而恶性肿瘤所致腹水是因营养不良，低蛋白血症，压迫肝门或肿瘤种植所致。门脉性肝硬化多为漏出液，除非合并自发性腹膜炎，而胆系肿瘤所致腹水多为血性腹水，也可为淡黄色，介于渗出和漏出液之间，病程短、进展快。影像学检查和肝功能试验具有重要鉴别诊断价值。

2. 腹膜、网膜、腹膜后恶性肿瘤　胆系肿瘤有原发肿瘤的症状与体征，如右上腹痛、黄疸、发热、体重减轻和 B 超、ERCP、CT 或 MRCP、EUS 等阳性所见。网膜肿瘤少见，最常见的恶性肿瘤有平滑肌瘤、血管外皮细胞瘤、恶性淋巴瘤、骨骼肌肉瘤等。临床表现腹痛、腹部固定包块，晚期出现腹水多为浆液性或血性。B 超检查有助于判定肿瘤的部位与邻近组织或器官的关系。腹腔镜检查可直视下观察肿瘤部位及与比邻组织或器官的关系。

腹膜间皮癌在病理上可分为腺瘤样癌、囊性间皮癌和恶性间皮瘤三种，腹水多为黄色渗出液或为血性、血清或腹水白蛋白梯度 <1.1g/L，如果腹水中发现大量增生的、异型或非典型的间皮细胞或典型的恶性间皮细胞可确诊。

腹膜后肿瘤 80% 为恶性者，以恶性淋巴瘤、腹膜后肉瘤及恶性神经鞘瘤为多见。肿瘤压迫门静脉或肝静脉，可引起门静脉高压、腹水、下肢水肿、脐周静脉曲张。

总之，单纯从症状或腹水本身胆系肿瘤与网膜、腹膜及腹膜后肿瘤难以鉴别，必须结合病史、查体及影像学检查，鉴别困难时有待剖腹探查进一步诊断。

三、治疗

腹水本身无特殊治疗，而且疗效也差，主要是病因治疗，即治疗原发病癌肿。胆囊癌手术治疗为首选，不能手术者给姑息疗法，1 年生存率不到 5%，因此必须考虑到解除疼痛、黄疸和肠梗阻以延长生命。如用胆道引流解除黄疸、胆肠吻合解决梗阻。化疗效果收益甚微。胆管癌的治疗也以手术为主，无法做治愈性切除者给予姑息治疗。可行胆道减压或姑息性放疗。肝胰壶腹癌也是手术切除为唯一有效治疗方法。术后 5 年生存率高达 55%。不能广泛切除者可行姑息性手术，可做胆囊 – 空肠吻合术或胆管 – 空肠吻合术，有报告胆管空肠T 管架桥内引流也取得较好的效果。

（徐海霞）

第三节　胰腺癌引起腹水的诊断与治疗

胰腺癌是临床上比较常见的消化系统恶性肿瘤，近年来发病率有明显上升的趋势，对其早发现、早诊断并行有效的早期治疗已成为关键。而由于受胰腺解剖学和生物学特征等因素的影响，胰腺癌缺乏简便和可靠的诊断方法，早期准确诊断十分困难，其早期临床表现隐匿，缺乏特异性，常造成误诊，加之恶性度高，发展快，确诊时大多已属于晚期癌，手术切除率低，预后差。目前，全球每年约有 240 000 人死于胰腺癌，居恶性肿瘤死亡数第 8 位。胰腺癌号称"癌中之王"，在美国已成为第十大常见恶性肿瘤，在恶性肿瘤的死因中列第 4 位。近年来，年轻的胰腺癌患者也有明显的增加趋势，而且恶性度更高，预后更差，晚期胰腺癌的 5 年生存率在 5% 以下。因此胰腺癌的诊断现状有待进一步提高。随着人们对健康的重视以及现代检查手段的提高，越来越多的胰腺良性肿瘤也被发现，此类肿瘤患者早期临床症状较少或不典型，多数患者是在查体或在其它疾病的检查和随诊中发现，但其治疗效果较好。因此了解胰腺良、恶性肿瘤患者在临床表现和辅助检查等方面的区别对提高术前诊断准确率，确定合理的治疗方案具有重要意义。

胰腺癌主要指胰腺外分泌腺腺癌，是胰腺恶性肿瘤中最常见的一种，75% 胰腺癌患者在诊断后 1 年内死亡，胰腺癌的 5 年生存率低于 4%，且已行肿瘤切除术后的患者 5 年生存率仍低于 20%。早期诊断并进行有效的治疗是提高胰腺癌患者生存率的最重要的方法。

胰腺癌起病较隐匿，好发于 45 ~ 65 岁的男性，早期无特异性的临床表现，首发表现常为上腹部疼痛、上腹部不适、黄疸、乏力、纳差、消瘦、腹泻等，开始较容易误诊为慢性胃炎、慢性肝炎、慢性肠炎、逆行性胆管炎等。有研究结果显示，上腹痛为胰腺癌最常见的主要临床表现，无论胰头癌、胰体尾癌或全胰癌，首发症状最多见的均为腹痛，开始仅表现为隐痛，以后才出现明显疼痛，多为钝痛或胀痛，可伴有腰背部放射痛，其他依次为黄疸、纳差、乏力、消瘦、上腹部不适等。

影像学检查中 CT 作为一种无创的检查方法，自应用于临床以来一直是胰腺癌影像学诊断的主要手段。其中多排螺旋 CT（MDCT）被认为是胰腺癌诊断的首选方法，扫描层面可达 1.25mm，使用重建技术能对肿瘤及其周围血管、脏器进行三维重建，是目前用于早期诊断的主要影像学检查。MDCT 诊断胰腺癌的敏感性可达 93% ~ 100%，其对 < 2cm 的小胰腺癌的敏感性为 77%，特异性是 100%。

逆行胰胆管造影（ERCP）可较直接显示胰管受压、扩张等胰腺癌间接征象，可诊断肿瘤最大径小于 2cm 的小胰腺癌。超声内镜（EUS）、磁共振胆胰管造影术（MRCP）等也可提高早期胰腺癌的诊断率。但上述检查手段费用高，已经作为胰腺肿瘤的常规检查手段。

术中探查情况可较直接的对胰腺肿瘤良、恶性做出判断，但是对于病变周围肿大淋巴结有无，有无组织或血管的侵犯的判断，与术者的主观判断有直接的关系，胰腺良性肿瘤不同于胰腺癌，大部分无侵袭性生长，即使是交界性肿瘤也很少出现病变周围组织或血管的侵犯，手术切除率高，预后较胰腺癌好。

胰腺良性肿瘤多发病隐匿、症状不典型或无症状、又缺乏特异性的诊断方法，且发病率较低，容易造成漏诊、误诊并导致不恰当的治疗或者切除不彻底，贻误治疗时机。随着影像学技术的发展，其临床检出率逐渐增加，因此有必要提高认识，重视胰腺良性肿瘤的诊断和治疗。近年来由于胰腺良性肿瘤的早期发现逐渐增多，如何处理是外科医生面临的挑战。胰腺良性肿瘤的诊断主要依靠病史和影像学检查，早期多无症状，很多患者在查体时偶然发现，常见症状为上腹部疼痛和不适，若肿瘤体积较大查体时可触及上腹部活动性肿物。一些良性肿瘤由于病程漫长，可以生长得非常巨大，与邻近重要血管和器官致密粘连，并产生压迫症状。位于胰头及钩突部的胰腺肿瘤可能压迫胆总管导致梗阻性黄疸。

近年来青年人（10～30岁）胰腺肿瘤的发病率呈逐年上升的趋势，胰腺肿瘤起病隐匿，早期临床表现不典型甚至无临床表现，血清酶学肿瘤标志物特异性不高，且胰腺肿瘤患者发病年龄偏大，因此极易导致青年患者的漏诊、误诊，使病情进展延误治疗。因此，青年人胰腺肿瘤的早发现、早诊断及准确的鉴别诊断和及时、个体化的治疗成为提高临床疗效的关键环节。与中老年患者比较，青年人胰腺肿瘤发病更隐匿，早期症状不典型或无明显临床表现，部分病例为查体发现胰腺占位就诊。首发症状常以腹痛、腹胀、食欲下降以及恶心、呕吐为主。以上的消化道症状与常见非恶性消化道疾病的症状极其相似，难以鉴别，尤其是在黄疸、消瘦、腰背痛等相对典型症状出现之前，易被诊断为普通消化道疾病。临床上也经常满足于上述常见病的诊断，而造成误诊，导致疾病进一步发展，延误病情。

胰腺良、恶性肿瘤患者在发病年龄、性别、实验室检查血清胆红素值和转氨酶改变，影像学检查中胆、胰管是否同时扩张，胰周脂肪间隙是否正常存在，肿瘤大小，术中探查肿瘤性质、肿瘤数量、病变周围是否出现组织或血管的侵犯、病变周围是否可见肿大淋巴结这几方面均存在显著差异。

胰腺肿瘤的首选及最有效的治疗方案仍是手术切除。近年来，胰腺肿瘤的手术切除率及术后生存率均略有提高，主要由于：①随着物质生活水平的提高，人们对自身健康状况越来越重视，体检或在症状出现之前发现的胰腺病变逐渐增多，使胰腺肿瘤的确诊率提高；②影像学技术的快速发展使小病灶的胰腺癌检出率增高；③外科手术技术的发展及新术式的改进。一直以来胰腺肿瘤传统的手术方式为胰十二指肠切除术和联合脾脏的胰体尾切除术。随着手术技术的进步和对围手术期处理的重视，胰腺肿瘤尤其是胰腺癌的手术死亡率也已经逐步降至5%以下，但围手术期并发症的发生率仍然高达30%，术后胰岛素依赖性糖尿病发生率达7%。

近年来，随着人们对生存期和生存质量的最大限度的追求，微创和保留功能的手术逐渐得到开展，除胰十二指肠切除术和联合脾脏的胰体尾切除术外，以下几种手术方式已经逐渐被临床医生所认可。

（1）肿瘤摘除术：肿瘤摘除术适合肿瘤在胰腺表面生长且界限清楚、包膜完整者，尤其对于包膜完整的胰腺良性肿瘤与周围组织无粘连着，肿瘤摘除术应作为首选的手术方式。

（2）局部切除术：局部切除术是指完整切除胰腺肿瘤及病变周围少许正常胰腺组织，妥善处理胰腺、十二指肠等脏器的创面，可以适用于胰腺任何位置的肿瘤切除。这种术式能够完整切除肿瘤，但难以清扫周围淋巴结。适应证为胰腺良性肿瘤和低度恶性肿瘤，特别是呈外生性生长，远离胰管的肿瘤，如胰岛素瘤、胰腺实性假乳头状瘤等。

（3）保留脾脏的胰体尾切除术：对于胰体尾部的胰腺肿瘤，大多数临床医生通常采用的手术方式仍为联合脾切除的胰体尾切除术。

（4）胰腺节段切除术：1988年，Fagniez等第一次将中段胰腺切除术用于胰腺良性肿瘤的外科治疗。此后，人们开始逐渐认同该术式并在临床应用。2000年以后，文献报道的此术式用于胰腺肿瘤的治疗已超过百例。该术式治疗胰腺肿瘤的适应征主要为胰腺颈、体部的良性肿瘤，低度恶性肿瘤、交界性肿瘤以及胰腺的转移性肿瘤，对于胰腺高度恶性肿瘤及胰头、钩突部及胰体远端肿瘤则不适合该术式。与传统的胰十二指肠切除术和联合脾切除的胰体尾切除术相比，该术式有其明显的优点：①手术损伤小，术后并发症少；②避免过多切除正常的胰腺组织，保留了胰腺远期的部分内分泌和外分泌功能；③吻合方式符合生理情况，保留了胆道和胃肠道的正常解剖关系，降低了吻合口并发症的发生率；④保留了脾脏的抗感染免疫功能和抗癌作用。

（5）保留十二指肠的胰头切除术：保留十二指肠的胰头切除术是 Beger1972 年对慢性胰腺炎患者实施的一种术式。由于该术式在保证切除胰头部病变的同时还保存了消化道的完整性，极大地提高了患者术后的生存质量。该术式的手术适应证为：①胰腺慢性炎症形成的胰头肿块性病变及其他良性局限性病变（如胰腺真性囊肿）；②胰头部的良性肿瘤，特别是和主胰管关系紧密而无法单纯切除的肿瘤；③十二指肠未受侵犯的肿瘤，胰头部交界性肿瘤有完整包膜者甚至低度恶性肿瘤。由于该术式对胰腺分泌功能的影响较小从而对消化功能的影响也就较小，因此可极大地提高患者术后的生活质量及生存率。

（6）腹腔镜手术：随着腔镜技术的发展，腹腔镜不但可以对某些疾病进行手术治疗，而且已逐渐应用于某些疾病的临床检查及诊断。对于胰腺肿瘤而言，腹腔镜技术不仅可以用于胰体尾切除和胰腺肿瘤的姑息性治疗，还可进行肿瘤活检病理诊断，并有望进行腔镜下的胰头十二指肠切除。腹腔镜检查还有助于胰腺肿瘤的诊断和分期，尤其是对于影像学检查难以发现的腹膜转移，从而避免了不必要的开腹探查，减小了对患者的创伤。

除了手术治疗之外，化疗对于胰腺癌患者的疗效一直存在争议，至今仍无普遍有效的单药或联合化疗方案可改善胰腺癌患者的生活质量或延长胰腺癌患者的生命。目前为止吉西他滨仍然是一种广谱抗实体瘤活性的核苷类似物，被广泛应用于临床胰腺癌的化疗。

胰腺癌患者还可进行术中及术后放疗，以减少肿瘤局部进展或复发。对于已行肿瘤切除者，术后放疗可以提高胰腺癌根治术的疗效，其优点在于可直视下确定靶区，同时能通过牵拉挡或铅皮遮等方法，对切除病变周围正常组织进行保护，缺点是只能单次照射。主要并发症为腹泻及消化性溃疡。丧失手术机会的晚期胰腺癌患者可进行局部高剂量照射。另外对于失去手术机会的胰腺癌患者，可采用经皮股动脉穿刺插管的方法，经血管造影确定病变位置后将导管选择放置在靶动脉内，使用 3 种抗肿瘤药物大剂量灌注，使局部肿瘤组织内药物浓度保持较长时间，延长肿瘤组织与药物的接触时间，从而达到杀灭肿瘤细胞的作用。

近些年来随着恶性肿瘤研究领域的进展，尤其是肿瘤干细胞理论的提出与相关技术的完善，为进一步阐明癌症的发生机制并寻找新的肿瘤标志物用于早期诊断提供了新的线索并带来了希望。就胰腺肿瘤而言，目前该研究领域的重点为筛选、分离出纯化的胰腺癌干细胞，并联合采用蛋白质组技术、芯片技术、流式细胞技术、PCR 技术、生物信息技术等多种生物学研究手段分析胰腺癌干细胞在基因、蛋白以及细胞水平上与正常胰腺细胞及胰腺癌细胞的差异，从而有望阐明胰腺癌发生的根源，阐述其发病机制，寻找到早期诊断特异性、敏感度均高的肿瘤标志物，为胰腺癌的确诊提供有力证据，并联合药理学学者共同研究，开发出特异、高效的治疗药物，在多学科的共同努力和配合下最终战胜胰腺癌这一顽疾。

晚期胰腺癌患者极易出现恶性腹水，恶性腹水的生成严重影响了患者的生活质量，加重病情发展进程，加速患者死亡，目前治疗恶性腹水的方法主要有：应用利尿剂，腹腔穿刺放腹水术，腹腔静脉分流术，腹腔置管引流术，腹腔灌注化疗术，腹腔内免疫调节药物灌注术，腹腔内放射性粒子植入术，腹腔热疗等。

恶性腹水是晚期胰腺癌常见的症状之一，目前尚无有效的治疗方法，联合用药及联合治疗是恶性腹水治疗发展的方向，目前已有许多新药如奥沙利铂、依立替康、吉西他滨等试用于恶性腹水的治疗，但并未明显提高疗效，目前认为肿瘤腹腔转移引起膈下淋巴管阻塞、淋巴引流下降是恶性腹水形成的重要机制，另外，腹腔肿瘤细胞诱导生成的 TNF 血管内皮生长因子基质金属蛋白酶等能使毛细血管通透性增加，渗出增加，也参与了腹水的形成，此外，晚期胰腺癌患者进食减少，白蛋白合成不足，也加重了腹水的生成腹腔灌注化疗由于能够直接作用于腹腔内游离的肿瘤细胞，提高了化疗药物的杀瘤活性，腹膜–血浆屏障的存在减少了化疗药物的吸收，能够使腹腔液中保持持久恒定的高浓度化疗药物，进一步提高了杀瘤活性，少量由腹膜吸收的化疗药物进入肝脏后，被肝脏的首次过肝效应灭活，从而降低了化疗药物的全身毒性，使大剂量的腹腔灌注化疗成为可能目前临床常用于腹腔灌注化疗的药物有：顺铂、卡铂、氟尿嘧啶、丝裂霉素、阿霉素、依托泊苷等然而单纯腹腔灌注化疗药物对肿瘤组织的穿透能力有限，仅 $1 \sim 3mm$，很难有效彻底地杀灭腹腔内肿瘤细胞，目前单用腹腔灌注化疗对腹水的控制并不令人满意。

综上所述，采用腹腔灌注化疗联合内生场热疗治疗胰腺癌恶性腹水效果较好，联合应用能够明显提高腹腔化疗疗效延长患者生存期，对晚期胰腺癌恶性腹水患者具有一定的应用价值。

（徐海霞）

第四节　消化道肿瘤并发腹水的鉴别诊断

一、胃癌并发腹水的鉴别诊断

胃癌并发腹水可由多种机制引起，可以是渗出液，可见于并发原发和继发性腹膜炎，也可能是漏出液，见于晚期恶病质伴营养不良，低蛋白血症和贫血所致。如为胃癌转移腹膜，则大多数呈血性腹水，腹水中含有大量的红细胞。诊断时应与下列疾病鉴别。

（一）原发性腹膜间皮瘤

腹痛、腹块、腹水、胃肠道症状和全身改变是主要的临床表现。腹痛常为首发症状，腹痛部位不定，程度亦有轻重不等，腹痛的时间长短不一。腹水常突然出现于腹痛之后，腹水量多且顽固，常达数千毫升，甚至 10 000ml，常为血性或渗出性，少有胶质状腹水。胃癌转移至腹膜，先有胃癌的症状及内镜检查阳性，至中晚期转移至腹膜产生腹水，此时患者以恶病质为突出表现，一般无明显腹痛。CT 引导下进行肿瘤穿刺或在腹腔镜直视下取活组织做病理诊断或免疫组织化学检查有助于鉴别诊断。腹水中检查也有重要鉴别诊断价值，腹膜间皮瘤多为草黄色渗出液或血性，血清/腹水蛋白梯度 <11g/L，如果腹水中发现大量增生的、异型或非典型的间皮细胞或典型的恶性间皮细胞可确诊，但阳性率低。生化定量测定腹水中透明质酸 >100μg/L 则高度怀疑间皮瘤，绒毛膜促性腺激素水平增高而血中水平正常，则提示为腹膜恶性间皮瘤可能性大。如腹水中 CEA 含量升高 >15μg/L，则可排除腹膜恶性间皮瘤的诊断。

腹腔镜对间皮瘤有重要诊断价值，吸去腹水后常见到腹膜的壁层和脏层有单个或多个结节，边界不清、广基，色暗红或灰白，质地硬或软或脆，触之易脱落，大网膜上有弥漫性间皮瘤细胞发生时，常可使网膜变硬、增厚、缩短，呈一结节状团块。局限性间皮细胞瘤的肿块常累及胰、脾、胃、肠、卵巢等邻近器官。由于肿瘤转移腹膜也形成癌性结节，它与间皮瘤结节在腹腔镜下难以区别，有赖于结节活检找瘤细胞加以鉴别。

（二）肝硬化腹水

多有慢性肝病史，尤其是病毒性肝炎史，病程长、进展慢、有肝硬化的症状与体征，如黄疸、肝功能减退的表现、出血倾向、脾大与脾亢、侧支循环建立、肝功能显著改变及消化道出血史，乙肝或丙肝病毒标记阳性。肝硬化并发腹水是失代偿期表现，如无自发性腹膜炎，腹水多为漏出液，根据以上特征与胃癌并发腹水不难鉴别。

（三）腹膜后肿瘤

腹膜后肿瘤（retroperitoneal tumors）分原发和继发两种，原发性腹膜后肿瘤（pfimarrretroperitoneal tumors，PRT）主要来源于腹膜后间隙的脂肪组织，疏松结缔组织、筋膜、肌肉、血管、神经、淋巴组织以及胚胎残留组织。按组织学来源可分为：①间叶组织肿瘤：脂肪瘤、平滑肌瘤、血管瘤、淋巴管瘤、纤维瘤、平滑肌肉瘤、脂肪肉瘤、纤维肉瘤、黄色肉芽肿、横纹肌肉瘤等；②神经源性肿瘤：良性和恶性神经鞘瘤、神经纤维瘤、嗜铬细胞瘤、节细胞神经瘤、神经母细胞瘤等；③生殖细胞源性瘤：恶性畸胎瘤、精原细胞瘤等；④来源于腹膜后异位组织的肿瘤。PRT少见，发病率为2.3/10万人，约占全部肿瘤的0.5%。继发性腹膜后肿瘤多来源于邻近器官肿瘤，肿瘤的延伸或转移，以及远隔器官肿瘤的转移。临床表现80%患者有腹部肿块；约40%~70%患者有腹痛、腰背痛、腿痛与腹胀，腹痛多为肿块压迫周围神经丛或神经干所致；腹胀多因肿瘤压迫肠管部分肠梗阻所致。腹膜后肿瘤一般无腹水，当有明显低蛋白血症或肿瘤压迫血管、淋巴管，如肿块压迫门静脉或肝静脉，可出现腹水、下肢水肿、腹壁静脉曲张。CT检查不仅有重要诊断价值，也可与腹腔内脏器肿块进行鉴别。对2cm以上肿块，CT能明确部位、大小、数目、囊性或实性肿瘤侵犯、压迫周围器官的程度，尤其可显示是否有腹膜后淋巴结肿大。

腹主动脉或选择性腹腔动脉造影，通过动脉移位和血管异常可推断肿块位置、性质、有助诊断。

二、大肠癌并发腹水的鉴别诊断

除应与上述提到的原发性腹膜间皮瘤，肝硬化腹水和腹膜后肿瘤做鉴别外，尚应与下列疾病鉴别。

（一）结核性腹膜炎

是由结核杆菌感染腹膜所引起的慢性腹膜炎症。已往多有结核病史。多由下列途径引起：①活动性肺结核或粟粒型结核血行播散至腹膜；②由胃肠道结核、输卵管结核等直接蔓延；③由肠系膜淋巴结干酪坏死破溃而致。临床上表现结核中毒症状，低热、盗汗。常见体征有腹部压痛、腹部柔韧感和贫血。粘连、增厚的网膜与肠袢缠绕或包裹性积液等时腹部可扪及包块、质软，可有压痛，表面不光滑呈结节状。腹水常呈草黄色，外观微混浊，多为渗出性改变，偶见血性腹水。干酪坏死者，腹水可呈稀乳糜状。85%以上患者腹水蛋白超过

25g/L，白细胞计数 > （250 ~ 500） × 10^6/L，其中 70% 为淋巴细胞。血清 - 腹水白蛋白比值 >0.5，或血清 - 腹水白蛋白梯度变小，常 <11g/L；腹水 LDH、腹水/血清 LDH 比、溶菌酶活性均升高；腹水葡萄糖降低，约为血清的 1/2，腹水 pH 降低而乳酸盐水平升高。用抗结核药治疗有效。胃癌引起腹水可为漏出性、血性，也可为于渗出性漏出性之间，如为急性或腹水细胞数 >1 000 × 10^6/L，红细胞：白细胞 >10：1 多考虑胃癌腹膜转移。腹彬血清 LDH 比值 >1.0 则高度提示胃癌腹膜转移。癌细胞不含溶菌酶，故癌性腹水时溶菌酶不增高。另外，腹水中找癌细胞和作腹水肿瘤标记物如 CEA、CA19 - 9、CA50 有助于结核性腹水作鉴别。

（二）小肠癌

发病率较低，但在小肠恶性肿瘤中仍以小肠腺癌发病率最高，占小肠恶性肿瘤的半数。其中多发生于十二指肠。早期可无症状，至中晚期可伴有肠梗阻、出血等并发病，体重下降为最多见的症状达 37.3%，小肠癌常见浸润生长，故易引起肠腔狭窄，以致引起肠梗阻，肿块型腺癌易引起肠套叠。约 1/5 小肠癌发生消化道出血。癌症发生在十二指肠，腹痛于进食后发生。小肠癌一般无腹水产生，仅见于晚期腹膜转移后发生腹水。小肠镜和胶囊内镜有重要诊断价值，可发现癌肿的部位、大小、性质，并可通过小肠镜活组织检查得到病理诊断。

（三）妇科肿瘤

1. 梅格斯（Meigs）综合征有三大病征 盆腔肿瘤（绝大多数为卵巢纤维瘤）、腹水与胸水。肿瘤出血时腹水可为血性，与大肠癌腹膜转移难以区别。应及早确诊本病，因手术切除肿瘤，症状迅速消失。本病多发生在中年以上，月经多不正常。

2. 卵巢癌 可分为囊腺癌与腺癌，多发生 40 ~ 60 岁之间，表现有下腹痛与腹胀或伴有子宫出血、月经紊乱。可出现腹水并可为血性，腹水中可找到瘤细胞。

3. 卵巢肉瘤 少见，常发生于年青妇女或幼女，多数为双侧，可有腹痛、腹水等表现。

4. 卵巢克鲁根堡（Krukinherg）瘤 是一种转移性黏液腺癌，绝大多数继发于胃肠道癌。多发于中年妇女，可有腹部肿块、消化道症状、肿块生长迅速，可并发血性腹水。

5. 子宫体癌 多发生于 50 ~ 60 岁的妇女，发现体癌前，往往有功能性子宫出血的存在，当癌浸润至邻近组织时，可在耻骨上部深处触及形状不规则、质坚硬、呈结节状的肿块，转移腹膜时可并发血性腹水，宫腔刮出物活体组织检查可获确诊，B 超和 CT 可协助诊断。

6. 子宫肉瘤 少见，大多发生于 40 岁以上的妇女。子宫迅速增大，常有大量不规则的阴道出血，多数患者有下腹痛，如肉瘤发生溃烂，则有恶臭液体自阴道排出，转移腹膜后可并发腹水，此常为临床终末表现。肿瘤组织活体组织病检可确诊。

三、胃肠恶性淋巴瘤并发腹水的鉴别诊断

因淋巴瘤可并发腹水，造成诊断上的困难，有时与腹膜转移瘤和其他肿瘤疾病发生混淆，应予以鉴别。

（一）Wtstern 型原发性小肠淋巴瘤

发病机制尚不明了，可能与下列因素有关：①肠道慢性炎症，抗原刺激肠道淋巴系统使

淋巴组织增生，在淋巴细胞增生的基础上可能有致瘤作用；②与某些消化道疾病有关，如克罗恩病、Peutz–Jeghors 综合征；③与环境因素也有一定关系。临床上主要由肠梗阻、肠套叠、肠穿孔引起的症状，当有广泛腹膜转移时可有发热和腹水形成。腹痛常呈痉挛性伴有恶心、呕吐。此时应与下列疾病鉴别：①胃肠其他恶性肿瘤如肠癌、平滑肌肉瘤、原发性腹膜间皮瘤和类癌相鉴别；②与肠道感染性疾病如克罗恩病、肠道结核和真菌感染等疾病相鉴别。这些感染性疾病一般不发生腹水，对原发病通过影像学如 X 线、B 超、CT 或 MRI 检查得到确诊。

（徐海霞）

第五节　腹膜间皮瘤引起腹水的鉴别诊断与治疗

腹膜间皮瘤（peritoneal mesothelioma）系指起源于腹膜上皮和间皮组织的肿瘤。临床上罕见，分为良性和恶性两种。良性腹膜间皮瘤与腹膜的炎症、再生过程中间皮细胞发生不典型增生或鳞状上皮化生有关；恶性腹膜间皮瘤病因不明，多发生于胸膜，发生于腹膜者占所有恶性腹膜间皮瘤的 25%，其余可发生于心包等间皮组织。

一、病因和病理

本病病因未明，可能是多种致病因素作用的结果。多认为石棉粉尘为主要的致病物质。本病多发生于石棉工人，1/3 腹膜间皮瘤患者的腹膜组织中可检出石棉纤维，动物试验向腹腔注入石棉可产生腹膜间皮瘤。石棉纤维通过呼吸道进入体内，经横膈淋巴组织网到达腹膜。从接触到发病平均需 35~40 年，发病高峰在接触 45 年之后。另有 30% 的患者无石棉接触史，其他可能的致病因素有病毒感染、慢性炎症刺激、放射性物质照射等。腹膜间皮瘤常侵入腹膜的壁层、脏层和局部淋巴结，外观上与转移瘤难以鉴别。病理学上分为腺瘤样间皮瘤、囊性间皮瘤和恶性间皮瘤等类型。瘤细胞具有双向分化的特点，因而组织学上表现为病变的多样性，可分为上皮型、纤维型和混合型，在同一个瘤中可并存上皮成分和间质成分，有助于间皮瘤的诊断。肿瘤呈实性、囊实性或多囊性，囊内含透明或淡黄色液体。腹膜间皮瘤生物学上呈低度恶性，生长缓慢，局部蔓延但多不发生远处转移。

二、诊断

（一）临床表现

男性多见，多于 60 岁后发病，与职业有关常见的症状有腹痛、腹胀、恶心、呕吐、腹泻、便秘等，腹痛、腹块多为首诊时的主诉；常见的体征有腹水、腹部包块、发热、消瘦及肠梗阻的一些体征。约 90% 的患者出现增长迅速的顽固性腹水，通常在一个长短不一的腹痛后突然出现腹水。腹水呈浆液纤维性或血性，有时呈胶质状，蛋白含量高。少数患者会出现低血糖症状，原因不明。

对不明原因的腹痛、腹块及增长迅速的顽固性腹水患者应考虑本病的可能。若腹水中发现大量增生的间皮细胞，具有一定的诊断意义，但阳性率很低，阴性不能排除诊断。明确的诊断需综合临床、影像、病理等辅助检查的结果，并排除结核性腹膜炎、腹腔转移瘤、腹膜其他原发性恶性肿瘤等才可作出。

（二）　实验室检查

可有贫血、血小板增多、红细胞沉降率增快、低血糖、免疫球蛋白增高等，部分患者可有 CA125 与透明质酸水平升高，对本病的诊断有一定意义。

（三）　腹水检查

多为草黄色渗出液，部分患者呈血性。血清 - 腹水白蛋白浓度梯度 <11g/L。腹水脱落细胞学检查阳性率低，但若在腹水发现大量非典型的间皮细胞或典型的恶性间皮细胞可明确诊断本病。间皮细胞瘤具有活跃分泌透明质酸的功能，若腹水中透明质酸的含量 >0.8g/L，对本病的诊断具有极为重要的参考价值。间皮瘤细胞还能分泌中性黏多糖，若脱落细胞的胞浆 PAS 染色呈阳性则有助于本病的诊断。间皮瘤细胞不分泌 CEA，故若腹水 CEA 浓度高于 15μg/L 可排除间皮瘤诊断。

（四）　影像学检查

B 超检查可显示腹膜和大网膜结节、不规则增厚或实质性包块，有腹水时可探及液性暗区。CT 扫描可见腹膜广泛不规则增厚、局限性包块和不同程度的腹水等，部分局限性肿瘤患者表现为多囊变、实性部分显著强化及无远处转移等特征，但也有一些进展期的患者呈现相对正常的 CT 影像。胃肠道造影可见肠管受压、变形、移位、肠管狭窄或肠梗阻等，而肠黏膜多无明显异常的改变。另外，胸片显示石棉肺支持腹膜间皮瘤的诊断。

（五）　腹腔镜诊断

是诊断本病简单有效的方法。腹腔镜下可见腹膜脏层、壁层及大网膜上弥漫分布的结节、斑块和肿物，肝脏、胃肠及腹膜上布满大小不等的黄白色胶冻样结节，相互粘连成半固体的胶冻块。直视下活检可疑病灶进行病理学检查或免疫组化检查可明确诊断。

（六）　病理学诊断

恶性间皮瘤形态多样，由于间皮瘤细胞具有双向分化的特点，可同时见到上皮瘤细胞和纤维肉瘤样细胞。电镜下上皮瘤细胞可见桥粒，细胞表面有特征性的细长微绒毛。免疫组化染色，间皮瘤上皮性标志和间叶性标志可均呈阳性反应。

三、鉴别诊断

（一）　结核性腹膜炎

结核性腹膜炎多发于中青年患者，有肺、肠等腹膜外结核病史，腹膜间皮瘤多发于老年患者，有石棉粉尘接触史。结核性腹膜炎发热、盗汗等结核中毒症状明显，体检时半数患者可出现典型的腹壁"柔韧"体征，腹水可检出抗酸杆菌。腹膜间皮瘤以腹痛、腹胀、腹块为主要表现，腹水可发现大量异型增生的间皮细胞。PPD 阳性、ESR 增快支持结核性腹膜炎的诊断，临床上高度怀疑结核性腹膜炎的患者可在严密观察下行诊断性的抗结核治疗。根据上述表现，结合超声波、CT 等检查对两者鉴别诊断仍有困难时，应尽早行腹腔镜或剖腹探查术。

（二）　腹膜转移癌

腹膜转移癌多来自消化道、肝、胰、卵巢等部位，多有相应原发灶的临床表现。可通过腹水生化、消化道内镜、B 型超声波、CT、腹腔镜检查等进行鉴别。腹水中胶原的存在多提示为腹膜间皮瘤。绒毛膜促性腺激素水平增高而血中水平正常，则多提示为腹膜恶性间皮瘤。在 B 型超声波或 CT 引导下进行可疑病灶穿刺或腹腔镜直视下活检，对活组织进行病理学或免疫组化检查可明确诊断。

（三）卵巢肿瘤

卵巢黏液性囊肿破裂后种植于腹膜可引起假性黏液瘤，腹水类似腹膜间皮瘤的腹水，呈半透明胶冻样或血性，易致腹腔粘连。卵巢癌也可引起腹腔内种植或粘连，使肠袢粘连固定呈不规则肿块等异常。通过妇科检查、盆腔影像学检查、腹腔镜检查等可资鉴别。

（四）其他腹膜肿瘤

腹膜的其他原发恶性肿瘤如脂肪肉瘤、纤维肉瘤、腹膜腺瘤（癌）、腹膜浆液性乳头状瘤等与本病会有鉴别困难，可通过相应的检查，尤其是病理学检查等加以鉴别。

四、治疗

治疗原则与其他癌性腹水的治疗基本相同，以综合治疗为主，包括外科手术、化疗、放疗等多种方法。

（一）外科手术

良性和低度恶性的腹膜间皮瘤手术切除效果好，预后也好，手术尽量切除肿瘤。外科手术特别适合于 Ⅰ、Ⅱ 期的患者，对于瘤体小、病变局限者，应完整切除肿瘤和受累器官；对病变广泛者应争取切除主要瘤体，对病变广泛、严重，已造成肠梗阻者，可考虑行姑息性手术以缓解患者的临床症状。

（二）化学疗法

腹膜间皮瘤对化疗中度敏感，化疗对腹膜间皮瘤仅有缓解作用，临床研究表明多柔比星单独或与其他化疗药物联合应用疗效最好，其他常用的化疗药物有长春新碱、氟尿嘧啶、顺铂、丝裂霉素、博来霉素、噻替哌等。由于肿瘤常局限于腹腔内，近年来主张腹腔内注射顺铂或卡铂，配合全身联合化疗，可增高局部药物浓度、减少全身毒性反应，提高总体疗效。Ito 等人的研究结果表明上述联合化疗可使腹膜间皮瘤完全缓解，国内贝濂的临床研究报告，患者的存活期超过 4.5 年，病情仍然稳定。

（三）放射疗法

本病对放疗有一定的敏感性，适用于手术切除不彻底或无法切除的患者。以 60Co 或 kV－X 线作为照射源，根据病情或病变范围进行局部照射或全腹照射。

（四）联合治疗

联合应用外科手术、放疗和化疗，可有效地清除手术后残留的病灶、降低术后的复发、缓解未能手术切除患者的病情，提高存活率等。Weissman 等采用外科手术、腹腔内化疗和放疗联合治疗 20 例腹膜间皮瘤患者，平均存活 16.2 个月。Loggie、Park 等人联合应用外科手术和腹腔内热化疗治疗腹膜间皮瘤，结果表明可明显提高患者的 2 年存活率，患者耐受性好，疗效令人满意。

（徐海霞）

第六节　腹膜后肿瘤引起腹水的鉴别诊断与治疗

原发性腹膜后肿瘤少见，其发生率不到全身所有肿瘤的 0.2%，是指发生在腹膜后间隙的肿瘤，通常起源于间叶组织（脂肪、结缔组织、平滑肌、横纹肌、血管、淋巴管及其他间叶组织）、神经外胚组织和泌尿生殖细胞等。

腹膜后肿瘤 80% 是恶性，良性肿瘤也可恶变，本病可发生于任何年龄和任何性别，约 15% 的肿瘤发生于 10 岁以下。肿瘤可呈实体、囊性或混合性，囊性肿瘤通常为良性肿瘤，而实体瘤多为恶性。最常见的腹膜后良性肿瘤有囊肿、纤维瘤、脂肪瘤、神经纤维瘤、血管瘤、囊性畸胎瘤等，最常见的恶性肿瘤有恶性淋巴瘤、脂肪肉瘤、平滑肌肉瘤及恶性神经鞘瘤，此外，还有性腺外生殖细胞肿瘤等，其中腹膜后软组织肉瘤最为常见，占所有肉瘤的 15%，占所有腹膜后肿瘤的 45%~55%。肿瘤生长的类型与年龄有关，儿童最常见的肿瘤有神经母细胞瘤、神经节细胞瘤、畸胎瘤、胚胎性横纹肌瘤和淋巴瘤等；成年女性以良性肿瘤和囊肿为多见，成年男性则以骶骨前脊索瘤较多见。与体内其他部位的肿瘤相比，腹膜后良性肿瘤切除后复发率高、易恶变，特别是多次复发而反复切除的患者，尤其是脂肪瘤、平滑肌瘤特别容易复发和恶变。

一、诊断

（一）临床表现

腹膜后肿瘤部位深在，来源于不同组织且种类繁多、生长速度不同，故临床表现多样，其临床表现与肿瘤的起源、部位和对周围器官的压迫或浸润有关。

腹部或背部不适、疼痛是腹膜后肿瘤最常见的症状，开始时症状含糊，随着肿瘤的生长，这种含糊症状逐渐转化为明确疼痛。除肿瘤局部的疼痛外，当神经受侵犯时可引起相应神经支配部位的组织或器官疼痛，患者可出现大腿前外侧、大腿内侧、腹股沟、阴囊等部位的麻木或疼痛。有些患者表现为坐骨神经痛，腹膜后腔上方的肿瘤可引起肩痛。肿瘤累及、压迫胃肠道或神经反射机制可引起消化道的症状，常见的有恶心、呕吐、厌食、腹泻、腹胀、便秘及肠道痉挛痛等；压迫门静脉或肝静脉可引起门静脉高压、腹水、下肢水肿、脐周静脉曲张等；盆腔肿瘤压迫输尿管或膀胱可发生尿频、尿急肾盂积水、阴茎和阴囊水肿等。晚期患者则会出现轻、中度贫血、纳差、乏力、体重减轻、恶病质和发热等症状。

腹块是腹膜后肿瘤最常见的体征，约 1/5 的患者伴有腹部压痛。腹块通常固定，若肿块质地坚实、不移动而边缘不清，常提示为恶性肿瘤。

（二）影像学诊断

1. 腹部 X 线诊断　后前位及侧位腹部平片可以显示肿瘤的软组织致密影、钙化斑点等；静脉或逆行肾盂造影可显示肾的轮廓、位置有无异常，并可对肿块进行定位；胃肠钡餐检查或钡餐灌肠检查可显示胃肠被肿瘤挤压或推移的征象，帮助肿瘤定位和与胃肠道本身肿瘤相鉴别。

2. 超声诊断　B 型超声检查腹膜后肿瘤相当敏感，可显示肿瘤的部位、范围、囊性或实性、肿大的淋巴结等，有助于区别肿瘤的位置。同时，B 超简便无害，便于随访，能可靠地诊断或除外囊肿或腹主动脉瘤。肠腔内积气或过度肥胖者气体或脂肪组织或干扰影响 B 超的准确性，此时对腹膜后肿瘤、脓肿及血肿的鉴别会造成一定的困难，约 15% ~ 30% 的腹膜后肿瘤可因肠襻阻挡而不适用于超声检查。

多普勒超声检查可以显示肿瘤及其血管、血供情况。

B 型超声引导下经皮细针穿刺吸引活检细胞学检查对明确诊断有重要帮助，确诊率可达 80% 左右，多个活检标本可减少误诊率，因一些病例可能良恶性病变同时存在。

3. CT 扫描　CT 扫描诊断腹膜后肿瘤的准确率 90% 左右，是明确诊断本病的首选检查手段。CT 扫描能明确肿瘤的位置、范围、囊性或实性、与周围器官的关系、腹膜后淋巴结有否肿大、肠管或脏器移位情况，以及肝、肺及腹腔转移情况。增强 CT 扫描有助于肿瘤性质的判断，更有助于发现腹腔和盆腔内肿大的淋巴结，对于提高 CT 检查本病的特异性、敏感性和肿瘤的分期均有重要的意义。

4. MRI　MRI 的诊断价值与 CT 大致相仿，能够区分 CT 不能轻易区分的肿瘤和正常组织，MRI 还可从矢状和冠状方向断层成像，提供三维图像，能更好地显示肿瘤位置、范围及肿瘤内状态如囊性或实性、血肿、积液、组织坏死等。

5. 血管造影　现今，血管造影已成为腹膜后诊断肿瘤重要的方法，通过血管造影可显示病变与邻近血管的关系、病变血供情况，以判断切除肿瘤的可能性，并可为肿瘤栓塞等介入治疗提供可靠的资料。

二、鉴别诊断

腹膜后肿瘤的诊断通常需要排除其他腹部肿块，如肾、肾上腺、胰腺、腹主动脉、卵巢或脾脏等。

1. 肾肿瘤　成人以肾癌多见，肿块多位于腰部，可于肋下深部触及肿块，双合诊时更为明显，随呼吸及卧位而移动，若向周围浸润时可固定。扣及的肿块表面不规则、坚硬。无痛性血尿为最常见的症状，常为肉眼或镜下血尿。晚期患者可有发热、贫血、消瘦等。肾胚胎瘤常见于婴幼儿，肿块位于一侧腰部，生长迅速，表面光滑、质中、不易移动。晚期有贫血、恶病质等。肾肉瘤的发病年龄较轻，肿块生长快，呈巨大肿块，表现为无痛血尿。肾盂造影、放射性核素肾扫描、肾动脉造影、肾脏 CT 或 MRI 扫描有助于明确诊断。

2. 多囊肾　为先天性肾脏畸形，85% 为双侧性，常为多发性，常伴有肝囊肿等。囊肿逐渐增大可压迫正常肾组织出现腰痛、血尿、高血压及泌尿系统感染，晚期则出现尿毒症。腹部肿块表面多呈结节状、质地坚韧、缺乏囊性感。B 超检查、肾盂造影、放射性核素扫描、CT、MRI 等检查可明确诊断。

3. 肾盂积水　由先天性上泌尿道梗阻或输尿管、肾盂部梗阻（如结石、肿瘤、狭窄、扭曲等所致）。临床表现有绞痛、血尿、腰痛等。腹部肿块多位于侧腹部，质地柔软，轻度压痛。若继发感染可致肾盂积脓，表现有高热、消瘦、贫血、肾区疼痛、尿脓等。B 超检查、膀胱镜检查、肾盂造影检查、CT 扫描等可进一步确诊。

4. 肾下垂、游走肾、移位肾　肾下垂时可在侧腹部触及肾下极，多见于体格消瘦者，站立位检查更明显。游走肾可在腹部体检时扣及大部分或整个肾形肿块，表明光滑，压之患者有不适感或恶心感，可游走推动，也会返回原处。移位肾系肾脏先天性胚胎发育不良而萎缩或因引流不畅而致肾盂积水。B 型超声检查、肾盂造影检查、CT 扫描等可明确诊断。

5. 胰腺囊肿　临床上以胰腺假性囊肿多见，常继发于急性或慢性胰腺炎或胰腺外伤。腹部肿块多位于中上腹部偏左、较固定、呈圆形或椭圆形，表面光滑，有囊样感觉，边界不清、大小不一。B 超、CT 扫描检查有助于判断囊肿的部位、大小及与周围的关系，可为诊断本病提供重要的依据。

6. 胰腺癌　常因被胃和大网膜掩盖而不易扪及，若在上腹部或左上腹部触及深而固定、质地较硬、边缘不清的肿块，多为晚期表现。其主要表现为上腹部慢性持续性疼痛，并可向腰背部、肩部等处放射，仰卧位时加重，弯腰、俯坐或屈髋弯腰侧卧时可减轻。胰头癌常伴有进行性阻塞性黄疸，胰体癌常伴有体重减轻、厌食等。

7. 腹主动脉瘤　腹块常位于脊柱之前，表明光滑、有搏动感、触痛、可闻及收缩期吹风样杂音等。腹部 X 线、B 超、CT 扫描检、腹主动脉造影可明确诊断。

8. 结肠癌　各段结肠的癌肿均可在相应部位的形成腹部肿块，多轮廓不规则、质地较硬、表明不光滑、较固定等。多伴相关的肠道症状，如腹泻、便秘或两者交替出现、便血、贫血等。粪便隐血试验多呈阳性，血清 CEA 常升高。X 线钡剂灌肠检查或纤维结肠镜检查通常可确诊。

三、治疗

腹水本身无特殊治疗，主要是治疗肿瘤。包括以下几方面。

（一）手术治疗

除淋巴瘤外，腹膜后肿瘤的治疗主要依靠外科手术切除。一旦确诊应尽可能手术。手术的效果取决于肿瘤的性质、部位、邻近重要器官、血管及神经受累情况和肿瘤的大小。良性腹膜后肿瘤可通过单纯的手术切除；而恶性病变如肉瘤等则需广泛切除。低度恶性肉瘤倾向于局部复发，且每次局部复发在生物学上常变成更具有侵袭性。远处转移较少见。高恶度肉瘤更倾向于局部和远处转移。完整地手术切除原发灶是决定患者预后的重要因素，其次为肿瘤组织学的恶性程度。文献报道完全手术切除率平均为 53%。腹膜后肉瘤完整手术切除后，5 年生存率为 50%～70%，其中低度恶性者为 70%～80%，高恶性者为 20%～30%，10 年存活率为 40%～60%。不能完全切除者其存活率明显下降，5 年生存率为 10%～30%，10 年存活率仅为 8%。肿瘤切除后最主要的问题是复发，而最常见的复发类型是局部肿瘤切除的部位，随着随访年份的增加，局部复发率也持续增加。对复发的肿瘤，多主张再次手术切除。

（二）放疗和化疗

放疗结合手术切除对降低切除术后局部肿瘤复发是有益的，但放疗的剂量必须大。术中放疗可减少辐射剂量，避免累及邻近器官。多采用树脂玻璃圆锥体将正常组织从肿瘤床移开，然后用外部射束治疗，也可将放射性碘植入或用铱金属丝传导大的放射剂量到局部肿瘤床，以免邻近组织受到损伤。软组织肉瘤对放疗不敏感，放疗仅能作为一种辅助疗法。放疗适用于肿瘤不能切除伴有疼痛者；术后肿瘤复发者；或原发肿瘤切除后，切缘尚遗留阳性瘤细胞的患者。

腹膜后软组织肉瘤如不能手术切除，辅以化疗仅起姑息性治疗作用，并不能改善预后。因其对化疗不敏感。对于伴有转移病灶的患者，可采用以表柔比星为主的包括多种药物

（如环磷酰胺、长春新碱、达卡巴嗪、甲氨蝶呤等）联合化疗，约30%以上的患者对此治疗有应答，但未显示有改善存活率或减少转移率。

（徐海霞）

第七节　腹膜转移癌

腹膜癌（peritoneal carcinomatosis，PC）是指在腹膜上发生和/或发展的一类恶性肿瘤，包括原发性和继发性两种，前者的典型代表是原发性腹膜癌和腹膜恶性间皮瘤，后者的典型代表是各种肿瘤所形成的腹膜转移癌，如来自胃肠道肿瘤和妇科肿瘤的腹膜转移癌，现国际文献统称为PC，而国内文献则有腹膜癌病、腹膜转移癌、腹膜癌等不同称谓。为既能方便学术交流又有助于临床应用，国内学界也多采用腹膜癌。

腹膜癌是我国临床肿瘤诊治工作中的难题之一，多发于胃癌、结直肠癌、卵巢癌等腹腔内的播散转移，长期以来被认为是终末期疾病，在其发生发展机制及治疗措施研究方面，尚无重大进展。但是，国际肿瘤学界已经有一批专家致力于该领域研究长达三十余年，在结直肠癌腹膜癌、腹膜假性黏液瘤、阑尾癌腹膜癌等领域取得了重大突破，已经把肿瘤细胞减灭术加腹腔热灌注化疗治疗腹膜癌增加到临床治疗指南中。相比之下，我国在该领域的发展相对缓慢。2012年10月31日~11月2日，第八届腹膜癌国际会议在德国柏林召开，来自56个国家的571名学者参加了此次盛会。武汉大学中南医院肿瘤科、湖北省肿瘤医学临床研究中心李雁做大会发言。《中国肿瘤临床》杂志2012年22期刊发腹膜转移癌治疗专栏。

腹膜转移肿瘤甚为常见，尤以腹腔内脏器居多。依次为胃、肝、结肠、卵巢癌等。若按细胞学分类，腺癌转移者占75%，其它肿瘤如肉瘤、类癌，畸胎瘤、恶性脂肪瘤或神经组织瘤则罕见。淋巴瘤，大多非霍奇金淋巴瘤，也可浸润腹膜，约20%侵犯浆膜和肠壁。白血病也可累及腹膜，但引起腹水者不足5%，腹水量一般少于1 000毫升。多发性骨髓瘤侵犯腹膜伴有腹水者罕见。

一、病因及发病机理

（一）病因

1. 直接蔓延　胃和肠的癌瘤如不得到及时治疗，腹膜迟早会被累及，尤以大网膜和肝胃韧带最易受累，其肿瘤组织学与原发癌一致。

2. 表面种植　是由腹膜脏器的癌细胞脱落种植于腹膜所形成，少数病例在原发灶切除之后则继发瘤可自行消失。

3. 循血行或淋巴管转移　任何上皮细胞组织的恶性肿瘤，均可通过这些渠道转移至腹膜面形成广泛的转移癌。腹腔内以广泛分布于腹膜之上的小粒状癌肿为特征。经淋巴转移者，腹膜的癌肿与肠系膜淋巴结转移共存，肠壁表面可有网状的白色线条，这种白色线条是由于淋巴管被癌细胞阻塞引起扩张而成。虽然组织学结构有时可发现腹腔肿瘤的来源，但有时常常因原发性肿瘤的特征已经改变，很难仅仅根据腹膜转移癌而找出原发病变。

（二）发病机理

腹膜癌腹水可由于横膈淋巴管阻塞后吸收功能下降和毛细血管通透性增强引起。腹腔内注入染料后吸收缓慢及局部注射硬化剂可以减少腹水形成提示毛细血管的通透性增强与腹水形成有关。癌细胞在腹腔内脱落、种植，可以使淋巴管阻塞，淋巴回吸收下降，还可使淋巴管内压力增高，使液体自淋巴管内向管外逸出。由于癌细胞直接浸润，腹膜上通透性加大，渗出增多，不少肿瘤细胞还产生血管通透因子，使血管壁通透性进一步扩大。晚期癌肿的恶病质，低蛋白血症、有效循环血量减少等都进一步促使癌性腹水的发生。由于循环血量的减少、抗利尿激素及醛固酮分泌保钠潴增加均可水，从而形成恶性循环，加剧腹水的生成。

二、临床表现

腹胀为腹水出现后的典型症状，多逐渐出现，进行性加重。可伴轻度腹痛，部位隐约不定，最后为弥漫性腹痛。体重减轻及食欲下降均可出现。少数可有反射性恶心、呕吐、大便次数增加等。

其它表现为原发病灶所致，少数患者往往以腹水就诊，经检查后才发现原发病。体征为腹水、腹部有时可扪及包块，但为数不多，我们所见克鲁肯勃氏瘤（Krukenberg）原发病在胃，通过腹膜后淋巴结至卵巢。腹部扪及糕饼状肿块，活动度大，剖腹后证实有大网膜转移。直肠肛诊，有时可发现下腹部包块如能结合锁骨上淋巴结分布位置也有助于原发灶的寻找，若将锁骨上窝分成三等份，最内侧淋巴结常系胸部淋巴回流之处。中段淋巴结肿大多与胃癌有关。胰腺癌很少有左锁骨上窝转移，一旦发生即会在最外侧淋巴结表现出来。肝脾一般不大，如肿大应考虑有关上腹部原发肿瘤。

三、治疗

癌症一旦扩散至腹膜，则预后较差。常规抗腹水治疗收效甚微。穿刺放液有一定作用，且患者较肝硬化患者容易耐受。

腹腔局部注射细胞毒性制剂，有效率20～70％，包括氮芥（0.4mg/kg），5－FU（2～3mg）、博莱霉素（60～120mg）、阿霉素（30mg）；还曾用过硬化剂，包括氯喹（400mg、3～5天）和四环素（500克）。腹腔内给药虽对造血系统影响较小，但作用较为单一，只对浮游在腹水中的癌细胞和种植在腹膜的癌细胞有作用。多数水溶性抗癌药并无淋巴趋向性，故对淋巴管内的癌细胞并无杀伤作用。尿激酶具有破坏溶酶体稳定性的作用，可激活杀癌细胞活性，提高抗癌效应。肾上腺糖皮激素可降低毛细血管通透性，抑制腹水潴留，已有用作局部抗癌腹水治疗的报道。

虽然腹腔内灌注丝裂霉素C作为治疗方法，国外应用十分广泛，但进一步提高疗效却很困难，原因在于药物多迅速吸收而局部有效浓度难以保持。

（徐海霞）

第十一章

超声介导下原发性肝癌消融治疗

第一节 概述

一、病因

肝癌发生是一个多阶段、多素长期暴露和累积的综合结果，且存在一定的国家和地区差异性。在发达国家，肝癌的危险因素主要为丙型肝炎病毒（hepatitis Cvirus，HCV）感染及乙醇性肝病；而目前影响中国人群肝癌发生的主要因素为乙型肝炎病毒（hepatitis B virus，HBV）和 HCV 感染。

1. HBV 研究发现，HBV 与肝癌有密切关系，两者相关率高达80%。人群 HBV 感染率与肝癌地理分布一致。其致癌作用主要通过启动或增强原癌基因的表达而产生。

2. HCV 流行病学调查显示，在西半球和东半球的许多发达地区，HCV 感染是 PHC 发病的主要病原学因素。

3. 黄曲霉毒素（AFT） AFT 是谷类和豆类食物在炎热环境下因霉变而产生，大量的科学试验已经证明，用含有黄曲霉菌或其毒素的食物喂养实验动物，可引起动物的肝癌，且具有剂量—反应关系。

4. 肝硬化 肝硬化主要是肝炎（病毒性、乙醇性、药物性）演变发展的结果，2% ~ 5% 肝硬化病人发展为肝癌。

5. 饮酒与吸烟 在美国，男性每日乙醇摄入量超过40g 或女性超过20g，发生肝癌的危险将增加，重度酗酒者肝细胞肝癌（hepatocellular carcinoma，HCC）危险度高达40%。香烟烟雾中存在着几十种已知致癌物如多环芳烃化合物（polycyclic aromatic hy - drocarbon，PAHs）等，可通过与 DNA 形成 DNA 加合物，导致 DNA 的损伤，从而导致肿瘤的发生。

二、病理变化

1. 大体分型 原发性肝癌根据其大体形态可分为三型。

（1）块状型：最多见，呈单个、多个或融合成块，直径≥5cm。> 10cm 者称巨块型（图11 - 1）。

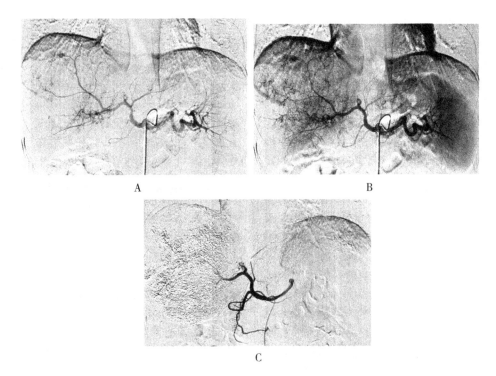

图 11 - 1　肝癌分型

（2）结节型：较多见，有数目和大小不等的癌结节，一般直径 <5cm，单个结节直径 <3cm 或相邻两个癌结节直径之和 <3cm 者称为小肝癌（图 11 - 2）。

（3）弥漫型：最少见，有米粒至黄豆大的癌结节弥散地分布于整个肝脏，不易与肝硬化区分。

2. 组织学分型　原发性肝癌根据其组织学来源可分为三型。

（1）肝细胞型：是原发性肝癌最常见的类型，常合并肝硬化。国内 90% 以上的肝癌是此种类型。

（2）胆管细胞型：占原发性肝癌的 5% ~ 30%，一般不伴肝硬化，女性较多，预后较好。

（3）混合型：较少见，它包含肝细胞癌和胆管细胞癌。

3. WHO 国际疾病分类　第 9 次修订本第 155 款提出"肝脏和肝内胆管性恶性肿瘤"的分类名称，肝脏恶性肿瘤从来源上分为：肝细胞型、胆管型或间质型的肿瘤（表 11 - 1）。其中，依据组织学特点，WHO 又将肝细胞肝癌分为：小梁状癌、腺样癌、实性癌和硬癌。本章如非特别指明，原发性肝癌均指原发性肝细胞肝癌。

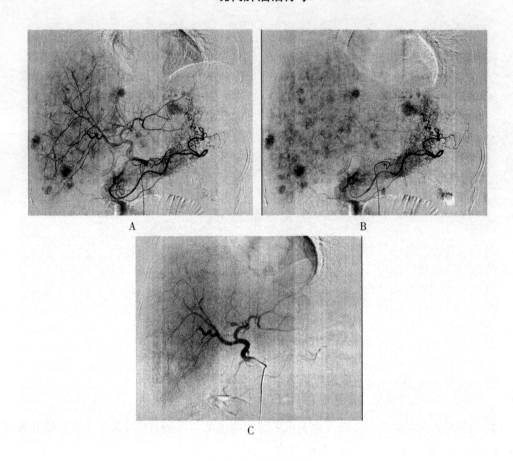

图 11-2　肝癌分型

表 11-1　肝脏原发性恶性肿瘤

病变组织	主要恶性肿瘤
肝细胞	肝细胞癌、纤维板层癌、肝胚胎细胞瘤
胆管	胆管癌、囊腺癌
间质	血管肉瘤、上皮样血管内皮瘤、胚胎性肉瘤、平滑肌肉瘤、横纹肌肉瘤、原发性肝淋巴瘤

4. 侵袭与转移　原发性肝癌极易侵犯门静脉属支，癌栓经门静脉系统形成肝内播散，甚至阻塞门静脉主干引起门静脉高压的临床表现；肝外血行转移最常见于肺，其次为骨、脑等。淋巴转移至肝门淋巴结最多，再次为胰周、腹膜后、主动脉旁及锁骨上淋巴结。此外，向横膈及附近脏器直接蔓延和腹腔种植性转移也不少见。

三、临床表现

早期缺乏典型症状，常见临床表现如下。

1. 肝区疼痛　是肝癌最常见和最主要的症状，有半数以上病人以此为首发症状。多为间歇性或持续性隐痛、钝痛、胀痛或刺痛，夜间或劳累后加重，主要是由于肿瘤迅速生长，使肝包膜张力增加所致。位于肝右叶顶部的癌肿累及横膈，则疼痛可牵涉至右肩背部。当肝癌结节发生坏死、破裂，引起腹腔内出血时，则表现为突然引起右上腹剧痛和压痛，出现腹膜刺激征等急腹症表现。

2. 全身和消化道症状 早期常不引起注意，主要表现为乏力、消瘦、食欲减退、腹胀等，部分病人可伴有恶心、呕吐、腹泻、发热等症状。晚期则可出现贫血、下肢水肿、皮下出血及恶病质等。

3. 肝大 进行性肝大是中、晚期肝癌最常见的体征，约占90%。肝大呈进行性，质硬有压痛，边缘不规则，表面有明显的结节，可随呼吸而上下移动。癌肿位于肝右叶顶部者可使膈肌抬高，肝浊音界上升。肿大显著者可充满整个右上腹或上腹，右季肋部明显隆起。在不少情况下，肝大或肝区肿块是病人自己偶然扪及而成为肝癌的首发症状。

4. 黄疸及腹水 一旦发生一般已属晚期。黄疸多见于弥漫性肝癌或胆管细胞癌。腹水多为草黄色，不易查到癌细胞。向肝表面浸润的癌肿局部破溃糜烂或肝脏凝血功能障碍可致血性腹水。

5. 其他 如发生肺、骨、脑等处的转移，可产生相应症状。少数病人还可有低血糖症、高胆固醇血症、高血钙和红细胞增多症等癌旁综合征的特殊表现。这些特殊表现有时可成为首发症状出现，认识其将有助于肝癌的及时诊断。

四、影像学检查

1. X线检查 X线片和透视见肝影增大，膈肌升高，活动正常或略受限。位于肝左叶或巨大的肝癌，X线钡剂检查可见胃和横结肠被推压现象。平片通常无诊断价值。

2. B超 是目前有较好诊断价值的非侵入性诊断方法，并作为肝癌初筛中的首选方法。采用分辨率高的B超显像仪检查，可显示肿瘤的大小、形态、所在部位及肝静脉或门静脉内有无癌栓等，诊断符合率可达90%左右，有经验的超声科医师能发现直径1.0cm左右的微小癌灶。另外，用B超显像能同时提取超声多普勒血流频谱信号及彩色多普勒血流成像三功仪检查，可提高肝癌确诊率，并有助于与转移性肝癌、肝血管瘤等的鉴别。

3. CT 具有较高分辨率，对肝癌的诊断符合率可达90%以上，可检出直径1.0cm左右的微小癌灶；应用动态增强扫描可提高分辨率，全部过程呈"快进快出"的表现，有助于鉴别血管瘤。应用CT动态扫描与动脉造影相结合的CT血管造影，可提高小肝癌的检出率。多层螺旋CT、三维CT成像更提高了分辨率和定位的精确性。目前，CT扫描已被公认为诊断小肝癌最有效的方法之一。

4. MRI 诊断价值与CT相仿，对良、恶性肝内占位病变，特别与肝血管瘤的鉴别优于CT，且可进行肝静脉、门静脉、下腔静脉和胆管重建成像，可显示这些管腔内有无癌栓，并能良好地反映囊变、出血、坏死、纤维化、包膜或假包膜等相对复杂的病理特点。

5. 选择性腹腔动脉或肝动脉造影 对血管丰富的癌肿，其分辨率低限约1cm，对<2.0cm的小肝癌其阳性率可达90%。肝癌的主要血管造影表现如下。

（1）肿瘤异常血管和肿瘤染色：肿瘤血管表现为粗细不等、排列紊乱、异常聚集。造影剂滞留在肿瘤的血管窦和间质内，呈现肿块状"染色"，密度明显高于周边肝组织（图11-3）。

（2）动脉分支推压移位，瘤体较大时可压迫邻近的肝动脉及其分支造成其分支推移，或形成"握球状"（图11-4），弥漫型肝癌可见血管强直、间距增大（图11-5）。

（3）"血管湖"样改变，其形成是由于肿瘤内异常小血管内的造影剂充盈所致，表现为肿瘤区域的点状、斑片状造影剂积聚，排空延迟，多见于弥漫型肝癌。

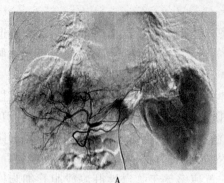
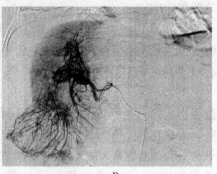

A B

图 11 - 3　肿瘤血管造影

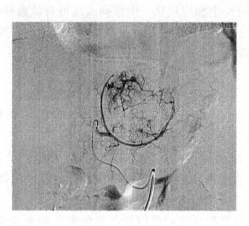
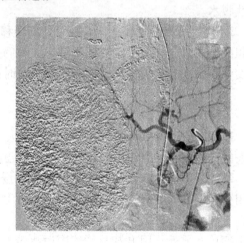

图 11 - 4　握球状　　　　　　　　**图 11 - 5　动脉拉直或移位**

　　（4）"动 - 静脉瘘"形成：主要有肝动脉 - 门静脉瘘，其次为肝动脉 - 肝静脉瘘，其发生机制在于肝动脉及其分支与门静脉相伴而行，肿瘤侵蚀导致两者沟通，血管造影可见两种表现，一为外周型，即肝动脉分支与门静脉分支同时显示，出现"双轨征"；二为中央型，即造影动脉早期见门静脉主干或主支显影（图 11 -6）。

　　（5）门静脉瘤栓形成：间接门静脉造影时可见门静脉腔内充盈缺损、门静脉分支缺如或主干不显影等。由于属于有创性检查，通常不宜采用上述检查确诊，或行动脉栓塞化疗时才采用。

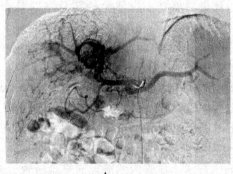
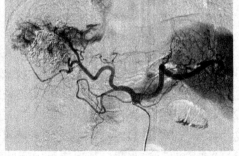

A B

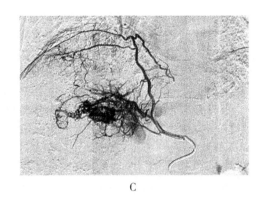

C

图 11 - 6 肝的动静脉瘘

A. 肝动脉门静脉瘘；B. 肝动脉肝静脉瘘；C. 膈下动脉门静脉瘘

五、实验室检查

1. 血清甲胎蛋白（AFP）测定 对诊断肝细胞癌有相对的专一性，是目前最好的早期诊断方法，可在症状出现前的 6 ~ 12 个月作出诊断。放射免疫法测定持续血清 AFP ≥ 400μg/L，并能排除妊娠、活动性肝病、生殖腺胎胚源性肿瘤等，即可考虑肝癌的诊断。AFP 低度升高者，应作动态观察，并结合肝功能变化或其他血液酶学改变及影像学检查加以综合分析判断。临床上约 30% 的肝癌病人 AFP 为阴性。可同时检测 AFP 异质体以提高阳性率。

2. 血液酶学及其他肿瘤标志物检查肝癌病人血清中 γ - 谷氨酰转肽酶及其同工酶、异常凝血酶原、碱性磷酸酶、乳酸脱氢酶同工酶等可高于正常。但由于缺乏特异性，多用于与 AFP、AFP 异质体等联合检测，结合 AFP 分析，有助于提高肝癌的确诊率。

六、诊断标准

1. 病理诊断 肝内或肝外病理学检查证实为原发性肝癌。

2. 临床诊断

（1）AFP ≥ 400μg/L，能排除活动性肝病、妊娠、生殖腺胚胎源性肿瘤及转移性肝癌者，并能触及坚硬及有肿块的肝脏或影像学检查具有肝癌特征性占位性病变者。

（2）AFP ≤ 400μg/L，有两种影像学检查具有肝癌特征性占位性病变，或有两种肝癌标志物（AFP 异质体、异常凝血酶原、γ - 谷氨酰转肽酶同工酶Ⅱ及 α - L - 岩藻糖苷酶等）阳 性及一种影像学检查具有肝癌特征性占位性病变者。

（3）有肝癌的临床表现并有肯定的肝外转移病灶（包括肉眼可见的血性腹水或在其中找到癌细胞）并能排除转移性肝癌者。

七、临床分期

目前，美国肝脏病研究协会（American Association for the Study ofLiver Diseases，AASLD）采用的是巴塞罗那肝癌中心（Barcelona Clinic Liver Cancer，BCLC）分期与治疗策略（表 11 - 2），比较全面地考虑了肿瘤、肝功能和全身情况，并且具有循证医学高级别证据的支持，目前在全球范围比较公认而广泛采用，该分期系统对评价肝癌介入治疗的预后等亦最有帮助。

表 11-2 巴塞罗那临床肝癌分期分类法

主要依据		A 期	B 期	C 期	D 期
表现状况		0	0	1~2	3~4
肿瘤期		单发 <5cm，3 个结节 <3cm	大的/多发	血管侵犯、肝外转移	A、B、C 期任何特征
Child-Pugh 分级		A 和 B	A 和 B	C	
肿瘤状况		早期	中期	进展期	晚期
5 年生存率（%）	手术切除	51%	16%	0	0
	肝移植	74%	0	0	0
	乙醇注射	27%	0	0	0

注：＊A 期病人的自然病程是进行积极的治疗

八、诊治流程

肝癌的诊断及治疗流程见图 11-7。

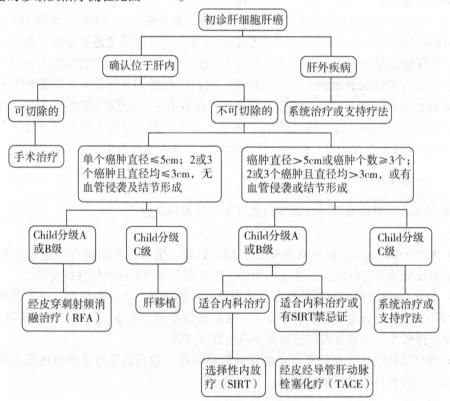

图 11-7 肝癌的诊治流程

（常明鑫）

第二节 无水酒精消融

超声引导经皮无水酒精肿瘤消融治疗（percutaneous ethanol injection，PEI）是经皮化学消融的一种，1983年日本Sugiura等首先应用该技术，杉浦信之等亦有临床报道，对有包膜的小肝癌进行治疗，开拓了影像引导肝癌消融治疗的先河，它以侵袭性小、依从性好、简便易行、费用低廉等优势，迅速在全球得到推广普及，是目前临床应用最为普及和疗效肯定的一种超声引导治疗小肝癌的方法。经过20年的发展，肝癌的外科治疗（肝切除和肝移植）、区域治疗（经肝动脉治疗）和局部治疗（消融治疗）已成为当前肝癌治疗的三大主要手段。超声引导酒精消融治疗安全、有效，对于小于3cm的原发性肝癌疗效好，取得了与手术媲美的疗效，对于大于3cm的肝癌需多次多点消融治疗。近十年来发展了多种药物进行化学消融治疗，但无水酒精消融治疗因其容易获得、价格低廉，而且疗效好，并发症少，广泛地应用于临床。

一、无水酒精作用的机制

超声引导直接将无水酒精注入肿瘤内，利用无水酒精渗透到肿瘤组织立即引起肿瘤细胞及其血管的内皮细胞迅速脱水，蛋白凝固变性，癌细胞变性坏死，肿瘤组织中和瘤周血管壁内皮细胞凝固变性、坏死，继而血栓形成，完全闭塞，引起癌组织缺血坏死，纤维形成。由于肝癌富血供的病理特点有助于无水酒精在肿瘤结节内部均匀扩散，肿瘤包膜的限制，注入的无水酒精容易聚集在肿瘤内部弥散分布，不易向正常组织扩散，故对正常肝组织影响较小，无水酒精的作用机制为：①蛋白凝固作用；②脱水作用；③血管栓塞作用。

二、适应证

适应证的选择应考虑肿瘤大小、数目、位置、患者的全身情况等。

（1）肿瘤直径小于3cm，瘤灶数目不超过3个，是消融治疗的最佳对象。多孔子母专用酒精注射针的应用，可消融直径达5cm的肿瘤。

（2）肿瘤直径大于3cm时，有包膜者是相对适应证。

（3）肝癌术后复发。

（4）拒绝手术者。

（5）高龄体弱不能耐受手术小肝癌患者。

（6）与TACE等其他非手术疗法联合应用可提高局部和远期疗效。

（7）与手术治疗并用扩大切除的适应证：如主瘤位于一侧肝叶，其他肝叶仅有1~2个小子灶，便可以采用主瘤手术切除、子灶术中酒精消融治疗。

（8）作为肝移植的桥梁：受供体影响，受体需要等候手术，及时对肿瘤酒精消融治疗可使等待时间延长。

以往认为PEI的治疗对象是直径≤3cm，病灶数目不超过3个的小肝癌，目前由于治疗技术的发展，应用经验的积累，治疗范围以后又完善推广到直径≤5cm的肝癌。

三、禁忌证

（1）严重出血倾向患者，凝血酶原时间延长 3 秒以上、凝血酶原活动时间 ≤50%、血小板计数 ≤5×10^9/L。

（2）酒精过敏患者。

（3）肝功能较差已达 Child C 级的患者一般不宜选择 PEI 治疗，但多数对热生理盐水或热蒸馏水治疗并无禁忌。

（4）严重心、肝、肾及呼吸功能不全患者。

（5）大量腹水患者。

（6）晚期巨块大肝癌。

（7）弥漫性肝癌或伴癌栓及转移。

（8）肝功能衰竭伴有黄疸。

（9）全身情况差或已出现恶病质者不能耐受 PEI 治疗者。

病灶紧贴肝门部、胆囊、心脏、膈肌或胃肠等重要组织器官应慎重。

四、器具选择

高分辨率实时超声仪，配有合适的穿刺引导装置。

（1）采用 20G 经皮酒精针配以 18G 引导针，该针前端带有侧孔有利于酒精在肿瘤内均匀弥散。

（2）Chiba 针 20~23G，常用 22G，改良专用针，近针尖处有 3 个侧孔。

（3）多孔专用酒精注射针，20~23G PTC 针，18 引导针。

（4）18G 多孔子母针，母针打开后形成多个子针。

无水酒精，99.5%、95% 医用酒精。

五、操作方法

术前准备 检查凝血功能、血常规、肝功能及心肺功能，禁食 8 小时，签署知情同意书，超声检查确定穿刺点及进针路径，做好体表标志。诊断困难者，超声引导穿刺活检明确病理学诊断。

消融途径 有经皮、经腹腔镜手术和经开腹手术三种途径，经皮消融最常用。影像学引导是消融治疗过程中必不可少的条件和关键性技术之一。经皮消融的穿刺大多数在超声引导下完成，优点是实时显像、准确性高、轻便灵活，但有时肿瘤可被肺气、肠气遮挡或患者体表组织较厚而显像不清，影响穿刺定位。

操作步骤：患者取仰卧位或侧卧位，常规消毒、铺巾、2% 利多卡因局麻直至肝包膜。对治疗的靶目标进行超声定位后，超声引导经皮穿刺将经皮酒精针沿引导线插入，超声图像保持在可观察靶组织方向，在实时超声监视下，把穿刺针插入病灶内。监视器上可以清晰地看到穿刺针沿穿刺引导线进针的过程。针尖尽可能命中病变的正中心后 1/3，即穿刺至肿瘤内部到达结节中轴的后部，缓慢注入医用无水酒精，边注射边缓慢退针，缓慢注射药物，在针尖处可以看到药物作用后产生的强回声区域（与无水酒精凝固组织有关）。一边观察强回声区域逐渐增大，甚至充满整个肿瘤。注射过程中注意旋转穿刺针以使无水酒精均匀弥散，如见药物进入血管，穿刺针应调整避开血管再行注入，完成预计的注射量，停止注射，注射完毕后插入针芯，将针拔至肿瘤边缘，停数秒，继续退针至距肝包膜外。观察没有药物反流，肿瘤内外的压力平衡，即可拔出穿刺针（图 11－8 ～ 11－11）。

酒精注入量根据肿瘤大小而定，要求强回声覆盖整个瘤体。

术后局部穿刺点纱布包扎，观察 2 小时，患者无明显不适，腹部无压痛，复查超声腹腔无积液方可离开并嘱患者随诊。如穿刺针数较多者或病情较重者最好住院留观一晚。随访观察疗效，根据患者和肿瘤情况进一步治疗。

剂量与疗程：注射过量的无水酒精不仅造成肝脏损害，也产生较大副作用，注射量过少，则易造成肿瘤的残留，并形成纤维隔，这不仅引起肿瘤复发与转移，同时也给继续注射无水酒精造成困难。注射量与肿瘤大小、肝功能分级与病情有关。应对注射的乙醇剂量、次数、时间间隔等关键技术进行标准化。

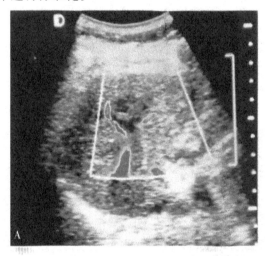

图 11－8A　超声显示肝右叶低回声结节，活检证实为肝癌

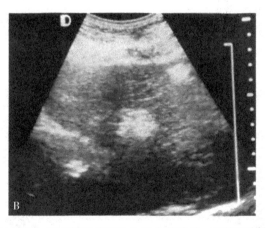

图 11－8B　超声引导穿刺注入无水酒精后，局部回声增强

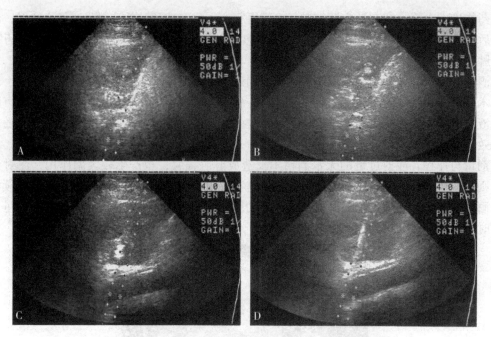

图 11 -9A ~ D 超声引导穿刺多个肝内结节，注入无水酒精

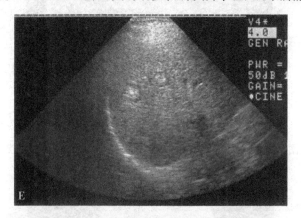

图 11 -9E 肝右叶两个结节注入无水酒精后

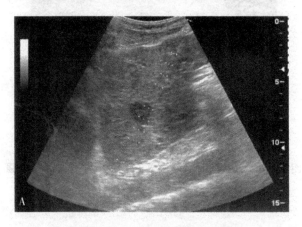

图 11 -10A 肝左叶低回声小肝癌

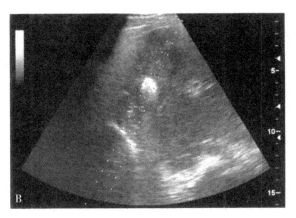

图 11－10B　超声引导注入无水酒精后，局部呈强回声

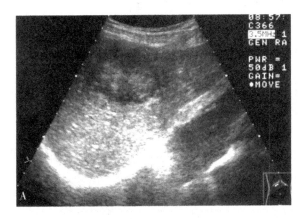

图 11－11A　肝内 3cm×4cm 肝癌

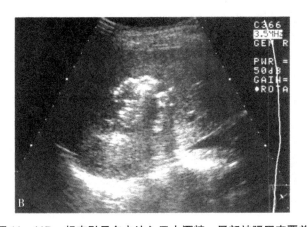

图 11－11B　超声引导多点注入无水酒精，局部被强回声覆盖

　　小肝癌（直径＜3cm）注射一次量 2～10ml，大肝癌应根据病情而异，尽可能一次打满，缓慢注入，注射速度不宜太快，中间应有短暂间歇，以利酒精弥散。严密监测肝功能，一般 1～2 次/周以达到肝癌完全坏死为目的。根据肿瘤的大小，决定注射的次数和注射的部位。对转移性肝癌，因内部结缔组织成分较多，酒精弥散困难，治疗间歇应缩短，疗程要适

当延长。

目前无水酒精注射量通常采用以下几种方法。

(1) 按照下列公式计算(式中 V 为总剂量，r 为肿瘤半径)，一般总剂量在 8~100ml。即

$$V = 4/3\pi (r + 0.5)^3$$

(2) 注射量(ml) = 直径(cm)

肿瘤直径≤5cm，注射量(ml) = 直径(cm) +1

肿瘤直径>5cm，注射量(ml) = 直径(cm) +2

(3) 按回归方程计算(林礼务推荐量化治疗):

肿瘤直径≤5cm　 Y = 2.885X

肿瘤直径>5cm　 Y = 1.805X

式中 X 为肿瘤最大直径(cm)，Y 为注射酒精量(ml)

(4) 无水酒精多点注入治疗，注射部位包括肿瘤中央、周边及紧贴肿瘤包膜外至覆盖整个肿瘤，超声表现为治疗区回声均匀增强，每次注射 1~20ml。

以上每周注射 1~2 次，4~10 次 1 个疗程，>5cm 的肿瘤结节可以 10~20 次为 1 个疗程，并行多点、多平面注射以达到逐渐量化的目的。根据具体情况调整无水酒精注射量使其弥散超过肿瘤最大直径 1~2cm。

为提高疗效，PEI 在技术上作了一些改进。

(1) 专用针具的使用:针尖为盲端呈锥状三角形，距针尖 3mm 的针管开有 3 个侧孔，直径 0.3mm，无水酒精可同时向三个方向弥散，此针可获较大的坏死范围，且针道轨迹直，针尖回声强，更易于辨认，缩短了治疗时间和减少了穿刺次数及肿瘤的种植机会。另外，新型多孔子母针的使用大大提高了消融治疗效果。新型的化学消融针具，由 18G 注射针干和 3 支可伸缩子针组成，每支子针上有 4 个注射孔。穿刺进入肿瘤后从母针端展开子针，形似伞状，酒精从 12 个注射孔同时喷射，注射 1 次即完成治疗，大大增加了酒精的弥散范围，治疗对象可扩展到直径为 5cm 的肿瘤，但仍需多次反复治疗。

(2) 全麻下一次注入大量无水酒精:可用于较大肝癌的治疗，可减少治疗次数及针道种植的机会，但并发症明显增多。Giorgio 等报道 112 例肝癌患者在全身麻醉下行大剂量无水酒精瘤内注射治疗，每次注射剂量为 16~120ml，其中 5 例患者在术后 7~10 小时内死亡，其余 107 例患者 1、2、3 年生存率分别为 88%、76% 和 76%。表明足量无水酒精注射可以提高疗效，但其毒副作用也随之增大。因此对于肿块较大的肝癌必须严密观察患者全身与肝功能等情况，选择适当的剂量。

(3) 将加热的无水酒精注入瘤体，可提高无水酒精的弥散能力和杀灭肿瘤细胞的能力。

(4) 经皮穿刺肝动脉、门静脉内注射无水酒精，对于不适合其他治疗的肝癌，是一种有效的治疗方法。彩色多普勒超声引导下向肿瘤供养动脉和门静脉及肿瘤内血流丰富区注入无水酒精疗效明显优于 TACE，且组织坏死率也优于单纯的 PEI。

(5) 联合醋酸治疗:由于肝癌特别是较大的肝癌内常有纤维间隔的存在，无水酒精很难均匀弥散至整个肿瘤，难以彻底杀灭肿瘤，局部的复发率较高。PEI 常需反复多次进行，增加了针道种植的危险性。醋酸可以透过纤维间隔，有利于肝癌的有效治疗。

(6) X 线透视和超声同时监测下的 PEIT 治疗:加入碘油示踪，为了证实无水酒精是否

注入肝癌，同时也为了重复 PEI 时更容易定位，一些学者将碘油与无水酒精混合后注入癌灶，碘油加入的量约为无水酒精体积的 10% ~30%。加入含 30% 造影剂的无水酒精，可极大地提高对乙醇是否漏出瘤外的检测，减少并发症发生。

（7）联合 TACE 治疗：TACE 可消灭大部分肿瘤细胞和癌巢间隙组织，并在其周围形成纤维包膜，有利于延长酒精停留在癌灶内的时间，既防止无水酒精向瘤外渗漏，又可增加乙醇的弥散，使足量的无水酒精注入瘤内。同时，肿瘤的供血动脉被栓塞，肝癌血供减少，可使无水酒精能充分渗透到整个肿瘤内，提高完全坏死率，增加疗效。可用于直径 >5cm 的肝癌治疗。

改进操作方法，如行多点、多方向、多平面穿刺注射，适应证越来越广泛，逐渐用于肿瘤直径 3 ~5cm 甚至 >5cm 的肝癌的治疗。

随访方法：观察临床症状与体征，结合肝功能、心电图、AFP、超声检查、CT 或 MR 扫描与穿刺活检结果，随访生存期。

六、并发症

酒精消融并发症少，一般不需要特殊处理，多能自行缓解。只有极少人对酒精过敏，大多数人对酒精有良好的耐受性，除了少数轻微并发症外，严重并发症较极为少见。并发症的发生率约为 1.3% ~3.2%，多经保守治疗就能恢复。意大利对 11 个机构 1 066 例酒精消融治疗的患者调查中显示，并发症的发生率仅为 3.2%，其中包括有 2 例死亡和 7 例发生了针道转移。只要严格掌握适应证，并发症发生率很低，尤其是严重并发症更低，与手术相比，酒精消融治疗是十分安全的。主要并发症有以下几种。

1. 疼痛　部分患者注射无水酒精时出现局部疼痛，尤其肿瘤紧贴肝包膜或 Glisson 鞘，注射开始尤其退针后疼痛剧烈，注药速度越快，疼痛程度越重，疼痛于 12 ~24 小时逐渐消失，为酒精沿针道外溢到达肝包膜刺激腹膜及注入后肿瘤膨胀所致，可在注射酒精前以及拔针前推注少量 2% 利多卡因，用力均匀推注无水酒精。

2. 发热　酒精治疗后一周内由于肿瘤坏死吸收热导致体温升高，一般出现在治疗当天或治疗后第 1 天，持续 2 周左右。53% ~89% 患者出现 39℃ 以下的发热，一般低于 38.5℃，可口服解热镇痛类药物或物理降温，多能缓解。高于 38.5℃ 应考虑感染可能，可给予抗感染治疗。有酒精消融后形成肝脓肿的文献报道，因该患者同时合并糖尿病。

3. 酒精毒性反应　注射无水酒精后，出现颜面潮红、头颈面部灼热感，醉酒感，甚至晕厥，以女性多见。Ferlitsch 等的研究指出：心动过缓或传导阻滞常见于 PEI 的治疗过程中，心律失常的发生与无水酒精的剂量有关，严重者可表现为意识不清、呼吸停止、抽搐等，因此 PEI 治疗中应进行心电监护，必要时给予预防性静脉注射阿托品。

4. 出血　细针穿刺少见。大多数原发性肝癌的患者合并肝硬化，可能存在凝血功能障碍的问题，消融治疗前应予以认真地评估和采取适当的纠正措施。

5. 胆汁瘘形成　文献报道对 350 例中晚期肝癌患者进行经导管肝动脉化疗栓塞（transcatheter arterial chemoembolization，TACE）和 PEI 联合治疗，进行随访，11 例（3%）胆汁瘤形成，可能系两种方法共同作用所致。

6. 针道种植　由于细针的应用，针道种植的并发症发生比较少见。Stigliano 等做的 Meta 分析显示无水酒精消融治疗发生针道种植的发生率约为 1.4%（1.15% ~1.85%）。Ishii 等报道 348 例大于 2cm 的肝癌 PEI 治疗后 4 例出现针道癌细胞种植。应尽量避免使用粗针穿刺，禁止同一位置反复多次穿刺。

7. 肝功能受损　反复多次或大剂量酒精注射会加重原有的肝脏损害。对肝功能 Child C 级者在消融前应用药物消除腹水、纠正低蛋白血症等，能有效地提高治疗的安全性。

严格掌握适应证和无菌原则，准确的超声引导和规范的消融操作对于预防并发症有重要意义。治疗室内应常规配备急救药物以及氧气、吸引和除颤器等物品。治疗中良好的麻醉和镇痛有利于减少并发症发生。

七、疗效评价

影响局部疗效的主要因素是肿瘤的大小、肿瘤的位置及肝功能分级。如肿瘤位于膈顶或靠近胃肠、胆囊等脏器，由于肺内气体或消化道气体的干扰，病灶难以达到最满意的显示，为避免损伤邻近的脏器而被迫放弃消融肿瘤边缘以外的组织，容易导致消融不全或局部复发。直径≤3cm 或肝功能为 A、B 级者疗效较直径＞3cm 及肝功能为 C 级者好。

酒精消融后即刻、1 周～1 个月可判断肿瘤是否完全被灭活或有效，有以下几种方法。

1. 症状、体征　症状改善，食欲增加，疼痛减轻或消失，是有效参考指标。

2. 生化检验　甲胎蛋白（AFP）：AFP 正常情况下 ＜20ng/ml，在原发性肝癌或胚胎性癌时增加。测定 AFP 的水平也是判断 PEI 疗效较为可靠的一项指标。治疗前 AFP 升高者治疗后 AFP 开始持续下降或降至正常水平，为治疗有效。肝功能改善也是有效指标之一。

3. 影像学检查

（1）超声检查：有效的标志为超声显示肿瘤回声增强，肿瘤缩小，内部血流信号减少或消失。但二维灰阶超声及彩色多普勒超声判断疗效不甚可靠，现今已发展成熟的实时超声造影大大改善了超声评价疗效的准确性。超声造影病灶无增强是肿瘤已灭活的确切证据。穿刺活检病理组织学检查确认有无存活的癌细胞，为常用的判断疗效的方法之一。但由于活检取样点的问题，可能未取到残留肿瘤组织而仅反映局部细胞的变性坏死，假阴性率相对较高。注意在肿瘤边缘和低回声区取材、多点取材可大大减少假阴性的出现率。DNA 的定量测定及倍体分析为肿瘤患者的临床疗效和预后判断提供了一个客观的生物学依据。

（2）CT 增强扫描：CT 显示为均匀的低密度影，病灶无增强。如在原病灶区域有早期增强效应的软组织结节影或有环形增强均提示有残存的瘤细胞存在。增强 MR 对判断 PEI 的疗效是否优于 CT 还未得到证明。核素显像不仅可判断疗效，同时根据放射性核素浓集情况还可以反映肝脏的功能状态。

八、注意事项

（1）了解患者有无酒精过敏史。

（2）穿刺点定位力求准确，选择最短进针道，最好选于患者呼、吸气期双相均可清晰显示肿瘤整体。避开肺气、大血管、胃肠和胆道。

（3）穿刺进针时嘱患者屏气，操作者边看显示屏监视边推针，直达肿瘤时有阻力或进入瘤体中央，回抽无血液和胆汁，才可缓慢注入无水酒精，若显示屏不能清楚显示针尖在瘤区，不能注射无水酒精，可通过抽动针芯跟踪或注入 1% 利多卡因液，确定针尖位置。也可通过彩色多普勒引导，显示针体和针尖的闪烁伪像。

（4）力求使酒精均匀分布到整个瘤体，一次量打足，缓慢推注，平衡压力。

（5）较大的肿瘤需采用多点、多方向、多平面注射，提高肿瘤的消融疗效，进行多点消融时，应从肿瘤的底部开始向上消融；对多发肿瘤根据病情可同期或分期注射治疗，一般一次注射无水酒精量不应超过50ml。疗程较长，常需反复多次治疗，较大的肿瘤需采用多点、多方向、多平面注射。要注意注射量过多时部分无水酒精可能会流入肝静脉或胆管引发疼痛。

（6）酒精注射剂量：注射过量无水酒精不仅造成肝损害，也产生较大副作用，注射量过少，则易残留癌细胞，并形成纤维隔，这不仅引起肿瘤复发与转移，同时也给继续注射无水酒精造成困难。

（7）由于纤维隔的存在影响无水酒精的弥散，应注意行多点、多平面注射；注射过程中，如瘤体外肝组织内小血管内有无水酒精强回声流线者应停止注射，改变进针方向或深度以使无水酒精均匀充盈整个瘤体；对于多次注射治疗强回声的病灶，将穿刺针穿入癌灶后下方外侧约2～3mm处，以使被遮盖的肿瘤后方低回声带至周边达到量化，而彻底杀灭癌细胞，对于肿瘤治疗前超声造影出现增强的病例，疗程结束再次行造影检查，可监测中远期疗效。

（8）为了提高PEI消融的疗效，可采用以下方法：PEI联合TACE治疗；全麻下进行单次大剂量治疗；加碘油示踪剂；加热酒精、改进针具，应用多孔穿刺针，以及使用PEI加醋酸治疗等，因醋酸可穿过纤维间隔，有利于药物扩散；对于3cm以下的小肝癌，采用原位灭活疗法，较大的肝癌属于富血供型肝癌，采用先血管介入后间实质介入的"双介入"模式较好。对于乏血供的肝癌，采用热消融后栓塞的双介入模式。

（9）治疗观察期间，如果超声显示原回声相对增强的瘤区周边出现新的不规则低回声区，且合并AFP升高，提示肿瘤复发，再次注射治疗应调整穿刺角度，对该区行多点、多方位注射治疗。

（10）几种特殊情况的治疗

1）肝表面与肝包膜下肝癌的PEI治疗：肝表面或肝包膜下的肝癌由于位置特殊，PEI治疗时也常由于肝包膜富含神经而引起剧痛，给PEI治疗造成困难。有人认为位于肝表面的小肝癌，PEI治疗可能造成无水酒精渗漏至腹腔和癌细胞在腹腔内种植。因此对于肝表面的复发性小肝癌需要行PEI时，应注意操作技术，力争一次准确穿刺成功，并注入适量的无水酒精，首次注射量应适当减少，以后逐渐增加，必要时注入少量利多卡因，对于强烈疼痛者应予注射止痛剂。当无水酒精弥散至结节后，停留时间适当延长（1分钟左右），这样使无水酒精完整渗透、使已凝固癌组织充分失去活性，并逐步退针，或将多余无水酒精抽吸，以减少无水酒精渗漏。由于无水酒精是良好的栓塞剂与止血剂，出血等严重并发症少见。

2）合并门静脉癌栓肝癌的治疗：肝癌合并门静脉癌栓（PVTT）高达50%～90%，门静脉癌栓又是造成肝癌复发与肝内转移的重要因素，影响肝癌的治疗效果与预后。因此早期诊断与早期治疗是提高患者生存率的关键。除了手术取栓、切除以及TACE等方法外，超声引导门静脉穿刺直接对PVTT注射无水酒精治疗，每周1～2次，每次注入无水酒精3～5ml，5～7次为1个疗程。

3）肝癌合并肝硬化门静脉高压的PEI治疗：汤钊猷等报道肝癌合并肝硬化达85.4%。复发性肝癌多合并肝硬化与门静脉高压占81%，应注意的是合并重度门静脉高压的复发性肝癌，要严格根据病情行PEI治疗，注意营养支持和与保肝治疗相结合，应注意适当以少剂量无水酒精注射，并适当延长治疗时间。根据合并肝硬化复发性肝癌的病理特点采用足量、短间隔的无水酒精量化注射治疗方法，只要严格掌握适应证，注意操作技术要点，可取得较高的临床疗效。特别是出现腹水时更要严密观察病情，应注意给予支持与保肝治疗，待腹水减轻后再适当行 PEI 治疗，仍可取得良好效果。

4）高龄肝癌患者的 PEI 治疗：高龄患者由于病情迁延期长，肝脏储备功能明显下降，另外，高龄患者常并发冠心病、肺心病与高血压等严重心血管疾病，更增加了手术的危险性。应密切注意与监测心血管情况，注射前后测量血压，对严重高血压与明显心血管疾病应视为禁忌证。并应严格掌握适应证与 PEI 治疗中操作要点及注意事项。高龄肝癌患者肝硬化程度更为严重，应根据病情决定注射量与注射时间间隔，同时治疗过程中严密监测肝功能变化。首先穿刺至肿瘤中轴的后部注射，以免前部注射乙醇后声衰减使肿瘤后部显示不清。对结节融合型复发性肝癌，由于纤维隔的存在影响无水酒精的弥散，应注意行多点、多平面注射。无水酒精量化治疗高龄肝癌患者有助于提高疗效，明显提高高龄肝癌患者的生存率。

九、临床价值

经皮酒精消融治疗作为最早使用的一种微创消融技术，应用于临床已有二十余年的历史。超声引导 PEI 具有操作简单、适应证广、损伤小、副作用少、疗效好、费用低廉、患者易于接受等特点，仍是目前非手术治疗肝癌中应用最广泛的方法之一，可反复使用、疗效确切，对肝功能影响较小。尤其对于小于 3cm 的小肝癌疗效较好。但疗效受肿瘤大小、不均质性、扩散性影响。无肝硬化、包膜不完整、结构不均匀，酒精易向肝实质弥散，肝功能受影响，肿块难以达到完全坏死（>3cm），往往需要多次注射。对肝转移癌效果较差。由于原发性肝癌多为富血型，注入的乙醇可随血液稀释或流失，浓度降低，作用时间缩短，导致疗效下降。在较大的肿瘤内常有纤维间隙存在，无水酒精难以均匀弥散到整个癌肿，难以杀死边缘的癌细胞，因而局部复发率较高，1、3、5 年复发率分别可达 27%、63% 和 76%。

1. 对肝细胞肝癌的消融作用　文献报道肝细胞肝癌酒精消融治疗肿瘤的完全坏死率为 70%~90%，局部复发率为 7%~17%。对≤3cm 结节的完全消融率（肿瘤完全灭活率）为 70%~80%。局部复发率为 15%~20%。生存率受肿块大小、肿瘤数目、肝功能的影响。小肝癌疗效较好，1 年、3 年、5 年生存率分别为 95%~98%、67%~70%、46%~56%。

一项 746 名 HCC 无水酒精消融的研究表明，对于肿瘤直径小于 5cm 的 Child A 级患者（n=293），1 年、3 年、5 年的生存率分别是 98%、93% 和 64%，对于同样大小 Child B 级的患者（n=149）1 年、3 年、5 年的生存率分别是 79%、63% 和 12%，而对于 Child C 级的患者（n=20）3 年和 5 年的生存率则降到了 0。因此肿瘤的早期发现、早期治疗对预后影响很大。对直径小于 5cm 的肝细胞肝癌进行无水酒精消融治疗，肿瘤的完全坏死率高，局部复发率低，并发症发生率低，费用低廉，但疗效与 Child 分级相关，对于 Child A 级的肝细胞肝癌疗效好。

郭佳等报道无水酒精瘤内注射治疗肝癌 2 000 例共注射 31 000 余例次，结果显示：PEI 治疗肝癌取得较好的效果，直径 <3cm 和 3~5cm 的肝癌患者 1 年及 3 年生存率分别为 98.1%、80.0% 和 89.6%、42%。日本肝癌小组对 4 037 例经 PEI 治疗和 8 010 例手术切除的肝癌患者进行长达 8 年的全国性随访，单发肿瘤直径小于 2cm 的临床 I 期患者以及直径 2~5cm 的临床 I、II、III 期患者手术切除 5 年生存率分别为 71.5% 和 58.3%、45.1%、

42.8%，均明显高于 PEI 对应的 54.2% 和 38.6%、28.8%、8.8%。认为对于适合手术的肝癌患者手术切除仍为首选治疗方法，但不到 20% 的肝癌患者适合手术切除，尤其是复发性肝癌，因此 PEI 治疗仍起着非常重要的作用。

Shiina 等报道 PEI 治疗 83 例直径 <2cm 的小肝癌，术后 1、3、5、7、10 年生存率分别为 92%、82%、72%、66%、66%。Yamamoto 等报道 97 例直径 <3cm 的小肝癌，其中 39 例行 PEI，术后 1、3、5 年生存率分别为 100%、82.1%、59%，58 例行手术切除，术后 1、3、5 年生存率分别为 96.6%、84.4%、61.5%，认为直径 ≤3cm 的小肝癌 PEI 可取得与手术相同的疗效。但相对于那些肿瘤较大、有纤维分隔、组织异质性、坏死、有子灶的肝癌来说，其疗效下降。总体来说，目前大多数研究结果表明，PEI 与手术切除治疗小肝癌对患者 5 年累计生存率是一致的，但 PEI 的 5 年无瘤生存率略低于手术切除者（19.1% ~44.6% VS 40.6% ~48.2%）。

Huang 等人的一项随机对照试验结果显示，PEI 与手术切除治疗小肝癌 1、3、5 年累计生存率分别为 100% vs 97.4%、96.7% vs 88.1% 和 46% vs 81.8%，无瘤生存率分别为 76.1% vs 89.5%、49.1% vs 60.9% 和 44.6% vs 48.2%，二者结果均无统计学意义。但 Cho 观察到 PEI 治疗小肝癌的 1、3、5 年累计生存率和无瘤生存率均显著低于手术切除患者（95.7% vs 94.8%、73.5% vs 76.5%、49.3% vs 65.5%；62.6% vs 76.1%、25.5% vs 50.6%、19.1% vs 40.6%）。进一步分析显示，对于肝功能 B 级的患者，PEI 与手术切除治疗在累计生存率及无瘤生存率方面无显著性差异，分别为 87.5% vs 79.2%、48.3% vs 45.8%、29.0% vs 7%；56.5% vs 57.6%、19.1% vs 28.8%、19.1% vs 19.2%，这可能是手术切除对于肝功能 B 级的患者具有更高的术后并发症和死亡率所致。

对小肝癌的治疗，PEI 几乎可达到根治的疗效。1、2、3 年的生存率分别达到 89.6% ~98.1%、59.3% ~85%、42% ~80%，1、3、5、7 年生存率分别为 97.%、70.3%、51.6%、30.6%。1、3、5、10 年生存率分别达 92% ~97%、65% ~74%、38% ~48% 和 23%，与其他区域或局部治疗手段乃至手术切除生存率一致。Ebara 等报道，PEI 治疗结节 ≤3 个、肿瘤直径 ≤3cm 的原发性小肝癌，肿瘤完全坏死率为 90%，1、3、5、10 年累计生存率分别为 99.2%、81.6%、60.3% 和 20.7%。对于肝功能 A 级和单个肿瘤结节直径 ≤2cm 的肝癌，累计生存率更高。

PEI 的经典治疗对象是直径 ≤3cm、病灶数目不超过 3 个的小肝癌，累计生存率 1、2、3、4、5 年分别为 79% ~96.3%、53% ~87%、33% ~73%、34% ~61%、38% ~55%，与手术治疗小肝癌疗效相似，但 PEI 对肝功能影响少，患者易耐受。

肿瘤直径 ≤3cm 肝癌，1、2、3、4 年生存率分别为 94%、85%、72% 与 63%，高于直径 >3cm 组的 84%、64%、58% 与 52%，原位复发率前者分别为 0%、2.1%、5.1% 与 4.2%，明显低于后者的 6.9%、7.1%、24.2% 与 28.6%。PEI 由于采用细针，具有微创、安全、疗效肯定的优点，同时在对肿瘤结节治疗的同时，可采用门静脉穿刺或门静脉联合肝动脉穿刺注射无水酒精对门静脉分支内癌栓进行治疗。量化无水酒精注射治疗 HCC，根据肿瘤结节直径与酒精注射量的回归方程，有较好的疗效，尤其是肿瘤直径 ≤3cm 组的肿瘤治疗效果更为明显，1~4 年生存率较肿瘤直径 >3cm 提高。量化治疗可明显提高复发性肝癌患者的生存率，复发性肝癌量化无水酒精注射治疗后 1~5 年生存率分别为 91.11%、81.17%、70.14%、61.19% 和 51.15%。无水酒精治疗肝癌量化与短时间间隔（3~5 天注射1次），对彻底消灭肿瘤及周边癌细胞以及防止肿瘤内纤维隔形成、提高疗效有重要作用。

而非量化治疗（少量长间隔），其无水酒精注射量按注射量（ml）＝直径（cm）＋1（肿瘤直径≤5cm）和注射量（ml）＝直径（cm）＋2（肿瘤直径＞5cm）计算，每周注射1次。量化治疗与非量化治疗的 Child - Pugh 肝功分级、UICC 肝癌 TNM 分期、肿瘤大小、合并肝硬化、性别及年龄等指标差异均无显著性意义。

量化治疗总的1、2、3、4、5年生存率分别为92.0%、82.4%、71.4%、62.1%和52.7%，明显高于非量化治疗的86.5%、72.8%、57.7%、48.1%和31.6%。其中量化治疗中直径≤3cm 肿瘤的1、2、3、4、5年生存率分别为96.3%、87.4%、84.4%、74.0%和65.0%，亦明显高于直径＞3cm 肿瘤的88.6%、80.0%、61.3%、54.0%和43.8%。量化治疗 HCC 疗效明显优于非量化治疗。

根据肝癌癌灶假包膜与周围存在微小卫星癌灶，林礼务等提出，如果无水酒精注射量不足（少量）或注射无水酒精时间间隔过长，不仅不能清除病灶周边的微小卫星灶，而且病灶内可残留癌细胞，纤维隔亦将随着肿瘤的生长和时间的延长而增多，妨碍无水酒精弥散，影响后续治疗；而采用足量、短间隔的无水酒精治疗，能使癌细胞广泛变性坏死，减少纤维组织形成，从而实现肝癌的局部根治。提出了注射无水酒精的弥散范围需超过癌灶直径1～2cm 的足量与2～3天注射一次的短间隔的量化治疗。

应用 PEI 疗法治疗小肝癌疗效可以与手术切除相媲美，PEI 已经成为小肝癌治疗的首选方法。PEI 治疗直径大于5cm 的肝癌的1、2、3年的生存率分别为58.4%、37.8%、15%，提示该疗法可有效控制肿瘤生长，对较大肿瘤也不失为一种延长生命的有效方法。

对中晚期肝癌，TACE + PEI 治疗，其1、2、3年生存率分别为71.4%～85.3%、37.5%～61.8%、23.2%～23.5%，疗效优于单纯 PEI 或 TACE。对于肿块较大的中晚期肝癌必须严密观察患者全身与肝功能等情况，选择适当的剂量。

与手术相比 PEI 治疗非常安全，死亡率接近0，而且 PEI 治疗一般无需住院，手术治疗患者需要住院，费用也比 PEI 高。

2. 对肝转移瘤的消融作用　对于转移性肿瘤，PEI 的疗效不如原发性肝细胞肝癌好，一方面由于转移瘤多为乏血供肿瘤，限制了酒精对血管上皮细胞的破坏作用；另一方面转移瘤多无包膜而且肝脏实质正常，难以很好地将酒精局限在肿瘤内部，对肝脏实质破坏较大。因此，PEI 用于肝脏转移瘤的治疗有限，血供丰富的转移瘤除外。

由于肿块的不规则及酒精扩散的不均匀，PEI 对较大的非均质肿瘤往往难以彻底灭活，肿瘤周边常有癌细胞残存，造成原位复发。近年来，PEI 技术的改进，其中包括 PEI 专用针具、采用联合治疗方案、酒精加热后注射提高酒精杀瘤能力和扩散力等。

该方法具有灭活效果好、简便实用、毒副作用小、价格低廉、无需住院，局麻或附加静脉镇痛下即可完成操作，创伤微小，而且便于反复治疗等优点，在临床得到广泛应用。对直径≤3cm 的原发性肝癌，内部组织成分单一，结缔组织少，酒精容易弥散，易达到最好的治疗效果，可与小肝癌手术切除者78.9%～92%的生存率相媲美。有报道建议对≤3cm 的原发性肝癌应首选超声引导无水酒精注射治疗而非手术治疗。对于直径＞3cm 的肝癌也可治疗，随着 PEI 技术的改进，已有大量治疗直径≥5cm 的大肝癌的报道。对中晚期肝癌，无水酒精治疗可使肿块缩小，延缓和控制肿瘤生长速度，减轻症状，提高生存质量，具有姑息治疗的意义。有关 PEI 远期疗效文献报道 1 年存活率均在 90% 以上。椎名秀一郎报道 PEIT 治疗原发性肝癌，1、3、5 年存活率分别为 93%、66%、45%，10 年生存率达到 25%，与手术切除疗效相当，优于肝动脉栓塞化疗。对肝功能较差，肿瘤直径大于 5cm，或数目超过 3 个，存活率降低。

虽然 PEI 治疗肝癌有诸多显而易见的优点，但仍具有一定的局限性。疗程较长、需反复多次治疗、尚不能一次根治、对较大的肿瘤无水酒精的弥散范围因肿瘤内纤维隔的影响受到限制，往往难以达到彻底灭活；不易控制无水酒精流向，可损害胆囊、胆管等结构。同时多点、多面、多方向、多次注射可能造成肿瘤针道种植、肝外种植，甚至导致患者肝功能不全与加重肝硬化的程度。此类情况在研究中屡有报道。如果无水酒精注射量不足（少量）或注射无水酒精时间间隔过长，不仅不能清除病灶周边的微小卫星灶，而且病灶内可残留癌细胞，纤维隔亦将随着肿瘤的生长和时间的延长而增多，妨碍乙醇弥散，影响后续治疗；而采用足量、短间隔的无水酒精治疗，能使癌细胞广泛变性坏死，减少纤维组织形成，从而实现肝癌的局部根治。研究表明无水酒精治疗肝癌量化与短时间间隔（3~5 天注射 1 次），对彻底消灭肿瘤及周边癌细胞以及防止癌瘤内纤维隔形成、提高疗效有重要作用。肝癌结节内存在纤维隔，注射酒精量过少，或注射时间间隔过长，不能充分使癌细胞坏死，并可引起炎症反应，产生纤维组织与纤维隔，无水酒精的渗透力较差，需要多次多点注射以增加疗效。这可能是酒精治疗肝癌的不足之处。而量化与短间隔注射酒精则引起肿瘤产生广泛凝固性坏死。因此主张改用渗透力更强的药物如 50% 醋酸等注射治肝癌。超声引导经皮无水酒精注射治疗小肝癌疗效是肯定的，对于中晚期肝癌该治疗方法可使肿瘤缩小，延缓肿瘤生长，具有一定的姑息治疗意义。若配合超声引导门脉内无水酒精栓塞治疗可获待更佳的治疗效果。

无水酒精一般适用于直径不超过 3cm 的病灶，其主要缺点是注射剂在瘤内浸润的程度难以监控，有些因素将影响液剂的完全弥散而降低灭瘤效果，由于酒精弥散的不可控性，决定了此种治疗必须反复多次足量，才能达到疗效。如肿瘤组织的间质成分较多即质地较硬、瘤内的组织间隙液压比较高、存在纤维间隔、液剂随血管溢漏到瘤外等。近年来随着热消融技术的进步，酒精消融在国外已有被取代的趋势，适应证限于不宜热消融者或用于治疗门静脉血管癌栓。近几年多孔子母针的应用，在一定程度上克服传统 PEI 的缺点，可消融 5cm 大小的肿瘤。且因消融手段中，化学消融的创伤最小，操作最简便，费用也最低，因而临床依从性最好，仍然具有很大的实用价值和发展前景。

（常明鑫）

第三节　经皮穿刺射频消融治疗

射频消融（radiofrequency ablation，RFA）是一种借助超声或 CT，将电极针直接插入肿瘤内，通过电声能量在病灶局部产生高温、干燥，最终使肿瘤发生凝固性坏死的热疗方法。局部消融治疗的途径可分为经皮穿刺、经腹腔镜下和开腹术中三种方式，经皮穿刺为最常用的方式。射频消融作为一种微创的热消融技术，现已经被广泛用于治疗肝脏原发和转移恶性肿瘤。而超声以其简单、方便、微创、安全、准确性高以及无放射性等优势而得到广泛应用。

一、适应证

（1）不能手术切除的原发性或转移性肝癌，以及拒绝或延迟手术的小肝癌（直径 < 5cm）。

（2）肝癌未能手术完全切除者或有残留病灶者。

（3）肝癌术后复发不宜再手术者。

（4）转移性肝癌其原发灶已切除或已放疗控制者（直径 <5cm，且数目 <3 个）。

（5）肝移植等待（即所谓"桥梁治疗"）。

（6）对化疗无反应或对化疗不耐受者。

最理想的消融对象是直径 <3cm，肿瘤数目不超过 4 个，且不在肝门区，完全由肝实质包绕，位于肝包膜下 1cm 或深部，离开大的肝静脉或门静脉 2cm 或更远者。

二、禁忌证

（1）肝功能严重损害，如有重度黄疸、丙氨酸氨基转移酶（ALT）较高、Child 分级 C 级者。

（2）大量腹水或合并腹腔感染。

（3）严重的凝血障碍，凝血酶原时间大于正常 2 倍以上，血小板 $\leqslant 50 \times 10^9/L$ 者。

（4）急性感染未有效控制病人。

（5）穿刺难以避开胆囊、胆管及大血管的病人。

（6）装有体内外起搏器。

（7）其他：如严重恶病质、弥漫性肝癌、妊娠期、门静脉癌栓。

三、术前准备

1. 病人准备

（1）常规化验：血常规、血型、肝肾功能、病毒性肝炎标志物、凝血酶原时间及出凝血时间、AFP 等。

（2）术前彩超及超声造影、CT 检查：必要时行 MRI 以明确病灶大小、个数、位置及与邻近组织和肝内管道的关系，制定 RFA 治疗方案，选择穿刺点及穿刺路径，对病变性质不明确者可首先取病理活检后再进行治疗。

（3）介入医师向病人及其家属交代病情，签署术前知情同意书。

（4）其他：如术前禁食 4h、常规备皮、术前空腹 8h、术前 10min 肌内注射地西泮 10mg。

2. 射频消融的设备　射频治疗系统主要由上位机、下位机和电极三大部分组成。上位机为 PC 机，主要用于术中实时监测电阻、功率、电极状态等。下位机为射频发生器，其频率应 >300kHz，以避免射频刺激神经和肌肉。射频电极是 RFA 的关键技术，电极由两部分组成，即射频治疗电极和辅助电极。目前已经有很多种射频治疗设备上市，它们都采用相同的工作原理，只是电极设计、检测指标和射频发生器功率有差别。

3. 超声导向设备　实时线阵或扇形超声诊断仪及专用穿刺探头或普通探头上置穿刺附加器，穿刺前用 40% 甲醛密封熏蒸消毒。也可用 1% ~3% 氯己定或 75% 乙醇浸泡 30min，但要注意按说明保护探头。

4. 其他　如超声耦合剂、消毒穿刺专用超声耦合剂或甘油及消毒小穿刺包等，以及心电监护仪、胸腔引流管、供养设备、吸痰机及急救药品。

四、操作步骤

1. 选择体位　根据治疗方便和安全的需要，病人取平卧位或侧卧位，通常位于肝左叶及部分右前叶的肿瘤，取仰卧位；肝右后叶及部分右前叶肿瘤可取左前斜位或左侧卧位。

2. 确定穿刺点和进针方向　选择肿瘤距离体表最近并尽量远离大血管、胆管、胆囊，且便于操作的部位，若肿瘤过大，则应选择肝包膜与瘤体间有正常组织的部位作为穿刺点，确定后用记号笔标明穿刺部位，再观察平静呼吸及屏气状态下穿刺路径与肺、胆囊及其他器官的关系，确定穿刺点及进针方向。

3. 消毒与麻醉　消毒范围以穿刺点为中心向外扩大约20cm，铺消毒洞巾，用穿刺探头在穿刺点做多个切面检查，再次确定穿刺点，2%普鲁卡因或2%利多卡因沿着穿刺径路作浸润麻醉直至肝被膜下。

4. 穿刺　穿刺针在超声探头引导下，沿穿刺槽刺入皮下（先用小手术尖刀片在穿刺点处切开2～3mm皮肤切口），嘱病人屏气，在超声荧光屏监视下迅速将穿刺针插入肝脏肿瘤中央部位。刺入瘤体后嘱病人恢复浅慢呼吸，确定针尖在肿瘤内后推出集束电极。射频针电针弹开呈"伞形"分布。

5. 消融治疗　连接集束电极穿刺针与射频波发生器，在电脑控制电视屏幕监视下进行射频热毁损治疗。根据预设功率、消融时间及布针策略开始消融。应注意为了达到理想的疗效，防止肿瘤扩散、预防复发，必须保证足够大的坏死范围，Goldberg等认为理想RFA治疗坏死灶范围应包括肿瘤周围0.5～1.0cm的正常肝脏组织。

五、术后处理

治疗结束后，先将集束电极退回至电极针套中，嘱病人屏住呼吸，快速拔出穿刺针。针尖退出时，应烧灼针道，使出血的可能性减至最低并防止针道播散，当退至距肝包膜2cm处，将输出功率调至20W，电阻急剧上升时，关闭电源。局部压迫3～5min，用无菌纱布覆盖，腹带、沙袋加压包扎。术后密切观察12～24h，卧床12h，观察血压、脉搏，开始半小时一次，无变化改为1～2h一次。注意有无腹部症状。

六、注意事项

（1）射频治疗前在靶区注射生理盐水，可增加电极有效面积、降低周围组织阻抗，有利于热的弥散，使坏死灶增大。

（2）先消融深部组织，因消融时会产生微气泡，如果先消融浅部组织会影响深部组织消融时的观察。

（3）治疗中用探头从多部位、多方向观察电极针在肿瘤的位置，以便及时纠正补针。现有学者提出用增强3D B超能增加肿瘤的检出率，同时定位更加准确。

（4）消融过程中，若要调整针尖位置，不要将针尖游离出肝包膜之外，应尽量减少针尖穿透肝包膜的次数，以降低出血的危险。

（5）应用血管活性药物或采用机械方法减少或阻断肿瘤血供，可增加凝固性坏死范围。

七、并发症及其处理

1. 胃肠道穿孔　常发生在既往有右上腹手术史、慢性胆囊炎病史、肿瘤距肝包膜在 1cm 以内且靠近胃肠道的病人，表现为在 RFA 术后 2~4d 出现腹痛、发热、白细胞计数升高。预防措施主要为在 CT 或超声引导下，尽量避开结肠及小肠，近年来有人提倡可提前注入人工腹水预防邻近脏器损伤，取得了较好的效果。一旦出现穿孔，则按原则给予相应的对症及手术处理。

2. 腹腔出血　出血易发生在肝硬化等病人，来源于消融区、肝转移灶、针道、肝内血肿破裂等。接近肝表面或突出于肝外的肿瘤，若进针开伞不当，容易导致肝脏表面发生撕裂，且一旦发生出血不易止住，造成腹腔积血。为避免穿刺处出血，穿刺时应从无瘤肝组织穿入瘤组织，拔除射频针前常规给予巴曲酶，治疗后即给予腹带胸腹部加压包扎。

3. 肝脓肿　常发生于瘤体较大且伴有糖尿病或有胆管病变者。射频操作者应在整个操作中严格执行无菌技术，也可预防性地使用抗生素。脓肿的早期诊断也很重要，一旦确诊可行引流、抗感染甚至手术治疗。

4. 针道肿瘤种植　大部分出现在术后 4~18 个月，易发生在肿瘤位置表浅致灼烧针道不便、肿瘤较深、AFP 基础水平高及低分化的病人。为了避免肿瘤种植，需尽量减少穿刺的次数和穿刺针再定位的次数，密切注意术中治疗针的位置变换，并在结束拔针时灼烧针道。

5. 气胸　多因病灶位于膈顶部肝包膜下，肺脏组织遮盖，B 超引导困难，病人未能很好屏气所致。防止气胸的关键是操作过程中在 B 超下看清含气的肺组织予以避开，并在穿刺时嘱病人屏气后进针。如果病人在射频后出现呼吸困难和胸痛，则要进行胸片或 CT 扫描以除外气胸。少量气胸且呼吸较平稳者可待其自行吸收，如肺压缩超过 30% 或呼吸困难明显者应立即穿刺排气，发现有张力性气胸应立即给予胸腔闭式引流。

6. 损伤肝内外胆管　RFA 治疗过程中热凝的范围常需超过肿瘤的边界，因此很容易损伤周围的组织。可在 RFA 术前先行 TACE，由于肿瘤血流受阻，有利于热凝范围扩大，从而达到既争取使肿瘤完全坏死，又尽可能避免损伤肝门部胆管的目的。

八、疗效评价

RFA 治疗后：CT 检查可见瘤体于治疗后 1 周到月余，缩小 25% 以上者可占 50%~91.5%，治疗前为等/低/略高声者治疗后呈强的不等点状回声；AFP 大部分明显降低，完全转阴者可达 70%；83%~85% 病人自觉症状改善，疼痛消失或缓解。目前循证医学证据表明局部消融治疗 HCC 中 RFA 的疗效最佳，且安全、有效、方便，临床应用广泛，发展迅速。但目前 RFA 仍有较多问题需要解决，如射频电极的改进及电极如何排列组合还需大量深入研究；对不同深度肿瘤的最佳治疗条件尚需进一步探索；以及如何把计算机三维立体定位技术引入 RFA 的治疗，提高治疗的准确性，减少对重要组织结构破坏的可能等。合理利用其优势，与其他治疗方法结合，将使其成为肿瘤的有效治疗手段。

（常明鑫）

第十二章

妇产科肿瘤

第一节 外阴肿瘤及阴道肿瘤

一、外阴恶性肿瘤

外阴原发性恶性肿瘤约占女性生殖道恶性肿瘤的 3% ~5%，多发于绝经妇女，发生率随年龄增长而增加。

来自外阴皮肤的癌（鳞状细胞癌、基底细胞癌、汗腺癌、佩吉特病）。特殊腺癌（前庭大腺癌、尿道旁腺癌）、黑色素瘤、肉瘤等，其中以鳞状细胞癌最常见，占外阴恶性肿瘤 80% 以上，恶性程度以黑色素瘤、肉瘤较高，腺癌和鳞癌次之，基底细胞癌恶性程度最低。

（一）概述

1. 病因 确切病因至今尚未弄清，可能与下列因素有关。

（1）性传播疾病（STD）：如尖锐湿疣，单纯疱疹病毒 II 型（HSV），淋菌，梅毒螺旋体，滴虫感染，与外阴表皮内瘤样病变并存率可达 62%。

（2）病毒感染：流行病学研究显示 HSV – II，HPV 可引起下生殖道多处感染，HPV 在外阴表皮内瘤变组织中检出率可达 60% ~85%，HPV16，18 型感染导致外阴癌前病变，易进展为浸润癌。

（3）外阴慢性疾病：外阴营养不良为外阴癌的癌前病变，可有 5% ~10% 伴有细胞不典型增生，约 2% 可发展成癌。

（4）外阴上皮内瘤样病变（VIN）：部分未经治疗的 VIN 可能进展为鳞状细胞浸润癌，由 VIN 进展到浸润癌是一个缓慢的过程，潜伏期可能为 10 ~20 年。

（5）免疫缺陷：机体免疫功能低下或受损状态易发病；如在肾移植，红斑狼疮，淋巴增生性疾病的妇女发病率明显上升。

（6）其他：研究显示与吸烟有一定关系。在外阴 VIN 中，吸烟者较不吸者发病率高（63% 与 27%），发病年龄较轻（39 ~51 岁）。

2. 发病机制 见图 12 –1。

3. 病理改变

（1）外阴上皮内瘤变（VIN）：是指肿瘤局限于上皮质内，未向周围间质浸润，未发生转移，包括原位癌的一类病变。自 1922 年首次报道外阴鳞状细胞原位癌以来，一直缺乏统一诊断标准，1972 年国际妇科病理学会推荐使用外阴上皮内瘤变（VIN）代替传统混淆命名——鲍文病、红斑瘤、单纯癌，严重非典型增生营养不良和鳞状细胞原位癌，近 10 年来外阴上皮内瘤变患者年轻化趋势明显，常见发病年龄为 28 ～ 35 岁。

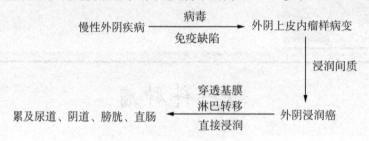

图 12 - 1　外阴疾病的发生机制

（2）浸润癌

1）外阴鳞状细胞癌：占外阴恶性肿瘤 85% ～ 90% 。发生部位以大阴唇常见，少数发生于会阴，呈斑块状，质硬结节或浅表溃疡呈火山口样，或呈乳头状向外生长，镜下分为角化型、非角化型、基底细胞样型、疣状型和湿疣型 5 型。

2）腺癌：约占外阴恶性肿瘤的 5% ，主要来自前庭大腺，尿道旁腺和汗腺，腺癌多为分叶状，小叶间为纤维结缔组织、镜下见腺上皮呈复层，核异型性明显。前庭大腺癌较外阴鳞癌更容易出现腹股沟和盆腔淋巴结转移。

3）黑色素瘤：占外阴恶性肿瘤的 2% ～ 3% ，外形呈斑块状，结节状或息肉状隆起，呈蓝黑、深棕或无色素，镜下分为表浅扩散型、斑状黑色素瘤、结节型和鳞状黏膜黑色素瘤 4 型。

4）基底细胞癌：占外阴恶性肿瘤的 2% ～ 3% ，病灶多为单发，约 20% 可伴发其他癌瘤，外形上分为浅表斑型和侵蚀溃疡型。镜下为间变的基底细胞形成的多样结构，呈浸润性生长。

5）肉瘤：较罕见，占外阴恶性瘤的 1.1% ～ 2% ，包括平滑肌肉瘤、脂肪肉瘤、淋巴肉瘤、横纹肌肉瘤、纤维肉瘤和神经鞘瘤等。好发部位为大阴唇、阴蒂和尿道周围，大体为实性肿块，镜下可见到多种组织像。

4. 临床分期　见表 12 - 1。

表 12 - 1　外阴癌 2009FIGO 分期

分期		主要特征
Ⅰ期：肿瘤局限于外阴，淋巴结未转移	Ⅰ A	肿瘤局限于外阴或会阴，最大径线 ≤2cm，间质浸润 ≤1.0mm *
	Ⅰ B	肿瘤最大径线 >2cm 或局限于外阴或会阴，间质浸润 >1.0mm *
Ⅱ期		肿瘤侵犯下 1/3 尿道、下 1/3 阴道、肛门，但淋巴结未转移
Ⅲ期：肿瘤有或（无）侵犯下列任何部位：下 1/3 尿道、下 1/3 阴道、肛门，有腹股沟 - 股淋巴结转移	Ⅲ A	（1）1 个淋巴结转移（≥5mm），或（2）1～2 个淋巴结转移（<5mm）
	Ⅲ B	（1）≥2 个淋巴结转移（≥5mm），或（2）≥3 个淋巴结转移（<5mm）
	Ⅲ C	阳性淋巴结伴囊外扩散

续　表

分　期		主要特征
Ⅳ期：肿瘤侵犯其他区域（上 2/3 尿道，上 2/3 阴道）或远处转移	ⅣA 期	（1）肿瘤侵犯下列任何部位：上尿道和（或）阴道黏膜、膀胱黏膜、直肠黏膜或固定在骨盆壁，或（2）腹股沟 – 股淋巴结出现固定或溃疡形成
	ⅣB 期	任何部位（包括盆腔淋巴结）的远处转移

注：肿瘤浸润深度指肿瘤从接近表皮乳头上皮 – 间质连接处至最深浸润点的距离。

5. 辅助检查

（1）细胞学检查：在癌前病变中阳性率较低，为57%，在癌中可达77%。

（2）活体组织检查：用1%甲苯胺蓝染色病灶，若为病变区则用醋酸后不褪色。在阳性区活检可提高早期癌确诊率。

（3）阴道镜检查：对外阴 VIN 诊断有价值，局部涂 3% ~5% 酸醋，VIN 区可出现典型的醋酸泛白反应，在该区活检，可提高活检阳性率。

（4）影像学检查：B 超、CT 或 MRI，对分化差的鳞癌、腺癌软肿瘤、部分黑色素瘤，易发生盆腔淋巴结转移部位进行检测，为制定合理的治疗方案提供依据。

6. 诊断

（1）病史：有外阴营养不良史或免疫性缺陷及性传播疾病史。

（2）症状：主要表现约60%为外阴瘙痒，外阴色素减退，但也有20% ~45%无任何症状。

（3）体征：外阴部肿块或溃疡，外阴病变部位呈白色斑块，约占65%及外阴久治不愈溃疡，进展期患者可出现腹股肿块。

（二）手术治疗

1. 治疗原则　外阴恶性肿瘤的手术治疗应依据肿瘤的部位、大小、浸润深度、所累及的脏器，采取相应的手术方式。外阴原位癌、Bowen 病、Paget 病等早期癌可采用单纯外阴切除，局部外阴根治切除或外阴根治切除。浸润性外阴癌则以外阴根治切除和双侧腹股沟淋巴结节切除为常规治疗方案。总之，不论采用哪种治疗方法均应根据个体情况区别对待，掌握切除范围以达到根治目的。需要注意的是，当外阴根治性切除时，其切缘必须距肿瘤3cm，同时做皮下潜行切除，包括皮下脂肪和淋巴组织，外侧基底达内收肌筋膜。腹股沟淋巴结节切除时，其内侧皮片厚度以稍带脂肪为宜，外侧皮片厚度，皮下脂肪不厚于 0.5cm。因为外阴部外切口与腹股之间为外阴皮下淋巴网回流的主要通道，如果该部皮下淋巴、脂肪组织清除不足，可导致该处的复发。

（1）外阴癌侵犯尿道

1）外阴癌邻近或侵及尿道的病例，应在做外阴根治切除术的同时切除尿道1 ~2cm。此术不影响术后排尿功能，肿瘤浸润尿道1cm 以内者，应同时切除尿道2cm。为避免术后溢尿或排尿不畅，应同时行尿道悬吊术。这亦不影响患者术后排尿功能。

2）外阴癌已经浸润尿道3cm 以内者，宜做尿道切除术及膀胱瓣尿道成形术，但应保存膀胱内括约肌，这类手术既能保存患者原来的排尿方式，又能控制排尿功能；一般手术成功的病例，膀胱容量 >200ml，残余尿40ml 左右。

3）外阴癌已浸润尿道 3cm 以上，但膀胱三角区尚未受浸润者，宜做全尿道切除和（或）部分膀胱切除术，膀胱肌瓣腹壁代尿道术。这类病例，因为腹壁代尿道仅有迫尿作用，无控制排尿的功能，需患者自行腹壁加压后排尿，而且必须术后定期扩张腹壁代尿道，避免术后腹壁创口瘢痕形成，致代尿道狭窄而失败。

4）外阴癌已浸润膀胱三角区者，应做全膀胱切除术，回肠代膀胱术。大多数情况下，这类病例需同时做全子宫和阴道前壁全切除术。

（2）外阴癌侵犯肛门、直肠或阴道直肠隔：外阴癌浸润肛门、直肠或阴道直肠隔者，宜扩大手术范围，做外阴根治切除联合 Luckhart – Mummery 手术。术前剖腹探查以排除腹腔远处转移，并做盆腔淋巴结清除术和乙状结肠造瘘术。此后再做此联合手术和腹股沟淋巴结清除术。

2. 术前准备　外阴癌根治术系妇科手术中较大而复杂的手术之一。因为某些晚期外阴癌根治术涉及泌尿系、肠道手术，因此决定做某类外阴癌根治手术后，必须认真做好手术前各项准备工作。

（1）入院后体检：包括局部癌灶的检查极为重要。入院后详细检查局部病灶，如外阴肿瘤的位置、范围、基底活动与周围组织关系等，以考虑手术切除深部组织和周围器官的范围，如检查肿瘤浸润尿道的深度，以考虑切除尿道的范围；检查肿瘤与外阴后联合、肛门、阴道直肠隔之间的关系，以考虑是否切除直肠等问题；检查肿瘤所处外阴的位置、肿瘤大小与腹股沟淋巴结的关系，以考虑清除腹股沟和（或）盆腔淋巴结的问题。

（2）饮食与肠道准备

1）外阴癌根治术术前必须告诫患者，多进高蛋白、低脂、低渣的食物，在手术前 1 周内不应进食多纤维素的饮食。因为外阴癌术后，希望 1 周内不解大便，以尽量减少接近肛门的外阴创面污染，手术前 2d 进食流质，以减少肠道积便。

2）如果晚期外阴癌需做 Luckhart – Mummery 联合手术或全膀胱切除，回肠代膀胱的病例，除做以上肠道准备外，术前 2d，口服诺氟沙星、甲硝唑，做肠道灭菌准备。

3. 手术方式　外阴癌手术治疗倡导个体化，没有标准的术式，强调以最保守的手术来治愈癌瘤，在选择治疗方案时，要充分考虑原发病变的范围和腹股沟淋巴结的状态。外阴上皮内瘤变（VIN）可采用非手术治疗，如激光、冷冻、微波、聚焦超声（HIFU）等治疗，也可采用单纯外阴切除。对外阴原发性恶性肿瘤的处理，应该在腹股沟淋巴结切除后，假如手术切除原发肿瘤可达到切缘清晰，不损伤横纹肌不造成大小便失禁，手术值得进行，如果手术需要以人工肛门或尿流改道为代价，最好先做放疗，待肿瘤缩小后再手术，根据腹股沟淋巴状态决定是否需腹股沟和盆腔淋巴同时放疗。

（1）单纯外阴切除：包括部分阴阜、双侧大小阴唇至会阴后联合，切缘为达大阴唇皱襞外缘。

（2）外阴根治切除：上界自阴阜，下界至会阴后联合，两侧大阴唇皱襞，内切口包括切除 1cm 的阴道壁。两侧达内收肌筋膜，基底达耻骨筋膜、皮下脂肪厚度应超过 0.8cm，切缘距肿瘤 3cm。

（3）局部外阴根治切除：切除范围包括癌灶周边 3cm 宽正常皮肤和皮下脂肪组织，内周边至少切除 1cm 以上宽度的正常组织，原则上不伤及尿道和肛门。癌瘤紧邻尿道或肛门则应选择更大范围的手术。部分外阴根治切除可以是单侧外阴切除，前半部外阴切除或后半部外阴切除，以局部外阴根治切除代替全外阴根治切除，必须保证局部癌灶彻底切除，不能因为缩小手术范围而残留癌灶，影响治疗效果。

（4）前哨淋巴结活组织检查术（sentinel lymph node biopsy，SLNB）

1）1977年，由Cabanas提出前哨淋巴链上最先接受来自病灶淋巴回流的淋巴结，绝大多数肿瘤细胞是从原发灶经淋巴管汇入前哨淋巴结，因而前哨淋巴结是转移的第一个站点，通常代表整个淋巴链。随后，Morton创始了前哨淋巴结活检技术，他利用蓝色染料与淋巴结亲和的特点，在黑色素瘤周围注射蓝色染料，为淋巴定位，再通过对前哨淋巴结的活检，判定淋巴结的转移情况。腹股沟淋巴是外阴癌转移的主要途径，其受累与否对肿瘤的手术方式与预后具有重要意义。如果对所有患者千篇一律地采用腹股沟淋巴结清扫术，只能增加手术并发症发生率。

2）通过对前哨淋巴结的活检，不仅可以了解疾病的分期，而且可以对患者选择性进行淋巴结切除，甚至对前哨淋巴结阴性的早期患者，可以不行腹股沟淋巴结清扫术，从而减少相应的术后并发症，在达到根治效果的同时提高患者生存质量。

3）临床上采用的检出前哨淋巴结的方法有染料法、放射性核素法和混合法：①染料法利用染料如isosulfan等和淋巴结亲和的特征在肿瘤周围或皮下注射染料，再将染色的前哨淋巴结进行活检。这种方法费用低，操作简便，但由于活检前不能确定前哨淋巴结的具体位置与数目，所以很可能出现盲目解剖和漏检。②放射性核素法是肿瘤周围或皮下注入放射性核素（^{99m}Tc标记的胶体蛋白），再进行放射性核素摄影或者放射性核素探测仪来确定前哨淋巴结的位置与数量。这种方法能确定前哨淋巴结的位置与数量，减少盲目解剖，但费用较高，而且要应用放射性物质。③混合法即染料法与放射性核素法相结合。前哨淋巴结活检技术是一种相对敏感、易行的方法。Sliutz等用放射性核素法对26例行SLNB，26患者都检测出前哨淋巴结，无一例假阴性。

4）Puig-Tintore对26例外阴癌研究中，阴性预测率为100%（即临床无可疑淋巴结大、病理检测前哨淋巴结为阴性的患者，其余淋巴结均为阴性）。

（5）腹股沟淋巴结清除术：至少行同侧腹股沟、股淋巴结切除。自髂前上棘内3cm，经腹股沟韧带中点，股动脉搏动点，至股三角顶部作弧形切口，皮下脂肪厚度不超过0.5cm。外侧界为髂前上棘，内侧界为耻骨结节。解剖分离股动、静脉。传统腹股沟淋巴结清扫术中，常规切断大隐静脉，剥离阔筋膜。现有学者提出，可保留大隐静脉、阔筋膜。Zhang等分析了83例行腹股沟淋巴结清扫术的外阴癌患者，术中分别切断大隐静脉与保留大隐静脉，结果表明两者复发率无差异，Rouzir等对194例进行回顾分析后，也同样认为腹股沟淋巴结清扫术中保留大隐静脉、阔筋膜，可以降低术后并发症而无明显不良后果。

（6）部分尿道切除：外阴广泛切除术从耻骨联合，耻骨弓向下脱开，处理阴蒂脚，尿道脱开耻骨弓的解剖位置，即是尿道被游离2cm。测定尿道长度后，金属导尿管支撑该部位切除尿道。

（7）全尿道切除、膀胱肌瓣尿道成形术参考泌尿外科相关术式。

（8）全尿道切除腹壁代尿道术：适用于腹股沟淋巴结清扫术中膀胱内括约肌不能保留者。

（9）前盆腔脏器切除：外阴癌累及膀胱三角区者，需行全膀胱切除、回肠代膀胱术，同时行盆腔淋巴结清除术。

（10）Luckhart - Mummery 联合外阴根治术：Ⅰ期行盆腹腔探查、乙结肠造瘘、盆腔淋巴结清除术；Ⅱ期为会阴直肠联合外阴根治术。

上述 10 种术式难度较大，不作为规范介绍，可根据各单位条件及技术水平选择进行或采取手术前后放疗的综合措施，以缩小手术切除范围并保留相邻器官的功能。

4. 术后处理

（1）一般处理

1）外阴癌根治术的范围广，创面大，术后需补充血浆和电解质。两侧腹股沟创面持续负压吸引，减少局部渗液和使股部皮片能紧贴肌层，增加皮片的存活和减少皮片的坏死，一般术后 4～6d 内保持负压吸引，减少大便污染创面。

2）外阴和两侧腹股沟创面术后处理：每日至少更换外阴敷料 2 次，以保持外阴和会阴创面敷料干燥，预防局部感染，皮片坏死。一般术后 72h 坏死皮片的界限开始明显，应及时修剪坏死皮片。抗炎敷料或刺激肉芽组织生长的敷料交替使用。如果应用得当，创面将较快愈合。个别病例创面过大者，需辅以植皮术。植皮创面要求肉芽组织比较坚实、新鲜，创面与皮肤基本齐平，且无感染。所用植皮一般采用大腿内侧或臀上内侧皮肤。

3）预防术后下肢急性淋巴管炎：为预防其发生，患者出院后日常生活或工作中注意勿损伤脚趾皮肤。

（2）做尿道、膀胱手术者的处理

1）尿道部分切除术后：尿道部分切除术后，每日需做外阴前庭区清洁擦洗，注意保留导尿管保持在尿道残端中央部位，如果偏向一侧，应及时纠正。因为偏向一侧时间延长，导致导尿管压迫尿道残端而引起局部坏死。

2）全尿道切除、膀胱肌瓣尿道成形术后：尿道全切肌瓣尿道成形术后，局部清洁均同尿道部分切除术，但术后代尿道狭窄为常见并发症之一。预防尿道狭窄需正确掌握拔管时间，一般为术后 9～10d 时拔管。拔管前 8d 将膀胱造瘘管钳夹停止尿液引流，使尿液从新尿道流出。应定期扩张尿道。代尿道末端一般都有少许坏死，如拔管后不扩张，1～2 个月后将出现尿道外口粘连狭窄，数月后甚至出现膜状闭锁，因此拔管后 1～2 周，0.5～1 个月和 3～4 个月各扩张尿道 1 次。一般术后 1 个月左右小便日趋正常。

3）全尿道切除、腹壁代尿道术后：腹壁代尿道术后，每日腹壁人工尿道换药 1～2 次。人工尿道残端的坏死组织宜及时剪除，以防感染扩展至尿道，创面敷以凡士林纱布，保护尿道黏膜。术后 1 周除去围在人工尿道管，一般患者都有迫尿功能，但不能自己控制小便。腹壁代尿道术，因人工尿道穿透腹壁全层，极易因腹壁瘢痕挛缩而发生尿道狭窄。预防狭窄须定期扩张尿道，一般拔管后 1 个月、2 个月、4 个月、6 个月各扩张尿道 1 次。

（3）Luckhart - Mummery 联合外阴根治术后处理须经常更换会阴部敷料，保持会阴部敷料干燥。术后 48h 取出阴道纱布球，随后每日清洁换药 1 或 2 次。术后 2～3d，除去外阴、会阴两侧皮片引流。会阴部创面一般需 4～6 周愈合。下腹人工肛门，除常规处理外，亦需嘱咐患者出院后定期扩肛，以防人工肛门狭窄。

5. 随访 术后 1～6 个月每月 1 次，7～12 个月每 2 个月 1 次。第 2 年，每 3 个月 1 次；第 3～5 年，每半年 1 次；5 年以后每年 1 次。

所在特殊解剖部位限制了放疗的应用。临床资料显示放射与手术联合治疗可改善外阴癌患者的生存率及生活质量，尤其对晚期外阴癌不仅能达到姑息治疗效果，部分病例可达到治愈。

6. 适应证

（1）原发肿瘤巨大，浸润较深接近或累及尿道、阴道及肛门等器官，手术切除困难者，通过术前放疗可使瘤体积缩小以提高手术切除率，并保留邻近器官功能。

（2）手术切缘不净或切缘距肿瘤太近疑有肿瘤残存。

（3）老年患者或其他原因不宜手术者。

（4）年轻患者阴蒂部小的原发癌灶。

（5）晚期外阴癌采用放疗加手术综合治疗以代替创伤较大，患者不易接受的盆腔脏器切除术。

（6）复发性外阴癌。

（7）肉眼腹股沟淋巴结阳性或病理报告一个以上淋巴结阳性患者，盆腔和腹股沟区放疗优于盆腔淋巴结切除术。

7. 治疗方法

（1）放疗以体外照射为主，单纯放疗者可配合组织间治疗。放射野应包括原发肿瘤及周边 2～3cm 皮肤，盆腔、腹股沟淋巴结部位放射剂量取决于治疗目的。外阴局部术前放疗≥40Gy 为宜，总剂量至少 50Gy，术后辅助放疗若无肉眼可见残存癌一般剂量为 45～50Gy。单纯放疗局部根治剂量为 65Gy，必要时可加组织间治疗。腹股沟区照射范围应包括腹股沟及股淋巴区。为减轻放疗反应及给予临床足够剂量可先给予高能 X 线 40Gy，肿瘤缩小后改用 β 射线 20Gy。

（2）照射期间应注意外阴清洁、干燥、防止感染，以减轻放射反应，治疗期间反应较重时可暂停放疗。

（三）化学药物治疗

20 世纪 90 年代化疗开始应用于浸润性外阴癌，效果尚不明确，主要用于：①不能手术的晚期和复发病例。②肿瘤较大，分化差，估计有亚临床播散的病例。③淋巴结包膜外浸润。目前常用的化疗药有 MMC、5-FU、DDP，后两种药物对放疗有增敏作用。

二、阴道恶性肿瘤

阴道恶性肿瘤少见，约占妇科恶性肿瘤的 2%，其中的阴道鳞状细胞癌占多数，约占 93%，腺癌占 4%～5%，其他如黑色素瘤，肉瘤等较罕见。主要来源于阴道鳞状上皮细胞，腺上皮细胞，阴道黏膜黑色素细胞及阴道平滑肌细胞的恶性肿瘤。

（一）病因

至今仍不明了，可能与下列因素有关。

1. 病毒感染　HPV 在宫颈癌的病因中占重要位置，1%～3% 的宫颈癌患者可同时或迟发阴道癌，故乳头状瘤病毒被认为是这些癌瘤的启动因子。

2. 盆腔放射治疗　约有 20% 的原发性阴道癌患者有盆腔放射史，有资料表明，宫颈癌经放疗后，有 0.18%～1.54% 发生阴道癌。

3. 激素水平　阴道癌好发绝经后雌激素水平低下的老年妇女，而阴道腺癌多发生于青春期和年轻妇女及个别儿童，其母亲在孕期内应用了较大量的雌激素，由于高浓度的雌激素苗勒上皮而抑制了鳞状上皮替代柱状上皮过程，而导致发病。

4. 免疫抑制 凡先天或后天性获得和人工性免疫抑制患者，阴道癌发生率升高。

5. 慢性刺激原发性阴道鳞癌常好发于后穹窿，认为可能与子宫脱垂患者，长期使用子宫托有关。

（二）病理改变

1. 阴道鳞状细胞癌随病变发展可分为如下几种

（1）阴道上皮内瘤变，VAIN 包括不典型增生及原位癌。

（2）阴道早期浸润癌，阴道微小浸润突破基膜深度 <3mm。

（3）阴道浸润性鳞癌：多为中度角化，可见角化珠，角化不良和细胞间桥。

2. 阴道腺癌

（1）大体呈外生型息肉或结节状，也可呈斑块状。

（2）镜下可分为三型：①腺癌。②中肾瘤型腺癌。③大透明细胞癌。

（三）临床表现

1. 症状

（1）阴道排液：早期阴道分泌物增加，随病情进展，癌肿增大，阴道排出恶臭液或坏死组织。

（2）阴道流血：多为无痛性接触性出血，逐渐可发展为不规则阴道出血。

（3）转移症状：病变进展至较晚期，可出现阴道、直肠区疼痛，尿频排尿困难，血尿或里急后重排尿困难。

2. 体征

（1）鳞癌：病灶早期糜烂，局限，晚期病灶呈乳头或菜花状，出现全阴道、阴道旁、主骶韧带的浸润，甚至出现膀胱阴道瘘或直肠阴道瘘，及邻近淋巴结转移。

（2）腺癌：病灶多呈息肉状或结节状，生长较浅表，可沿阴道表面蔓延以至累及大部分阴道及尿道。

（3）肉瘤：病灶常呈局限性生长，部位为阴道壁上段或下段，晚期可出现淋巴和血行转移。

（4）黑色素瘤：病灶以阴道下 1/3 多见，阴道壁有黑色或棕黑色肿物带蒂突起，大小不一，表面可有溃疡，而溃疡基底部或边缘呈黑色。

（四）临床分期

见表 12-2。

表 12-2　阴道癌 FIGO 分期

分期		主要特征
0 期		肿瘤局限于上皮质内，原位癌、上皮内瘤样病变Ⅲ级
Ⅰ期		癌灶局限于阴道壁
Ⅱ期：癌灶累及阴道下组织，但未达盆壁	Ⅱa	阴道下浸润、未达宫旁
	Ⅱb	宫旁浸润、未达盆壁
Ⅲ期		癌灶扩散到骨盆壁
Ⅳ期：病灶超出真骨盆或侵犯膀胱或直肠黏膜	Ⅳa	癌侵犯邻近器官
	Ⅳb	扩展到远处器官

（五）诊断

1. 细胞学检查　阳性率较低，为 10% ~42% 。

2. 活体组织检查　局部涂碘溶液，可借助阴道镜放大观察钳取不着色区组织活检。

3. 内镜检查　晚期病例，需借助尿道-膀胱镜，直肠-乙状结肠镜检查，以排除癌灶浸润邻近脏器。

4. 诊断性刮宫　了解宫颈管内膜、子宫内膜有无癌灶。

（六）治疗

阴道浸润前病变可采取非手术治疗，如射频、冷冻、二氧化碳或激光治疗，亦可采用局部切除，部分阴道切除。浸润癌则强调以手术治疗为主，辅以放疗，对晚期不能手术切除的病例，可采用综合治疗。或行姑息性肿瘤切除，以延长患者临床生存期。

1. 手术治疗　由于阴道癌与周围器官间隙小，如需要保留的器官，切除肿瘤周围的安全带很窄，要达根治目的很困难。手术方式与适应证：

（1）全子宫，大部分阴道切除术及盆腔淋巴结清扫术，适用病灶位于阴道上段，且年龄较大，无生育要求，有盆腔放射史和病灶侵犯直肠和膀胱者，切除阴道上 2/3 段，切缘距肿瘤 3cm。

（2）全子宫，全阴道切除及盆腔淋巴结清扫术；适用于病灶位于阴道中段或多中心者。

（3）外阴，阴道下段（必要时加盆腔淋巴结）切除术，适用于病灶位于阴道下 1/3 者。

（4）前盆腔或后盆腔脏器切除术及盆腔（或加腹股沟）淋巴结清扫术：适用于癌灶侵及尿道，膀胱或直肠者，手术需行人工尿道，回肠代膀胱或人工肛门重建术。

（5）广泛外阴切除及腹股沟淋巴结清扫术：适用于黑色素瘤病灶位于阴道下 1/3 者。

（6）阴道切除、广泛外阴切除及腹股沟淋巴结清扫术：适用于黑色素瘤病灶位于阴道中下 1/3 者。

2. 放射治疗　强调个体化治疗，放射剂量要足够，阴道癌放疗与手术综合治疗，可改善阴道癌患者的生存率，阴道鳞癌对放疗敏感，而阴道腺癌、黑色素瘤对放射治疗不够敏感，但放疗可使阴道腺癌、黑色素瘤获得短期缓解。

（1）适应证：①原发肿瘤体积较大，累及尿道、肛门等器官，手术切除困难者。②手术切除不净者。③老年晚期患者有严重内科疾病不宜手术者。④复发性阴道癌。

（2）放疗种类：①体外照射为主。②腔内照射。③局部组织插植照射。

3. 化疗　20 世纪 90 年代化疗开始用于阴道的综合治疗，使阴道癌患者生存期有所改善，但只能作为手术、放疗的补充治疗，不能达到根治目的。

（1）适应证：①手术的晚期及复发病例。②手术清扫的淋巴结阳性。③肿瘤切除不净，估计已有亚临床转移。

（2）化疗方案：①CVP 方案。环磷酰胺 600mg/m^2，静推，第 1 天、第 15 天；长春新碱 1.4mg/m^2，静推，第 1 天；泼尼松 100mg/m^2，日服，第 1 ~ 5d。②VAC 方案。③CHO方案。环磷酰胺 750mg/m^2，静推，缓慢静脉注射，第 1 天；多柔比星 50mg/m^2，缓慢静脉注射，第 1 天；长春新碱 1.4mg/m^2，缓慢静脉注射，第 1 天。以上方案每 3 周重复一疗程。

4. 免疫治疗　有非特异性免疫治疗及用肿瘤抗原制备的特异性免疫治疗，要作为综合治疗方法之一。

（吴秋芳）

第二节　子宫颈良性肿瘤

宫颈良性肿瘤比较少见，有报道占同期全部肿瘤的 0.52%，按病理类型分，有上皮性、间叶性和上皮成分与间叶成分混合性肿瘤。本节主要介绍相对比较常见的七种宫颈良性肿瘤的治疗。

一、子宫颈息肉

子宫颈息肉（cervical polyp）是常见的子宫颈良性病变，是小的子宫颈赘生物，有蒂或无蒂。可发生于任何年龄的妇女，很少发生于月经初潮前，最常见于生育年龄的妇女，绝经后妇女偶尔可见。绝大多数息肉来源于子宫颈管，来源于子宫颈阴道部的为少数。

子宫颈息肉是由血管丰富的结缔组织间质组成，被覆柱状/鳞状上皮。宫颈息肉的诊断明确后，必须摘除。有蒂的宫颈息肉只要在其根部用止血钳夹住，扭转即可摘除。大的息肉或无蒂的息肉摘除后，其根部可能需要用电凝止血。位子宫颈管深部的息肉不易暴露，故摘除时应作颈管刮术及诊刮，将息肉根部残余刮净。在宫腔镜的直视下切除息肉蒂部及其附着的浅肌层，1 年息肉复发率明显下降为 1.1%（2/182），摘除的息肉不管大小都必须送病理检查。

二、子宫颈乳头状瘤

子宫颈乳头状瘤（cervical papillary epithelioma）是位于阴道部宫颈上的良性肿瘤，又称宫颈鳞状上皮乳头状瘤，较少见，约占宫颈良性肿瘤的 0.24%。多数发生于生育年龄妇女，而且发生于妊娠期间多见，多为单发。

本病的治疗原则是手术切除病灶。瘤根部电凝止血。因乳头状瘤有 5% 可发生恶变，故标本必须送病理切片检查。

三、子宫颈乳头状纤维腺瘤

子宫颈乳头状纤维腺瘤（cervical papilla fibroadenoma）是一种极少见的宫颈良性肿瘤，多发生于绝经期和老年期妇女。肿块主要为纤维间质组织，见分枝状的孔隙内有乳头向腔内突出；本病的诊断主要依赖于病理检查，治疗原则为手术切除病灶。

四、子宫颈绒毛状腺瘤

子宫颈绒毛状腺瘤（cervical Villous adenoma），也称为肠腺瘤样瘤，极罕见，来自宫颈内膜肠腺化生。可分为绒毛状和绒毛管状两种。由于该瘤组织生长深或浸润时与绒毛状腺癌难以区别，并且有时在附近可找到腺癌，故在治疗上有人建议做宫颈锥切，也有人主张作全子宫切除，同时术后尚需继续密切随访。

五、子宫颈平滑肌瘤

子宫颈平滑肌瘤（cervical leiomyoma）来自子宫颈间质内肌组织或血管肌组织。但由子宫颈间质内含极少量平滑肌，所以原发的宫颈平滑肌瘤不常见。常见的宫颈平滑肌瘤是子宫肌瘤，位于子宫颈。按肌瘤在宫颈上的发生部位可分为四种类型：即前壁、后壁、侧壁和悬垂型。悬垂型是指肌瘤从宫颈管内生长，突出在阴道内，有些像黏膜下肌瘤，故形成黏膜下宫颈肌瘤。位于侧壁的宫颈肌瘤可向后腹膜生长。长在前壁的宫颈肌瘤可向膀胱后间隙内生长。

宫颈肌瘤的治疗原则是以手术治疗为主，宫颈上生长的肌瘤往往位于盆腔深部，或长入后腹膜或阔韧带内，也可充塞小骨盆，致使子宫及其韧带变形，周围脏器移位，因此手术比较困难。故在决定手术范围前，先要认清肌瘤与子宫及周围脏器的解剖关系，然后决定手术范围及方式，年轻、有生育要求的可考虑做子宫颈肌瘤剔除术，再行子宫颈整形，而对无生育要求、症状重的较大宫颈肌瘤可做全子宫切除术。如肌瘤位于子宫颈峡部必要时可作子宫次全切除术。

在手术方式的选择上依肌瘤生长的不同部位而定：

（1）宫颈黏膜下肌瘤脱出阴道且瘤蒂不粗者，可直接经阴道切除肿瘤，缝扎瘤蒂；基底较宽的宫颈阴道肿瘤可自阴道行肌瘤剜除术。

（2）瘤蒂较宽者可用肾形钳夹住并切断蒂部，残端电烙烧灼，留置肾形钳，24~48 小时取出，或 2-0 肠线缝合，目前，也可用宫腔镜来电切瘤蒂、电凝止血。

（3）宫颈巨大肌瘤或宫颈峡部肌瘤，常需经腹手术。

（4）巨大子宫颈黏膜下肌瘤常嵌顿于阴道内，经阴道手术困难，可行腹膜外与阴道联合手术。

由子宫颈肌瘤生长部位特殊，常可使周围脏器移位，且肿瘤位置较深给手术带来较大困难。特别易损伤膀胱、直肠、输尿管等周围脏器，也会导致术中出血量增加。故在行子宫全切手术时除按常规仔细操作外。常在切断、结扎子宫动脉后先行宫颈肌瘤剜除术，缩小子宫下段，使手术变得容易。

（一）子宫颈肌瘤合并妊娠

子宫肌瘤合并妊娠在临床上并不少见，有报道发生率为 0.3%~2.6%。但宫颈肌瘤本身发病率较低，故子宫颈肌瘤合并妊娠的发病率远较上述为少。

（二）子宫颈残端平滑肌瘤

子宫颈残端平滑肌瘤为因各种原因作子宫次全切除术患者的残留宫颈再次发生平滑肌瘤。改变的发生率有报道为 0.23%，距前次手术平均时间为 8 年。宫颈残端肌瘤与一般宫颈肌瘤相比，有其特殊性：

1. 宫颈残端肌瘤仅表现为压迫症状，而没有阴道流血等其他症状，故患者容易疏忽，待到出现压迫症状，肌瘤往往已较大，给手术带来困难。肿瘤的活动度往往较差，这除了与肿瘤位置低以外，因前次手术后子宫颈周围组织粘连也不无关系。

2. 由于前次手术的分离、结扎等操作，可以使得宫颈周围的血管及输尿管的位置发生变异，膀胱反折腹膜也会变得粘连较紧，且还可能发生周围肠管等组织粘连，大大增加了手术难度，同时也较易引起输尿管损伤。预防输尿管损伤的关键是要了解输尿管的走向，因宫颈残端肌瘤多呈膨胀性生长故大多数输尿管被压向肿瘤的下方紧贴肌瘤。处理肌瘤前可将输尿管先游离，在输尿管暴露的情况下处理肌瘤较为安全。也可先将肌瘤剜除，然后再切除残端宫颈。

六、子宫颈腺肌瘤

子宫颈腺肌瘤（cervical adenomyoma）是子宫内膜异位子宫颈管局部，临床上较少见，患者常有月经增多，白带增多，或性交后不规则出血，偶有肿瘤较大脱出于阴道口。妇科检查可见阴道内有一肿物，直径可大于5cm。椭圆形、活动、质中、表面充血、有时组织充血。蒂来源子宫颈管壁。

七、子宫颈血管瘤

子宫颈血管瘤（cervical angioma）是一种罕见的宫颈良性肿瘤，多为毛细血管型或海绵状血管型。临床上表现为反复阴道流血，妇科检查可发现宫颈上有扁平型红色息肉状物，表面光滑，蒂宽、质柔软、无触痛、触之易出血。确诊主要靠病理检查，治疗方法可根据患者年龄、生育情况及病变范围等，选择激光、电灼、冷冻、放射或手术治疗。

（吴秋芳）

第三节　宫颈上皮内瘤变

宫颈上皮内瘤变（cervical intraepithelial neoplasia，CIN）是一组与宫颈浸润癌密切相关的癌前病变，它反映宫颈癌发生发展中的连续过程。1968年Richart指出所有不典型增生都有进展的潜能，现在已知多数CIN病变如果不治疗也会自然消退，因此宫颈癌前病变至发展成宫颈癌是一个较为长时间的过程，大约是10年，关键是进行筛查，及时恰当的处理，治愈率几乎达100%。为此，美国阴道镜和宫颈病理学会（ASCCP）于2001年专门举行研讨会制定了有关组织学诊断CIN的治疗指南，经过2年的临床实践，于2003年7月公开发表，为我们临床处理CIN提供了指导。

一、概念和范畴

1. 宫颈不典型增生（cervical dysplasia）　宫颈癌前病变的概念可追溯到19世纪末，人们在浸润癌旁的组织切片中发现非浸润性异形上皮区域（William，J. 1888）。1932年介绍了原位癌的名词（CIS），指未分化的癌变细胞累及上皮全层但未突破基底膜的病变。其后又报告了CIS和宫颈浸润癌的关系。19世纪50年代末介绍了不典型增生（atypical hyperplasia）的名称，不典型增生细胞既具有异型性又有双向分化的可能性。根据其异型程度和上皮累及范围，宫颈不典型增生分为轻、中、重三度（或三级）。在此后的很多年，宫颈癌前病变就以不同级别的不典型增生和原位癌来报告。

2. 宫颈上皮内瘤变（CIN）　在对大量发生病变的妇女进行随访过程中，人们发现组织学分级与病变进展有直接的关系。这种观察得到一个病变连续发展的过程，即正常上皮 - 上皮癌前病变 - 浸润癌。CIN分为CINⅠ、CINⅡ、CINⅢ。CINⅠ级相当于极轻度和轻度不典型增生；CIN Ⅱ级相当于中度不典型增生；CIN Ⅲ级相当于重度不典型增生和原位癌。

3. 1988 年，第一届国际癌症学会（NCI）研讨会在 Bethesda 举行，促成了细胞学报告即 TBS 系统的发展（the Bethesda system），其核心是采用描述性诊断；出现了新名词：鳞状上皮内病变（squamous intraepithial lesion，SIL），分为两级，低度鳞状上皮内病变（LSIL）包括人乳头瘤病毒感染（HPV）和轻度不典型增生（CIN Ⅰ级）。高度鳞状上皮内病变（HSIL）包括中度不典型增生（CIN Ⅱ级）和重度不典型增生和原位癌（CIN Ⅲ级）。CIN 和 SIL 两个新名词的出现，这些观念上的更新是基于组织病理学和细胞病理学互相联系的形态学基础的变化，反映了数十年来在病理学和细胞学领域研究中的新进展。

4. 阴道镜检的描述和名称亦显纷繁不一　1992 年，Coppleson 提出的命名和分类多被采用。近年，Reid 又提出新的评分标准（RCI），是将最具特征的阴道镜图像，即边界、颜色、血管和碘试验四项，给予 0~2 的评分，并将总分与 CIN 级别相对照。这种分析使诊断数据化，便于评估病变的程度，选择合适的处理方式和范围。RCI 尚未在国内推广。

二、诊断问题

宫颈病变的检查和确定，包括临床物理学检查（视诊、触诊）、细胞学（传统的宫颈抹片及镜检）、CCT（PapNEP、test）、TCT（Thinprep cytologic test）、阴道镜检、活体组织采取和病理组织学诊断，以及必要的实验室 PCR DNA 检测分析等。

（一）宫颈刮片细胞学检查

为最简单的宫颈病变的检查方法。国外不同作者报道的细胞学检查诊断 CIN 和早期宫颈癌的准确率差异很大（67%~92.6%），而细胞学检出 CIN 的假阴性 10%~35%，甚至达 50%。单一细胞学约有 30% 的 CIN 被漏诊。取材是影响细胞学涂片质量和诊断的关键。应在宫颈外口鳞-柱交界处取材，绝经后妇女或局部治疗后的患者，要重视宫颈管部位的取材，如临床怀疑者，可重复涂片，亦有主张所有细胞学检查为 ASCUS 和 AGCUS 的妇女可直接接受阴道镜检查，而 LSIL、HSIL 则必须进行阴道镜检。90 年代以来，随着细胞学制片技术的革命，出现了膜式液基薄层细胞制片技术（TCT）。采用计算机辅助阅片技术应用子宫颈的细胞学检查，使阳性率提高、漏诊率降低。

（二）阴道镜检查

宫颈刮片细胞学检查异常者，应在阴道镜检查下，从视觉和组织学上确定宫颈和下生殖道的状况，全面观察鳞状细胞交界（SCJ）和移行带（TZ），评定病变，确定并采取活体组织，做出组织学诊断，为进一步处理提供依据。阴道镜检查的优点：迅速辨别肉眼看不见的宫颈病变；可以提高定位活检的准确率；与细胞学合用显著提高 CIN 和宫颈癌的早期诊断率。但是阴道镜检查不能观察和鉴别宫颈管内的病变，又比较昂贵，因此尚不能作为首选的普查方法在临床上应用。

（三）宫颈活检、颈管诊刮活组织检查

是确诊 CIN 和宫颈癌最可靠的方法，它们的意义和评价亦有所不同：宫颈活检（cervical biopsy）应在阴道镜下进行，事先做碘试验，选择病变最重的部位取材；病变是多象限的，主张做多点活检。颈管诊刮（ECC）用于评估宫颈管内看不到的区域，以明确其有无病变或癌瘤累及颈管。ECC 在下列情况最有意义：①ASCUS；②细胞学多次阳性或可疑，而

阴道镜检阴性或不满意，或镜下活检阴性。宫颈活检不能完全代替锥切，活检通常采取 4 ~ 5 个点，所谓 12 个点的连续多张切片亦难盖全，特别是微小浸润癌的诊断或除外浸润癌，则不能以点活检为依据。

鉴于以上原因，需借助多种辅助诊断方法的联合应用方能做出 CIN 的诊断。另外有作者统计 318 例 CIN 几乎都采用细胞学 + 阴道镜（直视下多点活检）+ 病理的联合早诊方法，其中 2/3 的病例加颈管诊刮术（ECC），另 11 例（3.15%）LEEP 治疗后诊断为 CIN。术前病理与治疗后病理结果资料表明细胞学 + 阴道镜（镜下多点活检）+ 颈管刮术（ECC）+ 病理不失为 CIN 有效的联合早诊方法。

三、宫颈上皮内瘤变治疗方法

宫颈上皮内瘤变 CIN 治疗方法的选择主要取决于：CIN 的级别、病变范围；年龄、对生育及对生活质量的要求；是否合并持续、高危 HPV 感染；随诊条件等。近年，对 CIN 的治疗趋于保守，使 CIN 的治疗规范化、个体化。不管采用何种方法进行治疗，一定要对患者进行严密随访。

（一）物理治疗

物理治疗基本都适用于病变小、级别低的 CIN。不同治疗方法效果比较，差异无显著性，并有一个共同缺点即不能保留组织标本。

1. 冷冻治疗（cryotherapy） 通过使上皮细胞内的水分结晶而破坏宫颈表面上皮，导致细胞的最终破坏。

（1）治疗指征

1）适于经过阴道镜下活检证实为 CIN Ⅰ ~ Ⅱ。

2）病变局限子宫颈外口。

3）宫颈管诊刮（ECC）阴性。

4）活检示无宫颈管腺体累及。

（2）优点：与激光治疗相比，患者没有明显的疼痛感和出血，不需要额外的设备吸除治疗过程中产生的难闻的气味和可能对健康不利的激光烟柱等。

（3）主要缺点是不能保留组织标本，治疗的精确性不高，在治疗过程中需破坏组织的确切量难以把握。对凹凸不平的病灶面和探头（probe）难以完全接触的病灶，很难采用冷冻治疗。

2. 激光治疗（laser therapy） 包括激光汽化（laser vaporization）和激光锥切（laser collization）两种方法。二氧化碳激光是一种治疗 CIN 的极好工具。

（1）治疗指征

1）激光汽化不但适用子宫颈湿疣、宫颈糜烂等患者，也可用于 CIN Ⅰ 和 CIN Ⅱ 的治疗。

2）冷冻治疗不能完全覆盖的大病变。

3）对于 ECC 阳性、阴道镜检不满意、CIN 面积大不宜做激光气化和 CIN Ⅲ 的患者，则考虑采用激光锥切治疗。

（2）优点：对凹凸不平的病灶面和探头（probe）难以完全接触的病灶，激光治疗可解决；能在直视下对要破坏的组织的深度和宽度进行精确地控制；激光治疗组织愈合快。

（3）缺点：治疗时可能对操作者有不利影响，患者常有明显疼痛，术中及术后出血发生相对较多。

3. 电凝治疗 （electrocoagulation diathermy）

（1）优点：该方法操作简便迅速，对医护人员无伤害，治疗并发症少，且各种形状的电极可适用于不同轮廓与形状的宫颈，治疗可达宫颈管内。

（2）缺点：该法最大的缺点同样是不能保留组织，进行病理学检查，因此在不能完全除外浸润癌之前，不宜行宫颈电凝治疗。宫颈电凝治疗在欧洲及澳大利亚等地区采用较多，国内应用较少。

4. 微波治疗 微波是一种电磁波，它以生物体组织本身作为热源，利用对组织产生的热效应使组织蛋白凝固，达到治疗的目的。起烧灼、凝固、止血的作用。

（1）优点：凝固力强，止血速度快，操作简便易掌握。

（2）缺点：与其他物理治疗基本相同。

（二）手术治疗

1. 宫颈锥切术 1843 年，Lisfrance 首次报道使用宫颈锥切术治疗宫颈病变。锥切术具有无需切除子宫、手术时间短、出血少、创伤小、术后不影响性生活并保留年轻妇女的生育能力的优点。宫颈锥切术目前包括 3 种：①冷刀锥切（cold knife conization，CKC）；②宫颈环状电切术（loop electrostargical excision procedure，LEEP）；③激光锥切（laser conization）。

过去因锥切术有较多并发症残存病灶及复发率较高，多数学者主张严格掌握锥切的适应证，对原位癌锥切治疗一直有争议。近年，随着 CIN 发生率的上升和宫颈癌患者的年轻化，对锥切术的指征、禁忌证、治愈率及并发症作了大量的临床研究，在强调生活质量的今天，人们更新了观念，重新认识了锥切术在 CIN 诊断和治疗中的临床价值，推测锥切术可用于要求保留生育功能的年轻原位癌患者。

中国协和医科大学肿瘤医院张询等取 62 例宫颈锥切标本，对比分析 58 例行 CKC 的 CIN 患者病理标本与术前多点活检的病理所见，发现 CKC 与术前多点活检结果完全符合者有 44 例（71%）；有差异者 18 例（29%），其中 4 例术前多点活检为 CIN Ⅱ 和 CIN Ⅲ，而锥切为 CIN Ⅲ 和微小早期浸润癌。58 例均为鳞状上皮病变，认为宫颈锥切在 CIN 的诊治中仍有其优势。

宫颈锥切在治疗方面的指征为：

（1）CIN Ⅲ 级。

（2）宫颈原位鳞癌。

（3）宫颈原位腺癌。

（4）Ⅰa 期宫颈癌。

许多文献报道了早期浸润癌只要浸润深度不超过 3mm，且无血管淋巴间隙受累，均可以成功地用宫颈锥切进行治疗。当然，锥切并不能保证将病变部位完全切除干净，即使切缘干净的原位癌，随后进行子宫全切仍有证明为浸润性癌的报道。切缘阳性，宫颈腺体受累和病变的多中心性是锥切后病变残留或复发的决定性因素。因此，锥切的病理结果一定要注明这些决定因素的具体情况。为了避免病变的残留，应选择适当大小的锥切尺寸。总的来说，切除宽度应在病灶外 0.5cm，锥高延至颈管 2 ~ 2.5cm，锥切时要将鳞柱交界一并切除。

优点：资料显示，使用冷刀（CKC）、激光和 LEEP 对 CIN Ⅲ 患者进行锥切治疗，总体治愈率和复发率无明显差异。CKC 治疗有效率达 90% ~ 99.6% 不等，术后 CIN 复发率与随诊时间长短、锥切标本边缘是否阴性等有关。CKC 术后边缘阴性者复发率仅 0.13%，而边缘阳性者复发率可达 22%。

宫颈锥切手术的并发症主要包括：手术后出血；子宫穿孔或子宫颈穿孔；手术后盆腔感染；子宫颈狭窄以及子宫颈功能不全。

2. LEEP　LEEP 是由 Cartier 1981 年首创的一种新型高频电波刀宫颈环切疗法。LEEP 是由电极尖端产生超高频电波，在接触身体组织瞬间，由组织本身产生阻抗，吸收此电波产生的高热，来完成各种切割止血等手术目的。既可作为宫颈病变的诊断方法也可用作治疗的手段。用 LEEP 进行宫颈手术，根据切除的组织不同，手术名称也有差异。通常所说的 LEEP 手术，就是用 LEEP 进行宫颈病灶的切除；而用 LEEP 进行宫颈移行带环形电切除，就称为 LETZ（loop excision of the transformation zone）手术或者称为宫颈移行带的大环形切除术（LLETZ）。用 LEEP 进行宫颈锥切手术就是 LEEP Cone。

北京大学第一医院毕蕙等对 CIN Ⅱ ~ Ⅲ 行 LEEP 手术的 73 例患者进行为期 2 ~ 5 年的随访。对总的治愈率、病变持续存在率、1 年复发率、2 年时复发率进行比较，发现 CIN Ⅱ、CIN Ⅲ 在治愈率、病变持续存在率、复发率方面比较差异无显著性；3 年、4 年、5 年均无复发。并发症的发生率为 1.9% ~ 14.1%，主要是治疗后出血，此外，也可发生感染、宫颈管粘连等。对较为严重的宫颈瘤变患者可行 LETZ 或用 LEEP 锥切，效果与冷刀锥切类似。

钱德英对 203 例宫颈上皮内瘤变（CIN）患者进行治疗，对其疗效做回顾性分析。结论为 LEEP 是治疗 CIN 的安全有效方法，只要掌握手术指征，规范手术步骤，注意术后病理观察，可获得满意疗效。

LEEP 治疗宫颈病变的优点是：同时能达到诊断和治疗两个目的，而且切除组织可以送病理检查，通过检查标本边缘状况以确定是否已将病变部位完全切除，从而减少宫颈微小浸润癌的漏诊率。术中出血、术后出血、宫颈狭窄可能性小。

缺点：LEEP 治疗也存在一些问题，对于 CIN 合并妊娠、免疫缺陷性疾病、宫颈解剖结构异常、阴道炎症等均不适合行 LEEP 治疗；如切除标本进行组织学检查时不易进行定位，热损伤可能会影响标本边缘组织的病理检查等。

3. 子宫切除术　传统的观点认为，子宫切除术是治疗 CIN Ⅲ 和宫颈原位癌的常用方法。但近年的研究则表明子宫切除术治疗 CIN Ⅲ 和宫颈原位癌存在过度治疗的问题，而宫颈锥切手术是较为合理的治疗选择。Kang 等对 101 例仅进行 LLETZ 治疗、279 例 LLETZ 后随之进行全子宫切除的 CIN Ⅲ 患者进行对比研究，结果证明 LLETZ 和子宫全切治愈率无明显差异。针对原位癌，Kolstad 等报道对 238 例接受子宫切除患者进行了 5 ~ 25 年的追踪，结果原位癌复发率为 1.2%（3/238），发展为浸润癌的患者为 2.1%（5/238），与单用锥切治疗相比较，差异亦无统计学意义。

因此，目前的观点认为，在宫颈上皮内瘤变治疗中，子宫切除术仅适用于：

（1）已无生育要求的中老年 CIN Ⅲ 级患者。

（2）已无生育要求的 CIN Ⅲ 级患者同时合并有子宫肌瘤、子宫脱垂等良性疾病。

（3）宫颈原位腺癌。

（4）镜下早期浸润癌。

（5）已完成生育的 CIN Ⅲ 级患者，宫颈锥切的标本中切缘未尽者。

（三）物理治疗与宫颈锥切术后处理

1. 阴道流液　术后第 2 天开始由阴道流出混浊液体，以后逐渐增多，并有臭味，10 天后痂皮开始成片地分散剥落，分泌物开始逐渐减少。若阴道分泌物量多，可引起阴道炎或外阴炎，应嘱患者保持会阴清洁每日冲洗外阴 2 次，必要时口服抗生素预防感染。

2. 阴道出血　阴道出血往往发生在 2 周之内。宫颈创面痂皮脱落时，有时因底部毛细血管破裂而渗血出现有血性分泌物，一般不需要特殊处理。如果附近深层痂皮剥离遇到动静脉或静脉丛或患者的血凝机制发生障碍时，可引起大量出血，这时必须立即止血处理。以局部治疗为主，宫颈创面消毒后，敷以消炎止血药，用无菌干纱布填塞压迫止血，24 小时后取出；若仍有活动性出血，可再用纱布填塞。也可用明胶海绵或碘仿纱条填塞。同时可全身用药，予抗炎止血治疗。

3. 病灶残存　一般在物理治疗后 6~8 周时，宫颈及全部被新生的扁平上皮所覆盖，宫颈部呈整齐、光滑的形态，宫口卷入缩小。如果治疗不够深或覆盖病灶面不够大，尤其在宫口内黏膜治疗太浅，至 8 周后可见到在宫口周围有红色黏膜组织突出，呈息肉状或宫口外翻，或在宫颈上、下唇仍稍外翻，则表示整形还做得不够理想。对这些病理的表面应加浅层电凝，隔 2~4 周后再做随访 1~2 次，即可完全治愈。观察 2~3 个月后，如果认为疗效失败，就应再做宫颈细胞学检查和宫颈活检，以排除癌症，然后再改用其他物理治疗，最后达到完全治愈目的。

4. 宫颈口闭锁　某些物理治疗后，宫颈纤维结缔组织收缩，形成瘢痕，以及扁平细胞的生长，可能引起宫颈外口的缩小而闭锁，有碍经血的外流，从而引起腹痛等症状。这时需要重复扩张宫口才能解决。

5. 体弱无力　可能因阴道大量流液，身体内的蛋白质及钾盐的消耗所致。因此，必须补充蛋白质（如豆浆、牛乳、蛋及肉类等）及氯化钾片剂或口服中药调补气血。

6. 下腹痛　物理治疗后，少数患者会觉得下腹部有轻微疼痛，这可能是子宫肌层收缩所致，过后就会自然消失。

7. 随访及疗效评定　术后 1 个月、2 个月、3 个月、6 个月复查。若 6 个月内病灶完全消失，即为治愈。

（四）药物治疗

治疗宫颈病变的药物大致分成 3 种类型。

（1）免疫调节剂，如人重组 γ-干扰素、β-干扰素、口服异维 A 酸（保肤灵）、咪喹莫特（imiquimod）、和干扰素（intron A）等。主要针对治疗 HPV 病毒感染导致的宫颈尖锐湿疣、CIN 合并 HPV 感染等。干扰素可以导致宫颈局部快速而明显的朗格汉斯细胞增加，从而导致 HPV 感染相关的 CIN 消退。

（2）重组病毒疫苗，对 HPV 感染细胞产生特异性细胞毒作用，从而消除 HPV 感染和 CIN。

（3）抗炎药物，通过消除生殖道原虫，真菌和微生物而治疗与 CIN 有关的炎症和 HPV 感染等。

（五）宫颈上皮内瘤变治疗方案

1. 因对于不同级别的 CIN，所选择的处理方法有所不同，为此，ASCCP 根据循证医学原则，对提供证据的临床资料进行分级评估，提出对选择处理方法的推荐程度术语分为：①推荐采用（recommended）：是指有良好证据支持的唯一选择处理方法；②最好采用（preferred）：是指在有多种方法选择时的最佳选择处理方法；③可采用（acceptable）：是指有证据提示选择该方法优于其他方法，或无证据倾向于任何一种处理方法选择；④不采用（unacceptable）：是指有良好的证据反对该处理方法的选择。

2. 综上所述，尽管国外权威机构已为我们制定了 CIN 的处理指南，但由于我国幅员辽阔，经济发展不平衡，部分地区缺乏阴道镜检查设备和（或）技术，因此 CIN 具体的治疗方法应根据 CIN 的级别、并参考患者的年龄、生育要求、随访条件和是否存在妇科其他疾病，以及医院设备和医师掌握某种技术的熟练程度等综合考虑。对于 CIN 的临床处理应充分遵从循证医学的原则，仔细考虑所选治疗方法对患者的益处和可能带来的并发症与损害。

（1）CIN I 级：病灶局限、HPV（-），患者拒绝治疗、有随诊条件可定期检查，密切追踪，除上述外 CIN I 级可采用物理治疗。

（2）CIN II 级：首选物理治疗，如病灶较广，病变伸入颈管可冷刀锥切或 LEEP，如合并子宫肌瘤或卵巢囊肿，年龄较大自愿作全宫切除也可考虑。

（3）CIN III 级：首选手术治疗，年轻有生育要求或要求提高生活质量者，病灶较局限可冷刀锥切或 LEEP，原位癌或原位腺癌等不宜用 LEEP 治疗，行筋膜外子宫切除或扩大的筋膜外子宫切除术。

（4）HPV 感染的亚临床湿疣（SPI）：无症状者观察，如合并 CIN I 级或高危 HPV、无随诊条件者或要求积极治疗者，可行物理治疗或 LEEP。

（六）妊娠妇女

宫颈癌筛查是产前检查的一部分，怀孕可能是妇女的第 1 次筛查机会。细胞学涂片异常后，孕妇会经常进行阴道镜检查直到妊娠中期。现认为妊娠期以阴道镜诊断 CIN 即可，而无需活检证实。如怀疑病变可能是浸润癌时，应取活检。由于常在妊娠中期进行阴道镜检查，怀疑高度 CIN 者可在孕 28 周复查，两次检查均应行细胞学和阴道镜检查。如果孕期任何一次随访中细胞学或阴道镜镜检发现病变趋于严重，应直接钳取活检。如病情稳定，可在产后 2~3 个月通过活检明确诊断，并给予适当处理。如果证实有微小浸润癌或 CIN，且有明确的产后复查计划，可允许经阴道分娩。产后 8~12 周应复查再评价。产后的治疗取决于最后诊断，与非妊娠妇女相同。但因 75% 孕期的 CIN 病变在产后半年内消退，故更主张随诊观察。

（七）随访

任何级别的 CIN，在任何一种治疗后均应定期随诊，包括细胞学、阴道镜、妇检、必要时 ECC。1 年内 3 个月 1 次，1 年后半年 1 次，2 年后 1 年 1 次，随访时间 10 年以上。

（吴秋芳）

第四节　子宫颈癌

子宫颈癌（carcinoma of the uterine cervix）在许多国家中是女性最常见的癌瘤，在我国也是最常见的恶性肿瘤之一，发病率占女性生殖器官恶性肿瘤的首位，病死率在所有女性恶性肿瘤中仅居胃癌之后，占第 2 位。患者以 40~60 岁者为多见。

一、临床诊断

根据不规则出血，尤其有接触性出血者，首先应想到有宫颈癌的可能，应做详细的全身检查及妇科检查，并采用以下辅助检查。

（一）子宫颈刮片细胞学检查

是发现宫颈癌前期病变和早期宫颈癌的主要方法。

（二）宫颈和宫颈管活体组织检查

在宫颈刮片细胞学检查有可疑病变时，应在宫颈鳞－柱交界部的 6 点、9 点、12 点和 3 点处取四点活检，或在碘试验不着色区或阴道镜下可疑癌变部位，取多处组织，并进行切片检查，或应用小刮匙搔刮宫颈管，将刮出物送病理检查。

（三）宫颈锥形切除术

在活体组织检查不能肯定有无浸润癌时，可进行宫颈锥形切除术。当宫颈癌确立后，根据具体情况，可进行肺摄片，淋巴造影，膀胱镜，直肠镜检查等，以确定宫颈癌临床分期。

二、细胞分类

鳞状细胞（表皮状的）癌和腺癌分别大约占宫颈癌的 90% 和 10%。腺鳞癌与小细胞癌相对较少。原发性宫颈肉瘤偶有描述，对于恶性宫颈淋巴瘤，原发的或继发的都有报道。

三、FIGO 分期

0 期：原位癌。

Ⅰ期：Ⅰ期是严格限子宫颈内的癌，忽略扩散到子宫体的部分。

ⅠA 期：只在显微镜下确定的浸润性癌。所有的病变，就算是表浅侵犯也属于ⅠB 期癌。入侵基质深度不大于 5mm* 且宽度不超过 7mm（注：* 入侵深度应≤5mm，由源自表面或腺体的上皮基底测得。若扩散到血管处，不论静脉或淋巴结，都不应改变其分期）。

ⅠA$_1$ 期：测得的基质入侵深度≤3mm 且直径≤7mm。

ⅠA$_2$ 期：测得的基质入侵深度 >3mm 且≤5mm，直径≤7mm。

ⅠB 期：临床病变限子宫颈或亚临床病变大于ⅠA 期。

ⅠB$_1$ 期：临床病变≤4cm。

ⅠB$_2$ 期：临床病变尺寸 >4cm。

Ⅱ期：Ⅱ期是扩散到宫颈之外但未及骨盆壁，侵及到了阴道但未到阴道下 1/3。

ⅡA 期：未明显侵及到宫旁，侵及到阴道不低于 2/3。

ⅡB 期：明显侵及到宫旁但未及骨盆侧壁。

Ⅲ期：Ⅲ期是已扩散到骨盆侧壁且（或）达到阴道下 1/3 的癌。直肠检查中，肿瘤与骨盆侧壁间没有间隙。应包括所有的肾盂积水或肾无功能病例，除非已知有其他原因引起。

ⅢA 期：未扩散到骨盆侧壁但有扩散到阴道下 1/3。

ⅢB 期：扩散到骨盆侧壁或有肾盂积水或肾无功能。

Ⅳ期：Ⅳ期是癌已超出真骨盆外或临床上扩散到膀胱和（或）直肠的黏膜。

ⅣA 期：肿瘤扩散到骨盆邻近器官。

ⅣB 期：扩散到远处器官

子宫颈癌以放射治疗和手术治疗为主，化学治疗为辅。

四、宫颈癌的治疗纵观

（一）宫颈癌的放射治疗

宫颈癌的放射治疗始于 20 世纪初，1903 年 Mangaret Cleaves 首先将腔内镭疗用子宫颈癌的治疗。随后，分别于 1914 年、1919 年和 1938 年在欧洲形成了斯德哥尔摩、巴黎和曼彻斯特三大腔内镭疗体系。20 世纪 20 年代开展了体外 X 线照射和腔内镭疗的配合治疗。腔内镭疗对象为宫颈及其周围的局部病灶，体外放射对盆腔淋巴结，成为宫颈癌放疗的标准疗法。20 世纪 60 年代后，我国中科院肿瘤医院吴恒兴、刘炽明等研制的北京镭模应用于临床并得到国际承认，形成宫颈癌腔内放疗北京体系。^{60}Co、电子加速器于 20 世纪 60 年代开始应用于临床，减少了盆腔淋巴结转移复发的可能性，提高了疗效。后装治机于 20 世纪 60 年代试制以来，经过 30 余年的不断发展和完善，使后装治疗基本趋于成熟。目前，我国后装治疗逐渐普及，后装治疗已基本取代了宫颈癌传统腔内放疗。据报道，后装治疗远期疗效略高于传统的腔内镭疗。

（二）宫颈癌手术治疗

宫颈癌手术治疗已有 100 多年的历史，时至今日，单纯采用手术或手术并放疗，仍然是早期宫颈癌的主要治疗手段之一。1878 年，Czerny 首先经阴道全宫切除术治疗宫颈癌，但预后不佳，而且手术病死率高达 32%（阴式）和 72%（腹式）。1893 年，Schuchardt 报道了大大有利于盆腔暴露的会阴切开术。1901 年，Schuata 施行了经阴道根治术，至 1920 年已做了 891 例这样的手术。1898 年，Wertheim 首创腹式根治性子宫切除，取得令人鼓舞的效果，至 1922 年达到 1 500 例。Reis 在 1895 年提出切除淋巴结。其后 1917—1919 年 Latzko、1922 年冈林各自完成系统的经腹子宫颈癌根治术的术式。19 世纪 30～40 年代，Taussing 在放疗患者中行腹膜内淋巴切除和输卵管、卵巢切除。在这个时期，由于镭治疗病死率和并发症低而十分盛行。不过，Meigs 在 Ⅰ、Ⅱ 期患者中行镭疗，其结果令人失望。他综合 Wertheim 与 Taussig 的手术方法，于 1939 年开始常规的盆腔淋巴结彻底清除和根治性子宫切除，至 1946 年做了 100 例，没有手术死亡病例，从而重新引起了人们对手术的兴趣。以后有些学者对其术式进行了一些改良，使之日趋完善。国内杨学志、张其本、柯应夔分别于 1958 年、1961 年和 1962 年先后发表了他们所改进的宫颈癌根治性手术。

Wertheim 和 Meigs 对宫颈癌的手术治疗做出了杰出的贡献。Wertheim – Meigs 根治性子宫切除，一直是早期宫颈癌手术治疗的主要术式。Wertheim 手术与 Meigs 手术比较，技术上有些不同点。Wertheim 手术根治程度比 Meigs 手术小些，其手术范围包括全子宫及输尿管内侧的支持组织和可疑盆腔淋巴结的切除。目前这一术式称为改良性根治性子宫切除术，即 Ⅱ 类手术，选择性地应用于 Ⅰa 期宫颈癌患者。Meigs 手术包括输尿管侧方支持组织和盆腔淋巴结切除。本式目前称为 Ⅲ 类或标准性根治性子宫切除术，应用于 Ⅰb 和 Ⅱa 期宫颈癌患者。许多学者常将两种术式统称为 Wertheim – Meigs 根治性子宫切除术。

宫颈癌根治性子宫切除的手术途径尚不统一，欧洲某些地区仍继续经阴道手术，但大多数国家已采用经腹手术，特别在美国，认为腹式方法优于根治性的阴道手术，因为前者能更好地暴露手术野，能切除足够的癌边缘，假如癌累及膀胱和直肠，可以同时切除。关于盆腔淋巴结清扫，有腹膜外和腹膜内两种。有学者认为前者能减少对肠管压迫和腹膜激惹的影响，减少手术并发症。但两者比较，仍缺少对照，尚难定论。国内还有人倡导腹膜外盆腔淋巴结清除术及腹膜外广泛子宫切除术，对此尚需积累更多的经验。

（三）腹腔镜在宫颈癌治疗中的应用

随着腹腔镜技术和设备的不断发展，使腹腔镜手术治疗宫颈癌已成为可能。腹腔镜盆腔和腹主动脉旁淋巴结切除术和根治性子宫切除术等微创手术的日趋成熟，为宫颈癌的手术病理分期和微创治疗奠定了技术基础。

切除盆腔和（或）腹主动脉旁的淋巴结是处理宫颈癌的重要步骤之一。1989 年，Dargent 首次报道了腹腔镜腹膜外盆腔淋巴结切除术，Querleu 于次年 5 月报道了腹腔镜下经腹盆腔淋巴结切除术。其后报道对 39 例子宫颈癌患者行腹腔镜淋巴结清扫术，平均切除淋巴结 15.7（13～18）个，所需时间 96.45（70～120）分，出血量均 < 300ml。Malur 等 2001 年报道，一组腹腔镜与剖腹手术行盆腔淋巴结清除术的对比结果表明，腹腔镜手术组可以剔除更多的淋巴结。国内梁志清等 2001 年报道，21 例盆腔淋巴结清除，平均切除淋巴结 19（15～23）个，腹主动脉旁淋巴结 5.2（3～9）个。上述资料可看出，腹腔镜手术已达到了与开腹手术切除淋巴结数目同样的要求。扩大全子宫切除术是手术治疗宫颈癌的关键步骤之一。1992 年 Nazhat 等首次报道了腹腔镜广泛全子宫切除和主动脉旁及盆腔淋巴结切除成功。数年后国外通过一组 Ⅰb 期的子宫颈癌患者行腹腔镜广泛全子宫切除术与常规腹式广泛全子宫切除术进行对比，证实腹腔镜广泛全子宫切除术是治疗子宫恶性肿瘤的又一途径。1998 年 8 月，广东佛山利用腹腔镜对 1 例 Ⅰb 期的子宫颈癌患者成功施行了盆腔淋巴结切除及广泛全子宫切除术，在此后 4 年多共对 114 例子宫恶性肿瘤施行了（次）广泛全子宫切除术和（或）盆腔淋巴结清扫术。目前国内多家医院都开展了这项手术。

（四）宫颈癌的化学药物治疗

10 余年来化疗药物也用于治疗宫颈癌，特别是近年来，随着铂类化合物和异环磷酰胺的应用，有关化学治疗宫颈癌的报道逐渐增多，也出现了一些可喜的效果。化疗既可用于晚期病例或手术前，也可用于复发病例。当前，化疗仍然是宫颈癌的辅助治疗或姑息治疗。术前给予适宜的化疗，可抑制肿瘤生长，使癌细胞的活性降低或失去活力或变性坏死，呈凋亡，使瘤体缩小，减少宫旁浸润，提高手术成功率。术前化疗可以使许多在一般情况下不能手术的患者获得根治性手术的机会。对术前化疗有效者，可降低高危因素（淋巴结转移、脉管浸润、宫旁浸润等）发生概率，降低局部复发率，提高生存率。有预后不良因素者术后化疗，能消除微小转移灶，降低盆腔复发率以期改善疗效。

1. 新辅助化疗加手术　许多学者对此进行了研究，如 Serur 等报道新辅助化疗加手术治疗 ⅠB$_2$ 期宫颈鳞癌患者，总的有效率达 90%（CR 10%，PR 80%），与单纯手术组相比，术后发现淋巴结转移，宫旁受侵、脉管受累等情况明显低于后者，且总的 5 年生存率也有所改善。Eddy 等报道 DDP + VCR 治疗 34 例宫颈局部肿瘤的 Ⅰb 期患者，化疗有效率达 80%，随后行根治术，淋巴结转移率 25%，比预计要低，随访 2 年，25 例无癌生存，1 例带瘤生存。王世阆等应用腹壁下动脉插管化疗（NH$_2$ 5mg 加 5 - FU 500mg，隔日 1 次，共 5 次）

1~2疗程后3周行根治术，治疗32例子宫颈癌Ⅱb~Ⅱb期，有效率为88.2%。李玲等报告Ⅱb期子宫颈癌术前动脉插管化疗38例，5年、10年生存率分别为73.7%和62.2%，而同期单纯手术组36例则为38.9%和21.4%，说明新辅助化疗有一定作用。

新辅助化疗加放疗：这是一种连续治疗的方法，在放疗前先给一定的化疗，目的是在放疗前减少肿瘤负荷和消灭微小转移灶。但新辅助化疗加放疗与单独放疗相比较，能否提高生存率，尚无定论，仍须继续对照研究。该方法毒副作用较小，缺点是治疗周期长，容易导致肿瘤细胞加速增殖和对治疗产生交叉耐药性。化疗方案可用 DDP 50mg/m²，第1天，静滴；BLM 15mg，第1天，静注；IFO 1g/m²，第1~5天，静滴；Mesna 1.2g/m²，在使用IFO后0小时、4小时、8小时静注，第1~5天。3周重复1次，用2疗程后1~2周开始放疗。亦可参照全身用药的其他方案用1~2疗程后1~2周开始放疗。

2. 辅助化疗包括两种方式，即同时给予化疗与放疗的化放疗以及术后或放疗后对高危患者进行的化疗。

（1）同时化、放疗：近几年对晚期宫颈癌主张同时化、放疗的人越来越多，一些报告已证明同时化、放疗比顺序化、放疗明显提高疗效，有效率分别为100%和89.5%。普遍认为化疗辅助放疗有以下作用：①提高肿瘤的反应率及盆腔控制率，改善治疗效果；②有协同、增敏作用；③有效消除隐性转移灶。但能否提高长期生存率和减少远处转移，目前尚无定论。这种方法较单纯化疗的治疗周期短，最大限度地减少肿瘤细胞加速增殖和对治疗交叉耐药性的产生。该方法缺点是治疗毒性较大。同时化、放疗的药物可选用：①HU 50mg，放疗第1天开始，每日2次，口服2周，停药2周重复，共用2个疗程；②MMC 4mg，第1~5天，静注，5-FU 500mg，第1~5天，静滴，4周重复，共2个疗程，亦可用其他联合化疗方案；③DDP 30~40mg，放疗第1天起，每周重复1次，静滴，连用5天，每3周重复。与放疗同时进行治疗ⅠB~Ⅳ期局部晚期的子宫颈癌55例，有效率96%，其中Ⅲ期的5年生存率明显改善，为66.7%。

（2）术后或放疗后化疗：不少学者研究发现宫颈癌根治术后对高危患者根治术后化疗，亦可配合放疗，但疗效尚不能肯定。Cuytin等报道89例Ⅰb~Ⅱa的患者根治术后行化疗或化疗加全盆外照射，BLM 20mg/m²，第1~3天，DDP 75mg/m²，第4天，患者复发率明显改善。放疗后化疗开展较少。

术后或放疗后化疗，一般用全身化疗4~6个疗程。

3. 用药途径、方案及剂量

（1）全身用药：因单药的有效率低、缓解期短，全身化疗多采用联合化疗。联合化疗中含顺铂的化疗方案可达到40%~75%的反应率。常用的化疗方案有：

1）PVB方案：DDP 60mg/m²，静滴，第1天；VLB 4mg/m²，静注，第1天、第2天；BLM 12mg/m²，肌注，第1天、第8天、第15天。3周重复。

2）BIP方案：BLM 15mg，静滴，第1天；IFO 1g/m²，静滴，第1~5天；：DDP 50mg/m²，静滴，第1天。3周重复。

3）FIP方案：5-FU 500mg/m²，静滴，第1~3天；IFO 1g/m²，静滴，第1~3天；DDP 30mg/m²，静滴，第1~3天。4周重复。

4）FACV方案：5-FU 500mg/m²，静滴，第1天、第8天；ADM 45mg/m²，静注，第1天；CTX 100mg/d，口服，第1~14天，VCR 1.4mg/m²，静注，第1天、第8天。4周

重复。

5）BM 方案：BLM 5mg，静滴，第 1 ~ 7 天；MMC 10mg，静滴，第 8 天。15 天一周期。

6）BOMP 方案：BLM 30mg，静滴，第 1 ~ 4 天；VCT 0.5mg/m², 静注，第 1 天、第 4 天；MMC 10mg/m², 静注，第 2 天；DDP 50mg/m², 静滴，第 1 天、第 22 天。6 周重复。

7）P - M 方案：DDP 50mg/m², 静滴，第 1 天、第 22 天，MMC 10mg/m², 静注，第 1 天。6 周重复。

国际抗癌联盟推荐化疗方案：①BLM 10mg/m², 肌注，每周 1 次；MTX 10mg/m², 口服，每周 2 次；②ADM 20 ~ 30mg/m², 静注；DDP 50mg/m², 静滴，3 周重复。

（2）动脉灌注用药：这种给药途径具有局部药物浓度高，毒性反应轻的优点。该法有动脉插管灌注和介入治疗两种。

1）动脉插管灌注法：可经髂内动脉、髂外动脉、股动脉分支插入，或经股动脉直接插入。

动脉插管灌注常用药物及剂量是：①5 - FU 250 ~ 500mg，每日 1 次，总量 4 000 ~ 5 000mg。同时用 VCR 1mg，每周 2 次，4 次为 1 疗程；②BLM 10 ~ 15mg，每日 1 次，10 天为 1 个疗程；③氮芥 10mg，每日 1 次，共 3 次。停药 3 天再用 5 - FU 250 ~ 500mg，每日 1 次，连用 7 天为 1 疗程；④5 - FU 500mg，CTX 200mg，每日 1 次，7 ~ 10 天为 1 疗程；⑤CTX 200mg/d，5 - FU 500mg/d，BLM 30mg/d。三药采用序贯疗法，每日用 1 种，3 天为 1 周期，4 ~ 5 周期为 1 疗程；⑥DDP 30mg，每日 1 次，同时水化利尿，5 天为 1 疗程；⑦MMC 10mg/m², VCR 1mg/m² 及 DDP 50mg/m², 每 3 周 1 次；⑧DDP 50mg/m², BLM 30mg/m², 3 周重复。

2）介入治疗：可直接插入一侧或双例髂内动脉甚至插至子宫动脉，使宫颈药物浓度更高。药物选择及剂量可参照动脉灌注之用药。用药方案可采用一次性大剂量灌注，亦可采用保留导管法。目前更多地采用前者，同时可经导管注入栓塞剂。

3）腹腔化疗：腹腔化疗可取得与全身用药相似的疗效，其机制有待进一步探讨。其方法同时卵巢癌腹腔化疗。常用药物为 DDPI 60 ~ 180mg，3 ~ 4 周重复，用 2 ~ 3 个疗程。

（五）宫颈癌的治疗方案

1. 宫颈癌 0 期：如果治疗得当，宫颈原位癌的控制应达到 100%。治疗前，须使用阴道镜活检或锥切活检以排除浸润癌。治疗方法的选择还取决于患者的一些因素，包括年龄，是否想保留生育能力以及医疗条件。最重要的是我们必须了解疾病的范围。

在一些选择的病例中，相比冷刀锥切术，门诊电圈环切术可能更容易接受。这种快速的便捷的手术只需要局部麻醉，没有像冷刀锥切术那样全身麻醉的风险。可是仍然存在关于电圈环切术能否完全取代锥切术的争论。一个对比电圈环切术与冷刀锥切的试验表明，对于病变的全切除两者很可能没有区别。然而，两病例表明，当癌灶被切断时，对隐匿浸润性癌患者使用 LEEP 会导致不能准确测定其入侵深度。

标准治疗方案：

治疗宫颈外病变的方法有：

（1）LEEP（电圈环切术）。

（2）激光治疗。

（3）锥切术。

当扩散到宫颈管时，可对部分的患者使用激光或冷刀锥切术以保留子宫并且避免放疗和（或）更大范围的手术。

对于育龄后的妇女，腹式或阴式全子宫切除术是适当的治疗方法，特别是对肿瘤扩散到了内锥缘时。对于不适宜动手术的患者，可使用单个双孔卵形腔内插入 5 000mg/小时（8 000cGy 阴道表面剂量）。

2. ⅠA 期宫颈癌治疗方案

（1）全子宫切除：如果锥切活检测得的入侵深度 < 3mm，切缘清晰，而且没有发现血管或淋巴道入侵，扩散到淋巴结的机会非常低，不需要淋巴结清扫。对年轻女性可选择保留卵巢。

（2）锥切术：如果入侵深度 < 3mm，而且没有发现血管或淋巴道入侵，锥切边界又为阴性，对希望保留生育能力的患者，单纯使用锥切术比较合适。

（3）根治性子宫切除术：对肿瘤入侵 3~5mm 的患者，建议使用根治性子宫切除术加盆腔淋巴结清扫，因为据报告淋巴结转移的风险可达到 10%。然而，据研究表明，在此组患者中淋巴结感染的比率可能会低得多，并且质疑保守治疗是否恰当，因为患者锥切术后没有病灶残留。根治性子宫切除术加淋巴结清扫也可考虑用在由于肿瘤侵袭到了锥边界而无法确定肿瘤入侵深度的患者身上。

（4）单纯腔内放疗：如果入侵深度 < 3mm 且未发现毛细淋巴处入侵，扩散到淋巴结的机会非常低，则不需要外束放疗。建议使用一个或两个双孔卵形插入 6 500~8 000mg/小时（10 000~12 500cGy 阴道表面剂量）。放疗一般只用于不宜手术的患者。

3. ⅠB 期宫颈癌 放射治疗或根治性子宫切除术和双侧淋巴结清扫，对于小体积肿瘤患者的治愈率达到 85%~90%。一个随机化的试验说明，当比较放疗与根治性子宫切除术时，其 5 年的总无病存活率是相同的。原发瘤的大小是很重要的预后因素，应谨慎评估以选择最佳疗法。对于病变 >3cm 的腺癌，应采取放疗。

手术分期后，主动脉旁阳性淋巴结和骨盆阳性淋巴结的患者可通过骨盆和主动脉旁放射疗法治疗。有骨盆肉眼可见淋巴结的切除术可提高术后放疗的局部效果。

五个随机化的Ⅲ期试验表明，除了一试验表明试验无效外，铂类药物化疗同时并以放疗则有利于总体存活。宫颈癌的死亡风险随着这种放化疗法的应用降到 30%~50%。基于这些结果，对于那些需要使用放射疗法来治疗宫颈癌的妇女们，应强烈考虑使用铂类药物化疗并以放疗的联合疗法。

标准治疗方案：

（1）放射治疗：外束骨盆放疗结合两次或多次腔内近距离治疗。尽管低剂量率（LDR）近距离治疗（典型的有 137-Cs）一直为常用方法，不过高剂量率（HDR）治疗（典型的有 192-Ir）的应用正迅速上升。HDR 近距离治疗的优点有，消除了对医务人员的辐射暴露，更短的治疗时间，方便患者，以及适于门诊患者。

（2）根治性子宫切除术以及双侧淋巴结清扫术

1）根治性子宫切除术以及双侧淋巴结清扫术之后的全骨盆放疗加以化疗。对于阳性盆腔淋巴结，阳性手术切缘以及宫旁残留的患者，可考虑给予五星期的 5 000cGy 放疗加顺铂化疗，可用 5-FU 或不用 5-FU。

2）对于大体积肿瘤患者使用放疗加顺铂化疗或顺铂/5-FU 化疗。

4. ⅡA 期宫颈癌　放射治疗或根治性子宫切除术，可使治愈率达到 75% ~ 80%。一个随机化的试验说明，当比较放疗与根治性子宫切除术时，其 5 年的总无病存活率是相同的。原发瘤的大小是很重要的预后因素，应谨慎评估以选择最佳疗法。对于大体积（>6cm）鳞癌或腺癌的患者，相比放疗加子宫切除治疗，高剂量放疗对局部控制及存活率效果较好。对于放疗后肿瘤局限子宫颈但对放疗反应不完全者，或阴道解剖不适于近距离治疗患者，可以在放疗后进行手术。对于那些需要使用放射疗法来治疗宫颈癌的妇女们，应强烈考虑使用铂类药物化疗并以放疗的联合疗法。

标准治疗方案：

（1）放射治疗：外束骨盆放疗结合两次或多次腔内近距离治疗。对于 4cm 或更大的原发瘤可对采用主动脉旁结节放疗。

（2）根治性子宫切除术以及淋巴结清扫术。

（3）根治性子宫切除术以及双侧淋巴结清扫术之后的术后全骨盆放疗加以化疗。对于阳性骨盆淋巴结和阳性手术切缘的患者，可考虑给予五星期的 5 000cGy 放疗加化疗辅以铂疗，可不用氟尿嘧啶或使用氟尿嘧啶（5 - FU）。

（4）对于大体积肿瘤患者使用放疗加顺铂化疗或顺铂/5 - FU 化疗。

5. ⅡB 期宫颈癌　原发瘤的大小是很重要的预后因素，应谨慎评估以选择最佳疗法。单侧宫旁浸润比双侧有利于存活和局部控制。如果计划术后进行外束放疗，腹膜外淋巴结取样的辐射并发症比经腹膜的少。切除肉眼可见的骨盆淋巴结可提高术后放疗的局部控制。一单个研究显示，对没有组织学上证据的患者使用主动脉旁放疗法有利于其存活。对于那些需要使用放射疗法来治疗宫颈癌的患者，应强烈考虑使用铂类药物化疗并以放疗的联合疗法。

标准治疗方案：

放疗加化疗：腔内放疗和外束骨盆放疗结合铂类药物化疗或铂/氟尿嘧啶。

6. Ⅲ 期宫颈癌　原发瘤的大小是很重要的预后因素，应谨慎评估以选择最佳疗法。对ⅢA/ⅢB 期患者的治疗模式的研究表明，其预后取决于病灶的范围，单侧骨盆壁受累的患者预后比双侧受累的较理想，而双侧骨盆受累的患者又比肿瘤侵犯阴道壁下 1/3 处的要理想些。主动脉旁淋巴结和骨盆淋巴结阳性的患者可通过骨盆及主动脉旁放疗治愈。

标准治疗方案：

放疗加化疗：腔内放疗和外束骨盆放疗结合铂类药物化疗或铂/氟尿嘧啶。

7. ⅣA 期宫颈癌　标准治疗方案：放疗加化疗：腔内放疗和外束骨盆放疗结合铂类药物化疗或铂/氟尿嘧啶。

8. ⅣB 期宫颈癌　还没有能够实质上减轻ⅣB 期宫颈癌患者的标准化学疗法。

治疗方案：

（1）可使用放疗缓解原发灶或远处转移。

（2）化疗。

9. 复发宫颈癌的治疗　对于局部复发，在经选择的患者中使用盆腔脏器切除术其 5 年存活率可达到 32% ~ 62%。对于已有远处扩散的复发宫颈癌患者，尚无标准治疗方法。这些患者联合化疗可以得到一定程度的缓解。

治疗方案：

（1）对于根治手术后的盆腔内复发，使用放疗联合化疗（氟尿嘧啶/丝裂霉素）可治愈

40% ~50% 的患者。

（2）联合化疗可用于缓解。

（六）宫颈癌合并妊娠的处理

国际上比较认同的宫颈癌合并妊娠定义包括妊娠期、产褥期和产后 6 个月内发现的宫颈癌，也有人提议将之定义为妊娠相关性宫颈癌。

宫颈癌合并妊娠虽然少见，但在恶性肿瘤合并妊娠中最为常见，其有关发生率报道差异较大，约占妊娠的 0.02% ~0.04%。

宫颈癌合并妊娠的处理比较复杂，临床处理时应考虑宫颈癌的临床期别、妊娠周数以及患者对胎儿的需求程度等因素。治疗手段与一般宫颈癌和癌前病变相同，具体原则如下：

早期宫颈浸润癌（Ⅰ~Ⅱa 期）以手术治疗为首选。一般推荐妊娠 20 周以后诊断的早期宫颈浸润癌，如患者坚决要求生育的，可酌情考虑延缓到胎儿成熟后，行剖宫产术，同时行广泛子宫切除术和盆腔淋巴结清扫术，年轻者保留一侧卵巢。另外，在期待胎儿成熟的过程中应每隔 6~8 周重复进行阴道窥器、宫颈脱落细胞学和阴道镜检查等。如果为妊娠小于20 周，多建议终止妊娠，行剖宫取胎术，同时行广泛子宫切除术和盆腔淋巴结清扫术，年轻患者可保留一侧卵巢。

晚期宫颈癌指ⅡB 期以上的宫颈癌。应首选放疗，放疗时机应根据孕周和胎儿能否存活而定。对于早期妊娠可直接放疗，包括体外照射和腔内放射，一般放疗 20 ~24 天，先行体外照射，当放疗剂量达 40 ~50Gy 时，可造成流产，如发生流产，即行刮宫术，并于流产后3 天继续腔内放疗。对于中期妊娠可先行剖宫取胎，术后 2 周开始放疗，但也有学者主张直接放疗，以免延误宫颈癌治疗时机。放疗过程中，70% 的患者将发生流产。晚期妊娠处理比较复杂，观点不一。有人主张延迟至胎儿成熟后行剖宫产，术后 2 周开始放疗；也有学者认为晚期宫颈癌应及时治疗，不宜延迟治疗。产后宫颈癌的预后明显比孕期宫颈癌差，但也有报道显示孕期和产后发现的宫颈癌的预后差异无显著性。产后宫颈癌的治疗原则同非孕期宫颈癌。

（七）年轻宫颈癌患者卵巢自身移植和移位术

卵巢自身移植或移位术是用于妇女在盆腔放射治疗前将卵巢移植或移位于放射野以外部位以保存卵巢功能的手术方法。

从 20 世纪 50 年代开始，临床医师逐渐意识到年轻早期宫颈癌患者保存卵巢功能的价值。1958 年 McCall 等发表了年轻子宫颈癌患者保留卵巢的文章，对保留卵巢者追踪 9 年证明卵巢功能良好，且这些患者骨质疏松、冠心病发病率明显低于切除卵巢者。Webb 等比较保留卵巢的患者与切除双侧卵巢的患者的 5 年生存率没有明显差异，而且卵巢转移非常罕见，他追踪 95 例手术治疗子宫颈癌保留卵巢者未见 1 例卵巢转移。因此，在早期宫颈癌患者中行卵巢自身移植或移位术是安全的。

主要手术方式有：

1. 于乳房外侧作纵行切口 6 ~7cm，分离皮下脂肪至胸大肌，切断其部分肌束，在下方找到胸外动、静脉，并游离 3 ~4cm，以行与卵巢动、静脉吻合。于下腹部作正中切口，依次切断卵巢固有韧带、输卵管系膜游离卵巢动、静脉 5 ~6cm，切断血管，用 2% 普鲁卡因肝素灌洗卵巢动脉，随后与胸外侧动、静脉行端端吻合。将卵巢固定在乳房后。

2. 自体卵巢腹部移植术　卵巢与卵巢动、静脉的处理同乳房下移植，卵巢动、静脉游离 2cm 即可，然后在患者腹直肌下游离腹壁下动、静脉，与卵巢动、静脉行端端吻合，将卵巢固定于皮下脂肪层。

3. 卵巢侧腹上部移位术　卵巢与卵巢动、静脉处理同乳房下移植，游离卵巢动、静脉 10～12cm，将卵巢移位于侧腹上部，固定于皮下或腹壁上。

（吴秋芳）

第五节　子宫内膜癌

子宫内膜癌又称子宫体癌，是指原发于子宫内膜的一组上皮性恶性肿瘤，为女性生殖道常见三大恶性肿瘤之一，占女性生殖道恶性肿瘤 20%～30%，多见于老年妇女，多数患者就诊时病变尚局限于子宫，故预后较好，其 5 年总生存率为 69%。

一、病因

确切原因尚不清楚。

二、发病机制

子宫内膜单纯性增生→子宫内膜复杂性增生→局部恶变→子宫内膜癌。目前认为，可能有两种发病机制。

1. 雌激素依赖型（estrogen - dependent）　可能是在无孕激素拮抗的雌激素长期作用下，发生子宫内膜增生症（单纯型或复杂型，伴或不伴不典型增生），甚至癌变。临床上常见于无排卵性疾病（无排卵性功血，多囊卵巢综合征）、分泌雌激素的肿瘤（颗粒细胞瘤、卵泡膜细胞瘤）、长期服用雌激素的绝经后妇女以及长期服用他莫昔芬的妇女。这种类型占子宫内膜癌的大多数，均为子宫内膜样腺癌，肿瘤分化较好，雌孕激素受体阳性率高，预后好。患者较年轻，常伴有肥胖、高血压、糖尿病、不孕或不育及绝经延迟。大约 20% 内膜癌患者有家族史。

2. 非雌激素依赖型（estrogen - independent）　发病与雌激素无明确关系。这类子宫内膜癌的病理形态属少见类型，如子宫内膜浆液性乳头状癌、透明细胞癌、腺鳞癌、黏液腺癌等。多见于老年体瘦妇女，在癌灶周围可以是萎缩的子宫内膜，肿瘤恶性度高，分化差，雌孕激素受体多呈阴性，预后不良。

三、病理改变

1. 大体检查　根据肿瘤的生长方式与病变表现可分为局限型及弥漫型。

（1）局限型：病变局限于宫腔某一区域，多见宫底或宫角，病灶呈息肉或小菜花状，浸润深度可深可浅，晚期病灶可融合成片。

（2）弥漫型：病灶多累及大部分或全部子宫内膜，病变可弥漫呈菜花状突向宫腔而没有或仅有浅肌层浸润，也可侵犯子宫壁全层，使子宫增大表面呈结节状灰白色突起，质脆，出血及坏死。

2. 镜下检查　子宫内膜腺体明显增生和间变，腺体下方的间质，肌层或血管间隙侵犯，由于子宫内膜癌起源于苗勒管，故具有向苗勒各种上皮分化的潜能，依照镜下结构及核分裂构成子宫内膜癌组织病理。

（1）子宫内膜癌病理组织类型：国际妇科病理协会（ISGP 1987）公布的组织类型包括子宫内膜腺癌、纤毛状腺癌、分泌型腺癌、乳头状腺癌、腺癌伴鳞状上皮化、腺癌、腺鳞癌。

（2）高危型子宫内膜癌病理类型：国际妇科病理协会（ISGP 1987）公布的组织类型包括浆液性癌、黏液性癌、透明性癌、鳞状细胞癌、混合型癌、未分化癌、转移癌。

四、临床表现

1. 阴道出血　可发生在任何年龄妇女，子宫内膜增生、非典型增生、子宫内膜癌可同时存在。

（1）青春期：无排卵功血，多为内膜单纯增生，随卵巢发育成熟，内膜增生消失。

（2）生育期：常伴有多囊卵巢，无排卵性月经，应用促排卵无效时，应注意有无癌前病变。

（3）绝经前：卵巢功能减退，无排卵，宫内膜长期受雌激素刺激，表现为功血，常伴有子宫肌瘤，应注意有无宫内膜病变。

（4）绝经后：阴道出血，较绝经前妇女发生癌的危险更大，应用 ERT，引起内膜增生导致出血。

2. 疼痛　早期无此症状：晚期由于病变侵犯或压近盆腔神经丛，或宫腔积血/宫腔积脓造成持续性疼痛和（或）腰骶部不适感。

3. 子宫增大　由于病变累及子宫全层或伴有宫腔积血、积脓、子宫可明显增大，超声显示宫壁占位性病变，育龄妇女易误诊为子宫肌瘤。

4. 其他　晚期病例可出现腹膜后淋巴结大，宫颈或阴道穹窿部转移病灶。

五、分期

1. 临床分期　子宫内膜癌临床分期（1997）如下：

0 期：非典型增生、原位癌。

Ⅰ期：癌局限于宫体

Ⅰa：宫腔深度≤8cm。

Ⅰb：宫腔深度＞8cm。

Ⅱ期：癌累及宫体和宫颈。

Ⅲ期：癌累及宫体以外器官，但未超出真骨盆。

Ⅳ期：癌扩散至真骨盆外，侵犯膀胱、直肠黏膜

Ⅳa：癌累及膀胱、直肠、乙状结肠、小肠。

Ⅳb：癌扩散至远处脏器。

2. 手术病理分期　美国妇科肿瘤组（GOG）对临床Ⅰ期的患者做了大规模前瞻性手术分期的研究。结果表明：Ⅰ期子宫内膜癌中 22% 已有子宫外病灶存在，包括淋巴结转移，附件受累及，腹腔冲洗液中发现恶性肿瘤细胞，41% 的患者有深肌层浸润，15% 有脉管瘤栓，多变量分析表明病理分级，肌层浸润深度及内膜病灶范围是预测淋巴结受累的重要独立

因素，深肌层浸润或腹膜有转移病灶者淋巴阳性率高达61%。而高分化且无肌层浸润者无淋巴受累的危险，故手术分期能够准确地估价预后，在此基础上制定个体治疗方案可提高生存率。

子宫内膜癌2009 FIGO分期如下：

Ⅰ期：肿瘤局限于宫体

Ⅰa：肿瘤浸润深度 < 1/2肌层。

Ⅰb：肿瘤浸润深度 ≥ 1/2肌层。

Ⅱ期：肿瘤侵犯宫颈间质，但无宫体外蔓延△。

Ⅲ期：肿瘤局部和（或）区域的扩散

Ⅲa：肿瘤累及浆膜层和（或）附件★。

Ⅲb：阴道和（或）宫旁受累★。

Ⅲc：盆腔淋巴结和（或）腹主动脉旁淋巴结转移★。

Ⅲc1：盆腔淋巴结阳性。

Ⅲc2：腹主动脉旁淋巴结阳性和（或）盆腔淋巴结阳性。

Ⅳ期：肿瘤侵及膀胱和（或）直肠黏膜，和（或）远处转移

Ⅳa：肿瘤侵及膀胱或直肠黏膜。

Ⅳb：远处转移，包括腹腔内和（或）腹股沟淋巴结转移。

注：G_1、G_2、G_3任何一种。疑有宫颈内膜腺体受累应当认为是Ⅰ期，△而不再认为是Ⅱ期。★细胞学检查阳性应单独地报道，并没有改变分期。

六、辅助检查

1. 细胞学检查　阴道细胞学检查阳性率仅为50%，宫腔吸引宫腔毛刷涂片阳性率可达90%。

2. 诊断性刮宫（分段）　是诊断宫内膜癌最常用的方法，确诊率高，所有不正常出血妇女均应做诊断性刮宫，绝经后妇女子宫内膜厚度 ≥ 4～5mm，诊刮阳性率超过80%，但当病灶较小或位于宫底角时易漏诊，故对有症状而诊刮阴性者应作进一步检查。

3. 宫腔镜检查　可在内镜直视下对可疑部位取活体组织送病理学检查，适用于有异常出血而诊刮阴性者，可了解有无宫颈管病变，及早期癌的镜下活检。

4. 阴道超声（TVS）　了解宫内膜厚度，病灶大小，宫内膜占位病变有无侵犯肌层，有无合并子宫肌瘤，是否侵犯宫颈，有助于术前诊断及制定手术方案。

5. 血清CA125检测　癌血清标记物CA125可升高，CA125阳性与内膜癌临床分期，病理类型，病灶子宫外转移有关。如CA125 > 40～50/ml，可有深肌层侵犯，CA125 > 350/ml，87.5%有子宫外转移。

6. CT与MRI　均非创性检查方法，对子宫内膜癌侵肌准确率CT为76%，MRI为83%～92%，可联合应用。

七、诊断

依据病史、体征和辅助检查综合判断。

八、鉴别诊断

子宫内膜癌需与子宫内膜息肉，子宫黏膜下肌瘤、宫颈癌、输卵管癌及老年性子宫内膜炎相鉴别。

九、治疗

1988 年，FIGO 有关子宫内膜癌的手术分期系统应用于临床，至今手术治疗内膜癌的比例由 43% 明显上升为 92%，主要治疗方法为手术及放疗，根据患者全身情况，临床对癌变累及范围的估计，病理检查及恶性程度选择治疗方式，制定适宜的治疗方案，早期患者原则上以手术治疗为主，根据手术病理分期及存在的复发危险因素选择术后辅助治疗，晚期则采用放疗、手术、药物等综合治疗。

1. 手术治疗　子宫内膜病变发展较缓慢，就诊时多为Ⅰ~Ⅱ期，病变局限于子宫，手术目的是进行手术病理分期，探查并确立病变范围及与预后相关的重要因素，二是切除癌变子宫及其他可能存在的转移灶，对Ⅲ~Ⅳ期手术目的是尽可能缩瘤，为放疗、化疗创造条件。

（1）筋膜外全子宫及双侧附件切除术，选择性盆腔淋巴结及腹主动脉旁淋巴结切除或取样为标准术式。全面探查盆腔，腹腔冲洗液细胞学检查，切下子宫立即剖视，了解病灶大小、部位、浸润肌层深度，并送冷冻切片检查，如确定为高分化腺癌无肌层浸润（Ⅰa期 G_1 级），可不作淋巴切除或取样，但以下情况均应行淋巴清扫或取样。①特殊病理类型如浆液性乳头状腺癌、透明细胞癌、鳞形细胞癌、未分化癌等。②子宫内膜样腺癌、肌层浸润≥1/2 者。③癌灶面积累及宫腔 >50% 或有宫腔下段及峡部受累者，其淋巴转移率明显增加。

（2）筋膜外子宫全切及单侧附件切除，对年轻早期内膜癌患者，近年来探索在治疗彻底同时应考虑生存质量改善，提出对Ⅰa期 G_1 年轻患者手术时保留一侧卵巢，术后严密随访，待生育功能完成后再酌情处理留下的卵巢。

（3）腹腔镜全子宫双附件切除，盆腹腔淋巴结清扫术。国内外均有报道，适用于Ⅰ期子宫内膜癌的手术治疗。

（4）广泛性子宫切除加淋巴结清扫术：适用于Ⅱ期内膜癌病变已累及宫颈者，包括广泛子宫切除，双侧附件切除加盆腔淋巴结，腹主动脉旁淋巴结切除或取样术，全面探查时可疑病变应取样送冷冻切片检查，激素受体 ER、PR 测定应作为术后选用辅助治疗的依据。

（5）肿瘤细胞减灭术：子宫内膜癌手术病理分期中 5% 为Ⅲa期，有附件转移时常有盆腔、腹主动脉旁淋巴结转移，60% 腹腔细胞学检查阳性，复发率为 38%，该术式目的是缩小肿瘤体积，为进一步放疗或化疗创造条件，同时可鉴别、确定卵巢转移性癌及盆腹腔转移癌，争取最大限度肿瘤细胞减灭术，达到满意缩瘤效果。

2. 放射治疗　放射治疗是子宫内膜癌主要辅助治疗方法，包括单纯放射与手术配合的治疗，由于受到放射设备限制和局部病变影响，使腔内放射较困难，宫颈腺癌对放射线不够敏感使治愈率受到影响。

（1）术前放疗：一般采用腔内照射，少数情况下采用体外照射。常用的放射源有钴、镭、铯、铱等。术前放疗可减少肿瘤和体积，降低肿瘤细胞增殖活性，减少术中肿瘤种植与转移为减灭肿瘤手术的患者创造了手术条件。方法：①术前腔内全景照射，A 点为 45Gy ±

10%，F 点为 50Gy ± 10%，放疗结束后 8 ~ 12 周行全子宫切除。②术前腔内非全景照射，术前腔内放疗 3 ~ 4/周，A 点、F 点总量 25 ~ 30Gy，停放疗 7 ~ 14d 行子宫切除术。

（2）术后放疗：①术后体外照射，对术前、腔内放疗患者，手术应探查有无淋巴转移。手术标本检查肌层浸润及腺癌 G_2G_3 及腺鳞癌、乳头状腺癌、透明细胞癌、乳头状浆液腺癌等高危病理类型应在全子宫切除后补充放疗，一般为全盆腔照射，必要时加用延伸野照射。②术后腔内照射，对术后标本检查中，切缘未净和（或）癌组织邻近手术范围切除不够者，应补充腔内放疗，剂量 24 ~ 25Gy，2 周内完成。

（3）单纯放疗：仅用于晚期或病变虽为 Ⅰ ~ Ⅱ 期但有严重并发症无法胜任手术者，可采用腔内和体外联合放疗，有报道 5 年生存率可达到 48.9%。

3. 药物治疗 又称内分泌激素治疗，为子宫内膜癌的辅助治疗，其疗效不能以长期生存率判断，而以用药后临床症状改善、延长无瘤间歇、防止复发来评估，适用于晚期/复发性内膜癌，手术或放疗后失败者，期别早、分化好有生育要求的年轻患者。

（1）激素治疗：适用于病理分化好的子宫膜腺癌，特别对孕激素雌激素受体阳性者反应较好，应用特点是高效、大剂量、疗程长。主要用孕酮类药物：①甲地孕酮，160mg/d，连续口服 3 个月以上。②甲黄体酮 500mg/d，显效后减至 250mg/d，连续口服 3 个月以上。③己酸孕酮，500mg/d，显效后减至 250mg/d，连续肌内注射 3 个月以上。另外，非甾体类雌激素受体拮抗药他莫昔芬，可改善孕酮作用，与孕酮类药物合用，20 ~ 30mg/d。

（2）化学治疗

1）单药化疗：晚期/复发性内膜癌单药化疗可使 1/3 病例症状改善，但效应维持常短于 1 年，但疗效优于单纯放疗。

2）联合化疗：对晚期子宫内膜癌客观效应为 40% ~ 60%，优于单药化疗，并使毒性降低。常用化疗方案 PAC、PAE 和 PT。

（吴秋芳）

第六节 子宫肉瘤

子宫肉瘤是来源于子宫间质，结缔组织或平滑肌组织的一种少见的子宫恶性肿瘤，约占妇科恶性肿瘤的 1.0% ~ 3.0%，好发于绝经前后的妇女，病理类型繁多，以高转移率及高复发率为特点，预后极差。

一、病因

子宫肉瘤确切病因不明，研究认为与下列因素有关。

1. 内源性雌激素水平升高刺激 如多囊卵巢综合征，卵泡膜细胞瘤者常同时患子宫肉瘤。

2. 外源性雌激素长期刺激 如卵巢早衰、口服避孕药或绝经前后长期雌激素替代治疗。

3. 放射史 子宫肉瘤有盆腔放疗史者平均为 8.3%，从放疗到发现肉瘤可间隔 2 ~ 20 年，多为盆腔恶性肿瘤或功能性子宫出血放疗后绝经者，倾向于发生癌肉瘤和腺肉瘤。

4. 体重指数 27.5kg/m²。

二、病理改变

子宫肉瘤病理种类多样，常使用国际妇科病理学会 ISGP 分类。主要有子宫平滑肌肉瘤、子宫内膜间质肉瘤和子宫恶性中胚叶混合瘤。少见类型有：横纹肌肉瘤、血管内肉瘤、淋巴管内肉瘤。

三、临床分期

国际抗癌协会（UICC – ACES）将子宫肉瘤分为如下四期。

Ⅰ期：肿瘤局限于宫体。

Ⅱ期：肿瘤浸润至子宫颈或子宫浆膜层。

Ⅲ期：肿瘤浸润至子宫外盆腔内器官。

Ⅳ期：肿瘤转移到上腹部或远处脏器。

四、转移途径

子宫肉瘤的转移方式为血行、直接蔓延和淋巴管转移三种。目前认为病理类型不同，其生物等行为，转移方式不同，LMS 和 ESS 转移途径多为血行播散；其次为直接蔓延和淋巴转移。而 MMMT 转移特征为经淋巴管或直接蔓延至盆腔及腹腔脏器，最常见转移部位为双侧宫旁及附件转移，其次为肺、膀胱或血管，少数为结肠、输尿管、肝脏和大网膜等。

五、临床表现

1. 症状

（1）阴道分泌物增多：常见为浆液性或血性分泌物，如合并感染时分泌物浑浊、恶臭。

（2）阴道出血：常见为月经异常或绝经后出血。

（3）盆腔包块：有子宫肌瘤病史或扪及腹部包块短期内迅速增大伴消瘦、腹痛。

（4）压近症状：肿瘤压近膀胱或直肠时，出现尿潴留，大便困难或下肢水肿，转移至大网膜时可出现血性腹水或肠梗阻。

2. 体征　内诊子宫增大，质地较肌瘤软，LMS 可与子宫肌瘤同时存在，ESS 和 MMMT 可在宫颈口看到脓性突出阴道内的息肉样赘生物，质脆，触之易出血。

六、诊断

子宫肉瘤的症状无特殊性，术前诊断很困难，术中肉眼很难与平滑肌瘤鉴别，主要依据冷冻及病理切片检查确诊。如临床上遇子宫肿物迅速增大，尤其是发生在绝经后阴道出血，突发性腹痛、子宫肌瘤增长较快者应高度怀疑为子宫肉瘤。

七、治疗

手术仍为子宫肉瘤的主要治疗，同时辅以放疗、化疗及内分泌治疗，手术有助于了解肿瘤侵犯范围、病理分期、组织类型及细胞分化程度，以决定综合治疗方案。

1. 手术治疗

（1）全子宫切除术：40% ~50% 的Ⅰ期 LMS 可通过全子宫切除治愈，年轻妇女行子宫肌瘤切除术，术后病理诊断为继发性 LMS，包膜完整，病变局限，未侵及血管，可在完成生育后再考虑切除子宫。

（2）全子宫双附件切除术：适用于 Ⅰ 期的 LMS、ESS、MMMT，即使为低度恶性 ESS，亦不宜保留卵巢，手术切净宫旁组织，切除卵巢可防止雌激素刺激导致肿瘤复发。

（3）广泛性子宫附件切除，腹膜后淋巴结清扫术：适用于宫颈肉瘤或病变超出子宫体及宫颈的 Ⅱ 期患者，研究资料显示 Ⅰ、Ⅱ 的 MMMT 淋巴结转移率为 15.4% ~ 20.6%，同期的 LMS 为 3.5%，故主张对 MMMT 应常规行淋巴切除术，对 LMS、ESS 则根据临床期别行淋巴活检或切除。

（4）肿瘤细胞减灭术：适用于 Ⅲ ~ Ⅳ 期子宫肉瘤，应尽可能切除子宫外盆腔或上腹部的转移病灶。

2. 放射治疗　盆腔复发是影响子宫肉瘤预后的重要因素之一，放射治疗是子宫肉瘤的辅助治疗和方法，可分为术前放疗和术后放疗。

（1）术前放疗：可以减少肿瘤体积，为手术治疗创造条件，还可以降低肿瘤活性，减少手术过程中的种植和转移。研究显示 ESS 对放疗最敏感，可提高 2 年生存率 20%；其次分别为 MMMT 和 LMS。

（2）术后放疗：对术中无肉眼可见残余病灶放疗可控制局部复发，延长无瘤生存期，但对长期生存率的影响意见不一。对术后残存病灶或盆腹腔淋巴结转移者，放疗可控制局部复发，延长无痛间隔。但尚不能提高 5 年生存率，根据患者临床期别，病理类型和分化程度，可选择腔内放疗或加速器^{60}Co 进行盆腔外放射，放射剂量一般为 50 ~ 60Gy。

3. 化学治疗

（1）手术加放疗可控制盆腔内复发，但仍可发生放疗范围以外的远处转移，Ⅰ 期复发率为 50% ~ 67%，Ⅱ ~ Ⅲ 期复发率为 90%，化学治疗可降低转移率和复发率，是辅助治疗中的首选方法。

（2）高分化 Ⅰ、Ⅱ 期 CMS 患者术后化疗不能提高生存率，不常规应用，低分化 LMS 或 Ⅲ、Ⅳ 期 LMS 术后应给予全身化疗，阿霉素和异环磷酰胺是最有效的单一药物，联合化疗可选择 VAC、VAD 或 AC 方案。

4. 内分泌治疗　在低度恶性及部分高度恶性内膜间质肉瘤为性激素依赖性肿瘤，测定其 ER 或 PR 呈阳性，对孕激素治疗有效，大剂量孕激素治疗，有效率可达到 46%，但孕激素治疗往往于停药后肿瘤复发。

（1）己酸黄体酮：500kg 肌内注射，1 次/d，1 个月后改为隔日 1 次（维持）。

（2）甲地孕酮（美可治，美可施）：160mg 口服，1 次/d，1 个月后改为 160mg，2 天 1 次维持。

（3）GnRH 激活药：ESS 有时对传统的放化疗均无反应，但激素治疗可缩小原发病灶和继发病灶体积，Burke 于 2004 年报道低度恶性子宫内膜间质肉瘤、ER、PR 阳性，术后复发注射曲普瑞林后复发病灶体积缩小，右肾盂积水消失。

（吴秋芳）

第七节 输卵管良性肿瘤

输卵管肿瘤占女性生殖系统肿瘤的 0.5% ~ 1.1%，其中良性肿瘤罕见。来源于副中肾管或中肾管。大致可分为：①上皮细胞肿瘤：腺瘤、乳头瘤；②内皮细胞肿瘤：血管瘤、淋巴管瘤；③间皮细胞肿瘤：平滑肌瘤、脂肪瘤、软骨瘤、骨瘤；④混合性畸胎瘤：囊性畸胎瘤。

一、输卵管腺瘤样瘤（adenomatoid tumor of fallopian tube）

为最常见的一种输卵管良性肿瘤。以生育期年龄妇女为多见。80% 以上伴有子宫肌瘤，未见恶变报道。腺瘤样瘤由 Golden 和 Ash 于 1945 年首先报道并命名，它的组织发生一直有争议，近几年的免疫组化和超微结构研究均支持肿瘤起源于多能性间叶细胞。

输卵管良性肿瘤无特异症状，多数患者是以其并发疾病如子宫肌瘤，慢性输卵管炎的症状而就诊，易被其他疾病所蒙蔽，临床极少有确诊病例，常在妇科手术时无意中被发现者居多，造成大体标本检查易忽略而漏诊，导致检出率低。肿瘤体积较小，直径约 1 ~ 3cm，位于输卵管肌壁或浆膜下。大体形态为实性，灰白色或灰黄色，与周围组织有分界，但无包膜。镜下可见紧密排列的腺体，呈隧道样、微囊样或血管瘤样结构，被覆低柱状上皮。核分裂象罕见。间质由纤维、弹力纤维及平滑肌组成。肿瘤可以浸润性的方式生长到管腔皱襞的支持间质中去。诊断有困难时组织化学和免疫组化可帮助诊断，AB 阳性，CK、Vim、SMA、Galretinin 阳性即可确诊。治疗为手术切除患侧输卵管。预后良好。

二、输卵管乳头状瘤（papilloma of fallopian tube）

输卵管乳头状瘤多发生于生育期妇女，与输卵管积水并发率较高，偶尔亦与输卵管结核或淋病并存。

肿瘤直径一般 1 ~ 2cm。一般生长在输卵管黏膜，突向管腔，呈疣状或菜花状，剖面见肿瘤自输卵管黏膜长出。镜下典型特点：见乳头结构，大小不等，表面被覆无纤毛细胞或少数纤毛细胞，细胞扁平，立方或柱形，核有中等程度的多形性但是核分裂象很少见，组织学上需要将这种良性病变与输卵管腺癌进行鉴别。输卵管周围及管壁内可见少量的嗜碱性粒细胞和淋巴细胞为主的炎症细胞浸润。

肿瘤早期无症状，患者常常合并输卵管周围炎，常因不孕、腹痛等原因就诊，随肿瘤发展逐渐出现阴道排液，无臭味，合并感染时呈脓性。管腔内液体经输卵管伞端流向腹腔即形成盆腔积液，当有多量液体向阴道排出时，可出现腹部绞痛。盆腔检查可触及附件形成的肿块，超声检查和腹腔镜可协助诊断，但最后诊断有赖于病理检查。治疗为手术切除患侧输卵管，如有恶变者按输卵管癌处理。

三、输卵管息肉（polyp of fallopian tube）

输卵管息肉可发生于生育年龄和绝经后，一般无症状，多在不孕患者行检查时发现。输卵管息肉的发生不明，多位于输卵管腔内，与正常黏膜上皮有连续，镜下可无炎症证据。宫腔镜检查和子宫输卵管造影均可发现，但前者优于后者。乳头瘤和息肉的鉴别是前者具有乳头结构。

四、输卵管平滑肌瘤 （leiomyoma of fallopian tube）

较少见。查阅近年国内外文献共报道 20 例左右。输卵管平滑肌瘤的发生与胃肠道平滑肌瘤相似，而与雌激素无关。同子宫平滑肌瘤，亦可发生退行性病变。临床上常无症状，多在行其他手术时偶尔发现。肿瘤较小，单个，实质，表面光滑。肿瘤较大时可压迫管腔而致不育及输卵管妊娠，亦可引起输卵管扭转而发生腹痛。处理可手术切除患侧输卵管。

五、输卵管成熟性畸胎瘤 （mature teratoma of fallopian tube）

比恶性畸胎瘤还少见。文献上仅有少数病例报道，大多数为良性，其来源于副中肾管或中肾管，认为可能是胚胎早期，生殖细胞移行至卵巢的过程中，在输卵管区而形成。一般病变多为单侧，双侧少见，常位于输卵管峡部或壶腹部，以囊性为主，少数为实性病变，少数位于输卵管肌层内或缚于浆膜层，肿瘤体积一般较小，1～2cm，也有直径达 10～20cm 者，镜下同卵巢畸胎瘤所见，可含有三个胚层成熟成分。

患者年龄一般在 21～60 岁。常见症状为盆腔或下腹部疼痛、痛经、月经不规则及绝经后流血，由于无典型的临床症状或无症状，因此术前很难做出诊断。输卵管畸胎瘤可合并输卵管妊娠，治疗仅行肿瘤切除或输卵管切除。

六、输卵管血管瘤 （angioma of fallopian tube）

罕见。有学者认为女性性激素与血管瘤有关。但一般认为在输卵管内的扩张海绵样血管是由于扭转、损伤或炎症引起。

血管瘤一般较小。肿瘤位于浆膜下肌层内，分界不清，可见很多不规则小血管空隙，上覆扁平内皮细胞。血管被疏松结缔组织及管壁平滑肌纤维分隔。临床通常无症状，常在行其他手术时发现，偶可因血管瘤破裂出血而引起腹痛。处理可作患侧输卵管切除术。

（吴秋芳）

第十三章

血液肿瘤

第一节　慢性淋巴细胞性白血病

慢性淋巴细胞性白血病（chronic lymphocytic leukemia，CLL）是一种发生在外周血、骨髓和淋巴结的形态单一的小圆 B 细胞淋巴瘤，伴有前淋巴细胞和副免疫母细胞（假滤泡），通常表达 CD5 和 CD23。CLL 是肿瘤性疾病，病因不明，其发生发展可能与基因有关。约50％ CLL 患者的白血病细胞有染色体的异常，其中 13q14 基因缺失是最常见的染色体异常，其后依次是 12 三体型。17q13 的 p53 肿瘤抑制基因的突变常见。

一、流行病学

本病在西方国家是最常见的成人白血病，占 65 岁以上白血病患者的 65％。中位发病年龄 65～70 岁。30 岁以下极为罕见，但 20％～30％的病例于 55 岁前发病，年发病率约 3/10 万。欧洲、澳大利亚、北美白人以及黑人的发病率是印度、中国、日本的 20～30 倍。美国每年的新发病例约为 17 000 人，发病率为 2.7/10 万人，约占所有白血病的 30％，发病年龄一般大于 50 岁（平均 65 岁），并且随着年龄的增加发病率也呈上升趋势，50 岁以下仅占10％。男性多于女性，男女比例约为 2：1。一般来说，这种肿瘤性淋巴细胞属于 B 细胞系，而 T 细胞来源小于 2％，称为 T 淋巴细胞白血病。CLL 在东方人中少见，在日本仅占2.6％，我国亦较少见，仅占 1.1％（1977 年）。

二、病因和发病机制

CLL 的病因和发病机制目前还不清楚。至今尚无明确的证据提示化学物质和放射接触史、饮食、吸烟、病毒感染以及自身免疫性疾病等因素能够引起 CLL，但本病具有家族聚集的特点。CLL 的 B 细胞表面免疫球蛋白呈弱阳性，主要为 IgM 和 IgG，为单一的轻链型（X或 λ）。血清中常产生自身抗体。单克隆性 B 淋巴细胞的增殖可能同抗原的持续刺激，T、B细胞的调节异常，细胞因子调控异常以及细胞及分子遗传学的改变有关。约 80％的病例伴有染色体的异常，常见的为 13q14 缺失，11q 缺失和三体 12，少见的有涉及到 p53 基因的17p 的缺失和 6q 的缺失。在伴有异常核型的患者中，65％为单一核型异常，部分可有两种以上的染色体变异。

三、分类与分型

过去曾把细胞形态和临床表现与本病相似，但免疫表型带有明显 T 细胞特征的淋巴细胞增殖性疾病也归于 CLL，作为 CLL 的一种变异型，或称为 T 细胞性慢性淋巴细胞性白血病（T－CLL）。根据世界卫生组织对造血组织和淋巴组织肿瘤的分类方案，已经将本病归类于慢性淋巴细胞性白血病/小淋巴细胞性淋巴瘤（CLL/SLL），而 T－CLL 则被归类于 T 细胞幼淋巴细胞性白血病（T－PLL）和 T 细胞大颗粒淋巴细胞白血病（T－LGLL），而经典者均为 B 细胞性淋巴细胞白血病。

四、临床表现

大多数患者诊断时年龄在 60 岁以上，且 90% 大于 50 岁。男女发病率为 2：1。80% 的 CLL 患者表现为无痛性淋巴结肿大，大多见于颈部和锁骨上腋窝。50% 的患者有轻到中度脾肿大，少部分因脾功能亢进引起继发性贫血和血小板减少。多数情况下因骨髓浸润和（或）自身抗体间断表达引起血细胞减少。肝脏肿大少见，多因白血病细胞浸润所致。

1. 起病　起病比慢粒更缓慢，常拖延数月至数年才就诊，不少病例因其他疾病检查血常规时才被发现，首发症状以淋巴结肿大为最常见，也可因乏力、消瘦、贫血、出血、脾肿大、感染而就诊。

2. 全身症状　可有乏力、发热、出汗、瘙痒、体重减轻等。

3. 淋巴结、肝、脾肿大　淋巴结肿大为全身性，最常见于颈部、腋下、腹股沟等处。淋巴结常呈中等度肿大，表面光滑，质地中等硬度，无压痛或粘连。纵隔淋巴结肿大可压迫支气管而引起刺激性咳嗽及反复的肺炎发作等，也可压迫上腔静脉而引起上腔静脉综合征。后腹膜淋巴肿大可致下背痛、下肢水肿，也可引起输尿管梗阻，从而反复并发肾盂肾炎，甚至发生肾功能损害、尿毒症。扁桃体和胸腺也可明显肿大。

脾肿大不如慢粒显著，亦有少数病例只有脾肿大而无淋巴结肿大。肝肿大不如脾肿大多见，但至晚期，肝脏可有明显肿大，伴肝功能损害，表现为黄疸、右上腹疼痛、低蛋白血症；血清碱性磷酸酶、谷丙转氨酶及乳酸脱氢酶值升高。本病还可因胆道浸润而发生梗阻性黄疸。并发慢性溶血者还可继发胆色素结石，从而出现胆道疾病的表现。

4. 其他局部表现　50% 病例有皮肤病变。非特异性改变包括瘙痒、荨麻疹、湿疹、丘疹、疱疹带状疱疹等；特异性皮肤损害，则包括结节和红皮病。肺部表现为肺浸润和胸膜渗出，可引起呼吸道症状。胃肠道表现为厌食，上腹饱胀、腹痛、腹泻及黑便等，偶有肠梗阻或肠穿孔。骨骼系统可有骨痛、溶骨性改变及骨硬化。20% 病例有蛋白尿、血尿，并可发生肾结石。

五、实验室检查

外周血淋巴细胞比例和计数均明显增高，细胞形态表现为成熟型小淋巴细胞。部分病例可伴有贫血和血小板减少，多数与脾脏肿大伴有脾功能亢进以及骨髓浸润有关。部分患者 Combs 试验阳性，但有溶血表现的不多见。骨髓中淋巴细胞比例可达到 30%～100%，骨髓活检可见淋巴细胞浸润。

1. 血象　白细胞增多，一般为（30～200）×10⁹/L（3 万～20 万/mm³），偶见高达

（500~1 000）×10^9/L（50万~100万 mm^3），分类中多数为成熟小淋巴细胞（可达80%~99%），血片中破碎细胞较多，偶可找到原淋细胞。有时可见幼粒细胞，为骨髓受白细胞浸润所"刺激"的表现。

贫血和血小板减少为晚期表现，除由于白血病细胞浸润骨髓外，本病易并发自身免疫性溶血性贫血及血小板减少症，还可能由脾功能亢进引起。

2. 骨髓象　疾病早期，白血病细胞仅在少数骨髓腔出现。以后侵犯全身骨髓。骨髓象显示增生明显至极度活跃，主要是淋巴系增生。50%以上为小淋巴细胞，并可见相当数量的大淋巴细胞，原始淋巴细胞和幼稚淋巴细胞较少见（5%~10%）；红系一般增生低下，有溶血反应时，幼红细胞增生；巨核细胞到晚期才减少。骨髓活检示淋巴细胞浸润呈弥漫性、间质性或局灶性，在后两种情况下常保留有残余的正常造血。

3. 淋巴结检查　典型的淋巴结结构因小淋巴细胞的浸润而丧失，这些小的淋巴细胞和循环的白血病细胞形态相同，淋巴结组织学和低分化的小淋巴细胞性淋巴瘤相同。在疾病进展期，淋巴结融合形成大而固定的团块。

4. 免疫表型　95%以上的CLL呈B淋巴细胞标志。瘤细胞表面IgM弱（+）或IgM和IgD弱（+），CD5$^+$，CD19$^+$，CD20弱（+），CD79a$^+$，CD23$^+$，CD43$^+$，CD11e弱（+）。并且CD10和cyclin D1（-）；FMC7和CD79a通常（-）或弱（+）。有些具有典型CLL形态的病例可出现免疫表型分离，即CD5$^-$或CD23$^+$，FMC7$^+$或CD11c$^+$，或表面Ig强（+），或CD79b$^+$。

5. 遗传学　80%患者存在异常核型。50%的患者有13q14基因缺失，20%的患者12号染色体出现三倍体的情况，11q22-23基因缺失见于20%的病例，10%的患者有17q13（p53位点）基因缺失，5%的患者有6q21基因缺失。

六、分　期

CLL分期对预后有意义，以Rai分期系统和Binet分期系统应用较广。

Rai分期系统，由Rai等于1975年提出。

0期：仅有外周血和骨髓中淋巴细胞增多，为低危；Ⅰ期：淋巴细胞增多和淋巴结肿大，为中危；Ⅱ期：淋巴细胞增多合并肝和（或）脾肿大，为中危；Ⅲ期：淋巴细胞增多和贫血（血红蛋白<110g/L），为高危；Ⅳ期：淋巴细胞增多和血小板减（<100×10^9/L），为高危。

其平均生存期依期别增加而递减，分别如下：0期，150个月；Ⅰ期，101个月；Ⅱ期，72个月；Ⅲ期，30个月；Ⅳ期，30个月。

Binet分期系统，由Binet等于1981年提出。除淋巴细胞增多外，将身体淋巴组织分为5个区域即颈淋巴结区、腋下淋巴结区、腹股沟淋巴结区、脾脏和肝脏。

A期：血红蛋白≥100g/L，血小板≥100×10^9/L，小于3个淋巴结区受累；B：血红蛋白≥100g/L，血小板≥100×10^9/L，≥3个淋巴结区受累；C期：血红蛋白<100g/L和（或）血小板<100×10^9/L，不论累及部位多少。

七、鉴别诊断

CLL应与下列疾病相鉴别。

（一）幼淋巴细胞白血病

幼淋巴细胞白血病是 CLL 亚急性型，该病 50% 以上的血液白细胞是大淋巴细胞，其大小和形态可以和 CLL 的白血病细胞区别。幼淋巴细胞直径 10～15μm，而 CLL 细胞一般是小的静止的淋巴细胞，直径为 7～10μm。血液或骨髓中的幼淋巴细胞为圆形或分叶核，每一核有单突厚边缘的核仁，染色质的密度高于原始淋巴细胞，而低于成熟淋巴细胞或 CLLB 细胞。胞浆一般呈淡蓝色，无颗粒，有时光镜下可见胞浆包涵体。这些细胞侵犯淋巴结，一般产生浸润假结节，它与典型 CLL 弥漫型明显不同。与 CLL 白血病 B 细胞不同，幼淋巴细胞高表达表面免疫球蛋白，SN8 染色亮，表面抗体为特异性 CD79b。

（二）毛细胞白血病

毛细胞白血病肿瘤 B 细胞比 CLL 细胞大（MCV 400fl），胞浆丰富，常有较好的丝状"毛发"影。这些细胞对酸性磷酸酶抗酒石酸同工酶呈强阳性反应。与 CLLB 细胞不同的是毛细胞白血病的肿瘤细胞高表达 CD11c 和 CD25。

（三）淋巴瘤

淋巴瘤有循环瘤细胞，这种瘤细胞有时引起血液淋巴细胞增多症，它可能被误认为 CLL。

1. 小淋巴细胞白血病　低分化小 B 淋巴细胞淋巴瘤在生物学和临床特点方面与 B－CLL 密切相关，外周血小淋巴细胞淋巴瘤的肿瘤细胞与 CLL 白血病细胞形态相同，故需首先鉴别。CLL 常常有血液淋巴细胞增多，而小淋巴细胞淋巴瘤常常有淋巴结浸润，CLL 常常有骨髓淋巴细胞增多，而小淋巴细胞淋巴瘤骨髓未受浸润。当小淋巴细胞淋巴瘤浸润骨髓时，呈典型的结节型，而不是间质型及弥漫型。

2. 套细胞淋巴瘤　套细胞淋巴瘤是一种中度分化 B 细淋巴瘤。与弥漫性淋巴结受累典型 CLL 不同，套细胞淋巴瘤的淋巴结组织学特征之一是套带单克隆 B 细胞围绕反应生发中心。而且与 CLLB 细胞不同的是套细胞淋巴病一般不表达 CD23。

3. 滤泡性淋巴瘤　起源于滤泡中心细胞低恶度淋巴瘤能够侵犯血液，常以淋巴结肿大，偶尔巨脾为特征，这些白血病细胞体积小，典型的是胞核清晰，核仁清楚，滤泡中心小细胞淋巴瘤常表达 CD10（CALLA）抗原。与 CLL 不同，这些细胞常高表达表面免疫球蛋白，而不表达鼠的玫瑰形受体和 CD5 抗原，这种细胞 FMC7 阳性。淋巴结活检可证实为结节状或弥漫小细胞淋巴瘤。

八、治疗

目前临床上使用 Rai 和 Binet 分期评估预后。早期的患者（Rai 0～Ⅱ，Binet A）一般不需治疗，仅需"观察和等待"。只有出现和疾病进展相关的症状（肝、脾、淋巴结肿大的症状或并发症）时，才必须治疗。NCCN（美国国家综合癌症中心联盟）治疗指征：有症状；反复感染；就诊时巨大瘤负荷；重要脏器功能受累；血细胞减少（红细胞、血小板）；自身免疫性血细胞减少（AIHA，ITP，纯红再障）；疾病持续缓慢进展至少 6 个月；患者要求治疗。BCSH（英国血液学标准委员会）治疗指征：全身症状：6 个月内体重下降 >10%，发热 >38℃2 周，乏力，盗汗；淋巴结肿大 >10cm 或进行性增大；脾脏肿大 >6cm 或进行性增大；淋巴细胞进行性升高：2 个月内升高 >50%，淋巴细胞倍增时间 <6 个月；进行性造

血衰竭：出现贫血，血小板减少或加重；自身免疫性血细胞减少。

（一）烷化剂

苯丁酸氮芥（CLB）应用最广，延缓疾病进展，但不延长总生存期；苯丁酸氮芥 + 强的松或蒽环类药物并不延长 10 年生存期。用法为：①0.1 ~ 0.2mg/（kg·d），口服，连用 6 ~ 12 天，2 周后减至 2 ~ 4mg/d，长期维持；②间歇疗法，0.2mg/（kg·d），口服，连用 10 ~ 14 天，休息 2 周重复给药。亦可用联合化疗，用 CLB + PDN（泼尼松），CLB 0.1 ~ 0.2mg/（kg·d）与 PDN 10 ~ 20mg/d，连用 4 天，每 3 周一次。亦可用 M2 方案，即 BCUN（卡氮芥）0.5 ~ 1mg/kg，静注，第 1 天；CTX（环磷酰胺）10mg/kg 静注，第 2 天；L - PAM（苯丙氨酸氮芥）0.25mg/（kg·d），口服，第 1 ~ 14 天；VCR（长春新碱）0.03mg/kg 静注，第 21 天；PDN 1mg/（kg·d），口服，第 1 ~ 14 天。停药 4 周后可重复。苯丁酸氮芥的主要不良反应是骨髓抑制。

（二）嘌呤类似物

1. 嘌呤类似物单药治疗　目前治疗 CLL 主要使用 3 种嘌呤类似物：氟达拉滨、喷妥司汀（Pentostatin）和克拉屈滨（Cladribine）。氟达拉滨单药治疗相比于其他的包含烷化剂或糖皮质激素的治疗方案具有更出众的总体缓解率，但并未证实总体生存时间延长。

氟达拉滨 25 ~ 30mg/m² i. V.（30 分钟滴注），d1 ~ 5，每 3 ~ 4 周重复。适用于患者对首次治疗无效或首次治疗后 12 个月内复发。

克拉屈滨 0.1mg/（kg·d）i. V.（连续滴注），d1 ~ 7，每 3 ~ 4 周重复。

2. 嘌呤类似物联合化疗　CLL 联合化疗是氟达拉滨加环磷酰胺（FC）。在一项前瞻性研究中比较氟达拉滨和 FC，研究结果表明联合治疗具有更高的缓解率。FC 联合化疗具有明显更高的完全缓解率（16%）和总体缓解率（94%），相比于氟达拉滨单药治疗（分别是 5% 和 83%），FC 治疗也具有更长的中位缓解持续时间（48 个月：20 个月）和更长的无病生存时间（49 个月：33 个月）。FC 相比于氟达拉滨引起更显著的血小板减少和白细胞减少，但贫血不显著。FC 没有增加严重感染的数量。目前认为 FC 是 CLL 的一线治疗方案。

（三）美罗华为基础的化学 - 免疫治疗

美罗华（Rituximab），一种 CD20 单克隆抗体，在 CLL 治疗中令人鼓舞，Rituximab 可以下调抗凋亡因子的表达。联合美罗华的化疗被证实是 CLL 非常有效的治疗。在 MD An - derson 肿瘤中心进行的实验中 224 位初治的 CLL 患者，使用美罗华加氟达拉滨/环磷酰胺（FC）取得 95% 的缓解率，71% 完全缓解，提示美罗华加以氟达拉滨为基础的化疗是 CLL 治疗的较好选择。但复发患者应用 FCR 方案疗效还有待研究。177 名复治患者，无论患者既往曾应用单药或联合化疗，FCR 方案缓解率 73%，其中 25% 达 CR。氟达拉滨耐药患者缓解率也可达 58%，但 CR 率仅 6%。

（四）阿仑单抗（Alemtuzumab）为基础的化学 - 免疫治疗

阿仑单抗（Alemtuzumab）是一种重组人源化的 CD52 的单克隆抗体。在使用过烷化剂并且使用氟达拉滨治疗失败或复发的进展期患者中，阿仑单抗单药治疗已经产生 33% ~ 53% 的缓解率，中位缓解持续时间为 8.7 ~ 15.4 个月。Alemtuzumab 对于存在 p53 基因突变或缺失、对化疗无效的患者亦有一定疗效。Alemtuzumab 对多发淋巴结肿大患者效果欠佳，但对清除外周血及骨髓中肿瘤组织有一定作用。对自体干细胞移植的干细胞采集有一定作用。

（五）造血干细胞移植

CLL 患者的中位发病年龄为 65 岁，其中小于 60 岁的患者占 40%，因此对于高危组及低危组部分年轻患者也可行造血干细胞移植。

1. 自体造血干细胞移植　研究表明自体造血干细胞移植疗效优于传统化疗。有研究表明移植后仅 1 名患者死于移植早期并发症，CR 率 74%，5 年生存率 77.5%，5 年无病生存率 51.5%。未发现能够预测患者生存期及无病生存期的治疗前因素。可检测的 20 名患者中16 名在移植后 6 个月内达到分子学完全缓解。8% 的患者发生移植后急性髓性白血病/骨髓异常综合征。目前研究认为，自体移植早期治疗相关病死率较低，但移植后机会感染发生率较其他疾病高。

与其他疾病相似，早期治疗和移植时肿瘤负荷低的患者预后较好，故认为患者应在第一次完全或部分缓解后尽早行造血干细胞移植。造血干细胞的采集时机和是否应该在第一次缓解时采集后保留至治疗终末期再应用，仍有待进一步探讨。此外，部分患者采集不到足够的 CD34$^+$ 细胞，尤其对于接受大剂量前驱治疗的患者，推荐在最后一次应用氟达拉滨或白细胞减除术后至少 3 个月后再采集。复发是自体造血干细胞移植的主要问题。

2. 异基因造血干细胞移植　CLL 患者行异基因造血干细胞移植有较高治疗相关病死率，包括治疗相关毒性、移植物抗宿主病（graft – versus – host disease，GVHD）及感染。但存活患者疾病能够得到长期控制。据骨髓移植登记处资料统计，CLL 患者异基因造血干细胞移植治疗相关病死率为 46%，其中 GVHD 病死率 20%。CLL 患者自体造血干细胞移植与异基因干细胞移植的疗效比较至今尚无定论。异基因移植的最主要优点在于存在移植物抗白血病效应，移植后供者淋巴细胞输注或停用免疫抑制剂可诱导该效应产生。研究者正在对 CLL 及其他血液恶性肿瘤患者应用供者淋巴细胞输注时的淋巴细胞用量及移植后的应用时机进行研究，希望能够达到最大的移植物抗白血病效应而不引起 GVHD。

3. 非清髓造血干细胞移植　非清髓或降低预处理剂量的移植能够降低移植后短期病死率，通常被称为"小移植"。主要的抗白血病效应是移植物抗白血病作用而非化疗。在预处理时应用 Alemtuzumab 可能降低 GVHD 发生率，但却能够增加复发率，进而需要应用供者淋巴细胞输注。

降低预处理强度能够降低移植相关病死率，使老年患者造血干细胞移植成为可能，使更多的 CLL 患者能够获得移植机会。虽然进行该类移植的患者多为反复化疗或难治性患者，但患者的植入率及 CR 率均较高，移植后患者生存期延长。这说明移植物抗白血病效应在 cLL 患者治疗中可能得到广泛应用；今后的研究重点在于移植前或移植后维持适当的免疫抑制状态使嵌合状态能够呈稳态存在。值得强调的是这项治疗正在研究过程中，尽管与大剂量预处理相比其急性病死率明显降低，但慢性 GVHD 相关死亡及疾病控制情况仍不清楚。

总之，对于低危组年轻患者可应用大剂量化疗或自体干细胞移植治疗，但其最终疗效仍有待评价。微小残留病变的检测可用于指导上述治疗的应用。清髓性移植治疗相关病死率高，应该被限制应用于预后较差患者。虽然没有进行清髓性及非清髓性移植在 CLL 患者疗效的比较，但是考虑到 CLL 患者年龄偏大，选择非清髓移植似乎更合理。

尽管大剂量治疗能够获得高 CR 率，一部分患者能够达到长期无病生存，但目前 CLL 仍被认为是不可治愈的。与传统治疗相比自体移植能够延长患者的生存期及无病生存期。然而，随着非清髓移植的不断成熟，其可能最终取代自体移植。

（孔凡华）

第二节　非霍奇金淋巴瘤

非霍奇金淋巴瘤（Non – Hodgkin's Lymphoma，NHL）是恶性淋巴瘤的一大类型，除来源于中枢神经淋巴瘤组织的原始淋巴细胞淋巴瘤是来源于胸腺内前 T 细胞，以及组织细胞淋巴瘤以外，NHL 均来源于在接触抗原后处于不同转化或发育阶段，属于周围淋巴组织的 T 或 B 淋巴细胞的恶性淋巴瘤。

非霍奇金淋巴瘤男性比女性更多见，白人比其他种族也更多见，这种情况的原因不明或部分可能是因为遗传因素种族差异在某些 NHL 亚型中非常明显，如网状组织淋巴瘤它在西方国家占很大比例而在发展中国家很少见。新加坡于 1996 年对 1968—1992 年的 1988 例 NHL 病例进行了分析：中国人和马来西亚人的 NHL 发病率都呈增长趋势，每年在美国，约有 5 万例 NHL 发病，在所有肿瘤中占 4%而且每年在所有肿瘤引起的死亡的比例中 NHL 占 4%。在过去几十年中 NHL 的发病率呈持续稳定性升高每年约增长 3%比大部分肿瘤增长快，部分原因与 AIDS 流行有关，另外也可能与其他未知的原因有关。

一、病因

大多数情况下非霍奇金淋巴瘤为散发疾病病因不明。但是，流行病学研究揭示非霍奇金淋巴瘤主要的风险因素与环境因素、化学物质、饮食因素、免疫状态、病毒感染和细菌感染有关。已知 EB 病毒与高发区 Burkitt 淋巴瘤和结外 T/NK 细胞淋巴瘤鼻型有关成人 T 细胞淋巴瘤/白血病与人类亲 T 细胞病毒 I 型（HTLV1）感染密切关联；胃黏膜相关淋巴组织淋巴瘤是由幽门螺旋杆菌感染的反应性病变起始而引起的恶性变放射线接触如核爆炸及核反应堆意外的幸存者、接受放疗和化疗的肿瘤患者非霍奇金淋巴瘤发病危险增高；艾滋病某些遗传性获得性免疫缺陷疾病或自家免疫性疾病如共济失调——毛细血管扩张症联合免疫缺损综合征、类风湿性关节炎系统性红斑狼疮、低 γ 球蛋白血症以及长期接受免疫抑制药治疗（如器官移植等疾病）所致免疫功能异常均与非霍奇金淋巴瘤发病有关。

二、诊断

1. 症状

（1）以淋巴结肿大为首发症状：多数见于浅表淋巴结，NHL 较 HL 少见。受累淋巴结以颈部最多见，其次是腋窝、腹股沟。一般多表现为无痛性，进行性淋巴结肿大，早期可活动，晚期多个肿大淋巴结，易发生粘连并融合成块。

部分 NHL 患者为深部淋巴结起病，以纵隔淋巴结肿大较常见，如纵隔大 B 细胞淋巴瘤。肿大的淋巴结可压迫上腔静脉，引起上腔静脉综合征；也可压迫气管、食管、喉返神经产生相应的症状如呼吸困难、吞咽困难和声音嘶哑等，原发于腹膜后淋巴结的恶性淋巴瘤亦以 NHL 多见，可引起长期不明原因发热，临床诊断比较困难。

韦氏环也是发生结外淋巴瘤的常见部位，NHL 多见，发生部位最多在软腭、扁桃体，其次为鼻腔、鼻窦，鼻咽部和舌根较少见，常伴随膈下侵犯，患者可表现为咽痛、咽部异物感、呼吸不畅和声音嘶哑等。原发于脾和肝脏的 NHL 较少见，但 NHL 合并肝、脾浸润者较常见，尤以脾脏受累更为多见，临床表现为肝脾肿大、黄疸等，少数患者可发生门脉高压，需与肝硬化鉴别。

（2）器官受累的表现：除淋巴组织外，NHL 可发生于身体任何部位，其中以原发于胃肠道 NHL 最为常见，累及胃、十二指肠时患者可表现为上腹痛、呕吐等；发生于小肠、结肠等部位时患者常伴有慢性腹泻、脂肪泻、肠梗阻等表现；累及肾脏导致肾炎。

原发于皮肤的 NHL 并不常见（如蕈样真菌病），但 NHL 累及皮肤较常见，包括特异性和非特异性两种表现。特异性表现有皮肤肿块、结节、浸润斑块、溃疡、丘疹等；非特异性表现有酒精痛、皮肤瘙痒、带状疱疹、获得性鱼鳞癣、干皮症、剥脱性红皮病、结节性红斑、皮肤异色病等。

（3）全身症状：淋巴瘤患者常有全身无力、消瘦、食欲减退、盗汗及不规则发热等全身症状。临床上也有少数患者仅表现为持续性发热，较难诊断。

2. 体征　非霍奇金淋巴瘤体征早期不明显，中晚期常有不明原因浅表淋巴结，持续性体温等体征。

3. 检查

（1）实验室检查：①外周血，早期患者血象多正常继发自身免疫性溶血或肿瘤累及骨髓可发生贫血、血小板减少及出血。9%～16% 的患者可出现白血病转化，常见于弥漫型小淋巴细胞性淋巴瘤、滤泡型淋巴瘤淋巴母细胞性淋巴瘤及弥漫型大细胞淋巴瘤等；②生化检查；可有血沉血清乳酸脱氢酶、β_2-微球蛋白及碱性磷酸酶升高，单克隆或多克隆免疫球蛋白升高，以上改变常可作为肿瘤负荷及病情检测指标；③血沉；血沉在活动期增快缓解期正常，为测定缓解期和活动期较为简单的方法；④骨髓象，早期正常晚期浸润骨髓时骨髓象可发生变化如找到淋巴瘤细胞，此时可称为淋巴瘤白血病。

（2）病理活检：是诊断 NHL 及病理类型的主要依据。

（3）免疫学表型检测：①单克隆抗体免疫表型检查可识别淋巴瘤细胞的细胞谱系及分化水平用于诊断及分型常用的单克隆抗体标记物包括 CD45（白细胞共同抗原）用于鉴定其白细胞来源；②CD19、CD20、CD22、CD45RA、CD5、CD10、CD23 免疫球蛋白轻链 κ 及 γ 等用于鉴定 B 淋巴细胞表型；③CD2、CD3CD5、CD7、CD45R0、CD4、CD8 等鉴定 T 淋巴细胞表型；④CD30 和 CD56 分别用于识别间变性大细胞淋巴瘤及 NK 细胞淋巴瘤 CD34 及 TdT 常见于淋巴母细胞淋巴瘤表型。

（4）遗传学：90% 的非霍奇金淋巴瘤存在非随机性染色体核型异常，常见为染色体易位部分缺失和扩增等。不同类型（entity）的非霍奇金淋巴瘤多有各自的细胞遗传学特征。非霍奇金淋巴瘤是发生于单一亲本细胞的单克隆恶性增殖，瘤细胞的基因重排高度一致。IgH 基因重排常作为 B 细胞淋巴瘤的基因标志 TCR γ 或 β 基因重排常作为 T 细胞淋巴瘤的基因标志，阳性率均可达 70%～80% 细胞遗传学及基因标志可用于非霍奇金淋巴瘤的诊断、分型及肿瘤微小病变的检测。

（5）影像学检查：胸正侧位片、腹盆腔 CT 扫描、胸部 CT 扫描、全消化道造影、胸腹部 MRI、脑、脊髓 MRI。胸腹部彩超、淋巴结彩超、骨扫描、淋巴造影术和胃肠镜检查。

4. 诊断　本病的确诊有赖于组织学活检（包括免疫组化检查及分子细胞遗传学检查）。这些组织学免疫学和细胞遗传学检查不仅可确诊，还可做出分型诊断这对了解该病的恶性程度、估计预后及选择正确的治疗方案都至关重要。凡无明显原因淋巴结肿大，应考虑到本病，有的患者浅表淋巴结不大但较长期有发热盗汗体重下降等症状也应考虑到本病。

5. 鉴别诊断　不少正常健康人也可在颈部、腹股沟及某些浅表部位触肿大的淋巴结，应注意鉴别。但应以下具体疾病相鉴别。

（1）慢性淋巴结炎：一般的慢性淋巴结炎多有感染灶。在急性期感染如足癣感染可致同侧腹股沟淋巴结肿大，或伴红肿、热痛等急性期表现或只有淋巴结肿大伴疼痛，急性期过后，淋巴结缩小，疼痛消失。通常慢性淋巴结炎的淋巴结肿大较小，0.5～1.0cm，质地较软、扁多活动而恶性淋巴瘤的淋巴结肿大具有较大丰满、质韧的特点必要时切除活检。

（2）淋巴结结核：为特殊性慢性淋巴结炎，肿大的淋巴结以颈部多见，多伴有肺结核，如果伴有结核性全身中毒症状，如低热盗汗、消瘦乏力等则与恶性淋巴瘤不易区别；淋巴结结核之淋巴结肿大，质较硬、表面不光滑质地不均匀或因干酪样坏死而呈囊性，或与皮肤粘连，活动度差 PPD 试验呈阳性反应。但要注意恶性淋巴瘤患者可以患有结核病可能是由于较长期抗肿瘤治疗机体免疫力下降从而罹患结核等疾患因此临床上应提高警惕凡病情发生改变时，应尽可能再次取得病理或细胞学证据以免误诊误治。

（3）结节病：多见于青少年及中年人多侵及淋巴结，可以多处淋巴结肿大，常见于肺门淋巴结对称性肿大或有气管旁及锁骨上淋巴结受累淋巴结多在 2cm 直径以内，质地一般较硬，也可伴有长期低热结节病的确诊需取活检可找到上皮样结节，Kvein 试验在结节病90% 呈阳性反应，血管紧张素转换酶在结节病患者的淋巴结及血清中均升高。

（4）急性化脓性扁桃体炎：除有不同程度的发热外，扁桃体多为双侧肿大红、肿、痛且其上附有脓苔扪之质地较软炎症控制后扁桃体可缩小。而恶性淋巴瘤侵及扁桃体可双侧也可单侧，也可不对称地肿大，扪之质地较硬韧，稍晚则累及周围组织，有可疑时可行扁桃体切除或活检行病理组织学检查。

（5）组织细胞性坏死性淋巴结炎：该病在中国多见，多为青壮年临床表现为持续高热，但周围血白细胞数不高，用抗生素治疗无效酷似恶性网织细胞增生症组织细胞性坏死性淋巴结炎的淋巴结肿大，以颈部多见直径多在 1～2cm。质中或较软。不同于恶性淋巴瘤的淋巴结确诊需行淋巴结活检本病经过数周后退热而愈。

（6）中央型肺癌侵犯纵隔、胸腺肿瘤：有时可与恶性淋巴瘤混淆，诊断有赖于肿块活检。

（7）与霍奇金淋巴瘤相鉴别：非霍奇金淋巴瘤的临床表现与霍奇金淋巴瘤十分相似，只有组织病理学检查才能将两者明确区别诊断。

三、治疗

非霍奇金淋巴瘤的治疗目前崇尚个体化治疗。

（孔凡华）

第三节　霍奇金淋巴瘤

霍奇金淋巴瘤（hodgkin lymphoma，HL）是恶性淋巴瘤的一个独特类型。其特点为：临床上病变往往从一个或一组淋巴结开始，逐渐由邻近的淋巴结向远处扩散。原发于结外淋巴组织的少见；瘤组织成分多样，但都含有一种独特的瘤巨细胞即 Reed - Sternmberg 细胞

（R-S细胞）；R-S细胞来源于B淋巴细胞。

霍奇金淋巴瘤在欧美各国发病率高（1.6~3.4）/10万；在我国发病率较低男性（0~0.6）/10万，女性（0.1~0.4）/10万。

一、病因

霍奇金淋巴瘤病因不明，可能与以下因素有关：EB病毒的病因研究最受关注，约50%患者的RS细胞中可检出EB病毒基因组片段，细菌因素，环境因素，遗传因素和免疫因素有关。

二、诊断

霍奇金淋巴瘤（HL）主要侵犯淋巴系统，年轻人多见，早期临床进展缓慢，主要表现为浅表淋巴结肿大。与NHL病变跳跃性发展不同，HL病变沿淋巴结引流方向扩散。由于病变侵犯部位不同，其临床表现各异。

1. 症状

（1）初发症状与淋巴结肿大：慢性、进行性、无痛性浅表淋巴结肿大为最常见的首发症状，中国医学科学院肿瘤医院5 101例HL统计表明，HL原发于淋巴结内占78.2%，原发于结外者占20.2%。结内病变以颈部和隔上淋巴结肿大最为多见，其次见于腋下和腹股沟，其他部位较少受侵。有文献报道，首发于颈部淋巴结者可达60%~80%。淋巴结触诊质韧、饱满、边缘清楚，早期可活动，晚期相互融合，少数与皮肤粘连可出现破溃等表现；体积大小不等，大者直径可达数十厘米，有些患者淋巴结可随发热而增大，热退后缩小。根据病变累及的部位不同，可出现相应淋巴结区的局部症状和压迫症状；结外病变则可出现累及器官的相应症状。

（2）全身症状：主要为发热、盗汗和体重减轻，其次为皮肤瘙痒和乏力。发热可以表现为任何形式，包括持续低热、不规则间歇性发热或偶尔高热，抗感染治疗多无效。约15%的HL患者表现为周期性发热，也称为Murchison-Pel-Ebstern热。其特点为：体温逐渐上升，波动于38~40℃数天，不经治疗可逐渐降至正常，经过10d或更长时间的间歇期，体温再次上升，如此周而复始，并逐渐缩短间歇期。患者发热时周身不适、乏力和食欲减退，体温下降后立感轻快。盗汗、明显消瘦和皮肤瘙痒均为较常见的症状，瘙痒初见于局部，可渐发展至全身，开始轻度瘙痒，表皮脱落，皮肤增厚，严重时可因抓破皮肤引起感染和皮肤色素沉着。饮酒痛为另一特殊症状，即饮酒后出现肿瘤部位疼痛，常于饮酒后数分钟至几小时内发生，机制不清。

（3）压迫症状：深部淋巴结肿大早期无明显症状，晚期多表现为相应的压迫症状：如纵隔淋巴结肿大，可以压迫上腔静脉，引起上腔静脉压迫综合征；也可压迫食管和气管，引起吞咽受阻和呼吸困难；或压迫喉返神经引起麻痹声嘶等；病变也可侵犯肺和心包。腹腔淋巴结肿大，可挤压胃肠道引起肠梗阻；压迫输尿管可引起肾盂积水，导致尿毒症。韦氏环（包括扁桃体、鼻咽部和舌根部）肿大，可有破溃或疼痛，影响进食、呼吸或出现鼻塞，肿块触之有一定硬度，常累及颈部淋巴结，抗炎治疗多无效。

（4）淋巴结外受累：原发结外淋巴瘤（primary extranodal lymphoma，PENL）由于受侵部位和器官不同临床表现多样，并缺乏特异性症状、体征，容易造成误诊或漏诊。有人曾报PENL误诊率高达50%~60%，直接影响正确诊断与治疗，应引起足够重视。原发于结外的

HL 是否存在一直有争议，HL 结外受累率明显低于 NHL，以脾脏、肺脏等略多见。

1）脾脏病变：脾原发性淋巴瘤占淋巴瘤发病率不到 1%，且多为 NHL，临床诊断脾脏原发 HL 应十分小心，HL 脾脏受累较多见，约占 1/3。临床上判断 HL 是否累及脾脏可依据查体及影像学检查，确诊往往要采用剖腹探查术和脾切除，但由于是有创操作，多数患者并不接受此方式，临床也较少采用。

2）肝脏病变：首发于肝的 HL 极罕见，随病程进展，晚期侵犯肝者较多见，可出现黄疸、腹水。因肝脏病变常呈弥漫性，CT 检查常不易诊断；有时呈占位性病变，经肝穿刺活检或剖腹探查可确诊。临床表现为肝脏弥漫性肿大，质地中等硬度，少数可扪及结节，肝功检查多正常，严重者可有肝功异常。

3）胃肠道病变：HL 仅占胃肠道 ML 的 1.5% 左右。其临床表现与胃肠道其他肿瘤无明显区别。病变多累及小肠和胃，其他如食管、结肠、直肠、胰腺等部位较少见。临床症状常为腹痛、腹部包块、呕吐、呕血、黑便等。胃 HL 可形成较大肿块，X 射线造影显示广泛的充盈缺损和巨大溃疡。与胃 HL 相比，小肠 HL 病程较短，症状也较明显，80% 表现为腹痛；晚期可有小肠梗阻表现，甚至可发生肠穿孔和肠套叠。

4）肺部病变：HL 累及肺部较 NHL 常见，以结节硬化型（NS）多见，女性和老年患者多见。病变多见于气管或主支气管周围淋巴结，原发 HL 累及肺实质或胸膜，病变压迫淋巴管或致静脉阻塞时可见胸腔积液。临床患者可表现呼吸道和全身症状，如刺激性干咳、黏液痰、气促和胸闷、呼吸困难、胸痛、咯血，少数可出现声音嘶哑或上腔静脉综合征；约一半患者出现体重减轻、发热、盗汗等症状。由于肺 HL 形态多变，应注意与放射治疗及化疗所致的肺损伤，以及肺部感染相区别。肺原发 HL 极少见，必须有病理学典型 HL 改变，病变局限于肺，无肺门淋巴结或仅有肺门小淋巴结以及排除其他部位受侵才可诊断。

5）心脏病变：心脏受侵极罕见，但心包积液可由邻近纵隔 HL 直接浸润所致。可出现胸闷、气促、上腔静脉压迫综合征、心律失常及非特异性心电图等表现。

6）皮肤损害：皮肤 HL 多继发于系统性疾病，原发者罕见。有报道 HL 合并皮肤侵犯的发生率为 0.5%，而原发性皮肤霍奇金淋巴瘤（primary cutaneous HL，PCHL）约占霍奇金淋巴瘤的 0.06%。HL 累及皮肤通常表明病变已进入第Ⅳ期，预后很差。而 PCHL 临床进展缓慢，一般不侵及内脏器官，预后相对较好。

7）骨骼、骨髓病变：骨的 HL 甚少见，占 0～5%。见于疾病进展期血源性播散，或由于局部淋巴结病变扩散到邻近骨骼。多见于胸椎、腰椎、骨盆，肋骨和颅骨次之，病变多为溶骨性改变。临床主要表现为骨骼疼痛，部分病例可有局部发热、肿胀或触及软组织肿块。HL 累及骨髓较 NHl 少见，文献报道为 9%～14%，但在尸检中可达 30%～50%。多部位穿刺可提高阳性率。

8）神经系统病变：多见于 NHL，HL 少见。HL 引起中枢神经系统损害多发生在晚期，其中以脊髓压迫症最常见，也可有脑内病变。临床可表现为头痛、颅内压增高、癫痫样发作、脑神经麻痹等。

9）泌尿系统病变：HL 较 NHL 少见。肾脏受侵多为双侧结节型浸润，可引起肾肿大、高血压及尿毒症。原发于膀胱病变也很少见。

10）其他部位损害：少见部位还有扁桃体、鼻咽部、胸腺、前列腺、肾上腺等器官，而生殖系统恶性淋巴瘤几乎皆为 NHL。类脂质肾病的肾脏综合征是一种霍奇金淋巴瘤的少见表现，并且偶尔伴有免疫复合物沉积于肾小球，临床上表现为血尿、蛋白尿、低蛋白血症、高脂血症、水肿。

2. 体征　慢性、进行性、无痛性淋巴结肿大为主要体征。

3. 检查

（1）血液和骨髓检查：HL 常有轻或中等贫血，少数白细胞轻度或明显增加，伴中性粒细胞增多。约 1/5 患者嗜酸性粒细胞升高。骨髓被广泛浸润或发生脾功能亢进时，可有全血细胞减少。骨髓涂片找到 RS 细胞是 HL 骨髓浸润依据。骨髓浸润大多由血源播散而来，骨髓穿刺涂片阳性率仅 3%，但活检法可提高至 9% ~ 22%。

NHL 白细胞数多正常，伴有淋巴细胞绝对和相对增多。晚期并发急性淋巴瘤细胞白血病时可呈现白血病样血象和骨髓象。

（2）化验检查：疾病活动期有血沉加快，血清乳酸脱氢酶活性增高。乳酸脱氢酶升高提示预后不良。当血清碱性磷酸酶活力或血钙增加，提示骨骼累及。B 细胞 NHL 可并发抗人球蛋白试验阳性或阴性的溶血性贫血，少数可出现单克隆 IgG 或 IgM。必要时可行脑脊液的检查。

（3）彩超检查：浅表淋巴结的检查，腹腔、盆腔的淋巴结检查。

（4）胸部摄片检查：了解纵隔增宽、肺门增大、胸水及肺部病灶情况。

（5）胸部、腹腔和盆腔的 CT 检查：胸部 CT 可确定纵隔与肺门淋巴结肿大。CT 阳性符合率 65%，阴性符合率 92%。因为淋巴造影能显示结构破坏，而 CT 仅从淋巴结肿大程度上来判断。但 CT 不仅能显示腹主动脉旁淋巴结，而且还能显示淋巴结造影所不能检查到的脾门，肝门和肠系膜淋巴结等受累情况，同时还显示肝、脾、肾受累的情况，所以 CT 是腹部检查首选的方法。CT 阴性而临床上怀疑时，才考虑做下肢淋巴造影。彩超检查准确性不及 CT，重复性差，受肠气干扰较严重，但在无 CT 设备时仍不失是一种较好检查方法。

（6）胸部、腹腔和盆腔的 MRI 检查：MRI 检查只能查出单发或多发结节，对弥漫浸润或粟粒样小病灶难以发现。一般认为有两种以上影像诊断同时显示实质性占位病变时才能确定肝脾受累。

（7）PET - CT 检查：PET PET - CT 检查可以显示淋巴瘤或淋巴瘤残留病灶。是一种根据生化影像来进行肿瘤定性诊断的方法。

（8）病理学检查

1）淋巴结活检、印片：选取较大的淋巴结，完整地取出，避免挤压，切开后在玻片上做淋巴结印片，然后置固定液中。淋巴结印片 wright's 染色后做细胞病理形态学检查，固定的淋巴结经切片和 HE 染色后作组织病理学检查。深部淋巴结可依靠 B 超或 CT 引导下细针穿刺涂片做细胞病理形态学检查。

2）淋巴细胞分化抗原检测：测定淋巴瘤细胞免疫表型可以区分 B 细胞或 T 细胞免疫表型，NHL 大部分为 B 细胞性。还可根据细胞表面的分化抗原了解淋巴瘤细胞的成熟程度。

3）染色体易位检查：有助 NHL 分型诊断。t（14；18）是滤泡细胞淋巴瘤的标记，t（8；14）是 Burkitt 淋巴瘤的标记，t（11；14）是外套细胞淋巴瘤的标记，t（2；5）是 kH$^+$（CD30$^+$）间变性大细胞淋巴瘤的标记，3q27 异常是弥漫性大细胞淋巴瘤的染色体标志。

4）基因重排：确诊淋巴瘤有疑难者可应用 PCR 技术检测 T 细胞受体（TCR）基因重排和 B 细胞 H 链的基因重排。还可应用 PCR 技术检测 bcl - 2 基因等为分型提供依据。

（9）剖腹探查：一般不易接受，但必须为诊断及临床分期提供可靠依据时，如发热待查病例，临床高度怀疑淋巴瘤，彩超发现有腹腔淋巴结肿大，但无浅表淋巴结或病灶可供活检的情况下，为肯定诊断，或准备单用扩大照射治疗 HL 前，为明确分期诊断，有时需要剖腹探查，在取淋巴结标本同时切除脾做组织病理学检查。

4. 诊断　霍奇金淋巴瘤的诊断主要依靠淋巴结肿大的临床表现和组织活检结果。霍奇金淋巴瘤的诊断应包括病理诊断和临床分期诊断。

（1）结节性淋巴细胞为主型霍奇金淋巴瘤（NLPHL）病理诊断要点

1）满足 HL 的基本标准，即散在大细胞＋反应性细胞背景。

2）至少有一个典型的大结节。

3）必须见到 L&H 细胞。

4）背景中的细胞是小淋巴细胞和组织细胞，没有嗜中性和嗜酸粒细胞。

5）L&LH 细胞总是呈 LCA$^+$、CD20$^+$、CD15、CD30$^-$，L&H 细胞周围有大量 CD3$^+$ 和 CD57$^+$ 细胞围绕。

（2）经典型霍奇金淋巴瘤 CHL 病理诊断要点

1）散在大细胞＋反应性细胞背景。

2）大细胞（HRS 细胞）：主要为典型 RS 细胞、单核型和多核型 RS 细胞。

3）混合性反应性背景：中性粒细胞、嗜酸粒细胞、组织细胞和浆细胞等。

4）弥漫性为主，可有结节样结构，但无硬化纤维带包绕和包膜增厚。

5）HRS 细胞总是 CD30$^+$，多数呈 CD15$^+$，少数呈 CD20$^+$，极少出现 EMA$^+$。

6）绝大多数有 EBV 感染，即 EBER$^+$ 和 LMPI$^+$。

5. 鉴别诊断

（1）病理鉴别诊断

1）结节性淋巴细胞为主型霍奇金淋巴瘤 NLPHL 与富于淋巴细胞型霍奇金淋巴瘤 LRHL 相鉴别。

LRHL 有两种组织形式：结节性和弥漫性。当呈结节性生长时很容易与 NLPHL 混淆。

2）富于 T 细胞的 B 细胞淋巴瘤 TCRBCL 与结节性淋巴细胞为主型霍奇金淋巴瘤 NLPHL 相鉴别。

NLPHL 的结节明显时，鉴别很容易。根据现在 WHO 的标准，在弥漫性病变中只要找到一个具有典型 NLPHL 特征的结节就足以排除 TCRBCL。但结节不明显或完全呈弥漫性生长时，应与 TCRBCL 鉴别。

3）生发中心进行性转化（PTGC）与结节性淋巴细胞为主型霍奇金淋巴瘤 NLPHL 相鉴别。

由于 PTGC 结节形态与 NLPHL 结节相似，二者也常出现在同一淋巴结，因此应做鉴别。PTGC 是由于长期持续的淋巴滤泡增生而变大的，套区小淋巴细胞突破并进入生发中心，生发中心内原有的中心细胞和中心母细胞被分割挤压，但常能见到残留的生发中心细胞（CD10$^+$），没有 L&H 细胞。

4）结节性淋巴细胞为主型霍奇金淋巴瘤 NLPHL 与经典型霍奇金淋巴瘤 CHL 相鉴别。

结节性淋巴细胞为主型与经典 HL 不同，NLPHL 的 RS 细胞为 CD45$^+$，表达 B 细胞相关抗原（CD19，CD20，CD22 和 CD79）和上皮膜抗原，但不表达 CD15 和 CD30。应用常规技术处理，NLPHL 病例中免疫球蛋白通常为阴性。L&H 细胞也表达由 bcl－6 基因编码的核蛋白质，这与正常生发中心的 B 细胞发育有关。

　　NLPHL 结节实际上是转化的滤泡或生发中心。结节中的小淋巴细胞是具有套区表型（IgM⁺ 和 IgG⁺）的多克隆 B 细胞和大量 T 细胞的混合物，很多 T 细胞为 CD57⁺，与正常或 PTGC 中的 T 细胞相似。NLPHL，中的 T 细胞含有显著增大的不规则细胞核，类似中心细胞，往往呈小灶性聚集，使滤泡呈破裂状或不规则轮廓。NLPHL 中的 T 细胞多聚集在肿瘤性 B 细胞周围，形成戒指状、玫瑰花结状或项圈状。尽管几个报道表明，围绕爆米花样细胞的 T 细胞大多为 CD57⁺，但玫瑰花结中缺乏 CD57⁺ 细胞也不能否定 NLPHL 的诊断。在结节中，滤泡树突状细胞（FDC）组成了明显的中心性网。滤泡间区含有大量 T 细胞，当出现弥散区域时，背景淋巴细胞仍然主要是 T 细胞，但 FDC 网消失。Ig 和 TCR 基因为胚系，EBV 常阴性。但是，经典型霍奇金淋巴瘤常常没有这些特征，具体见（表 13-1）。

表 13-1　NLPHL 和 CHL 的形态学及免疫学特征比较

特征	CHL	NLPHL
形态	弥散性，滤泡间，结节性	结节性，至少部分结节性
肿瘤细胞	诊断性 RS 细胞，单核或腔隙细胞	淋巴细胞和（或）组织细胞或爆米花样细胞
背景细胞	组织细胞，嗜酸粒细胞，浆细胞	淋巴细胞，组织细胞
纤维化	常见	少见
CD20	-/+	+
CD15	+	-
CD30	+	-
EMA	-	
EBV（在 RS 细胞中）	+（<50%）	
背景淋巴细胞	T 细胞 > B 细胞	B 细胞 > T 细胞
CD57⁺	细胞	
Ig 基因	重排的，克隆性，突变的，无活性	重排的，克隆性，突变的，活性的，功能性的

注：NLPHL：结节性淋巴细胞为主 HL；CHL：经典 HL。

　　（2）临床鉴别诊断：传染性单核细胞增多症（infectious mononucleosis，IM）IM 是 EBV 的急性感染性疾病，起病急，突然出现头痛、咽痛、高热，接着淋巴结肿大伴压痛，血常规白细胞不升高，甚至有些偏低，外周血中可见异型淋巴细胞，EBV 抗体滴度可增高。患者就诊时病史多在 1~2 周，有该病史者发生 HL 的危险性增高 2~4 倍，病变中可出现 HRS 样的细胞、组织细胞等，可与 LRHL 和 MCHL 混淆，应当鉴别。IM 淋巴结以 T 区反应性增生为主，一般结构没有破坏，淋巴滤泡和淋巴窦可见，不形成结节样结构，没有纤维化。T 区和淋巴窦内有较多活化的淋巴细胞、免疫母细胞，有的甚至像单核型 RS 细胞，但呈 CD45⁺（LCA）、CD20⁺、CD15⁻，部分细胞 CD30⁺。如鉴别仍困难可进行短期随访，因 IM 是自限性疾病，病程一般不超过 1 个月。

三、治疗

　　目前 HL 的治疗主要是根据患者的病理分型、预后分组、分期来进行治疗选择，同时还要考虑患者的一般状况等综合因素，甚至还要考虑经济、社会方面的因素，最终选择最理想的方案。综合治疗是治疗 HL 的发展方向，对中晚期 HL 单纯放疗疗效不理想，常以化疗为主，辅以放疗。复发性、难治性霍奇金淋巴瘤的治疗已较多考虑造血干细胞移植。

1. 早期霍奇金淋巴瘤的治疗　早期霍奇金淋巴瘤的治疗近年来有较大进展，主要是综合治疗代替了放疗为主的经典治疗。早期霍奇金淋巴瘤是指 Ⅰ、Ⅱ期患者，其治疗方针以往以放疗为主，国内外的经验均证明了其有效性，可获得 70% ~ 90% 的 5 年总生存率。近年来国外的大量研究表明，综合治疗（化疗加受累野照射）可以获得更好的无病生存率，大约提高 15%，但总生存率相似，预期可以明显减轻放疗的远期不良反应。因此，目前化疗结合受累野照射的方法是治疗早期霍奇金淋巴瘤的基本原则。但是国内尚没有大组病例的相关研究资料。

（1）放射治疗

1）经典单纯放射治疗的原则和方法：早在 1950 年以后，[60]Co 远治疗机和高能加速器出现后，解决了深部肿瘤的放射治疗问题。对于常常侵犯纵隔、腹膜后淋巴结的霍奇金淋巴瘤来说，为其行根治治疗提供了技术设备条件。由于该病沿着淋巴结蔓延的生物学特性，扩大野照射解决了根治治疗的方式方法问题。对于初治的早期患者来说，行扩大野照射，扩大区 DT 30 ~ 36Gy，受累区 DT 36 ~ 44Gy，就可以获得满意疗效，5 年总生存率 80% ~ 90%，这是单纯放疗给患者带来的利益。

扩大野照射的方法包括斗篷野、锄形野、倒 Y 野照射，以及由此组合产生的次全淋巴区照射和全淋巴区照射等放疗方法。特点是照射面积大，疗效可靠满意，近期毒性不良反应可以接受。因此，对于有化疗禁忌证以及拒绝化疗的患者，还是可以选择单纯放疗。

2）单纯放疗的远期毒性不良反应：人们对单纯放疗的优缺点进行了较长时间的研究，发现随着生存率的提高，生存时间的延长，缺点逐渐显现，主要是放疗后的不良反应，特别是远期不良反应，如肺纤维化，心包积液或胸腔积液，心肌梗死，第二肿瘤的发生（乳腺癌，肺癌，消化道癌等）。Stanford 报道了 PS Ⅰ A ~ Ⅲ B 期治疗后死亡情况分析情况，总的放疗或化疗死亡率为 32.8%（107/326），死亡原因：①死于 HL，占 41%；②死于第二肿瘤，占 26%；③死于心血管病，占 16%；④其他原因死亡，占 17%。可见 59% 的患者不是死于HL 复发，而是死于其他疾病，这些疾病的发生与先前的高剂量大面积放疗相关。VanLeeuwen 等 2000 年报道的研究发现第二肿瘤的发生与患者治疗后存活时间和接受治疗时年龄有关。患者治疗后存活时间越长，接受治疗时年龄越小，第二肿瘤的发病危险性越大。

3）放疗、化疗远期并发症的预防：国外对预防放疗、化疗远期并发症已经有了一定研究，制订了两级预防的措施。初级预防：①限制放射治疗的放射野和剂量；②先行化疗的联合治疗模式；③避免用烷化剂和 VP - 16；④避免不必要的维持化疗；⑤用博来霉素的患者应监护其肺功能。二级预防：①停止吸烟；②放疗后 5 ~ 7 年内常规行乳腺摄片；③限制日光暴露；④避免引起甲状腺功能低下的化学药物；⑤有规律的体育运动；⑥注意肥胖问题；⑦心脏病预防饮食。

（2）综合治疗

1）综合治疗的原则：先进行化疗，选用一线联合方案，然后行受累野照射。但要根据患者的预后情况确定化疗的周期数和放疗剂量。

A. 预后好的早期霍奇金淋巴瘤：指临床Ⅰ~Ⅱ期，没有不良预后因素者。选用一线联合化疗方案2~4周期，然后行受累野照射，剂量为20~36Gy。而早期结节性淋巴细胞为主型HL可以采用单纯受累野照射。

B. 预后不好的早期霍奇金淋巴瘤：指临床Ⅰ~Ⅱ期，具有1个或1个以上不良预后因素的患者。选用一线联合化疗方案治疗4~6周期，然后受累野照射30~40Gy。

2）综合治疗和经典单纯放疗的比较：尽管单纯放疗可以治愈早期霍奇金淋巴瘤，疗效满意，但其远期并发症是降低患者生活质量和增加死亡率的重要问题。常规化疗的远期毒性不良反应较放疗轻，因此有人提出化疗后减少放疗面积和剂量，以减少远期并发症的发生，结合两者的优点进行综合治疗。最近30年大量临床研究已证明综合治疗模式可以代替单纯放疗治疗早期霍奇金淋巴瘤。

2. 进展期、复发性难治性霍奇金淋巴瘤的治疗

（1）进展期HL的治疗

1）进展期患者成为复发性和难治性HL的风险因素：进展期（Ⅲ、Ⅳ期）HL患者，疗效不如早期患者，更容易变为复发性和难治性的患者。20世纪90年代哥伦比亚研究机构对711例HL患者进行研究，虽然发现进展期患者复发率和难治性发生率较早期高，但分析后发现有7个风险因素对预后影响明显，包括：男性，年龄>45岁，Ⅳ期，血红蛋白<105g/L，白细胞计数>15×10^9/L，淋巴细胞计数<0.6×10^9/L或淋巴细胞分类<8%，血浆蛋白<40g/L。其中0~1个风险因素的进展期患者成为复发性和难治性HL的风险小于20%，而还有4个或更多风险因素的进展期患者成为复发性和难治性HL的风险大于50%。

（2）复发性和难治性霍奇金淋巴瘤

1）定义和预后：1990年以后霍奇金淋巴瘤经一线治疗，80%患者达到治愈，所以对于HL的临床研究主要集中在复发性和难治性HL。有专家提出难治性HL的定义为：在初治时淋巴瘤进展，或者虽然治疗还在进行，但是通过活组织检查已经证实肿瘤的存在和进展。复发性HL的定义为：诱导治疗达到完全缓解（CR）至少1个月以后出现复发的HL。哥伦比亚研究机构对701例HL患者进行标准治疗，214例为早期患者，其中有6例复发，460例进展期患者中87例复发，34例为难治性HL，可见复发性和难治性HL主要集中在进展期的患者。

经联合化疗达到CR后复发有2种情况：①经联合化疗达到CR，但缓解期<1年，即早期复发；②联合化疗达到CR后缓解期>1年，即晚期复发。有报道早期复发和晚期复发的20年存活率分别为11%和22%，晚期复发者约40%，可以使用常规剂量化疗而达到治愈。难治性HL预后最差，长期无病存活率在0%~10%。GHSG最近提出了对于难治性患者的预后因素：KPS评分高的、一线治疗后有短暂缓解的、年龄较小患者的5年总存活率为55%，而年龄较大的、全身状况差且没有达到缓解的患者5年总存活率为0%。复发和难治的主要原因是难以克服的耐药性、肿瘤负荷大、全身情况和免疫功能差等。

2）复发性和难治性霍奇金淋巴瘤的挽救治疗：解救治疗的疗效与患者年龄、复发部位、复发时疾病严重程度、缓解持续时间和B症状有关。

A. 放疗缓解后复发病例的解救治疗：初治用放疗达到CR后，复发患者对解救化疗敏感，NCI长期随访资料表明用放疗达CR后复发患者经解救化疗，90%达到第二次CR，70%以上可长期无病存活，疗效与初治病例相似。所以放疗缓解后复发病例一般不首选大剂

量化疗（HDCT）和自体干细胞移植（ASCT）。研究证实，用 ABVD 方案解救疗效优于 MOPP 方案。

B. 解救放疗（SRT）：对于首程治疗未用放疗的复发患者，若无全身症状，或仅有单个孤立淋巴结区病变及照射野外复发的患者 SRT 治疗有效。Campbell 等对 80 例化疗失败后的 HL 患者进行挽救性放疗，27 例（34%）达到完全缓解；7 例（9%）在 SRT 后仍未缓解；46 例（58%）复发。实际中位无进展生存期为 2.7 年，5 年 OS 为 57%。SRT 对化疗失败后 HL 患者的局部病灶效果好，长期缓解率高；对于不适合大剂量化疗加自体干细胞移植的患者，SRT 仍是一个很好的选择。

C. 复发性和难治性霍奇金淋巴瘤的解救方案：目前尚不能确定复发性和难治性 HL 的多种解救方案中哪个解救方案更好。有报道 Mini – BEAM 方案（卡莫司汀、依托泊苷、阿糖胞苷、苯丙氨酸氮芥）反应率 84%，Dexa – BEAM 方案（地塞米松、卡莫司汀、依托泊苷、阿糖胞苷、苯丙氨酸氮芥）反应率 81%，DHAP 方案（顺铂、大剂量阿糖胞苷、地塞米松）反应率 89%。Mini – BEAM 方案的疗效肯定，但是此方案影响干细胞动员，一般在 HDC/HSCT 之前要进行最低限度的标准剂量化疗，其原因是安排干细胞采集和移植之前需要使淋巴瘤得到控制；促进有效外周血干细胞的采集。Koln 研究组认为在应用大剂量化疗前使用标准剂量的解救方案疗效最佳，如大剂量 BEAM 化疗前应用 3 ~ 4 个疗程 Dexa – BEAM。其他常用的药物包括足叶乙苷、铂化物和异环磷酰胺，这些药物既有抗 HL 疗效又具有较好的干细胞动员效果。

3. 大剂量化疗和放疗加造血干细胞移植（HDC/HSCT）　在治疗霍奇金淋巴瘤中的应用

(1) HDC/HSCT 的必要性、有效性和安全性：霍奇金淋巴瘤经标准的联合化疗、放疗可获良好疗效，5 年生存率已达 70%，50%，的中晚期患者也可获长期缓解。但仍有部分患者经标准治疗不能达完全缓解，或治疗缓解后很快复发，预后不佳。现代的观点认为霍奇金淋巴瘤首次缓解时间的长短至关重要。如 >12 个月，接受常规挽救性方案治疗常可再次获得缓解；如 <12 个月，则再次缓解的机会大大下降。美国国立肿瘤研究所（NCI）的一项长期随访发现初次缓解时间长的复发患者，85% 可获再次缓解，24% 存活 11 年以上；而首次缓解时间短的复发患者，仅 49% 获得再次缓解，11% 存活 11 年。其他一些研究中初治不能缓解或短期复发者几乎无长期无病生存，实际生存率为 0 ~ 8%。另外，难以获得满意疗效的患者其不良预后因素包括年龄 ≥50 岁、大包块（肿瘤最大直径 ≥ 患者的 30%，其生存率明显下降。10cm，或巨大纵隔肿块）、B 组症状、ESR ≥30mm/h（伴有 B 组症状）或 ESR ≥50mm/h（不伴有 B 组症状），3 个以上部位受侵，病理为淋巴细胞消减型和混合细胞型，Ⅲ、Ⅳ期患者。这部分患者约占初治经过几十年的努力，自体造血干细胞移植结合大剂量化疗、放疗治疗技术已经成熟，其安全性和有效性已经被临床医师接受，使得挽救这部分患者成为可能。目前主要希望通过这一疗法改善那些初治难以缓解和复发（特别是首次复发）患者的预后状况。大约 25% 的中晚期患者初治时不能达到缓解，强烈治疗结合造血干细胞移植的疗效优于常规挽救治疗。Chopra 等报道造血干细胞移植治疗 46 例难以缓解的患者，8 年无病生存率 33%，其他研究结果为 27% ~ 42%；同法治疗复发（缓解期 <12 个月）患者疗效也优于常规解救化疗，8 年无病生存率是 43%；而其他研究组的无病生存率为 32% ~ 56%。

另一前瞻性研究的结果证明，强烈治疗结合造血干细胞移植的疗效优于常规治疗，此研究中高剂量 BEAM（BCNU，VP16，Ara - C，Mel）组与常规剂量 BEAM 组比较，3 年无病生存率分别为 53% 和 0。还有一项随机研究对比了 Dexa - BEAM 方案与 HDT/HSCT 方案，HDT/SCT 方案的无治疗失败生存率（FF - TE）为 55%，Dexa - BEAM 方案为 34%。对多种方案均无效或耐药的难治性 HL 患者，HDC/HSCT 提供了几乎是最后的治疗机会，故认为 HDC/HSCT 是复发和耐药霍奇金淋巴瘤患者标准解救治疗的手段。

（2）自体骨髓移植（ABMT）与自体外周血干细胞移植（APBSCT）：造血干细胞移植最初是从 ABMT 开始的，并取得了较好疗效。Chopra 等报道 155 例原发难治性或复发性 HL 患者接受高剂量 BEAM 化疗后进行自体骨髓移植，5 年 PFS 为 50%，OS 为 55%。最近 Lumley 等使用相似的预处理方案对 35 例患者进行骨髓移植，EFS 为 74%。

近年来 APBSCT 已逐渐代替 ABMT，因外周血干细胞的采集已变得较为容易；采集过程痛苦较轻，可避免全身麻醉；可以门诊进行干细胞的采集；造血重建和免疫重建较 ABMT 快；采集的费用降低，降低了住院移植的费用；适用于以前进行过盆腔照射和骨髓受侵的患者。意大利一研究组报道 92 例 HL 患者进行 APBSCT 的多中心研究结果，90% 完成了 HDC 方案，5 例发生移植相关死亡，6 例出现继发性的恶性疾病，5 年 EFS 和 OS 分别为 53%、64%。首次复发者疗效最好，5 年 EFS 和 OS 分别为 63% 和 77%。难治性 HL 结果最差，5 年 EFS 和 OS 分别为 33% 和 36%。美国 Argiris 等对 40 例复发性或难治性 HL 患者进行 HD - BEAM/APBSCT，37 例达到 cR，3 年 EFS 69%，3 年 OS 77%。无论是 ABMT 或是 APBSCT，其总生存率相似，A R perry 报道两者的 3 年总生存率分别为 78.2% 和 69.6%；无进展生存率分别为 58.1% 和 59.4%，均无显著差别。两者的区别主要在方便程度、造血重建、免疫重建等方面，APBSCT 较 ABMT 更有优势。

首次复发的 HL 是否应采用自体造血干细胞移植尚存争议，特别是仅未照射的淋巴结复发及初治达 CR 持续 1 年以上复发者。前者经扩大范围的照射治疗，加或不加用化疗，40% ~50% 的患者仍可再次达到治愈；而后者应用非交叉方案再次进行化疗，可加或不加放疗，也有 20% ~40% 患者治愈。很多研究表明，首次复发的 HL 患者采用 HDC/ASCT 疗法，长期生存率可以达到 90%。GHSG 的研究表明，HDC/ASCT 对 HL 复发患者疗效很好，可提高长期生存率。复发者包括：初次化疗达到 CR 状态，但 1 年以内复发者；复发时伴有 B 症状者；结外复发者；照射过的淋巴结复发者。

复发性和难治性 HL 患者进行自体干细胞移植时应注意如下情况：①经检查确认骨髓中无肿瘤细胞侵犯时才可采集干细胞；②化疗次数越多，患者采集干细胞成功的可能性越低，尤其是应用细胞毒性药物时，如应用 MiniBEAM 或 Dexa - BEAM 方案时；③新移植患者获得较完善的造血重建需要一个较长的过程，故移植后一段时间内不应该化疗，移植后可根据患者情况行放射治疗；④移植时肿块越小预后越好，CR 后再进行移植治疗的预后最好。

（3）异基因造血干细胞移植

1）清髓性异基因造血干细胞移植在复发性和难治性 HL 治疗中的应用：异基因造血干细胞移植治疗难治性霍奇金淋巴瘤的疗效似乎优于自体造血干细胞移植，其优点是输入的造血干细胞不含肿瘤细胞，移植物抗淋巴瘤效应可减低复发率。Anderson 等报道的研究结果中，全组异体移植 53 例，自体移植 63 例，治疗后复发率分别为 43% 和 76%。但很多研究证明异基因移植的移植相关死亡率高，同胞间移植的移植相关死亡率为 20% ~30%，主要死因为感染、肺毒性和 GVHD，抵消了异体移植低复发率的优点，而且治疗费用昂贵，配型困难，故一般霍奇金淋巴瘤治疗中采用者较少。

无关供者移植和单倍体移植的移植相关死亡率更高。最近一国际骨髓移植注册处（IBMTR）和欧洲外周血及骨髓移植组（EBMT）研究表明，进行异基因造血干细胞移植的 HL 患者，治疗相关死亡率高达 60%。T 细胞去除的异基因移植可以降低死亡率，但这样又会增加复发率和植入失败率。所以目前自体外周血干细胞移植是治疗 HL 的首选方法，而异基因造血干细胞移植仍然应用较少，主要用于如下情况：①患者因各种原因导致缺乏足够的干细胞进行自体移植；②患者具有较小病变，病情稳定但骨髓持续浸润；③ASCT 后复发的患者。

2）非清髓异基因外周血干细胞移植（nonmyeloablative allogeneic stemcell transplantation, NST）或小移植（minitransplantation）：NST 是对传统异基因造血干细胞移植的一个改良，但这方面报道例数少，随访时间短，患者条件、GVHD 的预防、患者与供者之间组织相容性的不同可导致不同的结果。NST 的预处理造成充分的免疫抑制和适当的骨髓抑制，以允许供者和受者造血细胞共存，形成嵌合体，但最终被供者细胞所代替。Carella 等提出了 NST 免疫抑制预处理方案包括一个嘌呤类似物（如氟达拉滨）和一个烷化剂（如环磷酰胺或苯丙氨酸氮芥）。欧洲骨髓移植组（EBMT）收集了 94 例接受：NST 治疗的 HI 病例，大部分患者接受的是同一家族的 HI 相同供者提供的造血干细胞，有 10 例接受的是无关供者或不匹配的供者的干细胞。80 例患者 4 年 OS 为 50%，PFS 39%，治疗相关死亡率 20%，4 年复发率 50%。Paolo 等治疗 58 例难治复发性 HL，其中 83% 是 ASCIT 失败的患者，其中 33 例采用了无关供者。结果 100d 和 2 年移植相关死亡率分别是 7%、15%，与采用无关供者无关。100d 急性 GVHD（Ⅱ~Ⅳ度）的发生率是 28%，慢性 GVHD 的发生率是 73%，预期 2 年 OS 和 PFS 分别为 64%（49%~76%）、32%（20%~45%），2 年疾病进展或复发率为 55%（43%~70%）。

从 EBMT 和其他机构的研究可以看出，NST 的移植相关死亡率较低，总生存率提高，NST 拓宽了恶性淋巴瘤患者异基因移植的适应证，特别是对一些惰性的类型。与 HDT/HSCT 比较，NST 预处理的强度较低，使用药物的细胞毒性是否充分达到异基因 T 细胞控制残留肿瘤细胞寿命的水平尚不确定，而且 NST 的严重感染发生率和慢性 GVHD 并未减少，故对难治性 HL，NST 的应用仍有一定限制。治疗 HL 还需要大样本和长期随访的临床研究，以确定 NST 最佳时机、最佳适合人群、最佳的预处理方案以及最佳 GVHD 的预防：并需要与 HDT/ASCT 进行大样本及长时间多中心前瞻性比较，才能确定 NST 治疗 HL 的效果。

（4）小结：造血干细胞移植疗法给复发难治性霍奇金淋巴瘤病例提供了重要方法，获得了明显的疗效，其中自体造血干细胞移植的应用更为成功。异基因造血干细胞移植虽然复发率略低于自体造血干细胞移植，但移植相关死亡率较高、供者困难、费用高等问题，抵消了其优点。非清髓异基因外周血干细胞移植还在研究之中。

4. 靶向治疗　靶向治疗是近些年来发展迅速的新型治疗方法，目前研究较多包括抗体治疗（单抗或多抗）、肿瘤疫苗（DNA 疫苗和细胞疫苗）、反义核酸、特异性配体携带治疗物（抗肿瘤药物、免疫毒素、放射性核素）等。现在较为成熟的治疗方法是单克隆抗体治疗，抗 CD20 单抗治疗 CD20 阳性的 B 细胞淋巴瘤取得较大成功，在惰性 NHL 中单药治疗可达到 50% 缓解率；对淋巴细胞为主型霍奇金淋巴瘤 CD20 单抗也有尝试，反应率可达到

50% 或更好。这种治疗方法毒性小，与其他方案联合使用可提高疗效。其原理可能是经典型 HL 损伤中浸润 B 淋巴细胞在体内促进 HRS 细胞生存并调节细胞因子和趋化因子的表达。CD20 在经典 HL 恶性细胞的表达占 25% ~ 30%，而在 LPHL 中 100% 表达，所以使用抗 CD20 单克隆抗体治疗这类患者应该有效。NLPHL 没有经典 HL 典型的 HRS 细胞，也不表达 CD30 和 CD15，但是却像 HL 那样具有明显的炎症背景，表达 CD20 标记，也有人尝试应用不良反应相对较好的抗 CD20 单抗治疗本病。2002 年，德国 HL 研究组报道 Rituximab 单药治疗 12 例 NLPHL，主要为复发病例，结果 CR 7 例，PR 5 例，OR 100%，9 例持续缓解时间 9 ~ 12 个月。2003 年，Bradley 等报道用 Rituximab 单药治疗 22 例 NLPHL，其中 10 例复发病例，10 例为初治病例，结果 100% 缓解，CR 9 例，CRU 1 例，PR 12 例，中位随访时间 13 个月，9 例中位复发时间为 9 个月，预期无复发生存时间 10.3 个月。

（孔凡华）

第四节　肿瘤溶解综合征

肿瘤溶解综合征（tumor lysis syndrome，TLS）：是指由抗癌治疗引起肿瘤细胞短期内大量溶解，释放细胞内代谢产物，引起以高尿酸血症、高血钾、高血磷、低血钙和急性肾衰竭为主要表现的一组临床综合征。可发生于任何肿瘤细胞增殖速度快及治疗后肿瘤细胞大量死亡的患者，一般常见于急性白血病、高度恶性淋巴瘤，较少见于实体瘤患者，如小细胞肺癌、生殖细胞恶性肿瘤等。肿瘤溶解综合征具有以下特征：高尿酸血症、高钾血症、高磷血症而导致的低钙血症等代谢异常。少数严重者还可发生急性肾衰竭、严重的心律失常如室性心动过速和心室颤动。

一、病因学

TLS 的发病率依据恶性肿瘤种类的不同而有很大的差异。TLS 最常发生于对化疗有良好应答的白细胞增多性急性白血病和恶性淋巴瘤，极少发生于未行治疗的肿瘤患者。TLS 的高危因素为肿瘤负荷高，细胞增殖快，化疗敏感。治疗前乳酸脱氢酶水平升高是发生 TLS 的重要预测因子。治疗前肾功能不全的存在也增加发生 TLS 的危险。据报道，放射治疗、皮质类固醇激素制剂、单克隆抗体等也可引起 TLS。TLS 的发生不限于系统治疗给药，罕见于鞘内化疗和化疗药物栓塞治疗。

二、发病机制

对 TLS 的发病机制的研究认为主要是由于大量的细胞破坏，细胞内离子及代谢产物进入血液，导致代谢异常及电解质紊乱。

（一）细胞凋亡

多数化疗药物通过诱导细胞凋亡而清除肿瘤细胞，如烷化剂、蒽环类、抗代谢类以及激素类等。当肿瘤细胞高度敏感或药物浓度超过一定程度时，就会引起大量细胞坏死，其代谢产物和细胞内有机物质进入血流，引起明显的代谢和电解质紊乱，尿酸、磷酸盐、戊糖和 β-氨基丁酸在血中浓度急剧增高。另外大量细胞崩解，细胞内的钾大量释放血液中，引起血钾增高，严重的病例还会引起肾功能不全，最终导致 TLS 的发生。

（二）高尿酸血症

大量肿瘤细胞溶解，核酸分解而使尿酸生成增多。体内尿酸等电点为 5.14，达等电点时，尿酸以游离形式存在。而在肾小管尤其是集合管腔内 PH 接近 5.10，肾排泄尿酸有赖于肾小管过滤、近曲小管分泌和重吸收，排出量与尿酸在尿中的溶解度有直接关系。当肾脏不能清除过多尿酸，尤其是尿 pH 低时，尿酸则以尿酸结晶的形式存在。尿酸结晶在肾远曲小管、肾集合管、肾盂、肾盏及输尿管迅速沉积，或形成尿酸盐结石，导致严重尿路堵塞而致急性肾功能不全。主要表现为少尿、无尿及迅速发展为氮质血症，如不及时处理，病情恶化可危及生命。

（三）高钾、高磷、低钙血症

细胞迅速溶解后大量钾进入血液，导致高钾血症。另外 TLS 发生代谢性酸中毒，使 $K^+ - H^+$ 交换增加，未裂解的细胞中钾离子大量进入细胞外，以及肾功能不全使钾排出减少均可导致高钾血症。肿瘤细胞溶解，大量无机盐释放致高磷血症。血磷增高多伴有低钙血症。因此，高磷酸血症及低钙血症也较常见，高磷酸血症与高尿酸血症症状相似。

（四）代谢性酸中毒

TLS 常伴有代谢性酸中毒，其机制是：①肿瘤负荷增加，氧消耗增加，肿瘤患者血黏稠度增高，微循环障碍，组织灌流不畅，而形成低氧血症，使糖代谢中间产物不能进入三羧循环被氧化，而停滞在丙酮酸阶段并转化为乳酸；②高热、严重感染可因分解代谢亢进而产生过多的酸性物质；③肿瘤细胞的溶解，释放出大量磷酸，加之排泄受阻，从而使机体内非挥发性酸增多；④肾功能不全时，肾脏排出磷酸盐、乙酰乙酸等非挥发性酸能力不足而在体内潴留，肾小管分泌 H^+ 和合成氨的能力下降，HCO_3^- 重吸收减少。

（五）急性肾功能不全

肾功能不全是 TLS 最严重的并发症，并且是导致死亡的主要原因。发生肾功能不全可能与血容量减少及尿酸结晶或磷酸钙沉积堵塞肾小管导致肾功能急性损害有关。恶性肿瘤患者血容量减少的原因主要与患者的消化道症状有关，加之在接受放疗或化疗期间消化功能进一步紊乱，如恶心、呕吐、食欲下降，经口摄入量减少，血容量减少，有效循环血量随之减少而引起肾脏缺血，肾血灌注量减少，肾小球滤过率降低，引起少尿、无尿，肌酐、尿素氮升高。

三、临床表现

TLS 的特点是高尿酸血症，高钾血症、高磷血症而导致的低钙血症。可以单独出现，亦可同时出现。高尿酸血症及高磷血症可以导致急性肾衰竭，表现为少尿，无尿，嗜睡，恶心呕吐等；高钾血症可引起致死性心律失常，低钙血症可导致肌肉痉挛、心律失常、手足抽搐。

四、诊断与鉴别诊断

TLS 常无显著症状，多数在化疗后复查发现代谢异常而明确诊断。主要有下列指标：①化疗后 1~7 天内出现血钾、血磷、血清尿酸、尿素氮升高 25%；②或血清钙降低 25%；③血清钾大于 6mmol/L；④或血肌酐大于 221μmol/L；⑤或血清钙小于 1.5mmol/L；⑥急性肾衰竭。TLS 的主要鉴别诊断为急性肾衰（ARF），须排除血容量耗竭、盆腔或腹膜后肿瘤引起的肾后性尿路梗阻所致的肾衰竭，以及化疗药物或抗生素的肾毒性、造影剂性肾病、血管炎及冷球蛋白血症性肾小球等引起的肾衰竭。

五、治疗

TLS 的治疗原则为：①鉴定高危患者并立即开始预防性治疗；②尽早识别肾代谢并发症并迅速实施包括血液透析在内的支持治疗。治疗方法包括服用别嘌呤醇、碱化尿液、补液和甘露醇、呋塞米等，监护出入液量、血清尿酸、电解质、尿素氮和肌酐，如无尿，须作腹膜或血液透析。

（一）一般治疗

心电监护，每 12 ~ 24h 监测肾功、电解质直到正常。

（二）充分水化

24 ~ 48h 内开始静脉补液水化，稀释血液中的各种离子浓度，增加肾血流量，液体量大于 3 000ml/d；必要时予以利尿剂，保持尿量 3 000ml/d 以上。

（三）碱化尿液

5% 碳酸氢钠 100 ~ 150ml 静脉滴注 1/日，使尿 pH 维持在 7.0 ~ 7.5，一旦高尿酸血症纠正，应停止碱化尿液。

（四）纠正电解质紊乱

（1）高磷：补液，利尿，口服氢氧化铝凝胶抑制肠道吸收磷。

（2）低钙：补钙。

（3）高钾：可用多种方法治疗高钾血症，但从机制上可分为两种方式：一是促进钾离子向细胞内转移（葡萄糖、胰岛素或碳酸氢钠）；二是使钾快速排出体外，应用袢利尿剂等。出现高钾血症或低钙血症者，应做心电图检查，并长期监测心律，直至高钾血症纠正。

（五）控制尿酸

（1）别嘌醇：竞争性抑制黄嘌呤氧化物，阻断黄嘌呤和次黄嘌呤转化为尿酸，高危患者应在开始治疗前 24 ~ 48 小时口服，常用剂量 300 ~ 500mg/d，肾功能受损时应减少其用量。

（2）尿酸氧化酶：可以直接降解尿酸，不会造成尿酸前体黄嘌呤的堆积。尿酸氧化酶可使尿酸氧化成尿囊素，其溶解度是尿酸的 5 ~ 10 倍，不仅可以预防高尿酸血症，还可用于治疗尿酸性肾病。

（六）透析

对出现严重的肾功能不全，电解质紊乱及符合下列之一者应尽早进行血液或腹膜透析。主要指征有：血钾 ≥6.5mmol/L，持续性高尿酸血症 ≥0.6mmol/L，血磷 >0.1g/L 血尿素氮 21.4 ~ 28.6mmol/L，血清肌酐 442μmol/L 以上、少尿两天以上伴有液体过多者。

六、预防

对 TLS 处理的首要关键在于预防。TLS 危险因素患者，即肿瘤负荷大、增值比率高而对化疗药敏感的患者，进行放化疗前即采取充分水化、利尿、碱化尿液及服用别嘌醇等措施，以防止或减少 TLS 发病的可能性。同时定期监测出入量、电解质、肌酐、尿素氮、尿酸、钙、磷及心电图等。对肾功能不全的患者，应减少抗肿瘤药物的用量。

（徐海霞）

第十四章

乳腺肿瘤及其并发症的治疗

第一节 乳腺癌的病因学

一、诱发乳腺癌的主要因素

1. 年龄　在女性中，发病率随着年龄的增长而上升，在月经初潮前罕见，20 岁前亦少见，但 20 岁以后发病率迅速上升，45～50 岁较高，但呈相对的平坦，绝经后发病率继续上升，到 70 岁左右达最高峰。死亡率也随年龄增加而上升，在 25 岁以后死亡率逐步上升，直到老年时始终保持上升趋势。

2. 遗传与家族因素　有家族史的妇女中如有第一级直亲家族的乳腺癌史者，其乳腺癌的危险性明显增高，是正常人群的 2～3 倍；且这种危险性与绝经前后患病及双侧或单侧患病的关系密切。绝经前乳腺癌患者的一级亲属危险性增加 3 倍，绝经后增加 1.5 倍；双侧乳腺癌患者一级亲属的危险性增加 5 倍；如果是绝经前妇女双侧乳腺癌，其一级亲属的危险性增加 9 倍，而同样情况对绝经后妇女的一级亲属危险性增加为 4 倍。乳腺癌家族史是一个重要危险因素，这可能是遗传易感性造成的，也可能是同一家族具有相同的生活环境所致。遗传异常的 BRCA1 或 BRCA2 基因突变也使乳腺癌发病危险性明显增高。

3. 其他乳房疾病史　有关乳腺癌发生的公认假设为持续数年的持续进展的细胞增殖改变：正常乳管→管内增生→不典型增生→导管原位癌→浸润性导管癌。在部分女性体内导管内细胞的增殖导致了导管增生，少部分进一步发展为小叶原位癌和导管原位癌；部分最终发展为恶性浸润性癌。现认为，不会增加癌变风险的良性乳腺疾病，包括腺病、乳腺导管扩张、单纯纤维腺瘤、纤维化、乳腺炎、轻度上皮增生、囊肿及大汗腺和鳞状上皮组织化生等。会轻度增加乳腺癌发病风险的良性乳腺疾病包括复杂性纤维腺瘤、中度或重度典型或非典型上皮增生、硬化性腺病和乳头状瘤。而不典型导管或小叶增生则会使乳腺癌发病的风险升高 4～5 倍，如果同时伴有一级亲属患有乳腺癌，则可升高至 10 倍。

4. 月经初潮年龄、绝经年龄　初潮年龄＜12 岁，绝经年龄＞55 岁者，行经年数＞35 年为各自独立的乳腺癌危险因素。初潮年龄＜12 岁者乳腺癌发病的危险性为年龄＞17 岁者的 2.2 倍；而绝经年龄＞55 岁者比＜45 岁的危险性也相应增加，绝经年龄越晚，乳腺癌的风险性越高；行经期＞35 年比行经期＜25 年的妇女发生乳腺癌的危险性增加 2 倍。

5. 初产年龄、生育次数、哺乳月数是 3 个密切相关的生育因素　首次怀孕年龄较晚、最后一次怀孕年龄较大都可增加患乳腺癌的危险度。生育次数增加则可降低乳腺癌发生的危险度。哺乳也可降低乳腺癌发生的危险性，随着哺乳时间的延长，乳腺癌发生的危险呈下降趋势，其机制可能与排卵周期的抑制而使雌激素水平下降，催乳素水平升高有关。

6. 口服避孕药和激素替代治疗　流行病学研究证实，乳腺癌发病危险增加与使用口服避孕药无关联或仅有轻微关联。但是，在某些特殊类型的女性中，使用口服避孕药会增加乳腺癌发生的危险度，包括一级亲属患有乳腺癌的女性和 BRCA1 基因携带者。并且，年龄较小时使用口服避孕药的女性和使用较早规格口服避孕药的女性发生乳腺癌的风险均较高。

绝经后妇女如长期服用雌激素或雌激素加孕激素替代治疗，可能会增加乳腺癌的危险性，特别是超过 5 年的长期治疗者。

7. 饮食与肥胖　长期高脂肪膳食的情况下，肠道内细菌状态发生改变，肠道细菌通过代谢可能将来自胆汁的类固醇类物质转变为致癌的雌激素。高热量膳食可使妇女月经初潮提前和肥胖增加，肥胖妇女可代谢雌烯二酮成为脂肪组织中的雌激素，其血清雌酮也增高。这些因素都可以增加乳腺癌的危险性。

8. 饮酒　近 20 年来的绝大多数流行病学研究均表明饮酒和乳腺癌发病危险的增加有关。随着酒精消耗量的增加，乳腺癌发病相对危险度持续升高，但是效应量很小；与不饮酒者相比，每天平均饮酒 12g 的女性（近似一个典型酒精饮料的量）乳腺癌发病的相对危险度为 1.10。

9. 吸烟　较早年龄开始主动吸烟的女性会使乳腺癌发病危险度轻度增加；未生育且平均每天吸烟≥20 支的女性以及累计吸烟≥20 年的女性，乳腺癌发病的危险度明显增加。

10. 电离辐射　随着电离辐射暴露剂量增加，乳腺癌发病危险性升高。

11. 精神因素　性格内向、长期烦恼、悲伤、易怒、焦虑、紧张、疲倦等不良情绪，均可作为应激源刺激机体，产生一系列应激反应，通过心理→神经→内分泌→免疫轴的作用，导致机体免疫监视、杀伤功能降低，T 淋巴细胞减少，抑制抗癌瘤的免疫，在致癌因子参与下促使癌症的发生、发展。

12. 其他系统疾病　一些疾病如非胰岛素依赖型糖尿病会增加乳腺癌发病的危险性；而另一些疾病如子痫、先兆子痫或妊娠期高血压疾病则会减少乳腺癌发病的危险性。

虽然许多乳腺癌危险因素都有很高的相对危险度，但是几乎没有一种乳腺癌的危险因素在人群中的影响高于 10% ~ 15%。年龄是乳腺癌的最主要的危险因素之一。2001 年美国女性浸润性乳腺癌的发病率和年龄的关系、乳腺癌的常见危险因素及其相对危险度和归因危险度如表 14 - 1 所示。

表 14 - 1　乳腺癌的传统危险因素及它们的相对危险度和人群归因危险度

危险因素	基线分类	危险分类	相对危险度	暴露率（%）	人群归因危险度
初潮年龄	16 岁	<12 岁	1.3	16	0.05
绝经年龄	45~54 岁	>55 岁	1.5	6	0.03
初产年龄	<20 岁	没有生育或 >30 岁	1.9	21	0.16
乳腺良性疾病	未行切检或针吸检查	任何良性疾病	1.5	15	0.07
		乳腺增生性疾病	2.0	4	0.04

危险因素	基线分类	危险分类	相对危险度	暴露率（%）	人群归因危险度
乳腺癌家族史	一级亲属没有	非典型增生	4.0	1	0.03
		母亲患乳腺癌	1.7	8	0.05
		两个一级亲属患乳腺癌	5.0	4	0.14

注：人群归因危险度＝［暴露率×（相对危险度－1）］÷｛［暴露率×（相对危险度－1）］＋1｝。

二、发病机制

1. 遗传因素　Li（1988）报道，美国患有软组织恶性肿瘤的年轻人，而他们的孩子有的即患乳腺癌，这是乳腺癌综合征。研究证明了女性乳腺癌中有部分患者是由遗传基因的传递所致，即发病年龄越小，遗传倾向越大。随着遗传性乳腺癌发病机制的深入研究，将来可能会有一定的阐述。遗传性乳腺癌的特点：①发病年龄轻；②易双侧发病；③在绝经前患乳腺癌患者，其亲属亦易在绝经前发病。

2. 基因突变　癌基因可有两种协同的阶段但又有区别，即启动阶段和促发阶段。目前对癌基因及其产物与乳腺癌发生和发展的关系，已得出结论：有数种癌基因参与乳腺癌的形成；正常细胞第1次引入癌基因不一定发生肿瘤，可能涉及多次才发生癌；癌基因不仅在启动阶段参与细胞突变，而且在乳腺癌形成后仍起作用；在正常乳腺上皮细胞－增生－癌变过程中，可能有不同基因参与。

（1）放射线照射可引起基因损伤，使染色体突变，导致乳腺癌发生。

（2）内分泌激素对乳腺上皮细胞有刺激增生作用，动物实验表明雌激素主要作用于癌形成的促发阶段，而正常女性内分泌激素处于动态平衡状态，故乳腺癌的发生与内分泌紊乱有直接关系。

雌激素、黄体酮、催乳素、雄激素和甲状腺激素等与乳腺癌的发生发展均有关系。乳腺中的雌激素水平比血液中雌激素水平高若干倍。乳腺中的胆固醇及其氧化产物，即胆固醇环氧化物可诱发乳腺上皮细胞增生，且胆固醇环氧化物本身便是一种致突变、致癌、有细胞毒性的化合物。

（3）外源性激素，如口服避孕药，治疗用雌激素、雄激素等，都可引起体内上述内分泌激素平衡失调，产生相应的效应。

（4）饮食成分和某些代谢产物如脂肪与乳腺癌的关系：由动、植物油引起的高脂血症的小鼠乳腺肿瘤发生率增加。在致癌剂对小鼠致癌作用的始动阶段，增加脂肪量不起作用，但在促发作用阶段，脂肪喂量增加，肿瘤增长迅速加快。

3. 机体免疫功能下降　机体免疫力下降，不能及时清除致癌物质和致癌物诱发的突变细胞，是乳腺癌发生的宿主方面的重要因素之一，随着年龄的增加，机体的免疫功能尤其是细胞免疫功能下降，这是大多数肿瘤包括乳腺癌易发生于中老年的原因之一。

4. 神经功能状况　乳腺癌患者不少在发病前有过精神创伤，表明高级神经系统过度紧张，可能为致癌剂的诱发突变提供有利条件。

（陈　宇）

第二节 乳腺癌的组织学分类

一、非浸润性癌

（一）导管原位癌（ductal carcinoma in situ，DCIS）

肿瘤细胞仅限于导管内，没有间质浸润。导管内的癌细胞可排列成实性、筛状、乳头状、低乳头状、匍匐状等。依据核异型程度，结合管腔内坏死、核分裂及钙化等，通常将DCIS分为三级。当见到不同级别的DCIS混合存在或在同一活检组织或同一管腔中存在不同的DCIS结构，尽可能提示各种级别的DCIS所占的比例。

（二）小叶原位癌（lobular carcinoma in situ，LCIS）

病变位于终末导管小叶单位，75%的病例可见伴有末梢导管的paget扩展。低倍镜下见小叶结构存在，一个或多个小叶的腺泡由于细胞的增殖导致不同程度扩张。常见类型（经典型）的增殖细胞单一、体积小，核圆形、大小均匀，核仁不清楚，染色质均匀分布，胞质稀少，细胞轮廓不清，排列松散，坏死、钙化及核分裂均少见。变异型是指大腺泡、多形细胞、印戒细胞、大汗腺细胞、粉刺型等。

（三）乳头派杰病（Paget's病）

在乳头、乳晕鳞状上皮内出现恶性腺上皮细胞，其下方常伴有导管内癌。当伴有显著的浸润性癌，则按浸润性癌的组织学类型进行分类，并注明伴发乳头派杰氏病。

二、微浸润性癌（Microinvasive carcinoma）

指在原位癌的背景上，在小叶间间质内出现一个或几个镜下明确分离的微小浸润灶。当不能确定是浸润时，应诊断为原位癌。

三、浸润性癌

（一）浸润性导管癌

（1）非特殊型：非特殊型浸润性导管癌是最大的一组浸润性乳腺癌，由于缺乏典型特征，不能像小叶癌或小管癌那样被单分为一种特殊的组织学类型。当浸润性导管癌伴广泛的导管原位癌成分时（指导管内癌成分占整个癌组织的4/5以上），提倡在诊断为非特殊型浸润性导管癌同时，应注明导管内癌所占比例。

（2）混合型：根据取材的切片，超过50%的肿瘤区域表现为非特殊型形态者，诊断为非特殊型浸润性导管癌。否则将其归入混合型，并提倡标注出伴有的特殊型癌分类及比例。

（3）多型性癌：多形性癌是高分级的非特殊型浸润性导管癌的一种罕见变型，以奇异的多形性肿瘤巨细胞占肿瘤细胞的50%以上为特征，背景多为腺癌或腺癌伴梭形或鳞状分化。

（4）伴有破骨巨细胞的癌：肿瘤间质中可见破骨细胞样巨细胞，并伴有炎细胞浸润、纤维母细胞增生、血管增生，可见外渗的红细胞、淋巴细胞、单核细胞，与组织细胞排列在一起，其中一些组织细胞含有含铁血黄素。巨细胞大小不一，围绕在上皮成分周围或位于由癌细胞构成的腔隙内，含有数目不等的细胞核。此型肿瘤中的癌组织部分常为高至中等分化的浸润性导管癌，但其他所有类型的癌均可出现，特别是浸润性筛状癌、小管癌、黏液癌、乳头状癌、小叶癌、鳞癌和其他化生性癌。

（5）伴有绒癌特征的癌：非特殊型浸润性导管癌的患者血浆中 β-绒毛膜促性腺激素（β-HCG）可升高，60%的病例可找到 β-HCG 阳性细胞。伴有绒癌特征癌的病例极少，仅有个别报道，均发生在女性，年龄在 50～70 岁之间。

（6）伴有黑色素特征的癌：有些发生于乳腺实质的罕见肿瘤，表现导管癌和恶性黑色素瘤共同的特征，有的还可见一种细胞向另一种细胞过渡的现象。

（二）浸润性小叶癌

浸润性小叶癌的组织形态学可分为经典型和变异型。经典型的癌细胞常呈单个散在，弥漫浸润于乳腺小叶外的纤维间质中或呈单行线状排列；亦可围绕乳腺导管呈同心圆样靶环状排列。癌细胞体积较小，均匀一致，彼此之间缺乏黏附性。胞核呈圆形或不规则的卵圆形，分裂象少见。胞质少，位于细胞边缘，细胞内偶见黏液。肿瘤背景结构紊乱，宿主反应较轻。大多数经典型浸润性小叶癌伴有小叶原位癌成分。变异型中较为常见的包括实性型、腺泡型、多形型三种。

（三）小管癌

一种特殊类型的乳腺癌，预后良好，其特征是具有高分化的小管结构，小管由单层上皮细胞组成。

（四）浸润性筛状癌

一种预后良好的浸润性癌，其组织形态类似筛状导管内癌，可混合部分（小于 50%）小管癌成分。

（五）髓样癌

髓样癌是一种特殊类型的乳腺癌，其形态学特点为肿瘤边界清楚、癌细胞呈合体样、异型明显、呈大片块状分布、缺乏腺样结构、间质成分少，并伴有大量淋巴细胞浸润。

（六）分泌黏液的癌

以产生丰富的细胞内和/或细胞外黏液为特征的乳腺癌。包括黏液癌、黏液性囊腺癌、柱状细胞黏液癌和印戒细胞癌。

（七）原发性神经内分泌肿瘤

是一组形态学特征与发生在胃肠道和肺部的神经内分泌肿瘤相同的肿瘤，肿瘤中有50%以上的癌细胞表达神经内分泌标志。本组肿瘤不包括神经内分泌标志染色有散在或局部阳性细胞的非特殊型乳腺癌。

（八）浸润性乳头状癌

浸润性乳头状癌大部分发生于绝经后妇女。镜下可见浸润性乳头状癌呈膨胀性生长、境界清楚、有纤细或钝的乳头状突起。癌细胞胞浆呈典型的双染性，可见顶部突起。核中度异型，肿瘤间质不丰富。

（九）浸润性微乳头状癌

浸润性微乳头状癌临床上通常表现为实性肿块，有72%～77%的病例在发现乳腺肿物时即有腋下淋巴结转移征象。镜下特征肿瘤细胞排列成小的细胞簇，形成微乳头或微腺管，位于类似于脉管的间质裂隙中。纯型浸润性微乳头状癌罕见，多为混合型。浸润性微乳头状癌特殊的生长方式与其伴有的脉管浸润和淋巴结转移有关，其淋巴结转移率明显高于非特殊型浸润型导管癌，预后差。因此，镜下发现浸润性微乳头状癌成分即诊断，并标出所占比例。

（十）大汗腺癌

90%以上的肿瘤细胞显示大汗腺细胞的细胞学和免疫组化特征。

（十一）化生性癌

是以腺癌成分伴有明显的梭形细胞分化、鳞化和/或间叶分化（伴骨化生的癌、伴软骨化生的癌、产生基质的癌、癌肉瘤）的一组异质性癌。化生的梭形细胞癌和鳞状细胞癌可不伴有腺癌成分而单独存在。化生性癌可依据肿瘤成分分成许多亚型。

（十二）富脂质癌

90%的肿瘤细胞胞质内含有丰富中性脂质的乳腺癌。

（十三）分泌性癌

一种罕见的低级别恶性肿瘤，伴有实性、微囊状和小管结构，肿瘤细胞可产生丰富的胞内和胞外抗淀粉酶消化的PAS染色阳性物质。

（十四）嗜酸性细胞癌

由70%以上嗜酸细胞构成的乳腺癌。

（十五）腺样囊性癌

一种具有低度侵袭潜能的恶性肿瘤，组织学特征与唾液腺同类肿瘤相似。

（十六）腺泡细胞癌

是一类显示腺泡细胞（浆液性）分化的肿瘤。

（十七）富糖原透明细胞癌

富糖原透明细胞癌是一种特殊类型的乳腺癌，其形态学特点为超过90%的癌细胞胞浆透明，其内富含糖原。

（十八）皮脂腺癌

形态学上具有皮肤附件皮脂腺分化特征的一种原发性乳腺癌。目前尚无证据表明其来源于乳腺皮肤的皮脂腺。

（十九）炎性乳腺癌

因癌细胞侵犯脉管所致淋巴回流受阻，显示特异临床表现的一种特殊形式乳腺癌。绝大多数病例的皮肤淋巴管明显受累。炎性乳腺癌属于局部晚期乳腺癌，临床分期为T4d。仅有皮肤淋巴管癌栓，但缺乏临床表现的病例不能被诊断为炎性乳腺癌。

（陈　宇）

第三节 乳腺癌的 TNM 分期

一、临床 TNM 分期（cTNM）

1. 原发肿瘤（T） 原发肿瘤的分期定义，无论是临床还是病理都是一样的。如果肿瘤的大小由体检得到的，可用 T1、T2 或 T3 来表示。如果是由其他测量方法，如乳腺 X 线摄影或病理学测量得到的，那么可用到 T1 的亚分类。肿瘤大小应精确到 0.1cm。

TX 原发肿瘤无法确定

T0 没有原发肿瘤证据

Tis 原位癌

Tis（DCIS） 导管原位癌

Tis（LCIS） 小叶原位癌

Tis（Paget's） 乳头派杰氏病，不伴有肿块

注：伴有肿块的 Paget's 病按肿瘤大小分类

T1 肿瘤最大径≤2cm

T1mic 微小浸润癌，最大径≤0.1cm

T1a 肿瘤最大径＞0.1cm，但≤0.5cm

T1b 肿瘤最大径＞0.5cm，但≤1cm

T1c 肿瘤最大径＞1cm，但≤2cm

T2 肿瘤最大径＞2cm，但≤5cm

T3 肿瘤最大径＞5cm

T4 无论肿瘤大小，直接侵犯胸壁或皮肤

T4a 肿瘤侵犯胸壁，不包括胸肌

T4b 乳腺皮肤水肿（包括橘皮样变），或溃疡，或不超过同侧乳腺的皮肤卫星结节

T4c 同时包括 T4a 和 T4b

T4d 炎性乳腺癌

2. 区域淋巴结（N）

NX 区域淋巴结无法评价（例如曾经切除）

N0 区域淋巴结无转移

N1 同侧腋窝淋巴结转移，可活动

N2 同侧腋窝淋巴结转移，固定或相互融合或缺乏同侧腋窝淋巴结转移的临床证据，但临床上发现＊有同侧内乳淋巴结转移

N2a 同侧腋窝淋巴结转移，固定或相互融合

N2b 仅临床上发现＊同侧腋窝淋巴结转移，而无同侧腋窝淋巴结转移的临床证据

N3 同侧锁骨下淋巴结转移伴或不伴有腋窝淋巴结转移；或临床上发现＊同侧内乳淋巴结转移和腋窝淋巴结转移的临床证据；或同侧锁骨上淋巴结转移伴或不伴腋窝或内乳淋巴结转移

N3a 同侧锁骨下淋巴结转移

N3b　同侧内乳淋巴结及腋窝淋巴结转移

N3c　同侧锁骨上淋巴结转移

3. 远处转移（M）

Mx　远处转移无法评估

M0　无远处转移

M1　有远处转移

4. 临床分期标准（详见 WHO 乳腺肿瘤病理学 2003 年第 3 版）

0 期　TisN0M0

Ⅰ期　T1N0M0

ⅡA 期　T0N1M0

T1N1M0

T2N0M0

ⅡB 期　T2N1M0

T3N0M0

ⅢA 期

T3N1M0

T0N2M0

T1N2M0

T2N2M0

T3N2M0

ⅢB 期　T4N0M0

T4N1M0

T4N2M0,

ⅢC 期　任何 T N3 M0

Ⅳ期　任何 T 任何 N M1

　　*"临床上发现"指影像学检查（淋巴结闪烁扫描除外）、临床体检或肉眼可见的病理异常。

二、乳腺癌的病理 TNM 分期（pTNM）

　　pT - 原发肿瘤　病理学分期需进行原发肿瘤病灶的病理检查，标本切缘应无肉眼可见的肿瘤组织。如只在镜下观察到切缘存在肿瘤组织，可进行 pT 分级。进行病理学分期时肿瘤大小应依据浸润病灶的测量值。如果存在较大的原位癌病灶（如 4cm）和小的浸润病灶（如 0.5cm），肿瘤应属于 pT1a。

　　pTX　原发肿瘤无法被评估（如已切除）

　　pT0　原发肿瘤未查出

　　pTis　原位癌

　　pTis（DCIS）　导管原位癌

　　pTis（LCIS）　小叶原位癌

　　pTis（Paget）　不伴肿块的乳头 Paget 病（伴有肿块的乳头 Paget 病应根据肿瘤大小分期）

pT1　肿瘤最大直径≤2cm

pT1mic　微小浸润，最大直径≤0.1cm

pT1a　肿瘤最大直径>0.1cm，但≤0.5cm

pT1b　肿瘤最大直径>0.5cm，但≤1cm

pT1c　肿瘤最大直径>1cm，但≤2cm

pT2　肿瘤最大直径>2cm，但≤5cm

pT3　肿瘤最大直径>5cm

pT4　不论肿瘤大小，直接侵犯胸壁（包括肋骨、肋间肌和前锯肌，但不包括胸肌）或皮肤

pT4a　肿瘤侵犯胸壁

pT4b　患侧乳房皮肤水肿（包括桔皮样改变）、溃烂，或卫星结节

pT4c　兼有 T4a 和 T4b 的表现

pT4d　炎性乳腺癌

注：①微浸润是指肿瘤细胞突破基底膜侵入邻近组织，形成局部病灶最大直径≤0.1cm。当形成多个局部病灶时，根据最大病灶的直径大小进行分期。多灶性微浸润应注意是否伴有多发较大的浸润性癌。②乳腺炎性癌的特征是弥漫性皮肤发硬，边缘类似丹毒，通常其下方不伴肿块。如果炎性癌（T4d）皮肤活检结果阴性并且局部无可测量的原发性癌存在，病理分级应归为 pTX 类。除 T4b 和 T4d 外，T1、T2、T3 类肿瘤存在皮肤凹陷、乳头内陷或其他皮肤改变，不影响其分类。

pN – 区域淋巴结

pNX　区域淋巴结无法评估（手术未包括该部位或以前已被切除）

pN0　无区域淋巴结转移

pN1mi　微转移（最大直径>0.2mm，但≤2mm）

pN1　1~3 个患侧腋窝淋巴结转移，和/或前哨淋巴结活检发现内乳淋巴结转移，但临床上未发现＊＊

pN1a　1~3 个腋窝淋巴结转移，至少 1 个最大直径>2mm

pN1b　前哨淋巴结活检发现镜下内乳淋巴结转移，但临床上未发现＊＊

pN1c　1~3 个腋窝淋巴结转移及前哨淋巴结活检发现镜下内乳淋巴结转移，但临床上未发现＊＊

pN2　4~9 个患侧腋窝淋巴结转移；或临床上发现＊患侧内乳淋巴结转移而无腋窝淋巴结转移

pN2a　4~9 个患侧腋窝淋巴结转移，至少 1 个>2mm

pN2b　临床上发现＊内乳淋巴结转移，但无腋窝淋巴结转移

pN3　10 个或 10 个以上患侧腋窝淋巴结转移；或锁骨下淋巴结转移；或临床表现有患侧内乳淋巴结转移伴 1 个以上腋窝淋巴结转移；或 3 个以上腋窝淋巴结转移伴无临床表现的镜下内乳淋巴结转移；或锁骨上淋巴结转移

pN3a　10 个或 10 个以上腋窝淋巴结转移（至少 1 个>2mm）或锁骨下淋巴结转移

pN3b　临床上发现＊患侧内乳淋巴结转移，并伴 1 个以上腋窝淋巴结转移；或 3 个以上腋窝淋巴结转移，伴前哨淋巴结活检发现镜下内乳淋巴结临床上未发现＊＊的微小转移

pN3c　锁骨上淋巴结转移

注：①"临床上发现＊"指影像学检查（淋巴结闪烁扫描除外）或临床体检异常。"临床上未发现＊＊"指影像学检查（淋巴结闪烁扫描除外）或临床体检未发现异常。②区域淋巴结只有孤立肿瘤细胞团（ITC）属 pN0；ITC 是指单个的肿瘤细胞或小的细胞簇（最大直径不超过 0.2mm），通常由免疫组化或分子生物学方法检测到，但也可通过 HE 染色观察证实。ITC 通常不表现典型的肿瘤转移活性（如增殖或间质反应）。③无临床表现是指体格检查或影像学检查不能检测出（除外放射性核素淋巴结显像）④有临床表现是指体格检查或影像学检查可检测出（除外放射性核素淋巴结显像）或肉眼检查可见。

pM – 远处转移

pM　分期与临床 M 分期标准相同

pMX　远处转移无法评估

pM0　无远处转移

pM1　发生远处转移

（陈　宇）

第四节　乳腺癌的临床表现和相关检查

一、临床表现

要做到乳腺癌的早期发现和早期诊断，必须系统地了解和掌握乳腺癌的临床表现，特别是早期乳腺癌的临床表现，如乳腺局限性腺体增厚、乳头溢液、乳头糜烂、乳头轻度回缩、局部皮肤轻度凹陷、乳晕轻度水肿及绝经后乳腺疼痛等。

1. 乳腺肿块　乳腺肿块是乳腺癌患者最常见的临床表现，80% 的乳腺癌患者以乳腺肿块为主诉就诊。乳房肿块多由患者或其配偶无意中发现，但随着肿瘤知识的普及和防癌普查的开展，患者行乳腺自我检查和医生常规查体发现的乳房肿物比例逐渐增加。发现乳腺肿块后应注意其所具有的特征。

（1）部位：经过乳头划一条横线和一条竖线，两条垂直线将乳房分成 4 个象限，分别为外上象限、内上象限、内下象限、外下象限。以乳头为圆心，以乳晕外 2cm 为半径画一个圆，圆内的部分称为中央区。临床研究发现，乳房外上象限是乳腺癌的好发部位，1/3 以上的乳腺癌原发于外上象限。

（2）数目：乳腺癌以单侧乳房的单发肿块为常见，偶尔也见单侧多发肿块及原发双侧乳腺癌。

（3）大小：乳房肿块就诊时的大小有明显的地区差异，这与民族习俗及医疗保健水平有关。已往因就诊较晚，5cm 左右较大的肿块多见。近年随着乳腺自我检查的普及和肿瘤普查的开展，≤2cm 肿块的比例明显增多，且不少为临床 T0 癌。T3 期乳腺癌逐渐减少。

（4）形态及边界：乳腺癌一般为不规则的球形块，边界欠清。有的也可呈扁片状，表面结节感，无清楚边界。应当注意的是，肿瘤越小，上述特征越不明显，有时可表现为表面光滑，边界比较清楚，很像良性肿块。即使较大的肿块，如有些特殊型癌，因浸润较轻，也可表现为边界较清楚、活动度良好。

（5）硬度：乳腺癌肿块大多为实性，较硬，有的似石样硬，但富于细胞的髓样癌也可稍软，甚至个别浸润性导管癌临床也可表现为囊样感。少数发生在脂肪型乳腺（多为老年人）的小肿块，因被脂肪组织包绕，触诊时可有表面柔软的感觉。

（6）活动度：肿块较小时，活动度较大。但值得注意的是，这种活动的特点是肿块及其周围的软组织一起活动，与腺维瘤可广泛推动性不同。在双手用力掐腰使胸大肌收缩时，如肿瘤侵犯胸大肌筋膜，则活动性减少；如果累及胸肌，则活动性消失。晚期肿瘤累及胸壁时，完全固定。

（7）伴发症状：乳腺癌的肿块通常是无痛性肿块，乳腺肿块不伴发疼痛是乳腺癌延诊的主要原因。仅≤10%的病例可自述患处有轻微不适。少数病例，即使肿块很小，癌瘤区域也可出现疼痛。

2. 乳头溢液　乳头溢液有生理性与病理性乳头溢液之分，生理性的乳头溢液主要包括：①妊娠期和哺乳期的乳汁分泌现象；②口服避孕药物、镇静剂、三环类抗抑郁药以及多潘立酮等引起的溢液；③绝经前后女性可有少量溢液。病理性乳头溢液是指非生理状态下的乳腺导管泌液。临床所谓的乳头溢液仅指后者。病理性乳头溢液是易引起患者注意的乳腺疾病的临床表现，患者常以此为主诉而就诊。乳头溢液可因多种乳腺疾病所引发，发生率仅次于乳腺肿块和乳房疼痛，是乳腺疾病常见症状之一。

溢液的肉眼性状多种多样，可为血性（血色或棕色液）、血清样、浆液性、水样、脓性或乳样溢液等，其中浆液性、水样和乳样溢液较为常见，血性液多见于老年妇女；乳样液多见于年轻妇女；浆液性、水样液和脓性液则与年龄无明显的相关性。病变位于大导管时，溢液多呈血性；位于较小导管，可为淡血性或浆液性；如血液在乳管内停留过久，可呈暗褐色；病变合并感染时，分泌液可混有脓汁；坏死组织液化可呈水样、乳样或棕色液等。尽管乳腺癌时血性溢液较浆液性溢液常见，但血性溢液多由良性病变引起。生理性乳头溢液多为双侧性，其分泌液常呈乳汁样或水样液。

乳头溢液原因较多，可分为两大类，即全身性系统性原因（乳外因素）和乳腺自身病变（乳内因素）。乳外因素：泌乳系催乳素刺激乳腺腺体分泌所致。催乳素主要由垂体的催乳素细胞产生，人催乳素细胞受到由垂体门脉系统释放出来的一些因子的长期遏制。下丘脑－垂体机能异常及一些外源性因素可引起非产妇的血催乳素过多，引发乳头溢液。严重的产后出血造成的垂体坏死（席汉综合征）可造成持续性的溢乳。垂体和下丘脑的病变（如垂体的催乳素瘤、原发性甲状腺功能低下和库欣综合征）可伴发乳头溢液。胸壁损伤包括胸廓切开术、胸神经疱疹感染可引起乳头溢液，这是由于来自胸神经的刺激，像婴儿吸吮一样，促进催乳素的分泌。许多药物可导致血催乳素过多并产生乳头溢液。这些药物有吩噻嗪类药物、三环类抗抑郁药、口服避孕药、利血平和甲基多巴等。此外，持续的机械刺激，如长期反复的吸吮乳头或长期反复的乳房揉摸均可引发乳头溢液。血催乳素过多引起的乳头溢液多为双侧性，溢液为乳汁样、浆液性或水样。细胞学检查可见泡沫细胞、脂滴和丰富的蛋白背景。乳内因素：非妊娠、哺育期乳腺作为一个功能器官，可以持续产生并回收分泌液。分泌液中的蛋白水解酶降解脱落的导管及小叶上皮细胞，使之通过导管静脉丛重吸收。乳管开口下数毫米处的括约肌阻止正常情况下分泌液的溢出。各种乳腺自身疾病只要干扰了分泌与重吸收的平衡，使导管内压力超过了括约肌的约束力，就可出现乳头溢液。引起乳头溢液的乳腺疾病有外伤、炎症、退化性病变、增生性病变、良性和恶性肿瘤等。在引起乳头溢液的各种乳腺疾病中，导管内乳头状瘤、囊性增生症和乳腺癌占异常溢液的主因，约占75%以上。此外，亦可见于大导管肉芽肿、腺纤维瘤、叶状囊肉瘤、乳腺结核和浆细胞性乳腺炎等。

乳腺导管内乳头状瘤（癌）引起的乳头溢液最常见，溢液性质多为血性、浆液性，偶可表现为清水样，大多为单孔溢液。乳管内乳头状瘤多发于乳晕区的Ⅱ、Ⅲ级乳管，瘤体较大时可于乳晕部扪及小结节，挤压结节乳头出现溢液，结节缩小。乳管内乳头状瘤病多发生于末梢乳管，可在乳腺周围区域扪及边界不清、质地不均的肿块。乳腺导管内乳头状瘤在病变早期，导管内的乳头状突起<1mm，超声难以发现，或仅见乳晕区导管扩张，病程较长瘤体较大者，采用高分辨率的超声仪和10～20MHz的高频探头，可发现在扩张的导管内壁有实性低－中回声向腔内隆起，有蒂与管壁相连，但导管内壁连续性好，无中断或被侵蚀的征象。乳腺导管造影可见单发或多发的圆形、椭圆形或分叶状充盈缺损，可有近端或远端导管扩张，或出现导管梗阻，梗阻处呈弧形杯口状，管壁光滑、完整、无浸润现象。乳管内镜下表现为导管内红色或红黄白相间的实质性占位，可呈球形、长圆形、草莓状或桑椹状，表面呈小颗粒状，而周围管壁光滑有弹性，多有蒂，可在管腔内小范围地移动。

乳腺癌：肿瘤侵蚀导管，肿瘤内部的出血，坏死和分泌液的潴留，癌周扩张的乳腺导管腔内分泌物的潴溜，黏液腺癌的黏液湖与导管相通，是乳腺癌发生乳头溢液的病理基础。溢液性质多为血性，少数表现为清水样、浆液性，多为单侧乳头溢液。其高危险因素包括：年龄>50岁；血性乳头溢液；单侧甚或单一导管溢液；伴有明显肿块者。乳头溢液对乳腺癌的早期诊断具有重要价值，乳腺癌早期，当乳房超声和钼靶X光片所显示的恶性征象不典型，而患者出现乳头溢液时，采用乳头溢液细胞学检查、乳腺导管造影、乳管内镜、乳头溢液CEA测定，可以提高早期乳腺癌的诊断率。乳头溢液细胞学检查的阳性率在60%左右。乳腺导管造影可见虫蚀征、鼠尾征、断续征、潭湖征以及肿瘤堵塞导管扩张等征象。乳管内镜下可见沿管腔内壁纵向伸展的灰白色不规则隆起，瘤体扁平，常较乳头状瘤大，直径>2mm，基底部较宽，无蒂，管壁僵硬，弹性差，有时可见质脆的桥氏结构，癌先露部常伴有出血。乳头溢液CEA测定诊断乳腺癌的阳性阈值为100ng/ml，良性乳头溢液CEA一般<30ng/ml，乳腺癌或癌前变大多>100ng/ml。同时，乳房超声和钼靶X光片这些基础检查也不容忽视。

综合文献资料，可将乳头溢液的病例分为患乳腺癌的高危人群和低危人群。伴有以下因素者为高危人群：①患者年龄≥40岁，特别是≥60岁；②溢液为血性；③单侧或单导管溢液；④伴发乳房肿物。低危人群则为：①患者年龄<40岁；②乳样、绿色或脓性液；③双侧性溢液；④无乳房肿物伴发。

3. 乳腺局限性腺体增厚　乳腺局限性腺体增厚系指乳腺局部有较正常腺体增厚区，触诊为"片膜状"肿块，边界不清，肿块的范围难以准确测量。乳腺局限性腺体增厚是临床甚为常见但常被忽略的体征，由于该类病变临床检查无明显的恶性特征，大多数被诊断为乳腺增生症。值得注意的是，在一些增厚的腺体中有隐藏着癌的可能性。

4. 乳房皮肤改变　乳腺癌表面皮肤的改变与肿瘤部位深浅和侵犯程度有关，癌瘤初期或肿瘤位于乳腺组织的深部时，表面皮肤多正常。随着肿瘤的发展，乳房皮肤可出现不同的改变。

（1）皮肤粘连：肿瘤侵犯腺体和皮肤之间的Cooper韧带，使之短缩，牵拉皮肤，肿瘤部位的皮肤发生凹陷，状如"酒窝"，称为"酒窝征"。发生在末端导管和腺泡上皮的乳腺癌，与皮肤较近，较易出现这种现象，可为乳腺癌的早期临床表现之一。当肿瘤较小时，引起极轻微的皮肤粘连，如不仔细检查，有时不易察觉，检查应在良好的采光条件下，检查者轻轻托起患者的乳房，使乳房皮肤的张力增加。然后轻轻推动乳房肿块，随着乳房的移动，常可见到肿块表面的皮肤有轻微的牵拉、皱缩和紧张现象，这种早期的轻微的皮肤粘连现象的存在，是鉴别乳腺良、恶性肿瘤的重要体征之一。

（2）皮肤浅表静脉曲张：生长较快或肿瘤体积较大的乳腺肿瘤，肿瘤表面的皮肤菲薄，其下浅表血管，特别是静脉常可曲张。这种征象乳腺癌少见，多见于乳腺的巨纤维腺瘤及叶状囊肉瘤。

（3）皮肤红肿：乳腺皮肤红肿和局部皮温升高常见于急性和亚急性乳腺炎，但也可见于乳腺癌，典型的是炎性乳腺癌。其皮下淋巴管中充满了癌栓，皮下的癌性淋巴管炎可使皮肤呈炎性改变，颜色由淡红到深红，开始比较局限，随着病情进展，可扩展到大部分乳房皮肤，同时伴有皮肤水肿。触诊时，在其边界线可感到皮肤增厚、粗糙和表面温度升高，其范围常比肿块的边界范围要大。

（4）皮肤水肿：乳房皮肤水肿是因各种原因引起的乳房皮下淋巴管回流受限所致。乳腺癌的皮肤水肿是由于乳房皮下的淋巴管为癌细胞所阻塞，或位于乳腺中央区的肿瘤浸润使乳房浅淋巴液回流受阻所致。由于皮肤与皮下组织的连结在毛囊部位最为紧密，因而在毛囊处形成许多点状小孔，使皮肤呈"橘皮样"，这一体征被称为"橘皮样变"。乳腺癌的皮肤凹陷并非均为晚期表现，但淋巴水肿所致的橘皮样变却属典型的晚期表现。肥胖而下垂的乳房，常在外下方有轻度皮肤水肿及皮肤的移动性减少，如双侧对称，乃因局部循环障碍所致；如为单侧发生，则要慎重查明原因，不可遗漏癌瘤。

（5）皮肤溃疡：乳房皮肤溃疡形成是典型的晚期乳腺癌直接侵犯皮肤的临床表现，现已不常见到。皮肤溃疡的形成过程多先是皮肤红晕发亮或呈暗红色，继之直接浸出皮肤，形成累及皮肤的肿块，肿块进一步增大破溃形成溃疡。有时大的肿块表面形成多个小溃疡灶，有时形成一个大的溃疡。大溃疡的边缘往往高出皮面，基底凹陷、高低不平，覆以坏死组织，可有不同程度的渗血和出血，多合并细菌感染，发生异样气味。

（6）皮肤卫星结节：乳腺癌晚期，癌细胞沿淋巴管、腺管或纤维组织直接浸润到皮内并生长，在主癌灶周围的皮肤形成散在分布的质硬结节，谓之"皮肤卫星结节"。结节的数目常为数个或十几个，直径数毫米，色红或暗红。复发性乳腺癌因淋巴回流受阻，淋巴管内癌栓逆行扩散所引发的皮肤广泛结节常出现在术区瘢痕周围，也可表现为大片状结节，伴皮肤红肿。

5. 乳房疼痛　疼痛不是乳腺肿瘤常见的症状，乳腺良性肿瘤和乳腺癌通常是无痛性肿物，但肿瘤部位的疼痛偶尔是早期乳腺癌的惟一症状，可在临床查到乳腺肿块之前出现。有报道，绝经后妇女出现乳房疼痛，尤其是伴有腺体增厚者，乳腺癌的发生率升高。尽管乳腺癌性肿块很少伴有疼痛，但某种形式的乳腺轻度不适却是不少见的，患者可有牵拉感，向患侧卧位时尤甚。晚期乳腺癌的疼痛常是肿瘤直接侵犯神经所致。

6. 乳头改变　乳腺癌的乳头异常主要有乳头脱屑、糜烂、回缩、固定及乳头溢液等。

（1）乳头脱屑、糜烂：为乳头湿疹样癌的特有表现，常伴有瘙痒感，约2/3患者伴有乳晕附近或乳腺的其他部位肿块。病初，绝大多数表现为乳头表皮脱屑，或发生小裂隙，随后可伴有乳房肿块；部分患者可先发生乳腺肿块，而后出现乳头病变；有的还伴有乳头血性或浆血性溢液。乳头脱屑常伴有少量分泌物并结痂，揭去痂皮可见鲜红的糜烂面，经久不愈。糜烂逐渐向周围蔓延，除乳头外，还可累及乳晕，甚至乳房大部分皮肤。在病变进展过程中，乳头可回缩或固定，常见乳头部分或全部溃烂。

（2）乳头回缩、固定：乳头回缩并非均为病理性，部分可为先天发育不良造成，乳头可以深陷，但可用手指拉出，无固定现象，多见于无哺乳史的妇女，乳腺慢性炎症及乳管扩张症亦可引起乳头回缩。成年女性发生的乳头回缩并逐渐加重和固定，常为乳腺癌的表现，此时乳头常较健侧升高。因肿瘤病灶距乳头的远近，乳头回缩既可为乳腺癌的早期体征，又可为晚期体征之一。当癌瘤位于乳头深面或与乳头甚为接近，早期即可造成乳头回缩；癌瘤位于乳腺的边缘区域或位于深部乳腺组织内，因癌侵犯大乳管或管周围的淋巴管，使大导管硬化、抽缩，造成乳头上升、下降、扭向、回缩乃至固定，此为晚期乳腺癌的表现。

7. 同侧腋淋巴转移的表现　乳腺癌最多见的淋巴转移部位为同侧腋淋巴结，其次为同侧内乳区淋巴结。表现为转移部位淋巴结肿大、质硬，甚至融合成团、固定。腋淋巴结转移的晚期，可压迫腋静脉，影响上肢的淋巴回流而致上肢水肿。小的胸骨旁淋巴结转移灶临床不易发现和查出，晚期可有胸骨旁隆起的肿物，质硬（系转移肿瘤顶起肋软骨所致），边界不清。

8. 锁骨上淋巴结转移的表现　乳腺癌可发生同侧锁骨上的淋巴结转移，甚至转移至对侧锁骨上淋巴结。锁骨上淋巴结转移者多有同侧腋淋巴结转移，尤其是有 3 水平腋窝淋巴结转移，但亦有锁骨上淋巴结转移症状及体征出现早于腋淋巴结转移者。锁骨上淋巴结转移常表现为锁骨上大窝处扪及数个散在或融合成团的肿块，直径在 0.3 ~ 5.0cm 不等。转移的初期淋巴结小而硬，触诊时有"沙粒样感觉"。部分锁骨上淋巴结转移病例触不到明显的肿物，仅有锁骨上窝饱满。以锁骨上淋巴结转移为首发症状的隐性乳腺癌少见，但以锁骨上淋巴结肿大就诊而发现的乳腺癌病例并非少见。这种病例多是患者对自己身体的变化反应比较迟钝，锁骨上病变系由他人发现而促其就诊。左文述等曾前瞻性地研究了可手术乳腺癌锁骨上淋巴结的隐性转移情况，研究结果表明，在临床无锁骨上淋巴结转移征象的可手术乳腺癌患者，锁上淋巴结隐性转移率达 13.0%（6/46）。可见，术后较早期锁骨上淋巴结的区域复发多是在手术治疗前即发生但仅于术后一段时间内得以表现而已。因此，乳腺癌的治疗前，应对锁骨上淋巴结进行细致的检查，对可疑的病例，必要时需行锁骨上淋巴结活检。

9. 远处转移的表现　癌细胞通过血行转移至远处组织或器官时，可出现相应的症状及体征。是乳腺癌的主要致死原因。常见的转移部位是胸内脏器、骨、肝和脑。

（1）对侧腋淋巴结转移：文献报道，一侧乳腺癌发生对侧淋巴结转移者占 4% ~ 6%，多发生在晚期病例。其转移途径可能是通过前胸壁及内乳淋巴网的相互交通。以对侧腋淋巴结转移为首发症状的乳腺癌是罕见的。

（2）胸内脏器转移：胸内脏器转移占有远处转移乳腺癌病例的 50% 左右。血行及淋巴途径均可引起胸膜转移，转移的初期可有胸部疼痛，以吸气为著。晚期可引起胸腔积液，有气促、呼吸困难、呼吸动度减低、气管向对侧移位、胸部叩实及呼吸音减低等胸腔积液的临床表现与体征。乳腺癌的肺实质转移常见，多为血行转移所致。转移的早期多无临床表现，仅在常规胸部乳房 X 线摄影平片发现单发或多发的结节阴影，以双肺多发为多。转移的晚期才出现胸痛及干咳等症状。痰中带血为转移瘤侵犯较大的支气管的症状。乳腺癌的晚期可有肺门或纵隔淋巴结转移，初期多无症状，仅在乳房 X 线摄影胸片上表现为纵隔增宽。晚期可有呼吸困难及进食阻挡感等压迫症状。少数病例可因肿瘤压迫喉返神经而引起声嘶。

（3）骨转移：占乳腺癌血行转移的第 2 位，有些患者是以骨转移症状（如压缩性骨折）就诊而发现乳腺癌。骨转移以多灶发生为多见。常见的转移部位依次是骶骨、胸及腰椎、肋骨、骨盆和长骨。骨转移的初期多无症状，晚期可有转移部位的疼痛、压痛、压缩性骨折、甚至截瘫等临床表现。部分病例骨转移发展的特别迅速，短期内突发性全身多处骨转移，很快出现各种功能障碍，预后恶劣。

（4）肝转移：血行或淋巴途径均可转移到肝脏。肝转移多发生在晚期病例，占临床统计资料的 10% ~ 20%。转移的初期无任何症状和体征，在出现肝区疼痛的临床表现和肝大、肝功能障碍、黄疸及腹水等体征时，往往伴有全身的广泛转移。

（5）脑转移：占临床统计的乳腺癌病例的 5% 左右。以脑膜转移较常见。以脑占位症状为首发症状的乳腺癌病例罕见。

（6）卵巢转移：单发的乳腺癌卵巢转移并不多见，占临床统计资料的 2% 左右。但不伴有腹腔广泛转移的单发卵巢转移的特殊现象确实存在，这种特殊现象可能是乳腺癌细胞与性激素依赖性器官的特殊"亲和性"有关，即"种子 – 土壤"学说。卵巢转移的初期无任何症状和体征，在有卵巢占位的临床表现和体征时，往往伴有腹腔的广泛转移。

二、辅助检查

1. 乳房 X 线摄影检查

（1）肿块型：最多见，＞70% 的乳腺癌属于此型。乳房 X 线摄影主要表现为大小不等的肿块：密度较高、形态不规则、分叶状、毛刺状为恶性征象。肿块内外可有钙化，呈簇状分布，钙化多呈泥沙样或混合小杆状、曲线分支状。肿块合并簇状微细钙化可作为定性诊断。较表浅而具有毛刺的肿块常合并局部皮肤增厚、酒窝征及乳头乳晕等改变。

（2）片状浸润型：8% ~ 10% 的乳腺癌在乳房 X 线摄影上表现为局部或弥漫的致密浸润阴影，呈片状、小片状，无明确肿块轮廓可见。约 1/3 浸润灶有沿乳导管向乳头方向蔓延之势，此型较易合并有皮肤广泛增厚、乳头内陷及钙化。钙化的数目较多，范围较广泛。部分病灶浸润边缘有较粗毛刺呈牛角状、伪足状突起，诊断不难。早期乳腺癌可表现为新出现的小灶致密影，应引起重视。单纯片状浸润灶尤其发生在致密型乳腺中，乳房 X 线摄影诊断困难，可借助 B 超检查。

（3）钙化型：乳房 X 线摄影上以钙化表现为主，无明显肿块、致密阴影等改变，乳腺癌中约 7% 属于此型。钙化可较密集遍布于乳腺的 1/4 ~ 1/2 范围，也可只表现为小范围簇状分布的微小钙化，需仔细搜寻极易漏诊。单纯钙化可以是早期乳腺癌惟一的乳房 X 线摄影征象。

2. 超声检查

（1）形态：乳腺恶性肿块形态多不规则，常为虫蚀样或蟹足样向周围组织浸润性生长，占 70%。

（2）边界：多数乳腺恶性肿块边界不清晰。

（3）边缘：肿块周边厚薄不均的强回声晕环为恶性肿瘤的特征性表现，占 23.3%。据有关文献报道不规则强回声晕在病理上与癌组织浸润及周围纤维组织反应性增生有关；而肿瘤周边无恶性晕环者则多与淋巴细胞浸润有关。

（4）纵横比：恶性肿瘤纵径多数大于横径，占 56.7%。

（5）内部回声：多数乳腺恶性肿块内部回声为弱回声或低回声。

（6）病灶后方回声：恶性肿瘤后方回声可增强、无变化或衰减，其中后方回声衰减为恶性肿瘤特征之一，占 13.3%；无变化，占 46.7%；衰减，占 40.0%。部分病例侧壁见声影。

（7）微小钙化灶：细砂粒样钙化为乳腺癌特征之一，占 16.7%。乳腺恶性肿瘤的微小钙化属于营养不良性钙化，是恶性肿瘤组织变性坏死和钙盐沉着所致。粗大钙化则多见于良性肿瘤。

（8）彩色多普勒表现：多数乳腺恶性肿瘤内部和或周边探及丰富血流信号，阻力指数多数 >0.7，占 83.3%。穿入型血流为乳腺癌表现之一。肿瘤内血流的分布及肿瘤滋养血管的内径多不规则。肿块大小、分化程度及患者年龄对血流丰富程度有显著影响，其中以肿块大小对血流丰富程度影响最大，患者年龄对血流丰富程度影响最小。肿瘤越大，血流越丰富；组织分级增高，血流越丰富；年龄越大，血流越不丰富。

（9）淋巴结转移：晚期病例于腋窝、锁骨上扫查发现肿大淋巴结，占 40%。表现为腋窝圆形或椭圆形低回声结节，髓质偏心或消失，大多数淋巴结血流丰富。

3. 乳房 MRI 检查　MRI 对乳腺疾病的检查始自 20 世纪 80 年代初，特别是 1994 年以后，由于造影剂（Gd DTPA）的广泛应用，使 MRI 对乳腺良恶性病变的鉴别更具特点。一般情况下，良性病变为均匀强化且边界清楚，而乳腺癌多出现强化不均，特别是边缘不整且较中心增强明显，另外，用时间增强曲线反映出乳腺良恶性病变在注射造影剂后不同的动态变化：乳腺癌在增强后 2min 内信号强度迅速增高，而良性病变的信号强度则明显较低。乳腺肿物 MRI 图像表现：一般情况下，乳腺癌往往在 T_1 及 T_2 加权像呈现较低的信号，而部分良性病变，特别是囊性病变在 T_2 加权像信号较高，可与乳腺癌相鉴别。乳腺癌边缘不光滑，出现"毛刺征"为乳腺癌的诊断提供了重要依据，这一特征在早期乳腺癌也可以见到，尤其在脂肪抑制成像中更加清楚，约 87.5% 的病例可以观察到"毛刺征"。乳腺癌的另一个特征是其内部信号不均匀，约 70.8% 的病例呈现出"网眼"或"岛状"表现。良性病变一般边界清楚且光滑，其内部信号也较均匀。

造影后病变增强效果的动态观察：快速静脉推注 Gd DTPA 后测定 2min 内病变的 MRI 信号强度，乳腺癌在增强后 2min 内 MRI 信号强度均显著高于良性病变，差异有显著意义（P < 0.01），同时对病变的增强效果进行动态观察，并绘出时间增强曲线，乳腺癌在 2min 内 MRI 信号迅速增强，形成高圆形曲线，而良性病变则为低平或低平上升曲线。

4. CT 检查　乳腺癌的 CT 表现：大部分肿块表现为不规则或分叶状，少数呈椭圆形或圆形，边缘不光滑或部分光滑，可见分布不均匀、长短不一的毛刺；多数肿块密度较腺体高或略高，少数密度相仿；肿块内可见条索状、丛状、颗粒样钙化，较大肿块的中央可出现低密度坏死区、高密度出血灶；累及皮肤可见皮肤增厚，呈橘皮样改变，脂肪层模糊、消失；累及胸壁可见乳房后间隙消失，局部肌肉受侵犯，肋骨骨质破坏；乳晕区的乳腺癌可见乳头内陷；Cooper 韧带受累，见其增粗、扭曲、收缩，局部皮肤凹陷；如有淋巴结转移，可见腋窝、内乳及纵隔淋巴结肿大；肺转移，可见肺内结节状转移灶。较少见的炎性乳腺癌，呈片状或大片状病灶，密度高或略高于乳腺，边界不清，无明确局灶性块影，边缘可见长短、粗细不一的毛刺，导管腺体结构紊乱、消失。增强扫描表现为病灶均匀或不均匀的明显强化，较大肿块内的低密度坏死区、高密度出血灶不强化。一般认为增强前后 CT 值增高到 50Hu 或更大，则认为诊断为乳腺癌的可能性更大；增强前后 CT 值增高 <20Hu 或更小，则诊断为乳腺良性病变的可能性更大。

5. 乳腺活组织病理检查　用于乳腺癌诊断的活组织病理检查方法有切取活检、切除活检、影像引导下空芯针穿刺活检、真空辅助活检、溃疡病灶的咬取活检和乳管内镜咬检等。文献报道，通过乳房 X 线摄影检查发现而临床不可触及的乳腺病变（nonpalpable breast lesion，NPBL）呈逐年上升的趋势，有 20%～30% 为乳腺癌，随着乳房 X 线摄影等先进的筛检设备的广泛应用，使得大量影像学异常而体检未扪及肿块的亚临床病灶被检出并需要行活检来明确性质。微创活检技术已成为乳腺疾病，尤其为亚临床病灶活检的趋势。

（1）指征：临床发现下列问题需要进行乳腺活检：①不能肯定性质的乳腺肿块、长期存在或有扩大趋势的局限性腺体增厚，特别是绝经后伴有乳腺癌易感因素者；②乳头及乳晕部的溃疡、糜烂或湿疹样改变，乳头轻度回缩，局部皮肤轻度凹陷、乳晕轻度水肿等可疑为早期乳腺癌症状者；③乳腺 X 线摄影表现为可疑肿块，成簇的微小钙化、结构扭曲区域等早期乳腺癌的影像；尤其 BI - RADS 分级为低到中度可疑（2%～50%）和高度怀疑（50%～80%）病灶。④乳腺高频彩色 B 超、高频钼钯 X 片及 MRI 影像学异常而体检未扪及肿块的乳腺亚临床病灶。⑤乳头溢液，伴有或不伴有乳腺肿块；⑥非炎症性乳腺皮肤红肿、增厚等。

（2）方法

1）切取活检：切取部分病变组织进行组织学检查的方法。适用于较大的肿瘤性病变（直径 >3cm）；术中基本确定为乳腺增生性病变等。切取活检有促进肿瘤转移的可能，除非肿瘤很大，尽量避免行切取活检。对术中疑为癌的病例，在没有进行即可手术治疗的情况下，一般不做肿瘤的切取活检，否则，切口缝合后，局部因渗血等原因而压力升高，有促进癌细胞进入血管、淋巴管的可能性。

切取病变时，切忌挤压瘤体，要用锋利的手术刀，不用剪刀。切取的组织最好带有一定量的正常组织。乳腺癌切取活检应取足够大的组织以便同时行激素受体等免疫组化测定。

2）切除活检：自肿瘤缘外一定距离，将肿瘤及其周围部分乳腺组织一并切除的活检方法。如果肿物小而浅，良性病变或良性肿瘤的可能性大，可于门诊手术室局麻下进行。如果肿物稍大而深，或考虑恶性可能性较大时，则以住院手术为妥，采用一步法或二步法处理。

手术活检和根治手术在一次手术中完成的做法，称为一步处理法（one - step procedure）。切除活检和根治性手术分两次进行的做法称为两步处理法（two - step procedure）。由于常规病理诊断组织学类型及分级、DNA 倍体测定及 S 期比例、受体状况和肿瘤有否广泛的导管内癌成分等分析，对治疗方案的确定、手术方式（是切除乳房还是保留乳房等）的选择等有重要意义，美国国立卫生研究院推荐在大多数病例中，应采用诊断性活检与决定性治疗分开施行的二步处理法。国内则多采用切除活组织冰冻切片病理检查、根治性手术一期进行的一步处理法。两步处理法的安全性一直存在争议，但目前取得了较一致的共识，即切除活检后 8 周内行根治性手术，对预后无不良影响。

切除活检应注意的事项有：①≥30 岁的患者切除活检前应行双乳 X 线摄像，以便确定有无需行切检的多灶病变。②切除范围要将肿块连同周围少许正常乳腺组织一并切除。③术中疑为癌的病例，切除标本应同时送部分组织作激素受体等免疫组化测定。④对于瘤体较小的病例，手术医生应对切除标本的病变定位标记，为病理科医生标明标本的方位。⑤术中应严密止血，一般不要采用放置引流条的引流方式。⑥对于术中诊断为良性病变不需行进一步手术的病例，乳腺组织最好用可吸收线缝合，对于切取组织大，残腔大的患者，为预防术后乳房变形，可在严密止血的前提下不缝合残腔，必要时在乳房下弧线的隐蔽点戳孔放置细管引流。⑦病理科医生在取材前，应用印度墨汁或其他标记溶液涂擦其表面，以准确地观察所有切缘。对于要求保留乳房治疗的乳腺癌患者，如活检切缘无癌残留，则原发部位无需再行切除。

3）钩针定位下的手术活检：无论是针定位下的手术活检还是空心针穿刺活检，乳腺亚临床病灶的活检都需要定位装置来引导穿刺和活检，定位准确与否是决定穿刺活检是否成功的最关键因素。目前，常用的病灶定位针定位下的手术活检（needle localized beast biopsy，NLBB）系统有计算机辅助 X 线立体定位系统、B 型超声波定位系统和 MRI 引导定位系统 3种。其中以立体定向钼靶摄片引导下的活检（stereotactic need lecore biopsy，SNCB）最为普及。

计算机辅助 X 线立体定位系统是通过将乳腺 X 线摄片后的影像（一般为 3 张从不同角度曝光的图像）通过数字化处理后输入计算机，经电脑运算后自动设定病灶的三维方位以及穿刺针的进针点和进针深度。该装置的优点是：①计算机辅助处理数据和定位，操作简便；②图像清晰直观，可随意调节病灶与周围组织的对比度。缺点是：①为避免过度暴露于放射线而无法对定位穿刺和活检过程进行动态跟踪；②患者在活检过程中必须固定体位，稍一移动便会导致定位不准确。

B 超定位系统引导的穿刺活检适用于超声检查发现的乳腺亚临床病灶，而且由于其能够实现动态实时显像以及具有安全、操作灵活和不压迫乳房等优点，因而成为诊断此类病灶的首选措施。它的缺点是对操作者的技术要求相对较高；而对于大量 B 超无法发现的乳腺亚临床病灶，如乳腺的微小钙化灶，只能借助于 X 线立体定位活检。

乳腺 X 线摄像术检出的临床触不到肿块的乳腺病变，如成簇的微小钙化、可疑肿块、乳腺组织致密或结构扭曲区域，切检证实导管内癌占 20% ~ 50%。高频彩超显示可疑结节及结构紊乱伴血流丰富的病变，及 MRI 检测到 X 线、B 超未能检测到的病变，最初对这些微小病变的切检主要依靠染料注射或插入细针作为标志进行乳腺腺叶或象限切除，这不仅可因过多切除了正常的乳腺组织而造成的乳房畸形，更重要的是容易遗漏肿瘤。随着乳腺定位穿刺系统的建立，可以确定病变的精确位置。几乎在乳房的任何部位，定位金属丝均可安放在距离病灶≤1cm 的位置，>90% 的病变可以定位在≤0.5cm，减少了正常乳腺组织的切除量，大大提高了切检的准确性。

切检在局麻下进行。在靠近金属丝入口处做皮肤切口，沿其到达病变所在的深部。通常切 2~3cm 直径的标本，标本切下后立即拍标本的 X 线片，与术前片比较，了解病灶是否确已切除，再送病理检查，以免遗漏。对活检诊断为非癌性的患者，术后 2~3 个月内应行随访性乳腺 X 线摄像检查。

4）影像引导下空芯针穿刺活检：采用 NLBB 来确诊亚临床病灶，结果发现有 60% ~90% 为乳腺的良性病变，所以广泛开展手术活检无疑会造成医疗成本与效益的失衡。影像导向下空芯针穿刺活检（core needle biopsy，CNB）与传统的金属丝定位切除活检相比，患者的痛苦小，对乳腺组织结构的破坏不明显，其诊断和术后病理确诊的一致性高达 84%，尤其对于高级别病变的诊断。此外 CNB 还具有经济省时的特点，国外统计显示，粗针穿刺较手术活检可节省 77% 的费用，并且省去了术前准备、术后复查等复杂过程，对于多发性病灶的活检，穿刺的优越性就更加显著。

影像导向下的经皮活检术患者俯卧位，乳房通过一开口向下悬垂，取样的操作在下方进行，采用一个带切割功能的大孔径针头，经 B 超或 X 线立体定位引导，通过皮肤戳孔对乳腺病变穿刺切割取样，一般需多次穿刺取得标本送病理组织学检查。近年来 SNCB 的操作已经有了很多标准可寻，包括采用 14 号的粗针、俯卧位、数字化显像设备、穿刺前后的定位摄片、钙化样本的扫描、对比影像学和组织学两种结果的一致性等，从而使误诊率大大降低。在空芯针活检的同时将一个惰性材料制成的定位夹（clip）置入切除的病灶部位，不仅可为手术活检做定位，而且也便于随访。

目前一致认为，影像学诊断 BI-RADS 分级为低到中度可疑（2%~50%）和高度怀疑（50%~80%）病灶行 SCNB 意义较大，而恶性可能性为 2%~20% 的病灶从中获益最大。X线检查有以下表现为 SNCB 的适应证：①主要表现成簇状细小钙化伴或不伴肿块；②局限性致密影或结构紊乱区；③孤立的肿块影或结节；④放射状毛刺或星芒状影；⑤局部腺体边界缺损凹陷；⑥两侧乳腺不对称致密，随访病变有所增大。但是某些特定病变的结果仍有组织学低估的发生，它仍不能鉴别乳腺非典型增生（ADH）和导管内癌（DCIS），也不能鉴别DCIS 和浸润性癌，穿刺活检要取得明确的诊断一般需获取 5 块以上的标本，因而需进行多次乳腺穿刺操作。

5）真空辅助活检：Mammotome 是在 B 超或 X 线引导下的真空辅助活检（vacuum-assisted breast biopsy，VABB）系统。该系统可安置 3 种型号旋切针（8、11、14gugue），常用为 11 号，其获取组织量 3 倍于 14 号针。皮肤切口处局部浸润麻醉，超声引导下将 Mammotome 旋切刀穿刺到病灶深面，固定旋切刀不动，用真空吸引将组织吸入针槽内，旋转切割刀截取标本，经探针套管取出标本。可旋转旋切刀方向多次旋切，对较小的病灶，可将病灶完全切除，超声探测无残留。利用纤维软管通过旋切刀套管，将标记夹置入在已被活检的组织周边。

Mammotome 具有准确性高、标本量足和并发症少的特点，定位准确性与立体定位自动核芯活检枪、导丝定位活检等方法无差异，但 Mammotome 可在 B 超或 X 线引导下进行，设备更具灵活性，一次穿刺即可获得足量标本，足量的标本保证了病理确诊的准确性，而核芯活检枪需反复多次穿刺。且组织病理学检查的准确性明显高于细针穿刺细胞学检查。Mammotome 一次穿刺即可完成操作，旋切刀的自动传输装置使取样标本从探针内移到体外减少了针道种植肿瘤的机会。

乳腺亚临床病灶的空芯针活检有可能将病灶完全切除。特别是由于近年来越来越多的直径 <1mm 的病灶被发现以及采用 VABB，使得这种情况的发生率增加。尽管完全切除标本可能会减少组织学低估的发生，但它却影响了进一步手术的定位以及行保留乳房手术时病灶边缘的确定。

目前，无论是标准的 SCNB 还是定向真空辅助空芯针活检都不可能完全取代手术活检。推荐的补充手术活检的指征包括：①穿刺活检提示高危病灶（如 ADH）或 DCIS；②标本量不足或穿刺结果提示为正常乳腺、皮肤和脂肪等组织；③穿刺结果与 X 线影像学诊断极不相符；④随访中，若 X 线发现病灶增大或钙化点增多应该建议再次活检。

6）咬取活检：适用于已破溃的肿瘤。一般在肿瘤破溃的边缘咬取部分肿瘤组织进行组织学检查及受体等免疫组化测定。咬检钳要锋利，取材时切忌挤压肿瘤组织，同时要避开坏死区，以免影响诊断。

7）乳管内镜咬取活组织检查：乳管内镜是一种微型内镜系统，直观乳管内病变，定位定性准确，运用乳腺定位钩针在乳管镜协助下将乳腺定位针通过溢液乳孔放置病灶处，并用钩针钩住病灶部位，定位针固定后不易移动，乳管内镜检查对乳管肿瘤诊断的准确性为95%，特别是对 DCIS 的诊断，54% 由乳管内镜发现。乳管内镜有助于手术定位，还可进行乳管内活检和一些相关的治疗。乳管内镜可确定病变的准确位置和性状，特别是从乳管开口部到病变部位的距离，通过内镜咬取组织活检，不仅提供准确的术前诊断，而且能对乳腺癌病例确认病变乳头侧乳管内浸润的情况，为施行保留乳头的乳腺癌根治术或保留乳房手术提供可靠的组织学依据。

6. 肿瘤标志物检查

（1）CEA：是位于细胞表面的糖蛋白，1965 年由 Gold 和 Freeman 在人胎儿结肠组织中发现，应用于乳腺癌已近30年。CEA 种酸性糖蛋白，基因编码于19号染色体上。早期认为是结肠癌的标志物（60% ~90% 患者升高），但以后发现胃癌及乳腺癌（60%）等多数腺癌也有较高表达。CEA 水平可反映乳腺癌的进展程度。Ⅰ、Ⅱ期乳腺癌阳性率为13% ~24%，而Ⅲ、Ⅵ期乳腺癌阳性率则为40% ~73%，有转移的患者尤其是有骨转移的乳腺癌，CEA 明显升高。有研究认为，CEA 水平尚可反映治疗效果。因其灵敏性和特异性不高，不适宜用于筛选和诊断。

（2）CA15 -3：CA15 -3 是乳腺细胞上皮表面糖蛋白的变异体，即是糖链抗原，并由癌细胞释放在血液循环中的多形上皮黏蛋白，存在于多种腺癌中。乳腺癌患者Ⅰ、Ⅱ期阳性率为0 ~36%，Ⅲ、Ⅵ期阳性率为29% ~92%，对乳腺癌特异性为85% ~100%。其血清水平与乳腺癌的进展呈正相关，与治疗效果呈负相关，可作为监测指标，因其灵敏性及特异性相对较高，有取代 CEA 的趋势。

（3）CA125：1984 年美国学者 Bast 发现，是从卵巢癌中提出的一种高分子糖蛋白抗原。CA125 单独不能用于早期诊断和反映病程，但与 CA15 -3 联合，或再加上 CEA 显著提高灵敏性，但特异性下降，三者均阳性者可视为晚期乳腺癌，对选择必要的辅助治疗有应用价值。

（陈　宇）

第五节　乳腺癌的鉴别诊断

一、乳腺纤维囊性增生

乳腺纤维囊性增生可表现为乳房腺体局限增厚或整个乳房腺体结节感，特别是局限性，硬化性腺病质地较韧、硬，需与乳腺癌相鉴别。乳腺囊性增生症多好发于40岁前的妇女，多为双侧，多伴有不同程度的疼痛，并可放射到肩、背部，月经来潮前明显；而乳腺癌一般无疼痛，即使有疼痛，也常为胀痛、刺痛，与月经周期无明显关系；囊性增生症伴乳头溢液者，多为双侧多孔的浆液性溢液．而乳腺癌多为单孔溢液。乳腺增生症扪诊常为散在、结节或增厚，囊肿病时可扪及局限性肿块，有时边界不清；而乳腺癌多为边界不清，质地坚硬，活动性差的肿块。并且有时件有皮肤及乳头的改变。乳腺囊性增生症乳房 X 线摄影中表现为散在斑片状或高密度增高影，密度不均，边缘模糊，形似云团或棉花样，B 超检查多无实质占位、可有结构不良表现，不均质的光斑回声增多，囊肿病可见大小不一的椭圆或圆形致密影，密度均匀，边界清楚，B 超检查可见椭圆形病变，边界清楚完整，后壁有回声增强效应。而乳腺癌的 X 片和 B 超具有与此不同的特殊征象。对高危人群而临床可疑者以及局限性腺病，仍须作针吸活检或切除活检。

二、乳腺导管扩张症

常表现为边界不清，质地较硬的包块，可伴有皮肤粘连及橘皮样变，也可出现乳头内陷及腋窝淋巴结肿大等酷似乳腺癌的症状。因此常被误诊为乳腺癌，石松魁等报道术前 32.6% 误诊为乳腺癌。乳腺导管扩张症急性期常伴有疼痛，或出现乳腺炎的表现，但对抗感染治疗反应较差。肿大腋窝淋巴结可随病程延长而缩小，而乳腺则疼痛较小，腋淋巴结随病程延长逐渐长大加重，穿刺细胞学检查是较好的鉴别方法. 前者可查到炎性细胞浸润，后者可查到癌细胞。

三、乳腺结核

常表现为乳房局部肿块，硬，边界不清，常伴疼痛。可穿破皮肤形成窦道或溃疡，可有腋窝淋巴结肿大，乳腺乳房 X 线摄影片可出现患部皮肤增厚，片状，边缘模糊的密度增高区，或伴有钙化等乳腺癌相似之影像。乳腺结核约 5% 可合并乳腺癌。该病多见于中青年妇女，常继发于肺、颈淋巴及肋骨结核等其他部位结核，可有全身结核中毒症状，抗结核治疗病灶及腋窝淋巴结缩小。而乳腺癌多发生于中老年，无全身结核中毒症状，抗结核治疗无故。确诊困难者需经针吸活检或切除活检予以鉴别。

四、乳腺纤维腺瘤

好发于 18~25 岁的妇女，乳腺肿块呈圆形或椭圆形，有时为分叶状，边界清楚，表面光滑，质地韧、活动度好。生长较慢。B 超显示为边界清楚，回声均匀的实性占位病变。这需要与界限清楚的乳腺癌鉴别。不过乳腺癌肿块有时虽然界限较清楚，但是其活动度差，质地坚硬，生长较快，并且可以有腋窝淋巴结肿大。确诊仍需粗针穿刺活检或切除活检。

五、急性乳腺炎

好发于哺乳期妇女，先为乳房胀痛，后出现压痛性肿块，皮肤渐红，水肿，皮温升高，可伴腋淋巴结肿大，需要与炎性乳腺癌鉴别。前者发病较急，疼痛明显，常同时伴有全身感染中毒表现，脓肿形成时可扪及波动感，血常规检查 WBC 升高，B 超检查可发现液性占位，边界不规则，穿刺抽出脓液；而炎性乳腺癌皮肤可呈红或紫红色，皮肤厚而韧，常伴橘皮样变或卫星结节，无全身感染中毒表现，无疼痛或轻微胀痛，年龄偏大，40 岁以上多见。针吸活检可明确诊断。

六、脂肪坏死

好发于中老年，以乳房肿块为主要表现，肿块硬，边界不清，活动差，可伴有皮肤发红并与皮肤粘连，少数可有触痛，乳腺乳房 X 线摄影片表现为带毛刺的包块，点或棒状钙化及皮肤肿厚等似乳腺癌样改变。但脂肪坏死可有乳腺外伤的病史，乳腺肿块较长时间无变化或有缩小，而后者肿块会逐渐长大，确诊靠针吸活检或切除活检。

七、积乳囊肿

好发于 30 岁左右或哺乳期妇女，表现为乳腺肿块，合并感染者可有疼痛，触诊可扪及界清光滑的活动肿块，如合并感染则边界不清。乳房 X 线摄影片可见界清密度均匀的肿块影。B 超显示囊性占位，囊壁光滑。穿刺抽得乳汁即确诊。

八、导管内乳头状瘤

乳头溢液为该病的主要临床表现，溢液多为血性，其部位主要位于大导管，多数仅有溢液，较少扪及肿块，即使可扪及肿块，多在乳晕附近，其直径一般 <1cm。而有乳头溢液的乳腺癌多数在溢液的同时可扪及肿块，特别是 ≥50 岁妇女有乳头溢液伴有肿块者应首先考虑为乳腺癌。可借助导管造影，溢液涂片细胞学检查或内镜检查进行鉴别诊断。

九、腋窝淋巴结肿大

其他部位原发癌转移或炎性肿块（如慢性淋巴结炎）等常可表现为腋淋巴结肿大，隐性乳腺癌的首发症状也常常是腋窝淋巴结肿大，因此需要仔细鉴别。如为其他部位的转移癌，可有原发病灶的相应表现，必要时可借助病理，或特殊免疫组化检查进行鉴别。慢性腋淋巴结炎一般局部可有压痛，肿块质地相对较软。

十、乳房湿疹

乳房湿疹与湿疹样癌均发生于乳头乳晕区，应予鉴别。前者为乳房皮肤过敏性炎症病变，多为双侧，表现为乳房皮肤瘙痒、脱屑、糜烂，结痂或皮肤肥厚，破裂，一般病变较轻，多数不累及乳晕及乳头，不形成溃疡。外用氟轻松等皮质激素药物，效果好。而湿疹样癌为单侧，皮肤上可有增厚隆起，也可溃烂发红。后期可使乳头变平或消失、常可在乳晕下扪及肿块，创面印片细胞学检查，可发现特征性派杰细胞。

（陈　宇）

第六节　乳腺癌的手术治疗

乳腺癌应采用综合治疗的原则，根据肿瘤的生物学行为和患者的身体状况，联合运用多种治疗手段，兼顾局部治疗和全身治疗，以期提高疗效和改善患者的生活质量。手术治疗是乳腺癌综合治疗的重要组成部分，手术方式的选择和手术是否规范直接影响后续的治疗策略。近年来，乳腺癌手术治疗的发展趋势是越来越多地考虑如何在保证疗效的基础上，降低外科治疗对患者生活质量的影响。乳腺癌的手术治疗正在朝着切除范围不断缩小、切除与修复相结合的方向发展，其中比较有代表性是保乳手术、前哨淋巴结活检技术以及肿瘤整形修复技术的广泛开展。同时，针对不同生物学类型及不同分期的乳腺癌采取及时、规范化的手术治疗，是提高患者生存率、改善生活质量的保证。

一、非浸润性癌

2016 版美国《国际综合癌症网络（National Comprehensive Cancer Network，NCCN）乳腺癌临床实践指南》中指出单纯非浸润性癌的治疗目的在于预防浸润性癌的发生，或在病灶仍局限在乳腺内时发现其浸润成分。对于通过病理复审或在再次切除、全乳切除以及腋窝淋巴结分期时发现存在浸润性癌（即使是微浸润）的患者，应当按照相应浸润性癌的指南接受治疗。

（一）小叶原位癌（LCIS）

1941 年，Foote 和 Stewart 首次提出了"小叶原位癌"（lobular carcinoma in situ，LCIS）的概念，认为是一种起源于小叶和终末导管的非浸润性病变。1978 年 Haagensen 等提出了"小叶肿瘤（Lobular Neoplasm）"的概念，包括从不典型小叶增生到 LCIS 在内的全部小叶增生性病变，认为 LCIS 与不典型性小叶增生一样，本质上属于良性病变。

目前，普遍的观点认为 LCIS 是浸润性乳腺癌（invasive breast cancer，IBC）高危因素之一。Page 等研究发现，LCIS 患者继发浸润性乳腺癌的风险是正常人群的 8～10 倍。长期随访资料显示具有 LCIS 病史的女性，累积浸润性乳腺癌的发生率不断升高，平均每年约增加1%，终身患浸润性癌的风险为 30%～40%。临床上 LCIS 通常没有明确的症状和影像学表现，隐匿存在，常由于其他原因需要进行乳腺活检时被偶然发现；病理组织学检查显示 LCIS 具有多灶性、多中心性和双侧乳腺发生的特性。目前 LCIS 诊断后常选择随访观察，哪些患者需要接受双侧乳房预防性切除治疗仍有争议。

1. 随访观察　切除活检诊断为单纯 LCIS 的患者，由于出现浸润性乳腺癌的风险很低（15 年内约为 21%），首选的治疗策略是随访观察。美国国家外科辅助乳腺癌和肠癌计划（National Surgical Adjuvant Breast and Bowel Program，NSABP）P－01 试验的研究结果显示，应用他莫昔芬治疗 5 年可使 LCIS 局部切除治疗后继发浸润性乳腺癌的风险降低约 46%（风险比 0.54；95% CI，0.27～1.02）。NSABP 他莫昔芬和雷洛昔芬预防试验（STAR）的结果显示，雷洛昔芬作为降低绝经后 LCIS 患者发生浸润性乳腺癌风险的措施，其效果与他莫昔芬相同。基于以上结果，对于选择随访观察的 LCIS 患者，绝经前妇女可考虑选用他莫昔芬、绝经后妇女可考虑选用他莫昔芬/雷洛昔芬以降低发生浸润性乳腺癌的风险。另外，观察期间需定期接受临床检查和乳房 X 线摄影（超声）检查。对于乳房 X 线摄影（超声）检查发现的 BI－RADS Ⅳ－Ⅴ级病变均需进行病理组织学活检，首选粗针穿刺活检，根据活检病理结果选择相应的处理措施。

2. 双侧乳房预防性切除　一般来说，LCIS 不需要手术治疗。有 LCIS 的女性发生 IBC 的风险虽高于一般人群，但多数患者终生都不会出现 IBC。当存在 LCIS 病变时，双侧乳腺发生浸润性癌的危险性相同。因此，如果选择手术治疗作为降低风险的策略，则需要切除双侧乳腺以使风险降到最低。由于患有 LCIS 的妇女无论接受随访观察还是双侧乳房切除治疗，其预后都非常好，因此对没有其他危险因素的 LCIS 患者不推荐进行乳房切除术。对于有 BRCA1/2 突变或有明确乳腺癌家族史的妇女，可考虑行双侧乳房切除术。接受双侧乳房切除的妇女可以进行乳房重建手术。

3. 与 LCIS 相关的其他治疗问题

（1）空芯针活检发现 LCIS 的后续处理：空芯针活检（core needle biopsy，CNB）发现导管上皮不典型增生（atypical ductal hyperplasia，ADH）或导管原位癌（ductal carcinoma in situ，DCIS）时需要进一步手术切除已经成为推荐的标准做法，同样的原则是否也适用于 LCIS 仍存在争议。一些研究建议对 CNB 诊断的 LCIS 进行常规手术切除。O'Driscoll D 等进行的研究中，749 例因乳腺乳房 X 线摄影异常而接受 CNB 的患者，共发现 7 例 LCIS，全部 7 例患者接受进一步手术活检后发现，1 例伴有浸润性小叶癌（invasive lobular cancer，ILC），2 例伴有 DCIS，1 例可能伴有灶性浸润性导管癌；仅 3 例 CNB 和手术切除活检均为 LCIS。而 Liberman 等研究后认为 CNB 诊断 LCIS 后，下列几种情况应考虑进一步的手术切除：①病理组织学检查诊断为 LCIS，而影像学检查结果提示其他类型乳腺疾病，两者不一致时；②CNB 诊断 LCIS 和 DCIS 不易区分或二者病理组织学特征交叠时；③LCIS 伴有其他高危病变时，如放射状瘢痕或 ADH。对于有更强侵袭性的 LCIS 变异型（如"多形性" LCIS）也应考虑常规后续切除活检以便进一步组织学评价。

（2）同时有 LCIS 存在的浸润性癌的保乳治疗：由于小叶原位癌具有多灶性、多中心性和双侧乳腺发生的特性，其与浸润性癌共存时保留乳房治疗的安全性受到质疑。多数研究结果显示，同时有 LCIS 存在的 IBC 保乳治疗后同侧乳房内乳腺癌复发的危险性未见升高，LCIS 的范围不影响局部复发的风险，且同一侧乳腺内 LCIS 的病变范围大小同样不影响对侧乳腺癌和远处转移的风险。哈弗联合放射治疗中心的 Abner 等研究发现，119 例癌旁伴有 LCIS 的 IBC 保乳治疗后 8 年局部复发率为 13%，而 1 062 例不伴 LCIS 者为 12%，两者差异没有统计学意义。然而，来自 Fox Chase 癌症中心的研究显示了不同的结果，同时有 LCIS 存在的 IBC 保乳治疗后同侧乳腺内肿瘤复发（ipsilateral breast tumor recurrence，IBTR）的风险明显升高，在不伴 LCIS 的患者中同侧乳腺内肿瘤 10 年累计发生率为 6%，而伴有 LCIS 者为 29%（P = 0.000 3）；在伴有 LCIS 的患者中给予他莫昔芬治疗后，IBTR 降低至 8%。笔者推荐当这类患者保乳治疗治疗时，应考虑服用他莫昔芬以降低 IBTR。

（二）导管原位癌

导管原位癌（ductal carcinoma in situ，DCIS）的治疗争议较多，治疗的标准仍未明确统一。局部治疗选择包括全乳切除术加或不加乳房重建、保乳手术加全乳放疗以及单纯肿块切除术。虽然以上三种治疗方案在局部复发率上有差异，但没有证据表明其在生存率上有明显的统计学差异。在考虑局部治疗时必须选择对患者明确有益的治疗方案，既要避免手术范围扩大，又要避免因治疗不规范而使患者承受不必要的复发风险。

1. 保乳手术加放疗　对于经乳房 X 线摄影或其他影像学检查、体检或病理活检未发现有广泛病变（即病灶涉及 ≥2 个象限）证据且无保留乳房治疗禁忌证的 DCIS 患者，首选的治疗方案是保乳手术加全乳放疗。关于 DCIS 保乳手术中阴性切缘的定义仍存在很大的分歧。现有的共识是：切缘距肿瘤大于 10mm 是足够的，而小于 1mm 则不充分。对于范围在 1~10mm 之间的切缘状态没有统一的共识。MacDonald 等对 DCIS 患者仅接受单纯局部切除治疗的回顾性分析显示，切缘宽度是局部复发最重要的独立预测因子，切缘越宽，局部复发风险越低。Dunne 等对 DCIS 患者行保乳手术加放疗的荟萃分析显示，与切缘为 2mm 的患者相比，切缘 <2mm 患者的同侧乳腺肿瘤复发率较高，切缘 >2~5mm 或者 >5mm 的患者与切缘为2mm患者的同侧复发率则没有显著差异，对于在保乳手术后接受放疗的患者来说，更宽的切缘（≥2mm）并不能带来额外的获益，但却可能影响美容效果。多项前瞻性随机试验的研究结果表明，DCIS保乳手术后加用放疗可减少50%~60%的复发风险，但对患者的总体生存率、无远处转移生存率没有影响。患者年龄、肿瘤大小和核分级以及切缘宽度等都是影响DCIS保乳手术后局部复发风险的因素，对于筛选可能从放疗中获益的患者是有帮助的。

2. 全乳切除术 多中心性、具有弥散的恶性微钙化表现的或保乳手术中切缘持续阳性的DCIS患者需要进行全乳切除术。大多数初始治疗时即需要全乳切除术的DCIS患者可在手术前通过仔细的影像学检查评估而被筛选出。全乳切除术亦可作为DCIS保乳治疗后局部复发的补救性治疗措施。绝大部分的DCIS复发为保乳术后的同侧乳房内复发，且其中大部分的复发灶位于原发灶附近。DCIS初次治疗后局部复发的病例中有一半仍为DCIS，其余的为浸润性癌。那些局部复发为浸润性癌的患者需被看作新诊断的浸润性乳腺癌而接受相应的全身治疗。

3. 单纯肿块切除术 回顾性研究的证据显示，对于经过选择的患者，只接受单纯肿块切除而不进行乳房放疗也有很低的乳房内复发风险。Di Saverio等进行的一项纳入186例仅接受单纯肿块切除术的DCIS患者的回顾性研究中，低风险DCIS患者的10年无病生存率为94%，中/高风险患者为83%。Gilleard等关于215例仅接受单纯肿块切除术而未行放疗、内分泌治疗和化疗的DCIS患者的回顾性研究中，低、中、高风险患者的8年复发率分别为0、21.5%和32.1%。因此，根据现有的回顾性研究证据，只有经过严格筛选并告知相关复发风险的DCIS患者才可行单纯肿块切除术治疗，术后密切随访观察。

4. 前哨淋巴结活检 由于单纯DCIS累及腋窝淋巴结的情况非常少见（DCIS腋窝淋巴结转移发生率为1%~2%），因此不推荐单纯DCIS的患者接受腋窝淋巴结清扫。CNB诊断为DCIS后是否需要进行SLNB应根据随后进行的手术方式而定。如果进行保乳手术，一般可不进行SLNB（术后病理检查即使发现有浸润性癌，仍可再进行SLNB）。但当估计乳房内存在浸润性癌的风险较高时，即使术中未发现浸润性癌成分，行保乳手术的同时也可考虑行SLNB。DCIS伴浸润性癌的危险因素包括：高分级或粉刺型DCIS、DCIS病变大于2.5cm、有可触及的肿块、乳房钼靶摄片发现的结节状密度增高影或超声检查发现的实性肿块、伴有Paget病或乳头溢血。对于需要接受乳房切除或对特定解剖位置（如乳腺腋尾部）切除的单纯DCIS患者，由于手术有可能影响以后的SLNB，可在手术的同时进行SLNB。

二、早期乳腺癌

早期乳腺癌是指临床Ⅰ、Ⅱ期乳腺癌。近年来，随着乳腺癌筛查和乳房钼靶摄片的广泛应用，越来越多的乳腺癌患者得以早期诊断；加之辅助系统治疗的进步，目前大多数早期乳腺癌的预后较好，早期乳腺癌试验者协作组（Early Breast Cancer Trialists' Collaborative Group，EBCTCG）的荟萃分析结果表明早期乳腺癌5年总生存率高达83.6%~98.0%。手术治疗是乳腺癌综合治疗中的重要组成部分，近100年来早期乳腺癌的手术治疗方式存在一个持续演进过程，其总体的发展趋势是越来越多的考虑如何在保证疗效的基础上，降低外科治疗对患者生活质量的影响。具体表现为手术范围越来越小，保乳手术及前哨淋巴结活检的比例逐渐增加。对早期乳腺癌患者来说，仅就乳房局部可供选择的手术方式包括乳房切除术加或不加乳房重建及保乳术等。尤为值得注意的是近年来肿瘤整形技术的引入，不仅提高了保乳患者术后美容效果且扩大了保乳适应证，是现代乳腺外科发展的一个重要方向。同时，最近的脂肪移植技术和干细胞技术也给乳房重建患者带来更多的选择。

腋窝淋巴结外科分期能提供重要的预后信息，对全身系统治疗方案的制定具有重要的意义。与标准的腋窝淋巴结清扫相比，前哨淋巴结活检技术同样能准确判定患者腋窝淋巴结是否转移，而且避免了标准腋窝淋巴结清扫带来的并发症，是早期乳腺癌手术治疗的又一巨大进步。

（一）乳房切除术

乳房切除术是指从胸壁上完整切除整个乳房，可同时行腋窝淋巴结清扫或前哨淋巴结活检术。

1. 乳房切除术的发展史　1894年，Halsted首次报道了采用根治性手术治疗50例乳腺癌患者的经验，该手术切除全部乳腺、胸大肌和腋窝淋巴结。1898年，Halsted报道了同时切除胸小肌的术式。随后该术式迅速得到广泛认可，成为20世纪前3/4占主导地位的手术治疗观念。与以往的单纯肿块局部切除相比，Halsted的根治术使局部复发率从60%~82%降低到6%，3年生存率从9%~39%提高到38%~42%。必须注意到的是Halsted时期，大多数乳腺癌患者属局部晚期，3/4患者存在腋窝淋巴结转移。20世纪前3/4的时间里，根治性乳房切除术的治疗效果不断有所提高，但其根本原因不是手术技术的革新，而是早期病例的增加以及外科医师对手术指征的严格掌握。

1948年，Patey和Dyson等首创乳腺癌改良根治术，该术式切除全部乳房和腋窝淋巴结。1960年以后，改良根治术逐渐成为常规术式。时至今日，Halsted根治术已很少采用。

2. 乳房切除术的适应证　乳房切除术适用于乳房肉瘤、病变广泛的导管原位癌或浸润性癌、不愿行保乳手术的患者。也适于有BRCA1/2基因突变患者的预防性切除。

3. 其他形式的乳房切除术　对有意在乳房切除术后行乳房重建的患者，可考虑行保留皮肤或保留乳头的乳房切除术。

保留皮肤的乳房切除术可通过乳头乳晕复合体旁的环乳晕切口（±放射状切口）切除包括乳头乳晕复合体在内的全部乳腺实质，同时保留绝大部分原有的乳房包被皮肤。此术式常结合即时乳房重建或者用于乳房预防性切除以及广泛导管癌患者。在符合肿瘤切除原则的情况下，切除范围应下至乳房下皱襞，而不是腹直肌前鞘，这样使乳房重建的美容学效果更好。如果需要腋窝淋巴结清扫，常另取切口。多个回顾性研究表明此种术式的局部复发率为0%~7%，与常规乳房切除术相仿；而且局部复发与肿瘤的病理学特征和疾病分期相关，与采用何种方式切除乳房无关。

对乳头受累风险低的患者，可选择行保留乳头的乳房切除术，以求术后更好地美学效果。但该术式的大部分研究都是回顾性的，患者的选择标准各不相同，而且随访期较短。最大的一项研究来自于德国，该研究包含246例患者、随访101个月的研究显示：在术中乳头乳晕复合体下切缘阴性的情况下，保留乳头的乳房切除术与传统的乳房切除术无论在局部复发率和总生存上均无差别。但需要强调的是术中需行乳头乳晕下切缘检测，如果切缘阳性，则乳头乳晕复合体也必须切除；同时即使是切缘阴性，术后乳头乳晕复合体也存在感觉丧失甚至缺血坏死的可能。因此，目前认为该术式适于肿块较小且距离乳头超过2cm的乳腺癌患者及行预防性乳房切除术的患者。

4. 乳房切除术后乳房重建 为满足乳房切除后患者对形体美的需求，可考虑行乳房重建术。乳房重建可以在乳房切除的同时进行（称"即刻重建"），也可以在肿瘤治疗结束后某个时间进行（称"延迟重建"）。乳房重建可使用乳房假体、自体组织（"皮瓣"）或结合二者进行重建（如背阔肌皮瓣/假体联合重建）。因为放疗会导致重建乳房美容效果受损，多数学者建议对需行术后放疗的患者，若采用自体组织重建乳房，一般首选在放疗结束后进行延迟重建术；当使用假体重建乳房时，首选即刻重建而非延迟重建。尽管近年来乳房重建比率不断增加，但仍只有少部分患者接受乳房重建。这可能与患者教育不足、医患缺乏沟通等因素有关。值得注意的是关于乳房重建，患者需要充分理解一点是乳房重建本身可能是一个多期手术过程，而即刻重建仅仅是第一步。下一步手术的目的在于提升美学效果，包括矫正"猫耳"畸形、提高双乳对称性、自体脂肪移植修复局部美容学缺陷等。

（二）保乳手术

在过去的40年间，早期乳腺癌手术治疗的最大进步是作为一种可替代乳房切除术的保乳手术的出现并被人们所接受。其根本的原因是人们对乳腺癌生物学特性认识的提高，以解剖学概念为指导 Halsted 理论逐渐被以生物学观点为指导的 Fisher 理论所取代。两种理论的具体比较见表 14-2，两者最主要的区别是：Halsted 认为可手术乳腺癌是局部区域性疾病，手术范围和类型是影响预后的重要因素；Fisher 认为可手术乳腺癌是全身性疾病，不同的局部治疗方法对生存率无根本影响。这种治疗理念的转变是乳腺癌保乳手术的理论基础。

表 14-2 Halsted 与 Fisher 理论的比较

Halsted 理论	Fisher 理论
肿瘤转移遵循以机械转移模式为基础的固定转移模式	肿瘤细胞播散无固定的模式
肿瘤细胞通过浸润淋巴管进入淋巴结——整块切除	肿瘤细胞通过栓子进入淋巴管——对整块切除理论提出挑战
淋巴结转移是肿瘤播散的标志，并可能是进一步播散的起源地	淋巴结转移是宿主-肿瘤关系的反映，预示可能转移，但不是进一步播散的起源地
区域淋巴结是肿瘤播散的屏障	区域淋巴结对肿瘤播散无屏障作用
区域淋巴结在解剖学上具有重要意义	区域淋巴结在肿瘤生物学上具有重要意义
血行播散不是乳腺癌播散的主要途径，仅在晚期出现	血行播散是乳腺癌播散的重要途径且与淋巴结转移无相关性，是治疗效果决定因素
肿瘤对宿主是自主性的	复杂的肿瘤-宿主相互关系影响肿瘤的发生、发展和播散
可手术乳腺癌是局部区域性疾病	可手术乳腺癌是全身性疾病
手术范围和类型是影响预后的重要因素	不同的局部治疗方法对生存率无根本影响

保乳手术是指切除原发肿瘤和邻近的乳腺组织，术后辅以放疗。保乳手术的原则是保证美容效果的前提下完整切除原发肿瘤并且获得阴性切缘。

1. 保乳手术的安全性 有长期随访资料的6个大型前瞻性随机临床研究结果证实对适合的患者而言，保乳手术能获得与乳房切除术相同的治疗效果（表 14-3）。其中最为广泛引用的是 Fisher 等在 1989 年进行的美国国家乳腺癌及肠癌外科辅助治疗计划 B-06（National Surgical Adjuvant Breast and Bowel Project B-06, NSABP B-06）研究。在这个研究中，肿块直径≤4cm 的 N0 或 N1 的乳腺癌患者被随机分为 3 组：全乳切除术、保乳手术加放疗或单纯肿块切除术。该研究 20 年的随访结果表明无论在无病生存、无远处转移生存和总生存上，三组间均无明显差别。但是在 570 个单纯肿块切除的患者中有 220 个患者在 20 年随访中出现同侧乳腺内复发，复发率为 39.2%；而在接受保乳手术加放疗的 567 个患者中仅有 78 个出现同侧乳腺内复发，复发率为 14.3%。两者有明显统计学差异。需要指出的是由于 NSABP B－06 研究中只有淋巴结阳性的患者才接受化疗，且化疗方案有改进的余地，因此同侧乳腺内复发率较高。目前一般认为 5 年复发率乳房切除术后为 3%～5%，保乳治疗为 5%～7%（包括了第二原发）。并且即使出现同侧乳腺内复发，患者在接受补充性全乳切除术后仍可获得很好的疗效，因此保乳手术对早期乳腺癌患者是安全的。

表 14－3　早期乳腺癌保乳手术 + 放疗与乳房切除术生存率的比较

试验	随访（年）	总生存率% 保乳加放疗/全乳切除		无病生存率% 保乳加放疗/全乳切除	
Milan	20	42 （NS）	41	91 （NS）	98
Institute Gastave－Roussy	15	73 （0.19）	65	91 （0.38）	86
BSABP B－06	20	46 （0.74）	47	35 （0.41）	36
National cancer institute	20	54 （0.67）	58	63 （0.64）	67
EORTC	10	65 （NS）	66	80 （0.74）	88
Danish Breast Cancer Group	6	79 （NS）	82	70 （NS）	66

除 NSABP B－06 研究外，意大利 Milan 研究中心、欧洲癌症治疗研究组织（European Organization for Research on Treatment of Cancer，EORTC）等研究机构也对保乳手术的安全性进行了深入研究。随访年限从 6 年到 20 年不等，结果均一致表明无论在无病生存和总生存上，保乳手术加放疗均等同于全乳切除术。因此，考虑到乳房缺失对女性患者心理的不利影响，出于人性化治疗的考虑，对适合保乳条件的早期乳腺癌患者施行保乳手术不仅是安全的，也是必须的。

2. 保乳手术率　在欧美国家保乳手术已经成为早期乳腺癌的首选术式，50% 以上的 Ⅰ、Ⅱ 期乳腺癌患者接受了保乳手术，但中国据多中心研究数据显示保乳手术仅占全部乳腺癌手术的 9%，占符合行保乳手术者的 19.5%。

国内有学者认为我国保乳手术比例明显低于欧美国家的原因是：①中国尚未开展大规模规范化的乳腺癌筛查，早期乳腺癌所占比例明显低于欧美国家。②科普知识宣传教育急需提高，非医疗界人士对乳腺癌保乳治疗尚缺乏了解，特别是患者本人认为治疗乳腺癌就必须马上手术切除乳房，保留乳房将治疗不彻底，容易复发，对保乳手术没有需求。③保乳手术需要较高的手术技巧，需要病理科的配合，如开展以放射性胶体示踪的前哨淋巴结活检还需要核医学科的参与。保乳手术若需要行腋窝淋巴结清扫则是在小切口下进行，需要积累实践经验。保乳手术兼顾了疗效和乳房美容效果，并不是掌握乳房切除术的所有医生都能轻而易举地完成的，存在学习曲线，熟能生巧。④拥有放疗设备也是保乳手术的必备条件，术后放疗已成为早期乳腺癌保乳治疗的重要组成部分。循证医学显示：保乳手术后放疗可以防止和减少局部复发，提高远期存活率。保乳术后必须安排患者接受放疗，若本院没有放疗设备，也要介绍到其他医院放疗，否则局部复发率高，教训屡见不鲜。因某种原因患者不同意或不能接受术后放疗，医生就只能放弃保乳手术。⑤与乳房切除术相比，部分患者增加了医疗费用。因此，从全国范围看，我国大多数早期乳腺癌还在沿用乳房切除术。而且保乳手术尚未形成统一模式，手术的随意性较大，规范化已成为我国开展保乳手术面临的首要问题。

3. 保乳手术的适应证和禁忌证 2015 年版美国国立综合癌症网络（National Comprehensive Cancer Network，NCCN）乳腺癌诊疗指南强调：临床 Ⅰ 、Ⅱ 期或 T3N1M0 乳腺癌患者，只要肿瘤和乳房的比例合适，且无以下禁忌证，均可选择保乳治疗。对 T2、T3 有强烈保乳意愿的患者也可考虑新辅助化疗后施行保乳手术。

进来，随着肿瘤整形技术在保乳手术中的应用，保乳治疗的适应证有扩大趋势。目前认为保乳手术的绝对禁忌证仅为：①病理切缘阳性患者。病理切缘阳性患者一般需要进行再切除以获得阴性切缘。若切缘仍为阳性，则需要行全乳切除术以达到理想的局部控制。为了充分评估肿块切除术的切缘情况，专家组建议应当对手术标本方位进行定位，病理医生需提供切缘状态的大体和镜下描述，以及肿瘤距最近切缘的距离、方位和肿瘤类型（浸润性或 DCIS）等信息。关于保乳手术阴性切缘的宽度，一直存在争议。在早些年，切缘大于 1cm 才被认为是可接受的；而近年来荟萃分析显示，较宽的阴性切缘并不能降低局部复发率。因此，目前大多数专家接受将"肿瘤表面无墨迹染色"定义为阴性切缘。②乳腺或胸壁先前接受过中等剂量或高剂量放疗，难以耐受放疗的患者。

保乳治疗的相对禁忌证包括：①累及皮肤的活动性结缔组织疾病（特别是硬皮病和狼疮）；②大于 5cm 的肿瘤；③切缘病理局灶阳性。局灶阳性病理切缘而没有接受再次切除的患者应考虑对瘤床进行更高剂量的推量照射。

4. 可能影响保乳手术选择的因素 总体来说，NCCN 指南对保乳治疗的相对禁忌证有逐渐放宽趋势，如 2007 版指南将年龄 ≤35 岁或有 BRCA1/2 突变的绝经前患者也作为相对禁忌证，而近年来的指南已不将其作为禁忌证。

（1）年龄：我国乳腺癌接受保乳手术的青年患者较多，主要是该类患者的保乳意愿较为强烈。但早在 1998 年美国纽约的一项研究就告诉我们 ≤35 岁患者接受保乳手术后其局部区域复发率高于年长患者（该研究中位随访 8 年，≤35 岁组复发率 16%，>35 岁组复发率 11.5%）；且年轻患者总生存率较低。针对这一问题国内并没有循证医学的依据。欧美国家进行过对照研究，将保乳手术的患者分为 ≤35 岁组和 >35 岁组，局部复发率随访结果：美国宾夕法尼亚大学两组分别为 24% 和 14% ~ 15%，欧洲癌症治疗研究组和丹麦乳腺癌协作组（Danish Breast Cancer Cooperative Group DBCG）（EORTC&DBCG）两组分别为 35% 和 9%。可见保乳术后局部复发率 ≤35 岁组大约是 >35 岁组的 2 ~ 3 倍。

但需要注意的是对该类年轻患者来说，高局部复发率不等于高死亡率。同样在 1998 年美国纽约的研究中，对接受保乳手术的患者来说无论年龄是否小于 35 岁，出现局部复发的患者与未出现局部复发的患者相比，其总生存无明显差别。也就是说即使保乳患者出现了局部复发也不增加患者的死亡率。在 2004 年的一个荟萃分析结果也表明，无论患者年龄是否小于 35 岁，保乳手术较高的局部复发率都不会增加患者死亡风险。因此，对年龄小于 35 岁的患者术前应向其讲明：与年长患者相比，其接受保乳手术后局部复发风险可能会高 2 ~ 3 倍，但不会增加死亡风险；而且局部复发风险高可能是年龄因素造成的，即使施行乳房全切术也不能提高总生存率。因此，年龄并不是保乳手术的禁忌证。

（2）分子分型：近来乳腺癌分子分型的研究日益受到重视。在著名的 Danish 研究中，与 Luminal 亚型患者相比，HER2 阳性和三阴性乳腺癌患者在接受保乳手术后其 5 年局部复发率明显增高。因此，三阴性乳腺癌是否是保乳禁忌证呢？

2010 年美国外科学杂志上发表的一篇文章回顾性比较了 202 个三阴性乳腺癌患者接受保乳手术和乳房切除术后生存的差异。结果表明虽然三阴性乳腺癌患者保乳术后其区域淋巴结复发率略高于全乳切除患者，但其同侧乳房局部复发率低于全乳切除患者，因此其 5 年无病生存率甚至略高于全乳切除患者，且总生存率也好于全乳切除患者。对此作者的解释是由于全乳切除创伤较大，术后损伤修复基因的激活可能促进了增殖活跃的三阴性乳腺癌细胞的生长；此外，保乳术后的放疗也可能在一定程度上抑制了三阴性乳腺癌细胞的生长。

（3）多中心和多灶性乳腺癌：近年来随着核磁应用的增加、乳腺钼靶摄片和 B 超灵敏度的提高，多中心和多灶性乳腺癌的比例有所提高。早期研究表明，多中心或多灶性乳腺癌患者施行保乳手术其术后复发率高达 25% ~40%，因此认为这些患者是不适合保乳手术的。2002 年美国外科学杂志上发表的一篇文章对 15 个同侧乳腺存在多灶性乳腺癌的患者施行保乳手术且切缘阴性，中位随访 76 个月。结果表明 14 个患者（93%）无复发及转移，1 个患者死于远处转移而不是局部复发。因此，对可通过单一切口进行局部切除的多灶性乳腺癌患者施行保乳手术是可行的。

2012 年美国外科医师学会杂志上发表的一个研究比较了单一病灶和多灶性乳腺癌施行保乳手术的治疗效果。该研究共包括 1 169 个乳腺癌患者，其中 164 个为多灶性乳腺癌，但这些患者的多个病灶均可通过单一手术切口或单一的区段切除术完全切除。中位随访 112 个月，结果表明存在多灶性乳腺癌的患者施行保乳手术后其 10 年局部复发率高于单一病灶患者，10 年无病生存率和总生存率也较低。但需要注意的是另有研究表明多灶性乳腺癌患者易于发生腋窝淋巴结转移，其预后差于单一病灶的患者。因此该研究中，多灶性患者的预后差可能是由疾病本身决定的，与接受何种手术治疗方式无关。

因此，对这类患者行保乳手术时，必须选择适合的患者，同时注意肿瘤的位置、乳房形状和体积等。术前应告知患者切缘阳性率和局部复发率可能会增高。如果出现局部复发，则建议乳房全部切除。

5. 肿瘤整形技术在保乳手术中的应用　保乳术后美容效果日益受到患者和外科医师的关注。在遵循乳腺癌治疗原则前提下的熟练应用乳腺肿瘤整形术可扩大局部切除范围，修复美容缺陷，相应地扩大了保乳适应证，是现代乳腺外科发展的一个重要方向。

（1）修复美容缺陷：2010 年 Chan 等通过对切除腺体量的多少和术后美容效果关系的研究指出，切除腺体量达 20% 以上时，乳房会产生明显畸形，严重影响术后整体美容效果。常见的美容缺陷是患侧乳房变小致双乳不对称和乳头的偏斜、移位。针对因切除范围过大致患侧乳房变小而出现双乳不对称的问题，除同期施行对侧乳腺的缩乳术外，还可通过自体组织瓣转移修复缺损，常用的修复方法包括邻位皮瓣法修复缺损、背阔肌肌瓣填充修复缺损、腹壁下动脉穿支皮瓣和下腹壁浅动脉蒂游离皮瓣修复缺损和股薄肌肌皮瓣修复缺损等。

当肿瘤位于乳房下象限时，如果保乳手术处理不当，可由于术后皮肤皱缩和乳头乳晕复合体的下移导致乳房出现"鸟嘴样"畸形。因此对肿瘤位于下象限，且属大中乳房和乳房下垂的患者可选用倒"T"缩乳成形术，该方法具有塑形后乳房曲线弧度自然，形态效果良好，同时由于对乳头乳晕复合体的血供影响不大，也有利于其感觉的恢复等优点。

（2）扩大保乳适应证：以往研究认为乳腺佩吉特病（Paget disease）和乳晕下乳腺癌因可能需要切除乳头乳晕复合体，因此该类患者不适合行保乳手术。乳晕下乳腺癌是指距离乳晕 2cm 范围内乳腺癌，占所有乳腺癌的 5% ~20%，也称作中央区乳腺癌。许多外科医生推荐对乳晕下早期乳腺癌施行乳房切除术。原因是 Fisher 等的早期研究表明：在所有乳腺癌患者中，有约 11.1% 的患者会发生乳头乳晕复合体的累及，其中肿块 >4cm、位于中央区是乳头乳晕复合体的累及的高危因素；乳晕下乳腺癌累及乳头乳晕复合体的机会更是超过 30%。如何保证切除受累的乳头乳晕复合体后的美容效果是该类患者能否施行保乳手术的关键。1993 年，Andrea Grisotti 首次将肿瘤整形技术引入中央区小乳腺癌患者的手术治疗中，提出采用 Grisotti 腺体瓣来弥补切除 NAC 在内的中央区乳腺组织后的组织缺损，从而保证较好的美容效果。随后又有意大利学者对经典 Grisotti 腺体瓣进行改良，以降低切口张力利于切口愈合。美国耶鲁新港医院和纽约芒特西奈医学中心曾分别开展乳晕下早期乳腺癌患者的保乳手术治疗，其中部分患者切除了受累的乳头乳晕复合体并采用 Grisotti 腺体瓣修复。两个研究皆表明乳晕下早期乳腺癌也可成功施行保乳手术；但对累及乳头乳晕复合体的患者，术后放疗是必需的。

三、局部晚期乳腺癌

随着目前乳腺癌普查水平和早期诊断水平的提高，早期乳腺癌占乳腺癌新发病例数的比例不断提高，但局部晚期乳腺癌（locally advanced breast cancer，LABC）在世界范围内仍是一个严重危害女性健康的具有挑战性的问题。参加乳腺癌定期普查的妇女 LABC 的发病率不足 5%。然而，在许多发展中国家，包括美国一些欠发达地区 LABC 占新发乳腺癌的 30% ~ 50%。据估计，全世界每年新增确诊的 LABC 患者数为 25 ~ 30 万，LABC 的治疗仍然是乳腺癌治疗方面最棘手的问题之一。

（一）定义

局部晚期乳腺癌的定义至目前为止尚未有明确的标准。目前主要是指原发病灶直径 > 5cm（T3）、有皮肤和胸壁粘连固定（T4）和（或）区域的腋淋巴结互相融合（N2）、同侧锁骨上淋巴结转移（N3）的乳腺癌。根据 2010 年美国癌症联合委员会（American Joint Committee on Cancer，AJCC）的第 7 版临床分期系统，LABC 主要是指ⅢA 期（T0 - 3N2M0 和 T3N1M0）、ⅢB 期（T4N0 - 2M0）和ⅢC 期（任何 TN3M0）的乳腺癌。虽然炎性乳腺癌的临床特性和生物学行为都与普通 LABC 有所不同，且预后相对更差，但在一些分类中也将炎性乳腺癌归入 LABC。

最新的《NCCN 指南》推荐使用 AJCC 分期系统来确定患者是否能直接手术治疗。该分期系统进一步又将 LABC 患者分为可手术和不可手术乳腺癌，其中可手术 LABC 主要是指临床分期为ⅢA 期的 T3N1M0 患者。

（二）可手术 LABC 患者的治疗选择

早期的一项包括 3 575 例患者的研究表明：对 LABC 患者来说，单纯的局部治疗（手术或放疗）是不够的，其 10 年总生存率仅为 22%，而单纯手术组和放疗组的局部复发率分别高达 60% 和 25 ~ 72%。20 世纪 70 年代，随着系统全身治疗理念（辅助和新辅助治疗）的引入，LABC 的多学科综合治疗模式逐渐建立起来。这一模式的建立极大地改善了 LABC 患者的预后，其 5 年无病生存率也随之提高到 35% ~ 70%。

根据 2004 年加拿大学者推出的临床Ⅲ期或 LABC 患者的治疗指南，目前对可手术 LABC（主要是 T3N1M0）患者可供选择的治疗推荐如下。

（1）新辅助治疗后行手术治疗，术后给予辅助治疗和放疗。

（2）手术治疗后行辅助治疗和放疗：NSABP B－18 和 B－27 的随访结果表明，与辅助化疗相比，新辅助治疗虽然可提高保乳手术率但并不能改善患者的生存。因此对一个可手术的 LABC 患者来说，上述两种治疗选择均是合理的。

在具体术式选择上，由于可手术 LABC 患者（T3N1M0）的肿块直径 >5cm，为保乳手术的相对禁忌证，因此多推荐行乳房切除术，术后是否行乳房重建目前尚缺少证据；对有强烈保乳意愿的患者，可考虑在新辅助治疗后行保乳治疗。Peoples 等认为，LABC 新辅助化疗后进行保乳手术的指证是：皮肤无水肿，残余肿瘤直径 <5cm，无多中心病灶的证据，内乳淋巴结无肿瘤转移及乳房内无弥散性恶性钙化灶。

四、初诊Ⅳ期乳腺癌原发病灶的手术治疗

初诊Ⅳ期乳腺癌即初诊时已伴有远隔部位转移病灶的晚期乳腺癌。近年来随着医学影像学的发展，越来越多的初诊Ⅳ期乳腺癌患者被发现。监测、流行病学和最终结果（SEER）以及癌症患者生存与关爱欧洲协作计划（EUROCARE）的数据显示，约有6%新诊断的乳腺癌患者为Ⅳ期乳腺癌。2005 年美国有约 126 000 例新诊断的Ⅳ期乳腺癌患者。据美国癌症协会统计，这类患者的 5 年总生存率为 16% ～20%，中位生存期为 18～24 个月。

传统观点认为，Ⅳ期乳腺癌的治疗应以全身治疗为主，只有在出现脑转移、脊髓压迫、心包填塞、严重胸腔积液、病理性骨折等情况时，才考虑应用局部治疗来延缓或者缓解症状，而局部治疗对晚期乳腺癌的生存率并没有提高。

由于影像学技术的进步和乳腺癌筛查的普及，更多的初诊Ⅳ期乳腺癌患者得以被早发现。其累及脏器较少、全身损害较轻，对全身治疗（化疗、内分泌治疗等）敏感性好。在转移性卵巢癌、胃肠肿瘤的治疗中，切除病灶以减少肿瘤负荷似乎有利于改善远期生存。因而对初诊Ⅳ期乳腺癌患者而言，手术治疗的价值不仅仅局限于缓解局部症状和并发症，更有可能提高生存率。

至少有 13 项回顾性研究评价了初诊Ⅳ期乳腺癌患者原发病灶的手术治疗，数据显示41% 的患者（1 670/4 061）接受了原发病灶的手术治疗，而且在大多数研究中，原发灶手术切除与初诊Ⅳ期乳腺癌患者更好的生存结果相关。几乎所有的研究均显示对于转移灶较少、仅有骨转移或者 ER 阳性、较年轻乳腺癌的患者更有可能接受手术治疗。然而，这些研究多为单中心研究，未做到随机对照，并且入选病例个体间差异较大，治疗方案差异亦较大，其选择性的偏移降低研究结果的可信度。然而，已有结果的两项前瞻性随机对照研究Tata Memorial 研究和 Turkey MF 07－01 研究却表明：初诊Ⅳ期乳腺癌患者从原发肿瘤切除等局部治疗中不能得到总生存的获益；在原发病灶完全手术切除的前提下，对系统治疗反应好、单发转移病灶、年轻患者可能获得潜在的生存优势，但需要更多的大型前瞻性随机性研究以证实。

初诊Ⅳ期乳腺癌在临床表现、肿瘤特征和治疗反应上存在明显的异质性。目前，全身治疗仍然是初诊Ⅳ期乳腺癌患者的主要一线治疗手段；手术仅在可行的临床试验中进行，并且缺乏生存获益的证据；尚需更多的前瞻性研究以评价原发肿瘤手术治疗的价值。

（陈 宇）

第七节　乳腺癌手术并发症及其预防和处理

乳腺肿瘤手术为体表手术，手术安全性相对较高。但如果管理不善或因患者本身伴发症等因素亦可出现多种并发症，轻则延长患者的住院时间；重则影响综合治疗的及时实施，从而可能成为影响患者预后的因素。因此，提高对乳腺肿瘤手术并发症的预见性及加强防治措施，是提高乳腺肿瘤患者治疗质量的重要环节之一。而目前乳腺癌的治疗越来越呈现个体化，对于不同的乳腺癌手术方式，其预防和处理措施也不同。

一、乳腺局部切除术

（一）术后出血

乳腺良性肿瘤切除、乳腺癌肿瘤扩大切除术、乳腺区段切除和象限切除等术后出血，多由于术中止血不彻底引起。

1. 临床表现　术后手术部位肿胀，继之有鲜血自切口或缝线处溢出，数小时后切口及周围皮肤呈暗紫色，由于切口内血液大量积存，如不及时处理，则易合并感染。

2. 预防　对一位有经验的外科医师来说，乳腺部分切除术所致的出血是不应该发生的问题，因乳腺内出血可造成全乳房淤血肿胀，可继发感染，其后果可造成乳房的形态颜色变化，尤其对未婚或未孕的女性，这是很难接受的。因此，医师必须加强责任心，预防其发生。术中严密止血，不得有活动性出血；必要时术后可用绷带或胸带对切口部位做适当加压包扎；严格术前检查，对凝血机制不良者做适当的处理。

3. 治疗　术后数小时内发现有活动性出血者，应立即打开切口做彻底止血，重新缝合。对由于渗血引起者，应清除积血和血块，电凝止血，重新缝合。对残腔较大的手术，可放置引流管（自乳房下皱褶的隐蔽处引出）后加压包扎，非特殊需要，一般不提倡放置引流条，以免影响术后美容效果。对凝血机制不良引起的渗血可局部或全身应用止血药物。凡有积血者应适当应用抗生素防治感染。

（二）乳房水肿及下垂性红斑

乳房较大并明显下垂的患者容易发生广泛的乳房水肿，多见于肿瘤位于外上象限的患者，原因是乳腺大部分的淋巴引流通过外上象限至腋窝，外上象限肿瘤的手术对淋巴回流的破坏最严重。患者可出现皮肤水肿、橘皮样变，有时可误诊为肿瘤进展，这也是造成患者术后心理负担的主要原因之一。轻者表现为乳腺下垂性红斑，易误诊为术后感染，但多无发热和脓肿形成。鉴别是红斑多位于乳房下部，无疼痛及发热可与炎症区别，抗生素治疗无效。患者仰卧位乳房不再下垂时红斑会自然消失，也有鉴别意义。这主要由于淋巴系统阻塞造成，可佩戴合适乳罩使之上托乳房，红斑严重时可外用一些软膏，如喜疗妥等，或口服活血化瘀的中药以缓解症状，几个月后会消失。

（三）脂肪坏死

多位于术区边缘，有瘤床追加放疗者发生率高，最易误诊为肿瘤复发，距手术时间长短不一。查体发现术区的质韧硬结节，体积较小，直径多<0.3cm。一般影像学检查，如B超不能明确诊断，多需要活检切除以排除复发。预防方法为术中避免遗留脂肪垂及脱落的脂肪

颗粒，并减少电刀对脂肪的烫伤。

（四）峰窝织炎

表现为乳腺红肿、皮温高、可伴有发热。相关因素有淋巴水肿、术后瘀斑、乳腺积液、血肿的发生、不可吸收的缝合材料、乳腺组织创伤、腋淋巴清除、糖尿病史、乳腺钼靶摄像和放疗等患者住院期间有医师观察，发生率低，多发生于出院后。如能及时发现并治疗，可避免脓肿形成切开引流，影响美容效果。需要抗生素治疗，并保证治疗彻底，以免以后反复发作。Staren 等认为，如果病变在治疗 4 个月还存在需要活检排除复发。

（五）乳房变形

常常是选择病例不当，肿瘤体积较大而乳房体积相对较小。肿瘤扩大切除后，仔细止血，腺体组织并不要求拉拢缝合，因为有时拉拢缝合后常使乳房的外形受到影响，使外形呈皱起状，同时过多地考虑缝合会影响手术时切除肿瘤外 1 ~ 2cm 的要求。乳腺组织两切缘缝合有困难时可以不必对缝，可与胸肌筋膜稍稍固定，创面可不放置引流条，如有少许渗液可使局部缺损得到填充，使外形得以改善。

二、乳房切除术

（一）术后出血

1. 成因　①术中止血不彻底，遗留活动性出血点；②术后由于剧烈咳嗽、呕吐、体位变化、外力作用或负压吸引等原因，使结扎血管的线结滑脱或电凝过的血痂脱落而重新出血；③术后大面积的渗血，多由于凝血机制不良或高血压以及术前化疗应用过激素等原因所致。

2. 临床表现　常见的出血部位是胸肌的胸骨缘处的肋间血管穿支，以第 2 肋骨上缘及第 3、4 肋间较多；其次是胸壁，尤其在胸大肌表面及前锯肌表面静脉丛。术后自引流管中引出大量鲜血，引流管被血块阻塞者皮瓣被血液浮起，皮肤肿胀，有瘀斑，时间长者血块液化引起术区积液，合并感染，大量出血者可有血容量不足的表现。

3. 预防　术中彻底止血是预防术后出血的关键。手术中应注意各穿支，给予钳夹、切断和结扎。在切除胸大肌时，胸骨旁血管由于压力较高，妥善电凝或应采用结扎止血，对术野内小的出血点应仔细进行电凝止血。缝合切口之前，应冲洗创面，仔细检查有无活动性出血。肿瘤患者术后不常规应用止血药物，但对凝血机制不良者，应针对病因及时进行处理。

4. 治疗　乳房切除术后出血量少、负压引流通畅、皮下积血较少者可对术区做适当的加压包扎，联合应用止血药，一般出血会自行停止。如有不能控制的活动性出血，引流量超过 200ml/h，甚至影响到患者的血压和脉搏或皮瓣内有大量血块积存，引流不畅者，应立即拆开切口做妥善处理。打开切口后，首先吸净术野内的积血和血块，找到出血部位，进行电凝或结扎。有时出血的血管断端缩入肌肉内，结扎常较困难，可给予缝扎，必要时可分开肌肉甚至切断肋骨进行止血。止血完善后，妥善放置负压引流，并做好切口包扎，因出血所致血容量不足者，给予适当补充胶体和晶体液或输血。

（二）皮下积液

皮下积液指术后术区皮瓣与胸壁或腋窝间有液体积存，是乳腺肿瘤手术后常见的并发症。一般乳腺癌术后有 10% ~ 20% 的患者可能出现皮下积液。皮下积液可以使伤口延期愈合，亦因为积液，皮肤不能紧贴于胸壁而引起皮瓣坏死。

1. 成因　引流管放置不当或堵塞，术区内正常的渗出液不能及时引出而积存；术区创面有出血，初期血液凝固，形成凝血块，无法引流，以后血凝块液化形成积液；伴发感染，炎性渗液不能及时引出，形成积液；较大的淋巴管损伤，形成淋巴漏，如引流不畅则造成积液；引流管拔除过早；患者有糖尿病或体质差等影响愈合的因素。

2. 临床表现　小范围的积液表现为积液部位肿胀，皮瓣张力高，压迫时有囊性感或握雪感。有血性积液者局部呈青紫色。伴有感染者局部可出现红肿热痛。积液范围较大时，可使大面积的皮瓣浮起，波动感明显，如处理不及时，被浮起的皮瓣常发生红肿甚至血供障碍造成皮瓣坏死。腋窝积液多者，可伴有上肢水肿。

3. 预防　术中彻底止血，减少术后渗血量并避免较大血管出血。在缝合切口之前将皮肤与胸壁做适当的固定，引流管放置于合适的位置。正确放置负压引流并保持其通畅是防止术后积液的关键性措施，正确的应用，即使术区有少量的渗血，也可避免积液的发生。近年来多采用双负压引流，方法是在胸骨旁和腋前线分别置一条负压引流管，使术区渗液得以充分引流。术后应仔细观察引流情况，如有皮瓣漂浮应及时清除引流管堵塞物或更换引流管。如引流液为血性，多说明皮下有血凝块；若引流液为乳糜性，应考虑是否有淋巴漏；若引流液为脓性或浑浊且伴异味，考虑有感染发生。拔除负压引流管的时间应根据患者的具体情况灵活掌握，不能一概而论。一般引流液 <10ml/d 时，且为淡黄色血清样液体，经检查术区无积液时方可拔管。

4. 处理　皮下积液的处理应根据积液量的多少，积液面积的大小和性质分别对待。

（1）引流管未拔除前出现局部积液：这种情况一般由引流管放置位置不当或引流不通畅引起。如果积液区接近引流管，可用生理盐水或含有抗生素的生理盐水冲洗引流管使其通畅，同时，在可能的情况下，自皮肤表面推移或经切口用镊子调整引流管的位置和方向。如因为引流管堵塞造成积液可以将引流管向外拔出 1～2cm，在负压状态下经皮肤按压使堵塞物松动引流出来，必要时更换引流管。一般妥善处理后，可消除积液。

（2）拔管后出现小面积积液：积液面积 <2cm，不需处理，待其自动吸收。积液区直径≤3cm，可用无菌注射器将液体完全抽出，使皮瓣与胸壁贴紧，然后局部加压包扎，一般抽吸 1～3 次后积液消失。积液区直径 3～5cm 者，可采用橡皮条引流。如邻近切口，可自缝线的间隙或拆除 1 针缝线，自切口放置引流条至积液区，待皮瓣与胸壁粘连紧密后（2～3d），拔除引流条。若积液区远离切口，可自积液区的下缘或外缘以刀尖戳一小孔，放置引流条。积液区 >5cm，应重新放置负压引流，一般自切口或从积液区边缘切开放置一负压引流管（以一次性输血器为宜，也可应用静脉留置针），接负压吸引，一般放置 3～5d，积液区皮瓣完全黏紧胸壁后拔管。

（3）大面积积液：皮瓣漂浮多由于渗液较多，负压引流不畅，或合并感染引起，这种情况可致皮瓣不能与胸壁粘连，影响皮瓣血供，如不及时、恰当地处理，常常造成皮瓣缺血、坏死等严重后果。首先应分析大面积积液的原因。负压引流不畅者，应及时疏通引流；若已拔管应重新放置引流管；有出血或血凝块者，应及时止血并清除血块。在去除病因和放置负压引流的前提下，采取的措施：①胸壁区或锁骨下区较大面积积液，接负压引流，使皮瓣与胸壁贴紧。在负压引流的同时适当加压包扎，防止因引流压力的变化使皮瓣再度漂起。②腋窝积液，乳腺癌腋淋巴结清除术后，由于腋窝淋巴脂肪组织被清除，腋窝明显凹陷，加上皮瓣紧负压引流不畅等原因，容易发生腋窝积液，若处理不当而合并感染，则易引起上肢水肿，由于解剖部位的特殊性，其处理有一定难度。术后正确的处理可以预防腋窝积液，一般可采取的措施：①尽量避免腋区皮肤过度紧张，若皮肤过紧应给予植皮，并使所植皮肤调整至胸壁较平坦处。手术切口设计尽量避开腋窝，以免术后切口感染继发腋窝积液。如因肿瘤侵犯而切除腋窝皮肤时可将背阔肌移植封闭腋窝后植皮或将背部皮肤充分游离后与胸肌外缘固定。②放置负压引流，有 1 根负压引流管通过腋窝，使腋窝的渗液及时得以引流。③手术完毕后，用 1 块较大的纱布，做成一球形纱布团，置于腋区，然后再进行包扎，可以缩小腋窝与皮瓣之间的腔隙，使皮肤与腋窝组织贴紧，减少积液机会。一旦发生腋窝积液，应及时给予处理，处理措施：①如果负压引流管尚未拔除，应尽量调整负压引流管的方向或位置，使其能直接抽吸到腋区的积液，保持负压引流的通畅，引流至腋窝积液消失，皮肤与深部组织充分固定为度。②已拔除负压引流管者，应选择适当部位重新放置负压引流管。并保留至积液消除。在腋窝处放置橡皮条引流或单纯加压包扎对腋窝积液常难以奏效。③对腋窝引流量多而持续时间长者，可试用氟尿嘧啶 0.25g 用生理盐水稀释顺引流管注射后，夹闭引流管 4~6h 接负压，可促进局部贴附。也可用高渗糖局部注射促进贴附的。大面积长时间的积液常伴有炎症，而感染又能加重积液，可选用有效的抗生素给予肌内注射或静脉注射，以防止感染。如考虑腋窝感染是由于引流管所致，可更换引流管并自引流管应用抗生素冲洗。临床实践发现，有个别病例腋区引液呈清澈的淡血清状，2 周甚至更长的时间 >50ml/d，无任何原因可查，也无感染征象，遇此种情况，除注意始终保持负压引流通畅，每晨检查腋窝皮瓣有无漂浮外，可试给予中药口服，方剂：冬瓜仁30g、薏苡仁30g、车前子30g、仙鹤草30g、败酱草15g、牡丹皮12g、山栀子30g、丹参15g、桃仁12g、红花9g、葶苈子15g、泽泻18g、苍术9g、黄柏6g、知母9g、天花粉30g、猪苓18g、生姜9g、防己6g、大枣6枚、商陆4.5g、黄花20g、当归12g，水煎服，每日1付，连服3~6d。④积极治疗并发症。年老体弱或化疗后患者可给予营养支持治疗以改善体质。

（三）皮瓣坏死

皮瓣坏死是乳房切除术后常见的并发症，发生率为10%~71%，可延迟综合治疗计划的实施。

1. 成因

（1）皮瓣过紧：乳腺癌手术常需要切除较多的乳房皮肤，如因肿瘤过大而需切除过多的皮肤，又不进行必要的植皮，常使皮瓣过紧，皮肤在较大的张力下而发生血供障碍，造成近切口处的皮肤缺血坏死。

（2）分离皮瓣不当：乳腺癌手术剥离皮瓣的面积大，一般要求上至锁骨下，下至肋弓，内至胸骨旁，外至背阔肌前缘。在皮肤与皮下组织分离后，皮肤的血供只能依靠真皮层内的毛细血管网和术后新生的毛细血管，而血液的来源只能来自未分离区的血管，如果真皮层的小动脉和毛细血管网被切断，与供血侧小动脉和毛细血管网失去联系，皮肤可能坏死。因此，分离皮瓣不当是造成坏死的重要原因。常见不合理的操作有几个方面：①分离皮瓣过薄或厚薄不均：分离皮瓣过薄时，使真皮层受到严重破坏，尤其是大面积真皮层损伤时，容易发生皮肤坏死。如皮瓣分离不均，呈"阶梯"状，使皮肤真皮层形成"梯田"状改变，同样会使血供中断。②电刀应用不当：用电刀分离皮瓣时，或多或少会使皮肤发生电灼烧伤。一般用电刀一次性、快速将皮肤和皮下组织切开，对其血供和术后的愈合力影响不大，如果分离皮瓣时电刀功率过大，或在同一部位反复电灼，会使皮肤发生严重烧伤，术后发生坏死。③过分压迫：术后不适当的加压包扎，使局部皮肤的血供发生障碍，引起皮肤坏死。④皮下积液：通常，大面积分离皮瓣后，术后皮肤的血供除来自真皮层毛细血管网外，还依靠皮下依附组织的新生毛细血管供应，当有较长时间的大面积积液时，皮肤与胸壁间失去联系，而积液导致的感染等因素使真皮毛细血管发生水肿、栓塞或纤维化，引起血供障碍，发生皮肤坏死。⑤其他：术后缺氧，有严重的循环障碍，糖尿病患者，持续低血压等因素均可引起或加重皮肤缺血坏死。

2. 临床表现　多发生在两侧皮瓣边缘。根据坏死的宽度，可分为轻度（<2cm）、中度（2~5cm）和重度（≥5cm）坏死，临床以轻度和中度多见。①表皮坏死：常因皮肤过紧或压迫过度引起。多发生在中部切口的周围，术后24h内表皮红肿、光亮，24~48h表皮坏死，且与真皮层分离，之间有液体渗出，形成水疱，初为多个大小不等的水疱，之后小水疱间相互融合，形成一大面积的水囊，若不及时处理水疱可自行破裂或并发感染，之后表面层变性坏死，暗红色逐渐变成黑色干痂，坏死的表皮脱落或切痂后，则形成一创面。②全层皮肤坏死：多由于皮肤严重缺血引起，术后24h左右缺血区皮肤苍白，逐渐出现色泽发暗，表皮可形成水疱，3~7d，坏死区域与周围正常皮肤的界限逐渐清晰，坏死区皮肤无弹性，失去光泽，坏死区周围皮肤红肿，1周后皮肤逐渐呈黑色，变得干硬，与正常皮肤区界限分明，坏死区皮下多有脓性分泌物。

3. 预防　正确的术后处理是预防皮肤坏死的关键，应加强几个环节给予预防。①正确的设计切口：切口设计应使切口两侧皮缘的长度尽量相等，两侧皮瓣应基本可以无张力对合。②正确分离皮瓣：手术应当掌握皮瓣分离方法，分离皮瓣应从皮肤与皮下组织之间进行，皮瓣厚薄应均匀，以全厚皮肤带以点状脂肪岛为宜，皮瓣太厚易引起局部复发，因而一般在肿瘤周围皮瓣分离较薄，以后逐渐变厚，所分离的皮瓣应在同一平面，避免深一刀浅一刀的"梯田"状。用电刀分离皮瓣时，电刀的功率不宜过大，切忌在一个部位反复的切剥。总的说来，以电刀剥离皮瓣应略厚于手术刀所剥离的皮瓣。③避免张力：缝合切口时勿使皮肤的张力过大，皮肤不够时，可适当游离一下周围皮肤，如果皮肤仍然过紧，应予植皮，勉强对拢缝合皮肤，必然导致皮肤紧张，影响血供，增加皮瓣坏死的发生率。改良根治术后在缝合切口时可与胸肌固定数针，以减少皮瓣与胸肌的相互运动。促进术后新生血管生长，改善血供，减少皮瓣坏死。④正确包扎：放置负压引流管后用胸带包扎时，仅在腋区加一定压力即可，也可采用有一定弹性的包扎物，如尼龙弹力网。术后36~48h应定时打开检查皮肤情况，此时如皮肤已与皮下组织贴合，则可免予加压包扎。⑤及时处理并发症：如积液者应及时处理，有低血压，循环障碍或有缺氧症状时应及时对症处理。

4. 处理　根据皮瓣坏死深度，范围可用不同处理方法。①表皮坏死：术后早期若有皮瓣缺血表现，可试用，75%乙醇湿敷，促进血液循环。当水疱形成以后，小的水疱不宜穿刺抽吸，较大的水疱可在无菌条件下用细针头将其中的液体抽出，并避免表皮脱落，使表皮层与真皮层贴合，预防水疱进一步扩大。如表皮脱落应避免乙醇湿敷，以氯己定（洗必泰）或苯扎溴铵（新洁尔灭）纱布湿敷，或以紫草油纱布覆盖。经过上述处理多可逆转，若表皮已完全坏死，切忌过早去除。②小范围全层坏死：切口区皮肤全层坏死，与切口垂直径<5cm，或岛状坏死直径<5cm者，可在坏死区与周围皮肤界限清晰时，将坏死的皮肤完全剪除，然后通过湿敷、换药和应用抗生素等使皮下肉芽组织健康生长，之后表皮可经周围组织

爬行于创面，自然愈合。在剪除坏死组织后，用2%的利多卡因5~10ml加庆大霉素16万~24万U与地塞米松5mg封闭创口边缘，每2~3d1次，可使创面迅速愈合。③大范围全层坏死：皮肤坏死区较大，切口处皮肤坏死区与切口垂直径>5cm或岛状坏死直径>5cm，通过周围皮肤爬行遮盖创面较困难，一般需植皮。在坏死区与周围组织界限清楚后，剪除坏死皮肤及坏死组织，经湿敷、换药、应用抗生素等措施使肉芽组织生长良好，与周围平整，无感染征象时即可进行植皮。一般可从大腿内侧取相应大小中厚皮片，将皮片与创面贴紧固定，边缘与周围皮肤缝合，可在皮肤上切数个小孔使分泌物及时流出，以免造成创面与皮片间积液，植皮后表面覆一层油纱布，做适当包扎，1周后可打开敷料，多能成活。采用点状植皮法亦可取得良好效果，方法是取适量薄皮片，切去真皮层，用生理盐水加一定量的抗生素浸泡5~10min，将皮片剪成直径为1~2mm的表皮颗粒，将其均匀地撒在健康、平整、无感染的肉芽组织创面上，用油纱布覆盖，再做适当包扎，植皮后每1~2d更换1次油纱布外面的敷料，并应用抗生素防治感染，1周后可去除油纱布换药。一般2周后新生表皮可覆盖创面，并逐渐增厚。若1次植皮不成功可重复进行。该方法患者痛苦小，操作简单，不需进手术室即可进行。缺点是较片状植皮愈合时间延长。

对皮瓣坏死的患者，若病期较晚，要求尽早的进行综合性治疗的病例，一般不要因顾虑皮瓣延期愈合而延迟化疗的进行；若化疗结束需要放疗者，只要坏死区已形成干痂，所处的位置不妨碍放射治疗者，可先行放射治疗，待放疗结束后再行处理。对于此种情况，有学者认为：必要时应"丢卒保车"，即若皮瓣延迟修复，哪怕是几个月甚至半年，其影响也是暂时的（相对而言），若延误综合治疗的实施，其影响是不可逆的、终身的。

三、腋窝淋巴结清除术

（一）上肢水肿

上肢水肿是乳腺癌腋淋巴结清除术后常见的并发症。20世纪60年代，乳腺癌根治术后用或不用放疗上肢淋巴水肿的发生率分别是52%和25%。20世纪80年代文献报道的发生率为15%左右。近年来乳腺癌腋淋巴结清除术后中、重度上肢水肿的发生率已明显下降，一般≤5%。乳腺癌手术后上肢水肿的发生率与手术方式、操作技术、术后并发症以及个体因素有关。

1. 病理生理 淋巴水肿是因某种原因致淋巴液回流障碍，淋巴液在组织间隙，尤其是皮下脂肪积聚，引起相关部位组织肿胀的一种临床表现。其结果是过量的组织蛋白积聚、组织水肿、慢性炎症和纤维化。淋巴系统包括没有瓣膜的"毛细血管网样"的表浅或初级淋巴管网；初级淋巴管网淋巴液回流于皮下间隙有瓣膜的较大的二级淋巴管。一二级淋巴系统伴随皮下静脉回流于位于皮下及筋膜间脂肪的三级淋巴管。事实上，单向淋巴引流是通过管壁的肌细胞及皮下淋巴管众多的瓣膜实现的。淋巴管的肌肉内系统也是存在的，它们在肌间隙、连接处和滑膜处与深部动脉伴行。这些管道系统将收集的淋巴液回流于邻近的淋巴结，除异常情况，淋巴系统的功能是独立的。临床淋巴水肿的机制包括毛细管的滤过增加和间隙内液体吸收降低。滤过增加的原因包括毛细管的流体静力压增加和膜的渗透性增加；吸收减少可能是由于血浆肿胀压降低，组织液的肿胀压增加和淋巴阻塞。

淋巴水肿分为原发和继发两类：①原发性是相关区域有先天的淋巴组织缺乏或畸形。②继发性一般是由于淋巴系统阻塞或中断引起。依据治疗后和相关临床出现淋巴水肿的时间可将淋巴水肿分成4类：第1类是急性、瞬时性和温和性淋巴水肿，是发生在外科手术后的几天，是淋巴管被切断的结果，通常在几周内通过抬高肢体和通过肌肉泵（如通过握拳和紧张肌肉）的作用缓解。第2类是急性和疼痛性淋巴水肿，发生在术后4~6周，是淋巴管炎和静脉炎的结果，这类淋巴水肿可以通过肢体抬高和抗感染治疗而成功的治愈。第3类是急性类丹毒型，通常发生在昆虫叮咬或小的创伤或烧伤后，这类水肿可继发慢性肢体水肿，通常需要抬高肢体或应用抗生素治疗，如果有炎症，通过肌肉收缩和包扎治疗措施是错误的。第4类是最常见的类型，伴有疼痛，不伴有红斑，这类常发生在术后18~24个月，如果发生的较晚，必须考虑肿瘤复发，如乳腺癌术后的腋窝或胸壁复发。

急性淋巴水肿是暂时性的，持续<6个月，呈凹陷性水肿而没有皮肤硬度的改变。引起急性淋巴水肿可能的危险因素包括手术所致的蛋白引流液进入手术相关的区域组织内；炎症导致毛细血管的渗透性增加；肢体制动导致肌肉处于持续的舒缓状态而致外周压力下降；暂时性淋巴侧支循环缺乏；第三间隙液体积聚导致毛细管床的液体逆流。

乳腺癌术后慢性淋巴水肿是所有类型最难逆转的一类。由于其肢体淋巴回流障碍，形成淋巴液逐渐积聚的恶性循环。以下因素的任何一种均可致慢性淋巴水肿：区域淋巴结的肿瘤复发和进展；淋巴管的感染和（或）损伤；肢体固定；放射治疗；回流严重障碍；导致低蛋白血症的内科疾病（如糖尿病、肾衰竭、高血压、充血性心力衰竭和肝病等）；或术后对淋巴水肿和静脉栓塞预防的指导措施不得力等。淋巴水肿也可继发于低蛋白血症：①口服营养不足，如厌食、恶心、呕吐、消沉、焦虑和化疗等；②肠道对蛋白吸收下降或蛋白合成/分解异常；③由于失血、腹水、感染或外科引流所致蛋白丢失。水肿形成过程的早期，表现为水肿的局部柔软、按压有凹陷，通过抬高肢体或弹力包扎容易改善。然而，随着淋巴淤滞的持续和进展，引起淋巴管的扩张和淋巴管的内皮细胞间隙的扩大，使淋巴液向组织床的逆流；胶原蛋白积聚进一步增加了组织的胶体渗透压，使液体自毛细血管向周围组织渗透。液体和蛋白的积聚刺激炎症和巨噬细胞的活性（机体对过量蛋白溶解的反应），通过纤维蛋白原和纤维原细胞使结缔组织间隙的纤维化，引起组织肿胀、僵硬和非凹陷性水肿，此时，水肿对抬高肢体和弹力加压包扎没有反应。

组织间液体的积聚和肿胀的结果使淋巴水肿的组织氧含量低，淋巴管间的距离加大，巨噬细胞的功能降低，表现为患者感染和蜂窝织炎发生的危险性增加。由于没有其他通路转送组织蛋白，晚期伴有慢性纤维化的淋巴水肿缺乏有效的治疗。

2. 成因　乳腺癌手术后的上肢水肿主要由淋巴回流障碍和血液回流障碍两大原因引起。

（1）淋巴回流障碍：上肢的浅淋巴管可分为外侧组、内侧组和中间组。各组淋巴管的集合管分别伴头静脉、贵要静脉和臂中静脉走行，汇入腋淋巴结，上肢深部的淋巴管伴上臂深静脉走行，汇入腋淋巴结。在行腋淋巴脂肪组织清除术后，腋淋巴组织被彻底清除，阻断了淋巴回流的主要通路，上肢淋巴回流只有依靠上肢皮肤淋巴网与胸部、颈部皮肤淋巴网之间的交通，上肢深部组织与颈、胸部深部组织内的淋巴管交通。如果这些交通不能发挥作用，必然形成淋巴性上肢水肿。造成淋巴回流障碍的原因主要有几个方面。①腋窝清除范围不当：为追求清除的彻底性，清除的范围超过手术所要求的范围，严重破坏了上肢与颈、胸部组织之间的淋巴交通。②腋窝积液：腋窝积液时，腋区周围组织水肿、淋巴管水肿、阻塞和纤维化，上肢与颈、胸部之间的淋巴交通不能很好地建立，造成淋巴液回流受阻。③腋区感染：腋区感染时，腋窝深部组织及腋窝皮肤水肿、充血、继之纤维化和瘢痕形成，影响淋巴回流和颈、胸部之间的淋巴交通支的建立。④放射治疗：在淋巴侧支循环尚未建立之前，过早的对腋窝施行放射治疗，引起淋巴管扩张、水肿，继之结缔组织增生，炎性细胞浸润，淋巴管纤维化，造成淋巴回流障碍。淋巴水肿与个体因素有关，部分患者上肢与颈、胸部之间的浅、深淋巴管交通不发达，在同样的情况下，容易发生上肢淋巴水肿。高龄和肥胖患者发生率高。

（2）静脉回流障碍：20世纪60年代以前认为，乳腺癌术后上肢水肿的主要原因是静脉回流障碍。此后，许多学者发现，在腋窝清除时将腋静脉在一定高度处结扎或切断，却没有出现预期的严重上肢肿胀；静脉造影的方法观察根治术后患侧和健侧的上肢脉管，发现腋静脉或头静脉单独闭锁时都不产生上肢肿胀。说明静脉回流障碍不是根治术后上肢肿胀的主要原因。但在以下情况，上肢水肿与静脉回流有关。①腋窝属支被严重破坏：在行腋清除时，腋静脉胸壁各属支被彻底切除，但要求保留头静脉，如果将头静脉一并结扎，在腋静脉因某种原因回流不畅时，上肢水肿就很容易发生。②静脉炎症：由于手术、输液和化疗等因素引起腋静脉内膜炎症、纤维化和管壁增厚甚至闭塞，导致静脉回流障碍。③静脉栓塞：由于手术因素、炎症、血液疾病和肿瘤栓子等引起静脉及其主要属支栓塞，导致回流受阻。上肢水肿的原因是多方面的，通常上肢水肿，尤其是严重的上肢肿胀是因为淋巴和静脉回流同时存在不同程度的障碍。

3. 临床表现　术后上肢肿胀多在手术数天后出现，由于静脉回流障碍引起者常在短时间内上肢迅速增粗，多累及前臂及手掌，有表浅静脉扩张，抬高上臂常有一定程度的缓解作用。淋巴回流障碍引起的水肿，常发生在术后1~2个月甚至数个月后，一般上臂呈橡皮样肿胀，静脉扩张不明显。轻度肿胀：肿胀范围局限于上臂，患者无明显自我感觉，功能不受影响。中度肿胀：肿胀累及前臂，患者有上肢肿胀感，功能受到一定影响。重度肿胀：肿胀范围累及手背，上肢胀痛或麻木，上肢活动明显受限。

4. 预防

（1）规范手术操作：在行腋窝清除时注意保护头静脉，处理腋静脉属支时勿使主干受损，非必要时，不做超出范围的解剖。

（2）防治并发症：预防和及时处理腋窝积液，感染等并发症。

（3）避免过多刺激患侧上肢静脉：避免在患侧上肢做任何目的静脉穿刺，如取血检查、注射药物或应用化疗药物等。

5. 治疗　多数轻、中度上肢肿胀患者多可在术后数个月内自行缓解，严重肿胀患者常难自行恢复。治疗效果多欠理想，可试用以下治疗措施。

（1）抬高患肢手法按摩：术后注意抬高患肢，尤其是在平卧位，将肘部垫高，使上臂高于前胸壁水平。直立时由健侧手托住患侧前臂。进行按摩治疗，方法是让患者抬高患肢，按摩者用双手扣成环形，自远侧向近侧用一定压力推移，每次推压>15min，每日3次。目前也有类似的理疗机器。

（2）腋区及上肢热疗：用物理加温法或微波、红外线等加热仪器对腋区和上肢进行加温治疗。治疗中，上肢应抬高，若配合按摩效果会更好。

（3）神经节封闭：目的是解除血管和淋巴管痉挛，改善循环功能。Hanelin报道，用矢状神经节封闭方法治疗25例术后上肢肿胀（中、重度），13例有明显改善。DeMoore等报道，用封闭法治疗100例上肢肿胀，有效率为63%。

（4）手术治疗：文献报道广泛切除病侧上肢的皮下组织及深筋膜，使皮肤的淋巴管与肌肉的淋巴管相交通，以改善局部的淋巴引流的方法；也有报道广泛切除皮肤在内的病变组织后，将切除的表皮回植的治疗，皆可取得一定的效果。

（二）上臂内侧麻木

上臂内侧麻木多与肋间臂神经损伤有关，远期可恢复。在手术中可尽量保留肋间臂神经，不易保留者可采用快刀迅速切断手法，避免电刀切断或过分牵拉以致术后断端神经纤维瘤的形成。对上臂内侧顽固性疼痛的，可试用利多卡因合并地塞米松行腋窝肋间臂神经胸壁断端处局部封闭注射，多可使症状缓解。

（三）臂丛神经损伤

手术时如将臂丛神经表面的鞘膜或将神经分支损伤，则术后引起上肢相应部位的麻木或肌肉萎缩。一般较多见的是尺神经的损伤，术后引起上臂尺侧的麻木及小鱼际肌肉的萎缩。在解剖喙锁筋膜及腋静脉时，注意不要损伤臂丛神经及其表面鞘膜。

（四）腋静脉损伤

常发生于腋窝淋巴结清除术中，可因肿大淋巴结与腋静脉鞘粘连、浸润而强行剥离，或做切开腋静脉鞘清除。可因术者操作不慎，于分离喙锁胸筋膜时误伤。也可于结扎腋静脉分支使残端保留过短而滑脱、撕裂，或因腋静脉牵拉成角而误伤。静脉壁小缺损可以用细线缝合，缺损较大者勉强缝合可导致静脉狭窄从而进一步发生静脉栓塞。此时可向远端稍加游离腋静脉，切除损伤处后做静脉对端吻合，也可采用自体静脉（如头静脉和大隐静脉）做一期血管重建。腋静脉一般口径较大，对端缝合较易成功。术后患肢需有可靠的内收位固定，注意血供，适当应用抗凝血药。

（五）内乳血管出血

在第1肋间分离内乳血管时，有时有内乳血管的小分支撕裂引起出血，此时应用纱布将该肋间给予填塞，避免在视野不清晰的情况下用血管钳盲目钳夹或分离，因为这样容易刺破胸膜，引起气胸。在填塞后再从第4肋间进入，一次切断第4、3、2肋软骨后在直视下很容易将内乳血管分离、结扎。

（六）头静脉损伤

头静脉是沿三角肌胸大肌间沟走行，在锁骨下穿喙锁胸筋膜注入腋静脉。如头静脉损伤结扎，腋静脉因某种原因回流不畅时，易招致患侧上肢轻度水肿。预防主要是手术操作要规范，了解头静脉解剖特点，在清除腋窝组织时就能避免损伤头静脉，迄今为避免头静脉损伤在胸大肌分离时，尽量保留2~3cm肌束，可以减少其损伤所导致的静脉回流受阻。

（七）患侧上肢抬举受限

发生原因主要是术后活动减少，皮下及胸大肌瘢痕牵引所致或切口至腋窝部，形成瘢痕挛缩所致。术后及早进行功能锻炼，是预防其发生的关键，不要用弯向腋窝的切口。一般在拔除引流管后，即术后6~7d即行锻炼，术后1个月内可活动自如。

（1）乳糜漏：非常少见。曾有文献报道9例。第三军医大学西南医院乳腺中心曾遇到1例，江西乳腺专科医院遇到5例。乳腺癌根治术后出现乳糜漏原因不明，可能系解剖变异或胸导管阻塞所致。因乳腺淋巴引流外侧和上部淋巴管其输出管合成锁骨下干和颈干，右侧注入右淋巴导管，左侧注入胸导管，最后注入颈静脉角。漏扎较大的淋巴管后，淋巴液倒流，从而形成了乳糜漏。漏出部位有报道，在切口下部肋弓缘处皮下，方向为腹至胸引流；也有报道在腋窝区。第三军医大学西南医院和江西乳腺专科医院，各发现1例患者乳糜漏在肋弓缘皮下，后者经淋巴管造影方显示漏液系左肋弓，腹直肌外缘淋巴管变异所致（可能与肋骨降干损伤有关）。如果手术时能及时发现则可在漏出部位进行缝扎。术后查证后可先试沿着术区肋弓缘处重点进行加压包扎，如果无效可沿着术侧肋弓缘做漏出部位的远端绞锁缝合从而阻断其向上的引流途径。

在行乳腺癌根治术时一定要按操作规范，对所遇血管及索条状组织一定要一一结扎，术毕用洁白纱布检查创面，如发现渗血渗液应妥善处理，术后引流要切实有效，使皮肤与胸壁早日贴合。一旦形成积液，日久由于纤维素沉积，皮瓣与胸壁即形成光滑的"镜面"，贴合困难。西南医院乳腺中心曾遇到1例，患者经40d引流，皮下形成线状窦道，经注射纤维蛋白凝胶和缝扎最终愈合。

（2）淋巴管肉瘤：以前淋巴管肉瘤曾被认为是皮肤复发，1948年Stewart等首先明确本病，此后有相继报道。上臂淋巴管肉瘤发生于乳腺癌根治术后上肢淋巴水肿的情况下，且水肿均为长期、顽固较严重者。术后约10年，水肿的上臂皮肤出现多数小结，微外凸，橡皮样硬，紫红色，有轻度触痛，无溃疡。皮肤结节逐渐相连成片，沿着周围皮肤扩展，不久可发生肺转移而死亡。病理上均为淋巴管性肉瘤。治疗上可试行放疗及手术，可以配合化疗和中药等。有文献报道6例该病采用早期根治性切除术（截肢术）取得了较好的治疗效果。

四、内乳区淋巴结清除术

（一）胸膜穿破

多因较晚期患者胸膜外扩大根治术清除时，损破胸膜或乳腺癌例行手术处理肋间穿支动脉时，止血钳尖不慎穿破胸膜所引起气胸，发生概率为10%左右。一般容易发生在第1肋间分离内乳血管时胸膜被血管钳的尖端戳破，或手指在推胸膜时损伤。有时内乳淋巴结与胸膜粘连，在分离时亦容易损伤。手术在全身麻醉下进行时，如胸膜有破损穿孔，可立即出现反常呼吸等症状，如在硬膜外麻醉下进行，常引起肺萎陷或张力性气胸等。一般胸膜破损较大时常导致肺萎陷，同时可引起患者突然呼吸困难和血压下降等，此时可用面罩加压给氧，使肺复张。如果损伤不大，可以做修补，缝合时用肌肉瓣填塞即可。缺损较大不能修补者，可以不必硬行修补。当然，术时能修补尽量修补，可用肌肉瓣填塞，缺损较大难以修补者可用产妇羊膜或疝网修补，必要时安置水封瓶引流。但是创面的止血必须彻底，尤其肋软骨缺损的周围，手术创面缝合完善避免漏气。有时小的破损不易修补，反而可能引起张力性气胸，此时可以将破损部稍扩大，手术结束时通过膨肺排出胸腔积气，若术后胸腔有积气，可通过胸腔穿刺排气处理。

（二）胸腔积液和肺不张

胸腔积液和肺不张为胸膜损伤所致。有报道，曾比较1 740例乳腺癌根治术及1 091例扩大根治术，发现扩大根治术后最多的是胸腔积液0.02%（20/1 091），其次为肺不张0.008%（9/1 091）。而且指出，如果术后注意引流管通畅，鼓励患者咳嗽，可以防止及减少胸腔的并发症。

（三）腹壁静脉炎

乳腺手术后在乳腺外侧及肋下皮肤内可扪到压痛明显的条索状，这多半是表浅性静脉炎，又称为硬化性脉管炎（Monder 病），分析原因可能是与手术、输液、化疗和感染等因素相关，引起静脉内膜炎症、纤维化和管壁增厚甚至闭塞，导致静脉回流障碍。一般采用局部外敷消炎止痛膏及口服中药散瘀汤剂，可很快痊愈。

（陈　宇）

第八节　化学药物治疗基础

一、化疗的生物学基础

经过数十年的研究，人们已经认识到，在一定程度上正常细胞和肿瘤群体的细胞动力学性质决定了细胞周期特异性药物所产生的效应。一般地说，在细胞群体中，处于活跃增殖状态的细胞越多，则该细胞群体受细胞周期特异性药物的影响越大。这个概念已经成功地应用于细胞周期时相特异性药物治疗快速增殖的肿瘤上。细胞动力学原理已经成为制订肿瘤方案的重要理论基础。

测定治疗前细胞群体的动力学性质，可为治疗提供不同的信息。肿瘤与正常增殖细胞群体的生存状态取决于三个动力学参数：细胞周期时间（Tc）、增殖比率（GF）和细胞的丢失率（KL）。

（一）细胞周期

细胞周期是指细胞自上一次分裂结束起，到下一次分裂完成止，此过程称为一个细胞增殖周期。所需要的时间为细胞周期时间。所更新的细胞在细胞周期中进行着一系列复杂、有秩序的变化。可分为以下四个期。

1. G1 期（DNA 合成前期）　由数小时到数天，G1 期物质代谢，RNA 和蛋白质合成迅速地进行，细胞质比例明显增大，细胞体积增长迅速。为下一个 DNA 合成作准备，不断地合成单核苷酸，DNA 聚合酶及 ATP。

2. S 期（DNA 合成期）　同时组蛋白合成，并进行 DNA 复制，RNA 及组蛋白质亦继续合成。本期结束时，细胞核内 RNA 含量加倍，此期在各类细胞变异不大，一般 2~30h。

3. G2 期（DNA 合成后期）　DNA 合成结束，为分裂准备期，继续合成 RNA 和蛋白质，所占的时间恒定 2~3h。

4. M 期（有丝分裂期）　1~2h，其中又可以分四个时期。

（1）前期：染色质变为染色体，核膜核仁消失，此期在分裂中所占时间最长。

（2）中期：染色体排列在纺锤线中部平面，染色体纵裂为二，中心粒分离到两极。

（3）后期：染色体平均分到细胞两端，每个中心粒又分为 2 个。

（4）末期：细胞质分成 2 个。

经过细胞周期，每个细胞产生 2 个子代细胞。细胞的增殖是按指数方式增长。从 1 个癌细胞发展到体积 $1cm^3$ 即重 1g 时，细胞数目约为 10^9 个，需要 30 代分裂（$30 \times Tc$）。如果癌细胞没有丢失，增殖比例为 1，再经过 10 代（$40 \times Tc$）癌细胞的数目达 10^{12}，此时肿瘤重约 1 000g。

（二）癌细胞群组成

癌细胞依其肿瘤增长关系可分为以下三种状态。

1. 处于增殖周期中的细胞（A）　不断增殖的细胞，与肿瘤生长有关，对化疗药物敏感。

2. 无增殖能力的细胞（B）　称为终细胞。

3. 有增殖能力但暂时不分裂的细胞（C）　称为静止期细胞，又称 G_0 期细胞。G_0 期细胞暂时不产生 DNA 复制，对肿瘤的生长不起作用，对治疗不敏感。一旦受到分裂的刺激再进入细胞周期，参加分裂繁殖的行列，故 G_0 期细胞成为肿瘤复发的根源。

肿瘤中只有增殖期细胞增加肿瘤细胞总数，其细胞增殖数率超过细胞丢失时，则肿瘤增大；增殖小于丢失时，肿瘤缩小；增殖等于丢失时，肿瘤持续稳定。事实上肿瘤在缓慢生长，肿瘤中细胞丢失率高于 70% 时，才能使肿瘤组织近于正常组织的稳定状态。

（三）决定肿瘤生长速度的因素

1. 细胞周期（Tc）　每个周期基本上是恒定的。

2. 增殖比率（GF）　参加分裂增殖细胞所占的比例，此比例随着生长情况变化。

3. 丢失细胞数　包括由于死亡和脱落而丢失的细胞数，肿瘤增长的情况，在丢失细胞不变的情况下，与增殖比率的大小成正比。

4. 肿瘤的倍增时间（Td）　表示肿瘤增长的快慢，如下列公式 $GF = Tc \div Td$。肿瘤生长的初期，组织中多数与分裂增殖的 GF 较高，甚至于接近 100%，因此肿瘤迅速增大。随着肿瘤增大，其 GF 逐渐下降，Td 随之延长。巨大的肿瘤倍增时间延长，也与肿瘤细胞相挤压及血流供应不足有关。

（四）癌的生长特性

细胞总数达到一定临界值后，细胞增殖不停止，这种无控制的生长最终导致宿主死亡。然而癌细胞除肿瘤早期外，大多数肿瘤呈指数增长并非常见，随着癌体积的增大，所需要的时间增加，增长变缓，其中，癌细胞的拥挤以及血管供应不足等因素与此有关：时间延长与倍增时间延长及细胞增殖比率降低有关。

在增殖的细胞群体中，无论是肿瘤或是正常增殖群体，都有一些不增殖的细胞。这些细胞可能是停止增殖进入终末分化的细胞，或是由于缺乏营养或其他原因进入休止态（G_0）的细胞。终末分化细胞如丢失细胞核的红细胞及角化的上皮细胞等永远不再进入 S 期合成 DNA。但 G_0 期细胞在适宜的刺激下，可重新进入 S 期合成 DNA。例如，当大量失血、化疗药物和放射治疗后，骨髓中 G_0 细胞可重新进入 S 期。所以细胞群体的增殖状态不仅取决于 Tc，也决定于细胞群体中所有细胞包括增殖和非增殖细胞数的比例即增殖比率，增殖比高的细胞群体增殖快。

此外，细胞群体增殖状态也取决于细胞从群体中丢失的速度（KL）。丢失的原因可能是肿瘤细胞的转移、细胞死亡以及细胞成熟。用各种方法可以定量测定各种细胞动力学的参数。乳腺癌的细胞周期一般为 51h、G_1 期 19h、S 期 20h、G_2 期 6h、GF6h。

近 30 多年以来，对抗癌药物的细胞动力学研究已经取得一些为合理设计肿瘤治疗方案所需的数据，但用以改进肿瘤治疗，仍需要进行大量的工作以获得更充分的数据。

二、抗癌药物的分类与作用机制

目前，经过临床验证常用的抗癌药物已近百种。根据细胞动力学分为细胞周期特异性药物与细胞周期非特异性药物。

细胞周期非特异性药物对癌细胞作用强而快，能迅速杀死癌细胞，剂量反应曲线随着剂量的增加而呈直线型上升，在浓度（C）和时限（T）的关系中，浓度是主要因素。在机体能耐受毒性限度内，杀癌细胞的能力有时可增加数倍至数百倍。因此，此类药物宜一次静脉推入。

细胞周期特异性药物作用慢而弱，需要一定的时间才能发挥其杀伤作用，其剂量反应曲线是一条渐进线，即在小剂量时类似于直线，达到一定剂量后不再上升，出现一个坪。在影响疗效浓度（C）和时限（T）的关系中，T 是主要因素，因此，在使用特异性药物时，则以缓慢静脉滴注、肌内注射或口服为宜。

（一）细胞增殖动力学分类

细胞增殖动力学对肿瘤的治疗具有重大意义，为合理的治疗方案提供理论基础。治疗乳腺癌常用的药物如下。

1. 细胞周期非特异性药物

（1）抗肿瘤抗生素：阿霉素、表阿霉素、米托蒽醌、丝裂霉素。

（2）烷化剂：环磷酰胺、异环磷酰胺。

（3）杂类：顺氯氨铂、卡铂。

2. 细胞周期特异性药物

（1）M 期特异性药物：长春新碱、长春花碱、长春花碱酰胺、诺维本、秋水仙碱衍生物、Vp‑16，（鬼臼乙叉甙）、紫杉醇、多西紫杉醇。

（2）G_1 期特异性药物：肾上腺皮质类固醇。

（3）G_2 期特异性药物：博来霉素、平阳霉素。

（4）S 期特异性药物：氟尿嘧啶、呋喃氟尿嘧啶、希罗达、甲氨蝶呤、双氟胞苷、雷替曲塞。

按抗癌药物的来源分为：烷化剂、抗代谢药物、抗生素、植物碱、激素和杂类。

（二）药物作用机制分类

上述分类不能代表药物的作用机制，来源相同的药物，不一定代表作用机制相同，按照作用机制，又可分为四大类。

1. 干扰核酸合成的药物 分别通过不同的环节，阻止 DNA 的合成，抑制细胞分裂增殖，属于抗代谢类药物。根据干扰生化步骤或所抑制的靶酶不同分为：①二氢叶酸还原酶抑制药如甲氨蝶呤（MTX）等；②胸苷酸合成酶抑制药，影响尿嘧啶核苷酸的甲基化，如氟尿嘧啶（5‑Fu）、呋喃氟尿嘧啶（FT‑207）及优氟啶（UFT）等；③嘌呤核苷酸抑制药，如巯嘌呤（6‑MP）、6‑硫鸟嘌呤（6‑TG）等；④核苷酸还原酶抑制药，如羟基脲（HU）；⑤DNA 多聚酶抑制药，如阿糖胞苷（Ara‑C）等。

2. 干扰蛋白质合成的药物 ①干扰微管蛋白合成的药物，干扰有丝分裂中纺锤体的形成，使细胞停止于分裂中期，如长春新碱（VCR）、长春花碱（VLB）、依托泊苷（Vp‑

16）、秋水仙碱和紫杉醇等；②干扰核蛋白体功能、阻止蛋白质合成的药物，如三尖杉碱；③影响氨基酸供应阻止蛋白合成的药物如 L – 门冬酰胺酶，可降解血中门冬酰胺，使瘤细胞缺乏氨基酸，不能合成蛋白质。

3. 直接与 DNA 结合，影响其结构与功能的药物　①烷化剂如环磷酰胺（CTX），能与细胞中的亲和基团发生烷化作用。DNA 中鸟嘌呤 N – T 易被烷化，使 DNA 复制中发生核碱基配对。受烷化的鸟嘌呤可以从 DNA 链上脱失，引起密码解释错乱。双功能基的烷化剂常与 DNA 双链上各一鸟嘌呤结合形成交叉连接，妨碍 DNA 复制，也可以使染色体断裂，使细胞增殖停止而死亡。少数受损细胞的 DNA 可修复而存在下来，引起抗药性。②破坏 DNA 的金属化合物如顺铂（DDP）亦可与 DNA 结合，破坏其结构与功能。③抗生素为 DNA 嵌入剂，可能嵌入 DNA 核酸之间，干扰转录过程，阻止 mRNA 的形成，如阿霉素（ADM）、表阿霉素（EADM）和米托蒽醌（MIT），放线菌素（DACD）也属此类药。④破坏 DNA 的抗生素有丝裂霉素，作用机制与烷化剂相同、博来霉素（BLM）可使 DNA 的单链断裂而抑制肿瘤增殖。⑤抑制拓扑异构酶，从而使 DNA 不能修复，如喜树碱类（HCPT）化合物。

4. 改变激素平衡的药物　此类药物很多，内分泌治疗可直接或间接通过垂体反馈作用，改变原来机体的激素平衡和肿瘤内环境，从而抑制肿瘤生长；另一些药物通过其他方式干扰雌激素对乳腺癌的作用。

（王　政）

第九节　乳腺癌常用化疗药的药理及药代动力学

乳腺癌常用的抗癌药物如下，按照药物分类介绍各类抗癌药物的药理作用及药代动力学特点。

一、烷化剂

1. 药理作用　烷化剂是一类可与多种有机物质的亲核基团（如羟基、氨基、巯基、核酸的氨基、羟基、硫酸根）结合的化合物，它以烷基取代这些化合物的氢原子。核酸的烷化部位皆在鸟嘌呤的第 7 位氮上。用双功能基烷化剂可得两类产物，一是 7 – 烷化鸟嘌呤，二是两边都在 7 位上连接鸟嘌呤；单功能基烷化剂时只得到前一类产物。因此认为 DNA 的交叉是 HN2 引起细胞损伤的主要原因。

烷化剂对细胞周期各期都有作用，属细胞周期非特异性药物。G1 期及 M 期的细胞最敏感。

2. 药代动力学　患者注射 CTX 60mg/kg，静脉注射血浆内 CTX 峰浓度 500mol/L，半衰期 $t_{1/2}$ 为 3 ~ 10h。然后迅速下降，磷酰胺氮芥一直处于较低水平。在低 pH 下，去甲氮芥是一种强的烷化剂，CTX 对肾和膀胱的毒性与它有一定关系。磷酰胺氮芥是从醛磷酰胺代谢而来，血浆内磷酰胺氮芥的浓度对体外培养细胞有细胞毒作用，在 CTX 的治疗和毒性反应中磷酰胺氮芥可能有一定作用。给予 CTX 后，24h 内约 25% 的给予量从尿排出，此后尿中含量很少。去甲氮芥占 10% ~ 14%，磷酰胺氮芥排出量少。故 CTX 及其主要代谢物主要从肾排出。

3. 临床应用　口服每次 50mg，每天 2 ~ 3 次。静脉注射 600 ~ 750mg/m²，每 3 ~ 4 周 1

次。大剂量化疗可达 60mg/kg。

二、抗代谢药物

抗代谢药物可干扰核酸、蛋白质的生物合成作用，可导致肿瘤细胞死亡。它们作用于核酸合成过程中不同的环节，按其作用可分为胸苷酸合成酶抑制药、嘌呤核苷酸合成抑制药和 DNA 多聚酶抑制药。

（一）胸苷酸合成酶抑制药

此类药物有氟尿嘧啶（5－Fu）、呋喃氟尿嘧啶（FT－207）、二喃氟啶（双呋啶 FD－1）、嘧福禄（HCFU）、优福定（优氟泰，UFT）、氟铁龙（5－DFUR）、卡培他滨（capecitabine）。

1. 氟尿嘧啶（5－Fluorouracil，5－Fu）

（1）药理作用：在体内必须转化为相应的核苷酸才能发挥作用。5－Fu 的代谢主要有三种途径。①在体内转变成三磷酸氟尿苷（FUTP），以伪代谢物形式掺入 RNA 中，干扰 RNA 的合成；②在体内转变成三磷酸脱氧氟尿苷（FDUTP）后以伪代谢形式掺入 DNA 中干扰 DNA 的合成；③在体内活化成脱氧氟尿单苷磷酸盐（FDUMP）后，抑制胸苷酸合成酶，阻止尿苷酸向胸苷酸转变，最终影响 DNA 的合成。后一种途径中需要一碳位（CH3）的供体还原型叶酸参与。在正常情况下，由于还原型叶酸供给不足，三种化合物脱氧氟尿单苷磷酸盐（氟去氧尿－磷 FDUMP）、胸苷酸合成酶（TMPS）和活化型叶酸甲酰四氢叶酸，在细胞内形成三重化合物易于分离，此为氟尿嘧啶抗药性的机制之一。如果外源性地供给大剂量的醛氢叶酸（CF），细胞内可形成结合牢固、稳定的三重复合物，对 TMPS 的抑制作用大大延长，氟尿嘧啶的抗肿瘤作用大大增强。氟尿嘧啶对 S 期细胞有作用，而对 G_1/S 边界细胞有延缓作用。

（2）药代动力学：口服后肠道吸收不完全且不可靠，多采用静脉注射给药，在体内主要被肝分解。其产物有二氢氟尿嘧啶及尿素，从尿中排出，另一部分变成 CO_2 从尿中排出。它在体内分布广泛，肝与肿瘤中的浓度较高，难以通过血脑屏障，腔内注射在 12h 内维持相当量。注射给药，在快速静脉注射后血浓度达 0.1～1mol/L，人体的 $t_{1/2}$ 仅 10～20min，故治疗效果有赖于方案的选择。一次给药用 ^{14}C 标记的氟尿嘧啶后，12h 内从尿中排出仅 11%，而呼吸排出 ^{14}C 为 63%。连续脉静注滴 24h 后血浆浓度为 0.5～30mol/L，尿中排出 4%，呼气中排出 ^{14}C 为 90%，这可能是连续静脉给药较单剂静脉注射毒性低的原因。氟尿嘧啶较易进入脑脊液中，在静脉滴注 30min 内，达 7mol/L，持续约 30min。

（3）临床应用：口服 300mg/d，分 3 次服，总量 10～15g。静脉注射每次 500～700mg/次或 12～15mg/kg 静脉滴注 2～8h 连续 5d。

2. 氟尿苷（脱氧氟尿苷，Fluorodeoxyuridine，FudR）

（1）药理作用：FudR 是氟尿嘧啶的脱氧核苷，化学名为 5′－脱氧－5－氟尿嘧啶核苷。作用途径有二：①与体内嘧啶核苷磷酸化酶作用，转化为氟尿嘧啶，再通过氟尿嘧啶的代谢途径发挥抗癌活性；②再通过磷酸化转化为 FduMP，经由 duMP 的代谢途径干扰 DNA 合成及功能。由于癌细胞内嘧啶核苷磷酸化酶水平较高，给药后瘤组织内氟尿嘧啶含量较骨髓高，因而 FudR 较氟尿嘧啶活性高而毒性低。

（2）临床应用：800～1 200mg/d，分4次口服。

3. 呋喃氟尿嘧啶（喃氟啶，Ftorafur，FT－207）

（1）药理作用：FT－207是氟尿嘧啶的潜效型衍生物，在进入体内后转化为氟尿嘧啶才能发挥效应，故抗癌谱与氟尿嘧啶一致。抗癌作用主要由于其代谢活化物氟尿嘧啶脱氧核苷酸干扰了脱氧尿嘧啶核苷酸向脱氧胸腺嘧啶核苷酸转变，因而影响了DNA的合成。在正常情况下脱氧尿嘧啶核苷酸向脱氧胸腺嘧啶核苷酸的转变，必须在脱氧胸腺嘧啶核苷酸合成酶的催化下变成氟尿嘧啶脱氧核苷酸。认为对脱氧胸腺嘧啶核苷酸合成酶的抑制是该药抗癌的主要机制。

（2）药代动力学：口服或直肠给药以及注射均易吸收，口服400mg，30～80min后，可吸收85%～92%，吸收后的FT－207均匀分布于肝、小肠、脾、肺、肾、脑组织。肝、肾中浓度最高，维持时间也较长（12h），24h各组织中含量均明显降低。静脉注射后4h内，脑内的放射性几乎与脾、小肠相当，说明FT－207较易透过血脑屏障。FT－207主要经尿排出，少量为原型，其他为其转化物如氟尿嘧啶、氟尿嘧啶核苷、氟尿嘧啶核苷酸等。半衰期为5～18.6h。

（3）临床应用：800～1 200mg/d，分4次服用，总量20～40g为1个疗程。静脉滴注：15～20mg/kg溶于5%GS 300～500ml中，每日1次；也可以采用60～120mg/kg，每周2次。

4. 氟铁龙（脱氧氟脲苷，Furluilon，5－DFUR）

（1）药理作用：5－DFUR在肿瘤组织中高活性的嘧啶核苷酸磷酸酶作用下转变为氟尿嘧啶，从而发挥抗肿瘤作用。Pynpase（嘧啶核苷酸磷酸酶）在肿瘤组织中活性高，促使肿瘤组织内得到高浓度的氟尿嘧啶，故具有选择性杀伤肿瘤组织作用。

（2）药代动力学：小鼠实验投予5－DFUR 200μg/kg 1次口服时，测定给药后4h，呼气排除药量的23%，尿中药排泄占61%，大便占10%；吸收率90%，在肝组织中为正常组织的4倍，且Pynpase活性也比正常组织为高，经测定术前7d给氟铁龙600mg/d，测定Pynpase活性氟尿嘧啶浓度，结果肿瘤组织均比正常组织为高，特别是乳腺癌的氟尿嘧啶浓度，约为正常组织的10倍。细胞周期测定可见S期蓄积，G_2、M期减少。组织学上，可见坏死细胞、纤维化细胞。

（3）临床应用：口服每次400mg，每日3次。

（二）二氢叶酸还原酶抑制药——甲氨蝶呤（Methotrexate，MTX）

1. 药理作用　四氢叶酸是叶酸的活性型，为核酸及某些氨基酸（甲硫氨酸、丝氨酸等）生物合成过程中一碳单位的运载体。在细胞内二氢叶酸变成四氢叶酸需要二氢叶酸还原酶参与，甲氨蝶呤以竞争的方式抑制二氢叶酸还原酶，遂导致蝶呤与胸腺嘧啶核苷酸合成所必需的还原型叶酸不足。甲氨蝶呤与此酶的结合非常牢固，故可以引起DNA、RNA及蛋白质的合成抑制。

2. 药代动力学　口服的剂量0.1mg/kg，吸收迅速而安全。1h后可达高峰，血中浓度3h后下降50%，12h后大部分排出体外。大剂量口服，吸收不完全，而被肠道细菌的羧肽酶裂解MTX中谷氨盐的残端，成为2，4二氨基－N10甲基蝶呤酸，该代谢物与MTX相比，不溶于水，抑制二氢叶酸还原酶的作用仅为其1/200。此药不易通过血脑屏障，50%～60%的药物与血清蛋白结合，其分布容积占体重的67%～71%。用25～100mg/m^{2}静脉滴注时，稳态血浓度为1～10μmol/L，高剂量滴注时，可达0.1～1μmol/L，故血浆浓度直接与剂量有关。第一时相分布在血液内 $t_{1/2}$ 为 45min，MTX 大多以原型从肾小球滤过和肾小管分泌而排出；第二时相 $t_{1/2}$ 为 2～3.5h；第三时相为 10.4h。小量从粪便中排出。大剂量时可代谢为一种对肾毒的 7-羟基代谢物。MTX 也可分布在胸腔、腹腔内，当有胸腔积液、腹水时，可成为一个储库，释放药物，造成血浓度持久增高，引起严重中毒。用氟尿嘧啶再给 MTX 可降低 MTX 与蛋白结合率。

3. 临床应用　①口服：每天 0.1mg/kg，100～150mg 为 1 个疗程。②静脉注射：每次 0.4mg/kg，每周 1～2 次。③鞘内注射每次 5～15mg，每周 1～2 次。大剂量 MTX 在 $1g/m^2$ 以上，可有血药监测，与 CF 解救。

三、植物来源的抗癌药物

（一）长春花生物碱

1. 长春花碱（Vinblastlne，VLB）　对微管蛋白有很强的亲和力，抑制细胞中微管的聚合并使其解聚，抑制纺锤体的形成，从而使细胞停止在有丝分裂的中期。长春新碱、长春酰胺的作用机制与药代动力学同其他长春花生物碱相似。本品口服不吸收，迅速从血中消除。静脉注射时几分钟内即可在肝中见到标记的 VLB，不到 1h 血中即消失。

临床应用：静脉注射，每次 0.1mg/kg，每周 1 次。

2. 长春新碱（Vincristine，VCR）　VCR 与 VLB 化学结构上差别不大，但抗肿瘤谱及毒性明显不同。VCR 是细胞周期特异性药物，它通过抑制细胞中微管蛋白的聚合而抑制有丝分裂。VCR 还可以抑制细胞膜类脂质合成，抑制氨基酸在细胞膜上的运转。另外 VCR 与 VLB 之间没有交叉耐药性。

（1）药代动力学：一次静脉注射后，$t_{1/2}\alpha$ 和 $t_{1/2}\beta$ 分别为 6～10min 和 190min。在胆汁中浓度最高，其次是肿瘤、脾、肝等，脑和脂肪中浓度最低。

（2）临床应用：静脉注射每次 $1.4mg/m^2$，每次最大量 2mg，总量不超过 20mg。

3. 异长春花碱（诺维本，Navelbine，NVB）　属长春花生物碱类抗肿瘤药物。

（1）药理作用：诱导有丝分裂微管崩解，使细胞停止在有丝分裂中期。抑制微管蛋白的聚合作用逊于 VCR 和 VLB。NVB 的作用则是浓度依赖性的，当 NVB 高浓度时（40M）可诱导大量的微管集聚，既导致微管蛋白的解聚作用，又可导致聚集作用，从而使微管发生改变。

（2）药代动力学：吸收高峰于 45min 和 30min 出现，在第 1 小时血浆浓度呈急剧下降（>90%）趋势。与血浆蛋白结合 80%，在 96h 后，降至 50%。清除相 $t_{1/2}$ 39.5h。

（3）临床应用：静脉注射 $25mg/m^2$，每周 1 次，每周期 1～2 次。

（二）鬼臼毒类药物

鬼臼乙叉苷（Etoposide；Vp-16）是半合成的鬼臼毒苷类化合物，与微管蛋白结合抑制其聚合，尚有抗有丝分裂作用。药代动力学研究静脉注射 Vp-16 $290\mu g/m^2$ 后血浆峰浓度可达 $30\mu g/ml$，$t_{1/2}\alpha$ 为 2.8h，$t_{1/2}\beta$ 为 15.1h。约 45% 药物从尿中排泄，其中 2/3 为原形药物。15% 由粪便中排除。它可以通过血脑屏障进入脑组织，其浓度约为血浆浓度的 10%。口服给药的剂量为静脉注射的 2～5 倍。

（三）紫杉类

紫杉类有两种衍生物，紫杉醇（Taxol）和多西紫杉醇（Docetaxel）。它们的结构和作用机制的主要部分是相同的，但在某些方面又有不同。紫杉醇（$C_{47}H_{51}NO_{14}$），由一个紫杉环和一个Oxetane环及一个于C-13位上的庞大的酯侧链所组成，高度酯溶性而不溶于水。多西紫杉醇（$C_{43}H_{53}NO_{14}$）与紫杉醇不同之处在浆果赤霉素环的10位和侧链的3'位上。与原形化合物相似，多西紫杉醇不溶于水，因而用于临床时以多乙氧基醚配制。

1. 药理作用　紫杉醇与多西紫杉醇有相似的作用机制，促进微管聚合及抑制微管蛋白解聚，两者可导致微管在细胞中成束。细胞被阻断于细胞周期的G1和M期，不能形成正常的有丝分裂纺锤体和分裂。紫杉醇还能改变微管的原丝数目，而多西紫杉醇却无此作用。另一不同之处是它们微管蛋白聚合物的产生，多西紫杉醇在解聚抑制上有2倍的活性，还具有改变某些种类微管的独特能力，并对耐紫杉醇的细胞株有活性。

临床前细胞毒性的测定中，两种药物也有不同。对于某些细胞株，研究模型以及紫杉醇耐药细胞多西紫杉醇更为有效。某些细胞株，延长暴露于紫杉醇表明有细胞毒性的增强。在较长时间给药方案中出现的剂量限制毒性，多西紫杉醇研究已限于1h输注。

2. 药代动力学　在人体内两者药物在分布和消除上十分相似。两种紫杉类似均呈现三相动力学行为，而且均与蛋白高度结合，尿中以代谢物形式排出甚微，经胆道排出和（或）分布与组织结合对药物的廓清起主要作用。测定人血浆和尿中在60~120min静脉滴注后，紫杉醇的血浆消失呈双相，$t_{1/2}\alpha$为16.2min，$t_{1/2}\beta$为6.4h。中央分布容积和稳态分布容积分别为8.6和67.1L/m^2，平均血浆消除率是253ml/（min·m^2），尿中消除率为29.3ml/（min·m^2）。紫杉醇自尿中排泄，在48h内为5.9%±8.8%，没有发现代谢产物。用紫杉醇275mg/m^2静脉滴注6h，得到类似结果，达峰浓度为8mol/L，$_{1/2}\alpha$为21min，$t_{1/2}\beta$为8.9h，分布容积为65.7l/（min·m^2），患者尿中原型药（24h）只有5%，肾消除率约为7.8ml/（min·m^2）。

3. 临床应用　紫杉醇静脉注射135~175mg/m^2，为了预防过敏反应，于治疗前12h给口服地塞米松10mg，治疗前6h再口服地塞米松10mg，治疗前30~60min肌内注射苯海拉明20mg，静脉滴注给予甲氰咪胍300mg。

四、抗肿瘤抗生素

由微生物产生的具有抗肿瘤活性的化学物质，现有十几种广泛用于临床，其作用机制各异，主要作用于遗传信息的不同环节，从而抑制DNA、RNA和蛋白质的生物合成。大多数为细胞周期非特异性药物。

蒽环类品种繁多，其配基或糖互有差异，目前临床上常用的有阿霉素、柔红霉素、阿克拉霉素A、半合成的表阿霉素和全合成的米托蒽醌。

（一）阿霉素（Adriamycin, Doxorubicin, ADM）、柔红霉素（Daunorubicin），国产的同类药为正定霉素

1. 药理作用　阿霉素、柔红霉素分别由链霉素产生。作用机制包括下列几个方面：①与DNA结合；②与金属离子结合；③与细胞膜结合；④自由基形成。与DNA结合是蒽环类药物的主要作用机制。其配基的B环和C环嵌入DNA双螺旋，与G-C碱基对发生相互

作用；配基的 A 环和 D 环则伸出双螺旋之外；缺电子的醌色团与富电子的嘌呤、嘧啶紧密接触形成配价键；氨基糖位于 DNA 双螺旋小沟，使碱基对的疏水面与药物的疏水面邻接形成疏水键；氨基糖残基中带正电荷的氨基与带负电荷的磷酸基之间形成离子键，上述的各种作用使药物与 DNA 形成牢固的复合物，从而破坏 DNA 的模板功能，继而抑制 DNA 和 RNA 的合成。另外，阿霉素与各种金属离子如铜、铁形成螯合物，可增强阿霉素和 DNA 的结合；蒽环类化合物与细胞膜的磷脂结合，损伤存在于膜的酶如腺苷酸环化酶。均可造成细胞的生长抑制和损伤。阿霉素在酶的作用下能还原为半醌自由基或氧反应形成氧自由基，可能是蒽环类化合物心脏毒性的主要原因。阿霉素为细胞周期非特异性药物，但对 S 期细胞杀伤力最强，对早 S 期比晚 S 期敏感，M 期比 G1 期敏感，影响 G1、S、G2 各期的移行。

2. 药代动力学　本品通过主动转运进入细胞，大部分集中于细胞核，并与核蛋白结合。对阿霉素抗药的肿瘤细胞显示药物的排出增加，并对长春新碱及多种抗肿瘤抗生素有交叉抗药性；目前认为细胞膜 P - 糖蛋白的高度表达是产生多药抗药性的机制之一。静脉滴注的心肌毒性轻于大剂量静脉注射，且静注后血浆药物浓度很快下降。其血浆半衰期分为三相，分别为 8~25min、1.5~10h、24~48h，不易通过血脑屏障。主要在肝代谢转化为阿霉醇，经胆汁排出，代谢产物脱氧配基可能与心脏毒性有关。

3. 临床应用　静脉注射每次 $40mg/m^2$，每 3 周 1 次。终生累积剂量 $450~550mg/m^2$。

（二）表阿霉素（4′-Epirubicin）

1. 药理作用　是阿霉素的立体异构体，只是在糖基上 4 位羟基具有相反的构形，抗瘤谱与阿霉素接近治疗指数高。因表阿霉素的脱氧配基产生率低，故对骨髓与心脏的毒性也比阿霉素低。其作用机制与阿霉素相似，能够嵌入 DNA 双螺旋而与 DNA 结合并抑制 DNA、RNA 的合成。对细胞周期各阶段都有作用，对 S 期最敏感。

2. 药代动力学　静脉滴注后，12min 达血浆峰浓度，静脉注射则于 55min 浓度达平衡浓度。分布半衰期为 10min，排除半衰期为 42h，主要在肝内代谢为 4′-O-β-D 葡萄糖糖苷酸，经胆汁排泄；约 2% 以原形药从尿中排出。

3. 临床应用　静脉注射 $60mg/m^2$，每 3 周 1 次。终生累积剂量 $1\,000mg/m^2$。

（三）米托蒽醌（Mitoxantron，MIT）

1. 药理作用　为合成的化合物，在结构与蒽环类化合物接近，其抗肿瘤活性优于蒽环类的阿霉素。作用机制可能是嵌入 DNA 并与其结合而引起细胞损伤。与阿霉素不同，它能抑制 NADPH 依赖的细胞脂质过氧化反应，因而心脏毒性较小，可杀灭任何细胞周期的癌细胞，对分裂期细胞比休止期细胞更敏感，对 S 后期最敏感。

2. 药代动力学　静脉注射，以 1~4mg 的量给患者注射后测血浆半衰期为 37h，分布容积为 13.8L/kg，血浆清除率为 4ml/kg，24h 后 9.4% 从尿中排泄，其中 6.8% 为原药，72h 后排泄 11.3%，其中 7.3% 为原药。小剂量以原形及代谢产物从尿中及胆道中排出，主要在肝中代谢，分解为一羧基和二羧基酸。不良反应轻，常见的有骨髓抑制、恶心、呕吐、口腔炎及脱发，该药的优点是心脏毒性低。

3. 临床应用　静脉注射 $8~12mg/m^2$，每 3 周 1 次。

（四）丝裂霉素（Mitomycin，MMC）

丝裂霉素的结构与蒽环类药物相似，但在作用机制上与烷化剂相似，主要成分为丝裂霉素 A、B、C，临床上用的是丝裂霉素 C。

1. 药理作用 丝裂霉素 C 与 DNA 双螺旋形成交联，含有两个烷化中心，即氮丙啶和氨甲酰基团，与 DNA 的结合部位是鸟嘌呤的 O-6 和 N-2 以及腺嘌呤的 N-2，不嵌入碱基对之间而是结合在 DNA 双螺旋的小沟上，形成交联而抑制 DNA 的复制及肿瘤细胞的增殖。另外，丝裂霉素还可以引起 DNA 单链断裂，属细胞周期非特异性药物，晚 G_1 期和早 S 期细胞敏感，G_2 期细胞不敏感。

2. 药代动力学 静脉给药，$10\sim20mg/m^2$ 剂量下最大血浆浓度为 $0.4\sim2.8\mu g/ml$，血浆半衰期为 $2\sim7min$ 和 $30\sim45min$。给药后迅速进入细胞内，在肌肉、心、肺、肾的浓度最高，很少进入中枢神经系统。

3. 临床应用 静脉注射 $6mg/m^2$，每 3 周 1 次。胸腔内注射每次 $4\sim10mg$，每周 1 次。

五、铂类化合物

Rosenbery 在研究电场对细菌效应时偶然发现铂电极周围电解液能抑制细菌增殖，并从中分解得到微量活性物质顺氯氨铂，随后证实对动物移植性肿瘤具有明显的抑制作用，从此顺铂引起药学界的重视。目前已成为化疗一线药物。

（一）顺铂（cis-dimminedichloroplatinum，cisplatin，DDP）

1. 药理作用 DDP 进入人体后以被动扩散的形式进入细胞，在细胞内低氯的环境下迅速解离，以水合阳离子的形式与细胞内生物大分子结合，主要靶点为 DNA，形成 DNA 链内交联，链间交联及蛋白质交联，主要与 DNA 链上相邻两个鸟嘌呤 N 为原子共价结合，形成铂-DNA 合成物。这种结构较 DNA 双螺旋中两个鸟嘌呤中 N7 位间距离小，从而阻止 DNA 聚合酶的移动，影响 DNA 链的合成、复制，造成细胞死亡。

2. 药代动力学 静脉注射以后在血浆中主要与血浆蛋白结合。给药后 2mim 就有 22% 与血浆蛋白结合，1h 有 89% 结合。血浆白蛋白由于含有可结合的巯基，是铂结合的主要位点。其次铂也可以和红细胞、γ-球蛋白、转铁蛋白等结合。结合型的铂无抗肿瘤活性。DDP 在人体内代谢，属于二室模型。血浆清除有两相，静脉注射后 $1\sim4h$，血浆中水平下降很快，以后维持一定水平达很长时间。血浆快速分布相 $t_{1/2}\alpha$ 为 $25\sim49min$，慢速清除相 $t_{1/2}\beta$ 为 $58\sim73h$。Patton 等人报道人血浆游离铂的半衰期随给药方式有所变化如静脉 1 次快速给药（$100mg/m^2$），血中最大浓度可达 $14.5\sim24.5\mu/mol/L$，$t_{1/2}$，$32\sim54min$，如果慢速给药（6h 内静脉输入给药），血中最大浓度为 $2.3\sim2.7\mu mol/L$，$t_{1/2}\alpha$ 为 $17\sim37min$，$t_{1/2}\beta$ 可持续几天到几周。循环中的铂可很快进入组织，以被动扩散的方式进入细胞。DDP 在狗的组织中分布依次为肾>肝>卵巢，子宫>肺>皮肤>肾上腺，结肠>肌肉>心脏>肠、胰腺、脾等。DDP 及其降解产物经肾排出 70%~90%。静脉给顺铂后，经肾 6h 排出 15%~27%，24h 排出 18%~34%，第 5 天排出 27%~54%，胆道也排泄部分铂及其代谢产物。

3. 临床应用 静脉滴注每次 $70mg/m^2$，或分 3d 静脉滴注，每 3 周 1 次。注意保护肾功能，每日要水化至 2 000ml，同时加利尿药。

（二）第二代铂类化合物

铂类化合物近年出现了许多高效低毒的新型化合物。其中，碳铂（Carboplatin，卡铂）、氯羟丙胺铂（Lproplatin，CHIP）对人体肿瘤异种移植等有与顺铂相似或稍弱的抗肿瘤活性，抗瘤谱与顺铂相似。碳铂在某些细胞系与顺铂有交叉耐药性，而在另一些细胞系统则无交叉耐药性。对动物的半致死量大约比顺铂大 10 倍，为 130mg/kg。而对大鼠的肾毒性远远低于顺铂，胃肠反应也低，骨髓毒性较顺铂强。血浆半衰期与顺铂相似，均为 7min，$t_{1/2}$ 却较顺铂长，经肾排出。

临床应用：静脉滴注每次 350mg/m²，溶于 5% GS 500ml 中，每 3 周 1 次。

（王 政）

第十节 新辅助化疗

一、新辅助化疗的概念

20 世纪 70~80 年代以来，大量临床试验证实化疗能明显提高乳腺癌患者的生存率，改善患者的生存质量，成为浸润性乳腺癌的重要治疗手段。新辅助化疗（neoadjuvant chemotherapy）是指在手术前进行的化疗，化疗后再行手术或放疗等局部治疗。

新辅助化疗是与乳腺癌术后的辅助化疗（adjuvant chemotherapy）相对而言得名。与其同义词有术前化疗（preoperatlve chemotherapy）、初始化疗（primary chemotherap）和诱导化疗（inductive chemotherapy）。尽管对这些名词尚有不同的理解和解释，如在 2001 年，欧美等国乳腺癌专家研讨认为采用 primary systemic treatment 合理，但目前多数仍用 neoadjuvant chemotherapy。

二、新辅助化疗发展史

概括为下述三个阶段。

（1）20 世纪 70 年代，临床肿瘤学家尝试将全身化疗用于没有手术机会的局部晚期乳腺癌（locally advanced breast cancer，LABC）和炎性乳腺癌（inflammatory breast cancer，IBC）患者。此类患者局部病变为 T3、T4，或腋窝淋巴结转移较重，手术切除困难或属不可切除。早年曾采用诸多方法如根治术、扩大根治术、手术加放疗或放疗后手术等，但无论如何加强局部治疗，始终未能明显提高疗效。由于乳腺癌对化疗药物比较敏感，从 20 世纪 70 年代后期产生了对 LABC 先用化疗使肿瘤缩小，手术易于切除；一些不可切除的经化疗后也变为可切除，手术后继之完成化疗。将其公式化为：诱导化疗——手术或加放疗——巩固化疗的"三明治"疗法。在 20 世纪 80 年代后期到 20 世纪 90 年代初，有大量关于 LABC 新辅助化疗的文献报道，其疗效明显优于单纯采用局部治疗。具有代表性的是 Maloisel 等报道了对临床无远处转移的 IBC 采用诱导化疗的"三明治"疗法，原不可手术变为可手术，患者 5 年生存率达 40%，而单以局部治疗的 5 年生存率不到 10%。新辅助化疗达到了最初的目的，使不可手术的 LABC 达到可手术切除，逐渐成为 LABC 和炎性乳腺癌的规范化治疗。

（2）20 世纪 80 年代后期，对肿瘤大（T>5cm）可手术的乳腺癌，经新辅助化疗后肿瘤明显缩小，降低临床分期，提高了保乳手术的成功率。

（3）乳腺癌具有易于发生血行播散的生物学特性，即使是"早期"癌，常已存在有周身的亚临床转移。20 世纪 70 年代，以 Fisher 为代表的学者提出了"乳腺癌为一全身性疾病"的新概念，认为"乳腺癌从发生起便是全身性的。早期乳腺癌手术切除范围的大小，对患者预后影响不大"。于是，人们注重并逐渐加强了乳腺癌的全身治疗（主要是化疗或加内分泌治疗）。在新辅助化疗对 LABC 治疗获得显著成绩鼓舞下，20 世纪 90 年代，进一步将新辅助化疗的适应证扩展用于 T 为 1~2cm 或腋淋巴结有转移的可手术的乳腺癌。

三、新辅助化疗的价值和意义

综合全球较大的新辅助化疗与术后辅助化疗对照的随机试验（NSABP B-18、ECTO、EORTC、ABCSG 和 S6 等）的文献资料，目前对新辅助化疗的价值和意义可概括如下。

（1）经过 3~14 周期的联合化疗后，有 50%~70% 的乳腺癌肿块可缩小 50% 以上。达到病理完全缓解（pCR）的为 6%~19%。对 LABC 的病例来说，新辅助化疗不但使手术易于切除，更因不可切除的肿块变为可切除，显著地提高了对肿瘤局部的治疗效果。此外，通过全身化疗使已存在有周身亚临床转移灶得以控制的情况下，患者的生存率会有提高。在迄今发表的临床试验结果中，影响较大的 NSABP B-18，入组病例为 1 523 例可手术乳腺癌。随访 5 年，虽然从患者总的生存率看，术前化疗组未见优于术后化疗组，但在术前化疗组中，原发肿瘤对化疗反应好的（CR、PR）及淋巴结转阴的生存率有明显提高。这意味着新辅助化疗可提高某些乳腺癌患者的生存率。因该试验病例中包含有 Tl-3N0-2（即 I~III 期）病例，换言之，其中有相当数量患者属于单采用手术或加放疗的局部疗法即可治愈，不需全身治疗的早期和较早期病例，而可手术乳腺癌术前化疗的对象应是那些已存在有周身微小转移或复发、转移高危险的病例。本试验纳入的病例分期跨度较大，可能会影响到整体疗效的分析，故还不能以目前的这一结果认为新辅助化疗的远期效果未能优于术后辅助化疗。另外，研究对于在新辅助化疗后肿瘤稳定或进展的患者，术后并未给予更换化疗方案，是试验设计的另一缺陷。由于各家临床试验设计（包括病例选择、化疗方案、用药周期等）不一，对各自的结果很难进行综合对比。究竟新辅助化疗的远期效果是否优于术后辅助化疗的结论，仍需期待经多中心协作、更大样本病例、长期随访的结果来评估。

（2）肿瘤大的可手术乳腺癌，经新辅助化疗后肿瘤明显缩小，降低临床分期，为原本应行乳房切除的病例能成功地施行保乳手术创造了条件，使更多的患者得到保乳治疗的机会。综合报道的资料经 4 个周期的化疗后，有 50%~70% 的乳腺癌缩小到可实施保乳手术。Bonadonna 等报道，在乳腺癌肿块 >5cm 的患者中，新辅助化疗后，有 73% 的病例采用了保乳手术治疗。

（3）与术后辅助化疗相比，采用新辅助化疗可观察到化疗前后肿瘤的大小、病理学及生物学指标的变化，直观了解肿瘤对所给的化疗方案是否敏感有效，这是最为可靠的体内药敏试验。对某些化疗药物不敏感的，可及时调整、更换化疗药物，为选择有效化疗方案提供了机会，以最大可能地提高化疗效果。与之相比，术后辅助化疗，因无可观察的病灶评估疗效，多凭经验拟定化疗方案，带有一定的盲目性，难以达到理想的个体化治疗效果。

（4）乳腺癌易于发生血行播散。在初诊的患者中有半数以上已存在周身的微小转移。文献报道，75% 淋巴结阳性和 25%~30% 淋巴结阴性乳腺癌，手术后 10 年内出现肿瘤复发、转移。显然，其转移是发生在原发肿瘤切除前。在早期乳腺癌患者骨髓内可检出瘤细胞的事实进一步证实了肿瘤在早期就可能发生血行播散。从理论上讲，对尚无临床征象的微转移（亚临床转移），尽早积极治疗，遏制其发展，对提高远期疗效具有重要意义。因此，以全身化疗为乳腺癌综合治疗第一步较手术后才开始化疗更为合理。早年的动物模型的研究证实：原发肿瘤切除后，转移灶肿瘤细胞的倍增时间缩短，肿瘤迅速增长，耐药细胞数增加。术前化疗可防止肿瘤细胞的增殖及耐药细胞的产生。

恶性肿瘤内可产生血管生成抑制因子，在一定程度上能抑制肿瘤的发展。新近研究显示：肿瘤切除后，因血管生成抑制因子减少，从而可促使转移灶的形成。新辅助化疗可防止因血管生成抑制因子减少而加速肿瘤的发展、转移。

（5）新辅助化疗为评估新药效果，区别对化疗药物敏感还是抗药的某些相关生物学因子的关系提供了良好的试验模型，对最终实现个体化的治疗无疑具有重要意义。

四、乳腺癌新辅助化疗的适应证

（1）迄今为止，新辅助化疗已成为 LABC 患者的一种常规疗法。LABC 可概括为 TNM 分期中Ⅲ期病例。在原国际 TNM 分期中，将锁骨上淋巴结有转移者列为 M1（Ⅳ期）。因考虑到如无其他部位远处转移，仅有锁骨上淋巴结转移者，可经放疗（锁骨上区包括在乳腺癌区域淋巴结放疗区内）局部得以控制，故也列为 LABC。从 2003 年开始，美国癌症联合会已将锁骨上淋巴结有转移者修定为 N3，如无他处远隔转移则为ⅢC 期。

（3）原发肿瘤大、可手术的浸润性乳腺癌，如其他条件均支持采取保乳手术者，可通过新辅助化疗，肿瘤消失或明显缩小后，减小保乳手术的切除范围，提高术后美观度。有报道，化疗后肿瘤缩小行保乳手术的局部复发率较高。其机制在于新辅助化疗后肿瘤缩小包括向心性缩小和筛状缩小两种方式，对于后者，依据化疗后的肿瘤大小确定切除范围往往导致手术切缘较高的假阴性率。在临床工作中对此应当有所警惕，较好的解决方法是在手术前给予常规或者增强 MRI 检查，对于筛状缩小的患者按新辅助治疗前的肿瘤大小确定切除范围。

（3）对乳腺癌肿块大或腋窝淋巴结有转移，以及有任何其他复发、转移高危的可手术乳腺癌，新辅助化疗可作为辅助化疗的一个选择。

需提及的是，对无确切病理组织学诊断时，不应盲目实施新辅助化疗，避免将非浸润性癌误认为浸润性乳腺癌，甚至对良性病变进行化疗。也不应对无明确复发、转移高危因素的早期乳腺癌千篇一律地给予新辅助化疗，以免延误手术治疗以及给患者带来不必要的化疗毒性反应和副作用。

五、新辅助化疗前的准备

（1）常规全身系统检查，了解有无远处转移（肺、肝、骨等）。

（2）评估患者的体力情况（performance status）：血常规，肝、肾功能检查；主要器官（如心、肺等）功能状态，综合分析患者对化疗的耐受能力及有无化疗的禁忌证。

（3）确切的病理学（组织学）诊断，并获得与乳腺癌相关的某些必要的生物学信息如 ER、PR、HER2、Ki-67 等。活检方法推荐用粗针组织活检。在原发肿瘤至少 3 个不同部位取材，所获得的组织对确定病变性质、区分浸润性抑或非浸润性癌具有很高的准确性。与细针穿刺细胞学检查相比，所取的组织量足够以后进行多项生物学研究用。而对新辅助化疗后疗效达 pCR 的患者，最初的粗针组织活检获得的组织则是乳腺癌肿瘤组织的唯一来源。基于这一原因，有主张粗针组织活检所取的标本应妥善存储于肿瘤库至少 10 年。

（4）治疗前后病灶（包括原发肿瘤及腋窝淋巴结转移癌）大小的检测。临床主要靠触诊检查治疗前和每化疗周期末肿瘤大小的变化。但触诊方法有过高评估疗效之弊。当临床检查处于模棱两可或要确认肿瘤进展时，CT、超声等影像学检查非常有用。有学者推荐联合用影像学检查的结果评估能较准确反映客观疗效，尤其对临床 CR 病例，因影像学检查结果与病理学检查的符合率高。在临床研究中，除体检方法（手摸尺测）外，同时有影像学测定的结果评估疗效，则更有说服力。但治疗前，影像学的基线检查非常重要。触诊检查对腋窝淋巴结受累情况的估计比较困难，影像检查可能有所帮助。其他，如乳房 MRI、正电子 X 线片断层摄影（positron emlssion tomo - graphy），目前仅用于临床试验。

（5）随着新辅助化疗后疗效为 CR 病例的增多，原发肿瘤的定位已成为外科治疗值得引起重视的问题。当化疗后肿瘤明显缩小以至于消失，手术前肿瘤的定位则非常困难。治疗前要充分考虑到这一可能，可在影像（如 X 线片）导向下将金属丝插入并留置在病灶中央，或在肿瘤所在体表做文身标记。

（6）新辅助化疗后，腋窝淋巴结病理学检查结果对判定患者预后具有肯定价值。但目前还不能确定在新辅助化疗前是否应行前哨淋巴结活检。

六、新辅助化疗的药物、方案和用法

（1）所有用于乳腺癌术后辅助化疗和治疗转移性乳腺癌的化疗药物和方案都可作为新辅助化疗方案用。大量的临床随机试验证明，含蒽环类的联合化疗效果优于 CMF 方案，尤其对 HER2 阳性者。根据辅助化疗试验结果，对淋巴结阳性乳腺癌 4 周期的 AC 方案化疗效果不够理想，而越来越多的资料显示加用或序贯用紫杉类优于 AC；在用于可手术乳腺癌新辅助化疗时，可增加原发肿瘤的临床 CR、病理 CR 和保乳手术的成功率。

（2）新辅助化疗的用法概括如下：①常规法：药物剂量和用药间隔时间同常规化疗。②剂量强化法：加大化疗药物剂量。③时间强化法：化疗药物的剂量同常规，化疗的间隔时间缩短。④剂量 - 时间强化法：将剂量强化和时间强化联合应用。⑤序贯法，如 ACP 化疗，即先用 AC4 周期后序贯 P（紫杉醇）4 周期。⑥采用持续用药法，如持续静脉滴注氟尿嘧啶和表阿霉素，据称临床 CR 可达 60%。⑦近年来有将全程化疗在术前完成。

目前多用常规法。通常用 3~4 周期，有效率为 50%~70%，优点是患者对化疗的耐受性好。如果经 2 周期化疗肿瘤无反应，则可更换非交叉抗药的第二化疗方案或尽早手术（可手术者）。在用第二化疗方案期间，应密切监视肿瘤的反应，以免因肿瘤明显进展成不可手术。

强化化疗主要用于 LABC 和炎性乳腺癌。Cance 等报道，用剂量和时间强化新辅助化疗综合疗法治疗 LABC 62 例中，13 例为炎性乳腺癌，3 例为锁骨上转移。新辅助化疗用阿霉素 90mg/m², 48h，每 2.5 周 1 次。4 周期后手术。手术后 2~3 周开始剂量和时间强化的 CMF 方案化疗。剂量逐步升到：CTX 1 200mg/m²、MTX 900mg/m²、氟尿嘧啶 1 200mg/m²。所有患者同时应用 GCSF 支持治疗，化疗结束后放疗。上述全部治疗在 32~35 周完成。50 岁以上和年轻患者 ER（+）和（或）PR（+）者用他莫昔芬，20mg/d，连续 5 年。结果如下：①新辅助化疗效果：临床和乳房 X 线片检查达 CR 的占 22%、PR62%，45% 患者的乳腺癌分期降级，无肿瘤进展者。②在 49 例非炎性乳腺癌中，有 22 例（45%）成功施行保乳手术。③术后原发肿瘤 pCR 15%，腋淋巴结阴性者占 34%。④中位随访 70 个月，局部复发率 14%，全组 5 年总生存率 76%。在保乳病例中，5 年生存率高达 96%。对 LABC，尤其是炎性乳腺癌，如病例选择得当，辅以 G - CSF 支持新辅助化疗的综合疗法可能取得非常满意的效果。

（3）紫杉类（Taxanes）药物的问世，为乳腺癌的新辅助化疗开拓了新的前景。目前，紫杉类用于早期乳腺癌新辅助化疗两个最大的临床试验是 NSABP B－27 和 ECTO。NSABP B－27 试验，入组 2 411 例为 T1c－T3N0－1MO 乳腺癌。分三组新辅助化疗：AC 方案组，4 周期；AC 方案 4 周期后继 T（多西紫杉醇）4 周期组；AC 方案 4 周期，术后 T（多西紫杉醇）4 周期组。初步的结果：AC－T 组与 AC 组临床总有效率分别是 90.7% 和 85.8%（P＜0.001）；临床 CR 分别为 63.6% 和 40.1%（P＜0.001）；病理 CR 分别为 26.1% 和 13.7%（P＜0.001）。这一结果显示，AC 序贯 T 新辅助化疗可显著提高乳腺癌临床和病理的有效率。

ECTO 试验是以紫杉类用于早期乳腺癌新辅助化疗与术后辅助化疗对照研究。1 350 例随机分三组治疗：A 组，手术－术后阿霉素化疗 4 周期，继之 CMF 化疗 4 周期；B 组，手术－术后阿霉素＋紫杉醇 4 周期；C 组，术前阿霉素＋紫杉醇化疗 4 周期，继之 CMF 方案 4 周期后手术。所有 ER（＋）或 PR（＋）患者服他莫昔芬 5 年。C 组新辅助化疗总有效率 81%，临床 CR 52%，病理 CR22%。术前化疗组和术后化疗组保乳手术率分别为 68% 和 34%。

上述两大试验的近期观察说明，联合或序贯紫杉类确可提高乳腺癌新辅助化疗的有效率和保乳手术的成功率。

从另一个较小样本——Aberdeen 临床试验随访 3 年的结果看紫杉类可改善 LABC 患者的生存率。本试验选择 LABC 或原发肿瘤＞4cm 的 167 例原发性乳腺癌为研究对象。先给 4 周期 CVAP 方案联合化疗。达到 CR 或 PR 的再随机进入：CVAP 或多西紫杉醇组，各用 4 个周期。其他病例给 4 周期多西紫杉醇。结果：多西紫杉醇组的临床有效率 94%（对照组 66%），病理 CR 34%（对照组 18%）；3 年生存率，多西紫杉醇组 97%，对照组 84%；3 年无病生存率，多西紫杉醇组 90%，对照组 77%。这一结果，既证实紫杉醇类药对乳腺癌有显著疗效，也说明努力提高肿瘤对化疗的反应，如增加新辅助化疗周期、及时更换有效化疗药物等，是提高新辅助化疗效果的关键。

（4）近年来，在长春碱类中，抗细胞有丝分裂特异性较强，直接作用于微管蛋白，微管动态平衡的长春瑞滨（vlnorelbine）用于乳腺癌的新辅助化疗的报道越来越多。Van Praagh 等对 89 例 II、III 期乳腺癌患者采用长春瑞滨联合 EM 新辅助化疗。长春瑞滨 25mg/ m^2、表阿霉素 35mg/ m^2 和氨甲蝶呤 20mg/ m^2，第 1 天和第 8 天用，28d 为 1 周期，共 6 周期。结果：临床总有效率达 90%（CR 28%，PR 62%），病理 CR 14%，保乳手术 87%；中位随访 86 个月（39～100 个月），复发 13 例，死于转移 5 例；中位无病生存 100 个月（8.4 年）。这一结果显示长春瑞滨联合蒽环类药物对乳腺癌确有类似紫杉醇类的疗效，且药价没有那么昂贵，故在乳腺癌新辅助化疗中，同样是一种很好的选择。

（5）化疗药物的剂量与疗效并不呈线形关系。也就是说，大剂量的化疗药并非总能产生很好的杀伤肿瘤细胞的效果，反而会增加药物的毒性反应和副作用。按常规周期的化疗，肿瘤细胞会有更多的时间从每次化疗的间隔期间恢复、生长而耐药。如果使用如同大剂量化疗一样有效的低剂量药，而缩短给药时间，即密集化疗可能杀伤、清除更多敏感的肿瘤细胞并克服细胞的耐药。基于这样的理论，有用单药如紫杉醇 2 周 1 次或 1 周 1 次化疗。Estevez 对 56 例 II、III 期乳腺癌患者用多西紫杉醇单药每周 1 次，剂量为 40mg/ m^2，连用 6 周，第 8 周开始第 2 周期。原发肿瘤的效果：总有效率 68%，临床 CR 29%，PR39%，病理 CR

16%。血液系统的不良反应轻、少。这一结果显示，每周 1 次多西紫杉醇在乳腺癌的新辅助化疗中的有效率与每 3 周 1 次的相当，且患者的耐受性较后者好。对某些因身体情况需尽可能地减少、降低药物毒性反应和副作用，不适宜 3 周 1 次化疗的患者，每周 1 次多西紫杉醇非常实用。

七、与乳腺癌新辅助化疗效果相关的生物学因子

化疗效果与某些乳腺癌相关的生物学因子关系的研究对预测治疗效果、选择有效化疗药物、制订个体化方案具有重要意义，这已成为目前乳腺癌新辅助化疗研究中最为活跃的部分。近年来有关的文献报道不少，但存在的问题是各家样本的数量都小，研究的方法（如病例选择、化疗方案、检测的指标和方法等）各异，难以综合评价。现就研究较多的几个方面介绍如下。

（一）肿瘤细胞的增殖情况对预测化疗效果的价值说法不一

Euler 报道一组 156 例 LABC 新辅助化疗的多中心随机试验。治疗前行粗针组织活检。采用 EC 方案新辅助化疗。疗效：pOR 75.8%，pCR 6%。在若干指标（ER、HER2、p53、Ki – 67）中，只有 Ki – 67 高是临床反应最好的预测指标。在 Aas 等的一组 LABC 94 例，采用阿霉素 $14mg/m^2$ 每周 1 次新辅助化疗 16 周，疗效：PR 38%、SD52%、PD 10%。单因素分析，高细胞增殖率（mitotic frequency）与肿瘤对阿霉素抗药明显相关。经随访，Ki – 67 低的生存率高。进一步分析显示，高细胞增殖率和高 Ki – 67 与 p53 突变相关。

（二）HER2 表达与化疗效果

Penault – Llorea 等对 115 例乳腺癌行含蒽环类新辅助化疗。治疗前、后粗针组织活检，测核分级、ER、PR、HER2、Ki – 67、p53。结果：HER2（＋）的 pCR 是 HER2（－）的 4.54 倍（$P < 0.005$）。认为 HER2 过表达是预测蒽环类化疗效果的独立因素。但 Zhang 等报道的 97 例Ⅰ~Ⅲ期乳腺癌采用 FAC 新辅助化疗 4~6 周期结果：cOR 78%、影像 OR 64%、pCR15%。在影像评估中，HER2（＋）和（－）的 OR 分别为 80% 和 57%（$P > 0.05$），未发现疗效与 HER2 表达有明显关系。

（三）p53 表达与化疗效果

Bottini 报道 143 例可手术乳腺癌的新辅助化疗，分 CMF 联合化疗和表阿霉素单药化疗两组，2~6 周期（平均 3 周期）。检测的指标有：p53、bcl – 2、HER2、ER、PR、PG – 170。结果：表阿霉素组，p53 阳性表达和阴性表达的 CR 分别为 9.4% 和 25.5%（$P < 0.02$）。多因素分析，p53 为预测蒽环类药疗效的一个独立指标，bcl – 2 与疗效无关。Anelli 等研究的结果也与此相似。73 例 LABC 采用 PA（紫杉醇 $75mg/m^2$ + 阿霉素 $60mg/m^2$）新辅助化疗 3 周期。化疗前切取活检 p53 和 DNA 测定。结果：OR 83.5%、病理 CR 15.1%。临床 CR 25 例中，p53（＋）2 例（$P = 0.004$）；病理 CR 11 例中，p53（＋）1 例（$P = 0.099$）。显示 p53 阴性表达的乳腺癌采用 PA 方案化疗效果较好。

（四）细胞凋亡与化疗效果

Davis 等对 30 例乳腺癌新辅助化疗治疗前及治疗后 24h、48h 分别行粗针组织活检，动态检测细胞凋亡变化。化疗方案用 AT（多西紫杉醇 + 阿霉素）或紫杉醇。新辅助化疗结束后评估疗效。结果显示：化疗后肿瘤的病理学反应与化疗诱导肿瘤细胞凋亡程度直接相关；

且化疗反应好的，化疗后48h细胞凋亡呈高水平。这一研究即提示：提高化疗诱导细胞凋亡水平，可提高肿瘤对化疗的反应；深入探究根据化疗诱导出现凋亡高峰来调整化疗间期，可能进一步提高化疗效果。

（五）ER与化疗效果

ER情况是乳腺癌选择内分泌治疗的依据，对预测患者的无病生存及总生存有重要意义。从以往的文献中未能看出化疗效果与ER有何关系。但在ECTO试验最初报道中显示，乳腺癌对化疗的反应与ER有关。单因素分析，在ER（-）的患者中，疗效达病理CR的为45%，而ER（+）的，病理CR为10%（P=0.001）。同样，PR（-）和（+）的病理CR分别是36%和13%（P=0.001）。所有新辅助化疗期间，患者未接受他莫昔芬治疗。经多因素分析，进一步显示仅ER和淋巴结情况与肿瘤对化疗反应的病理CR相关。

八、新辅助化疗患者手术后的化疗、放疗问题

（一）化疗

一般而言，如新辅助化疗尚未完成预定的全程化疗者，术后应继续完成。炎性乳腺癌，术后化疗是综合治疗中不可缺少的部分，但在术前应加强化疗，以能使肿瘤获得最大程度的化疗反应。对可手术的乳腺癌，如新辅助化疗完成预定全程化疗，术后原发肿瘤和腋窝淋巴结均达病理CR者，可不再化疗；对未达到CR的，是否需要术后化疗，以及新辅助化疗+术后化疗的效果是否优于全程化疗在术前完成等问题，可能在不久的将来从NSABP B-27及ECTO等研究的结果中获得信息。

（二）术后放疗

对LABC患者放疗是综合治疗中一个重要部分。术后胸壁照射以及加或不加区域淋巴结区照射的适应证应以肿瘤最初的大小及腋窝淋巴结的转移情况而定。对行保乳手术者，即使原发肿瘤对化疗反应达病理CR，仍应行乳房照射。需强调的是，虽然放疗对肿瘤局部有很好的疗效，但有足够的资料证实单以放疗对局部区域肿瘤的控制是不够的。新近Ring等报道，早期乳腺癌经新辅助化疗后，原发肿瘤临床疗效为CR的病例，局部治疗分手术及单纯放疗两组对照观察。虽然两组患者5年和10年生存率无明显差异，但单纯放疗组局部复发率高。总的来看，普遍认为还不能单以放疗替代外科手术。

九、有关新辅助化疗未来的工作

新辅助化疗旨在以术前化疗作为一体内化疗药物敏感性试验，力争使每位接受新辅助化疗者受益。最重要的是为患者选择最大可能使肿瘤达到病理CR的个体化治疗方案。新辅助化疗是评估预测临床、病理因子最为理想的方法。在新辅助化疗前、中、后可使用现代的技术如免疫组化、荧光原位杂交、DNA微阵（microarrays）、RNA微阵、蛋白组学（proteomics）等检测肿瘤。

任何一种新的抗肿瘤特异的生物学靶治疗需要在对肿瘤初始治疗中探索。无疑，新辅助治疗提供了良好的验证疗效，并作为临床评价其利、弊的可靠指标，以指导有效的抗乳腺癌新药的开发。

（王　政）

第十一节 辅助化疗

乳腺癌术后辅助化疗经过了 20 多年的历练，约 100 多组前瞻性随机临床试验的结果表明，术后辅助化疗可提高生存率、降低复发率和病死率，目前在世界范围内已得到广泛的认同和应用。

一、适应证

（一）腋窝淋巴结阳性患者

对淋巴结阳性患者，应给予术后辅助化疗。无论绝经前或绝经后，化疗均能降低复发率和病死率，但以绝经前患者更为显著。早在 20 世纪 70 年代初，Bonadonna 等对淋巴结阳性患者术后随机分为 CMF 化疗组及对照组，10 年后随访结果显示，化疗组优于对照组，无复发生存率（RFS）分别为 43.4% 和 31.4%，总生存率（OS）分别为 55.1% 和 41.3%，其中绝经前患者的 RFS 显著提高。

EBCTCG 的研究也表明，化疗不但能延长绝经前患者的生存期，而且对绝经后患者亦有效。一组包括 75 000 例乳癌患者的 10 年随访资料表明，术后辅助化疗可使 50 岁以下患者的复发率和病死率分别降低 37% 和 27%；50 岁以上则分别为 22% 和 14%。目前公认，对腋窝淋巴结阳性的绝经前患者，辅助化疗是首选治疗手段。

（二）腋窝淋巴结阴性患者

对淋巴结阴性患者，应掌握适应证，根据预后指标判断，有针对性地对有高度复发危险性的患者进行术后辅助化疗。近年研究结果表明，腋窝淋巴结阴性患者术后 5 年生存率、复发率及病死率分别为 70% ~ 85%、25% ~ 30% 和 15% ~ 30%；10 年分别为 75%、40% ~ 45% 和 25% ~ 30%，即 70% 的病例仅用手术治疗即可治愈，术后辅助化疗仅对 30% 的患者可能受益。迄今提出的相关预后指标很多，比较肯定的有肿瘤大小、组织病理学、受体状态、DNA 倍体或含量及癌基因扩增等。一般认为，患者年龄 < 35 岁、肿瘤直径 > 2.0cm、核分级为Ⅲ级、脉管瘤栓、ER 阴性、HER2 基因高表达及 S 期细胞比例明显增加的患者应考虑给予术后辅助化疗。

二、有效方案

（一）CMF 方案

是最早用于乳腺癌术后辅助化疗方案，经典 CMF 方案包括 CTX 100mg/（m² · d）口服，第 1 ~ 14 天；MTX 40mg/m² 静脉给药，第 1、8 天；氟尿嘧啶 600mg/m² 静脉给药，第 1、8 天；每 4 周重复。Bonadonna 等分别于 1985 年和 1995 年报道了 CMF 方案 10 年和 20 年的随诊结果，结果显示，CMF 组的 DFS 和 OS 均优于对照组，尤其在绝经前腋淋巴结 1 ~ 3 个阳性组最为明显。虽然近年研究结果显示，含蒽环类联合化疗方案优于 CMF，但并非否定其在辅助化疗中的作用，目前对于低危患者、有心血管疾病的老年患者或对蒽环过敏者，CMF 方案仍然是一个理想的选择。

（二）含蒽环类联合化疗方案

常用方案有 CAF ［（CTX + ADM +（5 – FU）］、CEF ［CTX – EPI +（5 – FU）］、AC（CTX + ADI）。早期乳腺癌试验协作组（EBCTCG）对 16 组试验（14 000 例）的分析结果显示，与 CMF 方案比较，使用蒽环类方案能使复发和死亡危险分别进一步降低 11% 和 16%，5 年和 10 年病死率分别降低 3.5% 和 4.6%。

Buzdar 等报道了 CAF 方案辅助化疗 10 年随访结果。近年来随着许多研究结果显示，蒽环类方案优于 CMF 方案，含蒽环类联合化疗方案 4 周期与 CIF 方案 6 周期的疗效相当。对于低危患者术后可给予 4 个周期 CAF 方案或 AC 方案，高危患者仍需 6 个周期的化疗。

含蒽环类方案中，国外推荐剂量为阿霉素 $50 \sim 60 mg/m^2$、表阿霉素 $80 \sim 100 mg/m^2$，每 3 周重复。GALGB 8541 比较了 CAF 方案低、中、高三个剂量组，即阿霉素 $30 mg/m^2 \times 4$、$40 mg/m^2 \times 6$、$60 mg/m^2 \times 4$，随诊 9 年，DFS 分别为 56%、61% 和 66%，OS 分别为 72%、77% 和 79%，表明中和高剂量组优于低剂量组，并具有统计学差异。GALGB 9344 比较 AC 方案中阿霉素 $60 mg/m^2$、$75 mg/m^2$ 和 $90 mg/m^2$ 不同剂量，5 年无复发生存率分别为 69%、66% 和 67%，未显示统计学差异。法国辅助化疗研究组比较 CEF 方案中表阿霉素 $50 mg/m^2$ 和 $100 mg/m^2$ 不同剂量，结果显示 $100 mg/m^2$ 组的 DFS 和 OS 均高于 $50 mg/m^2$ 组。

（三）含紫杉类联合化疗方案

由于紫杉类药物在晚期乳腺癌治疗中的突出疗效，20 世纪 90 年代中期开始用于术后辅助化疗。CALGB 9344 研究收集 3 000 多例腋淋巴结阳性的早期病例，术后先以 AC 方案化疗 4 周期，然后随机分为两组，一组加 4 个周期紫杉醇，另一组则观察，受体阳性者服他莫昔芬 5 年。随访 33 个月时，常规化疗后加用紫杉醇组无复发生存率提高了 5%、总生存率提高了 3%，多因素分析复发率降低了 22%、病死率降低了 26%，但在亚组分析中以受体阴性患者获益较明显。NSABP – 28 试验对 3 060 例淋巴结阳性患者随机分为 4 周期 AC 或 4 周期 AC 加 4 周期紫杉醇，中位随访 34 个月，生存率分别为 92% 和 90%，两组无复发生存率均为 81%。由于以上两组大型随机研究设计的周期数不对称，因此引起一些学者的争议，因此为了进一步验证紫杉类药物在术后辅助化疗中的作用，BCIRG 001 试验比较了 TAC（多西紫杉醇 + 阿霉素 + 环磷酰胺）6 周期和 FAC 方案 6 周期的疗效。无复发生存率和总生存率 TAC 方案均优于 FAC 方案，尤其是腋淋巴结阳性 $1 \sim 3$ 个组获益最大。因此，已有越来越多的临床将紫杉类化疗方案用于乳腺癌术后辅助化疗，以希望得到更好的临床疗效。

（四）高剂量化疗加干细胞移植

20 世纪 90 年代后期，相继展开高剂量化疗加干细胞移植作为术后高危患者的辅助治疗。1999 年 Peters 报道了 874 例腋窝淋巴结转移≥10 个高危乳腺癌患者的研究，所有患者先经 CAF 方案联合化疗，然后随机接受高剂量化疗加干细胞移植或中剂量化疗加 G – CSF 支持。5 年无复发生存率分别为 61% 和 60%，总生存率分别为 70% 和 72%，均无显著性差别。美国 MD Anderson 肿瘤中心也报道了 78 例腋窝淋巴结转移≥10 个高危患者或腋淋巴结阳性≥4 个的局部晚期患者，行 8 个周期 CAF 方案联合化疗后随机分为高剂量化疗加干细胞移植组或观察组，中位随访 6 年，发现两组无复发生存和总生存均无显著性差异。2000 年 Rodenhuis 等报道了 985 例高危患者，术后接受 4 个周期 FEC 方案化疗后，随机分为高剂量化疗加干细胞移植组或再加 1 周期 FEC 方案化疗。中位随访 3.5 年，3 年无复发生存率分别为 72% 和 65%（P = 0.057）；7 年随访的首批 287 例患者中，无复发生存率分别为 77% 和 62%（P = 0.009），总生存率分别为 89% 和 79%（P = 0.039），表明高剂量化疗加干细胞移植组优于常规化疗组。以上各组大样本的研究结果不完全一致，临床价值并未达成共识，因此高剂量化疗加干细胞移植作为术后辅助化疗的应用尚需再评价。

（五）含曲妥珠单抗的联合方案

曲妥珠单抗（赫赛汀，Herceptin）是近年用于治疗 HER2 高表达晚期乳腺癌的靶向单克隆抗体，与化疗联合应用取得了非常好的疗效。在临床试验中，治疗乳腺癌的新药通常首先用于已有转移的患者，一旦疗效突出，即会开展作为辅助化疗的研究，因为在疾病早期用药，疗效可能更好。赫赛汀作为辅助化疗的理论基础有多方面，其中包括其疗效明确和耐受性好，且还可提高 HER2 高表达晚期乳腺癌患者的生存率。HER2 阳性在乳腺肿瘤发展的早期就已存在，它会引起肿瘤恶变，且被定义为侵袭性的一种标志，预后差。另外，赫赛汀应用于微小转移病灶的疗效优于那些有转移的患者。基于以上原因，有关赫赛汀作为辅助化疗的一系列试验正在进行，研究对象均为术后 HER2 高表达患者，包括 4 项大型随机多中心临床试验，分别为：AC 化疗 3 个月后，赫赛汀联合紫杉醇治疗（NSABP/US 小组）；AC – T 化疗 6 个月后，赫赛汀单药治疗（US 小组）；在卡铂与紫杉类联合化疗前，用赫赛汀单药治疗（BCIRG）；标准化疗 3 个月以上后，赫赛汀单药治疗（HERA 试验）。以上多中心临床试验总病例数超过 12 000 例，它们均已证明赫赛汀辅助治疗的临床作用。

（六）其他方案

正在研究中的药物还包括含铂类方案的辅助化疗以及卡培他滨、长春瑞滨、吉西他滨等新药的辅助化疗等，其目的是评价对乳腺癌有效新药作为辅助化疗的疗效是否与蒽环类药物相当。例如对 65 岁以上淋巴结阳性或淋巴结阴性的高危患者，比较标准的 AC 或 CMF 方案 6 周期和单药希罗达 6 周期的疗效（CALGB/CTSU 49907）。此外，令人鼓舞的剂量密集辅助化疗（将传统每 3 周重复方案缩短为每 2 周重复，辅以 G – CSF 支持）已得到初步肯定，CALGB 9741 研究表明，剂量密集辅助化疗与常规辅助化疗比较，疾病复发率降低了 26%（P = 0.010），病死率降低了 31%（P = 0.013），由于预防性使用 GCSF，密集化疗组的不良反应低于常规化疗组，缩短了治疗时间，提高了患者的生活质量，因而密集化疗是近年乳腺癌术后辅助化疗的新方向。

三、化疗期限

对于术后辅助化疗的开始时间没有明确定论，原则上手术后应尽早进行。早年 Bonadonna 等曾比较 12 周期与 6 周期 CMF 方案的结果，其疗效相当。随着蒽环类药物在辅助化疗中的应用，大量临床研究结果表明 4 周期 CAF 或 AC 方案的疗效与 6 周期 CMF 方案相当。目前认为术后辅助化疗的合理期限应为 4~6 个周期，对于低危患者术后给予 6 周期 CMF 或 4 周期 CAF 方案辅助化疗；高危患者给予 6 周期的 CAF 方案辅助化疗。延长化疗时间或给予更多周期化疗并不能提高疗效，反而增加了化疗的不良反应和治疗费用。

（王　政）

第十二节　高钙血症

高钙血症（hypercalcemia）是常见且危及生命的肿瘤代谢急症，当骨骼中动员出的钙水平超出了肾脏排泄的阈值就会发生高钙血症。

一、病因

高钙血症是最常见的伴癌内分泌综合征，在恶性肿瘤患者中，国外报道高钙血症的发生率为10%～20%，国内报道的发生率远低于国外。而在恶性肿瘤中发生的高钙血症中，肺癌占26%～28%，乳腺癌占24%～26%，多发性骨髓瘤占5%～8%。但我国报道的发病率低得多。高钙血症影响多器官功能，并引起许多病理、生理改变，甚至要比癌症本身更加容易危及生命，应早期诊断及紧急治疗。

二、发病机制

肿瘤相关性高钙血症发病机制较复杂，目前研究认为主要有两种机制参与其中。约80%的肿瘤相关性高钙血症主要由原发肿瘤释放某些体液因子及相关产物引发，如通常由鳞癌细胞产生的甲状旁腺激素相关蛋白（PTHrP），以及1，25-（OH）2D或甲状旁腺激素（较少见）。几乎在所有无骨转移的肿瘤相关性高钙血症患者血液中均发现了PTHrP的存在；另外约有20%主要是由骨转移导致破骨细胞发生骨重吸收引起。研究发现，肿瘤细胞与破骨细胞间的相互作用主要由PTHrP调节。肿瘤细胞释放的PTHrP可刺激破骨细胞释放细胞核因子KB（NF-KB）受体活化因子（RANK）配基（RANKL）及破骨细胞前体细胞。RANK-RANKL反应可激活某些重要的核因子，如NF-KB、C-Jun N末端激酶（c. JunN-terminus kinase，JNK）和p38丝裂原活化蛋白激酶（mitogen-activated protein tyrosine kinase，MAPK）等，进而激活一系列细胞内信号通路，从而发挥诱导破骨细胞分化、活化破骨细胞及延长其生存时间的作用。亦有研究证实PTHrP除可直接介导高钙血症发生外，还可参与促进肿瘤骨转移、发挥调节肿瘤细胞生长的作用。此外，亦有研究表明，钙离子敏感受体与肺癌相关性高钙血症的发生发展密切相关，可能是一种潜在的发病机制及治疗靶点。

三、临床表现及诊断

高钙血症的临床表现几乎包括各个系统（表14-4），极易与药物的不良反应或晚期患者的衰竭症状，特别是中枢神经系统转移的表现相混淆。

表14-4　与癌症相关的高钙血症临床表现

全身症状	脱水、体重减轻、厌食、瘙痒、烦渴
神经肌肉症状	疲劳、嗜睡、肌无力、反射减退、神经病、癫痫发作、意识丧失、昏迷
胃肠道症状	恶心、呕吐、便秘、顽固性便秘、肠梗阻
肾脏	多尿、肾功能不全
心脏	心动过缓、P-R间期延长、Q-T间期缩短、T波宽、房性及室性心律失常

对所有高钙血症患者应进行一系列有关的检查，包括血清钙、磷酸盐、碱性磷酸酶、电

解质、血 BUN、Cr 等。血清钙正常值为 2.25 ~ 2.74mmol/L，2.75 ~ 3.0mmol/L 为轻度升高，3.1 ~ 3.5mmol/L 为中度升高，>3.5mmol/L 可导致一系列严重的临床征象，即称高钙危象，可危及生命。免疫学检查伴有低磷酸血症的甲状旁腺激素水平升高，可能提示有异位的激素分泌。白蛋白水平低下、营养不良的患者测定离子钙的水平对决定是否治疗有帮助。因为高钙血症的症状与游离钙的升高有关，与结合钙无关。判断血钙水平时应注意使用人血白蛋白水平校正。人血白蛋白浓度低于 40g/L（4g/dl）时，每降低 10g/L（1.0g/dl）会引起血钙水平降低 0.20mmol /L（0.8mg /dl）。计算方法：经人血白蛋白校正血钙（mg/dl）= 实测血钙（mg/dl）+0.8 ×［4.0 – 实测人血白蛋白（g/dl）］。多发性骨髓瘤患者由于过量产生的副蛋白与血清钙异常结合可以有血清钙水平升高，但游离钙的水平并不升高。而低蛋白血症的患者也可产生高钙血症症状，心电图经常显示 Q – T 间期缩短、T 波宽大，心动过缓及 P – R 间期延长。

四、治疗

（一）一般措施

理想的治疗是针对引起高钙血症的原发疾病，但高钙血症大多发生在细胞毒药物治疗失败的晚期癌症患者身上。为此，通常采用的治疗方法是通过增加尿中钙的排泄或减少骨的重吸收直接使血清钙减少。如可能，应尽量做些最小程度的活动，因不活动可加剧高钙血症。尽可能停用抑制尿钙排泄的药物（如噻嗪类）或使肾血流减少的药物及 H 受体拮抗药。此外，还应停止高钙饮食、维生素 D、维生素 A 或其他维 A 酸类药物。

（二）特殊处理

1. 生理盐水与利尿剂的应用　所有高钙血症患者都会因为肾小管功能障碍引起多尿及呕吐等而产生脱水，常规生理盐水水化将增加尿钙的排泄。因为尿中钙清除率和钠是平行的，当血钙高至威胁生命时，应该进行大量的水化（如 250 ~ 300ml/h）并静脉注射呋塞米来减少钙的重吸收。呋塞米和依他尼酸可作用于肾小管髓袢升支粗段，抑制钠和钙的重吸收，促进尿钙排泄，同时防止细胞外液容量补充过多。呋塞米应用剂量为 20 ~ 40mg 静脉注射；当给予大剂量呋塞米加强治疗（每 2 ~ 3 小时 80 ~ 120mg）时，需注意补充水和电解质，尽可能监测中心静脉压、血及尿电解质以防止发生水、电解质紊乱。目前，利尿剂常与抗骨吸收药物一同使用，一般仅用 1 ~ 3 日，在抗骨吸收药物起效后即可停用。由于噻嗪类利尿剂可减少肾脏钙的排泄进而加重高血钙，因此绝对禁忌使用。

2. 糖皮质激素　是治疗多发性骨髓瘤、淋巴瘤、乳腺癌和白血病引起的高钙血症的有效药物。糖皮质激素可以阻止破骨细胞激活因子（OAF）引起的骨重吸收。大剂量激素还可以通过增加尿中钙的排泄，抑制维生素 D 的代谢，减少钙的吸收，发挥降钙作用。长期用药还可以引起骨骼的负钙平衡。通常需要几日大剂量激素治疗，直至出现明显的降钙效果，大多数患者每日需要泼尼松 40 ~ 100mg。

3. 双磷酸盐类药物　又称骨溶解抑制剂。主要用于治疗高钙血症，减少和预防溶骨性骨折的相关骨事件的可能性，同时也是适用于预防肿瘤骨转移发生不良事件的基本药物。其主要作用机制为：①能有效抑制破骨细胞的活性，进而阻止由肿瘤引起的溶骨性破坏及恶化；②通过抑制甲羟戊酸生物合成通路，进而诱导破骨细胞发生凋亡；③能紧密的吸附在骨的羟磷灰石表面，减少钙离子的释放入血；④抑制破骨细胞合成及释放前列腺素等炎性介质。临床常用的有帕米磷酸二钠、伊班磷酸钠、唑来磷酸钠和因卡磷酸二钠。后三种为第三代双磷酸盐，较前者有更好的疗效及更轻的不良反应。按临床作用强度由强至弱依次为唑来磷酸钠、伊班磷酸钠和帕米磷酸钠。有研究表明，因卡磷酸二钠对恶性肿瘤引起的高钙血症的作用不亚于伊班磷酸钠。用药前需要检查患者的肾功能，要求肌酐清除率 $>35ml/min$。用药后少数患者可发生注射部位刺激、发热和流感样症状，无须处理可自动消退，但是除了唑来磷酸外，其他双磷酸类药物均须缓慢静脉滴注，以免发生严重过敏反应。并且将一定剂量的双磷酸盐溶解于 500ml 以上溶液中静脉滴注，维持 4 小时以上，以防双磷酸盐和钙的复合物沉积造成肾损害。其不良反应主要为肾脏损害及抑制矿化，少数可引起下颌骨坏死，其他极少见的不良事件包括结膜炎、葡萄膜炎、巩膜炎、眼睑水肿、眼眶感染和脑神经麻痹等，发生率低于 0.05%。

4. 降钙素　降钙素可以迅速抑制骨的重吸收，给药后数小时内血钙降低。虽然可以获得快速的降钙效果，但应用降钙素的同时伍用糖皮质激素，否则机体会很快产生抗体。如果用降钙素治疗时血清钙升高，改用其他药物。降钙素的用法为 $2\sim8u/kg$。

5. 口服磷酸盐　目前临床应用的口服双磷酸盐有固令和艾本两种，对控制轻度的高钙血症是有效的和相对安全的。但是，无论口服或静脉滴注双磷酸类药物，均需监测患者的血钙、血磷，特别是肾功能检查尤为重要。

6. 光辉霉素（mithromycin）　是治疗高钙血症的有效药物，它主要是通过降低溶骨细胞数目和活性而减少骨的重吸收。光辉霉素对骨转移或异位激素物质引起的高钙血症患者均有效。由于光辉霉素对血管的刺激较大，应采用静脉冲入法给药。高钙血症患者通常每周注射一次光辉霉素（$15\sim20\mu g/kg$），直到开始有效的抗肿瘤治疗。血清钙的水平将在 $6\sim48$ 小时内开始下降。如果在两日内没有起效，应该考虑第二次给药。

当转移性乳腺癌患者进行治疗时发生高钙血症，患者应加用水化、皮质激素，如果需要再加光辉霉素。乳腺癌进行激素治疗发生严重高钙血症时，应该立即停用激素。一旦血钙水平恢复正常，激素治疗可重新开始并从低剂量逐渐增加。用激素治疗如发生轻度高钙血症，并没有什么危险时，通常可以继续用激素加水化处理（表 14-5）。

表 14-5　癌症相关高钙血症的治疗

药物	剂量	适应证	起效时间	疗效	优点	缺点
生理盐水	$200\sim400ml/h$	血溶量减少、脱水	$12\sim24$ 小时	20%	纠正脱水	肺水肿高钙血症液体潴留
泼尼松	$40\sim100mg/d$	多发性骨髓瘤和淋巴瘤引起的高钙血症	$3\sim5$ 日	0%～40%疗效与原发病有关	服用方便	高钙血症胃炎骨质减少
阿可达	$60\sim90mg$，静脉缓慢滴注超过 24 小时	中、重度高钙血症	$24\sim48$ 小时	60%～75%	疗效好、减少骨重吸收	发热静脉刺激
降钙素	$2\sim8U/kg$，皮下或肌内注射，每 $6\sim12$ 小时一次	轻、中度高钙血症的快速控制	$1\sim4$ 小时	30%	起效迅速	恶心和一过性高钙血症

续 表

药物	剂量	适应证	起效时间	疗效	优点	缺点
口服磷酸盐	1~3g/d 分次口服	轻、中度高钙血症、低磷酸血症	24~48 小时	30%	服用方便毒性小	恶心、腹泻、骨外的钙化
光辉霉素	251×5/kg，静脉注射，每周一次	中、重度高钙血症	24~48 小时	50%	中度有效	恶心，肾毒性，肝毒性，血小板减少，凝血症

大多数高钙血症患者可通过水化和有效的抗肿瘤治疗抑制骨溶解，在此基础上可逐渐减少光辉霉素、降钙素或肾上腺皮质激素的用量。如需继续使用光辉霉素及降钙素，应逐渐延长每次的给药间隔，以减少药物的不良反应。

目前，治疗肿瘤相关性高钙血症的新药已进入临床试验阶段。Denosumab（AMG162）是一种人源性 IgG2 单克隆抗体，作用于 RANK – RANKL 通路。研究表明，Denosumab（AMG162）应用于骨质疏松症可抑制骨的重吸收，可抑制乳腺癌骨转移，且耐受性较好。体外实验表明，重组人骨保护素（OPG）可抑制 RANKL 活性。小鼠实验亦表明，该药物不仅可以预防肿瘤性高钙血症的发生，还可恢复骨组织的正常结构。另外，目前仍在研究中的新药包括抗 PTHrP 抗体、酪氨酸激酶抑制剂（如达沙替尼）、组蛋白酶 K 抑制剂 Odanacatib、内皮素 1 抑制剂 Atrasentan、抗糖蛋白 Dickkopf（DKKl）及抗活化素 A 的单克隆抗体等。

（徐海霞）

第十三节　脊髓压迫症

脊髓压迫症（spinal cord compression，SCC）是指脊髓受到占位性病变压迫而引起的脊髓、脊神经根或马尾神经受压迫而产生的脊髓神经功能障碍的一组临床综合征。临床上比较常见，10% 的肿瘤急症患者首先表现为脊髓压迫症。脊髓压迫 95% 以上发生在髓外，其中 70% 发生在胸段，20% 在腰段，10% 在颈段脊髓。硬膜外隙肿瘤转移所致的脊髓压迫，极易造成永久性损害，应当尽快争取有力的急救措施，以逆转已存在的神经损害及保护残存的脊髓功能。

（1）急性压迫型：多由急性硬膜外血肿、外伤后椎管内血肿、椎管内出血等引起，病变发展快，在较短时间内（1~3 天内）迅速压迫脊髓，使脊髓动脉血供减少，静脉回流受阻，受损区神经细胞、胶质细胞及神经轴突水肿、变性，若不能及时解除病因，可出现脊髓坏死。

（2）慢性压迫型：常由先天性脊柱畸形和椎管内良恶性肿瘤引起，病变发展速度较慢，可在一定的时间内不表现出相应的临床症状。发病后期出现失代偿症状，机械压迫表现为神经根脊髓半切或横贯性损害：脊髓受压后，脊髓表面静脉怒张，血液中蛋白质渗出，脑脊液蛋白质含量增多。

一、病因

（一）肿瘤

肿瘤是脊髓压迫症中较常见的病因，引起脊髓压迫最常见的肿瘤依次是乳腺癌、肺癌、淋巴瘤、前列腺癌和骨髓瘤。

（二）外伤

脊柱骨折脱位或椎管内血肿压迫脊髓、神经根及马尾神经，是脊髓压迫较常见的病因。

（三）炎症

炎症可分为急性或慢性炎症和细菌性或非细菌性的。如硬脊膜外脓肿、脊柱结核、粘连性蛛网膜炎。

（四）畸形

可引起脊髓压迫症的病因有脊髓血管畸形、颈椎融合症等。

（五）其他

引起脊髓压迫症的其他病因有脊髓增生性疾病、寄生虫（如囊虫症、包虫等）。

二、临床表现

因病因、起病急缓及病程长短不同等，临床表现有很大差别。急性脊髓压迫症病情进展迅速，脊髓功能可于数小时或数日内完全丧失，多表现为脊髓横贯性损害，常有脊髓休克。慢性脊髓压迫症起病隐袭，进展缓慢，典型的临床表现经过可分三期：根痛期（又称神经根刺激期），表现为脊神经根痛及脊膜刺激症状；脊髓部分受压期，表现为脊髓半切综合征，同侧损害节段以下上运动神经元性瘫痪，腱反射亢进、病理征阳性，同侧深感觉障碍及病变对侧损害节段以下痛温觉减退或丧失，而触觉良好，病变侧损害节段以下血管舒缩功能障碍；脊髓完全受压期，出现脊髓完全横贯性损害。以上三期的表现并非各自独立，常可相互重叠。不同的肿瘤发生硬膜外转移的部位有所不同，一般认为与解剖部位及静脉和淋巴引流有关。乳腺癌和肺癌往往造成胸段脊髓压迫，胃肠道肿瘤大多转移至腰骶部，淋巴瘤造成的脊髓压迫，常因肿瘤的局部直接侵犯所致。

（一）一般症状

（1）感觉障碍：疼痛常为脊髓压迫症的早期症状，可分为根性、传导囊性及脊柱性等，以根性疼痛最为重要。感觉异常也是脊髓病变时引起注意的早期症状，可呈束带状、肢体发麻、烧灼或针刺感。脊髓丘脑束受损出现受损平面以下对侧躯体痛温觉减失；后索受压出现受损平面以下同侧身体深感觉缺失；横贯性损害上述两束均受损，表现为受损节段平面以下一切感觉均丧失。髓外压迫，感觉障碍由下肢向上发展；髓内压迫，感觉障碍自病变节段向下发展，鞍区感觉保留至最后才受累。因此感觉障碍对判断髓内外病变有重要参考价值。

（2）运动障碍：一般较感觉障碍出现晚，单侧锥体束受压，引起病变以下同侧肢体痉挛性瘫痪；双侧锥体束受压，则引起双侧肢体痉挛性瘫痪，初期表现为伸直性截瘫，后期表现为屈曲性截瘫。急性脊髓损害早期表现为脊髓休克，2~4周后表现为痉挛性瘫痪。

（3）反射异常：受压节段因后根、前根或前角受损出现相应节段的腱反射减弱或消失，锥体束受损则损害水平以下同侧腱反射亢进、病理反射阳性、腹壁反射及提睾反射消失。脊髓休克时各种反射均引不出。

（4）自主神经功能障碍：主要为膀胱和直肠功能障碍，起初为排尿费力，继之为尿潴留及充溢性尿失禁，最后形成自动性膀胱。绝大多数有便秘和排尿困难，马尾圆锥处病变时，尿便障碍出现较早。受累阶段以下皮肤初期出汗增多，晚期少汗或无汗，皮肤干燥或落屑等。

（5）脊膜刺激症状：表现为与病灶对应的椎体叩痛、压痛和活动受限，多由硬膜外病变引起。

（二）脊髓不同部位损害的表现

（1）颈髓：高颈髓（C1～3），根性疼痛在颈后部和枕部。上下肢痉挛性瘫痪，损害平面以下感觉障碍，膈神经受累时，轻者呃逆，重者呼吸困难，甚至完全麻痹。颈膨大（C4～T1），根性疼痛在肩部或上肢，上肢为迟缓性瘫痪；下肢为痉挛性瘫痪，受累平面以下感觉障碍，一侧交感神经损害时，引起同侧瞳孔缩小，眼睑下垂、眼球内陷、面部无汗及血管扩张即 Homer 综合征。

（2）胸髓（T2～T12）：根性疼痛可表现为肋间神经痛和疼痛在腹部，有束带感；受累平面以下感觉障碍，下肢为痉挛性瘫痪。

（3）腰膨大（L1～S1，2）：下肢可有根性疼痛，迟缓性瘫痪和感觉障碍。

（4）圆锥病变：膀胱、直肠和性功能障碍为主，鞍区感觉障碍。

（5）马尾病变：脊髓圆锥与马尾病变症状相似，但多以神经根疼痛起病，疼痛剧烈，单侧多见，即使累及双侧亦常不对称，晚期可出现下肢肌肉萎缩和迟缓性瘫痪。

（三）体征

大约90％的病例首发症状是背部或颈部的疼痛，可放散到胸部两侧。常见的肢体感觉的异常变化是胸部和上腹的束带感，常呈持续性。但约10％的患者无疼痛，而仅存在运动和感觉的改变，例如，肢体无力、麻木或针刺感、鞍区麻木、足反射伸性，甚至跛行。可出现排尿困难、尿潴留，常发生较晚。

三、诊断及鉴别诊断

脊髓造影可显示脊髓的形态位置及脊髓腔状态，是硬膜外脊髓压迫的标准诊断和定位方法，但随着 CT、MRI 应用，这种方法很少应用。CT 或 MRI 能更清楚显示脊髓压迫影像，可提供脊髓的病变部位、上下缘界线及性质等有价值的信息，硬膜外转移瘤的定位准确且无创伤，是最优良的检查方法。首先明确脊髓损害为压迫性或非压迫性；而后明确受压部位及平面，病变是髓内、髓外硬膜内、髓外硬膜外；最后确定压迫性病变的病因及性质。

髓内与髓外病变鉴别：髓内病变较早出现脊髓功能破坏症状而脊神经根刺激症状少见，椎管阻塞程度轻，脑脊液改变不明显，MRI 可明确病变部位及性质；髓外硬膜内病变对脊神经根的刺激或压迫明显，出现典型根痛症状，椎管阻塞严重时，脑脊液蛋白含量明显升高，脊髓造影可见脊髓移向病变对侧；髓外硬膜外病变有神经根及脊膜刺激表现，脊髓损害相对出现较晚，程度较轻，MR 可发现硬脊髓囊移位。

四、治疗

治疗原则是尽快去除脊髓受压的病因解除压迫，能手术切除者，力争彻底切除。急性压迫应力争在起病6小时内减压。不能完全切除者，应作减压术。同时积极配合药物及理疗，促进脊髓功能恢复，同时加强护理，预防并发症。恶性肿瘤或转移瘤针对患者不同情况可进行手术，术后进行放疗、化疗。对高龄及瘫痪患者应注意防治肺炎、褥疮和尿路感染等并发症。

1. 内科治疗　对神经系统检查中提示有脊髓压迫的患者，应立刻静脉内给高剂量的甲泼尼龙，首次15分钟用30mg/kg体重，45分钟后的23小时使用5.4mg/kg体重持续泵入，可以迅速缓解疼痛及改善神经功能。如果临床情况许可，在放射治疗或外科治疗后应逐渐减少用量，以避免高剂量皮质激素引起的严重并发症，如感染、溃疡等。

2. 放射治疗　放射治疗是硬膜外脊髓压迫最常用且有效的方法，其目的是通过减少肿瘤细胞的负荷达到缓解神经结构的压迫，防止神经损害的进展，缓解疼痛和防止局部复发。放疗后70%的患者疼痛减轻，45%~60%的患者可以恢复行走功能。

3. 外科治疗　椎板切除术常可迅速解除脊髓压迫，但往往不能切除全部肿瘤，预后大多不良，且手术的病死率在9%左右。手术后大多数患者仍需放射治疗，很多研究证实，手术后加放疗与单纯放疗相比无统计学差异。但对放射抗拒、不明组织学诊断及仅1、2个椎体受累，椎体被肿瘤侵犯塌陷或不稳定者，可考虑手术治疗以切除病灶重建脊椎。一般认为对放射敏感性高的肿瘤，如淋巴瘤，无论手术或单纯放疗均可获较好效果；相反，对放疗敏感性低的肿瘤如肺癌、胃癌等，无论如何治疗，其效果均差。

4. 化学治疗　总的来说，对于脊髓压迫症化疗的效果不如放疗和手术治疗，但那些对化疗敏感的肿瘤如淋巴瘤、生殖细胞肿瘤、神经细胞肿瘤和尤文肉瘤，化疗也可以取得很好疗效，有时并不比放疗或椎板切除术的效果差。

五、预后

在治疗之前神经损伤程度是衡量预后的最重要因素。如果开始就出现瘫痪症状，神经损伤将在几个小时内迅速发展，脊髓损伤恢复的可能性将减小。如果在治疗开始时，患者还能够活动，那么恢复运动功能的可能性将有70%。如果在患者出现肢体无力后48小时内没有及时治疗，运动恢复的可能性将只有7%。肿瘤引起的脊髓压迫症还与疾病本身的分期及恶性程度等有关。

（徐海霞）

第十五章

肿瘤护理

第一节　临床护理学基础

护理学是以自然科学和社会科学理论为基础的研究维护、增进、恢复人类健康的护理理论、知识、技能及其发展规律的一门综合性应用科学。护理学的研究内容、范畴与任务涉及影响人类健康的生物、心理、社会等各个方面，是运用科学的方法对护理对象进行整体的认识，以揭示其护理的本质及其发展规律的科学。

一、临床护理的任务

随着护理学科的发展，护理学的任务和目标发生了深刻的变化。1965 年 6 月修订的《护士伦理国际法》中规定：护士的权利与义务是保护生命，减轻痛苦，促进健康。1978 年世界卫生组织（WHO）指出："护士作为护理工作者，唯一的任务就是帮助患者恢复健康，帮助健康的人促进健康。"护理学基础的基本任务就是以培养学生良好的职业素质为核心，以护理程序为工作方法，在整体护理观念的指导下，使学生掌握护理学的基本理论和基本技能，并将其运用于护理实践，帮助服务对象促进健康、预防疾病、恢复健康、减轻痛苦。

1. 促进健康　促进健康是帮助人们维持最佳健康水平或健康状态，同时使其获得在维持或增进健康时所需要的知识及资源，并不断提供教育与支持。护士可通过健康教育活动，使人们对自己的健康负责，自觉建立健康的行为和生活方式以增进健康。

2. 预防疾病　预防疾病是帮助健康人群或易感人群保证健康的重要手段。通过护士的各种努力保护个体，预防疾病的发生，并使全社会都加强预防观念，从生理预防到社会心理预防，从单纯技术服务到社会服务，使所有人都尽可能达到最高的健康水平。预防疾病的护理实践活动包括：开展妇幼保健的健康教育、增强免疫力、预防各种传染病、提供疾病自我监测的技术、评估机构、临床和社区的保健设施等。

3. 恢复健康　恢复健康是帮助人们在患病或有影响健康的问题后，改善其健康状况。如鼓励、协助患慢性病的老年患者或残疾者做一些力所能及的活动，以维持肌肉的强度和活动度，增强自理能力，并从活动中得到锻炼和自信，从而促进健康的恢复。

4. 减轻痛苦　减轻个体和人群的痛苦是护士从事护理工作的基本职责和任务。通过学习和实践《护理学基础》，掌握及运用必要的知识和技能于临床护理实践，帮助个体和人群减轻身心痛苦。

护理的目标是在尊重人的需要和权利的基础上，提高人的生命质量。护理的最终目标不仅是维护和促进个人高水平的健康，更重要的是面向家庭、面向社区，达到最终提高整个人类社会的健康水平。

二、临床护理基本技术

（一）入院与出院

入院与出院护理是护理工作的内容之一。做好患者入院、出院的护理是将整体护理理念贯穿于始终，也是满足患者身心需要的具体体现。对于入院的患者，护士应根据入院护理程序，对患者进行评估，给予针对性的护理，使患者入院后能尽快适应环境，并建立起良好的护患关系，积极配合医疗护理活动，从而缩短病程，促进康复。对于出院的患者护士应协助办理出院手续，指导出院患者如何巩固疗效，增进健康，协助患者重返社会，提高生活质量。

1. 入院　入院护理是指患者入院后，护理人员对患者进行的一系列护理工作。入院护理可使患者与家属感到受欢迎与被关心，促使患者适应医院的环境，同时观察与评估患者的情况，拟定护理计划，实施个别化整体化的护理，维护患者身心安全与舒适。

（1）入院程序：办理入院手续：经初步诊断，确定需住院时由医师签发住院证。患者或家属持医师签发的住院证到住院处办理手续，如缴纳住院保证金、填写登记表格、验证文件、填写病历首页等有关资料，并登记入册。

1）通知病房：入院处接受患者后，立即通知病区值班护士根据病情做好接纳新患者的准备，如病区无空余床位时、门诊患者可办理预约床位手续；急诊患者应设法与病区联系，调整或增加床位安排入院；需急诊手术的患者，则先手术，后办理入院手续收住病区。

2）卫生处置：根据医院条件、患者的病情及身体状况，在卫生处置室对其进行卫生处理，如给患者理发、沐浴、更衣、修剪指甲等。对有虱虮者，应先行灭虱，再做以上的卫生处置。

（2）患者床位准备：患者床位的设置：每个床位应配备固定的设施，包括床、床垫、床褥、棉胎或毛毯、枕芯、大单、被套、枕套、橡胶单和中单（需要时）、床旁桌、床旁椅、床上桌、床头墙壁上有照明灯、呼叫装置、供氧和负压吸引管道等设施。

2. 出院　出院护理是患者出院时，护理人员对其进行的一系列护理工作。出院方式如下：

（1）同意出院：指患者经过治疗、护理，疾病已痊愈或基本好转，医生认为可以回家休养或继续门诊治疗。在这种情况下，一般由医生告知患者或由患者自己提出出院要求，医生同意并开出出院医嘱。

（2）自动出院：指患者的疾病尚需住院治疗，但因经济、家庭等因素，患者或家属自动向医生提出出院要求。在这种情况下，一般医生不会同意患者出院，需患者填写"自动出院"字据，再由医生开出"自动出院"医嘱。

（3）转院：指根据患者的病情需转往其他医院继续诊治。在这种情况下，医生需告知患者及家属，并开出出院医嘱。

（4）死亡：指患者因病情或伤情过重抢救无效而死亡，需由医生开出"死亡"医嘱，并办理出院手续。

（二）床位与安全护理

卧位是指患者休息和适应医疗护理需要所采取的卧床姿势。正确的卧位对减少疲劳、增进患者舒适、治疗疾病、减轻症状、预防并发症、进行各种检查及保证患者安全等均能起到良好的作用。护士应熟悉各种卧位，掌握维持舒适卧位的基本要求及方法，协助或指导患者取正确、舒适和安全的卧位。

1. 舒适床位的基本要求　舒适床位，即患者卧床时，身体各部位均处于合适的位置，感到轻松自在。为了协助或指导患者卧于正确而舒适的位置，护理人员必须了解舒适床位的基本要求，并按照患者的实际需要使用合适的支持物或保护性设施。

（1）卧床姿势：应尽量符合人体力学的要求，体重平均分布于身体的各个部位，关节维持于功能位置，脏器在体腔内拥有最大的空间。

（2）体位变换：应经常变换体位，至少每 2 小时变换 1 次，防止局部组织受压过久形成皮肤压疮。

（3）身体活动：在无禁忌证的情况下，患者身体各部位每天均应活动，改变卧姿时应进行全范围关节运动练习。

（4）受压部位：应加强皮肤护理，预防压疮的发生。

（5）保护隐私。

当患者卧床或护理人员对其进行各项护理操作时，均应注意保护患者隐私，根据需要适当地遮盖患者身体，促进患者身心舒适。

2. 床位的分类　根据卧位的自主性可将床位分为主动、被动和被迫 3 种。

（1）主动床位（active lying position）：即患者根据自己的意愿和习惯采取最舒适、最随意的床位，并能随意改变卧床姿势，称之为主动床位。见于轻症患者、术前及恢复期患者。

（2）被动床位（passive lying position）：即患者自身无力变换卧姿，躺卧于他人安置的卧位，称之为被动床位。常见于昏迷、极度衰弱的患者。

（3）被迫床位（compelled lying position）：即患者意识清晰，也有变换卧姿的能力，但为了减轻疾病所致的痛苦或因治疗需要而被迫采取的床位，称之为被迫床位。如肺心病患者出于呼吸困难而被迫采取端坐位。

3. 根据床位的平衡稳定性，可分为稳定性卧位和不稳定性卧位。

（1）稳定性卧位：支撑面大，重心低，平衡稳定，患者感觉舒适、轻松，如平卧位。

（2）不稳定性卧位：支撑面小，重心较高，难以平衡。患者为保持一定的卧姿造成肌肉紧张，易疲劳，不舒适，应尽量避免患者采取此种床位。

（三）患者临床卧位的应用

1. 仰卧

（1）去枕仰卧位：姿势：去枕仰卧，头偏向一侧，两臂放于身体两侧，两腿伸直，自然放置。将枕横立于床头。

适用范围：①昏迷或全身麻醉未清醒的患者，采用去枕仰卧位，头偏向一侧，可防止呕吐物误入气管而引起窒息或肺部并发症。②椎管内麻醉或脊髓腔穿刺后的患者。采用此种卧位，可预防颅内压减低而引起的头痛。

（2）中凹卧位：姿势：抬高头胸部 10°～20°，抬高下肢 20°～30°。

适用范围：休克患者。抬高头胸部，有利于保持呼吸道通畅，改善通气功能，改善缺氧症状；抬高下肢，有利于静脉血液回流，增加心输出量，缓解休克症状。

（3）屈膝仰卧位：姿势：患者仰卧，头下垫枕，两臂放于身体两侧，两膝屈起，并稍向外分开。

适用范围：腹部检查或接受导尿、会阴冲洗等患者。检查或操作时应注意保暖及保护患者隐私。

2. 侧卧　姿势：患者侧卧，两臂屈肘，一手放在枕旁，一手放在胸前，下腿稍伸直，上腿弯曲。在两膝之间、后背和胸前放置软枕，以扩大支撑面，稳定卧位，增进患者舒适和安全。

适用范围：①灌肠、肛门检查以及配合目镜、肠镜检查等患者。②预防压疮。与平卧位交替使用，避免局部皮肤长时间受压，便于护理局部受压部位。

3. 半坐卧　姿势：①靠背架法：将患者上半身抬高，在床头垫褥下放一靠背架，患者下肢屈膝，用中单包裹膝枕，垫在膝下，中单两端固定于床缘，以防止患者下滑，床尾足底细软枕。放平时，先放平下肢，再放平床头。②摇床法：患者仰卧，先摇床头支架成30°～50°，再摇高膝下支架，以扩大身体支撑而防止身体下滑。床尾置一软枕，增进舒适，以免患者足底触及床档。放平时，先摇平膝下支架，再挥平床头支架。

适用范围：①某些面部及颈部手术后的患者。采取半坐卧位，可减少局部出血。②心肺疾病引起呼吸困难的患者。采取半坐卧位，由于重力作用，一方面，使膈肌位置下降，胸腔容量扩大，同时减轻腹内脏器对心肺的压力，肺活量增加、有利于气体交换；另一方面，可使部分血液滞留在下肢和盆腔脏器内，静脉回流减少，减轻肺部瘀血和心脏负担，从而改善呼吸困难。③腹腔、盆腔手术后或有炎症的患者。采取半坐卧位，一方面可促进引流；另一方而可使腹腔渗出液流入盆腔，促使感染局限。因盆腔腹膜抗感染性较强，而吸收能力较弱，这样可减少炎症的扩散和毒素吸收，减轻中毒症状，还可防止感染向上蔓延引起膈下脓肿。此外，腹部手术取半坐卧位，可减轻腹部切口缝合处的张力，缓解疼痛，促进舒适，有利于伤口愈合。④疾病恢复期体质较弱的患者。采取半坐卧位，使患者逐渐适应体位改变，有利于向站立过渡。

4. 端坐　姿势：扶患者坐起，身体稍向前倾，床上放一跨床小桌，桌上放软枕，患者可伏桌休息。用床头支架或靠背架将床头抬高70°～80°，使患者同时能向后倚靠；膝下支架抬高15°～20°，必要时加床档，以保证患者安全。

适用范围：心力衰竭、心包积液、支气管哮喘发作的患者。患者出于极度呼吸困难，被迫日夜端坐。

5. 俯卧　姿势：患者俯卧，两臂屈曲放于头的两侧，两腿伸直；胸下、髋部及踝部各放一软枕，头偏向一侧。

适用范围：①腰背部检查或配合胰、胆管造影检查时。②脊椎手术后或腰、背、臀部有伤口，不能平卧或侧卧的患者。③胃肠胀气导致腹痛时，采取俯卧位，使腹腔容积增大，可缓解胃肠服气所致的腹痛。

6. 头低足高位　姿势：患者仰卧，将一软枕横立于床头，以防碰伤头部。床尾用支托物垫高15～30cm。处于这种体位的患者会感到不适，因而不宜长时间使用。颅内高压患者禁用。

适用范围：①肺部分泌物引流，使痰液易于咳出。②十二指肠引流术，有利于胆汁引流（需采取右侧卧位）。③胎膜早破，防止脐带脱垂。④跟骨、胫骨结节牵引时，利用人体重力作为反牵引力。

7. 头高足低位 姿势：患者仰卧，床头用支托物垫高 15~30cm 或根据病情而定，床尾横立一枕。如为电动床可使整个床面向床尾倾斜。

适用范围：①颈椎骨折患者进行颅骨牵引时作反牵引力。②减轻颅内压，预防脑水肿。

三、临床护理常规

（一）一般病情护理常规

（1）按入院、出院护理。

（2）按医嘱执行分级护理及其护理要点。

（3）测量体温、脉搏、呼吸

1）一般新入院患者，4 次/天，连测 3 天，如体温正常，则按分级护理有关要点执行。

2）低热患者，4 次/天，体温正常 3 天后，按分级护理有关要点执行。

3）中度热患者，4 次/天，体温正常 3 天后，按分级护理有关要点执行。

4）高热患者，按高热患者护理指南执行。

5）某些专科疾病患者须观察体温时，按有关疾病护理要点执行。

（4）按医嘱测量血压。

（5）测量体重，患者入院时测 1 次，以后每周测 1 次。

（6）患者入院后 24 小时内，应对其进行全面护理评估，提出护理诊断，制订护理计划及护理措施，并记录于护理病历上。

（7）准确、及时留送各种检验标本。新入院患者应在次晨留取尿与粪便标本送作常规检验。

（8）严密观察病情和药物不良反应，如有异常变化应立即向医生报告并积极协助处理。

（9）凡危重患者应填写护理记录单，及时准确记录出入量、生命体征、病情变化、临时治疗与护理等内容，并按时作小结与总结。每日的出入液量应记录于体温单上。

（10）了解本病区内常用药物、急救药物（含专科疾病急救药物）的主要作用及不良反应，熟练掌握其用法及注意事项。

（11）保持本病区内一般器材、急救器材（含专科疾病急救器材）、各种急救治疗包的性能良好，可供随时应急使用，并能掌握其使用或配合医生操作的方法。

（12）加强与患者的交流，了解其心理需求、给予心理支持。病情允许时，应鼓励并指导患者自我护理，增强其治病与康复的信心。

（13）针对患者的疾病进行健康指导，包括本病的预防、症状、治疗、饮食、休息、身体锻炼、保持心理健康等基本知识，以及出院后来院复查的时间等内容。

（14）病区环境应清洁、整齐、安静、安全，空气新鲜，室温 18~20℃、湿度 50%~60% 为宜。

（二）危重疾病护理常规

1. 严密观察病情 护士必须严密观察并随时掌握患者的病情变化，尤其要重点加强对生命体征、意识、瞳孔等内容的观察，以随时了解心、肺、肾、肝等重要脏器的功能状态及治疗反应与效果，及时、正确地采取有效的救治措施。

2. 保持呼吸道通畅 昏迷患者常因呼吸道分泌物及唾液等积聚喉头，而引起呼吸困难甚至窒息，故应使患者头侧向一边，及时吸出呼吸道内分泌物，保持呼吸道通畅。长期卧床患者易患坠积性肺炎，应经常帮助患者变换体位，清醒者应鼓励定时做深呼吸或轻拍背部以助分泌物咳出，防止发生坠积性肺炎。

3. 加强临床护理

（1）眼的护理：眼睑不能自行闭合的患者，可涂金霉素眼膏或盖凡士林纱布，以保护角膜。

（2）口腔护理：做好口腔清洁，以增进患者食欲。对不能经口腔进食的患者，更应做好口腔护理，防止口腔炎症、口臭等并发症的发生。

（3）皮肤护理：危重患者由于应激、长时间卧床、大小便失禁、大量出汗及营养不良等原因，容易发生压疮。因此，必须加强皮肤护理，做到"七勤"，维护皮肤完好状态。

（4）肢体被动锻炼：危重患者由于活动少，容易发生肌腱、韧带退化和肌肉萎缩，关节长久不动也会僵硬而失去正常功能，应注意保护患者肢体的功能位置，病情许可时，每日为患者做被动关节活动范围练习，并做按摩以促进血液循环，增加肌肉张力，帮助恢复功能，同时可预防静脉血栓的形成。

4. 补充营养和水分　危重患者分解代谢增强，机体消耗大，因此需补充营养和水分，对不能进食者，可采用鼻饲或胃肠外营养。对大量引流或额外体液丧失等水分损失较多的患者，应补充足够的水分。

5. 维护排泄功能　对发生尿潴留的患者，可采取帮助患者排尿的方法，以减轻患者的痛苦，必要时可在无菌操作下导尿。对有留置导尿的患者，要保持引流通畅，防止泌尿道感染。如患者大便干结，可用各种通便方法协助其排出，必要时护士可戴手套帮助取出粪便。

6. 保持引流管通畅　危重患者身上有时可有多根引流管，护士应将各管妥善固定，安全放置，防止堵塞、扭曲、脱落，并保持其通畅，发挥其应有的效能，在操作中严格执行无菌技术，防止逆行感染。

7. 注意安全　对意识丧失、谵妄、躁动的患者，要注意安全，合理应用保护具以防止坠床摔伤并维持患者舒适。对牙关紧闭抽搐的患者，要用压舌板裹上数层纱布放于上下臼齿之间，以免因咀嚼肌痉挛而咬伤舌头，同时室内光线宜暗，工作人员动作要轻，避免因外界刺激而引起抽搐。

8. 做好心理护理　在抢救危重患者生命的同时，护士还应努力做好心理护理。护士要有较强的心理护理意识，根据患者的心理表现，区别其轻重缓急，有的放矢地解除患者的心理障碍，为患者提供有效的心理支持。

（张　健）

第二节　临床常见症状护理

一、高热护理

（一）评估

1. 病情评估

（1）体温、脉搏、呼吸、血压及意识变化。

（2）发热特点与热型。

（3）临床表现与伴随症状。

（4）出入液量平衡及营养状况。

2. 心理状况

3. 自理能力

（二）护理要点

（1）按上述评估中所列各项观察病情变化。

（2）卧床休息，意识异常者应加用床档以确保安全。

（3）保持室内空气新鲜及适宜的温、湿度，并注意为患者保暖。

（4）给予生活上的帮助。

（5）做好口腔护理，保持皮肤清洁，及时更换内衣及被单。

（6）测量体温、脉搏、呼吸、每4小时1次，体温突然升高或降低时应随时测量。根据病情测量血压及观察意识状态并做好记录。

（7）体温在39℃以上时，可给予物理降温。30分钟后再次测量体温，并记录在体温单上。

（8）体温骤降并伴有大汗时，应及时补充水分，注意血压变化。

（9）针对临床表现及伴随症状给予相应护理或按医嘱处理。

（10）按医嘱给予易消化的流质或半流质饮食，鼓励多饮水，需要时应记录出入量。

（11）按医嘱执行原发病和降温治疗并观察降温效果。

（12）做好心理护理，帮助患者克服急躁与不安情绪，安心接受治疗。

（三）健康指导

（1）向患者讲解发生高热的病因、危险性初步处理及预防方法。

（2）说明正常体温的范围，指导测量体温的正确方法。

（3）为家属提供患者高热时的家庭护理指导。

二、疼痛护理

（一）评估

1. 病情评估

（1）疼痛时的生命体征变化、体位、临床表现及伴随症状。

（2）疼痛的原因、部位、性质及程度。

（3）疼痛的起始时间、持续时间及停止时间。

（4）疼痛发作的规律性、痛点有无转移和放射。

（5）疼痛缓解的方式。

2. 心理状况

3. 自理能力

（二）护理要点

（1）按上述评估中所列各项观察病情变化。

（2）适当变换体位，以缓解疼痛。

（3）根据病情做好所需的基础护理。

（4）患者感到疼痛时应尽早实施去除或缓解疼痛的措施，如按医嘱给予止痛治疗、按摩体表某一部位或相关穴位等。

（5）如出现突发性剧痛，应密切观察，及时向医生报告并协助处理。

（6）创造安静舒适的环境，以增强药物的镇痛作用。

（7）针对临床表现及伴随症状给予相应护理或按医嘱处理。

（8）及时评价和记录各项止痛措施的效果。

（9）观察止痛药物的不良反应，尤其应注意长期应用止痛药后不良反应的发生。

（10）按医嘱给予适当的饮食。

（11）做好心理护理

1）稳定患者情绪，分散其对疼痛的注意力，消除紧张、恐惧心理。

2）告诉患者疼痛的原因和自我克制疼痛的方法，增强战胜疼痛的信心。

3）对心因性疼痛者，可采用言语诱导、安慰强化等措施，诱导其在治疗后产生疼痛消失感。

（三）健康指导

（1）向患者及家属介绍原发疾病引起疼痛的原因和相关知识。

（2）帮助患者选择有效的自我缓解疼痛的方法，训练控制疼痛的能力。

（3）帮助患者掌握解除对疼痛的思想顾虑及应对消极情绪的正确方法。

（4）告诉患者在发生突发性剧痛时，应避免活动并及时向医护人员反映。

（5）向患者及家属介绍常用止痛药的副作用，避免滥用止痛药。

三、呼吸困难护理

（一）评估

1. 病情评估

（1）呼吸频率、节律、深浅度的改变。

（2）体温、脉搏、血压及神志变化。

（3）呼吸困难的类型及临床表现。

（4）呼吸困难的伴随症状。

2. 心理状况

3. 自理能力

（二）护理要点

（1）按上述评估中所列各项观察病情变化。

（2）取半坐位或端坐位。意识异常者应加用床档以确保安全。

（3）根据病情做好所需的基础护理。

（4）按时测量呼吸、脉搏、体温和血压。

（5）根据不同病因和缺氧程度，按医嘱给予适当的吸氧方式和不同浓度的氧吸入。

（6）保持呼吸道通畅，包括及时清除呼吸道分泌物、按时为患者叩背、帮助做有效咳嗽、咳痰等措施。

（7）鼓励多饮水，防止痰液黏稠不易咳出而加重呼吸困难。

（8）针对临床表现及伴随症状给予相应护理或按医嘱处理。

（9）按医嘱给予高蛋白、高热量、低脂肪、易消化、富含维生素的饮食，应缓慢进食以防止食物误吸。

（10）按医嘱及时留送血气监测的标本。

（11）针对患者紧张、焦虑、恐惧心理给予耐心解释与安慰，使之有安全感，消除不良情绪，保持安静，以减少体内氧的消耗减轻呼吸困难。

（三）健康指导

（1）向患者讲解引起呼吸困难的相关疾病基础知识，使之掌握自身疾病的预防与保健知识。

（2）指导患者做腹式呼吸锻炼，逐渐增强呼吸功能

四、意识障碍护理

（一）评估

（1）体温、脉搏、呼吸、血压的变化。

（2）意识障碍的程度。

（3）瞳孔大小及对光反射的改变。

（4）言语反应、肢体随意运动、对疼痛刺激的反应、吞咽反射、角膜反射等临床表现。

（二）护理要点

（1）按上述评估中所列各项观察病情变化。

（2）取侧卧位，对躁动不安者须加用床档，必要时应用约束带适当限制肢体活动，以防坠床。

（3）做好基础护理，包括口腔、头发、皮肤的护理及保持床单整洁。

（4）按时测量体温、脉搏、呼吸和血压。

（5）对昏迷者可应用格拉斯哥昏迷计分方法，即根据患者睁眼、言语、运动三方面对刺激的不同反应给予打分，计分范围为3～15分，当格拉斯哥指数迅速下降时应及时向医生报告。

（6）随时吸除口腔和气管内的分泌物，舌后坠者应及时用舌钳牵出，以保持呼吸道通畅。

（7）预防并发症，如肺炎、口腔炎、角膜损伤、泌尿道感染及压疮。

（8）防止损伤，如热水袋烫伤、舌咬伤及异物误入气管内。意识障碍患者应禁用热水袋。

（9）加强排尿与排便护理，如尿潴留者可按医嘱采用间歇导尿或留置尿管并行膀胱冲洗；3天未排便者，按医嘱给予处理，必要时将粪便抠出。对于排尿及排便失禁者须保持会阴部及床单的清洁与干燥。

（10）长期昏迷者应定时做肢体被动活动，保持肢体良好位，以预防肢体肌肉萎缩、关节僵直和足下垂。

（11）根据患者意识障碍的不同程度进行相应的意识恢复训练。

（12）不能进食者，按医嘱给予鼻饲，可选用高营养食物，以给予足够的营养支持。

（13）根据病情需要填写护理记录单，记录出入量、生命体征、病情变化、临时治疗与

护理措施，并按时作小结或总结。

（三）健康指导

（1）指导家属和探访者可经常呼唤患者的名字，病情允许时也可给予收听适当的音乐，利用言语和音乐的声刺激作用促进患者苏醒。

（2）指导家属协助患者进行言语及肢体运动功能的康复训练。

五、恶心与呕吐护理

（一）评估

1. 病情评估

（1）生命体征。

（2）呕吐发生的时间与次数。

（3）呕吐物的性状、气味、颜色及量。

（4）呕吐时的临床表现及伴随症状。

2. 心理状况

3. 自理能力

（二）护理要点

（1）按上述评估中所列各项观察病情变化。

（2）患者取半卧位或坐位，饭后2小时内避免平卧位。

（3）平卧位患者呕吐时应头偏向一侧，以防呕吐物吸入气管内。

（4）保持病室环境清洁、空气清新。

（5）加强口腔护理、保持口腔清洁。

（6）对体弱与卧床者应做好所需的基础护理。

（7）指导患者进行缓慢的深呼吸，并做吞咽动作，以抑制呕吐反射。

（8）注意观察患者有无水与电解质失衡的临床表现。

（9）针对临床表现及伴随症状给予相应护理或按医嘱处理。

（10）患者剧烈呕吐时，应暂停饮食及口服药物，待呕吐减轻后，可按医嘱给予流质或半流质饮食，宜少量多餐，并鼓励多饮水。

（11）必要时记录出入量。

（12）按医嘱给予止吐药物及其他相应治疗，注意观察疗效。

（13）鼓励患者保持情绪稳定，积极配合治疗。

（三）健康指导

（1）向患者讲解引起恶心与呕吐的原因及预防的方法。

（2）养成定时、定量等良好的饮食习惯。

（3）要有充足睡眠、避免精神紧张和劳累。

六、腹泻护理

（一）评估

1. 病情评估

（1）生命体征。

（2）大便次数、形状、性质、颜色、气味和量。

（3）临床表现与伴随症状。

2. 心理状况

3. 自理能力

（二）护理要点

（1）按上述评估中所列各项观察病情变化。

（2）体弱者应卧床休息。

（3）做好所需的基础护理。

（4）做好患者肛门周围皮肤的护理，保持会阴部皮肤的清洁与干燥。

（5）做好患者的食具、便器、排泄物及呕吐物的消毒，严防交叉感染。

（6）对大量腹泻者，应观察有无脱水、电解质紊乱及代谢性酸中毒等临床表现，必要时应记录出入量。

（7）对长期腹泻者，应观察是否已出现体重减轻、贫血以及营养不良性水肿等临床表现。

（8）腹痛时可按医嘱给予解痉药物或作腹部热敷。对其他临床表现及伴随症状也应给予相应护理或按医嘱处理。

（9）按医嘱给予易消化、纤维素含量少的流食、半流食或软饭，宜少量多餐，鼓励多饮水，病情需要时可饮用含钾、含钠的饮料。

（10）注意药物治疗的疗效，对输液治疗者应密切观察有无输液反应。

（11）需做粪便检验者，要留取新鲜粪便并及时送检。

（12）鼓励患者保持情绪稳定，积极配合治疗。

（三）健康指导

（1）向患者讲解引起腹泻的原因并掌握预防的方法。

（2）指导患者留取异常粪便标本的正确方法。

（3）指导患者肛周皮肤的护理方法。

（4）注意适当休息及有充足的睡眠。

（张　健）

第三节　肿瘤化疗的护理

一、静脉化疗的护理

静脉给药是肿瘤化疗中最基本的途径，大多数抗肿瘤药物通过静脉途径给药，化疗药物对血管的刺激性明显，因而化疗患者的静脉护理十分重要。

（一）静脉化疗的类型（表 15 - 1）

表 15 - 1　静脉化疗的类型

类型	适应证	操作要点
静脉推注	刺激性药物，如 VCR（长春新碱）、NVB（长春瑞滨）	先输入生理盐水或葡萄糖液，再将稀释化疗药推入，随即再冲入生理盐水或葡萄糖液 2～3min，拔针后压迫针眼 2～3min
静脉滴注	一般性药物，如 CTX	将药物稀释后加入输液瓶中静脉滴注，一般滴注 4～8h
持续静脉滴注	抗代谢药物，如 5 - FU	通过输液泵静脉持续给药

（二）静脉选择的基本要求

根据患者的治疗计划、药物的理化性质及患者自身的因素选择合适的血管进行穿刺。

（1）外周血管难以穿刺及发疱性、刺激性药物，可行中心静脉插管或皮下埋置静脉泵给药。从外周给药不宜选手、足背小血管，可先经肘窝静脉注入使药物快速进入血液循环，减少药物与血管壁接触时间，防止发生血栓性静脉炎。

（2）在使用刺激性强的药物时，应避开肌腱、神经、关节部位，防止渗漏后引起肌腱挛缩和神经功能障碍。

（3）由于各种原因如接受了乳房切除术和（或）腋窝淋巴结广泛清扫、上肢骨折等使上肢血液循环受到破坏，则应避免选用患肢。如所用上肢存在感染而又必须使用时，必须严格掌握无菌操作，防止感染加重或扩散，并且在对患者进行输液置管前，必须咨询医生并依据医嘱执行。

（4）理论上应按前臂、手背、手腕、肘窝次序选择注射部位。不主张使用肘静脉的原因是：前臂活动受限；皮下组织丰富，不易判断可能发生的药物外渗；如果发生化学性静脉炎，其回流静脉不宜再接受化疗。

（5）下肢血管由于静脉瓣丰富，血液回流缓慢，应用抗癌药物会加重对血管壁的刺激，增加静脉栓塞和血栓性静脉炎的危险。一般不宜采用下肢静脉注药，但在上腔静脉阻塞综合征的患者化疗要选择下肢。

（6）如果局部血管暴露不清，可采用局部拍击、热敷等手段以使血管暴露清楚，尤其是注射刺激性强的抗癌药物时。

（7）对长期化疗的患者，应建立系统的静脉使用计划，注意保护大静脉，常规采血和非化疗药物的注射选用小静脉。非化疗药物一般应由细小静脉到大静脉，由远心端到近心端，并采用交替注射法，如左右上肢静脉交替使用，使损伤的静脉得以修复。

（三）静脉炎的护理

静脉炎是由化疗药物对血管的直接刺激而引起的无菌性炎症反应，与化疗药物的种类、稀释浓度、用药时间及护理人员对静脉化疗专业技术掌握程度等因素有关。

1. 静脉炎的分级（表15-2）

表15-2　静脉炎分级

级别	临床标准
0	没有症状
1	输液部位发红有或不伴有疼痛
2	输液部位疼痛伴有发红和（或）水肿
3	输液部位疼痛伴有发红和（或）水肿 条索样物形成，可触摸到条索样的静脉
4	输液部位疼痛伴有发红和（或）水肿 条索样物形成，可触及的静脉条索状物长度>2.5cm，有脓液流出

2. 预防及护理

（1）化疗药稀释浓度不宜过高，给药速度不宜过快，20ml药液推注时间一般不应少于3min，避免将化疗药直接注射，使静脉在短时间内受到强烈刺激，从而出现损害。

（2）化疗药使用前后用等渗液（0.9%盐水或5%葡萄糖）快速冲洗，使滞留在外周血管内的化疗药快速进入中心静脉，并得到稀释。

（3）选择合适的血管：严格按照血管的选择原则进行操作，如静脉过细不宜穿刺或对血管强刺激性的药物NVB等可从深静脉输注。

（4）调整温度速度：当天气寒冷时，可将液体加温至30℃，温度过低会使血管产生刺激性疼痛。必要时对穿刺部位向心走向的静脉进行局部热敷，减少体液外渗的可能性。

（5）选用外周静脉滴注化疗药时，要建立系统的静脉使用计划，注意经常更换给药静脉，以利于损伤静脉的修复。

（6）对一些刺激性强的化疗药如达卡巴嗪（氮烯咪胺），可预防性用药，即在所用静脉上方用50%硫酸镁湿敷，化疗药物注入后可给予地塞米松静推，以减轻静脉损伤。

（7）出现静脉炎症状后，要及时更换静脉，抬高患肢，局部可涂用类肝素（喜疗妥），也可敷如意金黄散、六神丸、芦荟片等改善患处血液循环，消炎止痛。对局部疼痛明显者，可用超短波治疗。

（四）经外周穿刺的中心静脉导管（PICC）的护理

1. PICC的适应证

（1）可提供经外周静脉至中心静脉进行短期（至少30d）和长期（多于30d）静脉治疗或取血的通路。

（2）如果用于采血，建议使用4F或以上的导管。

2. PICC的禁忌证

（1）确诊或疑似导管相关性感染、菌血症、败血症。

（2）患者的体形不能适应预置入的器材。

（3）确诊患者或疑似对器材的材质过敏。

（4）预置管位置有放射治疗史、血栓形成史、血管外科手术史。

（5）患者预置管部位不能完成穿刺或固定。

（6）上腔静脉压迫综合征。

3. PICC 的维护及使用中常见问题和处理

（1）更换敷料：初次更换敷料是在穿刺后 24h 内；以后每 7d 更换 1 次或在敷料潮湿、松动时及时更换。在更换敷料的过程中，应评估导管在体外的长度，以判断导管是否发生位移。24h 后，使用无菌技术观察及评估穿刺点及上肢状况。

间歇性确认导管的留置、开放性、包扎的牢固性。如果导管位移发生 1～2cm，应再次摄 X 线片确认导管末端位置。

（2）冲管：使用 10ml 或以上注射器进行冲管以避免导管断裂。冲管时应使用脉冲方式以产生湍流将导管壁冲洗得更干净。为避免血液反流于导管末端，应在正压封管的瞬间关闭导管锁。

冲管应保证将整个导管壁冲刷干净，并冲走药物的残留部分。经导管取血后对导管的冲洗应更彻底。如果有需要使用肝素盐水封管时，应该严格遵循有关规定及技术。

（3）更换肝素帽：肝素帽因各种原因松动或受损时要及时更换；通过肝素帽取血后要及时更换。正常情况肝素帽应该每 7d 更换 1 次。不管何原因肝素帽取下后都应及时更换。

（4）撤管：下述情况应及时撤管。①由于患者的条件和诊断的原因。②疗程和类型发生变化。③导管发生移位，不能作为 PICC 使用。④确诊的导管相关性感染。⑤治疗结束。

撤管前先用生理盐水冲管。撤管时，抓住导管靠近穿刺点的部位撤出导管。如需做导管培养，于撤管前将穿刺点及周围皮肤做好消毒工作。

（5）导管堵塞：发生导管堵塞时，应检查是何原因所致。嘱患者活动一下，检查改变体位后导管是否会通畅。如仍不通畅，应拆除缝线，行 X 线胸片或造影检查，确认导管是否位于上腔静脉。同时尝试将血块吸出，使用尿激酶或其他溶栓剂清除堵塞。可以用固定翼来固定导管。

（6）导管破损：为预防导管破裂，当必须夹闭导管时，应使用边缘光滑、无损伤的导管夹，使用 10ml 及以上的注射器冲管、给药。若发生导管破裂，应积极查找损坏点，确定导管种类和规格。更换连接器，修复导管。

（五）锁骨下静脉穿刺的护理

1. 适应证

（1）长期不能进食或大量丢失液体。

（2）四肢血管塌陷，血管较脆不易刺入或反复滑出者。

（3）需长时间连续输液者，输入刺激性较强药物或溶液。

2. 禁忌证

（1）出血性疾病。

（2）肺气肿、胸廓畸形及极度衰竭者。

3. 穿刺后的护理

（1）观察患者脉搏、呼吸，穿刺点有无出血、皮下气肿或气胸。

（2）每周更换敷贴 1 次，观察局部皮肤有无红、肿、热、痛等感染现象。

（3）每天输液前用生理盐水 2～4ml 冲管，输液完毕后再以生理盐水或肝素生理盐水（100U/ml）封管，用无菌纱布将肝素帽包好。

4. 并发症的护理

（1）硅胶管堵塞：①每次输液完毕后必须使用封闭液体封管。②输液不畅时观察硅胶管是否打折、受压、弯曲或位置不合适，并及时纠正。③长期保留硅胶管而近期不输液者，可每周用生理盐水 10ml 冲管 2 次，并按要求封管。

（2）空气栓塞：①严格检查输液装置及硅胶管有无损坏或脱落。②输液时密切观察接头是否接牢，严防液体走空。

（3）感染：①严格执行无菌操作，穿刺局部换药 1 或 2 次/周。②连续输液者每 24h 更换输液装置 1 套。

（六）外周静脉套管针留置术的护理

1. 穿刺前　选择粗、直、富有弹性的血管，避开静脉瓣、关节处。

2. 穿刺后　如静脉滴注化疗药，不宜留置套管针，因容易发生静脉炎。如静脉滴注一般液体则采用正压封管，以免发生堵管或血栓性静脉炎。严密观察穿刺部位，保持局部清洁干燥，套管针可留置 72～96h。

（七）抗肿瘤药静脉外渗的护理

静脉滴注或静脉推注化疗药物时，如果使用不当，可使药物外渗到皮下组织，轻者引起红肿、疼痛和炎症，严重时可致组织坏死和溃疡，若较长时间不愈合，将给患者带来痛苦。

1. 外渗药物的分类　根据外渗后对组织的损伤程度，可分为 3 类。

（1）发疱性：外渗后可引起组织坏死的药物。如多柔比星、表柔比星、柔红霉素、放线菌素 D、丝裂霉素、普卡霉素、氮芥、长春新碱、长春碱、长春地辛等。

（2）刺激性：外渗后可引起灼伤或轻度炎症而无坏死的药物。如卡莫司汀、达卡巴嗪、依托泊苷、替尼泊苷、链佐星等。

（3）非发疱性：无明显发疱或刺激作用的药物。如环磷酰胺、博来霉素、氟尿嘧啶、顺铂、米托蒽醌、门冬酰胺霉等。

凡不能肌内、皮下注射的化疗药物及抗生素类、植物碱类抗肿瘤药物在临床使用中，都要引起重视。

2. 药物外渗的原因

（1）解剖因素：年老体弱患者由于血管硬化等原因，使血管通透性增大、管腔变小导致血流减慢。如果将药物注入这些静脉，对局部的刺激增强，甚至发生外渗。

（2）生理因素：由于疾病的原因使得静脉压升高，如上腔静脉压迫综合征或静脉回流受阻，以及腋窝手术后上肢水肿。如果将药物经患肢静脉注入，会增加药物外渗的危险性。

（3）药理学因素：与药物的 pH、渗透压、药物浓度及药物对细胞代谢功能的影响有关，高浓度药物易引起损伤，为减低局部药物浓度，应给予缓慢静注。但延长注射时间又使药物与组织接触时间延长。因此，必须根据患者的静脉情况，选择合适的药物浓度，并在最短时间内注入。

（4）注射部位：这是一种可以由医护人员控制的因素，应避免在肘窝处注射，因该处发生药物外渗不易发现。手腕和手背上的神经和肌腱较多，选择该处的静脉注射药物，可能损伤神经和肌腱。理论上，最佳注射部位是前臂，该处静脉表浅，有足够的软组织，可防止损伤神经和肌腱。

（5）医源性因素：少数医务人员缺乏注射抗肿瘤药物的经验或发生药物外渗后没有采取适当的措施。另外，熟练的静脉穿刺技术至关重要，应避免在同一部位多次穿刺。

3. 外渗引起局部反应的机制 药物与组织细胞的 DNA、RNA 结合，引起细胞、组织坏死。蒽环类药物渗出后嵌在 DNA 双链中，引起的反应是慢性的，往往会在外渗后 7~10d 才出现红斑、发热和疼痛，易发展成溃疡，愈合很慢。因为正常细胞吞噬含有药物的坏死细胞碎片后，又发生坏死，形成链性反应。另外化疗药抑制炎性细胞的生成，引起成纤维细胞受损。因此，外渗后引起的创面愈合较慢。

4. 临床分期 根据化疗药物的种类、渗漏量出现不同程度的临床症状和体征，一般分为 3 期。

Ⅰ期：局部组织炎性反应期，见于渗漏早期，局部肿胀、红斑、持续刺痛、剧痛、烧灼样痛。

Ⅱ期：静脉炎性反应期，见于渗漏后 2~3d，沿静脉走向出现条索状发红、肿胀，同侧腋窝或腹股沟淋巴结肿大，可伴有发热。

Ⅲ期：组织坏死期，浅层组织坏死，溃疡形成，侵入真皮下层和肌层，深者可侵蚀达骨骼。

5. 化疗药物渗漏的预防

（1）合理选择血管。

（2）提高专业技术：负责化疗输注的护士须经专业训练，有高度的责任心，掌握各个化疗药物的特性，化疗前应识别是发疱剂还是非发疱剂，对一些新药，必须详细阅读说明书。为避免操作中机械性损伤，要熟练穿刺技术，力求一针见血，提高静脉穿刺的一次成功率，如穿刺失败，不能使用同一静脉的远端。穿刺成功后正确固定针头，避免滑脱和刺破血管壁。拔针后准确按压针眼 2~5min（有出血倾向者增加按压时间）。在注入发疱剂前，要对使用血管进行正确判断（血管部位、回血情况、静脉是否通畅等）。

（3）合理使用药物：掌握正确的化疗药物给药方法。不能用有化疗药液的针头直接穿刺血管或拔针，应先注入生理盐水确认有回血，无渗漏后再注入化疗药，输注期间应密切观察回血情况，局部有无疼痛等，注入后用等渗液冲洗，使输液管中的残余药液全部注入。联合用药时，应先了解药物刺激性的大小，原则上应先注入非发疱剂，如均为发疱剂，应先注入低浓度的，两种化疗药之间用等渗液（生理盐水或 5% 葡萄糖液）快速冲洗。在外周血管输注发疱剂时可用三通装置，一路注入发疱剂，一路快速注入等渗液，护士必须在床边密切监护直至药物安全输入体内。

（4）取得患者配合：化疗前对患者进行针对性的宣教，特别是初次用药时护理人员应做好解释，消除恐惧感。发疱剂滴注时，患者减少活动，化疗时如有异常感觉，如局部疼痛、肿胀等及时报告护士。

二、介入化疗的护理

肿瘤的介入治疗是指在 X 线、CT、B 超等影像技术的引导下，将特制的导管经皮穿刺在导丝引导选择性地插入病变器官或病变区域。通过导管将化疗药物灌注或局部注射栓塞剂或经穿刺针直接注射药物达治疗部位，以达到治疗肿瘤或缓解症状的一种方法。

（一）介入治疗的途径

1. 经动脉灌注抗肿瘤药物 由动脉灌注抗肿瘤药物，使肿瘤内药物浓度达到 100%，结果是疗效明显提高，而全身不良反应却减轻。对于外科手术不能切除的肿瘤患者和对肿瘤切除术后预防复发的患者均可用此法治疗，也可以通过此法使肿瘤缩小，再行外科手术切除。动脉灌注常用的穿刺动脉是股动脉。动脉灌注抗肿瘤药的基本原则是尽可能使导管头接近肿瘤供血区域，以提高疗效同时减少不良反应和并发症。动脉内灌注抗肿瘤药物常用于治疗肝癌、肺癌，也用于治疗头颈部肿瘤、胃癌、胆管肿瘤、胰腺癌、盆腔肿瘤及四肢恶性肿瘤。

2. 动脉栓塞疗法 将某种物质通过导管注入血管内，并使血管发生阻塞，选择性地阻断肿瘤组织局部的动脉供应，达到姑息治疗的目的。目前栓塞疗法在肝、肾肿瘤的治疗中应用最多，还可用于肿瘤所致的出血紧急治疗。栓塞治疗的目的可分为如下2种：①手术前栓塞：在手术前栓塞肿瘤供血动脉和肿瘤血管，以阻断肿瘤血供，使肿瘤缩小，减少手术时出血，还可使肿瘤邻近组织分界清楚，有利于手术彻底切除。②姑息治疗：对不能手术切除的肿瘤，为缓解症状，减少痛苦，可用栓塞治疗。

3. 经导管减压术 主要用于缓解肿瘤对胆管或泌尿道的压迫所造成的梗阻症状。这种方法比外科手术创伤小，尤其适用于年老体弱者。如经皮穿刺和肝胆管减压引流术，此法可治疗肿瘤引起的梗阻性黄疸，也可作为术前胆管减压，为外科手术做准备。经皮穿刺肾造瘘减压术，此方法常用于肾盂输尿管交界处肿瘤所致的压迫、严重肾盂积水或积脓、腹膜后肿瘤压迫、肿瘤放化疗或术后所致的输尿管狭窄。

（二）护理措施

1. 治疗前

（1）心理护理：将此技术的优点、方法、适应证介绍给患者，减轻患者的心理负担，从而积极配合治疗、护理。

（2）评估全身情况：测量体温、脉搏、呼吸、血压，观察足背动脉搏动情况。

（3）术后生活适应训练：术前3d练习床上排便。

（4）饮食准备：术前1~2d进食易消化少渣食物，以防术后便秘而用力排便导致穿刺部位出血；术前4~6h禁食、禁水，以防术中呕吐。

（5）术前排空膀胱。

（6）皮肤准备：会阴部备皮，用肥皂水擦洗干净。

（7）术前做泛影葡胺过敏试验和青霉素、普鲁卡因过敏试验。

2. 治疗后

（1）卧床休息：绝对卧床休息12~24h，穿刺侧肢体制动，不能弯曲。

（2）局部压迫止血：沙袋压迫穿刺部位6~8h，观察穿刺点有无渗血、渗液，穿刺点皮肤有无皮下淤血，每小时观察1次穿刺部位下肢足背动脉搏动情况。

（3）生命体征及尿量观察：测量血压、脉搏、呼吸，每小时测量1次，3次平稳后改为2h 1次，4次平稳后停测。记录24h尿量，保持每小时尿量达到200ml以上，按医嘱静脉输液，多饮水加速尿量的排泄，以减轻药物对肾脏的毒性损害。

（4）注意不良反应的观察：①胃肠道反应，鼓励患者进食，且少量多餐，以清淡易消化、高蛋白、高维生素饮食为主。②发热，注意室内空气流通，注意保暖，保持皮肤清洁干燥，鼓励患者多饮水。③有无异位栓塞和出血，介入治疗靶部位以外器官有无明显的疼痛、触痛、肢体感觉有无异常。

（张　健）

第四节 晚期癌症患者疼痛的护理

疼痛是临床最常见的症状之一，也是癌症患者最常见和最难以忍受的症状之一。据 WHO 推测，接受抗癌治疗的患者约 30% 以上存在中度到重度疼痛，末期癌症患者中度疼痛发生率高达 60% 以上。受癌痛折磨的病人数量如此之大，因而癌痛的治疗成为医学界的焦点问题，WHO 更是提出了"到 21 世纪让全世界的癌症患者不痛"这样的目标。摆脱疼痛是患者的基本权利，是医护人员的神圣职责。

一、疼痛程度的评估

疼痛是一种与组织损伤或潜在的组织损伤相关的不愉快的主观感觉和情感体验，既是一种生理感觉又是对这一感觉的一种情感反应。而癌性疼痛是与癌症本身有关或在诊断治疗过程中所引发的疼痛。疼痛是一种主观感觉，因此，医护人员进行疼痛评估时应更多地考虑患者的感受，对疼痛程度、部位、性质、止痛效果进行正确评估。

目前临床上最常用的疼痛程度定量方法有 WHO 4 级疼痛分级法、视觉模拟评分法、语言描述评分法、数字评分法、行为等级测定法等，同时对疼痛部位以及性质的评估是确定诊断和治疗方式的重要依据。

疼痛的分级：对疼痛进行分级比较困难，主要是通过患者对疼痛体验的主观描述，常带有一定的主观性。目前对疼痛的分级主要有以下几种方法。

（一）WHO 4 级疼痛分级法

WHO 将疼痛分为 4 级。

0 级 无痛

1 级（轻度疼痛） 有疼痛但不严重，尚可忍受，睡眠不受影响

2 级（中度疼痛） 疼痛明显，不能忍受，睡眠受干扰，要求用镇痛剂

3 级（重度疼痛） 疼痛剧烈，不能忍受，睡眠严重受干扰，需要用镇痛剂

（二）评分法测量

1. 文字描述评分法（verbal descriptors scale，VDS） 具体做法：把一条直线分成 5 等份，0 = 无痛，1 = 微痛，2 = 中度疼痛，3 = 重度疼痛，4 = 剧痛，患者按照自身的疼痛程度选择合适的描述。

2. 数字评分法（numerical rating scale，NRS） 具体做法：用数字代替文字表示疼痛的程度。在一条直线上分段，按 0~10 分次序评估疼痛程度，0 分表示无痛，10 分表示剧痛，让患者自己评分。适用于疼痛治疗前后效果测定对比。

3. 视觉模拟评分法（visual analogue scale，VAS） 具体做法：划一条长 10cm 直线，两端分别表示无痛和剧痛，让患者根据自我感觉划线记录，护士根据划线位置判定。0 表示无痛，轻度疼痛平均值 2.57 ± 1.04，中度疼痛平均值 5.18 ± 1.41，重度疼痛平均值 8.41 ± 1.35。此量表比上述两个量表更敏感，因为它可使患者完全自由地表达疼痛的严重程度。

4. Wong - Banker 面部表情量表法 适用于任何年龄，没有特定的文化背景要求及性别要求，急性疼痛的患者、老人、小儿以及表达能力丧失者。该法最初是为了评估儿童疼痛而

设计的，它由 6 个卡通脸谱组成，从微笑（代表不痛）到最后痛苦地哭泣（代表无法忍受的疼痛），此法尤其适用于 3 岁左右的儿童。

二、疼痛的治疗及护理

癌症疼痛的治疗方法很多，但多年来国内外临床经验认为，药物治疗是癌症疼痛治疗的主要依靠，也采取局麻、神经封闭、痛点注射等麻醉和神经外科措施，另外还应用一些辅助手段，如按摩、冷热疗、暗示催眠疗法、转移注意力等。肿瘤疼痛的护理是晚期肿瘤患者的一个重要问题，可分为药物镇痛的护理和非药物镇痛的护理两个方面。

（一）药物治疗及护理

关于镇痛药的使用目前国内外均主张应及时足量。对于晚期肿瘤患者为了消除其剧烈的疼痛，药物成瘾之虑则放在次要地位。给药最好按规定的时间，这比在患者疼痛时才给药的效果好，剂量也可减少。

世界卫生组织（WHO）推荐的三阶梯止痛方案，可根据具体情况用于疼痛患者。

1. WHO 三阶梯镇痛给药的原则

（1）根据药效强弱依阶梯方式顺序使用。

（2）口服给药。

（3）按时给药，以维持血药浓度。

（4）用药剂量个体化。

三阶梯止痛法是指在止痛药选用过程中由弱到强，按阶梯逐级增加。一级止痛应用非阿片类药物，其代表药是阿司匹林、扑热息痛等；二级止痛是在使用非阿片类药物不能解除疼痛时加入弱阿片类药物，其代表药是可待因、右旋丙氧芬等；三级止痛是以联合用药仍不能解除疼痛时可使用强阿片类药物，如吗啡、哌替啶等。对每一阶梯均可根据患者的情况加用辅助药物，辅助药物可改善患者症状，与止痛药物联合使用可取得更好的止痛效果。

为了取得最佳镇痛效果，近几年出现了许多有关给药法的新观点。例如，改变传统的按需要给药而根据药物的半衰期按时给药，使血药浓度维持一定水平以持续镇痛；提倡口服给药；药物剂量个体化；应用 PCA 装置（又称患者自控镇痛法，patient - controlled analgesia），即采用数字电子技术，通过编制一定的程序和输液泵来控制止痛剂的用量。它可由患者自行控制，通过缩短给药间隔和小剂量给药来减少药物的不良反应；硬膜外注射法是将吗啡或芬太尼等药物注入椎管内，提高脑脊液中止痛剂的浓度，以获得药物的持久作用。这种方法是剧烈疼痛的有效治疗方法，目前已广泛应用于临床。

2. 给药方式　给予镇痛药的途径有口服，舌下含服，肌肉、皮下、静脉、硬膜外、蛛网膜下腔注射外周神经封闭，灌肠等方式。无论哪一途径均需正确掌握药物的种类、剂量、给药途径和给药时间。止痛药物应有规律地按时给予，由小剂量逐渐增加，直到能控制疼痛为止，下一次给药应在前一剂量药物消失之前给予，才可连续不断地解除疼痛。

镇痛药最佳给药时间是在疼痛发生之前，一般先用口服镇痛药，以阿司匹林为好。由于索米痛片含非那西丁，对骨髓有抑制作用，特别是放疗和化疗的患者不宜长期使用。癌症晚期疼痛加重，可待因和阿司匹林同时服用有较好的止痛效果，疼痛剧烈需用哌替啶、布桂嗪等吗啡代用品止痛。由于持续疼痛可使痛阈降低，而且疼痛本身对止痛剂有相当的对抗作用，所以要尽可能做到于患者未痛或开始疼痛时给药。

另外中医中药在止痛方面也有独到之处，在使用成瘾性止痛药之前应尽量考虑中药及针灸等进行止痛。配合中医中药进行止痛往往可以降低吗啡类强镇痛药的剂量。

（二）非药物镇痛的护理

肿瘤患者精神上的过度紧张和焦虑常会使疼痛加重，因此在给予镇痛药的同时还要特别注意非药物镇痛的护理。

1. 针灸止痛　根据疼痛的部位，采用不同的穴位行针法或灸法，使人体经脉疏通、气血调和来达到止痛目的。

2. 物理止痛　应用冷热疗法可较好地减轻局部的疼痛，推拿、按摩和理疗（电疗、光疗、超声波治疗、磁疗等方法）也是常用的物理止痛措施。

3. 采取认知行为疗法

（1）松弛术：松弛是身心解除紧张或应激的一种状态。成功的松弛可带来许多生理和行为的改变，如血压下降、脉搏和呼吸减慢、氧耗减少、肌肉紧张度减轻、代谢率降低、感觉平静和安宁等。冥想、瑜伽、念禅和渐进性放松运动等都是松弛技术，这些技术可应用于非急性不适的健康或疾病任何阶段。

（2）引导想象：是利用对某一令人愉快的情景或经历的想象的正向效果来逐渐降低患者对疼痛的意识。例如，护士可描述一个绿草荫荫、溪水潺潺、花香馥郁的情景，使患者对此投以更多的注意，从而减少对疼痛的关注。

（3）分散注意力：网状激动系统在接受充足的或过度的感觉输入时可阻断疼痛刺激的传导。因此，通过向患者提供愉快的刺激，可以使患者的注意力转向其他事物，从而减轻对疼痛的意识，甚至增加对疼痛的耐受性。这种方法最适用于持续几分钟的短促剧烈的疼痛。唱歌、大声地描述照片或图片、听音乐、愉快地交谈、下棋和做游戏等都是分散注意力的方法。

（4）音乐疗法：音乐是一种有效的分散注意力的方法。通常应根据患者喜好进行选择，如古典音乐或流行音乐。患者至少要听 15min 才有治疗作用。研究显示音乐对于减轻患者疼痛效果很好。

（5）生物反馈：生物反馈是一种行为治疗方法。操作时，告诉患者有关生理反应的信息和对这些反应进行自主控制的训练方法以产生深部松弛的效应。此方法对肌肉紧张和偏头痛尤其有效，但学习使用这种方法可能需要几个星期的时间。

4. 促进舒适　通过护理活动促进舒适是减轻和解除疼痛的重要措施。如帮助患者取合适的体位、提供舒适整洁的病床单位、保证良好的采光和通风、调节适宜的室内温度和湿度等都是通过促进患者舒适，满足患者对舒适的需要来减轻或解除疼痛。

5. 健康教育　根据患者的具体情况，选择相应的健康教育内容。一般应包括疼痛的机制、疼痛的原因、如何面对疼痛、减轻或解除疼痛的自理技巧等。

（三）护理评价

对疼痛患者的护理评价主要从以下几个方面进行。

（1）患者在接受护理措施后能否重新参与正常的日常生活，与他人正常交往。

（2）患者疼痛感觉是否减轻，身体状态和功能是否改善，自我感觉是否舒适。

（3）患者的焦虑情绪是否减轻，休息睡眠质量是否良好。

（4）一些疼痛的征象是否减轻或消失。

（5）经过护理后，患者对疼痛的适应能力是否增强。

（张　健）

第五节　光动力疗法治疗中晚期消化道肿瘤的护理

光动力疗法（photodynamic）是近 20 年来发展起来的一种新的肿瘤治疗方法。在我国 PDT 治疗消化道肿瘤刚刚起步。我院 2002 年 5 月—2003 年 12 月应用该疗法对 17 例不愿意手术或失去手术机会的中晚期食管癌及结直肠癌患者进行治疗，取得良好效果。现将其治疗及护理报道如下。

一、临床资料

经内镜和病理确诊的食管癌 8 例、结肠癌 5 例和直肠癌 4 例，共 17 例，年龄 25 岁～88 岁，平均 73 岁，其中年龄 >70 岁者 12 例；肿瘤长度 2.5cm～6.5cm 平均 3.8cm。全部经病理活检证实。鳞状细胞癌 8 例，腺癌 9 例。所有患者治疗前均行肿瘤指标（包括癌胚抗原、糖类抗原 199 等）、超声内镜、腹部 B 超、腹部 CT、胸片、胸部 CT 等检查明确肿瘤分期，其中食管癌 Ⅱ 期 2 例（2/8）。Ⅲ 期 5 例（5/8），Ⅳ 期 1 例（1/8）。结肠 C 期 3 例（3/5），D 期 2 例（2/5），直肠 B 期 1 例（1/4），C 期 2 例（2/4），D 期 1 例（1/4）。合并有其他脏器功能障碍，包括心、肺、肾、肝功能不全，不能耐受手术或晚期肿瘤不能切除者 13 例，不愿意接受手术者 4 例。

二、治疗及护理

1. 术前准备　①将准备接受光动力治疗的患者转入避光病房，向患者及家属简要解释光动力治疗的相关问题及应当注意的事项，使其尽快消除顾虑，缓解紧张情绪，更好地配合治疗。②建立良好的静脉通道，治疗前 48h 给予静脉注射光敏剂（Photofrin Ⅱ）剂量 2mg/kg，加入 20ml 生理盐水或 5% 葡萄糖液中缓慢静脉注射，注射时间大于 10min。光敏剂溶解后立即使用，或者避光下放置在冰箱中但不能超过 8h。③食管癌病人手术当天禁食 10h 以上。结肠癌者按结肠镜前检查准备，但甘露醇可降低光动力治疗效应，故不用它作为肠道清洁剂。直肠癌患者术前只需做低位清洁灌肠。

2. 治疗中护理　静脉注射光敏剂 48h 后送患者进入内镜室进行光动力治疗。患者应在避光下进行治疗，穿避光衣，取左侧卧位，治疗期间患者及医护人员佩带避光防护墨镜以防红光灼伤眼睛。治疗前给予解痉、镇静剂，地西泮和山莨菪碱静脉注射，同时全程进行心电、呼吸、血压、血氧饱和度监测并注意观察患者面色、反应、腹部症状。根据肿瘤大小遵医嘱选择治疗剂量，$200J/cm^2$～$300J/cm^2$，一般为 $250J/cm^2$。如肿瘤向腔内突出明显，浸润较深，则选用大剂量 $300J/cm^2$：如肿瘤小，浸润深度浅，则选用小剂量：$200J/cm^2$。治疗时在距肿瘤 1cm 处顺内镜插入治疗光纤。待光纤到达肿瘤内部时开启光动力治疗仪激发光纤输出波长为 630nm 的红光，对肿瘤进行毁损治疗。静脉注射光敏剂 72h 后行第 2 次光动力治疗，治疗剂量减半，方法及监测同前。总治疗剂量 1 100J～4 500J（平均 2 358.8J）。

3. 辅助治疗　17 例中有 7 例（食管癌 3 例，结肠癌 2 例，直肠癌 2 例）因肿瘤基底较小，明显突出管腔，在接受光动力治疗前 1d 或光动力治疗后 1d 第 2 次治疗前行内镜下肿瘤切除术及坏死组织清除术，尽可能切除突出管腔的肿瘤和坏死组织。一般情况好、可耐受化疗者在接受光动力治疗后 1 周给予化疗。

4. 术后护理　①观察患者有无腹胀、腹痛、呕血、黑便、便血等；②食管癌治疗后禁食 24h 以上，如治疗前有完全性梗阻，则在最后治疗后禁食 48h 以上。进食前可试饮温、凉水，食管癌 100ml ~ 200ml；胃癌 300ml ~ 500ml。饮后无梗阻者再进流质或半流质饮食；③直、结肠癌术后应防止便秘，保持软便；④1 周内仅可在距患者 1m 外的地方必要时开启 15w 的白炽台灯 1 台，以协助日常生活，严格佩戴避光防护墨镜；2 周后可适当使用 20w 日光灯，夜晚可外出走动，避免直视光源。4 周后可在清晨或傍晚外出走动，避免在正午阳光强烈时外出。确定结束避光治疗前作光敏感暴露试验，即在手背侧暴露直径 1cm 的皮肤于太阳光下 1h。24h 内观察有无水肿、皮疹或水疱等光敏性皮炎表现，若有需要根据情况继续避光。

三、结果

1. 随访时间和生存期　17 例平均随访时间 8.2 个月（0.5 个月 ~ 8 个月）半年生存率 76.5%（13/17）1 年生存率 47.1%（8/17）。中位生存期为 10 个月。其中食管癌患者的平均随访时间 7.1 个月（0.5 个月 ~ 15 个月）。中位生存期为 8 个月；大肠癌患者的平均随访时间 10.0 个月（3 个月 ~ 18 个月）。中位生存期为 11 个月。

2. 临床症状、肿瘤指标改善情况　所有患者的临床症状缓解率为 82.4%（14/17）。3 例无效。术前癌胚抗原升高 6 例，术后下降 3 例，1 例降至正常；术前 3 例糖类抗原 199 升高，术后下降 2 例，均未降至正常。

3. 内镜表现　17 例患者中有 5 例（食管癌 2 例，结肠癌 1 例，直肠癌 2 例）；3 个月后复查内镜，肿瘤完全消失，活检阴性，完全应答率 29.4%（5/17）。9 例复查内镜肿物较治疗前明显减小 50% 以上，但活检仍为阳性，部分应答率为 52.9%（9/17）。

4. 副反应及并发症　本组中有 1 例出现皮肤光敏反应，为轻度皮肤潮红，应用抗过敏治疗和加强避光后好转，光敏剂副反应发生率为 5.9%（1/17）。1 例Ⅳ期食管癌患者光动力治疗 1 周后出现大量呕血，排暗红色血便，急诊胃镜提示为食管活动性出血，考虑为食管癌光动力治疗术后肿瘤溃烂致出血所致，经内镜下止血和积极输血、补液等内科保守治疗无效，患者家属不同意手术治疗，术后 2 周死亡。光动力治疗并发症发生率为 5.9%（1/17）。

5. 复发　5 例完全应答者中有 2 例于术后 8 个月复发（1 例食管癌，1 例直肠癌，1 例结肠癌）术后 12 个月复发 2 例（1 例直肠癌，1 例食管癌）术后一直无复发，现仍接受随访，随访时间食管癌 15 个月，直肠癌 13 个月。

四、讨论

光敏效应是德国学者 Rnnh 于 1887 年首次发现，自 20 世纪 60 年代在美国首次临床应用以来，随着激光和光敏技术的进步和内镜范围扩大，光动力疗法迅速发展，成为适用于体表和内腔肿瘤及相关疾病的安全有效的新方法。本研究显示，PDT 是安全有效的治疗肿瘤新方法，是中晚期消化道肿瘤作为姑息疗法的一种选择。

PDT 的治疗原理是机体生长活跃的组织如肿瘤能选择性较高地提取光敏剂，其浓度大大高于正常组织，在相应波长的光（主要是激光）照射下激活，产生有细胞毒作用的单态氧或氧自由基，毒杀肿瘤细胞，破坏肿瘤血管，导致肿瘤坏死、脱落，达到治疗目的。由于PDT与肿瘤传统疗法（手术、放疗、化疗）不相互排斥，且具有一定的协同作用，故在肿瘤治疗中具有特殊的地位。

PDT的应用必须具备3个要素，即效价安全的光敏剂、适当波长的光源和适量的氧，其中以效价安全的光敏剂最为重要。Photofrin Ⅱ是目前应用最为广泛的光敏剂，对心、肺、肾、骨髓等重要器官无毒性，不穿过胎盘，无致畸作用，临床作用安全，不良反应主要为皮肤光过敏，表现为皮肤潮红，一般持续1周或2周，严格避光护理即可避免光过敏反应的发生和缓解光过敏反应症状。本组中1例（5.9%）出现光敏反应，经一般抗过敏治疗和严格避光护理后好转。为了减少光过敏反应，在开始注射光敏剂前要仔细询问患者的过敏史，开始注射光敏剂时速度要缓慢，注射后要注意观察患者有无光敏性应肤损害、发热、疼痛、恶心、便秘、贫血等表现。同时治疗前做好患者及其家属的宣教工作，配台做好避光措施。

除皮肤光过敏外，PDT其他并发症的发生率最高达26.7%。主要有纵隔炎、食管癣、狭窄、穿孔等。本组出现大出血1例（5.9%）发生率与国外报道相符。因此，尽管光动力疗法是一种安全性较高的微创肿瘤治疗方法，仍需重视术中及术后患者的护理和病情观察。

PDT是安全有效的肿瘤治疗新方法，是适用于中晚期消化道肿瘤作为姑息疗法的一种选择。护理的重点是细心做好各项治疗前准备工作，严格避光措施及防止和处理光过敏；术中协助医生准确到位地实施各项操作，确保正确、及时、安全地治疗，以达到预期目的，术后密切观察患者有无各种并发症发生。

（张　健）

第六节　白血病护理

白血病（leukemia）是一类造血干细胞的恶性克隆性疾病。其克隆中的白血病细胞增殖失控、分化障碍、凋亡受阻，而停留在细胞发育的不同阶段。在骨髓和其他造血组织中白血病细胞大量增生累积，并浸润其他器官和组织，而正常造血受到抑制。我国白血病发病率约为2.76/10万人口，低于欧美国家。在恶性肿瘤所致的死亡率中，白血病居儿童及35岁以下成人的第一位。

一、分类

根据白血病细胞成熟程度和自然病程，可分为急性和慢性两大类。急性白血病（AL）的细胞分化停滞在较早阶段，多为原始细胞及早幼细胞，病情发展迅速，自然病程仅数个月。慢性白血病（CL）的细胞分化较好，多为成熟和较成熟的细胞，病情发展缓慢，自然病程为数年。

根据主要受累的细胞系列，急性白血病分为急性淋巴细胞白血病（简称急淋，acute lympho - blastic leukemia，ALL）与急性非淋巴细胞白血病（简称急非淋，acute nonlympho-blastic leukemia，ANLL）或急性髓系白血病（acute myelogenous leukemia，AML）两大类，这两类再分成多种亚型。有关急性白血病的分类见（表15 - 3）。慢性白血病分为慢性粒细胞白血病（chronic myeloid leukemia，CML）和慢性淋巴细胞白血病（chronic lymphoblastic leukemia，CLL）及少见的毛细胞白血病、幼淋巴细胞白血病等。

表 15 – 3　急性白血病分型

	急性淋巴细胞白血病		急性髓系白血病
L_1 型	原始和幼淋巴细胞以小细胞（直径≤12Wn）为主，胞浆较少	M_0	急性髓细胞白血病微分化型
		M_1	急性粒细胞白血病未分化型
L_2 型	原始和幼淋巴细胞以大细胞（直径＞12ym）为主	M_2	急性粒细胞白血病部分分化型
		M_3	急性早幼粒细胞白血病
L_3 型	原始和幼淋巴细胞以大细胞为主，大小较一致，细胞内有明显空泡，胞浆嗜碱性	M_4	急性粒 – 单核细胞白血病
		M_6	急性单核细胞白血病
		M_6	红白血病
		M_7	急性巨核细胞白血病

二、病因及发病机制

人类白血病的病因尚不完全清楚。

1. 病毒　成人 T 细胞白血病（ATL）/淋巴瘤可由人类 T 淋巴细胞病毒 I 型（HTLV – I）引起。EB 病毒、HIV 病毒与淋巴系统恶性肿瘤的关系也已被认识。

2. 电离辐射　X 射线、γ 射线、电离辐射等有致白血病的作用。其作用与放射剂量的大小及放射部位有关。放射线可使骨髓抑制、机体免疫力缺陷及 DNA 发生断裂和重组等改变。

3. 化学因素　多种化学物质或药物可诱发白血病，苯及其衍生物、氯霉素、保泰松、乙双吗啉、烷化剂均可致白血病。化学物质所致白血病多为急性非淋巴细胞白血病。

4. 遗传因素　某些遗传性疾病有较高的白血病发病率，如唐氏综合征、先天性再生障碍性贫血等。一个家族中偶有多个白血病患者。

三、临床表现

（一）急性白血病

起病急缓不一。急者可以是突然高热，类似"感冒"，或明显出血倾向，或全身衰竭。缓慢起病者常为脸色苍白、疲乏或轻度出血。少数患者因皮肤紫癜、月经过多或拔牙后出血不止而就医时被发现。主要表现为贫血、发热、出血以及白血病细胞增殖浸润的表现。

1. 贫血　半数患者就诊时已有重度贫血，常为首发症状。部分患者因病程短，可无贫血。

2. 发热　发热为常见症状，患者多有不同程度的发热，并伴有畏寒、出汗等。发热多由继发感染引起，口腔炎、牙龈炎、咽峡炎最常见，肺部感染、肛周炎、肛旁脓肿亦常见，严重时可致菌血症或败血症。最常见的致病菌为革兰阴性杆菌，如肺炎克雷白杆菌、铜绿假单胞菌、大肠杆菌、产气杆菌等。疾病后期常伴有真菌感染。感染的主要原因是由于成熟粒细胞缺乏，其次是人体免疫力降低。患者免疫功能缺陷后也可引起病毒感染，如单纯疱疹、带状疱疹等。

3. 出血　近半数患者以出血为早期表现。出血可发生在全身各部位，以皮肤瘀点、瘀斑、鼻出血、牙龈出血、月经过多为多见。眼底出血可致视力障碍。急性早幼粒细胞白血病易并发弥散性血管内凝血而出现全身广泛出血。颅内出血时会发生头痛、呕吐、瞳孔大小不等，甚至昏迷而死亡。大量白血病细胞在血管中淤滞及浸润、血小板减少以及感染是出血的主要原因。

4. 白血病细胞增殖浸润的表现　①肝、脾、淋巴结肿大：淋巴结肿大以急性淋巴细胞白血病为多见。白血病患者常有轻到中度的肝、脾大，除慢性粒细胞白血病急变外，巨脾罕见。②骨骼和关节：胸骨下段局部压痛较为常见。可出现关节、骨骼疼痛，尤以儿童多见。发生骨髓坏死时，可引起骨骼剧痛。③眼部：粒细胞白血病形成的粒细胞肉瘤或绿色瘤常累及骨膜，可引起眼球突出、复视或失明。④口腔和皮肤：白血病细胞浸润可使牙龈增生、肿胀；皮肤可出现皮肤蓝灰色斑丘疹，局部皮肤隆起、变硬，呈紫蓝色结节。⑤中枢神经系统白血病（CNSL）：可发生在疾病的各个时期，但多数患者的症状出现较晚，常发生在化疗后缓解期，这是由于多种化学药物难以通过血脑屏障，隐藏在中枢神经系统的白血病细胞不能被有效杀灭，因而引起 CNSL。CNSL 以急性淋巴细胞白血病最常见，儿童患者尤甚。临床上轻者表现为头痛、头晕，重者有呕吐、颈项强直、甚至抽搐、昏迷。⑥睾丸：睾丸受浸润时表现为无痛性肿大，多为一侧性。多见于急性淋巴细胞白血病化疗缓解后的幼儿和青年，是仅次于 CNSL 的白血病髓外复发的根源。

此外尚可累及心、肺、胃肠等部位，但不一定出现相应的症状。

（二）慢性白血病

包括慢性粒细胞性白血病（以下简称慢粒）和慢性淋巴细胞性白血病（以下简称慢淋）两种。在我国慢性白血病发病中，慢粒多于慢淋，西方白种人则慢淋多于慢粒。本病各年龄组均可发病，以中年最多见，男性多于女性。

慢粒的整个病程可分为慢性期、加速期和急性变。慢性期最早出现的症状是乏力、低热、多汗或盗汗、体重减轻等代谢亢进的表现。此期一般持续 1～4 年。加速期患者常有发热、虚弱、进行性体重下降、骨骼疼痛，逐渐出现贫血、出血，脾持续或进行性肿大。对原来有效的药物发生耐药。加速期可维持几个月到数年。急性变为终末期，表现与急性白血病类似。急性变预后极差，往往在数月内死亡。

慢淋与慢粒一样，起病十分缓慢，往往无自觉症状，常因淋巴结肿大首次就诊。早期可出现疲乏、无力，随后出现食欲减退、消瘦、低热和盗汗等，晚期易发生贫血、血小板减少、皮肤黏膜紫癜。患者可出现皮肤增厚、结节以至全身红皮病。约 10% 患者可并发自身免疫性溶血性贫血。

脾大为慢粒患者最显著的体征，可达脐平面，甚至可伸入盆腔，质地坚实、平滑，无压痛。但如发生脾梗死，则压痛明显。肝明显肿大者少见。慢淋患者以颈部、锁骨上、腋窝、腹股沟等处淋巴结肿大为主，肿大的淋巴结无压痛、质地中等、可移动。CT 扫描可发现肺门、腹膜后、肠系膜淋巴结肿大。50%～70% 慢淋患者有肝、脾轻至中度肿大。

四、辅助检查

（一）血象

1. 急性白血病　多数患者白细胞增多，也有白细胞计数正常或减少。血涂片分类检查可见相当数量的原始和（或）幼稚细胞，其种类和数量因分类不同而异。患者有不同程度的贫血，血小板减少。

2. 慢性白血病白细胞数早期即增高，慢粒常超过 $20 \times 10^9/L$，晚期增高明显，可达 $100 \times 10^9/L$ 以上。可出现各阶段的幼稚细胞，但以接近成熟的白细胞为主。原始细胞不超过 10%。晚期血小板和血红蛋白均可明显减少。

（二）骨髓象

是确诊白血病的主要依据和必做检查。

1. 急性白血病　骨髓有核细胞显著增生，以原始细胞为主，而较成熟的中间阶段细胞缺如，并残留少量成熟粒细胞，形成所谓"裂孔现象"。约 10% 急非淋白血病骨髓增生低下，但原始细胞仍占 30% 以上，称为低增生性急性白血病。胞质中出现红色杆状小体，称奥尔小体（Auer 小体），仅见于急非淋白血病。

2. 慢性白血病　骨髓增生明显至极度活跃。有核细胞中以某一系列白细胞增生为主，形态接近正常。原始细胞小于 10%。红系细胞相对减少，巨核细胞正常或增多，晚期减少。有溶血发生时幼红细胞代偿性增多。

（三）血液生化

各型白血病血液中尿酸浓度及尿液中尿酸排泄均增加，特别是在化疗期，这是由于大量癌细胞被破坏所致。血清乳酸脱氢酶增高。

（四）形态学、免疫学、细胞遗传学和分子生物学分型（MICM 分型）

急性白血病的单纯细胞形态学分型因其局限性较大，如 T、B 细胞不能区分，不能提供染色体、基因异常等对发病机制、治疗选择和预后判断等重要信息。利用 MICM 分型可大大提高诊断的准确性，更有利于治疗。

（五）其他

中枢神经系统白血病常作脑脊液检查。90% 以上慢粒患者血细胞中出现 pH 染色体，亦可存在于粒、红、巨核及单核细胞中。约 50% 慢淋患者染色体出现异常，常见 12、11、17 号染色体异常。

五、处理要点

目前国内外白血病的治疗主要以支持治疗、多药联合化学治疗为主。化疗获得完全缓解后或慢性期可及早进行异基因造血干细胞移植（HSCT）。近年来，免疫治疗也显示了一定的疗效和优越性。

（一）化学药物治疗

1. 急性白血病　急性白血病的化疗过程分为两个阶段，即诱导缓解和缓解后治疗。治疗急性白血病常用化疗药物见（表15-4）。

表15-4　治疗急性白血病常用化疗药物

种类	药名	缩写	给药途径	主要毒副作用
抗叶酸代谢	甲氨蝶呤	MTX	口服或静注或鞘内注射	口腔及胃肠道黏膜溃疡，肝损害，骨髓抑制

种类	药名	缩写	给药途径	主要毒副作用
抗嘌呤代谢	6-巯基嘌呤	6-MP	口服	骨髓抑制，胃肠反应，肝脏损害
	6-硫代鸟嘌呤	6-TG	口服	同上
抗嘧啶代谢	阿糖胞苷	Ara-C	静滴或皮下	口腔溃疡，消化道反应，脱发，骨髓抑制
烷化剂	环磷酰胺	CTX	口服或静注	骨髓抑制，恶心呕吐，脱发，出血性膀胱炎
	白消安		口服或静注	骨髓抑制，久用可致闭经或睾丸萎缩，偶见出血、再生障碍性贫血及肺纤维化等严重反应
生物碱类	长春新碱	VCR	静注	末梢神经炎，便秘，脱发
	三尖杉碱	H	静注	骨髓抑制，心脏损害，消化道反应
	足叶乙甙（依托泊苷）	VP-16	静注	骨髓抑制，脱发，消化道反应
抗生素类	柔红霉素	DNR	静注	骨髓抑制，心脏损害，胃肠反应
	阿霉素	ADM	静注	同上
	阿克拉霉素	ACM	静注	同上
酶类	左旋门冬酰胺酶	(L-ASP)	静滴	肝脏损伤，过敏反应，高尿酸血症、高血糖、胰腺炎、氮质血症
激素类	泼尼松	P	口服	类库欣综合征，易感染高血压，糖尿病
抗嘧啶嘌呤代谢	羟基脲		口服	消化道反应，骨髓抑制
肿瘤细胞诱导分化剂	维甲酸（全反式）		口服	皮肤黏膜干燥，消化道反应，头晕，关节痛，肝损害

（1）诱导缓解：是指从化疗开始到完全缓解（CR）阶段。其目的是迅速大量地杀灭白血病细胞，恢复机体正常造血，使患者的症状和体征消失，血象和骨髓象基本恢复正常，达到完全缓解。理想的 CR 时，白血病的免疫学、细胞遗传学、分子生物学异常标志均应消失。

长春新碱加泼尼松组成的 VP 方案，是急淋诱导的基本方案。儿童急淋白血病患者首选 VP 方案，成人急淋白血病推荐 DVLP 方案，即长春新碱加柔红霉素、泼尼松和门冬酰胺酶，也可用 VAP（VP 加门冬酰胺酶）或 VDP（VP 加柔红霉素）方案。急非淋白血病诱导缓解治疗国内外普遍采用常用"标准"方案 DA（柔红毒素和阿糖胞苷）方案或 HA（高三尖杉酯和阿糖胞苷）方案，急性早幼粒细胞性白血病采用全反式维甲酸 $25 \sim 45 mg/(m^2 \cdot d)$ 口服直至缓解。总之，应根据病人血象、骨髓象、身体状况、年龄、对药物的反应和毒性反应的不同而选用化疗方案和调整剂量。常用的联合化疗方案见（表 15-5）。

表 15-5　急性白血病常用的联合化疗方案

治疗方案	药物剂量（mg）		用法	完全缓解率（CR）
急性淋巴细胞白血病：				
VP 方案	VCR	1~2	第1日，每周1次，静脉注射	儿童88%
	P	40~60	每日分次口服	成人50%

治疗方案	药物剂量（mg）		用法	完全缓解率（CR）
VDP 方案	VCR	1～2	第1日，每周1次，静脉注射	儿童89%～100%
	DNR	30～40	第1～3日，静脉注射	成人50%～88%
	P	40～60	每日分次口服	
VLP 方案	VCR	1～2	第1日，每周1次，静脉注射	72%
	L－ASP	5 000～10 000 (u)	每日1次，共10日，静脉滴注	
	P	40～60	每日分次口服	
DVLP	DNR	45	第1～3日，第15～17日	成人80%以上
	VCR	1～2	每周第1日静脉注射。共4周	
	L－ASP	5 000～10 000 (u)	第19～28日，共10次	
	P	40～60	每日分次口服，第1～14日，第15日起减10mg，第21日起再减10mg至28日停用	
急性非淋巴细胞白血病:				
DA 方案	DNR	30～40	第1～3日，静脉注射	35%～85%
	Ara－C	150	第1～7日，每日1次，静脉滴注，每一疗程为7日，间隔1～2周	
HA 方案	H	4～6	第1～7日，每日1次，静脉滴注	60%左右
	Ara－C	150	第1～7日，静脉滴注	
HOAP 方案	H	4～6	第1～7日，每日1次，静脉滴注	
	VCR	2	第1日，静脉滴注	
	Ara－C	150	第1～7日，静脉滴注	
	P	40～60	每日分次口服	

（2）缓解后治疗：达到完全缓解后体内尚有 10^8～10^9 以下的白血病细胞，且在髓外某些部位仍可有白血病细胞的浸润，此为白血病复发的根源。因此必须进行 CR 后治疗，其主要方法为化疗和造血干细胞移植。急淋白血病可早期用原诱导缓解方案 2～4 疗程，也可采用其他强力化疗方案，以后每月强化治疗一次，维持治疗 3～4 年，除巩固强化外，间歇期应维持治疗，常用6－巯基嘌呤和甲氨蝶呤交替长期口服。急非淋白血病可用原诱导缓解方案巩固 4～6 疗程，或用中剂量阿糖胞苷为主的强化治疗，每 1～2 月一次，共 1～2 年，以后随访观察。

防治中枢神经系统白血病是治疗急性白血病、减少复发的关键，尤其是急淋白血病。常在缓解后鞘内注射甲氨蝶呤，首次 5mg，以后每次 10mg，为减轻药物刺激引起的蛛网膜炎，可同时加用地塞米松 2mg，每周 2 次，共 3 周。对 MTX 耐药者可用阿糖胞苷鞘内注射。

2. 慢性白血病　慢性白血病一旦急性变，治疗将很难奏效，因此着重于慢性期的治疗。常首选羟基脲 3g/d，分 2 次口服。白细胞下降到 20×10^9/L，剂量减半，降至 10×10^9/L 改用 0.5～1g/d 维持治疗。白消安（马利兰）曾为治疗慢粒最常用药，但用药过量往往造成严重的骨髓抑制，且恢复较慢。开始剂量为 4～8mg/d 口服，当白细胞降至 20×10^9/L 时宜暂时停药，待稳定后改用 2mg/d 维持治疗。慢粒急性变时按急粒化疗方案治疗。慢淋良性期不必急于治疗，进展期最常用的药物是苯丁酸氮芥（CLB）和氟达拉滨，后者较前者效果更好。CLB 连续用药剂量为 $4 \sim 8mg/（m^2 \cdot d）$，口服。氟达拉滨使用剂量一般为 $25 \sim 30mg/（m^2 \cdot d）$，静脉滴注。环磷酰胺口服与苯丁酸氮芥疗效相似。

（二）紧急处理高白细胞血症

当循环血液中白细胞数超过 $200 \times 10^9/L$ 时，患者可产生"白细胞淤滞症"。表现为呼吸困难、甚至呼吸窘迫、低氧血症、反应迟钝、言语不清、颅内出血、阴茎异常勃起等。高白细胞血症不仅增加患者早期的死亡率，也增加髓外白血病的发病率和复发率。因此当白细胞数超过 $100 \times 10^9/L$ 时，应紧急使用血细胞分离机，单采清除过高的白细胞，同时给以化疗药物和水化，并预防高尿酸血症、酸中毒、电解质紊乱、凝血异常等并发症。化疗药物按白血病分类实施相应的方案，也可先用地塞米松或羟基脲进行化疗前短期预处理。

（三）防治感染

在患者化疗、放疗后，常伴有粒细胞减少，在此期间患者宜住进层流病房或消毒隔离病房。可用粒细胞集落刺激因子（G - CSF）或粒 - 单细胞集落刺激因子（GM - CSF）以提升白细胞。患者发热多为感染引起，感染病灶未明，应查找原因，需作胸部 X 线摄片、咽拭子、血培养及药敏试验，同时可用广谱抗生素治疗如用头孢菌素类、氨基糖苷类药物，待试验结果出来后再更换合适抗生素。改药后体温仍未下降，应考虑真菌感染的可能，可试用两性霉素 B、氟康唑等。病毒感染如带状疱疹可用阿昔洛韦口服等治疗。

（四）成分输血支持

严重贫血可输注浓缩红细胞，维持 $Hb > 80g/L$。因血小板计数过低而出血者，输注单采血小板悬液直至止血。在输血时，为防止异体免疫反应所致的无效输注和发热反应，可采用白细胞滤器去除成分血中的白细胞。为预防输血后移植物抗宿主病，须在输注前将含细胞成分的血液照射 $25 \sim 30Gy$，以灭活其中的淋巴细胞。

（五）造血干细胞移植

HSCT 是目前被普遍认可的根治性标准治疗。慢性白血病多采用异体干细胞移植，应在缓解后尽早进行。急性白血病应在第一次完全缓解时进行，自体、异体移植均可采用。移植成功者一般可获得长期生存或治愈，5 年生存率 40% ~ 70%。

（六）放射治疗

中枢神经系统白血病和睾丸白血病，可做头颅和脊髓放射治疗。药物对睾丸白血病疗效不佳时，也必须放射治疗。对淋巴结肿大伴有局部压迫症状者或伴有胀痛的巨脾可采取局部放射治疗以缓解症状。

六、护理评估

询问患者就诊的原因及主要症状，了解患者有无心悸、头痛、恶心，进食情况及活动量的耐受程度。有无骨、关节疼痛以及牙龈出血、呕血、便血、月经过多等。有无咳嗽咳痰、咽喉疼痛、尿路刺激征以及肛周疼痛等。对再入院者，应了解患者以前的化疗方案。询问患者是否在职业及居住环境中有长期接触放射物质或化学毒物史，对患者身体评估应注意全身状况，定期监测生命体征，注意有无发热、寒战；患者神志有无改变；皮肤、黏膜有无出血点或瘀点、瘀斑，口唇、甲床是否苍白，有无牙龈增生肿胀及口腔溃疡，咽部有无充血及扁桃体肿大，有无肛周脓肿等；患者的心率有无增快、心界是否扩大、两肺有无啰音；肝、脾大小、质地、表面是否光滑、有无压痛；浅表淋巴结大小、部位、数量、有无压痛等，胸骨、肋骨、躯干骨及四肢关节有无压痛。血象、骨髓象、血液生化检查结果有无异常。评估时应注意患者对自己所患疾病是否了解，对疾病的心理承受能力如何，是否有恐惧或震惊。家庭成员能否正确处理突来应激，以及家庭经济情况如何等。

七、常见护理诊断及医护合作性问题

1. 活动无耐力　与大量、长期的持续化疗、白血病引起代谢增高及贫血有关。
2. 有感染的危险　与粒细胞减少、化疗使机体免疫力低下有关。
3. 预感性悲哀　与患白血病和感受到死亡威胁有关。
4. 潜在并发症　出血、中枢神经系统白血病、化疗药物的副作用、尿酸性肾病。

八、护理目标

患者能认识到饮食营养的重要性，体重维持在正常范围内，体力恢复，生活自理；能说出预防感染的重要性，减少或避免感染的发生；能正确对待疾病，悲观情绪减轻或消除；能采取正确、有效的预防措施，减少或避免出血；能说出化疗可能出现的不良反应，并能积极配合治疗，不发生并发症。

九、护理措施

（一）一般护理

1. 休息与活动　白血病患者因白细胞大量过度增生，其代谢率会升高，同时也因贫血而有缺氧的症状，故应根据患者体力，适当限制活动量，可与患者共同制订日常活动计划，做到有计划的适量活动。加强生活方面的护理，将常用物品置于易取处，避免因体力消耗而加重心悸、气短症状。脾大者嘱患者取左侧卧位，以减轻不适感，尽量避免弯腰和碰撞腹部，以免发生脾破裂。

2. 饮食护理　给予高蛋白、高维生素、高热量、清淡易消化饮食，向患者、家属解释化疗期间保证足够的营养，可补充机体的热量消耗，提高患者对化疗的耐受性，减少并发症发生。提供病人喜爱的饭菜和水果，食欲差者宜少量多餐，同时保证每日充足的饮水量。若咽喉不适，可用少量营养丰富的冷食或冰冻食品。

（二）病情观察

监测患者白细胞计数，观察体温、脉搏、呼吸的变化。经常询问患者有无咽部痒、痛，咳嗽，尿路刺激征等不适。对慢粒患者应每日测量患者脾脏的大小、质地，检查有无压痛，并作好记录。应密切注意患者有无出血征兆，检查患者大小便有无出血迹象，全身皮肤有无瘀点、瘀斑。患者血小板数低于 $50 \times 10^9/L$ 时，嘱卧床休息，同时告诉患者如有头痛、视力改变应立即报告。

（三）感染的预防和护理

化疗药物不仅杀伤白血病细胞，正常细胞也受到杀伤，因此患者在诱导缓解期间容易发生感染，当粒细胞绝对值≤0.5×10^9/L 时，发生感染的可能性更大，此时应行保护性隔离。若无层流室则置患者于单人病房，保证室内空气新鲜，定时空气和地面消毒，谢绝探视以避免交叉感染。加强口腔、皮肤及肛周护理。若患者生命体征显示有感染征象，应立即协助医师做血液、咽部、尿液、粪便和伤口分泌物的培养。一旦有感染，遵医嘱用有效抗生素，常用头孢类第三代药物，如头孢哌酮（先锋必）、头孢曲松及头孢他啶（复达欣）等。

（四）化疗药物应用的护理

化疗期间，因治疗的需要及为减少患者反复穿刺的痛苦，建议留置深静脉导管。

1. 化疗不良反应及护理

（1）局部反应：某些化疗药物，如柔红霉素、氮芥、阿霉素、长春新碱等对组织刺激性大，多次注射或药液渗漏常会引起静脉周围组织炎症或坏死，故应注意：①保护血管，依前臂、手背、手腕、肘前窝的次序选择静脉注射部位，若刺激性强、药物剂量过大时宜首先选用大血管注射。每次更换注射部位，并强调熟练的静脉穿刺技术，避免穿透血管。②静脉注射前先用生理盐水冲洗，确定针头在静脉内方能注入药物，药物输注完毕再用生理盐水冲洗后方能拔针头。注毕轻压血管数分钟止血，以防药液外渗或发生血肿。③输注时疑有或发生外渗，立即停止注入，不要拔针，由原部位抽取 3～5ml 血液以除去一部分药液，局部滴入解毒剂如 8.4% 碳酸氢钠 5ml，拔掉注射针，局部冷敷后再用 25% $MgSO_4$ 湿敷，亦可用普鲁卡因局部封闭。发生静脉炎症时处理同药液外渗，伴有全身发热或条索状红线迅速蔓延时，可采用治疗紫外线灯照射，每日一次，每次 30 分钟。

（2）骨髓抑制：任何化疗药物大剂量均可引起严重的骨髓抑制，给患者带来不良后果。多数化疗药抑制骨髓至最低点的时间为 7～14 日，恢复时间为之后的 5～10 日，因此，从化疗开始到停止化疗 2 周内应加强预防感染和出血的措施。无论肌注、口服或静脉的药物剂量必须反复核对。护理人员在操作时最好戴清洁的橡皮手套，以免不慎将药液沾染皮肤而影响自身健康。

（3）消化道反应：许多化疗药物可引起恶心、呕吐、纳差等反应。化疗期间应给患者提供一个安静、舒适、通风良好的休息环境，避免不良刺激。饮食要清淡、可口，少量多餐，进食前后休息一段时间。当患者恶心、呕吐时暂停进食，及时清除呕吐物，保持口腔清洁。必要时，遵医嘱在治疗前给予止吐药物，可减轻恶心、呕吐反应。

（4）肝肾功能损害：6-巯基嘌呤、甲氨蝶呤、门冬酰胺酶对肝功能有损害作用，用药期间应观察患者有无黄疸，并定期监测肝功能情况。环磷酰胺可引起出血性膀胱炎，可用美司钠预防。应保证输液量，鼓励患者多饮水，达 2 000ml/d 以上，观察小便的量和颜色。一旦发生血尿，应停止使用。

（5）其他：长春新碱能引起末梢神经炎、手足麻木感，停药后可逐渐消失。柔红霉素、阿霉素、三尖杉碱类药物可引起心肌及心脏传导损害，用药时要缓慢静滴，注意复查心电图。马利兰长期用药可出现皮肤色素沉着、精液缺乏及停经、肺纤维化等。

2. 做好口腔护理 甲氨蝶呤、阿糖胞苷、羟基脲、阿霉素等可引起口腔溃疡，除可能继发感染外，局部疼痛可影响患者进食和休息。嘱患者不食用对口腔黏膜有刺激或可能引起创伤的食物，如辛辣、带刺、有碎骨头的食物。指导患者睡前及餐后用碳酸氢钠、依沙吖啶稀释液交替漱口或 0.5% 普鲁卡因含漱，同时用亚叶酸钙治疗。

3. 预防尿酸性肾病 注意患者尿量及尿沉渣检查结果，鼓励患者多饮水，2 000～3 000

ml/d，注射药液后，最好每半小时排尿一次，持续 5 小时，就寝时排尿一次。每次小便后检查是否有血尿。遵医嘱口服别嘌呤醇，以抑制尿酸合成。

4. 鞘内注射化疗药物的护理　推注药物宜慢，注毕去枕平卧 4~6 小时，注意观察有无头痛、发热等并发症发生。

（五）心理护理

向患者及其家属说明白血病是骨髓造血系统肿瘤性疾病，虽然难治，但目前治疗进展快、效果好，应树立战胜疾病的信心。家属亲友要给患者物质和精神的支持与鼓励，给患者创造一个安全、安静、舒适和愉悦宽松的环境，使患者保持良好的情绪状态，有利于身体的康复。

（六）健康指导

1. 生活指导　保持良好的生活方式，生活要有规律，保证充足的休息和营养，保持乐观情绪。指导患者注意个人卫生，少去人群拥挤的地方，经常检查口腔、咽部有无感染，学会自测体温。应预防和避免各种创伤。

2. 用药指导　指导患者按医嘱用药，说明坚持巩固强化治疗可延长白血病的缓解期，有利于延长生存期。定期门诊复查血象，发现出血、发热及骨、关节疼痛要及时去医院检查。

3. 个人防护　长期接触放射性核素或苯类化学物质的工作人员，必须严格遵守劳动保护制度。

十、护理评价

患者能耐受一般活动，生活自理；能说出预防感染的重要性，积极配合治疗与护理，未发生感染；能正确对待疾病，悲观情绪减轻或消除；了解化疗药物治疗可能出现的副反应，主动配合治疗，积极采取应对措施；能描述引起或加重出血的危险因素，积极采取预防措施，避免出血加重；白血病缓解期或慢性期得到延长。

（张　健）

第七节　淋巴瘤护理

淋巴瘤（lymphoma）是一种淋巴细胞和（或）组织细胞恶性增殖性疾病，是免疫系统的恶性肿瘤，多见于中、青年，1856 年被正式命名为霍奇金病。淋巴瘤分为霍奇金淋巴瘤（Hodgkin lymphoma，HL）和非霍奇金淋巴瘤（non Hodgkin lymphoma，NHL）两大类。近30 年的研究认为淋巴细胞是高等动物主要的免疫活性细胞。T 细胞和 B 细胞分别在淋巴结的副皮质区和淋巴滤泡中经特定抗原刺激后，逐步转化为不同类型的淋巴瘤细胞。

一、常见病因

HL 病因尚未明确。最初人们怀疑结核杆菌是 HL 的发病基础，因为此类患者结核感染率很高。以后，人们也发现了大量的流行病学证据支持其发病与感染有关，特别是病毒感染，50% 的患者有 EB 病毒感染。人类 T 细胞病毒感染，长期接触烷化剂、多环芳类、亚硝胺类、芳香胺类等化合物，接触放射性物质，器官移植应用免疫抑制剂或自身免疫性疾病，有报道 HL 发病危险性增高与扁桃体和甲状腺切除、木工及 HL 患者的家庭聚集有关。

二、临床表现

1. 霍奇金淋巴瘤　①全身症状：不明原因发热和（或）盗汗、瘙痒、酒精性疼痛；②淋巴结肿大：无痛性、进行性浅表淋巴结肿大、深部淋巴结肿大；③肝脾大；④淋巴结外器官侵犯。

2. 非霍奇金淋巴瘤　①全身症状：25% 患者有全身症状；②淋巴结肿大；③纵隔肿块压迫出现相应症状；④肝脾受累；⑤消化道出血、肠梗阻；⑥吞咽困难；⑦泌尿及神经系统受累也较常见。

三、辅助检查

外周血象、骨髓涂片、活检、血生化检查。影像学检查：X 射线、B 超、CT、MRI、PET 等了解深部病变的侵犯范围、侵犯程度，有无转移症状。

四、治疗原则

1. 霍奇金淋巴瘤　Ⅰ期、ⅡA 期以放疗为主，有纵隔肿块时化疗与放疗联合；ⅡB 期一般采用全淋巴结放疗，也可行化疗；Ⅲ期放疗与化疗相结合；Ⅳ期单用化疗。

2. 非霍奇金淋巴瘤　①低度恶性：Ⅰ期、Ⅱ期大多采用放疗，Ⅲ期、Ⅳ期大多采用化疗；②中度恶性：Ⅰ期单行放疗，Ⅱ期以上多采用以多柔比星为主的化疗；③高度恶性：多采用白血病治疗方案。

（1）放射治疗：①HL 的放射治疗已取得显著疗效。照射除被累及的淋巴结及肿瘤组织外，尚须包括附近可能侵及的淋巴结区域，例如病变在膈上采用斗篷式、膈下倒 "Y" 字式。斗篷式照射部位包括两侧从乳突端至锁骨上下、腋下、肺门、纵隔以至膈下淋巴结；倒 "Y" 式照射包括从膈下淋巴结至腹主动脉旁、盆腔及腹股沟的淋巴结，同时照射脾区。剂量为 30～40Gy，3～4 周为 1 个疗程。全淋巴结照射即隔上为斗篷并加照膈下倒 "Y" 字式。②NHL 对放疗也敏感但复发率高，由于其蔓延途径不是沿淋巴区，所以斗篷和倒 "Y" 字式大面积不规则照射野的重要性远较 HL 为差。治疗剂量要大于 HL。目前仅低度恶性组临床Ⅰ期、Ⅱ期及中度恶性组病理分期Ⅰ期，可单独应用扩大野照射或单用累及野局部照射。放疗后是否再用化疗，意见尚不统一。Ⅲ期及Ⅳ期多采用化疗为主，必要时局部放疗，为姑息治疗。

（2）化学治疗：大多数采用联合化疗，争取首次治疗即获得完全缓解，为长期无病存活创造有利条件。①霍奇金淋巴瘤常用 MOPP（氮芥、长春新碱、甲基苄肼、泼尼松）、COPP（环磷酰胺、长春新碱、甲基苄肼、泼尼松）等方案，每 4 周为 1 个周期，共计 6～8 个周期。②非霍杰金淋巴瘤化疗疗效决定于病理组织类型，而临床分期的重要性不如 HL，按病理学分类的恶性程度，分别选择联合化疗方案，常用的有 R - COP（美罗华、环磷酰胺、长春新碱、泼尼松）、R - CHOP（美罗华、环磷酰胺、多柔比星、长春新碱、泼尼松）等方案。每 3～4 周为 1 个周期，4～8 个周期。

（3）干细胞移植：对 60 岁以下患者，能耐受大剂量放化疗者可考虑全淋巴结放疗及大剂量联合化疗，结合异基因或自体干细胞移植，以期取得较长期缓解和无病存活期。

（4）手术治疗：仅限于活组织检查；合并脾功亢进者则有切脾指征，以提高血象，为以后化疗创造有利条件。

（5）干扰素：有生长调节及抗增殖效应，对蕈样肉芽肿、滤泡性小裂细胞为主及弥散性大细胞型有部分缓解作用，应用方法和确切疗效尚在实践探索中。

五、护理

1. 护理评估

（1）病因：有无病毒感染史、职业、有无烷化剂及放射性物质接触史。

（2）临床表现：发热、盗汗、食欲缺乏、体重下降、瘙痒、酒精性疼痛。

（3）查体：全身浅表淋巴结有无肿大、肝脾大等。

（4）其他：评估各辅助检查结果及放、化疗作用与不良反应。

2. 护理要点及措施

（1）急症护理：密切观察生命体征及病情变化。肿瘤压迫气管，可出现呼吸困难、发绀，遵医嘱及时应用激素等药物，迅速采取合适的体位、吸氧，必要时行气管插管以消除呼吸困难。发生消化道大出血时，保持呼吸道通畅，防止误吸，立即建立静脉通道、交叉配血、采集血标本、补充血容量等，按大出血进行护理。发生肠梗阻时，给予禁食、水，行胃肠减压，观察排气、排便次数，静脉给予营养支持治疗。

（2）发热护理：长期不明原因发热者，反复使用退热药物，体温波动大，出汗多，体力消耗大。护士应密切监测体温变化，及时给予对症处理，不使用对血细胞有杀伤作用的药物。同时协助患者多饮水，必要时给予静脉补液，以增加药物效果。行物理降温时不用力搓擦患者皮肤，以防因血小板低出现皮肤出血点。鼓励进食高热量、高维生素、易消化饮食，增加能量。及时更换干燥、清洁的衣被，防止受凉感冒。

（3）化疗护理

1）化疗前护理：①心理护理：深入了解患者心理反应，帮助其解决生活和生理上的需要，做好化疗前解释工作，讲解化疗的重要性、疗效、化疗方案、不良反应、应对措施，减少患者紧张情绪，使其树立战胜疾病的信心，主动配合治疗。②饮食护理：进食增加免疫功能的食物，如西红柿、胡萝卜、香菇、木耳等各种新鲜蔬菜及水果。

2）化疗期间护理：①饮食护理：化疗药物可导致恶心、呕吐、便秘等胃肠道反应，饮食宜少量多餐，可给予高热量、高蛋白质、易消化食物，多食新鲜蔬菜及水果，以补充维生素，避免浓厚的调味品及煎炸、油腻的食品。避免同时摄食冷、热食物，易导致呕吐；合理安排进食时间，最佳时机为化疗药物使用前 2h，避开化疗药物发挥作用的时间，减少胃肠道反应。②全身毒性反应护理：对于消化道反应，化疗前预防性地使用止吐药或镇静药；家属要有意识地在化疗药物注射时与患者多交谈，分散注意力；严重恶心呕吐者，做好记录，提醒医师给予补液和注意电解质紊乱；对腹痛、腹泻者，应食含钠、钾高的食物，如香蕉、去脂肉汤，少食产气食物。③预防感染：在化疗期间要注意血象变化，减少探视，勤通风，有条件者住单间或者隔离病房；勤漱口、加强坐浴，注意口腔、肛门及会阴部清洁，密切观察变化，及时发现感染征象，遵医嘱给予抗感染药物。④合理使用血管：从远端至近端，从小静脉至大静脉，每天更换注射部位，刺激强的化疗药物外渗或外漏可引起皮肤红肿或溃烂，应及时给予封闭等处理。长期化疗者，可留置中心静脉导管（PICC）。⑤预防变态反应：某些化疗药物可引起变态反应，如博来霉素、平阳霉素，可引起寒战、高热，甚至休克。美罗华可引起过敏反应，使用时速度宜缓慢，严密监测生命体征，及时处理。

3）化疗后护理：①脱发：应用化疗药物导致脱发的机制在于毛囊细胞死亡不能更新而发生萎缩。脱发常发生在用药后1～2周，2个月内最明显。向患者说明脱发是一种暂时现象，化疗停止后头发会自行长出。一旦发生脱发，注意头部防晒，避免用刺激性洗发液，同时建议女患者戴假发或帽子，以消除不良心理刺激。②口腔溃疡护理：进食温凉流质食物、行紫外线照射、喷涂表皮生长因子，每日行口腔护理后可给予口腔溃疡膜保护创面。③保护性护理：化疗药物可引起骨髓抑制，白细胞低下时，采取保护性隔离，让患者戴口罩，勤换衣服，紫外线消毒病房，用消毒液定期擦拭桌子、地板。血小板减少者，防止外伤，注射后针眼压迫时间延长，防止出血。④防止化疗药物不良反应：应用对肾有损害的化疗药时，嘱其多饮水，促进毒素排泄。有心肌损害者，在静脉推药时要缓慢。对有神经、皮肤反应及应用激素引起的症状，应向家属和患者解释清楚，告知其为暂时现象，停药后可自行消失。

（4）放疗护理

1）放疗前护理：放疗前首先应做好患者的思想工作，使其对放疗有所了解，避免紧张、恐惧情绪；其次改善全身状况，注意营养调配；改善局部情况，避免局部感染，如鼻咽部放疗的患者最好做鼻咽部冲洗，食管癌患者放疗时避免吃坚硬、刺激的食物。

2）放疗期间护理：患者在放疗中常出现疼痛、出血、感染、头晕、食欲减退等症状，应及时对症处理。尽量保护不必照射的部位，同时给予镇静药、维生素B类药物。充分摄入水分，从而达到减轻全身反应及避免局部放射损伤的目的。放疗过程中，注意观察血象变化，如白细胞低于$3.0 \times 10^9/L$、血小板低于$8.0 \times 10^9/L$，应及时查找原因，行胃部淋巴瘤照射可引起胃出血的危险，护士应观察有无内出血的先兆。

3）放疗后护理：照射后局部皮肤要保持清洁，避免物理和化学刺激。患者内衣应柔软，衣领不要过硬。照射后的器官，因放射性损伤，抵抗力下降，易继发感染，要根据不同放疗部位加以保护。食管放疗后应进细软食物，直肠放疗后应避免大便干燥。对照射过的原发肿瘤部位不可轻易进行活检，否则可造成经久不愈的创面。

4）放疗反应护理：①皮肤反应护理：皮肤经放射线照射后，可产生不同程度的皮肤反应，如红斑、干性脱皮及湿性脱皮。红斑一般可自然消退。干性皮炎也可不用药物，严密观察或应用滑石粉、痱子粉、炉甘石洗剂以润泽收敛或止痒。对湿性皮炎应采取暴露方法，避免合并感染，可用抗生素油膏、冰片、蛋清等外涂。②黏膜反应护理：口腔可用盐水漱口或复方硼砂溶液、呋喃西林溶液漱口。对放射性鼻炎可用鱼肝油滴鼻。对放射性喉炎可用蒸汽吸入，必要时加抗生素于溶液中。对放射性眼炎可用氯霉素眼药水。对放射性直肠炎，可用泼尼松、甘油等混合物保留灌肠。

（5）造血干细胞移植前护理

1）保护血管：静脉采血避开肘部流速快的大血管，以便分血时使用。

2）心理护理：移植仓为独立无菌单间，住院时间长，家属不能陪伴，患者有孤独感和恐惧感，移植前与患者一起参观并介绍移植环境，做好充分的心理准备。入层流室后，向患者介绍住院环境，认识病友，消除陌生感。

3）协助医师完成移植前的全身查体工作。

3. 健康教育

（1）宣传疾病知识：淋巴瘤可能与病毒感染、免疫缺陷、环境因素等有关，主要症状是无痛性淋巴结肿大、发热、盗汗、体重下降等，教会患者学会自我监测淋巴结的方法。注意肿大淋巴结消长情况，定时监测体温，注意有无腹痛、腹泻、黑粪等胃肠道症状，有无皮肤肿胀、结节、浸润、红斑及瘙痒等累及皮肤表现，有无咳嗽、咯血、气促等呼吸道症状，如出现上述症状应及时告诉医务人员或及时复诊。

（2）加强心理指导：动员亲友及社会支持力量给予情感和经济支持，解除患者压力，稳定情绪。

（3）给予饮食指导：为下次化疗做充分准备，在化疗间歇期宜进高蛋白质、高热量、富含维生素、易消化食物，如牛奶、鸡蛋、瘦肉、各种水果及新鲜蔬菜，禁食生冷、油腻、煎炸、刺激胃肠道的饮食，鼓励患者多食蔬菜、水果，保持排便通畅。

（4）休息与活动指导：恶性淋巴瘤若无累及呼吸、循环系统，患者可适度活动，避免劳累。化疗期间多休息，化疗后 5～14d 为骨髓抑制期，应减少外出，避免交叉感染，发热患者及时就诊。

（5）出院指导：强调出院后 1～2 周监测 1 次血常规，白细胞低于 $4.0 \times 10^9/L$ 时，遵医嘱给予升高白细胞药物治疗，按计划来院复诊治疗。

（张 健）

第八节 多发性骨髓瘤护理

多发性骨髓瘤（multiple myeloma，MM）是骨髓内浆细胞克隆性增生的恶性肿瘤。近年来发病率有逐渐增高趋势，常见中老年人，发病年龄以 40～70 岁为主，发病率随年龄增长而增高。MM 约占全部恶性肿瘤的 1%，约占造血系统恶性肿瘤的 10%。

一、常见病因

目前病因尚不明确，可能与以下因素有关：遗传因素、物理因素、化学因素、病毒、细胞因子。

二、临床表现

1. 躯体表现　自发性骨折、骨痛，肝、脾，淋巴结及肾脏等受累器官肿大，肺炎和尿路感染，甚至败血症，头晕、眼花，可突然发生意识障碍、手指麻木、冠状动脉供血不足及慢性心力衰竭，鼻出血、牙龈出血、皮肤紫癜，蛋白尿、管型尿，甚至肾衰竭，致死率仅次于感染。

2. 骨髓瘤细胞浸润与破坏所引起的临床表现　骨骼破坏、髓外浸润。

3. 血浆蛋白异常引起的临床表现　感染、高黏滞综合征、出血倾向、淀粉样变性和雷诺现象。

4. 肾功能损害　临床表现有蛋白尿、管型尿，甚至急性肾衰竭，是仅次于感染的致死病因。

三、辅助检查

1. 体格检查、实验室检查　红细胞有钱串形成、血沉显著增快、血清球蛋白增加。90%的患者有不易解释的蛋白尿，尿中凝溶蛋白阳性以及血清或尿蛋白电泳显示 M 成分。

2. 骨髓象　骨髓穿刺发现浆细胞异常增生 >15% 为主要诊断依据。

四、治疗原则

1. 化学疗法　是主要治疗手段。迄今为止 MM 还不能被根治，适当的化疗可延长生存期。近年来常用的药物有：美法仑（马法兰）、环磷酰胺、卡氮芥、长春新碱、甲基苄肼、多柔比星，其中应用最多的药物是美法仑加泼尼松，其有效率为50%，一般生命期24～30个月，80%患者在5年内死亡。

2. 联合化学疗法　自20世纪80年代起应用多药联合化疗治疗本病，应用较多的联合化疗方案有 M2 方案（卡氮芥、环磷酰胺、美法仑、泼尼松、长春新碱）等。

3. 干扰素　大剂量 α - 干扰素能抑制骨髓瘤的增殖。

4. 放射治疗　适用于不宜手术切除的孤立性骨浆细胞和髓外浆细胞瘤，可减轻局部剧烈骨痛，使肿块消失。

5. 手术治疗　当椎体发生溶骨性病变，轻微承重或活动就可能发生压缩性骨折导致截瘫，可以预防性进行病椎切除、人工椎体置换固定术。

6. 对症治疗　镇痛，控制感染；高钙血症及高尿酸血症者应增加补液量，多饮水，保持每日尿量 >2 000ml，促进钙与尿酸的排出。

7. 造血干细胞移植　化疗虽在本病取得了显著疗效，但不能达到治愈，故自20世纪80年代开始应用骨髓移植配合超剂量化疗和放疗以希望达到根治疾病的目的。

五、护理

1. 护理评估

（1）病因：可能与遗传因素、化学因素、电离辐射、某些病毒、慢性抗原刺激、免疫功能较差有关。

（2）临床表现：骨骼症状、免疫力下降、贫血、高钙血症、肾功能损害、高黏滞综合征、淀粉样变性。

2. 护理要点及措施

（1）预见性护理

1）评估病史资料：①病因：评估是否有遗传倾向、病毒感染、炎症和慢性抗原的刺激等；②临床表现：有无骨痛、病理性骨折、感染、出血倾向等，有无肝大、脾大、淋巴结肿大等；③评估全身情况和精神情感认知状况。

2）判断危险因素：①有骨折的危险；②有感染的危险；③有意外事件发生的危险。

3）提出预见性护理措施：①对有潜在性骨折者加强健康知识教育，避免诱因：嘱患者卧床休息，限制活动，睡硬板床，忌用弹性床。②严密观察生命体征、病情，预防出血、感染等并发症。化疗过程中注意观察呕吐物的颜色及量。③加强心理护理：体贴关心患者，使患者配合治疗，对抑郁患者严防意外事件发生。

（2）专科护理

1）围化疗期护理

化疗前护理：用药前向患者说明所用药物的不良反应，使其对化疗不良反应有一定的思想准备。

化疗中护理：①用药过程中密切观察有无恶心、呕吐、食欲减退等胃肠道反应，并积极采取措施，力争减轻或消除症状。可遵医嘱给予镇吐药，提供清淡、易消化饮食，避免过甜、油腻及刺激性食物。指导患者细嚼慢咽、少食多餐，治疗前后2h内避免进餐，进餐前指导患者做深呼吸及吞咽动作，进食后取坐位或平卧位。②静脉滴注多柔比星等药物时，注意心率、心律，患者主诉胸闷、心悸时，应做心电图并及时通知医生。静脉滴注CTX时，注意观察尿色、尿量。此药易引起出血性膀胱炎，应口服碳酸氢钠或按时滴斗入美司钠注射液，如发现尿量少、尿色较重时，应及时通知医生。③化疗期间应鼓励患者多饮水，保证每日尿量1 500ml以上，并服碳酸氢钠碱化尿液，加快尿酸排泄。④保护静脉，有计划地由四肢远端向近端依次选择合适的小静脉进行穿刺，左右手交替使用，防止药液外渗；静脉穿刺后先注射生理盐水，确定针头在血管内后再给予化疗药物，根据药物输注要求调整静脉滴注速度，以减轻对血管壁的刺激。化疗药静脉滴注完毕再用生理盐水或葡萄糖注射液冲洗，然后再拔针，并压迫针眼数分钟，以避免药物外渗损伤皮下组织。一旦发生药物外渗，立即回抽血液或药液，然后拔针更换穿刺部位，外渗局部用0.5%普鲁卡因2ml和玻璃脂酸酶3 000U封闭或立即冷敷，并用如意金黄散加茶水或香油调匀外敷。

化疗后护理：①严密观察血象变化，监测有无骨髓抑制发生，及时与医生联系协助处理；②消除患者对脱发反应的顾虑，告知患者脱发是由化疗药物引起，停药后头发可再生，在脱发期间佩戴假发、头巾或修饰帽，以保持自身形象完整。

2）骨折急救护理：MM的X线检查典型的表现为弥散性骨质疏松，骨质破坏部位可发生病理性骨折。突发的剧烈疼痛常提示有病理性骨折，多见下胸椎及上腰椎压缩性骨折或肋骨的自发性骨折，按骨折的一般原则处理。

以石膏行外固定的患者，应密切观察其伤肢的血液循环情况，如肢端皮肤发青发紫，局部发冷、肿胀、麻木或疼痛，表明血循环障碍，应及时就医做必要的处理；经石膏固定后的肢体宜抬高，下肢可用枕头、被子等垫起，上肢用三角巾悬吊，可促进血液回流，减轻肿胀；避免石膏被水、尿液污染而软化。

行小夹板固定者，注意不可自行随意移动小夹板位置，上肢可用三角巾托起，悬吊于胸前；下肢在搬运时应充分支托，保护局部固定不动。骨折后肢体肿胀3~7d达高峰，此后渐消，宜将伤肢适当垫高，最好高于心脏水平，以利于血液回流。因夹板捆扎，肿胀可加重，应密切观察伤肢血循环状况，如患肢手指或足趾出现皮肤青紫、温度变低、感觉异常时应立即解开带子，放松夹板并速到医院就诊，在医生指导下调整布带的松紧度。

尽早开始功能锻炼：防止肢体肌肉萎缩、关节强直、粘连、骨质疏松等。锻炼时动作宜慢，活动范围由小到大，不可急于求成。进行功能锻炼的方法和步骤应在康复科医生指导下进行。患者进行功能锻炼时常因疼痛而不配合，应鼓励患者克服恐惧心理，坚持锻炼，方能早日恢复。

预防并发症：下肢骨折患者常需长期卧床易引起各种并发症，应经常协助其坐起、叩背、以防坠积性肺炎；鼓励患者多饮水以预防泌尿系感染；温水擦背、加强皮肤护理，以防压疮发生。

3）放疗护理：在放疗中，放射线对人体正常组织也产生一定影响，造成局部或全身的放射反应与损伤。放疗期间和放疗后应给患者流食、半流食，饮食中宜增加一些滋阴生津的甘凉之品，如藕汁、梨汁、甘蔗汁、荸荠、枇杷、猕猴桃等。对于身体状况较差的患者给予静脉高营养，以补充体内消耗。另注意观察照射后皮肤情况。

（3）专科特色护理

1）化疗前心理护理：加强与患者沟通，耐心细致地解释病情及预后情况，向患者提供病情好转的信息及其他所关心的问题，以消除其不良情绪；指导患者进行自我调节、放松心情、转移注意力等；了解患者爱好，尽可能给予满足，如向患者提供书报、杂志、听音乐、看电视等。观察其情绪反应，出现情绪波动时，及时协助调整，赞扬患者曾做出的努力，鼓励患者树立信心，提供安静、舒适的休养环境，尽量减轻对患者的不良刺激。

2）化疗后感染的预防：①向患者介绍感染的危险因素及防护措施，以减轻感染带来的身心损害。根据室内外温度变化及时调整衣着，预防呼吸道感染。②鼓励患者进食高蛋白质、高热量、丰富维生素的食物，以全面补充营养，增强机体抵抗力。食物要清洁、新鲜、易消化。③保持病室清洁，空气新鲜，温度适宜；定期进行空气消毒，用消毒液擦拭床头柜、地面，限制探视，以防交叉感染，若白细胞少于 $1 \times 10^9/L$、中性粒细胞少于 $0.5 \times 10^9/L$ 时，应实行保护性隔离。④餐前、餐后、睡前、晨起用 1：5 000 呋南西林液、苯扎氯铵溶液（优适可）漱口。防真菌感染可用碳酸氢钠液和 1：10 000 制霉菌素液漱口；防病毒感染可用丽可欣溶液漱口；排便后用 1：2 000 氯己定液坐浴。女患者每日清洗会阴部 2 次。定期洗澡换衣，以保持个人卫生，预防感染。

3）化疗后出血的预防：①让患者保持安静，消除其紧张、恐惧情绪；②嘱其少活动、多休息，活动时防止受伤，严重出血时卧床休息。③给予高蛋白质、高热量、富含维生素的少渣软食，保证营养供给，防止口腔黏膜擦伤。④剪短指甲，避免搔抓，用温水擦洗皮肤，保持皮肤完整；用软毛牙刷刷牙，不用牙签剔牙，以防牙龈损伤；忌挖鼻孔，用鱼肝油滴鼻液滴鼻每日 3～4 次，以防鼻出血。当发生牙龈出血时用肾上腺素棉球或明胶海绵贴敷牙龈或局部涂抹云南白药；发生鼻腔出血时用于棉球或 1：1 000 肾上腺素棉球填塞鼻腔压迫止血或前额部冷敷；若出血不止用油纱条进行后鼻孔填塞。⑤药物一般口服，必须注射时操作应轻柔，不扎止血带，不拍打静脉，不挤压皮肤，拔针后立即用于棉球按压局部防止皮下出血。⑥血小板计数在 $20 \times 10^9/L$ 以下者，应高度警惕颅内出血。一旦发生颅内出血征兆应立即将患者置平卧位，头偏向一侧；头部置冰袋或戴冰帽，给予高流量吸氧；迅速建立静脉通路，按医嘱给脱水药、止血药或浓缩血小板；密切观察意识状态、瞳孔大小等，做好记录，并随时与医生联系。

4）化疗时并发高钙血症护理：广泛溶骨性病变导致血钙和尿钙增高，可表现为精神症状，烦躁、易怒，多尿、便秘。出现高钙血症应保持每日摄水量 3L 以上，避免脱水，肾功能正常而血磷不增高者可给予磷酸盐口服或灌肠。

3. 健康教育

（1）向患者及家属讲解疾病的基本知识、预后与 M 蛋白总量、临床分期、免疫分型、溶骨程度、贫血水平及肾功能损害程度有关。鼓励患者正视疾病，坚持治疗。

（2）告知缓解期应保持心情舒畅，适当活动，避免外伤。

（3）嘱其睡硬板床，避免长时间站立、久坐或固定一个姿势，防止负重、发生变形。

（4）告知饮食注意事项进食高热量、高营养、低蛋白质、易消化食物，多饮水。

（5）强调定期复诊、按时服药。若出现发热、骨痛等症状，及时就诊。

（6）指导患者采用精神放松法、疼痛转移法、局部热敷等方法，以缓解疼痛及精神紧张，增加舒适感。

（7）保持良好的个人卫生习惯，制订合理的活动计划。

（张　健）

第九节　鼻咽癌护理

鼻咽癌（carcinoma of nasopharynx，NPC）是原发于鼻咽黏膜上皮的恶性肿瘤，占头颈部恶性肿瘤的78%，是耳鼻咽喉科最常见的恶性肿瘤。发病年龄为30~49岁。95%以上属低分化癌和未分化癌类型，恶性程度高，生长快，易出现浸润性生长及早期转移。以鳞状细胞癌最为多见。

一、常见病因

鼻咽癌的病因可能与下列因素有关：EB病毒感染、环境与饮食、遗传因素。鼻咽癌的发病机制还不清楚，但诸多研究表明鼻咽癌高发区的华人子女染色体的不稳定性与鼻咽癌的发生有关。淋巴结转移是鼻咽癌最主要的转移途径和部位。远处转移是血行转移的结果，是晚期的表现。

二、临床表现

1. 症状　以回吸性涕血、耳鸣、听力减退、耳内闭塞感、头痛、面麻、复视、鼻塞为主要症状。

2. 体征　颈部淋巴结肿大、舌肌萎缩和伸舌偏斜、眼睑下垂、远处转移、伴发皮肌炎，女性可有停经表现。

三、辅助检查

鼻咽镜检查、鼻咽活检、脱落细胞学检查、X线检查、B型超声检查、CT检查、磁共振成像（MRI）检查、放射性核素检查、血清学诊断。

鼻咽癌确诊依据是病理学诊断。

四、治疗原则

鼻咽癌早期治疗，效果较佳。

1. 放射治疗　为目前治疗鼻咽癌的主要方法，包括深部X线照射、^{60}Co放射治疗或加速器，亦可并用腔内放疗。

2. 化疗　①主要用于临床Ⅲ期、Ⅳ期已有明确淋巴结转移或远处转移患者，放疗前后的辅助性治疗。多采用联合化疗，可以使肿瘤缩小或消灭微小病灶，提高治疗效果，降低药物不良反应。②常用化疗药物有环磷酰胺+博来霉素+氟尿嘧啶（CBF方案）、氟尿嘧啶+

顺铂（DF 方案）等。

3. 中医药治疗　中医药治疗作为鼻咽癌的辅助治疗手段，可提高机体免疫力，并有一定的抗肿瘤作用，可减轻放、化疗的毒性反应，达到协助西药抗癌、提高疗效的目的。

五、护理

1. 护理评估

（1）病因：患者有无 EB 病毒感染、有无食用咸鱼及腌制食物的饮食习惯，有无家族史、居住在高发区等。

（2）临床表现：出血症状及生命体征改变，如鼻涕中或痰中带血，头痛、面部麻木，耳鸣、听力减退、耳内闭塞感，复视、鼻塞等。

（3）查体：有无舌肌萎缩和伸舌偏斜、眼睑下垂、眼球固定及对进食、视力、活动等的影响。

（4）辅助检查：阳性检查结果、营养指标及有无复发或远处转移症状。

（5）精神心理状况：患者的压力源、压力应对方式及社会支持系统。

（6）其他：评估患者放、化疗的作用及不良反应，观察胃肠道反应，如恶心、呕吐、腹泻、便秘；骨髓抑制情况，如血常规，以及肝肾功能、发热等的发生及程度。

2. 护理要点及措施

（1）鼻腔出血的护理

1）放疗开始 1 周左右，给予鼻腔冲洗，保持鼻咽部清洁，每日用生理盐水 250ml 加庆大霉素 16 万 U 冲洗鼻腔 1 次。

2）对鼻咽分泌物多且无出血倾向的患者，可每日冲洗 2 次，预防误吸脓涕及脱落的坏死组织引起肺部感染，有防臭、消炎和收敛作用。

3）对鼻腔干燥的患者，可使用液状石蜡、芝麻油、鱼肝油滴鼻剂等润滑、湿润鼻腔，防止干燥出血。

4）并发症：鼻出血，由于肿瘤侵犯血管破裂引起。如出血量少者，给予止血药局部应用，出血点烧灼、冷冻、激光、射频等治疗。出血中等量时，用 1% 麻黄碱、0.1% 肾上腺素浸润纱条或凡士林油纱条填塞前鼻孔或后鼻孔，止血效果好。

5）大出血时，保持呼吸道通畅，立即让患者平卧、头偏向一侧，嘱患者及时将血吐出，防止误吸引起窒息，密切观察生命体征的变化。鼻上部置冰袋或用手指压迫颈外动脉止血。即刻建立 2 条以上静脉通道，备血、查血常规、出凝血时间等，给予快速扩容抗休克治疗，必要时输血，及外科手术血管结扎或栓塞介入止血治疗。

（2）跌倒的护理

1）对复视、视力下降或丧失的患者要防止摔倒。

2）对放化疗后疲乏、胃肠道反应大、进食少的患者，也要防止摔倒，尤其老年体弱者。可适当加床档保护，减少活动范围。定时巡视，给予及时协助，做好预见性护理。

协助患者进行生活护理，尤其是晨晚间护理。

（3）心理护理

1）做好疾病及治疗相关知识的健康教育，增强患者的信心，减轻压力源。

2）鼓励患者选用积极地应对方式，避免消极情绪。

3）听力下降者，与其耐心交流，必要时借助纸、笔，减轻听力障碍的影响及避免增加口咽部不适，影响交流。

4）对焦虑的患者，注意四轻，保持环境的安静、整洁、舒适，避免不良刺激。

5）运用系统脱敏疗法，建立焦虑等级量表，进行放松练习，用放松对抗焦虑，逐渐减轻或缓解焦虑。

6）对抑郁的患者，适量的运动，家人陪伴，促进与他人交流，增加愉快感。

7）对抑郁症状明显者，严格防止自杀行为，逐级上报，做到班班交接、人人知晓，按时巡视。室内避免锐器，家属陪伴，请心理专科治疗，服用抗抑郁药物等。

（4）营养失调护理

1）放疗期间应给患者补充足够的水分，可口含话梅、橄榄、无花果等，刺激唾液分泌，减轻口干不适。

2）对食欲减退者，适量增加一些调味品，如甜食、酸食、新鲜蔬菜及水果以刺激食欲。

3）胃肠道反应明显者，可根据情况酌情进食流质、半流质，甚至普通饮食，宜进清淡、少油腻、高热量、高蛋白质、高维生素、易消化的食物，少量多餐，避免进食过冷过热食物，避免酸性或辛辣等刺激性食物。避免低血糖的发生。

4）不强迫患者进食，以减轻胃肠道及心理负担，使其更快恢复。

5）监测血红蛋白、血清清蛋白、电解质等指标，观察有无营养失调，必要时口服专用营养剂甚至遵医嘱给予肠内、外营养支持。

（5）舒适改变的护理

1）如有头痛等不适，观察疼痛的程度，按三阶梯止痛原则给予镇痛治疗，并做好疼痛护理。

2）如有面部麻木，避免冷刺激，减轻局部症状。

（6）口（鼻）腔黏膜、皮肤及放疗不良反应的护理

1）口腔护理：放疗期间餐前、餐后、睡前含漱 1：5 000 呋喃西林溶液，避免口腔感染，定时观察患者口腔黏膜变化。吞咽困难或口腔溃疡者给予吸管吸入，避免食物刺激黏膜；进食前给予 1% 利多卡因喷雾以减轻进食时的疼痛。给予康复新液以利于溃疡组织黏膜的修复。

2）照射野皮肤护理：按国际抗癌联盟（UICC）急性放射反应评分标准评定放射性皮肤损伤程度。0 度：无变化；Ⅰ度：滤疱、轻度红斑、干性脱皮、出汗减少；Ⅱ度：明显红斑、斑状湿性皮炎、中度水肿；Ⅲ度：融合性湿性皮炎、凹陷性水肿；Ⅳ度：坏死、溃疡、出血。从放疗开始即教育患者保持放射野皮肤清洁、干燥，防止外伤，勿用肥皂水擦洗或搓洗，勿随意涂抹药膏或润肤霜，避免阳光暴晒放射野皮肤，勿受过冷过热刺激。Ⅰ度皮炎可外用冰片滑石粉或喜疗妥喷涂；Ⅱ度皮炎片状湿性脱皮时可用喜疗妥湿敷，Ⅲ度融合性湿性脱皮时必须先用湿敷，每天 3~4 次，一般 1~2d 渗出消失，肉芽生长，4~5d 即可愈合。

3）练习张闭口：张口受限为鼻咽癌患者远期放疗反应，重在预防，无特殊治疗措施，患者放疗后应经常做张口运动，防止咀嚼肌及周围组织的纤维化。一旦发生张口受限，应指导患者进行功能锻炼。

（7）化疗不良反应的护理

1）给予中心静脉置管或静脉留置针，首选经外周静脉的中心静脉导管（PICC），因保留时间长，避免化疗药物对外周静脉的刺激。

2）遵医嘱预防或治疗性使用止吐、抑酸、保肝、水化、退热等药物。

3）观察药物不良反应，观察尿液的颜色及有无尿路刺激征，嘱患者多饮水，每日2 000ml以上，减轻肾及膀胱的毒性、促进药物的代谢。

4）Ⅳ度骨髓抑制者，住隔离病房、谢绝探视、避免感冒，预防性使用抗生素，严格无菌操作及加强各种管道护理等；紫外线消毒房间，每天2次，每次30min，避免感染的可能；用软毛刷刷牙，避免磕碰，减少出血的可能。观察有无头晕、耳鸣、腹痛等颅内及内脏出血的可能。遵医嘱使用集落刺激因子，给予升白细胞及血小板的药物并观察药物的效果。

3. 健康教育

（1）告知患者保持鼻腔的湿润清洁，不能抠鼻孔，尤其鼻腔填塞及鼻出血停止以后，防止血痂脱落、引起再出血。

（2）告知房间内需保持适宜的温度及湿度，室温18℃~22℃，湿度50%~60%。

（3）向患者说明出现咳痰咯血时不要食燥热性食物，如韭菜、葱蒜、桂皮及油煎食物，多饮水，可食用化痰止咳、润肺的食物，如甘草、梨。

（4）嘱患者变换体位时要慢，防止摔倒，增强安全意识。

（5）向患者说明在放疗期间需保持皮肤放射野标记的清晰，不能私自涂改，以免照射部位有误，影响疗效及造成其他部位的损伤。

（6）说明可服用益气补虚、扶正抗癌的中药，以利于增强机体免疫力，巩固疗效，减少复发的可能。

（7）向患者说明饮食的重要性，嘱患者多食新鲜蔬菜、水果、大豆及其制品、花生、香菇、西红柿、柑橘等，可以滋阴润肺，提高人体免疫力；少食用咸、熏、烤、腌制品。

（8）告知健康的生活方式：戒烟戒酒，生活起居有规律，劳逸结合，适当有氧运动，增强免疫力，促进康复。

（9）重视健康查体、知识宣教，早发现、早治疗。如生活在我国鼻咽癌高发地区或经常接触油烟、化学毒物，经常吸烟、饮酒或家人、亲属患有鼻咽癌，建议定期查体，每1~2年1次。如年龄30~49岁，有血涕、鼻塞、头痛、耳鸣、耳聋、颈部肿块等，首先考虑鼻咽癌的可能性，应积极进行全面检查。

（10）向患者说明放化疗疗程结束后，仍需定期复查，按医生说明的时间复查，如有不适，要随时到医院专科就诊。

（张　健）

第十节　甲状腺癌护理

甲状腺癌是由数种不同生物学行为以及不同病理类型的癌肿组成，主要包括乳头状癌、滤泡状癌、未分化癌、髓样癌4种类型。甲状腺癌约占所有癌症的1%，各国甲状腺癌的发病率逐年增加。甲状腺癌以女性发病较多，其平均发病年龄为40岁左右。

一、常见病因

具体确切的病因目前尚难肯定，但从流行病学调查、肿瘤实验性研究和临床观察，甲状腺癌的发生可能与下列因素有关：电离辐射；饮食因素，如缺碘地区甲状腺癌发病率高；性别和激素；遗传和癌基因；部分甲状腺良性病变。发病机制目前尚不清楚。

二、临床表现

1. 症状 颈前肿物缓慢或迅速增大、声音嘶哑、呼吸困难等压迫症状、颈前肿物伴腹泻或阵发性高血压。
2. 体征 甲状腺结节、颈淋巴结肿大。

三、辅助检查

1. 影像学检查 PET 检查对甲状腺良、恶性病变的诊断准确率较高。
2. 血清学检查 包括甲状腺功能检查、血清降钙素等。
3. 病理学检查 细胞学检查和组织学检查，确诊应由病理切片检查来确定。

四、治疗原则

1. 手术治疗 外科手术治疗为主，如确诊为甲状腺癌，应及时行根治手术。
2. 放射治疗 外放射治疗：未分化癌临床以外放射治疗为主，放疗通常宜早进行；内放射治疗：临床上常用 ^{131}I 来治疗分化型甲状腺癌。
3. 化疗 甲状腺癌对化疗敏感性差。化疗主要用于不可手术或远处转移的晚期癌，常用药物为紫杉醇＋顺铂等。
4. 内分泌治疗 主要是长期服用甲状腺素片。

五、护理

1. 护理评估
（1）病史：有无吸烟、喝酒等嗜好，有无长期接触放射性物质，有无营养不良、感染及其他局部刺激因素等。
（2）身体评估：生命体征，尤其是体温的变化。
（3）评估各项辅助检查结果。
（4）评估有无出血倾向。
2. 护理要点及措施
（1）心理护理：高度重视肿瘤患者的心理活动、情绪变化及生活态度等。具体包括谨慎告知诊断、协助行为矫正、积极心理暗示、实施心理疏导、引导有效应对、强化社会支持、榜样示范、归属感、保护患者自尊、具备预见性。
（2）饮食护理：饮食营养应均衡，宜进食高蛋白质、低脂肪、低糖、高维生素，无刺激性软食，多吃新鲜蔬菜、水果以及海带、紫菜等，禁烟、酒，少吃多餐。
（3）并发症的观察与护理：如出血、乳糜瘘、呼吸困难、低钙血症等。

（4）静脉化疗的护理

1）熟悉该病常用化疗药物的作用、给药途径和毒性反应。了解化疗方案及患者病情、给药顺序及时间，准确执行医嘱。有针对性的护理，将毒性反应降到最低。

2）静脉通道护理：首次化疗患者进行 PICC 置管的宣教，未置管者按化疗选用血管原则进行。拒绝行 PICC 置管术患者，给予留置套管针。经研究表明，微量利多卡因联合适当心理暗示有利于缓解留置针穿刺的疼痛。

3）化疗期间护理：随时观察其表情、精神状态等情况。由于癌症是慢性消耗性疾病，患者需要摄取足够的营养，故化疗期间应加强营养，根据患者口味给予高蛋白质、高热量及多种维生素等清淡易消化饮食。注意病房干净整洁，安静舒适，减少不良刺激。减少探视人员，防止交叉感染。消化道反应严重时进干的食物如面包片、馒头。一旦发现异常及时汇报。

4）严密观察用药反应：如恶心、呕吐、腹痛、腹泻等情况。化疗期间注意观察患者生命体征，及早发现心肌损害。注意观察尿量，鼓励患者多饮水，24h 尿量应 >2 000ml。

5）骨髓抑制及护理：当白细胞低于 $2.5 \times 10^9/L$，血小板计数下降至 $75 \times 10^9/L$ 时，除停止化疗外，应予以保护性护理，并采取预防并发症的措施。为患者创造空气清新、整洁的环境，禁止患者与传染性患者接触，防止交叉感染。严格无菌操作，患者的用物经消毒灭菌处理后方可使用。预防呼吸道感染，病房空气用紫外线消毒，每日 1 次，0.5% 巴氏消毒液湿式拖地每日 2 次。观察患者皮肤黏膜有无出血倾向，如牙龈、鼻腔出血、皮肤瘀斑、血尿及便血等。保持室内适宜的温度及湿度，患者的鼻黏膜和口唇部可涂液状石蜡防止干裂。静脉穿刺时慎用止血带，注射完毕时压迫针眼 >5min，严防利器损伤患者皮肤。

（5）癌痛护理：及时发现患者的疼痛情况，同时运用适宜方法评估疼痛，并遵医嘱按照三阶梯原则用药，观察镇痛药的疗效及不良反应等，并积极运用其他非药物治疗方法，使患者达到无痛睡眠、无痛休息、无痛活动，提高患者的生活质量。

3. 健康教育

（1）服药指导：向患者说明服药的必要性，行甲状腺癌次全切或全切者，指导患者应遵医嘱终身服用甲状腺素片，防止甲状腺功能减退和抑制 TSH 增高。所有甲状腺癌术后患者服用适量的甲状腺素片可在一定程度上预防甲状腺癌的复发。

（2）讲解功能锻炼的意义及方法：①卧床期间鼓励患者床上活动，促进血液循环和切口愈合。头颈部在制动一段时间后，可逐步练习活动以促进颈部功能恢复。②颈淋巴结清扫术者，斜方肌不同程度受损，因此，切口愈合后应开始肩关节和颈部的功能锻炼，随时注意保持患肢高于健侧，以纠正肩下垂的趋势。特别注意加强双上肢的活动，应至少持续至出院后 3 个月。

（3）向患者讲解生活起居应注意的问题。注意保持卧室空气清新，通风良好，保持一定的湿度。嘱患者尽量少去公共场所和人群集中的地方，及时增减衣服，防止感冒。

（4）教会患者自行体检的方法，若发现结节、肿块或异常应及时就诊。

（张　健）

第十一节 脑胶质瘤护理

脑胶质瘤是一种最常见的颅内肿瘤,发病率占颅内肿瘤的 44.69%。肿瘤多呈浸润性生长,手术不易全切,对治疗敏感性极差,5 年生存率不足 5%。

一、常见病因

病因可能与以下因素有关:放射线、职业因素、饮食因素。目前脑胶质瘤发病机制尚未完全阐明,已知其发生发展的根本原因是细胞的增殖和凋亡紊乱,尚未发现哪些因素可直接导致胶质瘤的发生。

二、临床表现

根据细胞分化情况可分为:多形性胶质母细胞瘤、星形细胞瘤、髓母细胞瘤、少突胶质细胞瘤、室管膜瘤等,其临床表现如下。

1. 多形性胶质母细胞瘤 以头痛、颅内压增高、中枢神经系统功能障碍为主要症状。

2. 星形细胞瘤 为脑胶质瘤中最常见的一种,恶性程度较低,约占 40%,患者可有癫痫、头痛、偏瘫、视力障碍和智力改变。

3. 少突胶质细胞瘤 临床表现与星形细胞瘤类似。

4. 室管膜瘤 约占胶质瘤的 12%,恶性程度较高,起源于脑室壁或脑室外部位胚胎期残留的室管膜细胞。第 4 脑室的阻塞导致脑积水、视盘水肿、小脑受压、共济失调,以及小脑扁桃体向枕骨大孔移位产生颈部的疼痛和僵硬。

三、治疗原则

手术是最直接的治疗方式,但因脑胶质瘤呈侵袭性生长,手术很难将肿瘤彻底切除,术后必须尽快进行其他治疗,包括化疗和放疗。

1. 脑胶质瘤化学治疗常用药物 洛莫司汀(环己亚硝脲、CCNU)、卡铂、顺铂、甲氨蝶呤、依托泊苷、伊立替康等。

2. 替莫唑胺(temozolomide,TMZ) 是目前胶质瘤化疗单药口服疗效最好的药物,有助于克服耐药的化疗方案,使化疗有效率和生存率提高。

3. 术后联合放疗 可有效缓解患者的症状和体征。

四、护理

1. 护理评估

(1)详细询问病史,观察了解患者目前的身体、心理状况和肢体功能状况。

(2)评估患者是否有头痛、恶心、呕吐等颅内压增高的表现及神经功能缺失,如偏瘫、失语、情感障碍等。

(3)评估患者有无潜在并发症、脑功能障碍和脑疝。

(4)评估患者生活自理能力。

2. 护理要点及措施

（1）病情观察

1）严密观察神志、瞳孔及生命体征变化。

2）观察有无头痛、恶心、呕吐等颅内压增高表现。

3）患者有无癫痫、偏瘫、失语、记忆和智力损害、视野缺失等神经功能缺失表现。

4）注意有无生活自理能力和认知力下降，有无恐惧、焦虑、烦躁、易怒等心理问题。

5）放、化疗期间患者是否有乏力、出血、头晕及皮肤、黏膜色泽改变。

（2）症状护理

1）潜在并发症：严密观察颅内压增高的表现。保持出入量平衡。按医嘱给予脱水、利尿治疗。警惕脑疝的发生。一旦出现头痛剧烈，瞳孔忽大忽小或双瞳孔不等大，避免搬动患者，立即遵医嘱给予甘露醇等快速静脉滴注。

2）保持呼吸道通畅：经常翻身、叩背，促进有效排痰。肿瘤侵犯脑干，易出现呼吸障碍，表现为呼吸浅慢、不规则，最后导致呼吸停止。因此，密切观察患者呼吸频率及节律的变化，必要时给予气管插管。

3）放、化疗期间常出现恶心、呕吐，食欲缺乏、便秘等消化系统症状，治疗结束后可自行缓解，期间应酌情给予止吐治疗 [5 - HT3 受体阻断药、激素、NK - 1 拮抗药、甲氧氯普胺（胃复安）、中枢神经系统镇静药等]，积极处理迟发性反应，并给予高能量、高蛋白质、高维生素及易消化饮食，少食多餐。不能经口进食者，给予肠外营养及其他对症处理，便秘者适当用缓泻药物、灌肠等。

4）放、化疗期间勤于复查血常规，每周 2 ~ 3 次，必要时给予输血及集落刺激因子（G - CSF）、白介素 - 11（IL - 11）、促红细胞生成素（EPO）支持，根据骨髓情况调整放、化疗时间、方案、剂量等。

5）放疗期间保持放射野的皮肤清洁、干燥，避免搔抓及用肥皂、碘酊等刺激性化学药品涂搽。局部出现瘙痒、脱屑时可用复方鱼肝油软膏涂搽。

6）加强基础护理，指导和帮助视力障碍、无力或肢体瘫痪等患者完成日常生活料理。意识不清或躁动患者加用床档保护，防止坠床、摔伤等意外损伤。

（3）心理护理：积极的应对方式和心理干预可以提高肿瘤患者的免疫功能。护理人员应主动关心患者，建立良好的护患关系，为患者讲解有关疾病治疗知识，使其坚定战胜疾病的信心和勇气，取得家属配合，使用阳性强化法，使焦虑情绪得以减轻。

3. 健康教育

（1）嘱患者勿用力咳嗽、打喷嚏，避免颅内压增高。

（2）嘱患者养成健康的饮食习惯，忌食辛辣、油炸、烟熏等食品。

（3）向患者及家属讲解预防便秘的重要性及方法。

（4）指导患者适量有氧运动及功能锻炼，出门戴口罩，避免到人多的地方去。

（5）讲解定期复查的重要性，出院后在医师的指导下按时服药。

（张　健）

第十六章

肿瘤放疗护理

第一节　肿瘤放疗的护理

一、肿瘤放疗的护理

(一) 放疗前的护理

护士应首先了解该患者的治疗时间和疗程、射线种类、照射部位、患者的生理情况及放疗的预期效果等，并要掌握患者的思想动态，有的放矢做好准备工作。

1. 心理护理　多数患者对放疗缺乏正确的认识而产生焦虑及恐惧的心理，治疗前应向患者及家属介绍有关放疗的知识、治疗中可能出现的副作用及需要配合的事项。健康宣教可采用多种形式如宣传栏，小手册及面对面宣教。必要时开始治疗前，陪同患者熟悉放疗科环境，说明放疗时工作人员不能留在室内的原因，使患者消除恐惧，紧张心理，积极配合治疗。

2. 了解患者的身体情况及营养状况，给予高蛋白、高维生素饮食　清淡易消化的食物有鱼、虾、鸡蛋、豆制品等，多食新鲜的水果蔬菜，多饮水。照射前后30min不宜进食，避免烟、酒及其他刺激性的食物。一般情况较差者给予调整，如纠正贫血、脱水以及水、电解质紊乱等。

3. 检查血象　若白细胞下降至 $3 \times 10^9/L$，暂停放疗，给予升白细胞药物支持，如口服利血生、鲨肝醇、维生素 B_6 等，皮下注射沙格司亭、非格司亭、吉粒芬等；若白细胞低于 $1 \times 10^9/L$ 应采取保护性隔离措施。待恢复后再进行放疗，并应做肝、肾功能各项检查。

4. 头颈部病变　特别是照射野通过口腔时，应保持口腔清洁，如洁齿、用复方硼砂溶液漱口等，并应先拔除龋齿，对牙周炎或牙龈炎者也应采取相应治疗后再进行放射治疗。

5. 切口　应在接受照射前，将切口妥善处理，尤其是接近软骨及骨组织的切口，必须在其愈合后方可进行放疗。其他部位切除非特殊急需外，一般也应待切口愈合后再行放疗为宜，如全身或局部有感染情况，须先控制感染后再行放疗。

6. 放射治疗室　不能带入金属物品如手表、手机、钢笔等。

(二) 放疗期间的护理

1. 全身或局部反应　给患者带来很大痛苦，严重的反应使患者一般情况急剧下降以至中断放疗。因此，护士应加强护理，减轻全身或局部反应的发生。

2. 营养和饮食护理　放疗在杀伤肿瘤细胞的同时，对正常组织也有不同程度的损害，加强营养对促进组织的修复、提高治疗效果、减轻不良反应有重要作用。近年来，国外有"超食疗法"的报道，即在放疗间歇期间，给予浓缩优质蛋白质及其他必需的营养素，例如牛奶中可加奶粉、鲜橘汁加糖，以迅速补充患者放疗期间的营养消耗。要素饮食和完全胃肠外营养应用于临床，可使一些严重放疗反应的患者坚持治疗，顺利完成疗程。对全腹或盆腔放疗引起的腹泻，宜进少渣、低纤维饮食，避免吃产气的食物如糖、豆类、洋白菜、碳酸类饮料。严重腹泻时，需暂停治疗，给要素膳或完全胃肠外营养。放疗期间鼓励患者多饮水，每日 3 000ml，增加尿量，使因放疗所致肿瘤细胞大量破裂、死亡而释放出的毒素排出体外，减轻全身放疗反应。

3. 定期检查血象变化　放疗期间患者常有白细胞下降、血小板减少。因此应密切观察血象变化并注意患者有无发热现象，一般体温超过 38℃ 应暂停治疗，并给予相应处理，防继发性感染发生。常规每周检查血象 1 或 2 次，如果发现白细胞及血小板有降低情况或出现血象骤降，应及时通知医生。

（三）放疗后护理

（1）放疗结束后，应进行全面体格检查及肝、肾功能检查。

（2）照射野皮肤仍须继续按要求做好保护措施，至少 1 个月以上。

（3）随时观察患者局部及全身反应消退情况，出现异常及时与医生联系。

（4）告知患者停止照射后，局部或全身仍可能出现后期的放射反应。

（5）强调复查的重要性，给患者制定好复查计划。

二、放疗的副作用观察及处理

（一）全身反应及护理

患者在进行放疗时，会产生一些全身性的不良反应，如乏力、食欲缺乏、消瘦等。反应一般较轻，无须特殊处理。若反应较重，则给予适当支持对症处理，嘱咐患者加强营养和休息，均能得到缓解。

1. 消化道反应　表现为食欲缺乏、恶心、呕吐，有时出现腹泻。宜进食高营养、低脂肪、易消化的清淡食物，并注意补充水分和维生素。无腹泻者可试用多潘立酮（吗丁啉）、维生素 B_6、甲地孕酮等，这些药物均有一定的促进肠胃蠕动，增加食欲的功能。尤其应用甲地孕酮，对改善癌症患者食欲的有效率可高达 70%。必要时可静脉补充营养物质。

2. 造血功能抑制　早期为白细胞和血小板减少，后期（3～4 个月）可出现贫血。白细胞如低于 $2.5 \times 10^9 / L$ 和（或）血小板低于 $70 \times 10^9 / L$ 应停止放疗。轻度全血抑制或单项血细胞抑制，可试用利血生、鲨肝醇和养血饮等中药调理；严重者可针对具体血细胞成分缺乏分别采用吉丽芬、非格司亭、红细胞生成因子（EPO）和血小板生成因子皮下注射。

3. 皮肤变态反应　表现为皮肤瘙痒、荨麻疹、丘疹等。可采用抗过敏药物和镇静药治疗。局部可外涂止痒药膏。

4. 免疫功能下降　主要表现为 T 细胞免疫功能下降，可试用免疫调节药物。但免疫功能下降是一个复杂的病理生理过程，并不是通过某种药物或一组药物就可恢复。

（二）局部反应及处理

1. 皮肤反应　照射野皮肤的放疗过程中，不同放射源、照射面积及部位可出现不同程度的皮肤反应。照射前应向患者说明保护照射野皮肤对预防皮肤反应的重要作用。应避免摩擦，保持干燥。选用宽大柔软的全棉内衣，头颈部皮肤用柔软光滑的丝绸巾保护。照射野皮肤可用温水和柔软毛巾轻轻沾洗，局部禁用肥皂和粗糙的毛巾擦洗或热水浸浴，局部皮肤禁用碘酒、酒精等刺激性消毒剂和油膏，避免冷热刺激如热敷，禁用热水袋、冰袋等；照射区皮肤禁止剃毛发，宜用电剃须刀，防止损伤皮肤、造成感染，照射区皮肤禁做注射点；外出时防止日光直接照晒，应予遮挡；局部皮肤不要搔抓，皮肤脱屑切忌用手撕剥，防止干性脱皮转变为湿性脱皮。多汗区皮肤如腋窝、腹股沟、外阴等处保持清洁干燥。

一般将放疗引起的皮肤反应分为三度。Ⅰ度：干性反应（也称干性皮炎），表现为照射区内的皮肤红斑、色素沉着、局部烧灼感、刺痒、毛囊扩张、脱屑（干性脱皮）等。一般无需特殊处理，给予保护性措施，用无刺激性软膏如维生素 A、维生素 D 或羊毛脂涂擦，休息 7d 左右可恢复。Ⅱ度：湿性反应（也称湿性皮炎），表现为照射区内的皮肤充血、水肿、水疱形成，表面皮肤脱落、渗出，局部烧灼样感，轻微疼痛。应停止放疗，局部皮肤暴露，保持干燥、清洁，外涂 1% 甲紫、康复新液或抗生素软膏（如莫匹罗星）等，一般 10d 左右可恢复。Ⅲ度：放射性溃疡，表现为溃疡加深，累及皮下及深层组织，伴有疼痛，经久不愈，往往需外科切除溃疡，植皮修复。目前随着高能射线的广泛使用，皮肤表面剂量显著降低，因此皮肤反应也相应减轻，但对于表浅肿瘤以及深部肿瘤对放疗不敏感的肿瘤的治疗，不得不采用大剂量的浅层射线，或采用高能射线的超分割照射或"冲击性"的大剂量照射，都会使表面剂量过大，此时皮肤反应也会增大。为了减轻皮肤反应的严重程度，护士应在治疗开始时就强调皮肤护理的预防性措施，而且应随时进行皮肤检查及倾听患者的主诉感觉如干燥、瘙痒、疼痛等，并应向患者讲解有关皮肤保护的一些知识。

2. 头颈部放疗反应　头颈部肿瘤包括自颅底到锁骨上，颈椎以前这一解剖范围内的肿瘤，常见的有口腔癌、鼻咽癌、喉癌等。由于头颈部解剖关系复杂、重要器官密集，在进行局部放疗时，不可避免地累及其邻近的正常组织和器官，引起相应的放射反应和损伤。及时、合理的护理措施能够有效地减轻和预防各种不良反应，保证治疗顺利进行。

（1）口腔黏膜反应的护理：随着放射剂量的增加可出现以下不同程度的口咽黏膜放射反应。

轻度：患者口腔黏膜稍有红、肿、红斑、充血、唾液分泌减少、口干稍痛、进食略少。中度：口咽部明显充血、水肿、斑点状白膜、溃疡形成，有明显疼痛及吞咽痛，进食困难。重度：口咽黏膜极度充血、糜烂、出血、融合成片状白膜，溃疡加重并有脓性分泌物，剧痛不能进食、水，并偶有发热。

护理措施如下。

1）放疗时尽量减少口腔组织的不必要照射，可用铅块遮挡、含小瓶压舌等方法。

2）放疗中保持口腔清洁，每次饭后用软毛刷刷牙。护士应根据患者口腔 pH 选择适宜的漱口液，含漱 2min，8～10/d。

3）勿用硬物刺激口腔黏膜，以免放疗后黏膜脆性增加、受损出血。

4）忌辛辣刺激性食物，适宜进软食，勿食过冷、过硬、过热食物，戒烟酒。

5）口腔喷药常用药物有桂林西瓜霜、双料喉风散、金黄散、溃疡涂膜等，保护口咽黏膜、消炎止痛、促进溃疡愈合。

6）患者疼痛时，给予口腔黏膜保护剂口腔涂膜，以减少食物对创面的刺激，在进食前可用2%利多卡因喷雾或含漱进行止痛处理，解决由于疼痛影响进食水的问题。重度黏膜反应时，应暂停放疗。

7）观察溃疡变化情况，防止真菌的感染，必要时静脉滴注抗生素，补充高营养液。

8）每天做张口练习动作，使口腔黏膜皱襞处与空气充分进行气体交换，抑制厌氧菌的生长，防止口腔继发感染。

（2）鼻黏膜的护理

1）每日用生理盐水或含漱剂做鼻腔冲洗3次。晨起、放疗前、睡前各1次。目的是清除鼻腔黏膜的分泌物，减轻放疗的反应，增加癌细胞对放射线的敏感度。方法：将100ml冲洗液装入鼻腔冲洗器内后，向两侧鼻腔交替缓慢注冲洗液并由口腔吐出。冲洗后不可用力擤鼻，以防止鼻咽腔内压力增大，引起其他部位感染。

2）若鼻腔干燥，可滴以无菌液状石蜡、鱼肝油、复方薄荷油滴鼻剂每天3或4次，使鼻咽黏膜保持湿润；鼻塞可滴用麻黄碱；眼睑不能闭合时应用湿纱布遮盖，以防尘土落入。保持室内一定的温、湿度。

3）鼻咽癌患者加强颞颌关节功能锻炼，做张口练习运动（如口含小圆形的塑料瓶或光滑的小圆木等），并按摩颞颌关节。

4）喉癌患者由于反射功能降低，有痰液及脱落的坏死组织尽量吐出，预防误吸引起肺部并发症。密切观察病情变化，注意呼吸节律及幅度，及时发现呼吸困难并报告医师，如因肿瘤压迫或放疗后喉头水肿引起呼吸不畅甚至窒息，需随时备好气管切开包、吸痰器、氧气以应急需。

3. 胸部放疗反应　胸部以照射食管、肺及纵隔为主。纵隔的耐受量最差，其次为肺，胸部照射时可出现肺水肿、肺炎、胸骨骨髓炎等，表现为咳嗽、咳白色泡沫痰、呼吸急促、胸痛、咯血等。

（1）放射性食管炎：放射性气管炎可因气管及支气管上皮肿胀、表面纤毛脱落、腺体分泌抑制等引起干咳，应采取对症治疗，可应用抗生素、肾上腺皮质激素雾化吸入，中医中药等以养阴清肺为主。患者可出现胸骨后烧灼感、吞咽困难，不敢进食等症状，随放疗剂量的增加而加重。放射性食管炎按WTO标准可分为5级。1、2级为轻度放射性食管炎；3级以上为重度放射性食管炎，吞咽时明显疼痛，有时出现食管坏死、穿孔和瘘管形成。治疗原则以收敛、消炎，保护食管黏膜的修复为主。

（2）放射性肺炎：表现为干咳或咳泡沫痰，偶见咯血、不规则低热、呼吸困难。一般在放疗开始后的1~3个月内出现症状，也有较少数患者症状出现得更早些。一旦发生放射性肺炎应停止放疗，给大剂量抗生素加激素联合应用，保持呼吸道通畅，必要时给予氧气吸入，缓解胸闷、气急症状；给予雾化吸入、稀释痰液；卧床休息，注意保暖。

4. 腹部放疗反应　腹部照射以及腹腔淋巴肉瘤、精原细胞瘤等大面积或大剂量的照射会造成胃、肠功能紊乱、肠黏膜水肿及渗出，常表现为食欲缺乏、恶心、呕吐、腹痛、腹胀、腹泻等，严重者亦会造成肠穿孔或大出血。反应轻者对症给予流质或半流质清淡饮食，补充维生素，多食新鲜水果。严重者要及时输液，纠正水、电解质紊乱，酌情减少照射剂量或暂停治疗。

5. 泌尿系统反应　主要为盆腔及肾照射所引起，常见膀胱黏膜充血、水肿、溃疡出血。

患者出现尿频、尿急、排尿困难或血尿。放射性膀胱炎表现为尿频、尿急，腰背部酸痛，严重者伴血尿。盆腔照射前应保持膀胱充盈，减少全膀胱受到照射。膀胱照射期间，易出现细菌、真菌感染，可口服诺氟沙星等抗生素预防性治疗，适当多饮水。严重者必须停止放疗。

6. 其他　睾丸、卵巢、骨髓、基底细胞、角膜等皆对放射线特别敏感，应加以保护，肝、胆、胰、骨髓、中枢神经等组织，于常规治疗剂量放射时均可出现明显的功能障碍，须注意观察。

（庞　佩）

第二节　肺癌放射治疗护理

肺癌是世界范围内最为常见的恶性肿瘤之一，我国肺癌的发病率和死亡率占城市恶性肿瘤之首位。非小细胞肺癌占全部肺癌病例的80%。

一、临床表现

肺癌的主要表现为咳嗽、低热、胸部胀痛、痰中带血、上腔静脉综合征、声嘶、气促。

二、治疗原则

（1）目前治疗肺癌比较有效的方法有手术、化疗、放疗、靶向治疗。对于非小细胞癌手术治疗仍为首选，对于小细胞肺癌以化疗、放疗为主。

（2）放疗对小细胞癌最佳，鳞状细胞癌次之，腺癌最差。但小细胞癌容易发生转移，故多采用大面积不规则野照射，照射区应包括原发灶、纵隔双侧锁骨上区，甚至肝脑等部位，同时要辅以药物治疗。鳞状细胞癌对射线有中等度的敏感性，病变以局部侵犯为主，转移相对较慢，故多用于根治治疗。腺癌对射线敏感性差，且容易血行转移，故较少采用单纯放射治疗。

（3）放疗并发症较多，甚至引起部分功能丧失。对于晚期肿瘤患者，放疗效果并不完全好，同时患者体质较差，年龄偏大不适合放疗。

三、护理

1. 护理要点及措施

（1）在放疗前首先应做好患者的思想工作，使患者对放疗有所了解，避免紧张、恐惧情绪，其次改善全身情况，注意营养调配，避免局部感染。

（2）患者放疗中可能出现疼痛、出血、感染、头晕、食欲缺乏等症状，应及时对症处理，补充维生素B类药物，充分摄入水分，从而达到减轻全身反应及避免局部放射损伤的目的。

（3）皮肤反应的护理：皮肤经放射线照射后，可产生不同程度的皮肤反应，如红斑、干性脱皮及湿性脱皮。红斑一般不做治疗可自然消退。干性皮炎也可不用药，严密观察或应用滑石粉、痱子粉、炉甘石洗剂以润泽收敛或止痒；对湿性皮炎应采取暴露方法，避免合并感染。

（4）放射性肺炎护理

放疗前护理：①放射性肺炎以预防为主，放疗前应详细询问病史，完善各项检查，制订周密的合理的放疗计划，避免放射性肺炎的发生。②个体差异：对于老年人、儿童，一般情况差，合并糖尿病或慢性肺部疾病患者易发生放射性肺炎，应密切观察病情，监测患者的体温、心率、痰液、呼吸状况及肺部体征。急性期积极治疗，防止病变进一步发展，提高患者的生存质量。③心理护理：了解患者的心理状态和病情，告之放疗的注意事项和有可能发生的并发症，以及有关放射性肺炎早期出现的症状，同时劝慰患者不要担心。

放疗后护理：①放射性肺炎的临床表现于放疗中或放疗后 1 ~ 3 个月出现，急性期应大剂量使用抗生素：由于放射性肺损伤常伴有继发性感染，及时大剂量使用抗生素，则可控制肺部炎症反应，但应注意现配现用，并注意用药后的不良反应。②应用激素的观察与护理：使用糖皮质激素可降低炎症反应的程度，增加炎症渗液的吸收。在使用激素时应注意有无用药后反应，如胃部不适出血、粪颜色改变、血糖升高、皮肤痤疮、面色潮红等症状，并及时进行处理。③发热的护理：发热为放射性肺炎患者的主要症状，按发热症状处理，做好降温后保暖。④保持呼吸道通畅：患者痰多黏稠时，可用氨溴索（沐舒坦）等化痰药物，或者雾化吸入稀释痰液，同时给予叩背，并教会患者正确的咳痰方法，以使痰液顺利排出，必要时给予吸痰，并注意痰液的颜色及性质。对于有刺激性干咳的患者，可给于止咳药，夜间应加强巡视，如发现有此类干咳的患者，还应及时给予患者饮一些热水，可减轻咽喉部的刺激而缓解咳嗽，促进睡眠。⑤饮食护理：给予高热量、高维生素、低脂肪、易消化的清淡饮食。禁食辛辣刺激性食物。适当多饮水，以增加尿量，使因放疗所致肿瘤细胞大量破裂死亡而释放的毒素排出体外，减轻全身的放疗反应。

2. 放疗并发症及护理

（1）大咯血：常见于肺及上呼吸道肿瘤行放疗患者，一旦发生应采取以下措施：①患者取平卧位，头偏向一侧，避免翻动患者。②遵医嘱应用镇咳、止血药物。③床旁备气管切开包，如发生窒息，可行气管切开术。④密切观察生命体征变化。

（2）喉头水肿窒息：①取半坐卧位。②快速高流量吸氧。③在严密观察下静脉滴注激素及抗生素，地塞米松 5 ~ 10mg 或氢化可的松 100 ~ 200mg 加入 10% 葡萄糖注射液中静脉滴注。④可给予脱水药，如 50% 葡萄糖 40 ~ 60ml 静脉注射或 20% 甘露醇 250ml 静脉滴注。⑤随时准备紧急行气管切开。

（3）急性放射性肺炎：①停止放疗。②卧床休息，给予高热量、高蛋白质、易消化饮食；③对高热者给予物理或药物降温。④剧烈咳嗽者可以遵医嘱应用镇咳药。⑤给予抗生素、激素、维生素治疗。

（4）肺癌放疗其他不良反应主要有：①放射性食管炎，主要表现是进食疼痛和胸骨后疼痛。②放射性肺炎，放射后 6 周左右出现，出现咳嗽、气促、发热、胸闷，伴有肺部感染；③心脏的损伤，注意心电图检查。④放射性脊髓炎，一般放疗后期出现。⑤放疗对造血的影响没有化疗大，但是同步放、化疗会加重骨髓抑制。

3. 健康教育

（1）给予心理支持：家属应及时掌握患者的思想情况，除了给予身体上的照顾外，还应注意精神上的支持，及时消除患者的顾虑和紧张情绪从而配合治疗。

（2）保护照射野"标记"：放疗前医生精确地定照射部位，并画上红线，作为放射治疗标记。放疗标记与外科手术部位一样重要，一定要保持清晰，色线变淡，应请医生画清晰，切勿洗脱"标记"，否则重画线不可能与原来完全一样，从而影响疗效。

（3）讲解饮食知识：患者常因放射线的损害，出现厌食、恶心呕吐等不良反应，应针对患者的具体情况，加强营养。如鼓励多吃富含维生素 A 的蔬菜，多食牛奶、鱼肝油、鸡蛋和其他高蛋白质、易消化饮食，以利于机体修复损伤的组织。重要的是不要让患者在接受放疗期间有体重的明显下降，经验表明：食欲好、进食多对肿瘤治疗及不良反应的克服都有益。放疗期有些患者还伴有嗅觉和味觉的改变，如口发苦、吃糖不甜、受不住烹调的气味等，所以，在食物的调配上，注意色、香、味，少量多餐，餐前适当控制疼痛，饭前散步等。同时应禁烟、酒，避免辣煎炸等刺激性食物和过硬食物，鼓励患者多饮汤水，加速体内毒素的排泄。

（4）说明照射野皮肤护理方法：放射线照射后皮肤会发生不同程度的急性反应，表现为红斑、烧灼感、瘙痒、破损脱屑等。减轻放疗造成的急性皮肤反应的方法是：保持照射野皮肤清洁、干燥，防止感染，局部皮肤避免刺激，做到"五勿四禁一忌一不"。勿用手抓搓，勿穿硬质高领衣服（颈部照射者），勿在强烈阳光下暴晒，勿做红外线等各种理疗；勿用化学药品；禁贴胶布或胶膏，禁注射，禁热敷，禁自行用药；忌用肥皂或护肤霜洗擦；不搽刺激性或含重金属的药物，如碘酊、红汞、万花油等。对需要刮胡须或刮毛发的反应区域，使用电动刮刀。

（5）告知患者规律的生活和作息时间：保证充足的睡眠，避免疲劳和情绪激动，可减轻放疗反应。

（庞　佩）

第三节　纵隔肿瘤的放射治疗护理

纵隔区可发生原发性肿瘤和继发性肿瘤。虽继发性多见，但多有原发恶性肿瘤的来源。

一、临床表现

纵隔肿瘤主要临床表现为干咳、气促或声嘶，胸闷、胸痛（一般发生于胸骨后或病侧胸部）、神经系统症状、感染症状、压迫症状。

二、治疗原则

（1）原发性纵隔肿瘤，无论良性、恶性，手术为主要治疗方法。一经发现，应尽早行手术切除。其他的治疗方法有化疗、放疗、中医中药治疗、生物治疗等。

（2）恶性病变转移者，以化疗、放疗为主。

三、护理

1. 护理要点及措施

（1）做好放疗前的心理护理和健康教育。介绍放疗的注意事项和可能出现的不良反应，指导患者做好配合。

（2）及时对患者进行全面评估，发现问题及时处理。

（3）保护放射标记，保护好放射野皮肤，勿用肥皂、洗涤剂清洗，忌用手抓，忌涂抹刺激性药物，宜穿宽大、柔软、吸湿性强的纯棉内衣。

（4）放疗期间应注意保暖，预防感冒，由于射线对气管及支气管的刺激，可出现频发性干咳。咳嗽剧烈伴胸痛，应给予镇咳药物，并行超声雾化吸入。

（5）急性放射性食管炎是纵隔肿瘤放射治疗的常见并发症，症状有进食疼痛、吞咽困难伴梗阻感，护理上要注意：①指导患者进食半流质饮食或全流质饮食，禁食太热、粗、硬、辛辣刺激性食物，宜少量多餐，进食速度宜慢，进食后用生理盐水吞服以冲洗食管。②对症状严重的可用复方维生素 B_{12} 溶液 5 支加入生理盐水 500ml 放于冰箱冷藏，每次取 10ml 于三餐前及临睡前慢慢吞服，也可用 2% 利多卡因 20ml，庆大霉素 24 万 U，地塞米松 10mg 加入生理盐水 250ml，每次取 10ml，每日 3 次，慢慢吞服。

（6）如出现高热、呼吸困难、低头麻木感、手足麻痹等症状，应该及时处理，按医嘱决定是否继续放疗。出现心功能不全或严重血液循环障碍的应立即停止放疗，及时处理。

（7）注意血常规变化。

2. 健康教育

（1）为患者提供舒适的休养环境，保持愉快心情，稳定情绪。

（2）告知注意休息，并适当参加体育锻炼。可选择散步、打太极拳等活动。

（3）告知注意保暖，预防感冒。

（4）按医嘱继续辅助治疗，也可中医中药治疗，以巩固疗效。

（5）告知定期到医院复查的时间。稳定时 2 年内，1~3 个月复查 1 次；2 年后，3~6 个月复查 1 次。如出现胸闷、气促等情况，应立即到医院就诊。

（6）讲解饮食知识：可选用各种肉、鱼、蛋、奶等，多进食新鲜蔬菜和水果，忌辛辣刺激性食物，戒除烟、酒。根据治疗方法和病情需要选择普食、半流质饮食和全流质饮食。

（庞　佩）

第四节　恶性胸膜间皮瘤的放射治疗护理

胸膜间皮瘤为胸膜原发性肿瘤，是来源于脏层、壁层、纵隔或横膈四部分胸膜的肿瘤，国外发病率高于国内。病死率占全世界所有肿瘤的 1% 以下。近年有明显上升趋势。50 岁以上多见，男女之比为 2∶1。目前，恶性型尚缺乏有效的治疗方法。

一、常见病因

石棉是导致发病的主要病因。

二、临床表现

局限型者可无明显不适或仅有胸痛、活动后气促。弥散型者有较剧烈胸痛、气促、消瘦等。患侧胸廓活动受限，饱满，叩诊浊音，呼吸音减低或消失。可有锁骨上窝及腋下淋巴结肿大。

三、治疗原则

（1）手术治疗仍为首选。

（2）放射治疗。

（3）化学治疗。

四、护理

1. 护理要点及措施

（1）做好放疗前的心理护理和健康教育。

（2）密切注意观察病情变化，如急性放射性食管炎。

（3）保护放射标记，保护好放射野皮肤，勿用肥皂、洗涤剂清洗，忌用手抓，忌涂抹刺激性药物，宜穿宽大、柔软、吸湿性强的纯棉内衣。

（4）放疗期间应注意保暖，预防感冒，由于射线对气管及支气管的刺激，可出现频发性干咳。咳嗽剧烈伴胸痛，应给予镇咳药物，并行超声雾化吸入。

（5）随时注意观察病情变化，有情况及时报告医生。

（6）注意血常规变化。

2. 健康教育

（1）保持环境整洁，生活规律。

（2）保持愉快心情，稳定情绪。

（3）告知患者注意休息，并适当参加体育锻炼。

（4）告知患者注意保暖，预防感冒。

（5）告知患者出院后要定期到医院复查。

（庞　佩）

第五节　乳腺癌放射治疗护理

乳腺癌的放射治疗已有近百年历史，最初放疗仅是姑息治疗手段，使晚期或复发的乳腺癌患者减轻痛苦、延长生命、提高生存质量。随着放射物理学与放射生物学的进步，放射方法与技术明显改进，乳腺癌放疗取得较好的效果，使肿瘤局部及区域淋巴结得到适当的治疗剂量，而周围的正常组织获得满意的保护，放疗已经成为乳腺癌治疗的重要手段之一。

一、放疗模式

1. 根治性放疗　对原发或转移灶均给予肿瘤根治剂量的放疗，但受许多因素限制或影响，给予肿瘤充分剂量的同时，还要考虑肿瘤周围正常组织的耐受剂量。Ⅰ～Ⅲ期乳腺癌为根治性放疗的适应证。

2. 姑息性放疗　对原发或转移灶放疗，仅能缓解症状，推迟肿瘤生长，提高患者生存质量。对晚期肿瘤或转移病灶（骨、脑、软组织等）均为适应证。

3. 术前放疗　对不适宜手术的乳腺癌，如局部晚期病灶或炎性乳腺癌进行高姑息剂量的放疗。术前放疗降低癌细胞活性，减少癌细胞播散，消灭照射野内亚临床病灶，使肿瘤病灶缩小，提高手术切除率和根治手术切除率。

4. 术后放疗　术后放疗的作用在于弥补手术的不足，消除手术残留的亚临床病灶。最近几年，术后放疗的技术在不断提高，有助于保存乳腺的质量，减少和杜绝局部区域的复发，并且减少并发症的发生。在放疗中实施 CT 扫描及三维图像重建基础上的计算机优化，临床上开展三维适形放疗（3D－CRT）和调强放疗（IMRT）技术。这两项技术正在逐步取代常规放疗的简单平面设计、剂量强度不变的治疗模式。调强及适形放疗技术会使乳腺及区域淋巴结区的剂量分布更加均匀，提高靶区剂量，减少心脏和肺所受的剂量，减少放疗并发症的发生。三维调强适形放疗是目前较先进的放疗手段，采用 CT 扫描定位，根据瘤的立体形状将放射线聚焦在肿瘤靶区内，使靶区接受剂量最大，靶区周围正常组织受量最小，以增强肿瘤控制率，减少正常组织损伤，改善患者生存质量。

二、护理

1. 放疗前宣教

（1）心理护理：患者对放疗知识的缺乏会引发焦虑、恐惧等，护士应在治疗前简明扼要到向患者家属介绍有关放疗的知识，放疗可能出现的不良反应及需要配合的事项，介绍患者阅读有关放疗的知识手册，内容应通俗易懂、图文并茂。开始放疗前陪同患者到放疗操作室参观，解释放疗过程，使患者消除紧张恐惧心理，积极配合治疗。应针对患者不同的文化素质、性格特征、心理状态等，因人而异地做好心理疏导。可请病房中放疗痊愈即将出院的患者现身说法，以增强患者的治疗信心。争取社会系统的支持与配合，特别是患者的伴侣。指导患者听音乐、看电视、打牌下棋及阅读书报等，分散患者注意力。

（2）体位指导：告之体位放置的重要性。放疗时，需情绪平稳，勿移动身体，以提高放疗的准确性，使肿瘤组织达到预期的照射剂量。避免因体位偏离，造成放射线致周围组织和器官的损害。

（3）饮食指导：进食清淡、高热量、富含维生素、无刺激性的食物，多食蔬菜、水果。若患者胃肠道不良反应较重，指导患者进食半流质饮食，宜少量多餐。放疗期间注意血常规变化，指导患者进食一些补气、养血、营养丰富的食物，如米粥、骨头汤、乌鸡汤等。鼓励患者多饮水，每日 2 000ml 以上，以使排尿量增加，使因放疗所致肿瘤细胞大量破裂死亡而释放的毒素排出体外，从而减轻全身的放疗反应。

2. 放疗期间护理

（1）皮肤保护，保持照射皮肤清洁、干燥，避免用力擦洗，照射野可用温水和柔软毛巾轻轻蘸湿，局部禁用肥皂擦洗或热水浸浴。内衣选择柔软、宽松的棉织品。

（2）照射野内不贴胶布，以免增加射线吸收，加重皮肤放射性损伤。局部皮肤禁用碘酊、乙醇等刺激性消毒剂，照射区皮肤禁作注射点。避免冷热刺激，如热敷、冰袋等。照射区禁止剃毛发，如需剃毛发宜用电动剃须刀，防止损伤皮肤造成感染。

（3）局部皮肤不要挠抓，皮肤脱屑切忌用手撕剥。多汗区皮肤，如腋窝、皮肤皱褶处保持清洁干燥。

（4）治疗开始即涂放射保护剂。

（5）指导患者保护身体定位标记，若模糊不清，应及时描记。

（6）加强康复指导，指导患者做患侧肢体的功能锻炼，预防功能障碍。

（7）三维调强适形放疗时，对患者的体位固定至关重要，保持治疗体位与定位时体位一致性，是治疗成败的关键因素之一。因此，放疗时按要求认真准确进行摆位，治疗中若发现患者有移动，立即停止治疗，重新摆位、校正体位，以保证治疗的准确性。

3. 并发症的观察及护理

（1）放射性皮炎：其发生与皮肤对放射线的耐受量及所用放射源、射野面积及部位有关，同时也受环境、生物、理化因素的影响，大面积照射或在皮肤皱褶及潮湿处照射易发生放射性皮炎。轻者表现为皮肤瘙痒、色素沉着、脱皮；重者表现为照射野区皮肤有湿疹、水疱，严重时造成糜烂、破溃。应加强对患者的督促和指导，避免理化刺激。沐浴时，照射野皮肤禁用肥皂，避免日光暴晒，并保持皮肤清洁、干燥。湿性反应时，嘱患者穿柔软棉织内衣，局部自制支撑架，将衣服撑起，减少摩擦。

（2）骨髓抑制的护理：放疗中有可能使患者的血象下降。临床上一般每 2 周检查血常规、血小板 1 次；对大面积的放射野照射的患者，需每周检查 2 次。指导患者多注意休息，保证充足睡眠。加强营养，鼓励进食，少量多餐．食用一些动物肝脏、乳制品、鱼等，以提高机体免疫力。

4. 出院指导

（1）嘱患者保护照射野皮肤。

（2）讲解饮食知识：忌食辛辣刺激性食物，多食高蛋白质、富含维生素的食物，以提高机体免疫力。

（3）保持乐观开朗的情绪，适当进行肢体功能锻炼，避免疲劳，防止受凉，预防感冒。

（4）告知患者按时复查：一般放疗后 1 个月应随诊检查 1 次，以后每 3 个月 1 次，1 年后可 6 个月 1 次。放疗结束后一般至少休息 2 ~ 3 个月。要求患者一定要按计划定期复查，并留下随访地址、联系电话。

（庞　佩）

参考文献

[1] 毕新刚，韩仁强，周金意，等．2009 年中国前列腺癌发病和死亡分析．中国肿瘤，2013，22（6）：417－422.

[2] 李德爱，孙伟．肿瘤内科治疗药物的安全应用．北京：人民卫生出版社，2011.

[3] 伯洛克，等著．郝希山主译．现代肿瘤外科治疗学．北京：人民卫生出版社，2011.

[4] 张保宁．乳腺肿瘤学．北京：人民卫生出版社，2013.

[5] 詹启敏．恶性肿瘤侵袭与转移．合肥：安徽科学技术出版社，2011.

[6] 王兆华，宋玲琴，付烨，等．新编肿瘤诊治对策．北京：科学技术文献出版社，2014.

[7] 李少林，周琦．实用临床肿瘤学（第七版）．北京：科学出版社，2014.

[8] 李岳．实用肿瘤治疗学．北京：科学技术文献出版社，2009.

[9] 钱浩，吴开良．实用胸部肿瘤放射治疗学．上海：复旦大学出版社，2007.

[10] 蒋国梁，叶定伟，李进．常见恶性肿瘤的多学科综合诊断和治疗．上海：复旦大学出版社，2011.

[11] 茅国新，徐小红，周勤．临床肿瘤内科学．第 1 版．北京：科学出版社，2015.

[12] 潘晓华，杜力成，李加美．乳腺肿瘤诊断进展．上海：第二军医大学出版社 2014.

[13] 刘琦．妇科肿瘤诊疗新进展．北京：人民军医出版社，2011.

[14] 吴蓓雯．肿瘤专科护理．北京：人民卫生出版社，2012.

[15] 张一心，孙礼侠．临床肿瘤外科学．北京：科学出版社，2015.

[16] 程蕾，许亚萍，毛伟敏．恶性胸膜间皮瘤靶向治疗进展．国际肿瘤学杂志，2014.

[17] 郝希山．肿瘤学．北京：人民卫生出版社，2010.

[18] 王佳玉，王臻，牛晓辉．肢体软组织肉瘤临床诊疗专家共识．临床肿瘤学杂志，2014.

[19] 储大同．当代肿瘤内科治疗方案评价．第 3 版．北京：北京大学出版社，2010.

[20] 李一鸣．临证各科卷（内科）．北京：人民卫生出版社，2011.

[21] 詹文华．胃癌外科学．北京：人民卫生出版社，2014.

[22] 梁健．肿瘤治疗与进展．北京：人民军医出版社，2013.

[23] 闻曲，成芳，李莉．实用肿瘤护理学（第 2 版）．北京：人民卫生出版社，2015.

[24] 姜桂春．肿瘤护理学．上海：上海科学技术出版社，2014.